肺部疑难疾病多学科会诊

Multidisciplinary Approaches in Complex Pulmonary Diseases Management

主　编　路希维　李海潮

副主编　卜学勇　兰学立　黄　勇　蔡毅然

曾　谊　李智勇　马志明

北京大学医学出版社

FEIBU YINAN JIBING DUOXUEKE HUIZHEN

图书在版编目（CIP）数据

肺部疑难疾病多学科会诊 / 路希维，李海潮主编．—北京：北京大学医学出版社，2020. 6

ISBN 978-7-5659-2179-7

Ⅰ．①肺… Ⅱ．①路… ②李… Ⅲ．①肺疾病－疑难病－诊断 Ⅳ．① R563.04

中国版本图书馆 CIP 数据核字（2020）第 050926 号

肺部疑难疾病多学科会诊

主　　编：路希维　李海潮
出版发行：北京大学医学出版社
地　　址：（100083）北京市海淀区学院路 38 号　北京大学医学部院内
电　　话：发行部 010-82802230；图书邮购 010-82802495
网　　址：http：//www.pumpress.com.cn
E-mail：booksale@bjmu.edu.cn
印　　刷：北京信彩瑞禾印刷厂
经　　销：新华书店
责任编辑：刘陶陶　　**责任校对：**靳新强　　**责任印制：**李　啸
开　　本：889 mm × 1194 mm　1/16　　**印张：**32　　**字数：**990 千字
版　　次：2020 年 6 月第 1 版　2020 年 6 月第 1 次印刷
书　　号：ISBN 978-7-5659-2179-7
定　　价：180.00 元

编 委 会

主　　编　路希维　李海潮

副 主 编

卜学勇（深圳市龙岗区妇幼保健院）
兰学立（航天中心医院）
黄　勇（山东省肿瘤医院）
蔡毅然（上海交通大学医学院）
曾　谊（南京市第二医院）
李智勇（大连医科大学附属第一医院）
马志明（广州市胸科医院）

专家顾问

陈起航（北京医院）
伍建林（大连大学附属中山医院）
施焕中（首都医科大学附属北京朝阳医院）
施　毅（东部战区总医院）
杨岫岩（中山大学附属第一医院）
冯瑞娥（北京协和医院）
邱　鸣（武汉市肺科医院）

点评专家（按姓名汉语拼音排列）

蔡毅然（上海交通大学医学院）
陈起航（北京医院）
陈效友（首都医科大学附属北京胸科医院）
黄　勇（山东省肿瘤医院）
兰学立（航天中心医院）
李海潮（北京大学第一医院）
李惠民（上海市新华医院）
林海龙（大连市中心医院）
路希维（大连市结核病医院）
邱　鸣（武汉市肺科医院）
邱志祥（北京大学第一医院）
佘丹阳（中国人民解放军总医院）
申阿东（首都医科大学附属北京儿童医院）

施　毅（东部战区总医院）
施焕中（首都医科大学附属北京朝阳医院）
石志红（西安交通大学第一附属医院）
王　臻（首都医科大学附属北京朝阳医院）
王仁贵（首都医科大学附属北京世纪坛医院）
王志强（大连大学附属中山医院）
伍沪生（北京积水潭医院）
伍建林（大连大学附属中山医院）
杨　岚（西安交通大学第一附属医院）
杨岫岩（中山大学附属第一医院）
曾　谊（南京市第二医院）
张　嵩（山东省立医院）
赵爱斌（太原市第四人民医院）
周新华（首都医科大学附属北京胸科医院）
朱　敏（杭州红十字会医院）

编　　者（按姓名汉语拼音排列）

鲍志坚　边翠霞　卜学勇　蔡毅然　柴文戍　陈　志　陈丽萍　邓国防　杜荣辉
段慧萍　樊俊强　方建庆　郭亚丽　贺　伟　何　勇　胡家骏　胡志敏　黄　勇
纪　青　孔德磊　孔晓丹　孔颖颖　兰学立　李国生　李海潮　李惠芬　李惠民
李智勇　梁建琴　廖　健　廖纪萍　林霏申　林海龙　刘　斌　刘　恒　刘　敏
路　明　路希维　吕平欣　吕　燕　罗志兵　马雪婷　马志明　苗　殊　牟向东
彭　芸　邱　鸣　屈世林　阙呈立　乔　英　任彦徽　沙　巍　石艳玲　石志红
宋其生　宋晓东　孙传恕　孙皎琳　孙思庆　孙小丽　孙秀华　唐佩军　王　毳
王建云　王　玲　王莉芬　王　璞　王　玺　汪　洋　王玉光　王　臻　魏胜全
吴　迪　吴吉丽　吴妹英　吴文秀　吴晓华　吴志伟　谢汝明　徐　迪　徐秋贞
徐　婷　闫　铄　杨澄清　杨国儒　杨　玲　杨晓红　般信道　应碧伟　于　晶
于学威　于咏梅　余辉山　袁永佳　曾赛丽　曾　谊　翟晓力　詹　曦　张　栋
张国华　张国庆　张　黎　张立群　张齐武　张　嵩　张　伟　张文利　赵爱斌
赵亚东　赵运涛　郑朝辉　周　晖　周晓明　朱　琦

主编简介

路希维，主任医师、硕士生导师、大连市结核病医院副院长。现任中国防痨协会临床专业分会副主任委员、中国医药质量管理协会影像质量研究会副主任委员、中华医学会结核病学分会委员、辽宁省医学会结核病学分会主任委员，辽宁省结核病质控中心（大连）执行主任、大连市结核病质控中心主任委员。历任《中华结核和呼吸杂志》《中国防痨杂志》《结核与肺部健康杂志》等杂志编委。曾主编《临床结核病影像诊断》(人民卫生出版社，2012)，参编专著 3 部。主要研究方向：呼吸系统疾病影像诊断、结核病临床和结核病现场流行病学等。先后荣获省、市科技进步二等奖 2 项、三等奖 2 项。享受大连市政府特殊专家津贴。为学术交流平台“胸科之窗”创办人。

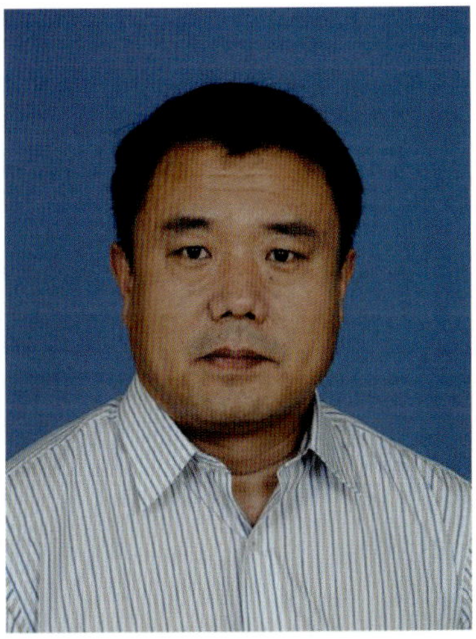

李海潮，医学博士、呼吸与危重症医学科主任医师、教授。北京大学第一医院教学副院长，大内科主任。北京市教学名师。专业方向为弥漫性肺病的临床诊疗、哮喘的发病机制。

教育部临床医学教学指导委员会秘书长。中华医学会内科学分会委员，中华医学会呼吸病学分会委员，北京医学会呼吸病学分会专业委员会常委。中国医师协会内科医师分会副会长。《中国毕业后医学教育杂志》《中国医刊》副主编，《中华结核和呼吸杂志》《中华医学教育杂志》《中华全科医师杂志》《实用内科学杂志》编委。

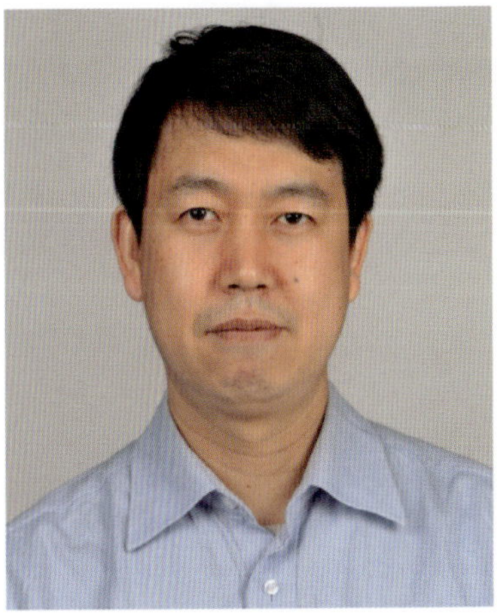

前　言

多学科团队协作（MDT）模式是肺部疑难疾病诊疗最重要且成熟的解决方案。但是，成功的多学科合作往往需要多个关联学科经验丰富的专家参与，这在基层医院往往难以实现。随着信息技术的不断进步，基于互联网的远程诊疗技术为跨越空间的MDT提供了可能。在互联网平台，专家们打破了学科间的界限，尝试通过利用信息化工具和手段进行充分的交流、广泛的研讨，他们既相互学习和相互借鉴，又能从各自的学科角度提供专业化的意见和建议，通过认真而严谨的讨论、碰撞和思辨，推动了疑难复杂问题的解决，并且为远程MDT的实践和推广进行了积极的探索。本书就是在这样的时代背景下汇集集体的力量和智慧编写而成的。

"胸科之窗"是公益性的肺病学学术交流平台，由大连市结核病医院路希维副院长发起，目前全国医生用户近七万人。这里探讨气氛浓郁，大家专注于学术本身，敢于亮出自己的观点，无惧学术观点的交锋，营造了良好的学术氛围。病例讨论主要借助微信群、APP和网站等多种形式进行。病例由来自全国各地的医生们提供，其中不乏具有重要临床教学和培训价值的精彩病例。每逢病例讨论时，在线发言的医生为数众多，包括呼吸科、结核科、影像科和病理科等专科医师。并且，平台特邀国内的知名专家进行点评，以保证病例讨论的水平和质量。经过多年的努力，该远程多学科团队运行日臻成熟。在北京大学第一医院李海潮副院长的提议下，胸科之窗的专家们对2016—2018年间所讨论的病例，经过精心选择，仔细地整理、补充和完善，最终编著完成此书。

本书将肺部疾病疑难病例分为感染性、肿瘤性和非感染非肿瘤性三大部分。力求临床资料完整、讨论思路清晰、逻辑严谨、充分挖掘临床诊疗中存在的关键问题，为大家展示MDT的方法和重要价值。为强化读者对疾病的深入了解，病历写作内容包括：简要病史、辅助检查、专家发言、诊断进展、结果及随访、专家点评和关联知识述评等，并凝练相关的核心特征和共识，展现精华。本书编著过程中得到卜学勇、黄勇、兰学立、曾谊、李智勇、蔡毅然等几位老师大力协助，精细打磨要点，使此书增色不少，借此深表谢意。

本书得到了陈起航教授（北京医院）、伍建林教授（大连大学附属中山医院）、施焕中教授（首都医科大学附属北京朝阳医院）、施毅教授（东部战区总医院）、冯瑞娥教授（北京协和医院）、杨岫岩教授（中山大学附属第一医院）、邱鸣教授（武汉市肺科医院）的悉心指导和把关，谨此特致以真诚的感谢！今后，我们将持续深入地开展基于MDT的疑难病例研讨，并将更精彩的内容呈献给广大读者。

由于疑难疾病所涉及的专业知识多，编者水平有限，经验不足，难免有谬误和疏漏之处，敬请专家、同行不吝指正！

路希维　李海潮

目 录

第一章　绪　论

第一节　从临床医师角度看多学科合作在肺部疾病诊断中的应用

一、建立肺病诊治多学科团队的必要性

肺部疾病包括一大组性质和类型各异的疾病，从解剖部位上分，有累及呼吸道、肺实质、肺间质、肺血管、胸膜，乃至构成胸廓的各种结构的疾病，以及调节呼吸的神经系统疾病；从疾病性质上分，有多种类型的感染性疾病、非感染性炎症性疾病、肿瘤、发育异常，以及各种疾病所造成的呼吸功能衰竭等；从整体层面看，肺部疾病可以是肺单独受累，也可以是全身性疾病的组成部分，与血液循环系统、免疫系统、消化系统等有着密切的联系。凡此种种构成了肺部疾病在形态和功能异常方面的多样性，以及病因方面的复杂性，这些都给肺部疾病的诊断和治疗带来了挑战，单纯靠呼吸科的专科医师常常无法独立解决肺部疾病中的复杂问题，这需要相关人员具备多学科的知识和视角。这种要求，在现代医学的理念下，往往不是某一个能力很强的专科单打独斗，而是需要依赖具备不同专业知识和技能的多学科团队共同协作，分析和解决问题。在复杂和疑难肺部疾病的诊治过程中，多种专科医师的参与就变得势在必行，其中包括呼吸与危重症医学的专科医师（根据情况，有时还包括其他内科的亚专科）、放射科与病理科的专科医师，以及感染科、胸外科等专科医师。这些专科医师在疾病的诊断和处理中分别掌握不同的观察手段，能够获取相关专科的复杂信息，并且常常从专科的角度出发，基于自己的专科认知分析和解决问题。多种身份的专科医师如何更为恰当和准确地分析和处理相关信息，如何能更有效地合作，是多学科团队诊断处理复杂和疑难肺病的关键。

（一）临床医师

通常情况下，对于肺病的诊断，首当其冲是临床医师，他们直接面对患者，需要搜集最基本的病史、体检信息，并计划采用相关的检查，包括形态和功能方面的内容。因此，临床医师在疾病性质方向的判定方面肩负重要职责，他们是影像学检查和病理学检查的申请者。对于复杂肺病，多数患者会住院诊治，这时查房成为必然。查房前的充分准备包括需要完善的诸多检查，如一般检查和可能的病因学检查（如感染或肿瘤相关检查；间质性肺病的鉴别，如结缔组织病）、肺功能和血气分析等功能评价、胸部影像学［尤其是对于复杂病例而言，高分辨 CT（HRCT）已经深入人心］。总体而言，对于疑难复杂肺病的类型和病因分析，首先依赖于医师对该类疾病有较为深刻的认识，这往往需要专科医师有意识地关注和学习，比如感染，尤其是特殊感染特征的识别；比如肺部肿瘤的少见表现。非感染非肿瘤性疾病有着更为复杂的构成，除了和呼吸内科专业密切相关的疾病，如特发性间质性肺炎、结节病、淋巴管平滑肌瘤病（LAM）、朗格汉斯组织细胞增多症（LCH）等疾病外，至少需要了解结缔组织病、职业病的肺部表现，以及其他全身疾病累及肺、药物副作用乃至毒物所致肺损害的可能表现，如各种原因所致心力衰竭或急性呼吸窘迫综合征（ARDS）、血液病（白血病、淋巴瘤、原发性淀粉样

变性等)、药物所致肺病、毒物（如兴奋剂、百草枯）致肺损伤。同时，为了能够实现较为准确的诊断，医院需要具备一定的检测条件或设备，包括：

（1）支气管镜检查：可以进行支气管肺泡灌洗液（BALF）检查和经支气管镜活检术（TBLB）。

（2）病原学检查：可以进行基本的细菌、非典型病原、真菌、病毒等检查。

（3）肿瘤相关检查：主要是血清肿瘤标志物的检查等。

上述检查往往不是呼吸与危重症医学科医师所能独立完成的，需要联合检验科和其他科室的实验室共同完成。临床医师至少需要了解医院相关学科的诊断技术和诊断能力，能有效利用这些资源，并为诊断水平的进一步提升提供建设性意见。

（二）放射科医师

CT 等胸部影像学检查技术，在我国的普及率相对较高，但是胸部 HRCT 的解读水平尚有很大的提升空间。某些医院已经形成相对有效的合作机制，即影像科医师与呼吸与危重症医学科医师建立了顺畅且有效的交流渠道或平台，比如在临床疑难病例讨论时，会有专注于肺部影像学的放射科专科医师深度参与讨论，无论是对医疗水平的提升还是人才培养都会产生更好的效果。基于疑难肺病病因的复杂性和胸部 HRCT 读片的专业性，放射科医师将肺部影像诊断作为其亚专业方向是很有必要的。某些时候，当患者的临床表现缺乏特征时，一些特殊的 CT 征象或特征可能成为明确诊断的重要线索，或者通过对 CT 的准确解读，如对病变累及部位的精确分析（基于 HRCT 上的次级小叶结构观察）可能为明确诊断提供重要线索。

（三）病理科医师

病理检查对于绝大部分肺部疾病诊断具有重要的提示意义，包括所有类型的肿瘤、特殊感染（尤其是结核分枝杆菌、非结核分枝杆菌、真菌等）、部分间质性肺病（常见的如特发性间质性肺炎的不同亚型、结节病、肺泡蛋白沉积症等）等。为满足上述疾病的诊断要求，需要病理科具备开展相应常规病理、免疫组化、特殊染色等检测的技术条件。即便如此，由于肺部病理表现的复杂性，对相关疾病的诊断需要具有相当专业水平的病理科医师，这部分专科医师在当前明显缺乏。同时，病理科医师还需要参与对患者情况的评价，探讨进行病理检查的必要性和适应证、活检的方式选择等。因为涉及患者的病因和病情评价，需要讨论并尽可能明确以下问题：

（1）为明确病因，是否一定需要肺活检?

（2）活检结果是否会改变治疗策略或预后判断？即患者能否从活检中获益?

（3）本单位能够进行何种类型的肺活检？经支气管镜活检术（TBLB）、CT 或 B 超引导下经皮肺穿刺、电视胸腔镜外科手术（VATS）还是开胸肺活检（OLB）？

（4）患者病情的严重程度是否能耐受活检？能耐受什么类型的活检?

（5）本单位病理科对于弥漫性肺病的病理诊断水平如何？是否需要进行特殊的病理学检查（比如免疫组化、特殊染色或者分子病理学）？是否需要进行肺组织病理会诊?

（6）肺活检病理结果和临床预期不符合时，如何分析和进行下一步决策?

上述问题都和病理诊断的价值相关，但许多问题需要临床医师的决策，而病理科医师的专业水平又影响着病理检查的决策，并且往往非常关键。从间质性肺病认识的发展历程看，正是病理科医师对肺部病理不断进行深入研究，尤其是病因不明的间质性肺病，才使病理分类研究有了进展，直接推动了人们对这类疾病的认识。

从以上介绍可以看出，要提升复杂肺病的诊治水平，无论是临床医师、放射科医师还是病理科医师，都逐步形成了对自身所关注领域越来越深刻的认识，在相关的专业领域具备相对充分的专业知识和技能。各个领域的专业化就是将自己所能掌握到信息的价值最大化。比如，临床方面抗核抗体谱中的多种不同类型的自身抗体之于结缔组织病（尤其是肌炎、皮肌炎等复杂情况）的诊断，抗中性粒细胞胞质抗体（ANCA）的免疫荧光和ELISA检测之于ANCA相关性小血管炎的诊断等；影像学方面HRCT中普通型间质性肺炎（UIP）样表现之于特发性肺纤维化（IPF）的诊断，以及淋巴管平滑肌瘤病（LAM）、典型的变应性支气管肺曲霉病（ABPA）、肺泡蛋白沉积症（PAP）等；病理方面就更是举不胜举了，因为在大多数复杂疑难肺病的诊断中，病理常常发挥了决定性作用。有了这些解决问题的知识储备和诊断措施，就具备了提高复杂肺病诊治水平的前提条件。

但仅仅有具备上述专长的医师，没有有效的合作平台，相关的信息不能得到有效的综合处理，其专业能力也难以得到有效的体现与施展。就像盲人摸象，不同的人所处的学科角度不同，所获得的信息不同，对于最后的判断也会产生不同的影响。好消息是，随着大家对弥漫性肺病认识的日益深入，大多数情况下，在大家的心目中对“象”的整体有了认识，虽然根据所摸到部分的特征不一定能辨识出这个整体是“象”，但是，摸到象鼻子时，就会对整体是“象”的判断有了更确切的把握，当所获得的其他信息，比如摸到的耳朵、躯体，虽然不能像鼻子那样有很强的指向性，但又和“象”的特征吻合，我们才能更加确定地认为我们所摸到的动物是“象”。这些信息的重要性虽然在不同疾病诊断中体现出的价值各不相同，但同样都是不可或缺的，有时，即便没有为确定诊断提供更重要的依据，也很可能在排除诊断方面具有重要的意义。除部分作为诊断金标准的病理特征外，很少有疾病是仅仅通过某些非常重要的一个或数个信息确定的。比如ANCA检测显著提高了血管炎的诊断水平，但仅仅ANCA阳性尚不足以确立诊断，部分病例必须依靠病理检查结果方能最后建立诊断。而在有些情况下，即便病理特征已经比较清楚了，病因也需要结合临床和影像学的特征进行考虑，比如有很多疾病为机化性肺炎（OP）样表现，病理呈典型的OP样改变，病因则可能是隐源性机化性肺炎（COP），也可能是结缔组织病、感染、药物、过敏等因素所致的相同或相似的病理改变。因此，在不同类型医师专业化的基础上，进一步组建MDT团队就显得尤为重要了，这个团队的重要工作就是开展临床-影像-病理（clinic-radiology-pathology，CRP）诊断模式。这样的方式，不但保证了信息的完整性，而且可以从不同的角度对不同信息在诊断中的价值进行分析和讨论，从而形成关于疾病诊断和鉴别的共识，这样的决策方式最大限度地确定了诊断的可靠性，这就是MDT模式的优势。

医师专业化的发展和MDT团队的组建和运行是相互伴随着发生的，彼此学习、共同成长。临床医师从影像学和病理学的分析中对疾病的本质和形态学特征等有了更为深刻的理解，这对于临床医生认识疾病的发生发展过程十分重要；对于影像科医师而言，通过和临床医师交流，对同病异征和异病同征会有更为深刻的认识，在进行基于影像学表现的诊断时，思考将更为全面；病理科医师则通过和临床医师的交流，进一步了解到病理改变和患者呼吸功能受损的类型和程度、病理特征和治疗反应，以及预后之间的关系，进而更为主动地进行观察，为临床提供更多有价值的信息；影像科和病理科医师的共同探讨，将进一步夯实大家对于肉眼可见的大体形态特征和镜下表现之间的联系，对于相互理解彼此的认知特点和内在逻辑关系具有积极的意义。这样的学习、交流和临床实践无疑将使MDT模式的诊断能力日益提升。

二、特发性间质性肺炎CRP诊断模式形成的启示

弥漫性肺病是指影像学上以肺部病变弥漫分布为特征的一系列疾病，就其病因而言包括感染性疾病、肿瘤性疾病和非感染非肿瘤性疾病，是复杂肺病的重要构成部分。下图（图1-1-1）列出了弥漫性肺病中较为常见的一些弥漫性肺实质疾病（diffuse parenchymal lung disease，DPLD），也称肺间质疾病（interstitial lung desease，ILD）的分类情况。由于弥漫性肺病病因构成的复杂性，其临床表现相应地

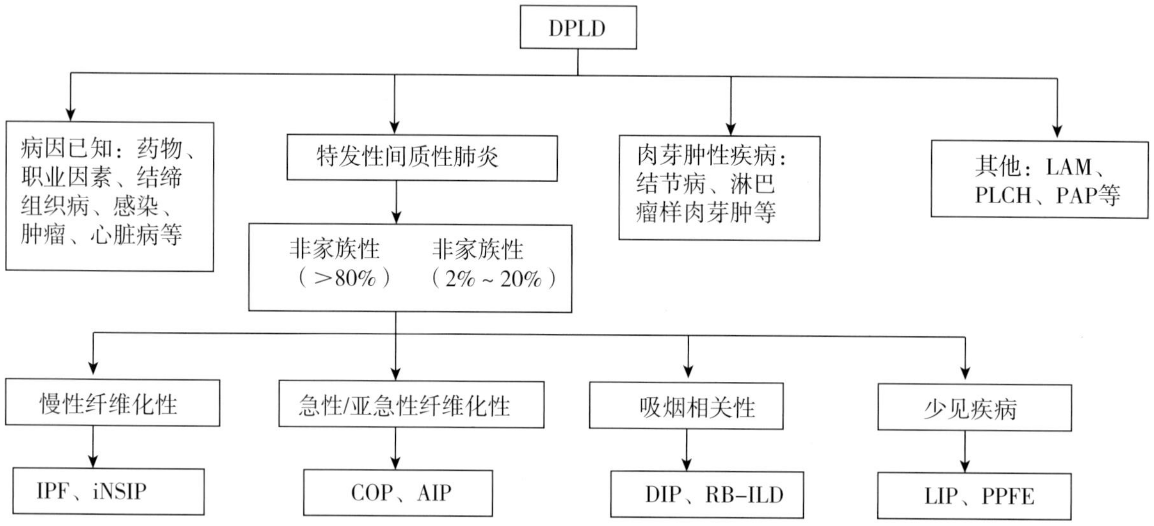

图 1-1-1 弥漫性肺实质疾病的主要构成

LAM：淋巴管平滑肌瘤病，PLCH：肺朗格汉斯细胞组织细胞增生症，PAP：肺泡蛋白沉积症，IPF：特发性肺纤维化，iNSIP：特发性非特异性间质性肺炎，COP：隐源性机化性肺炎，AIP：急性间质性肺炎，DIP：脱屑性间质性肺炎，RBILD：呼吸性细支气管炎伴间质性肺疾病，LIP：淋巴细胞性间质性肺炎，PPFE：特发性胸膜肺弹性纤维组织，增生症

呈现出复杂性和多样性，同时，不同疾病之间的临床特征存在一定的交叉，这也对诊断和鉴别诊断提出了挑战。

（一）病理学推动了间质性肺病的研究进展

特发性间质性肺炎（idiopathic interstitial pneumonia，IIP）是 DPLD 中最常见的一组疾病，也很具代表性。该组疾病的临床表现存在一定的差异，比如好发年龄、起病急缓、严重程度等均存在差异，但也有临床表现、影像学特征相互交叉的问题，如多表现为呼吸困难、干咳，可以有或无发热等全身症状，给临床诊断带来相当大的困难，而不同类型的 IIP 亚型对糖皮质激素和免疫抑制剂治疗的反应不同，准确的诊断对于合理地选择治疗方案、规避副作用具有重要的意义。回顾历史，对 IIP 的认识是一个漫长的过程。从 1935 年首次描述病因不明的暴发性间质性肺炎开始，相当长的一段时间并没有更为深入的研究。1950 年以后大家开始将注意力集中在间质性肺病的影像学、病理生理学特征的描述和研究上。直到 1969 年，Leibow 和 Carrington 根据病理学特征将病因不明的间质性肺炎分为普通型间质性肺炎（UIP）、膜属性间质性肺炎（DIP）等 5 种不同的类型，这是里程碑式的研究，病理学直接推动了对间质性肺病的认识水平。1998 年，Katzenstein 和 Myers 对 IIP 中不同病理类型之间的关系进行了进一步的澄清，解决了长久以来人们在 IIP 病理亚型认识方面的一些误区，如急性间质性肺炎（AIP）不是 UIP 的急性型，DIP 不是 UIP 的早期阶段，它们相互独立。提出不再将 IIP 笼统地成为特发性肺纤维化（IPF），而是一组不同病理类型临床疾病的统称，IPF 是其中最为常见的病理类型。这些阶段，病理学无疑发挥着举足轻重的作用，直接推动了 2002 年第一个关于 IIP 国际共识的诞生，其核心是将 IIP 分为 7 个亚类，并且提出了 IIP 的 CRP 诊断模式。此后 IIP 的专家共识更进一步向 CRP 靠拢，2011 年的共识中，首次明确，绝大部分 IPF 可以通过典型的临床表现和 HRCT 特征确诊，而无需病理检查结果，进一步明确了 HRCT 在 IIP 诊断中的重要价值。2013 年的分类则体现出对 IIP 不同亚型临床特征、病理和预后之间的关注，临床特征被再一次着重强调，亚型的分类按照常见与否进行划分，分为主要的 IIP（UIP、iNSIP、COP、AIP、DIP、RB-ILD）、少见的 IIP，如淋巴细胞性间质肺炎（LIP）、特发性胸膜肺弹性纤维组织增生症（PPFE），以及特殊的病理类型急性纤维素性机化性肺炎（AFOP）和呼吸道中心性间质性肺炎，以及不能分类的 IIP。而对主要的 IIP 则按照起病情况、预后和病因进行了划分，分别是慢性致纤维化性间质性肺炎（UIP、iNSIP）、急性/亚急性间质性肺炎（COP、AIP）、吸烟相关性间质性肺炎（DIP、RB-ILD）。这种分类方式既体现了CRP的诊断模式，更体现出对临床实际诊疗的指导作用。

（二）CRP实现了临床决策的最优化

回顾上述历史，我们不难发现，早期大家更倾向于将病理诊断视为IIP各亚型诊断的金标准，而且，考虑到IIP不同亚型存在病变分布不均、病理学特征有较多差异的情况，为更好地确定诊断，往往建议利用开胸肺活检（OLB），或经电视胸腔镜外科手术（VATS）肺活检等获取肺组织的病理标本进行诊断。该理念在实际操作过程中遇到了挑战：①在因间质病就诊的人群中，部分患者为肺功能严重损害，无法承受OLB或经VATS肺活检，或者不能接受肺活检，所以无法获取病理标本；②部分患者在进行OLB，甚至TBLB后出现了间质性肺病的急性加重，危及患者的生命；③部分患者在接受肺活检获得病理诊断后，并没有达到改变临床治疗方案，使患者从肺活检中获益的目的，这使得部分临床医师在向患者推荐OLB方案时心存疑虑；④间质性肺病的病理诊断相对复杂，对病理诊断技术要求高，高水平的病理诊断难以普及。有时即使获取了病理组织，由于诊断能力问题，不能达到“金标准”的实际要求。因此，从患者角度出发，如何选择更合理的诊断方案，规避有创诊断的风险和避免临床治疗的局限性成为需要认真思考的问题。大家开始重新分析那些在IIP诊断中相对病理诊断而言，价值相对较低的检查手段，包括影像学检查，尤其是胸部HRCT，以及支气管镜相关检查，如BALF细胞分类和TBLB检查等。

影像学在间质性肺病的诊断价值得到应有的重视。通过对HRCT的详细分析及比对相关的临床和病理表现，对于HRCT的作用有了更为清晰的认识，主要表现在：①具备典型肺底和靠近胸膜分布特征的蜂窝肺病变、牵拉性支气管扩张和UIP病理特征的符合率极高，如果临床特征符合IPF，则无需进行肺活检；②具备典型分布特征和实变改变的情况是机化性肺炎（OP）的重要特征，由于病变相对均匀、病理特征一致性较强，选择TBLB或CT引导下穿刺有望获得病理诊断；③其他亚型病变在HRCT上也具备一定的特征：如弥漫分布的磨玻璃影可见于非特异性间质性肺炎（NSIP）（富细胞型）、LIP、DIP等；囊性病变主要见于LIP；磨玻璃影合并小叶中心小结节是RB-ILD的特征；磨玻璃影合并小叶内间隔增厚和牵拉性支气管扩张常见于非特异性间质性肺炎（NSIP）（纤维化型）。

支气管镜检查技术在间质性肺病中的价值得到提升。对支气管镜检查技术应用的分析说明：TBLB对OP、NSIP具有较好的诊断作用。BALF检查对临床具有一定的参考价值：①OP的典型特征为多系（中性粒细胞、淋巴细胞、嗜酸性粒细胞中的两系或三系）增高；②单纯中性粒细胞增高主要见于UIP或AIP；③淋巴细胞增高的情况主要见于NSIP、LIP，部分DIP和RB-ILD。一般而言，BALF中淋巴细胞比例增高的情况多数对糖皮质激素或免疫抑制剂反应效果较好。

临床信息对疾病的诊断的价值：①AIP起病急，OP、NSIP可能为亚急性表现，IPF、DIP、RB-ILD多为慢性起病，LIP可以是亚急性或慢性起病；②DIP、RB-ILD和吸烟关系密切；③部分病理类型，主要是NSIP、LIP常常具有自身免疫病的特征。

综上，CRP诊断模式在IIP的诊断中有助于合理利用临床不同专科的信息，对IIP的临床诊断和处理做出合理的选择。比如，中老年缓慢起病的呼吸困难患者，体检发现肺部爆裂音，可见杵状指。未发现继发性因素，如结缔组织病、药物、粉尘等，HRCT表现为典型分布的蜂窝肺改变，则可临床诊断为IPF。又比如，亚急性起病的发热伴呼吸困难、干咳患者，HRCT表现为典型分布的实变影，这时通过气管镜检查行BALF和TBLB等，可能建立机化性肺炎（OP）的诊断，同时可排除感染等继发病因，结合临床相关检查，最后可建立COP的诊断。再比如，临床表现为进行性呼吸困难，HRCT上表现为弥漫性磨玻璃影病变的患者，经过支气管镜检查未能明确诊断时，往往需要经VATS肺活检或

OLB。这样的 CRP 团队合作不但为各种检查的合理选用提供了依据，还可以更高效、更安全地进行临床诊疗。

三、对复杂肺病采用 CRP 诊断模式对各专科的技术要求

IIP 是弥漫性肺病的重要组成部分，除 IIP 外，为数种类众多的 DPLD 更是临床诊断的难点。CRP 诊断模式在 IIP 的成功，使 DPLD，乃至其他复杂肺病成为 CRP 诊断模式应用更为广泛的领域。之所以如此，根本原因与 IIP 类似，对于不同类型的 DPLD 而言，①相当一部分病例的临床表现相似，需要进行复杂的鉴别诊断，如表现为大片状阴影的情况可能是感染、肿瘤、不同类型间质病的表现，鉴别诊断时需要考虑多种可能；②部分病例临床、乃至病理表现均不具有特征性，缺少可以“一锤定音”的金标准，需要综合多方意见才可能获得诊断，甚至存在多学科会诊后因为缺乏关键证据而无法确诊的情况，这些情况往往需要 MDT 的协作。

（一）临床信息的获取和常用辅助检查方法的临床应用

1．病史采集

（1）主要症状（呼吸困难、咳嗽、咯血等）及特征（如起病急缓，以及呼吸困难类型与进展速度，比如有无喘息，是发作性呼吸困难还是劳力性呼吸困难等）。

（2）伴随症状：非特异性全身症状，如发热、乏力、体重下降；眼耳鼻相关症状，如眼痛、畏光，听力下降，鼻出血、流涕、疼痛。包括循环、消化、血液系统等多系统损害的临床症状，多种类型的皮损及关节症状。感觉及运动异常等。

（3）其他相关病史：心血管疾病、结缔组织病、肝肾疾病、感染性疾病（结核）、肿瘤性疾病、职业病。吸烟、环境、宠物饲养等。特异质家族史、其他具有家族遗传特征的疾病的家族史。

2．体格检查

（1）详细的肺部体检，尤其注意有无哮鸣音、喘鸣、湿啰音、爆裂音；有无肺实变、肺气肿、胸腔积液、肺动脉高压等的体征。

（2）其他：眼（熊猫眼；葡萄膜充血、色素膜炎、出血）、耳（听力下降）、鼻（鼻窦压痛）的相关体征、皮肤（皮疹、出血点、紫癜；光过敏；披肩疹、V 字征；皮下结节）、四肢（杵状指、技工手、Gottron 征）、关节（关节红肿热痛）、肌肉（疼痛、萎缩、无力）、神经系统（多发性单神经炎表现—感觉运动障碍的非对称性分布）。

3．辅助检查

（1）一般检查：血尿常规、肝肾功能；炎症活动指标：CRP、纤维蛋白原、FDP、红细胞沉降率（血沉）等。

（2）肺功能检查和血气分析：是否存在限制、阻塞、混合型通气功能障碍；有无弥散功能障碍及程度；有无低氧血症 / 呼吸衰竭；有无酸碱失衡。

（3）免疫学检查：包括结缔组织病相关检查（ANA+ENA，抗 CCP 抗体），肺血管炎相关检查（ANCA 的间接免疫荧光 + 靶抗原 ELISA）、抗 GBM 抗体等。一般免疫学检查：Ig+ 补体、免疫蛋白电泳等。

（4）感染的各种病原学及血清学、蛋白或核酸检测；特殊染色等；PCT。

（5）支气管镜相关检查：BALF（有核细胞分类 + 淋巴细胞亚群、CD1a、肿瘤细胞、特殊染色等）、TBLB。

（二）影像学的临床应用

1．DR 对弥漫性肺病具有重要提示价值，可能的特征有，①弥漫性病变；②肺部呈网状影；③肺部病变合并肺容积缩小者等。出现上述改变而病因不明时，应进行 HRCT 检查，以迅速明确病变详细的形态学特征。

胸部 X 线检查还可用于观察肺部病变的动态变化，尤其是变化速度较快的情况，如肺水肿、肺出血或部分病变呈游走性的嗜酸细胞性肺炎，动态观察变化较为迅速且形态多变时应考虑上述情况。感染性疾病形态快速变化常见于金黄色葡萄球菌感染时肺气囊的形态改变。症状迅速加重的情况常见于病毒性肺炎、PCP 或免疫功能低下患者的混合性感染、各种原因所致急性呼吸窘迫综合征（ARDS）等。在上述情况下胸部 X 线片是更为便捷的观察方法。

2．HRCT 对于弥漫性肺病的 CT 检查，首先考虑 HRCT。阅读 HRCT 需要对肺次级小叶的解剖结构有清晰的认识，以便通过比对影像学特征和次级小叶解剖结构的对应关系，对肺病变的特征进行判断并进行病因分析。对弥漫性肺病首先要注意分辨病变的形态特征，同时关注病变的分布特点。此外，对于病变的动态观察有助于识别可能的疾病，包括起病急缓、进展速度、病变形态的演变及是否游走等。

（1）网状影：IPF、纤维化型 NSIP、慢性 HP、结节病、致纤维化性职业性肺病；癌性淋巴管炎；碎石路征［常见于 PAP、肺孢子菌肺炎（PCP）、肺腺癌、ARDS 等］。

（2）小叶间隔增厚：小叶间隔增厚主要见于肺部疾病所致肺淋巴管结构和形态异常。小叶间隔光滑增厚常见于左心衰竭所致间质性肺水肿、肺淋巴管瘤、PAP；结节状或不规则增厚主要见于癌性淋巴管炎、结节病。

（3）实变影：急性起病常见于肺炎（细菌、PCP 病毒等）、肺水肿（包括心源性肺水肿和 ARDS）、弥漫性肺泡出血、AEP、AFOP。亚急性或慢性起病常见于 COP、慢性嗜酸性粒细胞性肺炎（CEP）、肺腺癌、淋巴瘤等。靠近胸膜分布的常见类型为 COP、CEP。

（4）磨玻璃影（GGO）：弥漫性分布的 GGO 可以结合其分布特征进行优先考虑，主要分布在上肺的情况常见于过敏性肺炎（HP）、肺孢子菌肺炎（PCP），主要分布于下肺的常见于 UIP、NSIP、DIP 等、小叶中心分布的情况常见于 HP 和呼吸性细支气管炎（RB）。

（5）弥漫性小结节影：对于该类疾病的诊断，依据 HRCT 中次级小叶结构中的分布特征先行对其病变分布的解剖结构进行定位，然后再确定诊断的基本方向：如随机分布的结节常见于急性血行播散性肺结核、真菌感染、肿瘤肺转移（如甲状腺癌）；沿淋巴管分布的结节常见于结节病、矽肺、癌性淋巴管炎等；小叶中央性结节常见于 HP、DPB、TB、NTM 感染、支原体沿呼吸道播散、腺癌、惰性尘肺（如部分焊工尘肺）等。

（6）肺部低密度病变：包括各种类型的肺气肿、囊性病变和空洞性病变。囊性病变（通常指壁厚＜ 2 mm 的情况）常见于 LAM、LIP、LCH、PCP、各种原因所致蜂窝肺、BDH（Birt-Hogg-Dubé 综合征）、支气管扩张（结核或 NTM 所致、ABPA、CF 等）。空洞（通常指洞壁＞ 4 mm）多见于结核、金葡菌、真菌（曲霉菌、毛霉菌等）、包虫等所致感染、感染性栓塞、恶性肿瘤肺转移（常见为腺癌）和 GPA 等。

除基本病变外，某些特殊的影像学征象对疾病的诊断具有重要的提示作用，如地图征（PAP 的典型表现）、猪头肉冻征（Headcheese 征，常见于亚急性或慢性 HP）、晕征（常见于病变部位出血、渗出和肿瘤浸润等情况）和反晕征（常见于 OP、结核等）、新月征（常见于侵袭性曲菌感染）、指套征（常见于 ABPA）、树芽征（常见于感染或非感染性病变所致的细支气管炎等病变）、反肺水肿征（常见于 CEP）、枯枝征（常见于弥漫性肺腺癌）、马赛克征或马赛克灌注（肺内气体因小气道病变等密度不均，常见于 COPD、结节病等；或因为肺内血流异常所致肺部病变密度不均，常见于慢性肺血栓栓塞性肺动脉高压、肺水肿等）、星系征（常见于结节病）。上述征象虽然对某些疾病的诊断具有非常重要的价值，但其特异性并非百分之百，仍需结合其他因素综合考虑。

（三）病理诊断的临床应用

1．肿瘤性疾病 肿瘤性疾病的诊断首推病理检查，肺部肿瘤同样如此。病理诊断是决定性的，包括不同类型的原发性肺癌、肺转移瘤和淋巴瘤等。对于表现为弥漫性肺病，临床不除外恶性肿瘤的情况，采用合理的肺活检方式往往可以尽早明确诊断。

2．感染性疾病 病理学检查对于特殊感染具有重要的诊断价值，常常用于诊断困难或复杂肺部感染的诊断，包括少见细菌（如奴卡菌、放线菌）、结核分枝杆菌、NTM、真菌（包括隐球菌、念珠菌、曲菌、毛霉菌、肺孢子菌、球孢子菌等各种类型的真菌）、病毒性肺炎等均具有重要的诊断价值，是诊断困难的肺部感染的重要确诊方法，其诊断依据主要包括形态学、特殊染色、免疫组化和分子生物学等方法。随着新的病原学检查方法（如高通量基因测序，NGS）的不断出现，需要进行病理学检查明确病原的情况慢慢减少，但仍是确定肺部感染病原最重要的最终诊断手段。

3．非肿瘤非感染性疾病 该类疾病构成复杂，其中最常见的是不明原因的间质性肺炎，主要构成为 IIP。在 IIP 中，除 IPF 外均需依赖肺组织病理检查（其中 OP 可经过 TBLB 诊断，其余如部分 NSIP 可经 TBLB 诊断，部分 NSIP\DIP\RBILD\LIP\AIP\PPEF 等需经病理检查确诊）。结缔组织病所致间质性肺病是另外一大类疾病，在病理类型的构成上和 IIP 有颇多相似之处，但除少数情况复杂或危重的病例外，一般情况并不进行肺活检，更多是基于临床的诊断。另外，和上述病理类型相似的情况还见于感染、药物、无机或有机粉尘等所致的间质性肺病，肺组织病理有时可以为病因提供线索，比如发现石棉纤维、发现铁染色阳性的吞噬细胞等，但多数情况下需要结合病史资料和其他临床表现。同样的情况还有肺嗜酸性粒细胞浸润症、DAH 等，因为病因构成多样，需要结合其他临床资料进行诊断。

在其他相对常见类型的间质性肺病中，虽然很多情况下确诊需要肺组织病理诊断，但随着其他诊断手段的进步，非基于病理的临床诊断的可靠性日益增加。其中，结节病、HP、GPA、EGPA、淋巴瘤样肉芽肿等以肉芽肿为特征的疾病、AFOP、淀粉样变等仍多数依靠病理诊断。PAP、PLCH、LAM、肺泡微石症等疾病虽然病理具有确诊价值，但由于 HRCT 的特征性表现，以及肺泡灌洗液检查具有较高的特异性等原因，很多情况下，通过非病理的依据就可以建立可靠性很高的临床诊断。另外以血管受累为主的病变，如肺静脉闭塞症（PVOD）、肺毛细血管瘤（PCH）、其他原因所致的肺血管病变（如多种病因所致肺动脉高压）等多数也是通过临床、化验检查和影像学检查等相结合建立临床诊断。部分以呼吸道受累为主的部分弥漫性肺病，如肺气肿、ABPA、CF 等也更多的是建立临床诊断。

在多种临床实际工作中，病理表现为 UIP 的病变相对多，包括 IPF、NSIP 纤维化型、结缔组织病、系统性血管炎（以上两种情况部分以间质性肺病为首发表现）、职业性肺病、结节病、过敏性肺炎等，因为病因、病程和预后和 IPF 不同，需要结合详细的临床资料和持续观察方能确定诊断。其中结缔组织病所致肺间质疾病的病理改变和 IIP 的不同亚型有很多相似之处，在该类疾病的诊断中，临床特征非常重要，影像学特征的判断可借鉴 IIP 亚型的特点。病理检查只适合部分重症或复杂病例。血管性病变：PVOD、PCH 虽然病理对诊断具有重要的确诊价值，但临床结合影像学对诊断具有重要价值；DAH 主要依靠临床和影像学进行诊断；肺水肿主要依靠影像学的分布特征和病变特点进行诊断（临床表现具有重要价值）。

四、CRP 诊断模式的临床实践与提高

基于以上的介绍，大家对 CRP 模式在以 DPLD 为代表的复杂肺病诊断中的临床应用有了基本的认

识。但在实际临床工作中要真正实现起来并非易事。首先，复杂性肺病的疾病构成复杂，对临床医师构成极大的挑战，虽然大家对此很感兴趣，但是对这一类构成复杂的少见疾病，在国内和国际上真正将其作为研究方向的人员数量并不多，除了需要扎实的基本功，不断积累临床经验、广泛阅读与持续学习都是必不可少的。同样的道理，对肺病有专长的影像科医师数量比临床医师更少。而在肺病领域具有很高造诣的病理科医师在国内简直屈指可数。近年来上述情况有所改观，随着大家对间质性肺病的日益重视、学术交流的日益活跃，以及互联网技术的广泛应用，对各类专科医师相应水平的提高起到了重要的促进作用。但从医疗成本出发，建立区域性的肺病（如弥漫性肺病）诊疗中心，将各具所长的专科医师汇聚在一起应该是最为可取的措施，至少可以形成区域性的 CRP 协作组，满足疑难病例的临床诊断需求。

另外，因为 CRP 诊断模式在 DPLD 中的成功，在其他非弥漫性肺病的疑难病例诊断，乃至于常规的需要病理诊断确诊的疾病中，CRP 诊断模式也较传统各自为战的诊断模式在诊断的准确性、病情评价的系统性上，以及以后治疗措施的选择和预后判断方面都有了更好的把握，在有条件的单位应该形成具有较强功能的 MDT 团队，这不但是肺病诊断的趋势，也是综合医院解决多种复杂临床问题的最佳策略之一。

在具有较强肺病诊疗基础的医疗单位，有组织、有计划地进行学习、交流和开展临床合作是必要的。包括：①至少有影像科医师，或者同时有病理科医师参与的常规临床查房；②定期的临床 - 影像 - 病理科医师参加的临床病理讨论（CPC）；③医疗单位或区域性的间质性肺病协作组；④新进展学习班等等。这样的方式有助于不同专科医生之间针对具体临床病例进行深入的交流，不断提高临床诊疗水平和学术水平。

另外，随着信息技术的不断进步，基于互联网的远程诊疗技术为跨越空间的 MDT 协作提供了可能。在现在这样的时代，高分辨率的 HRCT 可以实现很少损失信息的远程传递，制作良好的虚拟显微镜下病理改变，不但可以远程传输，还可以实现不同放大比例的观看。原先临床工作中强调的必须看患者的环节，也可以通过远程视频系统直接和患者及家属对话，体格检查也可以基于高清摄像头进行观察，至于查体这样必须接触患者获取信息的情况则可由网络那端的专科医师代为进行。互联网技术的进步为远程学习、远程医疗提供了强有力的技术支持，也必将改变未来的诊疗模式，拥抱新时代、利用好新技术，我们能够进一步的提升技术水平，并显著提升高水平医疗的可及性。

（李海潮）

第二节 胸科疾病远程会诊

远程会诊是通过计算机技术、通信技术、多媒体技术同医疗技术相结合，旨在满足患者需求，以及提高疑难疾病诊疗水平的一种新型医疗服务模式。远程会诊服务起源于美国，又被称为第二诊疗意见（second opinion），主要是指患者在医疗机构获得诊治方案后，通过互联网向其他医疗机构和专家咨询，获得的更为合理的诊治意见。第二诊疗意见可使患者获得高质量医疗服务，是一种以患者为中心的服务模式，也是尊重患者知情权和选择权的体现。据美国梅奥诊所统计，在寻求第二诊疗意见的患者中，有接近 20% 的原始诊断是错误的或不完善的。克利夫兰诊所提供的第二诊断意见与初始诊疗意见不一致率也高达 25%。这说明远程会诊是传统医学模式的有效补充。在我国，远程会诊是互联网医疗的一个重要组成部分，是实现分级诊疗，破解医疗资源分配不均，解决“看病难、看病贵”的重要手段。近些年来，互联网和物联网技术蓬勃发展，信息化载体不断成熟和完善，我国政府因势利导，将“互联网 + 健康医疗”作为国家战略，提出要顺应新兴信息技术发展趋势，规范和推动健康医疗大数据融合共享、开放应用，创建利用移动互联网提供预约挂号、在线疾病咨询、电子病历、远程会诊、远程治疗管理和康复等全新医疗服务模式。在国家政策的支持下，远程会诊也得到了飞速发展，服务也日趋多样化。诸如医疗机构远程会诊中心、医学网站、App、微信群的大量涌现，为我国广大医生提供了多元化的多学科交流平台。远程会诊打破空间、时间的限制，使医疗机构、医生、患者均可得到优质的专家资源，着实解决了患者的医疗难题。

一、远程会诊的平台载体

（一）远程会诊系统

远程医疗会诊系统由医疗中心、远程医疗平台软件系统、通信网络系统、数据中心等组成。数据中心作为远程医疗会诊平台的中枢，实现各类远程医疗数据的存储和管理。软件系统包括远程会诊管理、病历资料采集、远程专科诊断、远程监护、视频会议、远程教育、信息共享、双向转诊及远程预约、电子身份认证、短信平台等子系统。其中数字信号处理系统应借助 DICOM 网关从具有 DICOM 接口的影像设备获取患者的影像学资料，也应支持从 PACS 图文工作站导入 DICOM 影像。软件系统支持与电子健康档案、电子病历、数据中心等系统间实现互联互通，可以通过电子病历导出患者医疗信息。远程会诊系统实现对导出信息的导入、传输、存储和阅读。目前大型医疗机构具备了建设远程会诊中心能力。第三方的远程会诊中心通过建立专家集团和移动终端，在全国范围内募集充足的专家资源，合理分类和分配来自不同地区的患者群，提供远程多学科会诊服务，这种模式不再拘泥于场地和时间限制，随着信息技术的不断发展，远程会诊以医疗机构为中心的模式正在向以患者为中心转变。

（二）移动远程会诊系统

1．手机 App App 是英文 application 的简称，多指智能手机的第三方应用程序。随着移动通讯设备（智能手机和平板电脑）的快速崛起，App 呈现爆发式增长。医疗 App 手机客户端，安装方便，使用简单，并且可以结合图片、文字、音频、视频、动画等方式展现相关信息，具有极强的随时性、广泛性、实时性和互动性特点，成了医生和医生、医生和患者的交流新渠道，其优势表现在：一是实现了医生间远程交流。医生可通过手机 App 发出会诊申请，会诊专家在手机 App 上查阅患者住院病历、影像资料及其全部检查结果，还可通过在线互动和视频交流，对患者病情进行分析和决策，这有利于实现优质医疗资源下沉，缓解基层医疗机构人才不足的现状，发挥资源效益最大化。二是具有数据库功能医学 App，可为广大医生提供文献检索、病例索引、视频教学等，促进医疗、教学和科研全面发展。三是实现医生与患者方便交流，除开展疑难危重疾病远程会诊之外，App 在推进慢病管理的家庭化方面表现出传统诊疗模式不可比拟的优势。借助智能手机移动端为患者提供即时性服务，拉近医患距离，改善医患关系。

2．虚拟社交平台 微信与 Facebook 都是全球拥有大量用户的社交平台，2018 年微信日登录用户超 10 亿，是我国互联网社交的主流渠道。微信与医学的契合所产生的生命力前所未有，这种新型的社交平台正深入改变着医务人员的学习习惯和交流方式：一是医生间通过建立医学专业微信群探讨交流学术问题，通过上传图片、视频，或 PPT 文件对疑难病例进行会诊和讨论。二是医学类公众号作为一种医学新媒体，在继续教育、交流学习等方面发挥重要作用。一些优秀医学类公众号拥有极高的黏性与点击率，已经对传统期刊构成挑战。三是医患沟通群的建立可实现患者与医生的有效沟通，减少了疏远感，改善了医患关系。实践证明微信是实现我国医学多学科合作最有效和最基础的社交平台。在互联网的推动下，多学科合作正以医疗机构需求为导向向以医生群体自发性需求为导向进行转变，这种多学科模式不再受医疗机构和医疗联合体等固定模式的束缚，可在更广泛空间进行交流和互动。其对医学发展的潜在价值有待于深入总结和研究。

目前，医疗机构间远程会诊系统具有技术先进、组织严谨、多学科体系健全的特点，可作为正式的诊疗意见指导临床工作。主要不足是难以满足医生和患者的多样化和即时性需求。而移动终端（APP 和微信）具有普及性、便利性和成本低廉特点，集聚了庞大的医生群体和病例资源。其面临的问题是随意性较大、医生良莠不齐，组织性和科学严谨性不足。尽管如此，各种远程的医学交流模式都具有发展和完善空间。通过优势互补，有机结合，建立整体化远程医学运营思维，有助于发挥各种互联网技术的最大价值。

二、胸科疾病远程会诊模式

国家卫生计生委于 2016 年相继制定并发布了“医学影像诊断中心，基本标准（试行）《医学影像诊断中心管理规范（试行）》”《病理诊断中心基本标准（试行）》《病理诊断中心管理规范（试行）》，为远程会诊和多学科合作提供了保证。在胸科医学领域发展最为成熟，应用最广的当属影像会诊、病理会诊和多学科会诊。

（一）影像会诊

医学影像一直是远程医学研究和应用的热点。针对影像远程诊断建立的会诊系统是远程会诊系统的重要组成部分。PACS 是实现远程医学影像网络的基础，这种建立在医学成像、图像处理、工作站及网络设计、数据库、软件工程和通信工程基础上的新技术，解决了医学图像的获取、显示、存贮、传送和管理，在此基础上结合软件、新电子技术和设备构成远程影像会诊网络。“云胶片”也是一项重大的技术创新，“云胶片”即存储在云空间的电子胶片，患者或家属可以通过短信上的链接得到一个二维码，或扫描报告单上的专属二维码进行浏览或下载。每个患者都有一个自己的专属空间，保存了各类检查报告和全部影像学资料。这是一份便捷可及的、患者可分享的电子病历，也为异地转诊和“远程会诊”提供了便利。需要转诊的患者，只要带上自己影像学资料的二维码或相关链接，接诊医生即可看到该患者所有影像图像。甚至通过授权能够直接将图像通过微信发送给其他医疗机构的临床专家，远程获得诊疗结果。

信息技术是实现远程影像会诊的保障，而专家资源库是确保远程影像会诊质量的关键。在胸部影像领域，可分为诸多亚专科，如肺间质病、血管疾病、自身免疫病、感染、结核、肿瘤等。为保证远程会诊的高质量，建立亚学科体系健全的“影像学诊断”专家库是一项重要工作。呼吸系统的疾病非常复杂，由于不能掌握基本的临床资料，影像学专家在诊断时也会一筹莫展，因此需保证申请会诊方提供的必要的临床信息。采用多名专家联合会诊在很多情况下也是必要的。特别是对于疑难病例，各位专家结合自身专业，多角度发表意见，往往会提高疾病诊断效率。

（二）病理会诊

1987 年，美国 Rush 医学院病理科 Weinstein 首次提出利用远程医学开展病理会诊。1990 年，第一个远程病理网络在挪威建成。目前远程病理学在欧美、日本等已广泛应用于组织学、细胞学的病理诊断、继续教育及质量控制。我国远程病理起步较晚但发展迅速。远程病理会诊主要应用在术中冷冻切片会诊、疑难病理会诊和读片讨论。其中冷冻病理切片主要用于对基层医院服务，可有效解决基层医院病理科发展滞后的现状。远程病理诊断可分为静态图像病理诊断、遥感静态/动态图像病理诊断和数字化病理切片诊断。其中动态图像远程病理诊断是专家通过电子技术操控客户端的显微镜全面观察切片，使图片质量接近于传统显微镜，是真正意义的远程病理诊断。与影像会诊相似，病理远程也需要提供病例的临床信息和初步诊断，使会诊更具有方向性。这种情况下即使普通的静态病理图片会诊也可达到较为满意的效果。如在综合多学科会诊意见的基础上进行病理诊断，诊断效率会大大提高。

（三）多学科会诊

多学科诊疗模式（multidisciplinary diagonosis and treatment pattern，MDT）是针对一个疾病，由临床多个学科参与讨论后制定出最优化诊疗方案的过程。该概念由美国率先提出，主要应用在肿瘤学领域，目前该理念被广泛应用到各个临床学科。例如，一些呼吸系统疾病合并或继发于其他系统疾病，关联学科包括呼吸科、结核科、胸外科、心外科、心内科、风湿免疫等和血液科等。由于病情的复杂性，一些专科疾病被收入非专业科室治疗的情况很常见，受知识结构限制，专科医师的误诊和治疗延误时有发生，采用多学科合作对获取患者关键线索和制定整体化科学决策具有重要意义。目前国外针对肺间质疾病的CRP（临床、影像和病理）会诊模式取得成效，对于其他呼吸系统疾病这种模式也具有推广价值。多学科的远程会诊利用电子病历技术、影像传输、视频和语音等技术，可获得本医院或上级医院的多学科专家远程在线指导，是当前最有价值的远程会诊方式。多学科会诊的组织方式日趋多样化，可使用同期在线的远程会诊系统，也可以采用分散收集汇总专家书面意见的方式。

影像、病理等专科化远程会诊相对容易操作，也是应用最广泛的远程会诊方式，其对基层医疗机构解决学科人才和技术短板具有重要意义。多学科会诊需要跨学科的协调和组织，实施起来难度高一些，但其实用价值非常突出。随着信息化技术和新电子技术的发展，通过平台载体技术的有效拟合，远程多学科会诊的操作便利性将会更强。

三、远程多学科会诊的组织实施

MDT是以患者为中心的医疗服务模式，医疗机构需建立MDT管理制度，包括成立MDT专家委员会，制定MDT诊疗流程、诊疗制度、质量评价制度、数据管理制度、患者随访制度、病历筛选制度和专家库制度等。MDT是由学科分化过程中一种补短板的方式形成的，因此多学科会诊首先需保证专家团队知识结构的不断优化。在开展多学科会诊过程中需要注意以下几点：

（一）患者信息采集与上传

患者信息的采集与上传是确保远程会诊取得成功的关键。技术完善的远程会诊平台，采用电子病例、PACS系统，全息影像技术等，确保了病理图片及影像学资料的高清晰度。对于缺乏此类技术的远程会诊系统，申请方应在会诊前制作数字化的病例资料，制作高清像素的数字图片和演示文件，对治疗过程的临床资料进行编排，以方便专家直接进行阅读和比对。由于远程会诊对患者的问诊和体格检查难以进行，会诊前负责患者治疗的医生需详尽收集患者病史信息，并在会诊过程中根据专家需求进行补充。患者可以在会诊室外等候，必要时现场回答专家提出的问题。

（二）远程会诊的现场主持

远程多学科会诊的在线主持工作是保证会诊成功不可缺少的要素之一。专家从自己擅长的领域对病例发表不同见解，经常会出现观点不一致的情况，这时现场主持人的角色很重要。主持人要努力营造交流平等、讨论热烈的现场氛围，不能视专家身份的高低主观终止讨论进程，也尽量不要过早阐明自己观点，干扰讨论进程。在整个过程中主持人通过适度的提问和补充，可以帮助会诊专家对提出的观点进行归纳、解释和修改，也可以根据会诊的进程和讨论焦点，适时邀请其他专家发言。多学科会诊结束后，要对整个会诊过程的专家意见进行梳理、归纳和总结，提出下一步诊疗措施。一般来说，主持人应由申请方的诊疗组负责人担任。主持人应具备副高职以上职称，且具有丰富的临床经验。

（三）专家会诊发言

多学科会诊组成至少包括影像学、临床（结核和呼吸内科）和病理专家。对于一些复杂病理有时需要临时增加风湿免疫科、心内科、胸外科、肿瘤科、传染科、核医学、药学等专家参与。主要环节是：①申请方的经治医生要汇报病史，重点说明阳性体格检查和化验数据，涉及鉴别诊断的重要阴性结果也需报告，提出初步诊断意见及帮助解决的问题。②然后是影像科专家发言，对患者的影像学特点进行归纳、阐述和分析，影像科医师可以提供更为全面的鉴别疾病谱，有时可发挥一锤定音的效果。③呼吸科医师重点围绕病史、体征及异常检测结果、治疗变化进行深度分析，对影像科专家的诊断意见进行再次归纳，提出诊疗意见。④病理科专家通过对病理图片进行解读，并结合呼吸、结核、影像专家的重点关注进行解答，最后提出诊断意见，这是一个基本的 CRP 多学科会诊“环”。有时一次 CRP 环之后不能达成专家共识，在主持人的引导下，还需开展渐进性讨论性发言，其他关联学科专家可穿插于会诊整个过程，使疑惑问题逐步清晰。专家发言的原则是对临床特点进行归纳，把握病情的核心要点，确定诊断和鉴别诊断范围，通过证据的强弱，提出可能诊断及下一步诊断思路。一般情况下，一场多学科会诊应尽量在一个小时左右，必要时可适度延长。

（四）会诊意见的整理与患者交流

会诊结束后应对专家意见进行整理，最后形成正式的书面诊疗意见交由患者。并由经治医生向患者进行当面交流。

（五）患者随诊

远程会诊结束后，要建立随访计划，对患者的病情演变及最后确诊情况进行随访。评价多学科会诊质量，采取措施不断提高多学科会诊的质量和水平。

四、疑难病例数据库建设

任何一所医院、一个医生，都无法掌握一个疾病的所有信息，医学大数据思维是现代医学的革命性变化和必然趋势。通过建立多中心合作的机制，建立疑难病例数据库，在此基础上对大样本的临床医学资源进行发掘、收集、整理和利用，对提高肺部疾病的诊疗水平将具有重要意义。2012 年，美国政府发布了《大数据研究和发展倡议》，旨在利用大量复杂数据集合获取知识和提升洞见能力。医学科技的发展也离不开大数据。在科研的过程中，通过对大数据的利用、开发和整理，可以颠覆我们以往很多研究结果，为我们带来意想不到的收益。例如，呈间质样表现的肺结核在临床相对少见，过去结核科和呼吸科医生对该类表现缺乏足够认识，“胸科之窗”通过远程平台进行了广泛病例征集，对上百个病例的影像学特点和临床特点进行归纳分析，初步发现青年人好发，易合并肺外结核，表现为微结节和间隔间质异常，与呼吸道播散高度相关，病变具有上肺优势，征象间具有协同性。通过归纳提高了临床医师对不典型结核的认识，提高了诊断水平。

建设肺部疑难病例数据库需要确保病例信息的准确性和完整性。病例信息包括病史、体格检查、辅助检查、影像学资料和病理图片。开发病例库专用分析软件，并对海量的信息和数据进行分类提取、统计分析和数据挖掘。从分子水平、病理水平和免疫水平诠释肺部疑难病例成因、发生与发展规律。目前，基于电子病历、PACS系统的病例库还分散局限在医疗机构内，大多还存在缺乏整合、资源分散、使用效率不高的局面。今后应在全国、省级层面出台医疗大数据共享制度，或在医联体、专科联盟的框架内加快病例库建设，使之尽快发生作用。

五、互联网医学的问题思考与展望

互联网医疗是互联网在医疗行业的新应用，其包括了以互联网为载体的健康教育、医疗信息查询、电子健康档案、疾病风险评估、在线疾病咨询、电子处方、远程会诊，以及远程治疗和康复等多种形式的健康医疗服务，其应用前景在于：①借助互联网建立全国性多学科诊疗体系是改善医疗服务的有效途径，有助于缓解患者看病难和看病贵的问题。②实现了优质专家资源再分配，提高基层医疗机构的诊疗水平，促进患者的合理流动，对省、市、县级三级医疗机构的均衡发展具有重要意义。③基于医学大数据分析可改变研究者对疾病的传统认识，基于数据挖掘技术促进医学的快速发展。④促进医务人员跨地域、跨医院、跨学科的交流，创新继续教育手段，有助于医生开阔视野，改善知识结构，培养诊疗思维。在互联网医学发展过程中，有三个方面的问题需要引起重视。

（一）加大投入，促进“互联网＋健康医疗”医学交叉学科发展

互联网医学是医学发展的时代产物，应属医学的应用学科领域，但医科院校还没有设立相关专业。作为新兴学科，人才匮乏是目前面临的突出问题。确定学科发展方向、培养专业化人才队伍和高效管理团队已是当务之急。互联网医学人才应具备信息化使用和管理能力，熟悉公共卫生事业管理，了解和掌握相关医学的法律、法规和医疗保障政策，深入研究医院、医生和患者三者的供需关系，策划成熟的公共卫生产品，服务于国家的医改要求和分级诊疗工作目标。远程医疗或远程会诊首先需要坚持以患者为中心，同时又需兼顾公共卫生属性。片面追求高科技投入和医疗机构的自我封闭，而对基本公共卫生服务建设缺乏整体化构想，从广义上说仍不是互联网医学的本质。在推进市场化和商业化方面缺乏公共卫生思维，盲目急于求成，往往事与愿违。实现更广区域的医疗信息共享、共联、共通，这需要纳入国家战略。另外政府通过购买互联网医学服务使其具有公共属性，才能真正实现互联网医学的蓬勃发展。

（二）远程会诊的供需矛盾

作为一种新型的服务模式，远程会诊是破解医疗资源分配不均衡，患者看病难、看病贵的有效路径之一。目前还有几个问题需要解决：一是远程会诊的普及性不足。当前基层医疗机构和患者对这种新型的服务模式了解不多。由于我国地域辽阔，经济发展极不平衡，特别是老、少、边、穷地区由于交通闭塞，经济落后，高层次的医务人员相对缺乏，当地居民遇到疑难杂症等问题难以及时得到医疗专家的诊治，因此应首先做好远程医疗的推广和普及工作，提高百姓对这种新型服务模式的知晓率、认同性和选择性。二是远程会诊作为一种以患者为中心的医疗服务产品，其成熟度还远远不足。目前远程会诊还是以医疗机构需求为主导，还没有完全转变为患方需求。大型医疗机构开展远程多学科会诊时，在专家和时间安排等方面与日常繁忙的医疗工作冲突，还难以推进即时的远程诊疗服务。三是限于物联网技术发展的瓶颈和医学数据共享使用等诸多方面的限制，作为需求方的患者还无法直接提供满意的医学数据（如高清的医学影像学信息及详细的临床信息）从而向医生提出会诊申请，这是远程会诊面临的主要技术问题。四是远程会诊的物价取费、医疗保险、准入制度等还没有完善，这些因

素在客观上限制了远程医学的落地，卫生行政部门出台相关政策法规，保障其健康发展。

如何建立低成本、便利化远程医学服务新模式，为患者提供即时化服务？解决途径有以下几点：一是根据患者需求逐步细化远程医学服务模块。由于患者对医疗需求具有多元化特点，例如疾病咨询、获取诊疗意见、药物指导，随访与疗效评价，医学看护等。只有建立以患者为中心的多元化远程医学服务模式才会使其更具有生命力。大型医疗机构远程会诊主要解决罕、少见和疑难病例的诊疗，基层医疗机构重点应放在慢性疾病管理，咨询建议和健康促进的远程管理。基层医疗机构开展远程申请会诊的意义在于可使一些患者在基层把问题解决，大大节省了患者辗转异地住院而造成的额外医疗开支。二是探索引入第三方医疗服务机构，通过民间资本投入，在更大范围募集和建立专家资源库，通过创建远程会诊分诊预约系统，保障充足的医生群体服务于患者，实现远程会诊便利化和即时化运行。三是加快发展物联网技术和远程移动会诊平台应用技术研发，实现患者端医疗信息共享、共通与共用。患者在移动端可以轻松完成预约会诊和医学信息上传，及时获得第二诊疗意见。当然目前这种模式的普及尚有待时日。随着准入制度的不断完善和信息技术的不断发展，这种服务模式进入寻常百姓家并非遥远。

（三）社交平台与跨域多学科合作

跨区域多学科合作是在远程会诊发展过程中的良性产出，微信、app 和网站是最基础的互联网医学载体，青年医生对新医学媒体的关注已超过医学期刊和学术会议。目前学术会议的互联网视频转播的阅读频次已远远超过参会学员数量。运营成功的胸科医学网站和公众号，好的专家讲座浏览量达到数千，甚至过万。这种新媒体大多都是以多学科为基础的，给青年医生提供了很好的临床思维拓展训练和阅片水平提高的机会。在胸科医生微信群，有来自基层的医生，还有拥有较高造诣的专家，更有来自呼吸、结核、胸外科、病理科和风湿免疫科的专科医生，通过多学科医生共同参与疑难病例讨论，取长补短，促成了互动学习的良性生态。互联网在胸科医学发展过程中表现出的积极的现象令人瞩目。如加以引导和投入，这种便捷的交流方式将会在继续教育方面大有可为。对这些现象的思考不难得出结论：在医学的多学科交流发展中互联网发挥了助推剂的作用，跨地域、跨医院的交流是互联网医学的典型特征，这与以某一所医疗机构为主体有显著不同，以医生为主体的多学科交流模式和以医疗机构为主体的多学科模式互为补充，互为促进。引入第三方服务，借助互联网打破医院的界限，使医生得到全域化交流，最终将使患者受益。

（路希维）

第二章　感染性疾病

病例 1　发热 2 周余，反复进展的磨玻璃影

一、病例特点

（一）简要病史

患者，男性，54 岁，外来人员。2020 年 1 月 16 日，于本地无明显诱因出现发热，体温在 38 ℃左右，伴有畏寒，稍感咽痛，伴全身肌肉酸痛、乏力、头晕，当时无明显咳嗽、胸闷、气短症状。患者在当地医院就诊，查血常规正常，C 反应蛋白：35.3 mg/L，当地医院考虑肺炎，予“抗感染”及解热对症治疗（具体用药不详），疗效欠佳。后每日体温在 38 ～ 39 ℃。1 月 18 日复查血常规：WBC 4.63×10^9/L，M 10.2%，L 30.4%。胸部 X 线检查“右上肺斑片状渗出影”。仍考虑“肺部感染”，给予“头孢曲松”治疗 3 天。体温未降，全身症状仍未缓解，患者转至某市综合性医院呼吸科住院治疗。

（二）既往史

患者既往有吸烟史，平均 800 支 / 年，每遇冬季会有咳喘症状发作，未予正规诊治。

（三）流行病史

未到武汉及周边地区，否认与新型冠状病毒肺炎（新冠肺炎）病例接触。否认同事、亲属有发热和聚集发病现象。

（四）体格检查

T 38.5 ℃，R 20 次 / 分，P 120 次 / 分，BP 120/70 mmHg，右上肺呼吸音粗，未闻及干、湿啰音。

（五）辅助检查

1．实验室检查（1 月 22 日）

（1）血常规：白细胞（WBC）3.0×10^9/L，单核细胞（M）10.7%，淋巴细胞（L）20.4%；红细胞沉降率（ESR）22 mm/h。

（2）降钙素原（PCT）：0.057 ng/ml。

（3）生化检查：谷氨酰转肽酶 91.2 U/L，余正常。

（4）病原体相关检查：咽拭子流感病毒核酸检测为阴性；血清学呼吸道感染病原体 IgM 抗体 9 项检测为阴性；真菌 G 试验、GM 试验、隐球菌荚膜多糖抗原均为阴性。

（5）自身免疫抗体、抗中性粒细胞胞浆抗体均为阴性。

2．影像学检查（图 2-1-1）　胸部 CT（1 月 22 日）：右肺上叶后段可见斑片状磨玻璃影，伴细血管网的不均匀增粗扭曲，间杂小泡状含气囊腔（见图①、②）。

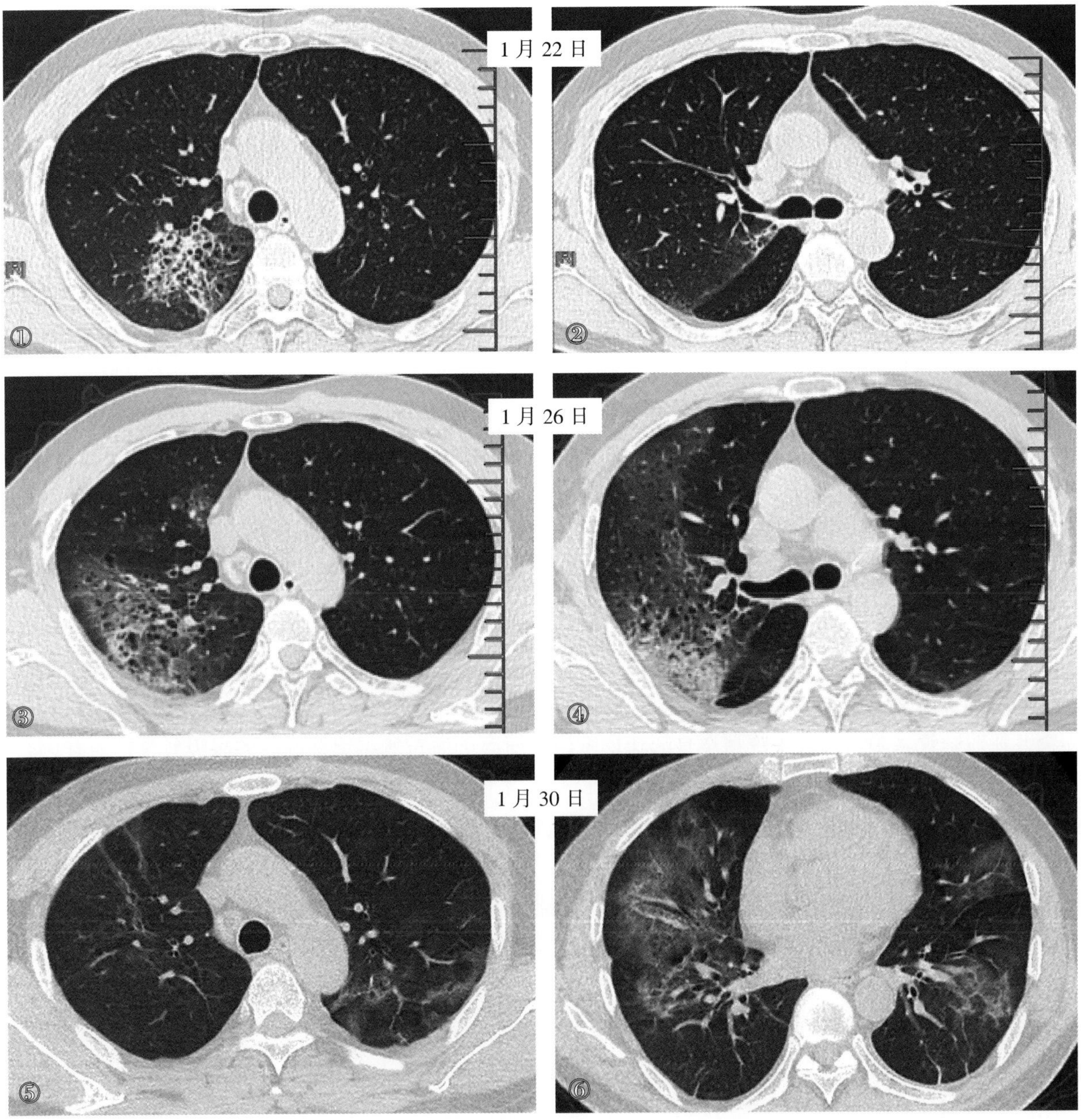

图 2-1-1　胸部 CT

诊治经过

初步诊断：考虑病毒性肺炎可能。1 月 22 日给予“奥司他韦”75 mg，每日两次。患者仍有发热，体温最高 39.5 ℃，并于 1 月 24 出现胸闷、气喘和活动后呼吸困难。1 月 26 日复查胸部 CT 示：右上肺磨玻璃影较前显著扩展，呈外周分布，边界不清，其内血管增粗，伴多发气囊样阴影。加用甲泼尼龙 80 mg/d 静脉滴注，连用 4 天。1 月 30 日复查胸部 CT，显示右上肺磨玻璃影大部分吸收，但双肺中下肺野新增沿支气管血管束分布的大片状磨玻璃影，内可见支气管充气征，病变区血管增粗，病变外周可见少许索条影。患者呼吸困难加重，急查血气：PaO_2 84 mmHg ↓，$PaCO_2$ 30 mmHg ↓（吸氧 2 L/min）。

二、多学科会诊

第一次会诊

● 影像科（余辉山　武汉市肺科医院）

发病初期CT表现为右上叶后段团片状磨玻璃影，伴多发小气囊样阴影，病变区血管明显增粗，叶间胸膜增厚，气管旁淋巴结稍肿大。4天后，复查CT显示磨玻璃影范围明显扩大，呈外周非节段性分布特征，局部形成实变。小气囊样阴影增多。初始受累部位病变有吸收，右纵隔胸膜下和左下叶背段新增多发小片状磨玻璃影。病变区多发小气囊是否为本病导致有待商榷，患者有重度吸烟史及慢性咳喘病史，考虑为早期小叶中心性肺气肿的可能，在磨玻璃影背景下扩大的含气腔与磨玻璃影对比度增高而显影。排除囊变的原发因素，本例可以简化为对单纯GGO的特征进行分析。1月30日胸部CT显示右上叶病变显著吸收，但双肺中下野出现沿支气管血管束分布的大片状磨玻璃影，病变区内血管增粗。结合病史，肺内反复进展的磨玻璃影主要考虑为社区获得性肺炎，其中病毒性肺炎、支原体肺炎等可能性大，请结合临床。

● 结核科（曾谊　南京市第二医院）

同意影像科专家意见。需要说明的两个问题包括①流行病学史调查存在复杂性。在新型冠状病毒肺炎（新冠肺炎,COVID-19）疫情暴发的初期阶段，所有的流行病学史均围绕武汉关联事件展开调查。实际上对于其他地区的二代持续传播病例调查尚缺乏手段。患者由于信息闭塞难以获得准确信息，必要时需要对亲属和同事扩大排查，以发现有价值信息。②使用糖皮质激素的争议。糖皮质激素虽然可以通过抑制NF-κB信号通路来减低炎症因子的转录，从而发挥抗炎作用，但是却容易导致病毒的播散。在2003年严重急性呼吸综合征（SARS）流行期间，有研究表明，糖皮质激素可能延迟病毒的清除并且增加死亡率。因此当病原体尚未明确，未能采取有效措施控制感染时，我们不宜盲目使用激素。该患者1月22日——1月25日未使用激素，征象演变表现为右肺上叶后端局灶性病变，2天后阴影迅速扩展，但初始累及部位的病变有所吸收。在1月26日——1月30日使用了激素，征象演变表现为右上叶磨玻璃影大部被吸收，但双肺中下野又新增大片状磨玻璃影。病变此消彼长的特征并没有因为使用激素而发生变化。病变整体仍趋于进展，激素使用未收益。但1月30日病情明显进展，CRP明显升高、氧分压下降，激素不建议立即停掉，可予低剂量维持，缓解炎性反应。

后续进展

1．经过线索调查，流行病学史和接触关系基本明确。患者近期无武汉及湖北疫区旅居史，但其户籍所在地同事于1月29日才被确诊为新冠肺炎（患者住院期间不知情），患者曾与其在车内共处2 h。而这名同事在1月13日与一名来自武汉的人员共同参加会议，有过短暂接触，后这名武汉籍人员回武汉后经咽拭子2019-nCoV核酸检测呈阳性，但无不适症状，肺部影像学检查无异常，诊断为无症状感染者。接触关系见图2-1-2。结合流行病学史、症状及影像学特点该患者被确定为新冠肺炎疑似病例，予发热门诊隔离治疗。

2．咽拭子2019-nCoV核酸检测两次呈阴性，为进一步明确诊断，于1月28日行电子支气管镜检查：右肺上叶支气管黏膜充血水肿明显，在该处行支气管肺泡灌洗术（BAL）。1月29日BALF 2019-nCoV核酸检测为阳性，确诊为COVID-19。

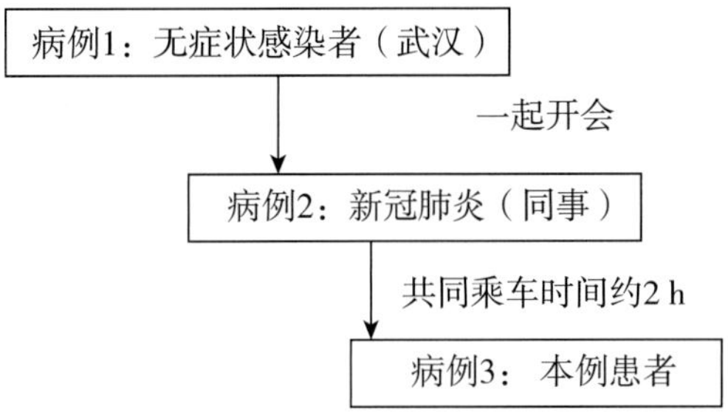

图 2-1-2　接触关系示意图

3．该患者确诊为新冠肺炎后，于 1 月 30 日转入某新冠肺炎定点医疗机构，调整为经鼻高流量给氧，2 h 血气提示低氧明显改善（实测 PaO_2 90 mmHg），α- 干扰素雾化吸入（500 万 U/ 次，2 次 / 日），洛匹那韦 / 利托那韦（每次 500 mg、2 次 / 日）抗病毒，血必净每次 100 ml，2 次 / 日，莫西沙星预防感染，乙酰半胱氨酸抗氧化纤维化。2020 年 2 月 3 日患者体温下降至 37.5℃，以后体温正常，胸闷及呼吸困难症状略有好转。胸部 CT（图 2-1-3）示两肺渗出性病灶较前有所吸收，出现多发性条索状纤维化改变。整个治疗过程见表 2-1-1。

表2-1-1　患者的诊疗及实验室指标变化过程

	16/1	19/1	22/1	24/1	26/1	27/1	30/1	2/2	3/2	8/2
体温（℃）	＞38								37.5	正常
抗病毒	奥司他韦					洛匹那韦 / 利托那韦				
抗菌素	不详	头孢曲松				莫西沙星				
α- 干扰素						α- 干扰素雾化吸入				
CRP（mg/L）	35.3		51.2		50.6		98.4		52.4	23.3
血气							PaO_2 84 mmHg 吸氧 2 L/min		PaO_2 85 mmHg 未吸氧	正常
淋巴细胞（10^6/L）	810		900				800		1700	
2019-nCoV						阳			阴	
甲泼尼龙（mg/d）					80			40		
CT			局限	扩展			吸收、新增		纤维化	好转

第二次会诊

● 结核科（曾谊　南京市二院）

由于患者上呼吸道症状不明显，分泌物较少，咽部病毒量不高，再加上受标本采集、试剂盒质量和检测过程影响容易造成咽拭子核酸检测呈假阴性。部分病例需要多次检测才能确诊。本例通过支气管肺泡灌洗液（BALF）中 2019-nCoV 核酸检测的阳性结果，最终确定诊断。予经鼻高流量吸氧，洛匹那韦 / 利托那韦、α- 干扰素雾化吸入和甲强龙 40 mg 维持治疗获得满意的治疗效果，患者呼吸困难和气促明显改善、体温逐渐恢复正常，淋巴细胞数量恢复正常，C 反应蛋白（CRP）下降，提示病情处于好转期。本例激素治疗效果仍难以评价，由于激素在 SARS 和本次新冠肺炎中均被广泛使用，且至今未得到 RCT 证据，有些遗憾。

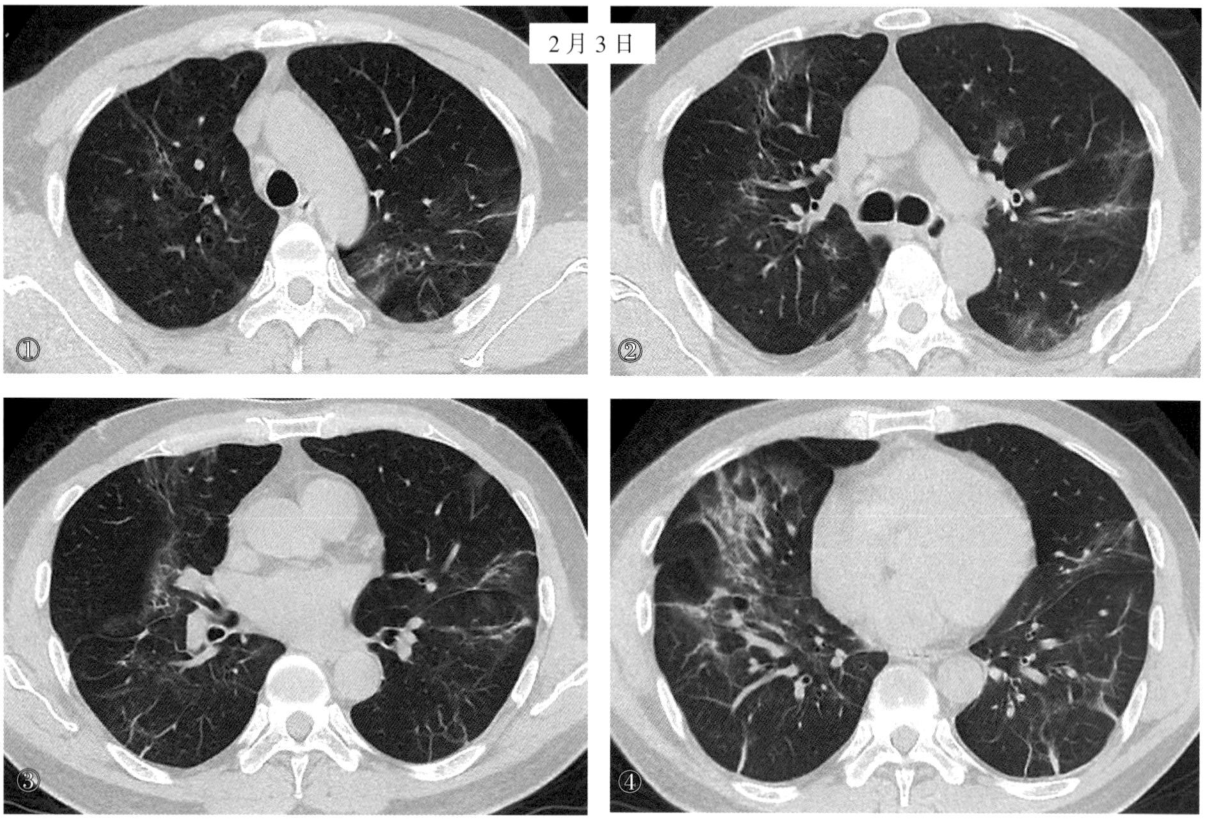

图 2-1-3 肺 CT

• 呼吸科（佘丹阳 解放军总医院）

新冠肺炎个体间临床表现虽然有比较多的相似处，但严重程度和进程差别非常大，既有无症状的隐性感染者，又有迅速出现多脏器损害的危重患者，还有起初表现轻微突然病情急转直下的患者，这可能提示这种新型病毒感染后的病理生理机制是多样化的。对于该患者病情反复的原因是多方面的。个人认为至少有三种情况：①病毒复制直接造成的细胞和组织损伤；②病毒感染后激发的免疫性损伤；③以上两种情况同时存在交织在一起，当后期继发其他致病原感染时情况还会进一步复杂化。作为一种刚被大家熟知的病毒，这种病毒最初侵入人体时可能不会产生非常强烈的反应，但是经过一周左右会逐渐被肌体的免疫系统识别并产生比较强烈的免疫反应（有点类似于登革热），而如果此前没有有效的抗病毒治疗，此时就会出现前面提到的第三种情况，即病毒大量复制和强烈的免疫性损伤同时出现，病情往往就会急转直下。新冠肺炎病情反复的机制尚需探索。

• 呼吸科（兰学立 北京航天医院）

COVID-19 是一种刚被大家熟知的新型病毒性肺炎，很多致病机制不太清楚。我同意佘教授的阐述，病变复杂的演变过程可能是病毒和免疫双重作用的结果。该患者 1 月 30 日影像学变化记录了两个互相矛盾的演变过程（即右上叶病变吸收与双肺中下野的弥漫进展），推测：前期阶段的右上叶磨玻璃影进展和吸收符合普通病毒性肺炎的过程，可能为病毒复制阶段。一周后双肺弥漫进展是否可解释为免疫损伤所致？第二阶段采用了抗病毒、免疫调节和激素治疗等措施下调了病毒载量，抑制了免疫反应，使病情趋于好转。需要注意的是第二阶段的病程短暂，但是患者迅速出现机化和纤维化表现，是否为机化性肺炎？

● 结核科（路希维 大连市结核病医院）

最近陆续有 COVID-19 的活检和尸检个案报告，认为弥漫性肺泡损伤（diffuse alveolar damage，DAD）是 COVID-19 急性肺损伤的病理基础。该患者在 1 月 30 日病情突然加重，表现为弥漫分布的磨玻璃影，推测 DAD 已经发生，而第 3 天就检出了广泛的机化和肺纤维化，表现为索条影、网状影，支气管血管束迂曲、牵张支气管扩张等影像学表现，该现象在一些新型冠状病毒炎较为突出。传统观点认为，如无持续性抗原刺激，急性肺损伤（DAD）大约 1 周后开始进入修复阶段，组织学以机化与纤维化为主要表现。但实际上二者并没有明确的界限，甚至有重叠，该病例的演变丰富了我们对 DAD 发展及转归的认识。该患者 2 月 3 日肺 CT 示双肺磨玻璃影显著吸收，呈机化纤维化表现，未在出现新病变，提示已处于修复阶段。纤维化出现与否取决于肺泡上皮、基底膜、肺泡胶原支架的破坏和损伤程度，这可能是 COVID-19 影像学转归呈多样化的原因。对于一些病变虽发生纤维化，但肺内磨玻璃影仍有新增的情况，这时纤维化的出现并不能反映病变具有良好的结局。

三、最终诊断

新型冠状病毒肺炎（COVID-19）。

四、治疗与转归

2 月 3 日核酸检测阴性。激素、α- 干扰素雾化吸入及洛匹那韦 / 利托那韦疗程分别为 8 天、7 天和 7 天。2 月 3 日停药。2 月 8 日随访 CT 显示磨玻璃影进一步吸收，肺内残留较多的索条影，较前有所好转（图 2-1-4）。患者出院居家隔离 2 周，目前处于随访中。

五、专家点评

● 呼吸科（佘丹阳 中国人民解放军总医院）

本例新型冠状病毒肺炎（COVID-19）发生在疫情全国蔓延之前，当时大家对这一新发传染病的临床表现和影像学特点的认识还很不完善，加之就诊之初并无直接的流行病学证据支持，最终能够及时明确诊断并成功地避免了疫情的扩散，殊为不易，这得益于相关临床医生良好的专业素养和对新型冠状病毒肺炎的高度警觉性。回顾本病例的诊疗过程，有以下几个经验值得借鉴：①社区获得性肺炎的诊疗应坚持以病原学诊断的合理推断为导向，避免治疗的盲目性，也有利于初始治疗失败后对失败原

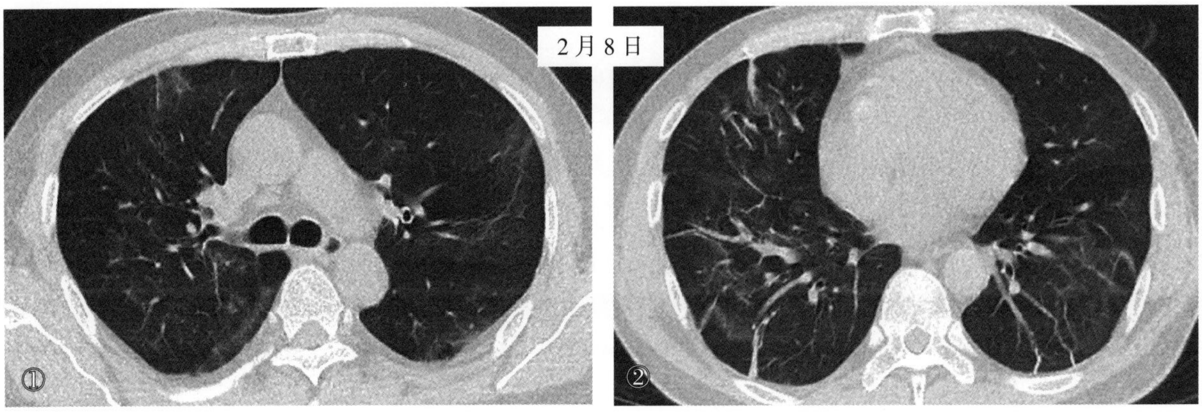

图 2-1-4 肺 CT

因的分析和对诊疗策略的进一步调整。②影像学检查尤其是胸部 CT 检查是对 CAP 进行合理病原学推断的重要依据，如能与临床表现、实验室化验结果（如血常规、CRP、PCT 等）、前期抗生素治疗反应相结合，可以有效提高病原学推断的准确性，本例患者能够在缺乏相关流行病学史的情况下迅速将致病原锁定为病毒类致病原，很大程度得益于这样的综合分析。③在新冠肺炎的诊断过程中，要充分重视流行病学史的复杂性。在调查和分析流行病学史时，既要有空间上的疫区地域意识，又要有时间上的疫区范围动态变化意识；既要关注直接接触史（接触确诊病例），也要留意间接接触史（接触确诊病例的密切接触者）；既要注意有症状的急性感染者，也要警惕潜伏期感染者或隐性感染者。④正确认识核酸检测技术在新冠肺炎诊断中的价值和局限性。本例患者连续两次咽拭子新冠病毒核酸检测结果均为阴性，直至采用 BALF 进行第三次核酸检测才最终明确诊断，这种情况在新冠肺炎的诊断中并非罕见，也引起了一些临床医生对核酸检测诊断价值的质疑。事实上，无论是在本次新冠肺炎疫情中，还是在普通病毒性 CAP（如流感病毒肺炎）的诊治中，以 RT-PCR 为代表的核酸检测技术都是无可替代的早期快速病原学诊断技术，其优势主要体现在同时具有早（比血清特异性抗体更早检出感染者）、准（比快速抗原检测技术更准确）、快（4 ~ 6 h 完成检测报告结果）的特点。但是，这些理论上的优势在本次疫情的早期并没有得到充分体现，究其原因，在技术层面上，标本类型、标本采集操作、标本运送和保存、实验室操作和试剂盒质量等环节都会对检测结果产生影响，而疫情突然爆发、感染病例急剧增多、医疗资源相对不足的背景又进一步增强了上述各个环节对检测结果的影响，如标本采集和实验室操作中不规范操作的风险增大，大量待检标本超过了原有的转运、保存、处理和检测能力，经紧急通道进入临床的试剂盒质量可能参差不齐等。因此，在新冠肺炎的诊治工作中，一方面要承认核酸检测在早期诊断中无可替代的重要价值，另一方面，也要考虑到特殊的暴发性疫情形势下各种因素对核酸检测敏感性的不利影响，对于高度疑似但又无法确诊的病例，应通过多次送检、多种标本送检、多种试剂盒或多个实验室平行检测来提高检测结果的准确性，对于起病超过 1 周的患者还可辅以血清特异性抗体检测。

六、关联知识——新型冠状病毒肺炎（COVID-19）

（一）流行病学

于 2019 年 12 月 8 日始，武汉华南大型海鲜市场中有 10 多位患者因发热、全身不适、四肢关节酸痛，伴乏力、咳嗽少痰、胸闷不适等症状就诊于邻近武汉市某三甲医院，经 CT 检查发现这 10 多位患者肺部有基本类似的炎症病灶阴影，经强有力的抗感染及对症治疗 1 周后，CT 复查仍显示病灶增多，临床症状未见缓解，实验室研究人员分离出一种尚未报告过的新型冠状病毒可能就是引起这类不明原因肺炎的重要原因，且具有确切的人传人证据。2020 年 1 月新型冠状病毒肺炎疫情在湖北武汉市大暴发，并在一个月左右迅速从一个城市传播到全国多个省份。地域传播的惊人速度和病例数的突然增加对我国公共卫生服务体系造成了严重影响。随后，韩国、日本、新加坡、泰国和马来西亚一些亚洲国家，以及意大利、美国、德国、法国和英国等一些主要西方国家也出现快速蔓延趋势。虽然武汉是最早发现的疫源地，但病毒的起源至今尚不清楚。中国疾病预防控制中心经过基因测序研究认为 2019-nCoV 病毒属于 β CoV，是区别于 SARS-CoV 和 MERS-CoV 的 HCoV 家族的第 7 个成员。2020 年 1 月 12 日 WHO 将这种新型冠状病毒命名为“2019-nCoV”，并于 2 月 11 日将新型冠状病毒感染的肺炎命名为“COVID-19”。经对大量临床病例资料的观察与研究发现，COVID-19 对人与人传染性超过 SARS，主要损害呼吸系统，以下呼吸道损伤为主。经呼吸道的飞沫和密切接触是主要的传播途径，在相对密闭环境中，长时间暴露于高病毒浓度的气溶胶中也可被感染。被感染 2019-nCoV 后，潜伏期

1 ～ 14 天，发病高峰时间为 3 ～ 7 天。防控策略重点应放在公共卫生暴发的应对策略上，包括患者隔离、人群疏散、对武汉市实施隔离封城等措施，在本次 COVID-19 疫情的防控中发挥了关键作用。

（二）病理学表现

2019-nCoV 和 SARS 病毒一样，主要通过包膜上的 S 蛋白与 ACE2 受体结合进入细胞。ACE2 集中表达于Ⅱ型肺泡细胞，是主要的肺损伤靶点。目前尚缺乏 COVID-19 详实的病理学和组织学研究报告。在两例肺癌切除标本中偶然获得的早期新冠肺炎组织学观察，组织病理可见肺泡腔浆液性渗出，纤维素渗出，肺泡上皮Ⅱ型上皮增生，其内见病毒包涵体，间质增宽，少许淋巴细胞浸润。一例尸检报告证实肺脏病理表现为弥漫性肺泡损伤伴有肺泡腔内细胞及纤维素渗出。肺组织内可见明显的肺泡上皮细胞脱落、透明膜形成，符合经典的急性呼吸窘迫综合征（ARDS）的肺脏病理表现。肺间质可见以淋巴细胞为主的单个核细胞浸润，肺泡上皮细胞体积增大，多核合体状，细胞核大，胞浆颗粒状双嗜性，核仁明显，核周有空腔样结构，似病毒感染细胞改变；但在胞核、胞浆内未见明确的病毒包涵体。尸检还观察到支气管黏膜上皮脱落，管腔内可见黏液或黏液栓形成。从以上病理观察可以发现，弥漫性肺泡损伤是新型冠状病毒肺炎的突出表现，由于目前尸体解剖工作仍在继续，期待对肺泡及肺泡间质、小气道以及肺小血管的损伤进行更全面的阐述。COVID-19 主要引起肺部病变，但对脾、淋巴结和骨髓、心血管、肝、肾和其他器官都可造成损伤。

（三）临床表现

COVID-19 发病男性高于女性。中国疾病预防控制中心（CDC）统计确诊病例中，30 ～ 79 岁的患者占 87%。80 岁以上患者占 3%，20 ～ 29 岁患者占 8%，10 ～ 19 岁及 10 岁以下分别占到 1%。按病情轻重统计：81% 为轻症，14% 为重症，5% 为危重症。危重症型患者年龄明显增大且合并症居多。COVID-19 以发热、乏力、干咳为主要症状表现。少数患者伴有鼻塞、流涕、咽痛和腹泻等症状。重症患者多在发病一周后出现呼吸困难和（或）低氧血症，危重者快速进展为急性呼吸窘迫综合征（ARDS）、脓毒症休克，以及难以纠正的代谢性酸中毒和出凝血功能障碍等。值得注意的是重型、危重型患者病程中可为中低热，甚至无明显发热。发热不一定是患者最早出现的症状。部分患者先出现了腹泻、恶心症状，然后才出现发热和呼吸困难。实验室检查方面，早期外周血白细胞总数正常或减少，淋巴细胞计数减少，多数患者 C 反应蛋白（ CRP）和 ESR 升高，降钙素原正常。部分患者可出现肝酶、乳酸脱氢酶（ LDH）、肌酶和肌红蛋白升高，严重者 D- 二聚体升高。在鼻咽拭子、痰、下呼吸道分泌物、血液、粪便等标本中可检测出新型冠状病毒核酸。值得关注的是，无症状感染者的出现加大了疫情控制难度。无症状感染者一般无临床症状，但呼吸道标本新型冠状病毒病原学检测阳性，具有传染性，但其传播强度还未明确。疾病预防控制中心（CDC）在一份研究报告显示，在 72314 例确诊病例和疑似病例中，无症状感染者 889 例（1.2%）。

（四）影像学表现

1．早期表现 COVID-19 早期病理表现为肺泡间隔炎症和水肿，影像学表现为磨玻璃影和实变影，可单发、多发和呈弥漫性分布（图 2-1-5）。磨玻璃影是最常见的征象，多位于胸膜下，下肺背侧分布占优势。形态不定，多数表现为类椭圆形、扇形、驼峰形，少数表现为类圆形及不规则形。少数位于中外带支气管血管束重叠处，界限多数清楚。部分可见间隔间质增厚，呈铺路石征表现。部分病例可见铺路石征、反晕征、实变周围晕征等表现。小气道病变相对多见，病变区可见充气支气管征、支气管轻度扩张和管壁增厚。部分病例可见段支气管壁增厚，含有液性分泌物表现。病变内部或邻近肺小叶至亚段的肺动静脉增粗、增多，类似于“引流或供血”血管，病灶近心侧可见“顶端血管征”

样表现，此可能与病变充血、毛细血管扩张及血液回流增加有关。病变内的血管可有密度增高（磨玻璃影中心小血管断面增粗呈“点晕征”）、节段性增粗、边缘模糊（图 2-1-6），提示肺小血管可能有出血、梗死和血管炎性改变，而非单纯的血流增加所致。当病变吸收好转时，这些血管改变大多恢复正常。反晕征在 COVID-19 早期和转归阶段均可见，文献报道反晕征在甲流、SARS 中也有发生，在 2% ~ 10%。其病理学特征是否符合机化性肺炎（OP）尚需证实。总之，COVID-19 早期影像学表现与间隔间质炎症、毛细血管扩张与小血管损伤、肺泡上皮损伤等多种原因共同导致。尽管如此，影像

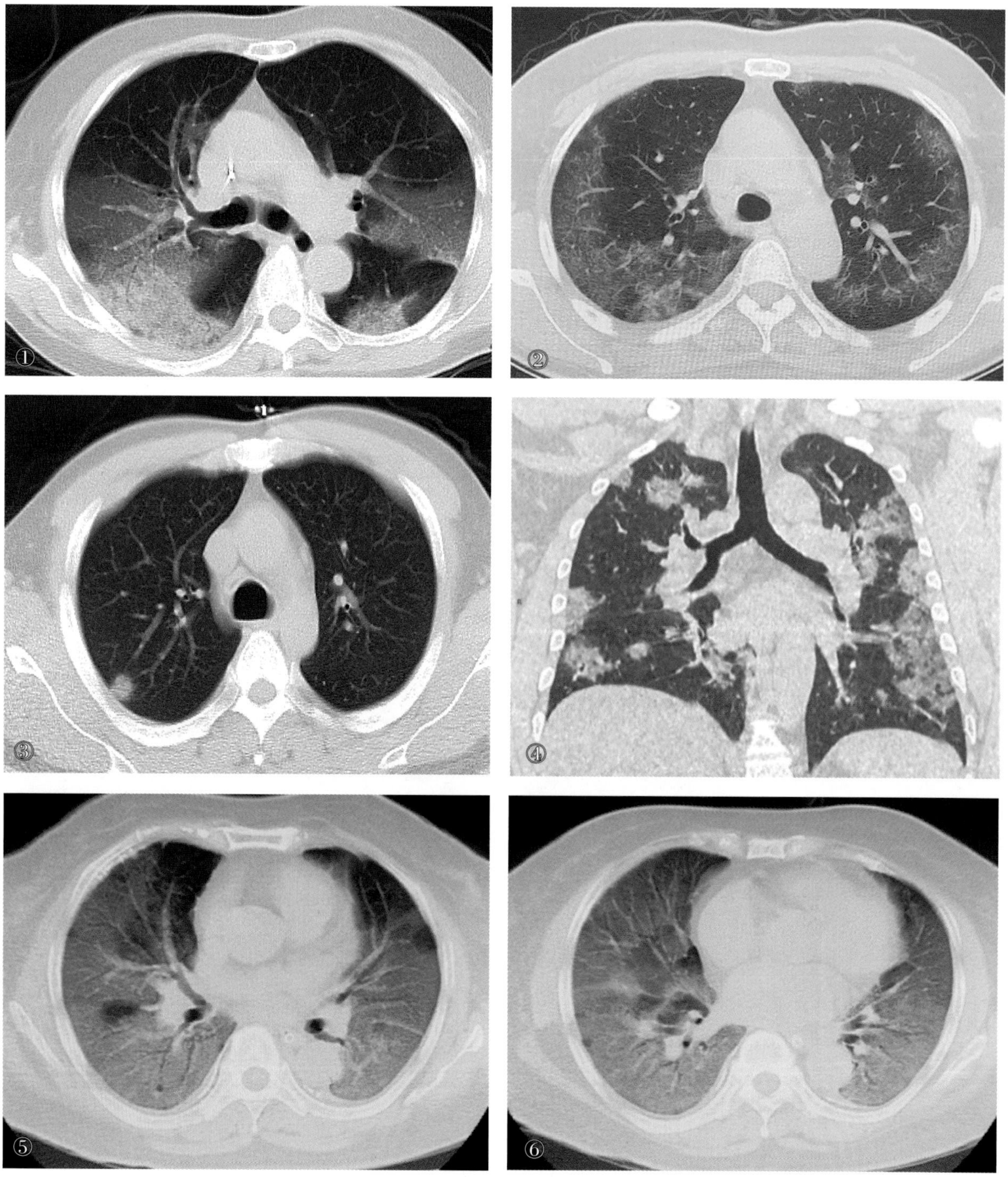

图 2-1-5 胸部——CT 磨玻璃影

肺内病变分布特点：①磨玻璃影呈节段分布。②磨玻璃影呈外周分布。③局灶性结节。④多发团片样分布。⑤~⑥同一病例。磨玻璃影的弥漫分布，具有重力分布特点

学的发现仍需要组织病理学的证实。

2．进展期表现 COVID-19 的进展期表现具有复杂性和多样性。病变进展时常见有多发新病灶出现，新病灶 CT 表现与上述早期病灶相似。原磨玻璃影迅速蔓延，磨玻璃影内部出现岛状或不规则高密度实变影（图 2-1-7）。在病变蔓延进展的过程中初始部位的病变可以吸收好转，而在其他部位增多，表现为反复和多变的特点。早期胸膜下磨玻璃影表现为小叶或腺泡样形态，然后快速扩展，由于受胸膜阻挡，以及胸膜毛细血管丰富的特点，病变沿胸膜面进展往往快于轴向，形成了典型的外周分布特点。肺内沿支气管血管束分布的斑片状、球形磨玻璃影也可呈快速进展趋势，但往往也不具备节段性分布的趋势。少数患者可以伴发少量胸腔积液。部分病例在治疗中期可突然进展，多叶或全肺受累，CT 表现为双肺弥漫的磨玻璃影、实变影或合并网线影，密度往往呈重力梯度分布，最终形成“白肺”。

3．转归表现 绝大部分 COVID-19 患者具有良性转归，表现为病灶吸收，密度逐渐减低，病灶数量减少，磨玻璃阴影可完全吸收。部分患者病变可以在较短的时间内发生机化或纤维化样表现，表现为网格线影、粗大索条影、支气管聚拢迂曲和牵拉支气管扩张，以及肺容积缩小等（图 2-1-8）。

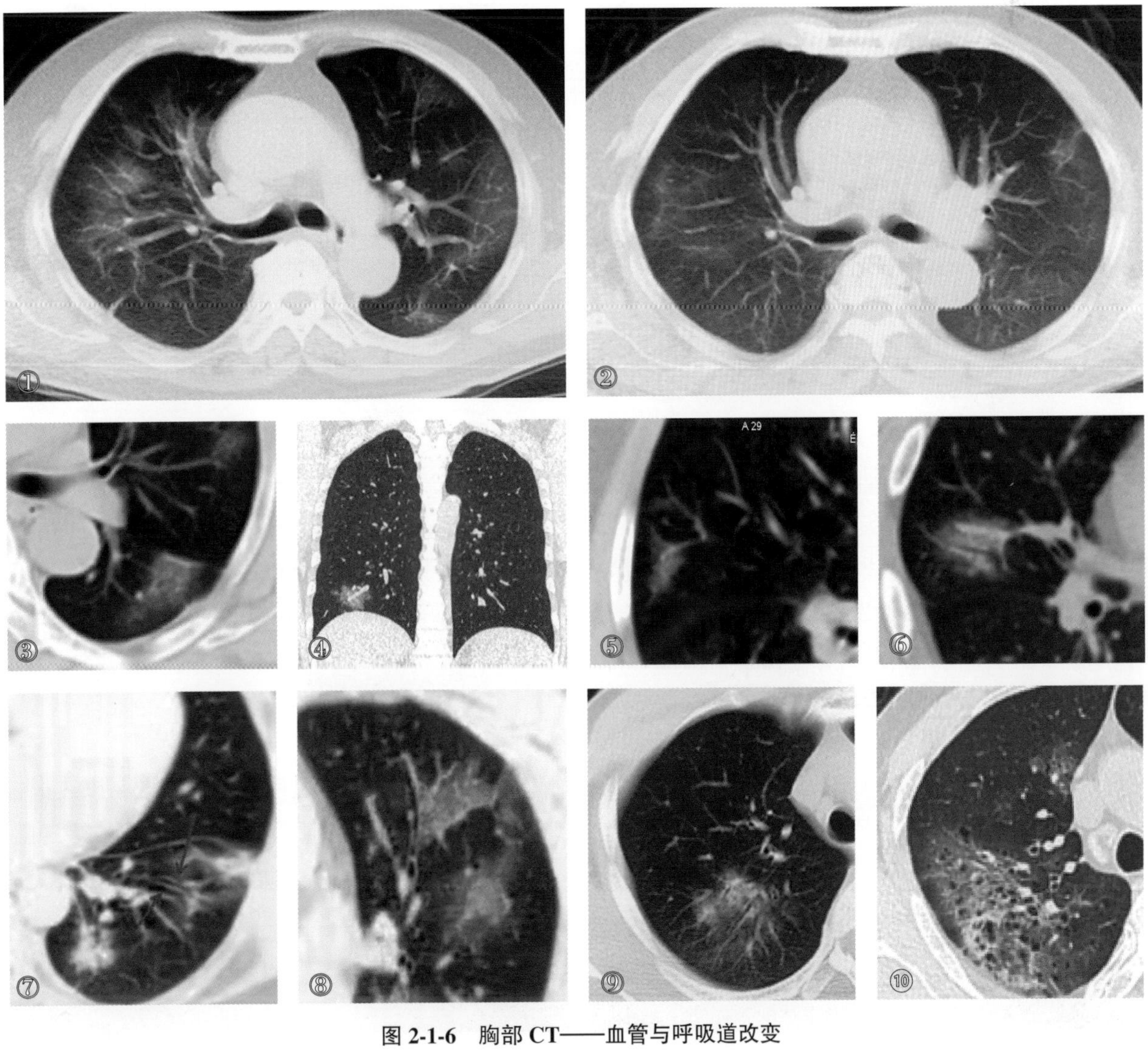

图 2-1-6 胸部 CT——血管与呼吸道改变

COVID-19 的血管与气道改变。①～②显示初期双肺中外带分布磨玻璃影，右上叶中心静脉增粗，治疗后病变吸收，12 天后复查 CT 显示右上叶中心静脉恢复正常。③～⑥显示节段性增粗的小血管，主要为静脉。⑦～⑩显示肺段及亚段支气管壁增粗

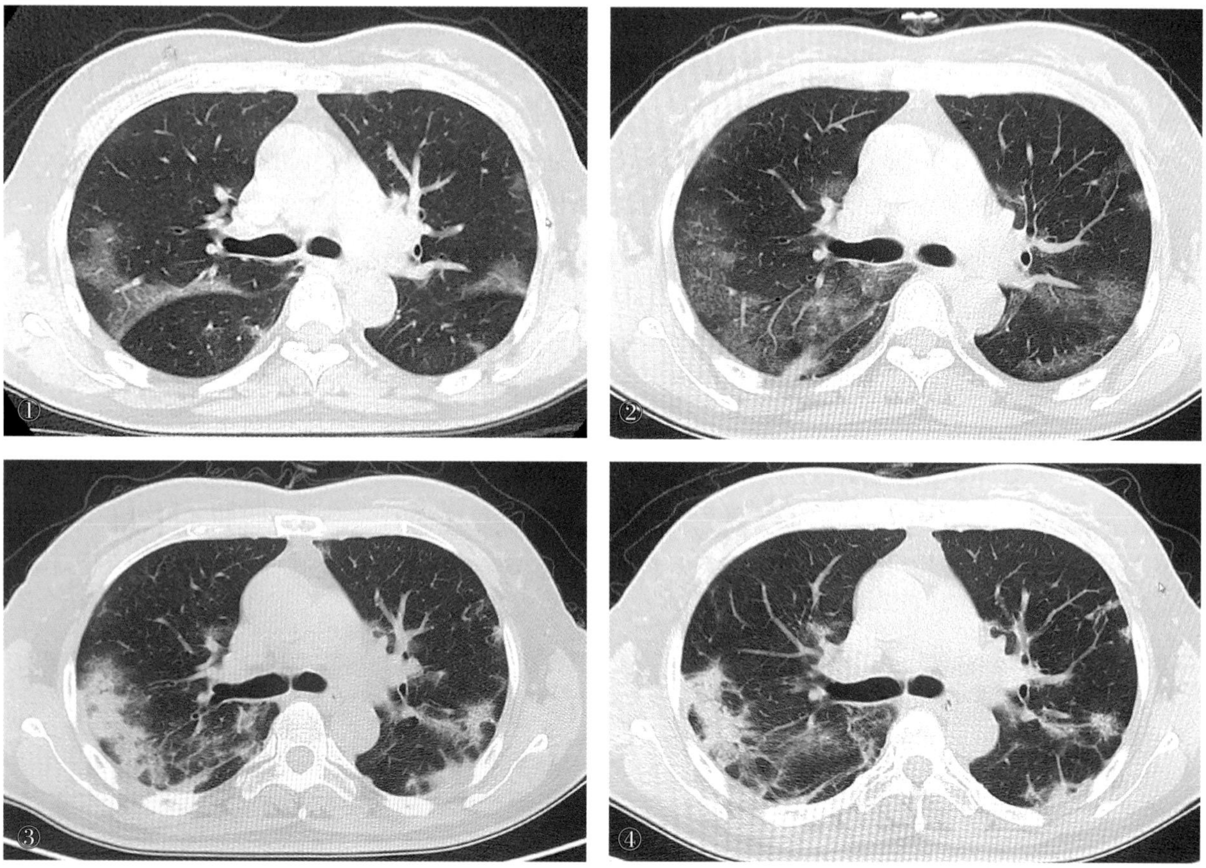

图 2-1-7 胸部 CT——COVID-19 进展型

COVID-19。病变演变特点：①首次胸部 CT 表现为双肺胸膜下分布的多发磨玻璃影。② 7 天后，磨玻璃影显著增多，仍表现为中外带分布特点，部分区域出现局灶性肺实变。③ 14 天后，胸膜下多发不规则肺实变，磨玻璃影大部吸收。④ 19 天后，肺实变收缩，密度增高，伴多发纤维索条影

对新型冠状病毒肺炎动态观察发现，这种机化或纤维化的发生非常快，在进展期已经开始，急性损伤和修复过程此起彼伏，前仆后继，因此某一病变的纤维化发生仍不能诠释整个肺的良性转归，需要引起注意。机化可通过肺泡上皮重塑及成纤维细胞降解获得全部吸收，但损伤较重时，仍可以发生不可逆纤维化。随访发现：粗大的纤维索条影可逐渐纤细、锐利。另外，外周分布的磨玻璃影吸收后可出现胸膜下线，可能与盘状肺不张和早期纤维化有关（图 2-1-8）。COVID-19 在符合临床治愈的前提条件下，出院的影像学表现的推荐意见是：①肺内病变范围明显缩小、吸收、完全消散；②肺内仅存留少许纤维化；③没有新发病变。

在鉴别诊断方面，以下征象的提示诊断 COVID-19 的证据不足：空洞形成，散在的多发肺结节，胸腔积液或淋巴结肿大。COVID-19 的 CT 诊断价值存在争议，COVID-19 总体影像学表现与以往报告的 SARS 和 MERS 的表现极为相似，后两者也为冠状病毒感染所致。另外还需要与其他感染性疾病鉴别，如病毒性肺炎（如流感病毒肺炎、禽流感肺炎、SARS）、支原体肺炎、细菌性肺炎等鉴别。因此在没有流行病学史和密切接触史的前提下，诊断仍具有挑战性。另外也有学者指出，CT 检查在诊断和鉴别诊断具有价值，但在治疗复查期间频繁使用 CT 会增加辐射损伤，可根据实际采用床旁 B 超和移动 DR 等替代手段减少风险。

（五）诊断

参照最新颁布的《新型冠状病毒肺炎诊疗方案（试行第七版）》，COVID-19 共分为轻型、普通型、

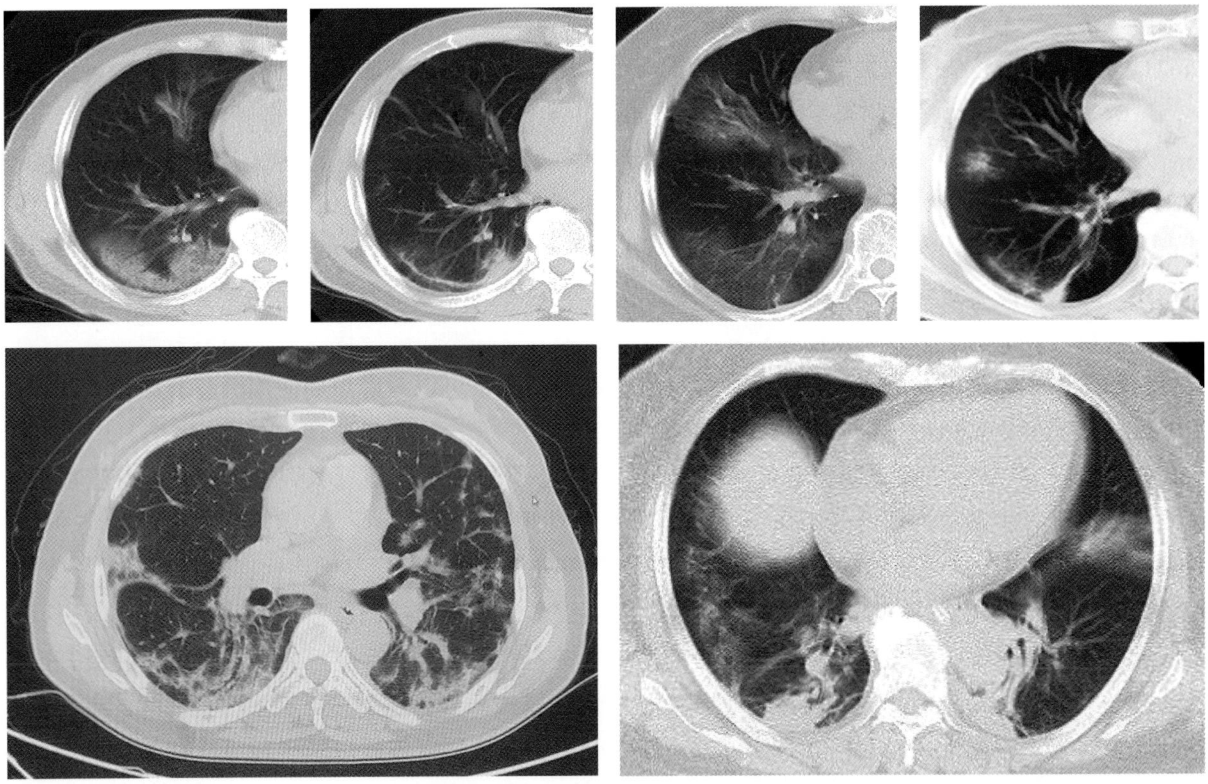

图 2-1-8　胸部 CT——转归征象

COVID-19 转归征象：①～④外周分布的磨玻璃影经治疗后吸收，残留胸膜下线影，残留少量肺实变和索条影。⑤转归后双肺中下野支气管血管束聚拢迂曲，伴牵拉支气管扩张，左下叶背段肺容积显著缩小。⑥疗程结束后，双下肺背侧纤维化伴肺不张形成

重型及危重型，具体诊断标准不再赘述。确诊病例需有病原学证据阳性结果（实时荧光 RT-PCR 检测新型冠状病毒核酸阳性；或病毒基因测序，与已知的新型冠状病毒高度同源）。新冠病毒特异性血清抗体（IgM 和 IgG）阳性率较高，有效弥补了核酸检测的不足，提高新冠肺炎病毒感染的确诊率。在新冠肺炎暴发地区（武汉），受核酸检测技术限制，大量疑似病例得不到及时诊断，影像学诊断（CT）发挥了阶段性作用。尽管新型冠状病毒肺炎的影像学研究较多，实际上仅靠影像学仍难以与其他病毒性肺炎区分，不推荐直接使用 CT 进行病例诊断。

（六）治疗

1．抗病毒药物的优选　目前没有确切有效的抗新型冠状病毒治疗方法。试用药物包括抗核苷类抗病毒药物利巴韦林、α- 干扰素雾化吸入、磷酸氯喹、阿比多尔、洛匹那韦 / 利托那韦。临床研究结果显示氯喹或可提高新型冠状病毒肺炎患者的救治成功率、缩短住院时间及改善预后。利巴韦林建议与干扰素或洛匹那韦 / 利托那韦联合应用。试用药物的疗程均不超过 10 天。不建议同时应用 3 种及 3 种以上抗病毒药物，许多抗病毒药物具有肝损伤、心肌损伤和肠道不良反应等副作用，在临床应用时要特别注意监测，出现不可耐受的毒副作用时应停止使用相关药物。

2．糖皮质激素治疗的问题　针对糖皮质激素应用颇具争议。早期使用激素，虽然可能会减轻早期的免疫损伤或延迟免疫损伤的时间，但同时也会造成免疫识别延迟、抗病毒免疫应答抑制、病毒的复制时间延长、病毒载量增加，虽然最初的症状减轻，但会为后续的病情恶化埋下隐患。当免疫识别建立、免疫损伤发生时，如果病毒复制没有受到抑制、病毒载量仍然很高，使用糖皮质激素虽然可以减轻免疫损伤但同时也加速病毒复制，同样不会获得好的效果。只有在两种情况下，激素有可能取得比

较好的效果，一是外源性抗病毒药有效抑制了病毒复制，但自身免疫攻击仍然得不到控制时；二是强烈的自身免疫反应产生了大量中和抗体抑制了病毒复制，但同时也造成了严重的脏器损伤时。所以要掌握好激素的使用时机，至少要掌握好两方面的信息，一是病毒方面的信息，即肺内病毒载量的情况，目前的定性 PCR 不能完成这方面的任务，必须开发定量 PCR 测定重症患者气管吸引物或 BALF 中的病毒拷贝数；二是机体炎症反应的情况，这个可以通过监测血、气管吸引物或肺泡灌洗液中的炎症因子来判断，淋巴细胞计数的减少到底是病毒造成的损失还是自身免疫反应的结果还有待于进一步分析。当病毒拷贝数很高时首先要解决病毒复制问题，只有当病毒拷贝数很低而炎症反应剧烈时才是使用激素的好时机。目前对于激素使用的共识是：不建议轻型及普通型患者使用激素，当患者出现氧合指标进行性恶化、影像学迅速进展时，机体炎症反应激烈等情况下可以考虑短期使用糖皮质激素，建议给予甲泼尼龙 1 ～ 2 mg/（kg・d），疗程 3 ～ 5 天。

3．重症、危重症治疗原则　来自武汉的 3 个单中心研究提示新型冠状病毒肺炎危重症（需要至重症监护室进一步治疗）病例占 23% ～ 32%，并发急性呼吸窘迫综合征（ARDS）的患者占 15.9% ～ 29%，对于重症及危重症患者除对症治疗外，需积极预防并发症、治疗基础疾病、进行器官功能支持。具体措施包括呼吸支持：①氧疗。重症患者应及时接受鼻导管吸氧或面罩吸氧，并及时评价呼吸窘迫或低氧血症是否缓解；②高流量鼻导管氧疗或无创机械通气。若鼻导管吸氧或面罩吸氧后呼吸窘迫或低氧血症无缓解，则考虑使用高流量鼻导管氧疗或无创机械通气，若 1 ～ 2 h 后仍不缓解，应当及时进行气管插管和有创机械通气；③有创机械通气。应用肺保护通气策略以减少呼吸机相关肺损伤，较多患者存在人机不同步，应当及时使用镇静及肌松剂。④挽救治疗：对于严重 ARDS 患者建议进行肺复张治疗，对于肺复张治疗效果不佳时，若条件允许尽快考虑体外膜肺氧合（ECOM）。循环支持：在充分液体复苏的基础上，改善微循环，使用血管活性药物，必要时进行血液动力学监测。病情进展较快、重型和危重型患者予康复者血浆治疗。对有高炎症反应的危重患者，有条件的可考虑使用血浆置换、吸附、灌流、血液 / 血浆滤过等体外血液净化技术。新冠肺炎的主要并发症包括细菌性肺炎、脓毒性休克、ARDS、急性肾损伤（AKI）等，对于上述并发症应尽早识别、及时治疗。细菌性肺炎和脓毒性休克患者需及时获取病原学证据后经验性行抗感染治疗，待获取病原学结果后调整抗生素，脓毒性休克患者及时行补液和扩容治疗。监测平均动脉压（MAP）、尿量、心率、呼吸频率、皮肤颜色、体温、血氧饱和度、乳酸。AKI 患者需要进行容量状态评估，针对性进行容量管理和治疗，对于严重代谢性酸中毒、高钾血症、尿毒症征象患者及时选择血液透析治疗。

其他治疗手段，如恢复期血浆疗法和免疫治疗等，主要用于重型和危重型患者治疗。IL-6 受体的单克隆抗体疗法在实践中取得初步进展，但仍处于密切观察阶段，需获得确切的临床数据。

（七）预后

轻症和普通型大多预后良好，但危重症患者的病死率较高，高龄、合并症是患者死亡的高危因素。目前仍处于疫情防控过程中，由于少数患者治愈出院后仍有病毒转阳现象，对 COVID-19 的转归、肺功能的恢复，以及治疗措施远期效果还需密切观察。

七、要点速记

1．新冠肺炎传染性强，致病力强、以肺部炎症为主要表现，但由于存在无症状感染者和肺外器官损伤，推荐使用 WHO 的 COVID-19 诊断命名。

2．COVID-19 的病理基础为 DAD，重症及危重症患者可能发生 ARDS。以双肺多发磨玻璃影和实变影为表现，少数可进展成白肺。

3．不建议轻型及普通型COVID-19患者使用糖皮质激素治疗，当患者出现氧合指标进行性恶化，伴或不伴影像学表现迅速进展时，可以考虑短期使用。

（曾 谊 邓国防 段慧萍 乔 英 兰学立 编写/整理 路希维 审校）

参考文献

1．夏金根，詹庆元，程真顺，等．严重急性呼吸道感染常规呼吸支持治疗的临床指征与院感防控．中华结核和呼吸杂志，2020，43（00）：E015-E015.

2．杜中涛，新华，赖巍，等．危重型新型冠状病毒肺炎患者体外生命支持应用时机及模式选择的专家建议 中国医师协会体外生命支持专业委员会 中华结核和呼吸杂志，2020，43（00）：E009-E009.

3．杜斌，邱海波，詹曦，等．新型冠状病毒肺炎药物治疗的思考．中华结核和呼吸杂志，2020，43（3）：E017-E017.

4．黄明星，唐恬恬，江山平，等．磷酸氯喹治疗新型冠状病毒肺炎的专家共识．中华结核和呼吸杂志，2020，43（00）：E019-E019.

5．Yu Zhao，Zixian Zhao，Yujia Wang，et al. Single-cell RNA expression profiling of ACE2，the putative receptor of Wuhan 2019-nCov. bioRxiv，2020.01.26.919985. doi: https://doi.org/10.1101/2020.01.26.919985.

6．Chen N，Zhou M，Dong X，et al Epidemiological and clinical characteristics of 99 cases of 2019. novel coronavirus pneumonia in Wuhan，China: a descriptive study.Lancet. 2020，395（10223）：507-513.

7．Zhe Xu，Lei Shi，Yijin Wang，Jiyuan Zhang，et al. Pathological findings of COVID-19 associated with acute respiratory distress syndrome. Lancet Respir Med Published online February 17，2020 https://doi.org/10.1016/S2213-2600（20）30076-X.

8．Tian S，Hu W，Niu L，et al. Pulmonary Pathology of Early Phase SARS-COV-2 Pneumonia. Preprints 2020，2020020220（doi: 10.20944/preprints202002.0220.v1）.

9．World Health Organization. Novel Coronavirus（2019-nCoV）technical guidance. https://www.who.int/emergencies/diseases/novel-coronavirus-2019/technical-guidance.

10．World Health Organization. Home care for patients with suspected novel coronavirus（nCoV）infection presenting with mild symptoms and management of contacts. Updated February 4，2020. https://www.who.int/publications-detail/home-care for patients with suspected-novel-coronavirus-（ncov）-infection-presenting-with-mild-symptoms-and-management-of-contacts（Accessed on February 14，2020）.

11．Rothe C，Schunk M，Sothmann P，et al. Transmission of 2019-nCoV Infection from an Asymptomatic Contact in Germany. N Engl J Med 2020.

12．Zhu N，Zhang D，Wang W，et al. A Novel Coronavirus from Patients with Pneumonia in China，2019. N Engl J Med 2020.

13．Lu R，Zhao X，Li J，et al. Genomic characterisation and epidemiology of 2019 novel coronavirus: implications for virus origins and receptor binding. Lancet 2020.

14．Wei-jie Guan，Zheng-yi Ni，Yu Hu，etal. Clinical characteristics of 2019 novel coronavirus infection in China. https://www.medrxiv.org/content/10.1101/2020.02.06.20020974v1.

15．Pan Y，Guan H，Zhou S et al（2020）Initial CT findings and temporal changes in patients with the novel coronavirus pneumonia（2019-nCoV）: a study of 63 patients in Wuhan，China. Eur Radiol. https://doi.

org/10.1007/s00330-020-06731-x.
16．Chung M，Bernheim A，Mei X et al（2020）CT imaging features of 2019 novel coronavirus（2019-nCoV）. Radiology. https://doi.org/10.1148/radiol.2020200230: 200230.
17．Fang Y，Zhang H，Xie J et al. Sensitivity of Chest CT for COVID-19: Comparison to RT-PCR. Radiology. 2020 Feb 19:200432. doi: 10.1148/radiol.2020200432.
18．Wu Z，McGoogan JM. Characteristics of and Important Lessons From the Coronavirus Disease 2019（COVID-19）Outbreak in China: Summary of a Report of 72 314 Cases From the Chinese Center for Disease Control and Prevention. JAMA. Published online February 24，2020. doi: 10.1001/jama.2020.2648.

病例 2　咳嗽、咳痰、发热，伴双肺弥漫囊性变

一、病例特点

（一）简要病史

男，26 岁。主诉：咳嗽、咳痰 1 月，发热伴咯血 1 天。患者 1 月前无明显诱因出现间断咳嗽、咳白色黏痰，口服氨苄西林胶囊，症状未见明显好转。1 天前劳累后出间断咯血，色鲜红，伴发热，体温最高 39.5 ℃，略感乏力，外院 CT 发现双肺弥漫性病变，性质待定。为进一步诊治于 2015-12-18 就诊我院。

（二）既往史

既往体健，无吸烟史，无家族病史，无疫区生活史及冶游史。

（三）体格检查

T 39.5 ℃，P 30 次 / 分，R 18 次 / 分，BP 110/70 mmHg。双肺呼吸音弱，可闻及散在湿啰音，余未见异常。

（四）辅助检查

1．实验室检查

（1）血常规：白细胞（WBC）10.61×10^9/L ↑、中性粒细胞（N）0.89 ↑、淋巴细胞（L）0.67×10^9/L ↓、嗜酸性粒细胞（E）0.01×10^9/L ↓、血红蛋白（Hb）115 g/L ↓、红细胞压积（HCT）36% ↓、血小板（Plt）359×10^9/L ↑。

（2）C 反应蛋白 94.25 mg/L ↑；降钙素原（PCT）0.06 ng/ml。

（3）肝肾功能正常，血糖正常。

（4）感染相关检查：结核感染 T 细胞斑点试验（T-SPOT.TB）阳性，痰涂片抗酸染色阴性（3 次）。1,3-β-D 葡聚糖检测（G 试验）及半乳甘露聚糖抗原检测（GM 试验）均阴性。HIV、乙肝、丙肝病毒抗体均阴性。

（5）免疫学检查：免疫球蛋白及淋巴细胞亚群检测正常。

（6）肿瘤标志物 6 项：糖类抗原 125（CA125）162.10 U/ml ↑、铁蛋白＞ 2000 ng/ml ↑，甲胎蛋白（AFP）、癌胚抗原（CEA）、鳞状上皮细胞癌抗原（Scc-Ag）、糖类抗原 19-9（CA19-9）均在正常范围。

2．影像学检查 两肺沿支气管弥漫性分布的束状影和腺泡结节影，以上、中肺分布为主（图 2-2-1 ~ 图 2-2-2）。

二、多学科会诊

● 结核科（王淑艳 大庆第二医院）

青年男性，26 岁，既往体健。因咳嗽咳痰 1 个月，发热伴咯血 1 天入院。白细胞升高，铁蛋白和糖类 CA125 显著升高，结核感染 T 细胞斑点试验（T-SPOT.TB）阳性。双肺弥漫性囊状和结节样病变影。诊断考虑：①脓毒性肺栓塞（SPE）。患者发热，体温最高 39.5 ℃，咳痰带血，肺内可闻及散在湿啰音，白细胞升高，双肺多发囊状影，首先考虑脓毒性肺栓塞，如金黄色葡萄球菌肺炎、肺炎克雷伯菌肺炎及其他少见病原菌引起的肺炎，但患者缓慢起病，缺乏急性肺部感染的临床症状。②铁蛋白和 CA125 升高，肺内多发囊样病变，不除外恶性肿瘤肺转移。③肺朗格汉斯细胞组织细胞增生症（PLCH）。患者肺内多发囊状及结节状病灶，分布以上中肺为主，在非感染非肿瘤性病变中首先考虑 PLCH。但患者无吸烟史，诊断尚缺乏证据支持。建议行支气管镜检查，完善组织学、病原学检查，以明确诊断。

● 影像科（石艳玲 大庆第二医院）

该患影像学特点：病变呈双肺弥漫性分布，以气腔病变为主，沿着支气管树分布的囊状阴影和实性腺泡样结节影，中上肺分布居多。考虑囊状阴影不是空洞病变的理由是：多数聚集成簇状分布，囊腔内壁光滑，大多呈小圆形或椭圆形；双上肺囊状阴影张力较弱，形态不规则。实性结节影则以下肺分布居多，密度较淡轮廓模糊，呈小叶中心分布，与胸膜有一定距离。鉴别诊断考虑如下：①金黄色葡萄球菌肺炎。肺浸润、肺脓肿、肺气囊肿和脓胸或脓气胸为金黄色葡萄球菌肺炎的四大影像征象，在不同类型和不同病期呈现不同的影像学组合。肺内实变灶内及周围出现多发气囊形成，气囊形成迅速，变化较快，且急性起病，本例病史长达 1 个月，不支持此诊断。②其他 SPE。多见于长期导管滞留、毒品静脉注射、心内膜炎、牙科术史、急性乳突炎及皮肤感染等，SPE 病变分布与肺血管关系密切，周围胸膜下多见。本例无既往病史，影像学表现为小叶中心分布，故可排除血源性可能。③多发空洞肺转移瘤（CPM）。首先，血行播散的肺转移瘤是可以呈空洞样特点，往往多发、随机分布，而本例是以肺泡腔病变为主，多沿支气管分布，胸膜下少见；其次，CPM 病灶多数彼此独立存在，而本例以囊状阴影为主，多数聚集成簇状分布；另外，CPM 中空洞多与实性瘤灶共存，而本例缺乏典型的多发实性瘤灶。④血管侵袭性肺曲霉病（IPA）。起病急，进展迅速，中性粒细胞正常者多是小结节、晕征、新月形空洞；而中性粒细胞缺乏者多是弥漫片絮影。本例慢性病程，无明显免疫受损，缺乏依据。⑤耶氏肺孢子菌肺炎（PJP）。该病影像学表现为中心性分布磨玻璃影，伴或不伴囊变形成，主要见于免疫受损人群，该患 $CD4^{+}T$ 细胞功能正常，诊断缺乏证据。⑥肺朗格汉斯细胞组织细胞增生症（PLCH）。多发囊变和结节分布于中上肺，病变基底部及肋膈角少有累及。本例有符合之处。但原发于肺的 PLCH 多与吸烟有关。⑦肺结核。肺结核双肺弥漫囊性变临床少见。但本例囊变和结节都表现出典型的小叶中心分布，且伴树芽征，支气管壁增厚，结核暂不能除外。目前表现为肺多囊性变和结节共存的疾病都缺乏证据。从病情缓慢起病，上肺优势、小叶中心分布等特点，结合患者咳嗽、咳痰 1 月，发热伴咯血的临床表现，感染性病变应首先考虑，结核需要警惕。

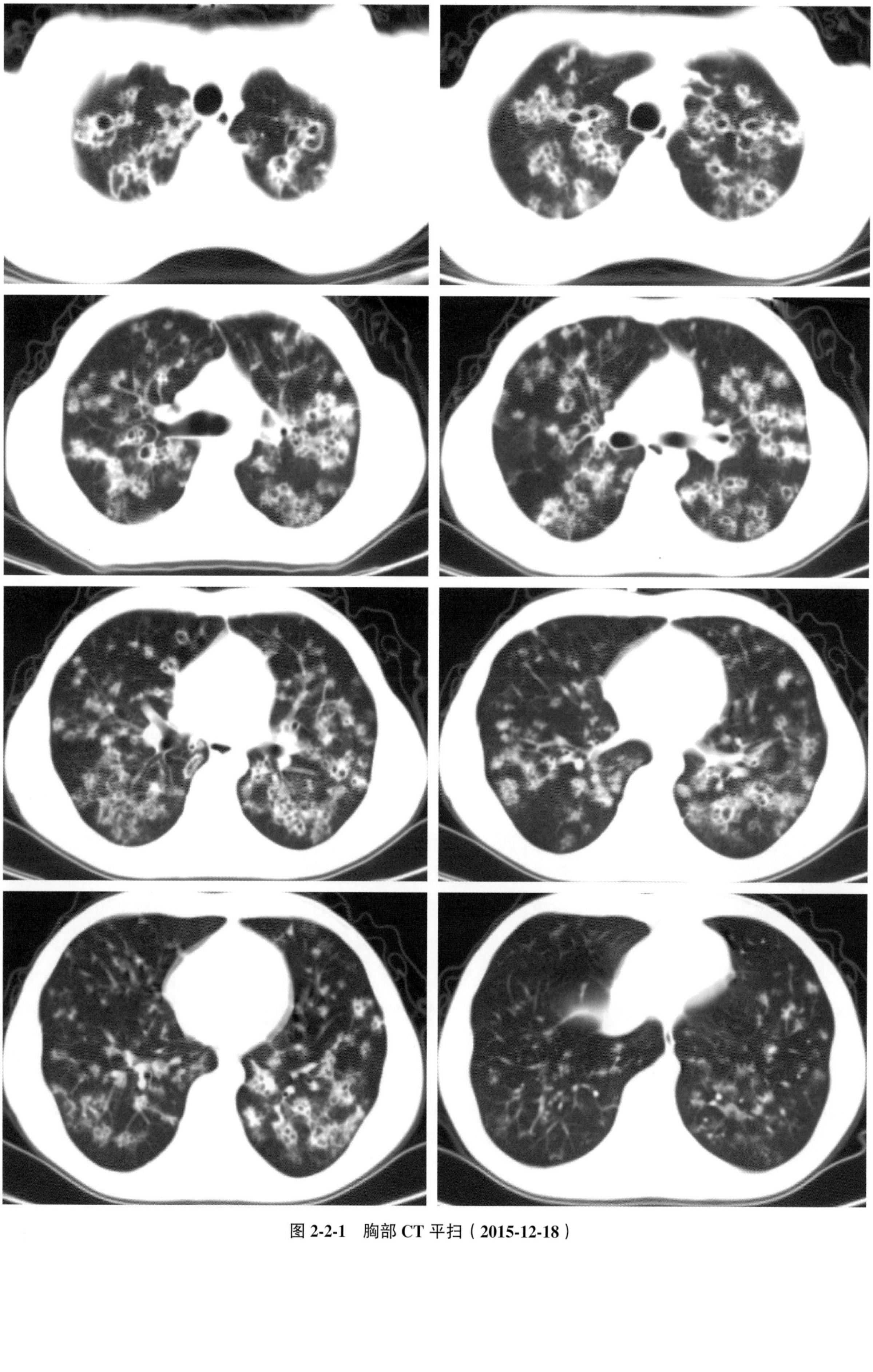

图 2-2-1 胸部 CT 平扫（2015-12-18）

后续进展

患者持续发热，体温在 37 ～ 38.2 ℃。午后为主，咳嗽、咳痰无缓解，发病以来体重下降。为明确诊断转至上级医院。完善相关检查：

（1）实验室检查：WBC 9.02×10^9/L；CRP 30.19 mg/L ↑；ESR 17 mm/h ↑；糖类抗原 125（CA125）及铁蛋白恢复正常，痰查肿瘤细胞阴性；1,3-β-D 葡聚糖 263.6 pg/ml（G 试验）↑；痰抗酸菌涂片阴性。

（2）支气管镜检查：肺泡灌洗液结核分枝杆菌 PCR 检测呈阴性。支气管镜 TBLB 病理见支气管黏膜组织慢性炎及少许坏死，抗酸染色见个别不典型抗酸杆菌。灌洗液罗氏培养回报：结核分枝杆菌生长。

三、最终诊断

继发性肺结核。

四、治疗与转归

给予 2HRZE/6HR 方案，规律抗结核治疗 8 个月。观察治疗 1 个月及随访第 12 个月的胸部 CT，提示病灶残余纤维索条，局部肺气肿，肺囊性变和结节基本吸收（图 2-2-2）。

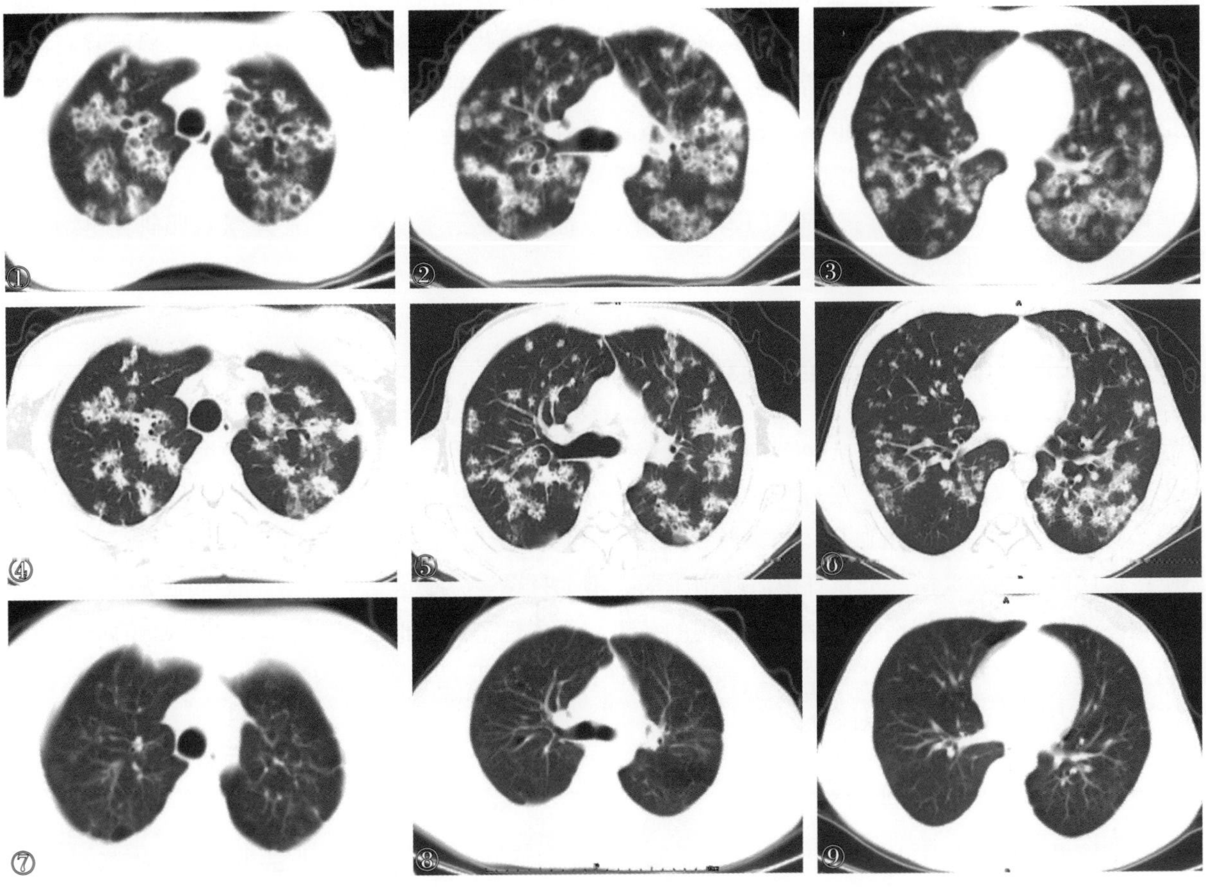

图 2-2-2 抗结核治疗随访

图①～③为治疗前。图④～⑥为抗结核治疗 1 个月。肺气囊显著吸收，双肺呈小叶样肺实变和小叶中心分布结节影。图⑦～⑨为随访第 12 个月。结节和实变吸收，残留少数纤维结节影

五、专家点评

● 结核科（路希维　大连市结核病医院）

多发性肺囊性变见于多种疾病，包括感染、外伤、化学性吸入、肿瘤和间质性肺病等，发生机制与组织坏死和呼吸道定向活瓣机制有关。肺囊性变的诊断及鉴别诊断需要围绕感染性疾病、肿瘤性疾病，以及非感染非肿瘤性疾病三个方面展开。经过多学科会诊归纳了该患者的主要特点：①青年男性；②亚急性起病，咳嗽咳痰 1 个月，咯血伴高热 1 天；③病变呈小叶中心分布，伴支气管壁增厚和轻度扩张，排除了随机分布的可能性。④囊变呈簇集样分布，中上肺优势。根据以上特点需重点考虑感染性疾病，尤其需要考虑亚急性和慢性感染性疾病。通过支气管镜肺泡灌洗找到结核分枝杆菌，最终诊断为肺结核。肿瘤标志物的异常性增高给本例诊断造成了些干扰。铁蛋白升高在肿瘤诊断方面特异性不高，其来源增加和清除障碍都可引起铁蛋白升高。如疾病、感染、肿瘤、铁负荷过多、贫血、甲状腺功能亢进（甲亢）等疾病均可导致铁蛋白升高。血清 CA125 为卵巢癌的辅助诊断参考指标，但在其他恶性肿瘤、非妇科肿瘤、慢性炎症及某些生理情况下也可以升高。近来研究发现在活动性肺结核中大约 40% 的患者 CA125 明显升高，女性尤为明显，且与肺结核活动程度和严重程度有关联。尤其在 CA125 单项升高时需注意和结核病鉴别。

肺结核囊性变临床少见但不罕见，因影像学表现不典型，经常会引起误诊。国内外针对肺结核囊性变的研究报道不多，观察发现囊性变多发生于磨玻璃样病变、腺泡样实变和结构较为松散的大片实变区，小气道病变也参与了囊性变的形成。肺结核囊性变表现出高度的协同性，即一旦发生囊性变，整个病变区均会发生囊性变，可能是由机体的一种特殊免疫反应所致。经抗结核治疗后囊变具有可逆性，这与小气道炎症导致的定向活瓣阻塞被清除有关。截至目前肺结核囊性变机制还不清楚。有文献报道肺结核囊性变与机体免疫低下，导致结核性肉芽肿形成不全呼吸道阻塞、肺泡弹力纤维缺失等有关。本例尚缺乏免疫受损的直接证据，形成机制还需深入研究。

该病例再次说明了肺结核影像学的多样性和复杂性，深入开展免疫学与影像学对照研究可增加我们对不典型结核病的认识。

六、关联知识点——肺结核囊性变的影像特点

肺结核囊性变又名肺膨出（pneumatocele），为肺内薄壁的充气腔，常由急性肺炎、外伤和吸入碳氢化合物液体所致，常为一过性。综合文献报道，肺感染后发生囊性变的常见病原菌包括金黄色葡萄球菌、肺炎链球菌、流感嗜血杆菌、大肠埃希菌、化脓性链球菌、肺炎克雷伯菌、奴卡菌、曲霉菌、黏质沙雷氏菌、病毒、结核分枝杆菌、肺孢子菌、不动杆菌等。一般认为感染导致的肺结核囊性变是肺实质坏死和小气道定向活瓣机制共同作用的结果。张力性空洞的形成机制也与之类似，但属于空洞型病变范畴，严格来说不属于囊性变。肺间质损伤往往参与肺结核囊性变的形成。但在更多情况下，肺气囊与张力性薄壁空洞难以区分。

（一）肺结核囊性变的形成机制

肺结核囊性变在临床上比较少见，国内外有关肺结核囊性变的研究报道非常少，形成机制不清楚。国外尸检研究发现：肺结核多发囊性病变呈腺泡分布，几乎所有的囊壁均显示弹性纤维丢失，囊肿常累及终末细支气管、呼吸性支气管、肺泡管和肺泡。电镜下观察显示弹性纤维及呼吸性细支气管上皮基底膜的破坏，在病变区看不到朗格汉斯细胞和典型结核肉芽肿，提示这种肺间质损伤可能与免疫受损有关。

（二）肺结核囊性变的影像学特点

1．粟粒性肺结核囊性变　粟粒性肺结核发生囊性变较为罕见。但当合并磨玻璃影或发生 ARDS 时，发生囊性变的机会增加，提示与肺间质损伤相关。该类囊性变分布多无特征性，见参考病例 1。

2．浸润性肺结核囊性变　浸润性肺结核囊性变具有段或叶性分布的特点，偶尔可呈弥漫性分布。观察发现肺结核囊性变多在结构松散的肺实变或磨玻璃影区发生，肺结核囊性变，大小均一，呈簇状腺泡样排列。部分区域可见肺泡间隔断裂汇成较大囊腔，见参考病例 2。肺内可合并树芽征、小叶中心结节、肺实变和磨玻璃影是重要的伴随征象。

（三）肺结核囊性变的治疗转归

肺结核囊性变是一种可逆性征象。对抗结核治疗的反应性良好，大部分囊变具有可逆性。但间隔间质发生严重断裂、坏死，气囊治疗后仍可残留，呈不可逆损伤，见参考病例 3。

参考病例

病例 1（图 2-2-3）：男性，35 岁。粟粒性肺结核，痰涂片抗酸杆菌阳性。咳嗽、发热 2 周。双肺弥漫性粟粒性结节影，伴弥漫分布磨玻璃影。抗结核治疗后，磨玻璃影消退，双肺发生融合性实变，伴多发气囊影形成。

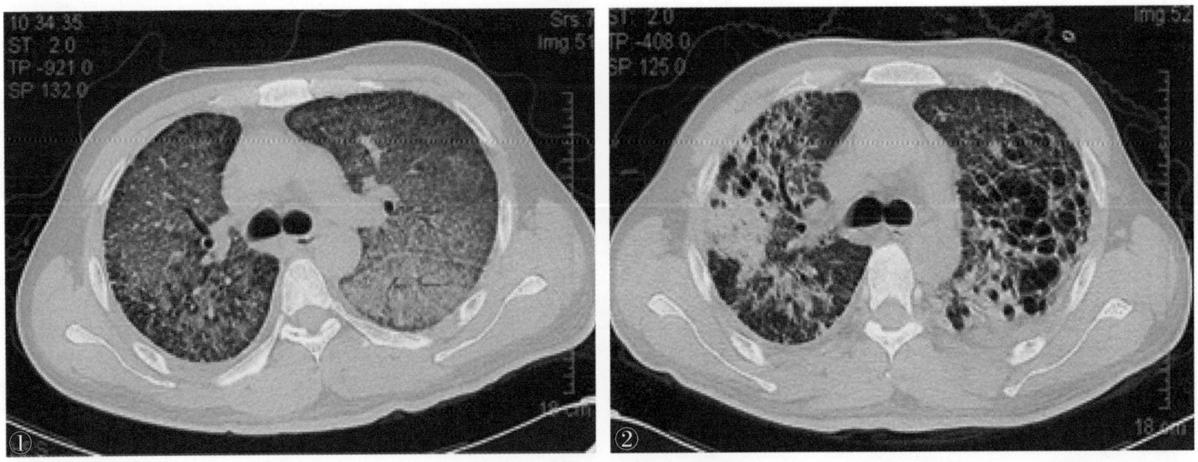

图 2-2-3　粟粒性肺结核囊性变

病例 2（图 2-2-4）：男，40 岁。肺结核，初治涂阳。双肺上叶多发簇集样分布的气囊影，较大囊腔可见间隔断裂，周围散在磨玻璃影和多发结节影（图 2-2-4）。

七、要点速记

1．肺结核囊性变临床少见，形成机制为肺组织坏死、呼吸道定向活瓣形成以及间质损伤等，可能与免疫受损有关。

2．肺结核囊性变多发生于腺泡样实变、磨玻璃影区和结构松散的大片肺实变区，呈簇集样分布。

3．除囊性变之外，肺内多可检出小叶中心结节和树芽征等征象，对诊断有一定提示作用。

4．肺结核囊性变具有一定可逆性，治疗后仍可残留纤维化。

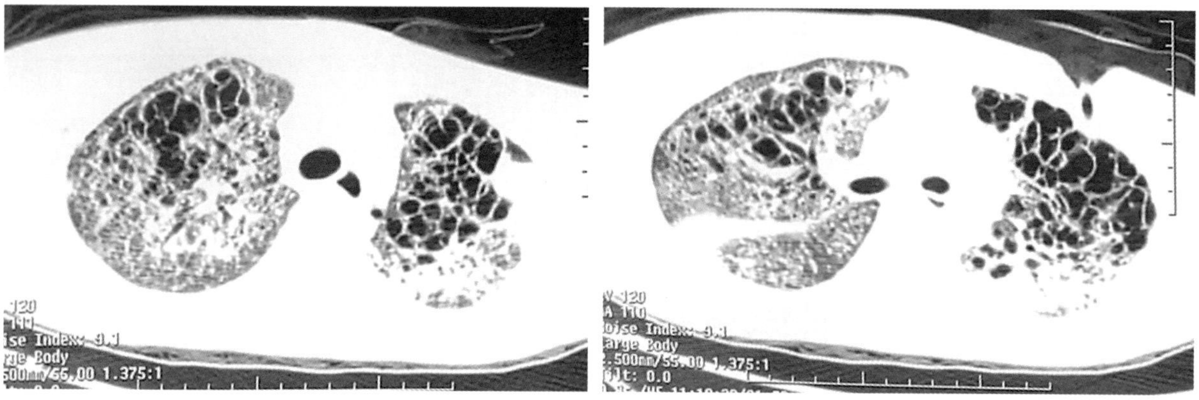

图 2-2-4 浸润性肺结核囊性变

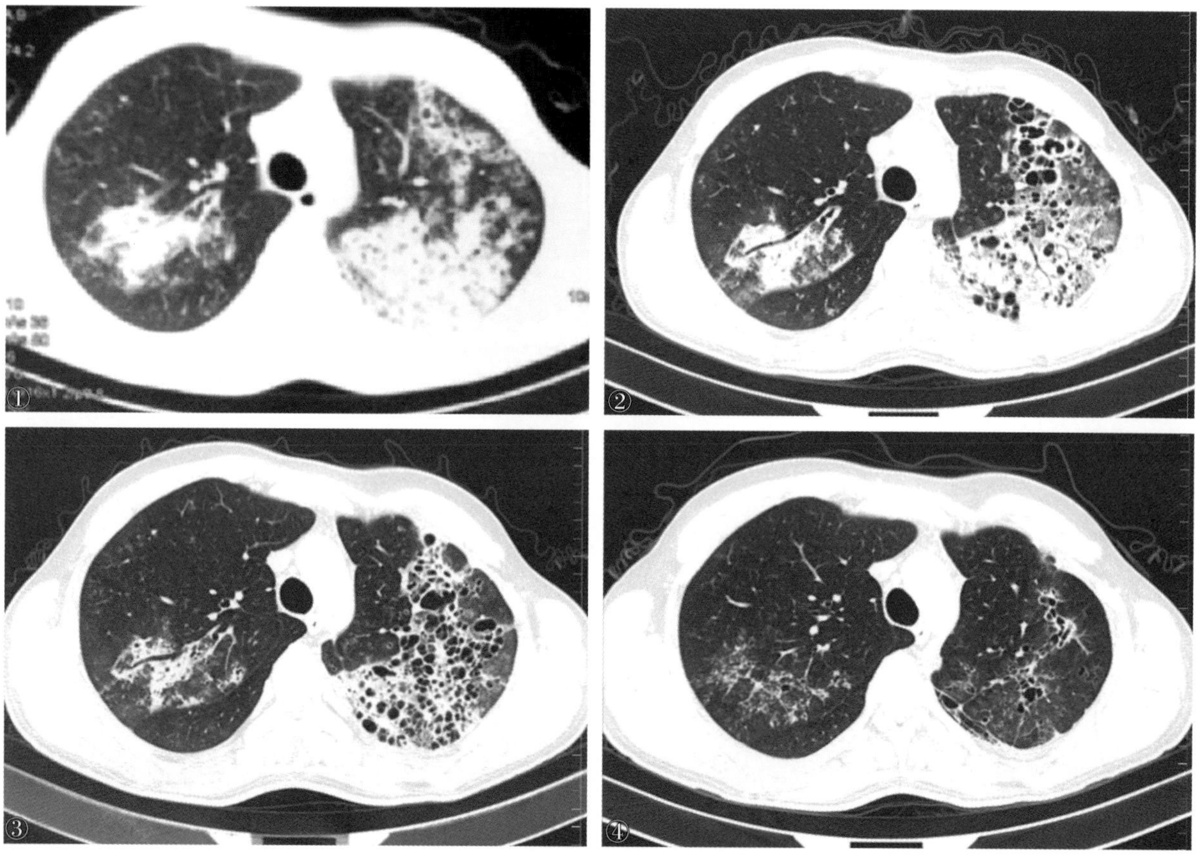

图 2-2-5 囊性变的形成与转归

与病例 2 为同一患者。肺结核，初治涂阳。病初左上肺融合性肺实变，局部呈蜂窝样改变（图①）。抗结核治疗过程中，实变逐渐被气囊替代，磨玻璃影逐渐减少（图②、③）。抗结核治疗 5 月后，囊变区大部恢复正常，仍残留结节、纤维条索影和少量气囊影（图④）

（石艳玲 王建云 余辉山 吴 迪 编写/整理 路希维 审校）

参考文献

1. 余辉山，李靖，李宝学，等．以蜂窝肺改变为主的继发性肺结核高分辨率 CT 征象分析［J］．中国防痨杂志，2016，38（5）：364-368．

2. 内斯特·穆勒，C·席尔瓦．胸部影像学［M］（史景云，费苛，孙鹏飞译）．上海：上海科学技术出版社，

2014，227-284.
3. MM Puri，A Srivastava，AK Jain，et al. Pneumatocele formation in adult Escherichia coli pneumonia [J]. Annals of Thoracic Medicine，2011，6 (2)：101-102.
4. Eun Sun Kim，Kyoung Un Park，Jung Han Song，et al. The clinical significance of CA-125 in pulmonary tuberculosis [J]. Tuberculosis，2013，92 (2)：222-226.

病例 3 胸闷、气喘，伴右下肺实变影

一、病例特点

（一）简要病史

男，41 岁。主诉：胸闷、气喘、乏力半月余。患者于半月前无明显诱因出现胸闷、气短，活动后加重，伴明显乏力。无咳嗽、咳痰、咯血，无发热、盗汗，无胸痛、心悸，无端坐呼吸及双下肢水肿，无夜间阵发性呼吸困难。7 天前于当地医院行胸部 CT（图 2-3-1）提示“右下肺多发斑片状阴影伴部分肺实变”，给予美洛西林、依替米星抗感染治疗 6 天，胸闷、气短无明显缓解，收入院。

体格检查：T 36.8 ℃。听诊右下肺呼吸音粗，未闻及干、湿啰音。余查体未见明显异常。

（二）既往史

既往体健，无特殊情况。

（三）辅助检查

1. 实验室检查

（1）血常规、尿常规、便常规均正常。

（2）肝、肾功能，电解质均正常。

（3）超敏 C 反应蛋白（hs-CRP）4.02 mg/L；降钙素原（PCT）0.13 μg/L；ESR 7.6 mm/h。

（4）D- 二聚体测定正常。

（5）T 淋巴细胞亚群：总 T 淋巴细胞绝对计数（CD3）503.59 个 /μl ↓、辅助 T 细胞绝对计数（$CD3^+CD4$）341.84 个 /μl ↓、抑制 T 细胞绝对计数（$CD3^+CD8$）145.92 个 /μl ↓。

（6）感染性相关检查：结核蛋白芯片 LAM、38 kDa、16 kDa 均阴性；结核抗体（TB-Ab）阴性；结核菌素试验（PPD）18 mm × 20 mm；痰涂片抗酸染色阴性（3 次）；痰 TB-DNA 测定阴性；痰普通培养及真菌培养均阴性。血清支原体、衣原体抗体阴性；乙型肝炎、丙型肝炎抗体、HIV、梅毒抗体均阴性；1,3-β-D 葡聚糖检测（G 试验）及半乳甘露聚糖抗原检测（GM 试验）均阴性。

（7）自身免疫性抗体：ANA、ENA 均阴性；类风湿因子（RF）11.60 IU/ml。

（8）肿瘤标志物：细胞角蛋白 19 片段（Cyfra21-1）、糖类抗原 19-9（CA19-9）、神经元特异性烯醇化酶（NSE）、糖类抗原 125（CA-125）、癌胚抗原（CEA）、甲胎蛋白（AFP）均正常；

2. 心脏彩超 心脏形态、结构及瓣膜活动未见异常。

3. 影像学检查 胸部 CT（图 2-3-1）表现为右肺下叶散在模糊结节、磨玻璃影和斑片状影。入院 CT 复查（图 2-3-2）示右下肺多发斑片状实变，病变呈融合趋势。

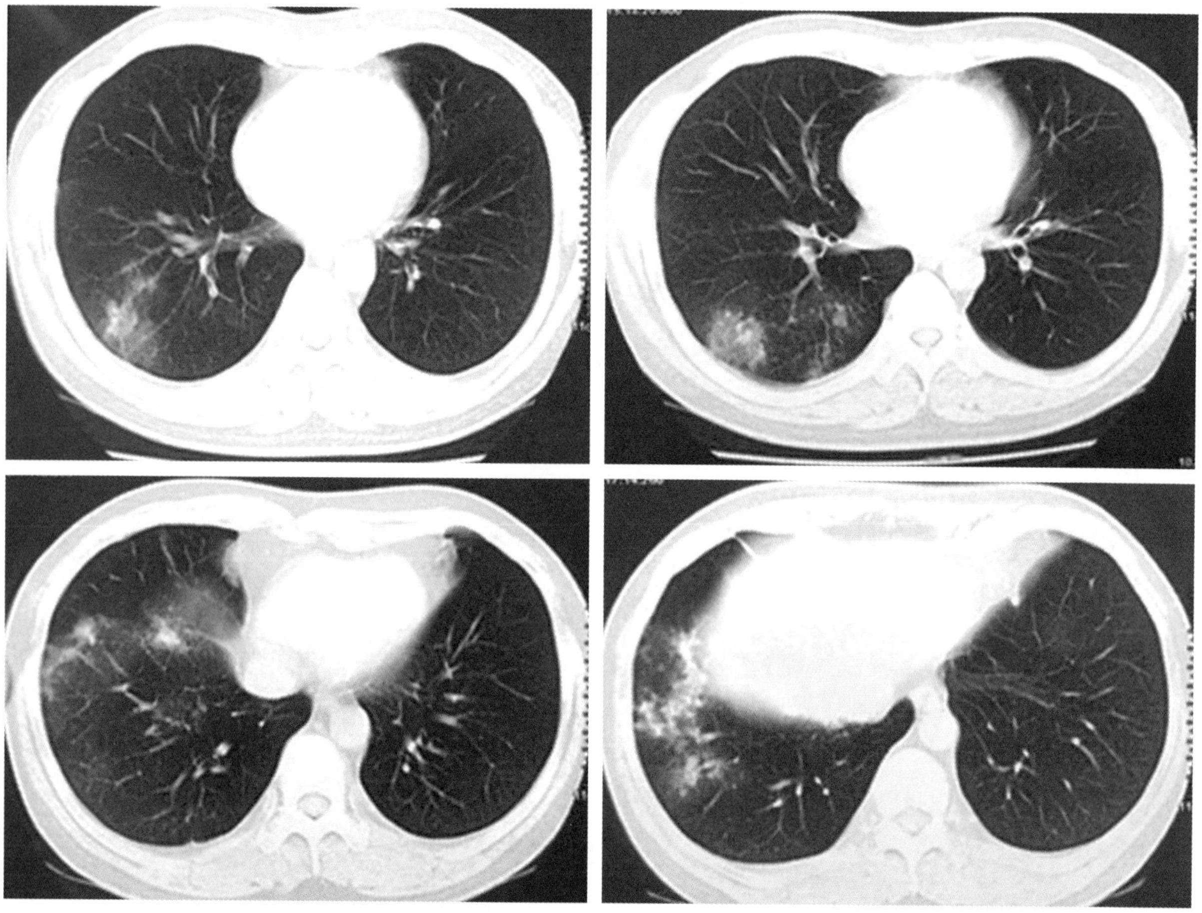

图 2-3-1 患者于当地医院拍摄胸部 CT（2016-06-16）肺窗

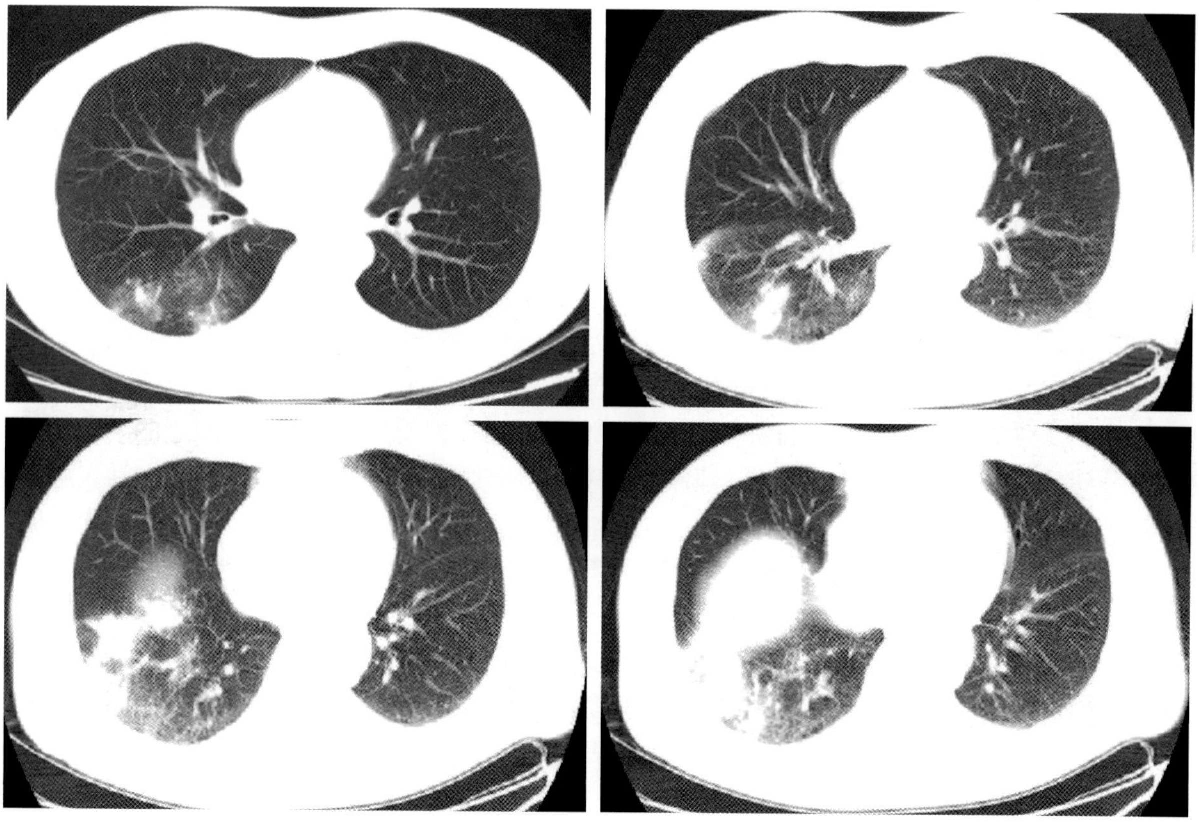

图 2-3-2 入院后复查胸部 CT（2016-06-22）肺窗

诊疗经过

初步诊断：社区获得性肺炎。调整抗生素方案，改为莫西沙星 0.4Qd（一天一次）静脉滴注，患者自觉症状改善不明显。6 天后复查胸部 CT（图 2-3-3）见右下肺病变稍见吸收、局限，右下叶外基底段团块状肺实变，内见含气支气管和小透光区，增强 CT 病灶呈中度强化（图 2-3-4）。

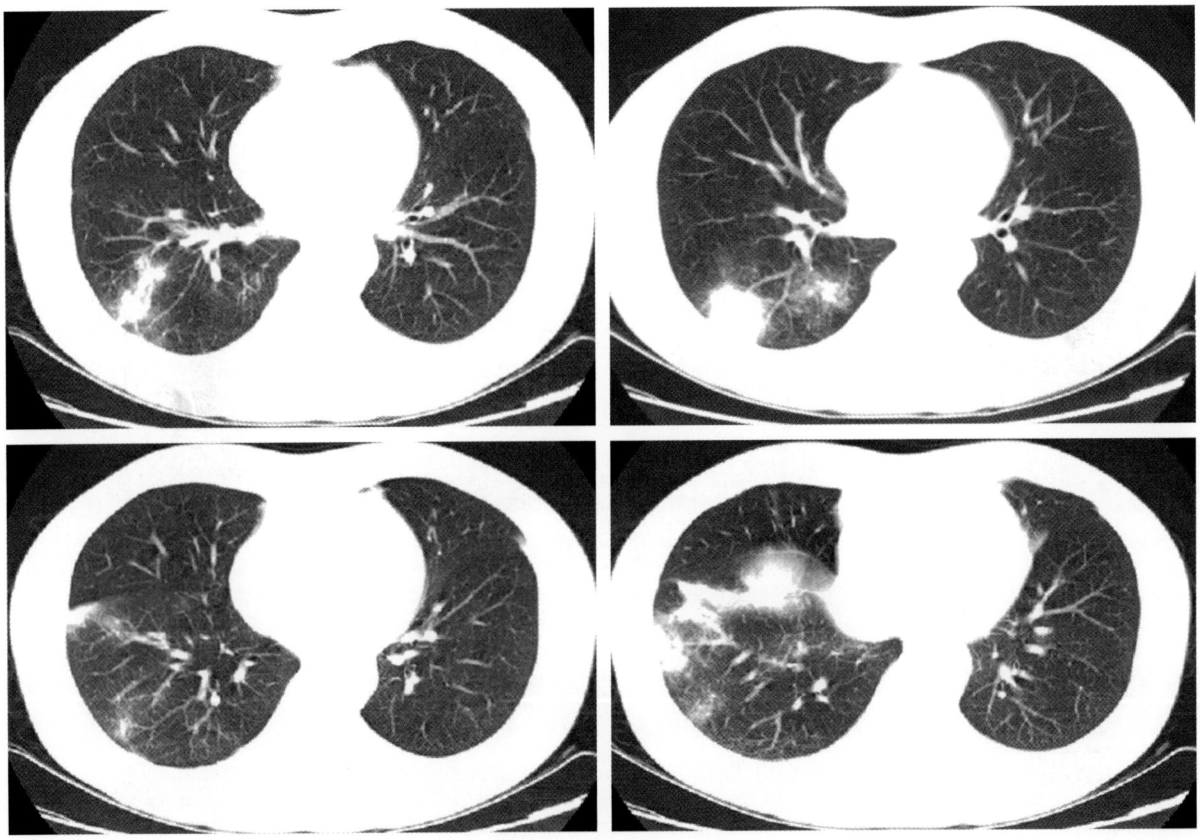

图 2-3-3　治疗后复查胸部 CT（2016-06-28）肺窗

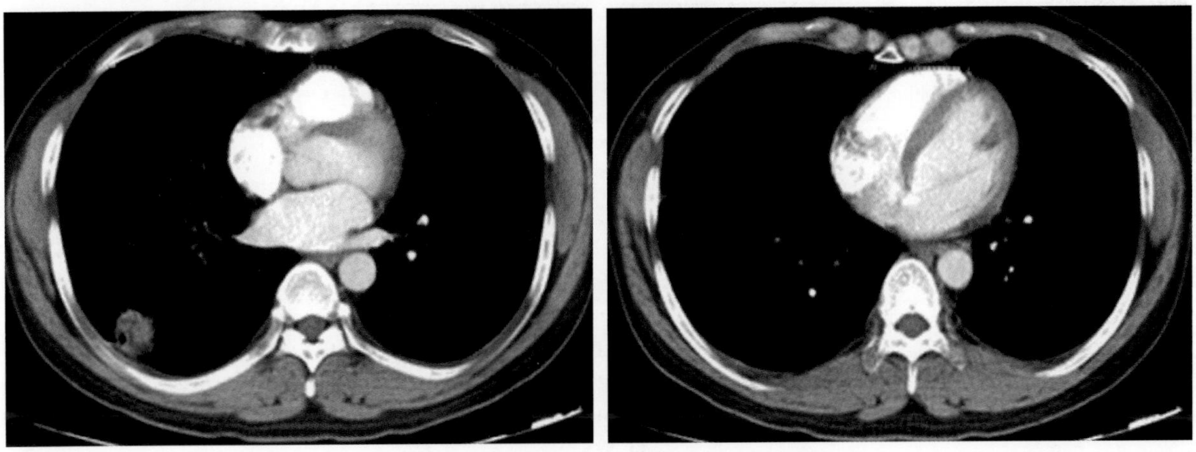

图 2-3-4　胸部增强 CT（2016-06-28）纵隔窗

二、多学科会诊

● 呼吸科（杜荣辉　武汉市肺科医院）

患者为中年男性，无明显诱因出现胸闷、气喘，但无发热、咳嗽等急性感染症状。予美洛西林、依替米星治疗 1 周，病变继续进展。改用莫西沙星治疗 1 周，病变有部分吸收但总体无明显好转。患者 T 淋巴细胞总数和 CD4、CD8 均降低，存在细胞免疫功能下降。本例的突出特点是临床症状较轻，而肺内病变进展快。影像学特点表现为模糊结节、磨玻璃影，有融合趋势。诊断应围绕感染性疾病展开：①社区获得性肺炎（CAP）。病毒、肺炎链球菌、肺炎克雷伯菌、肺炎支原体、衣原体等感染多呈急性起病，伴发热、咳嗽及全身症状，本例亚急性病程，症状逍遥，白细胞不高，支原体、衣原体抗体检测均为阴性，不似常见的 CAP 特点。②肺结核。近年来肺结核呈隐匿发病的趋势，无明显呼吸道症状，尤其是痰菌阴性肺结核，免疫力下降时结核病发病部位可不典型。本例以右下肺结节和肺实变为主要特征，故结核不能除外。③真菌感染。患者细胞免疫功能低下，真菌应予考虑。曲霉是最常见病原体，包括侵袭性肺曲霉病（IPA）和慢性肺曲霉病（CPA）。IPA 病情进展快、症状重、预后较差。本病例症状隐匿，病程共计 3 周，在未进行抗真菌治疗的情况下病变有所吸收，病变无坏死，IPA 不支持。CPA 多发生于结构性肺病和 COPD 患者中，曲菌球为其常见表现，本例缺乏上述特征。另外该患者 G 试验、GM 试验均为阴性。曲霉病证据不足。隐球菌感染症状一般较轻，结节、融合实变及周围晕征比较符合。隐球菌病发病与免疫力低下相关，因此本病不除外。在非感染性疾病中，需重点排除肺炎型肺癌。肺炎型肺癌可有临床表现和影像学表现分离的现象，但一般进展缓慢，而本例病变变化较快，不太支持肺癌病程。结合上述分析，本例为肺结核和隐球菌感染的可能性较大。建议：完善结核相关免疫学检查、隐球菌荚膜抗原检测，行 CT 或 B 超引导下经皮肺活检或经支气管镜肺活检（TBLB），尽可能获得病原学依据。

● 结核科（路希维　大连结核病医院）

本病例为亚急性病程，症状逍遥，白细胞水平正常，抗感染治疗效果不显著。初期 CT 表现为右肺下叶多发模糊结节影和磨玻璃影，1 周后逐渐融合形成团片状肺实变，周围伴晕征。2 周后磨玻璃影略见吸收，胸膜下形成球形肺实变，密度增高，其内可见含气支气管征和小洞征，增强 CT 显示病变呈中度强化。结合上述特点常见病原体导致的急性感染可排除，特殊病原体，如结核与真菌感染需要重点考虑：①肺结核。病变位于下叶，不是典型的肺结核发病部位；无肺结核病常见的支气管壁增厚、树芽征象。肺实变表现为局灶性、周围性分布，无肺结核节段性分布特点，且病变演变快，磨玻璃影较多，与肺结核病程演变不符。另外结核病局灶性实变发生干酪样坏死，往往是中心性的，与本例球形病灶周围的小灶性空洞特点有明显不同。多次结核分枝杆菌检测均为阴性，故肺结核可基本排除。②肺癌。肺炎型肺癌组织学类型为黏液性腺癌。以肺实变为主要表现，临床症状较轻。该类肺癌特点是实变内密度不均，可见蜂窝征、枯树枝征、血管造影征、假性空洞症和磨玻璃影，一般进展较慢。该患者肺内病变表现为“进展 - 修复”的特点，征象单一，缺乏肺癌特点，可排除。③隐球菌病需要考虑。该患者病变呈下肺分布，外围分布为主，实变有融合，表现为不规则形态，实变区伴含气支气管征，局灶性小空洞形成等均符合肺隐球菌病特点。在免疫功能正常的宿主体内，肺隐球菌一般为惰性进展，而在机体免疫功能低下时可进展较快。因此需重点考虑。

后续进展

根据专家建议，补充检查如下：隐球菌荚膜抗原阳性。CT 引导下经皮肺活检病理（图 2-3-5，彩

图 2-3-5)：真菌性肉芽肿，特殊染色：PAS（真菌 +)、六胺银（真菌 +)，新型隐球菌可能。穿刺物培养：隐球菌（+)，对氟康唑敏感。肺穿刺病理：真菌性肉芽肿性炎，结合特殊染色，新型隐球菌感染可能。

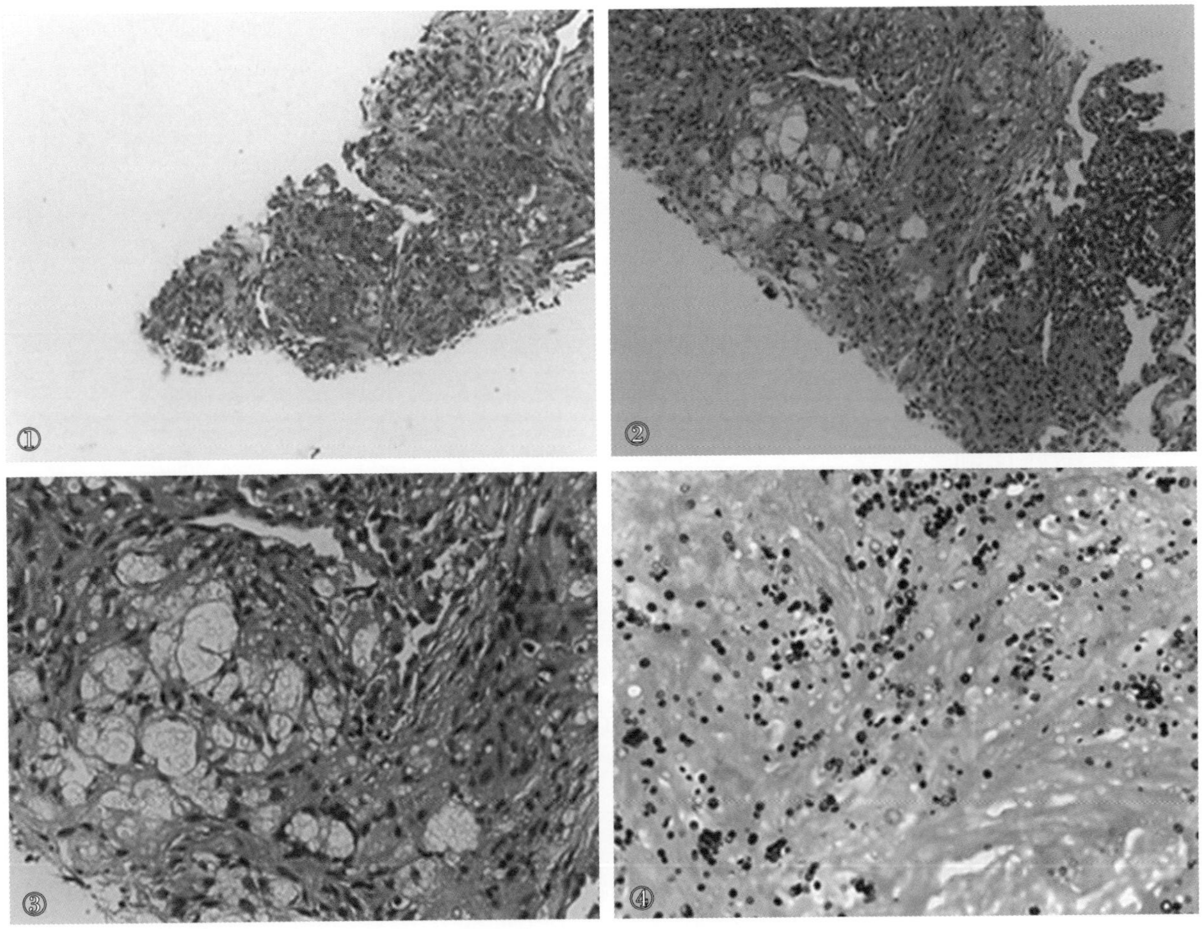

图 2-3-5　肺活检组织标本

CT 引导下经皮肺活检组织标本：① PAS 染色 ×100；② HE 染色 ×100；③ HE 染色 ×400；④六胺银染色 ×400

- 病理科（蔡毅然　上海交大医学院）

本例患者临床检查 T 细胞亚群降低，免疫力低下，构成隐球菌条件致病的原因。镜下显示：感染引起肺内芽肿性炎形态呈现多个肉芽肿结节融合，结节周围淋巴细胞浸润较少，无明显坏死。尽管引起肺内肉芽肿性炎的病因有很多，常见的有结核分枝杆菌感染、真菌感染，以及结节病等，但隐球菌感染是由孢子菌属酵母菌样真菌——新型隐球菌引起，感染范围可仅限于肺本身而无肺外播散，进展性肺隐球菌病可见血行播散至脑膜。光镜检查：肉芽肿是由大量组织细胞、多核巨细胞、上皮样细胞聚集，以慢性炎症纤维化为背景构成的肉芽肿（图 2-3-5 图①低倍；图 2-3-5 图②高倍）。隐球菌体在苏木素 - 伊红（HE）染色切片中呈圆形，淡蓝或灰色，平均直径为 4 ～ 7 μm，菌体周围可见坏死碎片，其周形成透明的空隙，菌体若在多核巨细胞内，菌体周围的透明区就更为明显（图 2-3-5 图③)。隐球菌可以做 PAS 和六胺银染色（图 2-3-5 图④)，本例两者染色均为阳性，结合形态可以确诊为隐球菌感染。表 2-3-1 列出常见几种引起肉芽肿性炎的真菌鉴别诊断特征。

表2-3-1 引起肺肉芽肿性炎的常见真菌病理形态比较

	组织胞浆菌	球孢子菌	隐球菌	芽生菌
平均大小	3 μm（1 ~ 5 μm）范围	30 ~ 60 μm（菌体） 2 ~ 5 μm（内生孢子）	4 ~ 7 μm（2 ~ 15 μm）	8 ~ 15 μm（2 ~ 30 μm）
形态特征	卵圆，芽生酵母，大小单一，出芽不常见	呈球形，内生孢子，无生芽型	圆形，芽生酵母，大小不一，常呈破碎状	圆形，芽生酵母，大小单一
HE 染色	单细胞核，核周有透明区（菌体仅在细胞内*）	厚壁，中心有嗜碱性内生孢子（仅指小球体）	淡染，薄壁，菌体外有透明区	厚壁，嗜碱性原浆多核
黏液卡红	阴性	阴性	阳性	阴性
肉芽肿类型	坏死性	坏死性，早期病变化脓性；嗜酸性粒细胞常见	坏死性 / 非坏死性	坏死性伴化脓性

* 细胞内菌体仅见于播散性组织胞浆菌病。组织胞浆菌病在肺肉芽肿干酪样坏死不能查见。

三、最终诊断

肺隐球菌病。

四、治疗与转归

该患者诊断明确后，给予氟康唑 400 mg 后治疗 6 个月，病灶吸收，其后随访未再复发。

五、专家点评

● 呼吸科（李海潮教授　北京大学第一临床医院）

该患的临床特点：①患者症状表现为胸闷和乏力，无明显发热、咳嗽等急性感染症状；②影像学表现以下肺为主，呈多样性，更符合炎症表现。将临床、影像、实验室检查（WBC 及分类、CRP 等无明显异常）结合起来看，不支持急性起病的呼吸道感染性疾病，包括常见细菌、病毒、非典型病原等所致的 CAP，最可能属于亚急性起病的肺部感染。此时，我们应更多地考虑临床起病相对隐匿的疾病，包括结核、某些真菌（如隐球菌等），但阴影的分布为非结核好发部位，特征也和结核呼吸道播散的情形不符合，没有树芽征等表现，因此，更多地考虑非结核的特异性感染。但是，尚没有能够充分明确诊断的特征性依据。如果一定要从影像学上寻找特点，由于靠近胸膜分布，隐球菌需要考虑。

前述讨论的起始点是抗感染治疗后 1 周，患者症状虽略有改善，但是肺部阴影有较为明显的进展，因此“抗感染治疗无效”。打引号的意思是这个结论并不可靠，因为该患者的抗感染治疗方案主要是针对革兰氏阴性杆菌，至少没有覆盖非典型病原体。因此，该治疗方案并未充分地排除 CAP 的常见病原，尽管诊断为 CAP 的可能性不大，但是也说明患者没有自愈的倾向。因此，“抗感染治疗无效”并不能为明确诊断（排除一些可能的病因）提供有价值的信息。真正对明确诊断具有重要意义的是该患者的影像学演变，对此呼吸科和结核科医师都做了精彩的分析，简单总结一下：总体思路是亚急性或慢性炎症的鉴别，包括结核、真菌、机化性肺炎等，肺部肿瘤可能性很小。鉴于病变的特征，首先考虑隐球菌病。最后经过隐球菌抗原和肺病理穿刺活检和特殊染色，终获确诊。需要说明的一点是，该患者淋巴细胞亚群的改变，对大家分析病原有一定的提示意义，但本身意义并不确定！到底是患者存在基础疾病导致免疫功能受损，还是感染造成免疫功能受损，均缺少明确的依据。而且淋巴细胞亚群的变化并不显著，不能说明该患者存在明确的免疫功能受损。对该异常的处理是在抗感染治疗后进行复查，以明确是否存在基础疾病。综上所述，该患者 MDT 诊断模式的应用表现在，开始临床和影像学表现都缺少特征性改变，但将两者结合起来，提示患者为亚急性或慢性炎症的可能性大。随着病情的演变，影像学特点对隐球菌肺炎的诊断起到重要的提示作用。最后诊断需要借助血清学和病理学的相关检查。

六、关联知识——肺隐球菌病

肺隐球菌病（pulmonary cryptococcosis，PC）是由新生隐球菌（cryptococcus neoformans）或格特隐球菌（cryptococcus gattii）引起的急性、亚急性或慢性侵袭性肺真菌病（invasionpulmonarymycosis，IPM）。新型隐球菌主要和鸽子粪有关，而格特隐球菌则与桉树有关，主要分布在广东、广西、江西、浙江。隐球菌引起的中枢神经系统感染占到 83.4%（7315/8769），而肺部感染只有 13.0%（1142/8769）。隐球菌感染常见于免疫功能受损的宿主如获得性免疫缺陷综合征（AIDS）、器官移植和恶性肿瘤患者中，近几年来发现免疫功能正常者 PC 也不少见。通过呼吸道吸入空气中的隐球菌孢子是 PC 感染的主要途径，鸽子粪被认为是最常见的传染源，但明确的鸽子接触史并不多见。宿主的免疫功能状态决定着隐球菌感染相关临床表现和影像学表现。

（一）组织学特征

隐球菌常见的病理类型分为孤立性肉芽肿型、肺炎型和粟粒性肉芽肿型。早期或免疫力低下者常形成肉眼可见的黄白色、粉红色半透明胶状物，是由成堆的隐球菌菌体在组织内发生黏液变性形成，缺乏肉芽肿反应和炎症细胞浸润。晚期或免疫力正常者常形成大小不等的肉芽肿，可伴有凝固性坏死，肉芽肿病变主要由组织细胞、多核巨细胞、巨噬细胞、成纤维细胞和淋巴细胞组成，细胞弥漫分布，很少形成结节，且坏死不彻底，病变内有多发小脓肿和小空洞形成，但钙化较少见，与增殖性肺结核不难区别。急性期表现为炎症细胞浸润、凝固坏死、脓肿形成。慢性期表现为纤维组织增生，病灶内的网状纤维支架仍存在。PC 的病理诊断必须在病变组织中查见隐球菌病原体才能确定。

（二）临床特征

PC 患者的临床表现缺乏特异性。根据临床表现可分为：①无症状型：常见于正常宿主。症状轻微甚至无症状而仅有影像学的异常；②慢性型：临床常见，常隐匿起病，患者的病程较长，进展缓慢是其特点。表现为咳嗽、咳痰、发热、胸痛或体重减轻等症状；③急性型：免疫抑制状态的患者常表现急性进展，导致急性呼吸衰竭，可出现全身播散。据统计 PC 临床表现的发生频率，其中咳嗽咳痰占 53.8%，发热占 49.8%，胸痛占 20.3%，咯血占 16.3%。无症状者占 28.9%。肺隐球菌病和合并肺外感染，在中枢神经系统、皮肤和泌尿系统较为常见。

（三）影像学特征

不少学者认为 PC 影像学表现多样性，缺乏特异性。国内大样本的临床回顾性研究显示 PC 的影像学特点主要表现为结节肿块型（71.8%）和浸润实变型（20.8%），弥漫型较少见（7.4%）。结节肿块型在免疫正常人群多见，病灶单发或多发，位于下肺的中外带，胸膜下多见。增强 CT 可见均匀或不均匀强化。肿块可伴有毛刺、小空泡和含气支气管征，伴有晕征，可形成空洞，钙化较为少见。该型发展较慢，中毒症状一般少见。浸润实变型多见于免疫功能损坏的患者，病情进展较快，症状明显。病变呈直接浸润扩展，表现为双肺或单侧肺的磨玻璃影，斑片状实变，并进一步融合成大片状实变。可见支气管充气征，可出现小空洞，实变周围可伴有小结节，但很少见到树芽征。弥漫型亦多见于免疫功能受损患者，病情进展较快，多合并全身播散，预后不良，本型可表现为两肺弥漫分布的粟粒性结节，一般不累及肺尖，弥漫分布的磨玻璃影极为罕见。纵隔肺门淋巴结肿大和胸腔积液见于少数患者，淋巴结明显肿大并不多见。

与其他感染一样，肺隐球菌 PET/CT 扫描可表现为病变高摄取，国外研究可达 60%，另有研究表明 PC 的 SUV 值在 0.93 ~ 11.6。因此 PC 的确诊不能依赖 PET/CT 检查。

（四）诊断要点

PC 的临床表现缺乏特异性。需要鉴别的疾病包括结核、肿瘤和真菌感染等。由于 PC 的 G 试验常为阴性，痰培养和涂片的阳性率较低（一般低于 25%），诊断需排除口腔寄生等情况。目前经支气管镜、CT/B 超引导下经皮肺穿刺或开胸肺活检仍是 PC 诊断的主要手段。随着乳胶凝集试验检测新型隐球菌荚膜抗原、聚合酶链反应（PCR）等新技术在临床普及，PC 诊断水平将会大大提高。

（五）治疗

2010 年美国感染病学会（Infections Diseases Society of America，IDSA）对于非免疫抑制中 - 轻症原发性 PC 患者推荐口服氟康唑（400 mg/d）治疗 6 ~ 12 月。国内专家共识对于免疫功能正常的 PC 中无症状患者建议医学观察或口服氟康唑（200 ~ 400 mg/d），疗程 3 ~ 6 月；轻 - 中症状患者口服氟康唑（200 ~ 400 mg/d），疗程 6 ~ 12 月或伊曲康唑（200 ~ 400 mg/d），疗程 6 ~ 12 月，不能耐受口服者可应用两性霉素 B。对重症患者参照中枢神经系统隐球菌感染的方案进行治疗。治疗终点的判断主要根据症状及病变吸收情况，不必等待乳胶凝集试验转阴。

参考病例

病例 1（图 2-3-6）：男，38 岁。体检发现肺部异常。胸部 CT 见右下肺胸膜下多发结节伴空洞形成。经肺活检诊断为肺隐球菌病。

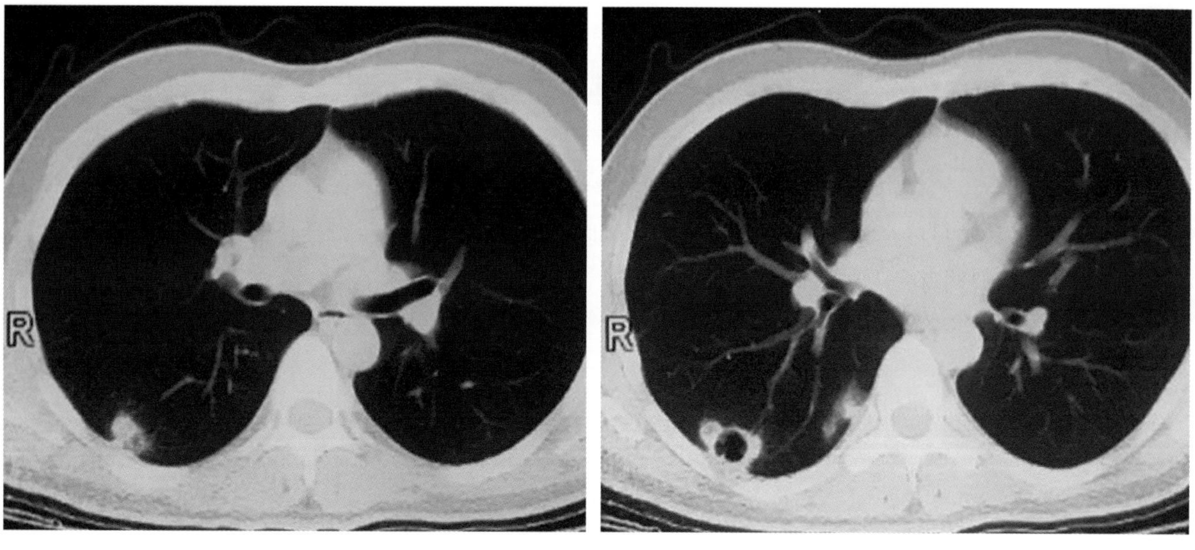

图 2-3-6　肺隐球菌病的胸部 CT

病例 2（图 2-3-7）：女，47 岁。体检发现肺部阴影 2 周。肺部 CT 示左下叶多发团片状实变影，周围可见晕征。隐球菌荚膜抗原阳性，经皮肺穿刺活检诊断为肺隐球菌病。

病例 3（图 2-3-8）：男，34 岁。咳嗽发热 2 周。肺部 CT 示：左肺下叶背段实变影，内见局灶性空洞坏死，周围散在渗出性阴影，临近胸膜明显增厚。经皮肺穿刺活检诊断为肺隐球菌病。

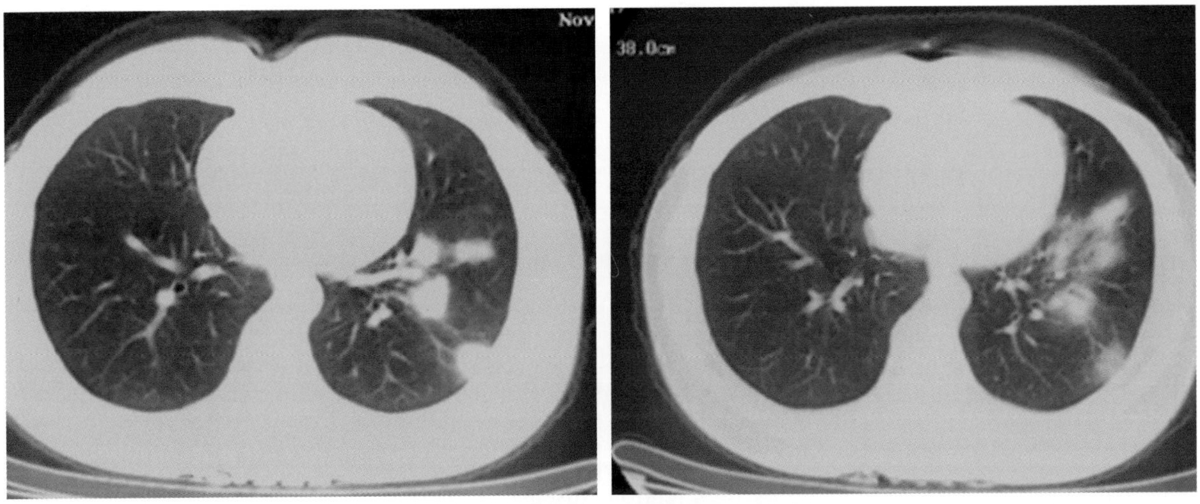

图 2-3-7　肺隐球菌病的团片影和晕征

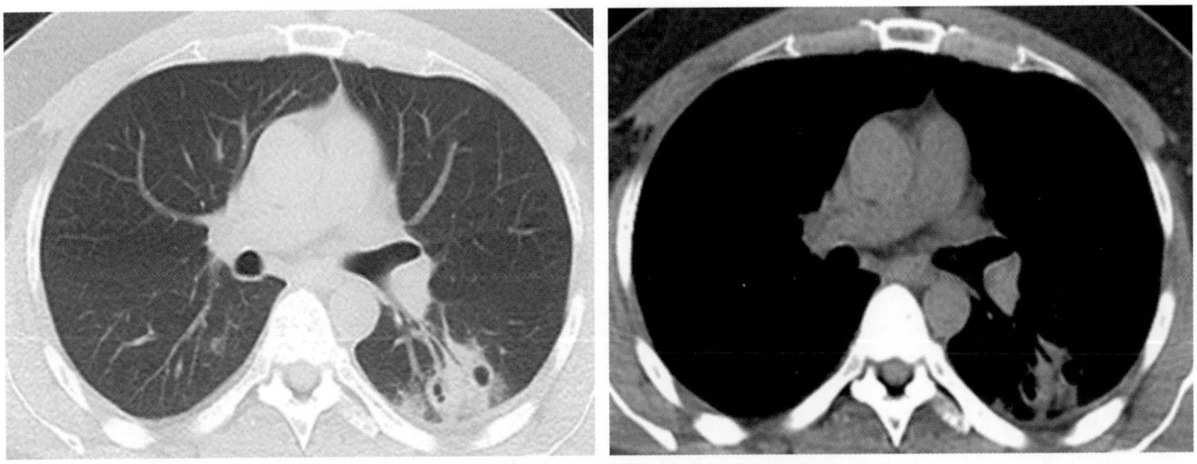

图 2-3-8　肺隐球菌病的实变及多灶性空洞

七、要点速记

1．症状隐匿和缓慢进展是肺隐球菌病的临床特点。免疫功能受损患者病变进展较为迅速。

2．肺隐球菌病常见的病理类型分为孤立性肉芽肿、肺炎型和粟粒性肉芽肿型。病变内可有多发小脓肿和空洞形成，但树芽征和钙化较少见。

3．肺隐球菌病在 PET/CT 表现为高摄取占 60%，基于隐球菌病的诊断及鉴别诊断不能依赖 PET/CT 检查。

4．肺隐球菌病治疗首选氟康唑，疗程 6 ～ 12 个月。

（杜荣辉　杨澄清　马志明 编写 / 整理　路希维 审校）

参考文献

1．于红，刘士远，李惠民，等．肺部隐球菌病影像学［J］．中国医学计算机成像杂志，2010，16（5）：

389-394.
2. 徐作军. 肺隐球菌病诊断与治疗 [J]. 中华结核和呼吸杂志，2006，29（5）：295-296.
3. 中国医药教育协会感染疾病专业委员会感染相关生物标志物临床意义解读专家共识 [J]. 中华结核和呼吸杂志，2017，40（4）：243-257.
4. 中华医学会呼吸病学分会感染学组 . 肺真菌病诊断和治疗专家共识 [J] . 中华结核和呼吸杂志，2007，30（11）：821-834.
5. 孔迅，高莉，王霄英. HIV 阴性肺隐球菌病 CT 表现 [J]. 中国医学影像学杂，2012，20（3）：173-176.
6. 兰长青，翁恒，李红艳，等. 肺隐球菌病 117 例回顾分析 [J]. 中华结核和呼吸杂志，2016，39（11）：862-865.
7. Brizendine KD, BaddleyJW, Pappas PG, et al. Pulmonary cryptococcosis. Seminars in Respiratory [J]. Critical Care Medicine，2011，32（6）：727-734.
8. Perfect JR，Dismukes WE，Dromer F，et al. Clinical practice guidelines for the management of cryptococcal disease 2010 update by theinfectious diseases society of america [J]. Clin Infect Dis，2010，50（3）：291-322.

病例 4　咳嗽、气喘，伴肺部斑片影

一、病例特点

（一）简要病史

患者，女，35 岁。主诉：咳痰伴气喘 2 月余。2 月前无明显诱因出现咳嗽，咳少许白黏痰并伴气喘，无发热、畏寒，无咯血及痰血，于外院行胸部 CT 检查（图 2-4-1），显示左肺上叶前段不规则肺实变影，伴纵隔淋巴结肿大。在当地医院诊断为“肺结核”。给予抗结核治疗：异烟肼（H）、利福平（R）、乙胺丁醇（E）、吡嗪酰胺（Z）治疗 1.5 个月后，复查胸部 CT（图 2-4-2），显示左上肺实变病灶较前进展。转至我院进一步诊治。

（二）既往史

既往接触花粉、刺激性气体或冷空气后会出现发作性的咳嗽、气喘症状，通常可自行缓解，未重视。

（三）体格检查

T 36.7 ℃，P 80 次 / 分，R 25 次 / 分，BP 125/76 mmHg。双肺呼吸音粗，左上肺呼吸音偏低。

（四）辅助检查

1. 实验室检查

（1）血常规：白细胞（WBC）5.8 × 10^9/L、中性粒细胞比例（N）0.50、嗜酸性粒细胞（E）0.23 ↑、嗜酸性粒细胞计数 1.31 × 10^9/L ↑、血红蛋白（Hb）110 g/L ↓，血小板（Plt）250 × 10^9/L；C 反应蛋

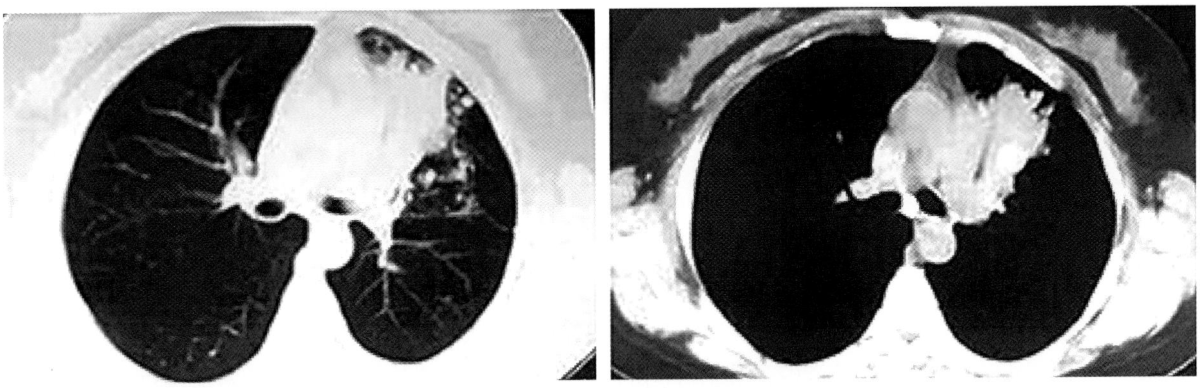

图 2-4-1 患者于当地医院拍摄胸部 CT

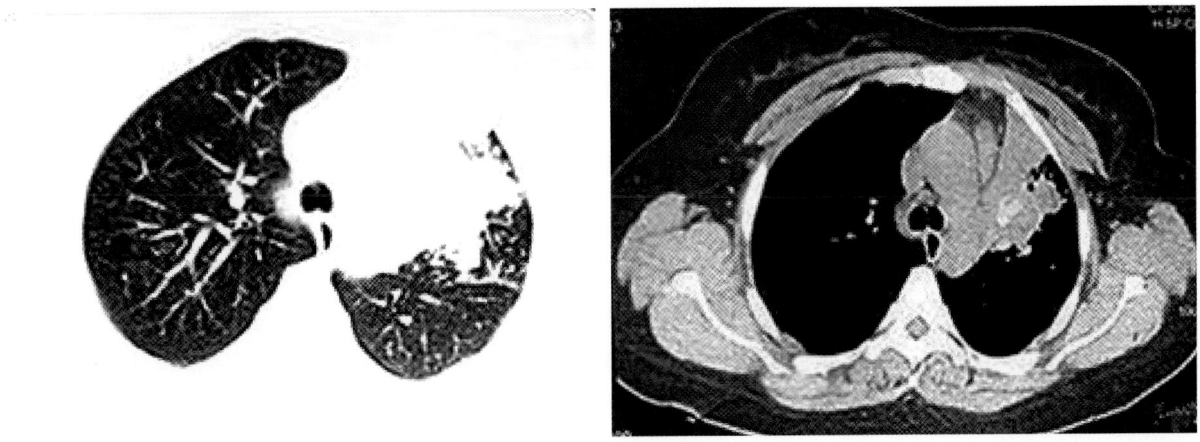

图 2-4-2 入院后复查胸部 CT

白（CRP）8 mg/L。

（2）肝肾功能、血糖未见异常。

（3）出、凝血机制未见异常。

（4）结核相关检查：痰涂片抗酸染色阴性（3 次）；结核感染 T 细胞斑点试验（T-SPOT.TB）阳性；结核蛋白芯片：LAM 抗体、38 KD 抗体阳性。

（5）风湿免疫学检查：ANA、ENA、类风湿因子均为阴性。

（6）肿瘤标志物：癌胚抗原（CEA）、神经元特异性烯醇化酶（NSE）、鳞状细胞癌抗原（Scc）、细胞角蛋白 19 片段（CYFRA21-1）均未见异常。

2. 肺功能检查 第 1 秒钟用力呼气容积占预计值的百分比（FEV_1%）为 43.5% ↓、呼气峰流量（PEF）占预计值的百分比为 31% ↓，第 1 秒钟用力呼气容积（FEV_1）占用力肺活量（FVC）的百分比（FEV_1/FVC 比值）为 69.96% ↓，肺弥散功能（DLCO）降低。

3. 影像学检查 左肺上叶前段实变形态不规则，内可见高密度钙化样阴影。病灶周围见结节影（图 2-4-1、图 2-4-2）。

4. 支气管镜检查 左肺上叶支气管黏膜高度充血水肿，表面粗糙，前段开口处黏膜可见肉芽状突起堵塞管口，予反复钳夹。检查过程中因患者出现胸闷、气喘症状加重，故暂停检查，予平喘对症治疗后缓解继续操作，病理活检提示支气管黏膜慢性炎症伴鳞状上皮化生。

二、多学科会诊

● 影像科（卜学勇　深圳市龙岗区妇幼保健院）

此病例的特点包括：①左上肺前段为主的大片状实变影，轮廓不规则，左上肺前段支气管未显影，未见含气支气管征。整体左上肺体积有缩小趋势，呈段性肺不张。病灶主体与纵隔胸膜脂肪间隙清晰明确；②实变影周围可见小斑片影、小结节灶；③左肺上叶前段实变区内近肺门侧可见圆形高密度影；④肺门区结构没有观察到确切的肿块，主动脉弓旁淋巴结肿大，隆突下淋巴结钙化。综合上述影像学特点，考虑左上叶支气管阻塞性病变，ABPA、肺结核、支气管来源的肿瘤待排除。就本病例而言，ABPA、肺结核可能要放在前面考虑，左肺上叶前段实变区内近肺门侧可见小圆形高密度影，这是一个比较关键的征象，既可以是 ABPA 的支气管内高密度黏液栓，也可以是肺结核的钙化斑块，但肺结核实变区钙化一般较为固定，形态多不规则，而本例实变内的高密度影在随访过程中，位置和形态发生了变化，有向中心部移行的趋势，形态也由类圆形变为“柱状”，且略低于钙化密度，因此倾向考虑支气管黏液栓可能。再结合年龄、喘息症状、外周血嗜酸细胞升高的特点，考虑 ABPA 可能性大。

● 呼吸科（杨澄清　武汉市肺科医院）

患者为青年女性，咳嗽，活动后气急 2 月余。既往有疑似过敏性哮喘病史。肺功能检查示以阻塞性为主的混合型通气功能障碍。外周血嗜酸性粒细胞比例和计数均明显升高，胸部 CT 示左上肺实变影。按一元论原则诊断主要考虑嗜酸性粒细胞相关性疾病，按二元论原则诊断还需考虑结核和支气管肿瘤合并过敏性哮喘等。分析如下：①变应性支气管肺曲霉病（ABPA）。ABPA 特征性表现为哮喘、外周血嗜酸性粒细胞比例升高、中心性支气管扩张和黏液嵌塞，该患有过敏性哮喘病史，外周血嗜酸性粒细胞比例升高，支气管镜和影像学检查以阻塞性肺实变为主，还需进一步观察。②支气管中心性肉芽肿病（BG）。BG 极为罕见，多继发于结缔组织疾病或免疫抑制患者，可伴哮喘和外周血嗜酸性粒细胞升高，病理特征为富含嗜酸性粒细胞的非干酪性肉芽肿，侵犯管壁可发生支气管扩张、黏液栓。本例病理支气管黏膜活检提示支气管黏膜慢性炎症伴鳞状上皮化生，缺乏 BG 特征性表现。③嗜酸性粒细胞性肉芽肿性血管炎（EGPA）需要重点考虑。EGPA 具有多系统损害的特点，如肺部浸润、过敏性鼻炎及鼻窦炎、心脏、神经、消化系统和皮肤病变等，影像学表现为肺外周分布为主的游走性斑片影和肺磨玻璃影（GGO）。该患者无多系统受累表现，肺内病变以左上叶实变及结节影为主，EGPA 证据不足。④肺结核。左上肺实变区可见钙化样的高密度影，周围伴结节，需考虑到结核可能。但痰及支气管镜查抗酸菌均阴性，抗结核治疗后症状无改善，支持证据也不多，另需注意耐药结核的可能。⑤支气管肺癌。左上叶前段支气管阻塞，形成节段性肺不张，中心型肺癌需要警惕，但本例支气管黏膜病变组织活检未被证实。

诊断计划：围绕 ABPA 完善血清总 IgE 水平、血清烟曲霉特异性抗体（IgE 和 IgG）、烟曲霉菌皮试速发反应等检查；完善抗 MPO、PR3 检查进一步排除血管炎。可再行支气管镜检查获得满意组织学标本，进一步排除结核和肿瘤可能。

● 结核科（段慧萍　太原市第四人民院）

该患者影像学表现为实变区内部可见钙化，纵隔有钙化和肿大淋巴结，周围有多发树芽征，T-SPOT.TB 阳性，LAM 抗体阳性，符合肺结核表现，抗结核治疗效果不佳的原因可能为支气管结核肉芽肿阻塞呼吸道影响了治疗的效果。建议反复查痰抗酸杆菌涂片、结核分枝杆菌快速培养和 XpertMTB/RIF 等排除肺结核、支气管结核。关于气喘和嗜酸性粒细胞升高考虑合并了嗜酸性粒细胞相关性肺病。

后续进展

根据专家会诊意见，完善检查结果如下：

（1）血清总 IgE 水平：1910.06 IU/ml（正常值：0 ～ 60 IU/ml）；烟曲菌 m3 过敏原特异性 IgE：6.81（3 级）KU/L（正常值：0 ～ 0.35 KU/L）。

（2）支气管镜灌洗液真菌培养：生长烟曲霉菌（伏立康唑、伊曲康唑敏感，氟康唑耐药）。

（3）支气管舒张试验：阳性（吸入支气管扩张剂后 $FEV_1\%$ 为 60.1%，增加大于 15%）。

三、最终诊断

变应性支气管肺曲霉病（ABPA）。

四、治疗与转归

给予泼尼松每次 30 mg，1 次 / 日口服，总 IgE 水平下降 50% 时将泼尼松减量至每次 30 mg，隔日 1 次。症状缓解后按每 2 周减量 5 mg 逐步递减泼尼松的用量；病情稳定采用每次 5 mg，隔日 1 次，维持治疗，疗程共计 8 个月。胸部 CT 复查（图 2-4-3）显示肺部病灶逐渐吸收，支气管扩张恢复正常，治疗第 8 个月肺功能检查正常，总 IgE 水平正常，遂停药观察。

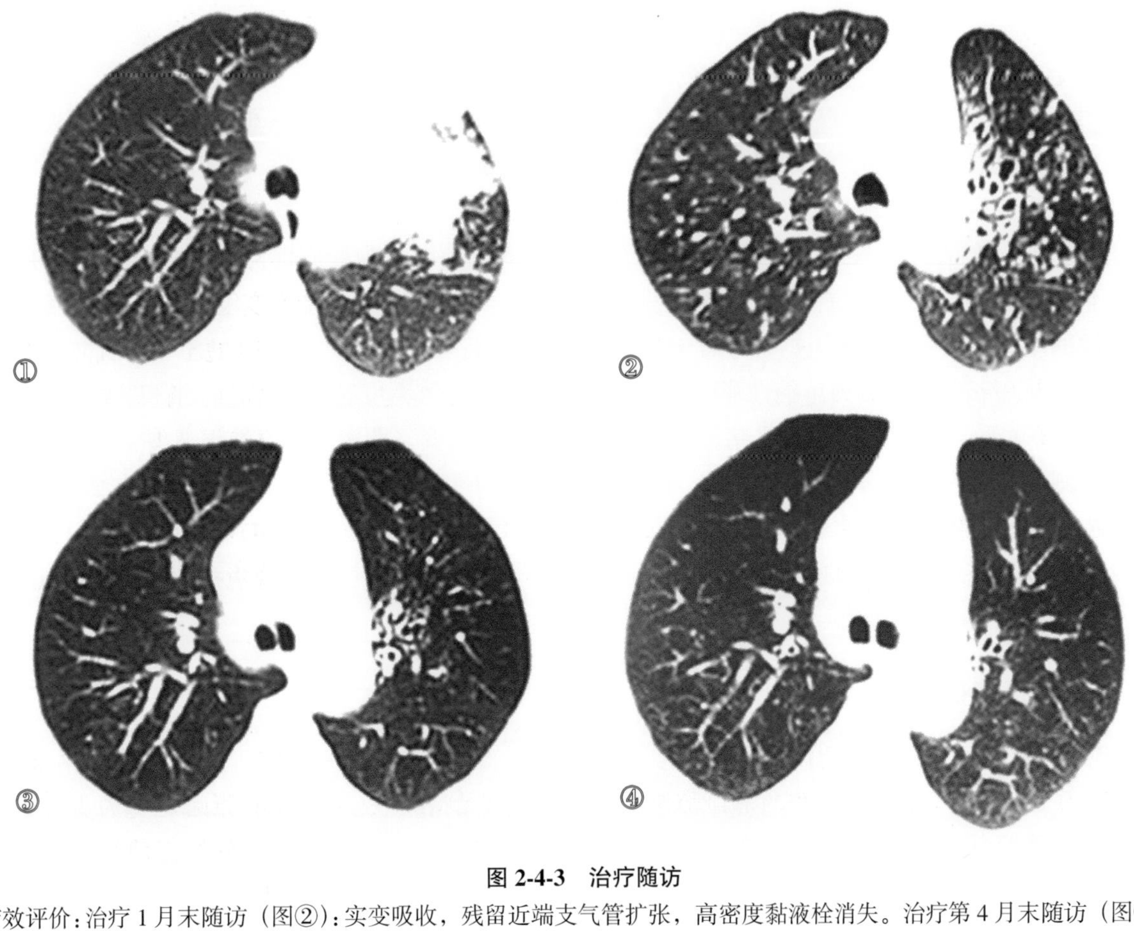

图 2-4-3 治疗随访

疗效评价：治疗 1 月末随访（图②）：实变吸收，残留近端支气管扩张，高密度黏液栓消失。治疗第 4 月末随访（图③）：近端可见中央型扩张支气管病管径变小。治疗第 8 月随访（图④）：扩张支气管管径基本恢复正常

五、专家点评

● 结核科（曾谊 南京市第二医院）

本例患者有咳喘症状，外周血嗜酸性粒细胞升高，肺CT示左上叶前段阻塞性肺不张，肺功能表现为阻塞性通气功能为主的混合型通气功能障碍（未行支气管舒张试验）。诊断应围绕哮喘合并嗜酸性粒细胞肺浸润的一系列疾病进行鉴别，常见疾病包括ABPA、EGPA、BG和其他少见的肺嗜酸性粒细胞浸润症（PIE）。在多学科会诊中影像科专家抓住了“改变形态的钙化”这一关键征象，判断为高密度黏液栓（HAM），从而使ABPA呼之欲出。经过进一步的血清总IgE和烟曲霉特异性IgE检查，最终诊断为ABPA。虽然呼吸道分泌物培养出烟曲霉，但支气管镜下呼吸道黏膜粗糙、未见明显坏死和脓性物，排除了侵袭性曲霉的可能性。因此治疗中未加用抗真菌药物治疗，仅以糖皮质激素治疗预后较好。随着黏液栓的排出，中心性支气管扩张逐渐恢复正常，提示具有可逆性。需要说明的是HAM并非真的发生钙化，而是金属离子的沉积表现出的“钙化样”表现，其CT值通常低于钙化。

本例误诊为“肺结核”，作者有以下几点体会：①重视ABPA的重要线索和临床特征“哮喘和外周血嗜酸性粒细胞增多”；②客观评价γ-干扰素释放试验（IGRAs）的诊断价值。从应用来看，IGRAs在结核高感染地区的应用价值有限，由于不能区分结核潜伏感染（LTBI）和活动性肺结核，结果仍应结合临床具体分析；③建立病例分析的逻辑思维。本例阻塞性肺不张给临床医生带来困惑。通过支气管镜检查发现了肉芽肿性增生引起管腔阻塞，并采取了必要的解除梗阻措施，在影像学上捕捉到了高密度黏液栓向心性移动这一特点，反映了黏液栓的排出过程。最后由于ABPA曲霉非侵袭性特点使支气管扩张的可逆性得到合理解释。建立合理逻辑思维习惯，可以提高对复杂疾病的诊断水平，这应是多学科会诊的价值所在。

六、关联知识点——变应性支气管肺曲霉病

变应性支气管肺曲霉病（allergic bronchopulmonary aspergillosis，ABPA）是烟曲霉菌致敏引起的一种变态反应性疾病，表现为慢性支气管哮喘和反复出现的肺部阴影，可伴支气管扩张。机体对寄生于支气管内曲霉产生的变态反应性炎症，也可见于其他真菌，统称为变应性支气管肺霉病（ABPA），曲霉属仍然是致病的主要病原体。ABPA的易患因素是支气管哮喘、囊性纤维化（CF），以及各种原因所导致的结构性呼吸道损害。据统计有1% ～ 2%的支气管哮喘和7% ～ 9% CF患者会合并ABPA。有些ABPA患者被长期漏诊为单纯性哮喘，而延误了治疗，导致不可逆的支气管扩张和肺纤维化等严重后果。ABPA是人体对烟曲霉发生超敏反应而引起的一种病变。曲菌孢子在支气管黏液中生长出菌丝，从而刺激CD_4^+T细胞分化而产生IgE、IgG抗体，引起Ⅰ型和Ⅲ型变态反应，致敏肥大细胞释放的炎性介质引起支气管痉挛、水肿和嗜酸性粒细胞聚集；而免疫复合物形成后与补体结合，进一步导致炎性介质释放，强烈的炎性反应可能使支气管破坏、支气管扩张，产生肺间质炎症以及肺纤维化。后期肉芽肿的形成提示Ⅳ型变态反应在ABPA发生机制中的作用。

（一）病理特征

ABPA的病理表现包括渗出性支气管炎、黏液嵌塞、富含嗜酸性粒细胞的非干酪性肉芽肿、近端支气管的囊性扩张、肺不张和嗜酸性粒细胞肺炎。支气管常见嗜酸性粒细胞、淋巴细胞和浆细胞浸润。黏液嵌塞的痰栓由浓缩退化的嗜酸性粒细胞板层及曲霉菌丝组成，有时呼吸道壁和肺组织可见霉菌丝。黏液嵌塞伴支气管扩张多发生于近端，而远端正常，除嗜酸性粒细胞浸润以外，偶见肺实质坏死性肉芽肿和闭塞性细支气管炎。尽管组织标本有明显的嗜酸性粒细胞浸润，但支气管肺泡灌洗液很少发现。

与慢性嗜酸性粒细胞肺炎（CEP）和嗜酸性粒细胞性肉芽肿性血管炎（EGPA）有明显不同。

（二）临床特征

ABPA 临床无特征性表现，喘息为其最常见的症状，发作时还可有胸闷、咳嗽、咳痰、咯血、发热、胸痛、乏力、食欲减退等症状。部分患者偶尔咳出大小不一的棕色痰栓，但只见于 31% ～ 69% 的患者。由于这种棕色痰栓易检查出真菌菌丝，故对 ABPA 诊断具有意义。在缓解期症状消失或减轻。大约一半的患者有遗传性过敏症的个人 / 家族史，部分患者长期被误诊为支气管哮喘。Patterson 等将 ABPA 分为五个阶段，即急性、缓解、恶化、糖皮质激素依赖性哮喘和和肺纤维化。分类只适用于哮喘患者，并不适用于囊性肺纤维化（CF）患者。ABPA 按照有无支气管扩张可分为支气管扩张型（ABPA-B）和血清型（ABPA-S）。实验室检查：外周血嗜酸细胞升高＞ 0.5×10^9/L。痰曲霉菌培养的阳性率为 39% ～ 60%。急性期可表现为可逆性阻塞性通气障碍。血清总 IgE ＞ 1 000 U/ml，同时烟曲霉菌特异性抗体＞ 0.35 kUA/L，以及皮肤速发性反应阳性。并非上述所有指标均达到标准才能诊断，需要结合起来考虑。具体可参照 2017 年《变应性支气管肺曲霉病诊治专家共识》。

（三）影像学特征

ABPA 的影像学表现为肺部浸润影和实变影，具有一过性、反复性和游走性特点，中心支气管扩张、高密度黏液栓是其代表性特点。黏液嵌塞及支气管炎症可导致肺实变、肺不张、小叶中心结节和树芽征表现。

1．中心性支气管扩张　表现为病变局限在中线内侧 2/3 肺野内（图 2-4-4），即近端支气管呈柱状或囊性扩张，远端支气管可正常，主要发生于上叶肺组织。ABPA 的支气管扩张（支扩）主要由支气管腔内黏液栓充填、阻塞引起，具有可逆性。晚期可有管壁破坏、纤维组织增生。

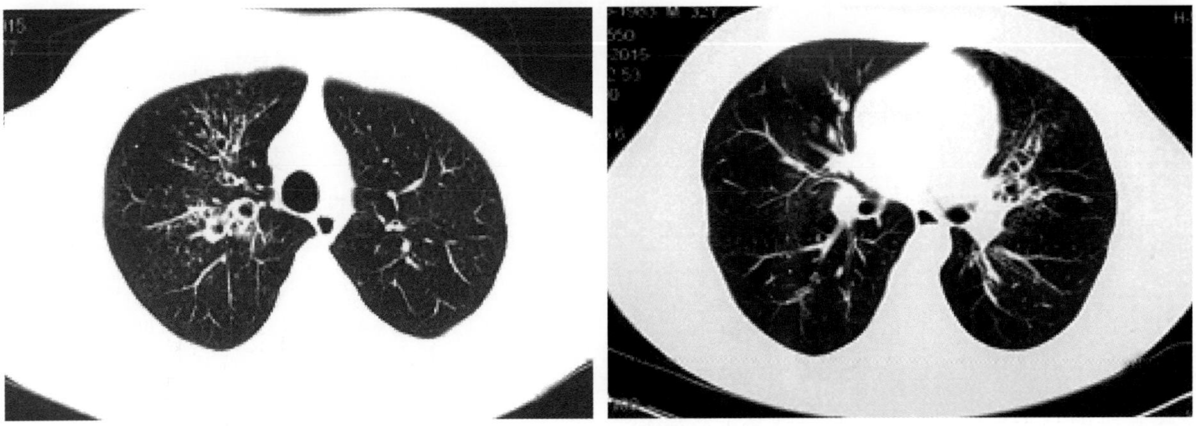

图 2-4-4　ABPA 的中心性支气管扩张

2．黏液嵌塞征　特指呼吸道被黏液分泌物填塞。当受影响的为较大呼吸道时，嵌塞的分泌物在 CT 上表现为自肺门向外周放射状分布的棒状、柱状、卵圆形和分枝状较高密度影。典型影像为手指形状，称为指套征。约有 20% 的黏液栓为高密度黏液栓（high attenuation mucus，HAM），CT 值可高达 108 ～ 168 Hu（图 2-4-5）。HAM 的形成机制尚未完全阐明，可能与菌丝使黏液变稠、浓缩，以及钙、金属离子的沉积等有关，其形成过程可能与真菌性副鼻窦炎的病理过程相类似。但得到公认的是，HAM 的形成更容易发生支气管的嵌顿，局部炎症更为严重；HAM 预示着更严重的免疫指标异常（包括外周血嗜酸细胞、血清总 IgE、烟曲霉特异性 IgE）。

3．病变游走性　ABPA 的影像学改变还可以表现为游走性的肺浸润影，可伴有树芽征、小叶中心性结节和不同程度的柱状支气管扩张。游走性病变形成的机制与机体不同部位对吸入的霉菌孢子产生变态反应的程度和时间的差异，以及再次吸入霉菌孢子引发新的变态反应有关。其病理学的异常表现为段或亚段的嗜酸性粒细胞、单核细胞浸润；呼吸道壁及周围肺组织的炎症反应引起腺体分泌增多。ABPA 的支气管扩张也可出现游走性，可借此与其他出现肺内游走性浸润影的疾病相鉴别（图 2-4-6）。

（四）ABPA 的诊断标准

ABPA 的诊断标准参照中华医学会呼吸病学分会哮喘学组 2017 年制定的《ABPA 诊治专家共识》（表 2-4-1）。

表2-4-1 2017年ABPA诊治专家共识

诊断标准（须具备第 1 项、第 2 项和第 3 项中的至少 2 条）
1．相关疾病
（1）哮喘
（2）其他：支气管扩张、慢性阻塞性肺疾病、肺囊性纤维化等
2．必须条件
（1）烟曲霉特异性 IgE 水平升高（＞ 0.35 kUA/L），或烟曲霉菌皮试速发反应阳性
（2）血清总 IgE 水平升高（＞ 1 000 U/ml）[a]
3．其他条件
（1）血嗜酸性粒细胞计数 0.5×10^9 个 /L[b]
（2）影像学与 ABPA 一致的肺部阴影[c]
（3）血清烟曲霉特异性 IgG 抗体或沉淀素阳性

注：a．如果患者满足其他所有的诊断标准，而血清总 IgE 值＜ 1 000 IU/ml 亦可诊断为 ABPA。
b．使用激素者可正常，以往的数据可作为诊断条件。
c．一过性病变包括实变、结节、牙膏征或指套征、游走性阴影等，持久性病变包括支气管扩张、胸膜肺纤维化等。

（五）ABPA 的治疗

ABPA 的激素疗法：泼尼松起始剂量为 0.5 mg/kg，维持 2 周；继之 0.25 mg/kg，维持 4 ～ 6 周；然后根据病情减量。总疗程 6 个月以上。目前认为应用糖皮质激素患者出现复发或加重应考虑抗真菌治疗。已有研究证实了抗真菌药物对 ABPA 的治疗效果，伊曲康唑和伏立康唑具有相同疗效。抗真菌治疗的作用机制包括减轻抗原负荷，以及通过抑制细胞色素酶 P4503A4 减缓激素代谢从而减少激素用量。近年来有报道证实，重组人源化 IgE 单克隆抗体 - 奥马珠单抗在减少 ABPA 急性加重及糖皮质激素依赖方面有一定作用，但仍需随机对照实验进一步证实。

参考病例

病例 1（图 2-4-5） 女，37 岁。主诉：咳嗽，咳痰伴气促 1 月余。外周血嗜酸性粒细胞及总 IgE 水平明显升高。图①～②左上肺尖后段不规则实变及小结节。图②～④，病变密度不均，散在高密度影，HAM。

病例 2（图 2-4-6） 女，36 岁。主诉：频繁发作咳喘、胸闷 2 年余。血清总 IgE 水平＞ 1 000 IU/ml，烟曲菌 m3 过敏原特异性 IgE 为 37.02（4 级）kU/L，ABPA。图①：CT 表现为右上叶前段可见斑片状肺实变。图②：2 月后 CT 出现左肺下叶基底段扩张的支气管内有黏液栓形成，呈指套状改变。

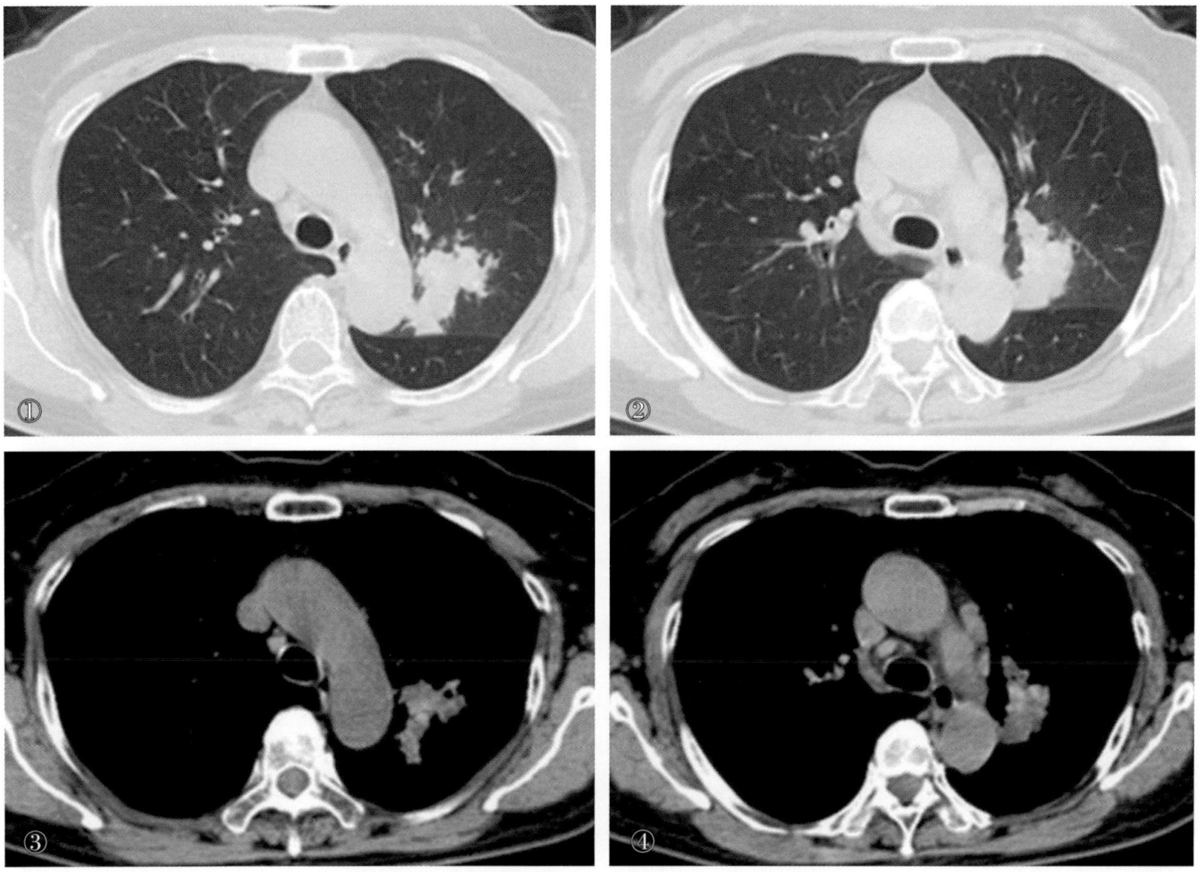

图 2-4-5 胸部 CT 见肺实变、结节、高密度黏液栓

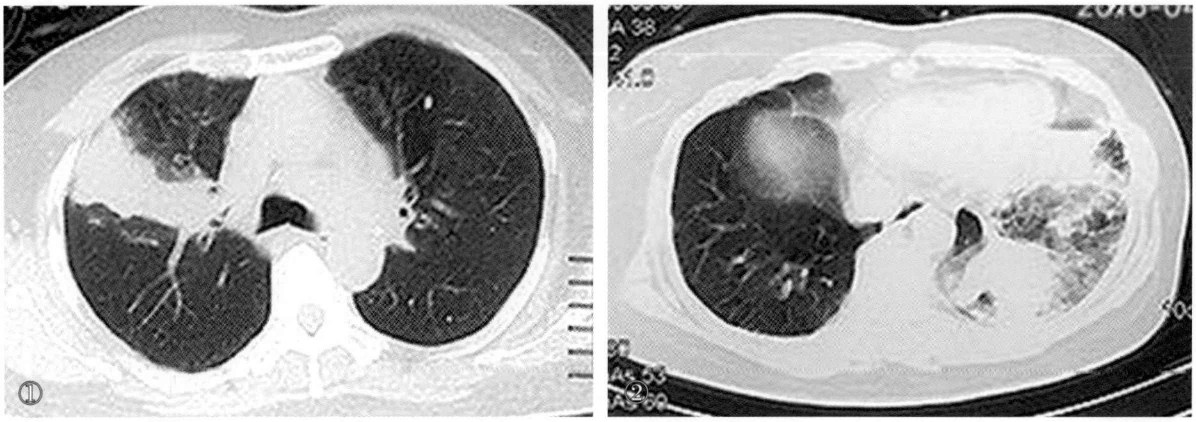

图 2-4-6 胸部 CT 见支气管黏液栓、指套状

七、要点速记

1．哮喘和外周血嗜酸性粒细胞升高是 ABPA 的重要线索。

2．ABPA 的重要影像学特征有中心性支气管扩张、指套状改变、高密度黏液栓、游走性。

3．激素是 ABPA 主要治疗手段，疗程不少于 6 个月。

4．ABPA 的支气管扩张经有效治疗后具有可逆性。

（曾 谊 张 嵩 编写 / 整理 路希维 审校）

参考文献

1. 中华医学会呼吸病学分会哮喘学组．变应性支气管肺曲霉病诊治专家共识［J］．中华结核和呼吸杂志，2017，97（37）：2650-2056．

2. Agarwal R，Chakrabarti A，Shah A，et al．Allergic bronchopulmonary aspergillosis：review of literature and proposal of new diagnostic and classification criteria［J］．Clinical and Experimental Allergy，2013，43（8）：850-873.

3. Knutsen A P，Mueller K R，Levine A D，et al．Asp f I $CD4^+$ TH2-like T-cell lines in allergic bronchopulmonary aspergillosis［J］．Journal of Allergy & Clinical Immunology，1994，94（1）：215-21.

4. Phuyal S，Garg MK，Agarwal R，et al．High-attenuation mucus impaction in patients with allergic bronchopulmonary aspergillosis：objective criteria on high-resolution computed tomography and correlation with Serologic parameters［J］．Current Problems in Diagnostic Radiology，2016，45（3）：168-173.

5. Voskamp AL，Gillman A，Symons K，et al．Clinical efficacy and immunologic effects of omalizumab in allergic bronchopulmonary aspergillosis［J］．Allergy Clin Immunol Pract，2015，3（2）：192-199.

6. Walsh TJ．treatment of aspergillosis：Clinical practice gu xiaoidelines of the infectious diseases society of America［J］．Clinical Infectious Diseases，2008，46（3）：327-360.

病例 5　咳嗽、发热，伴左上肺巨大薄壁囊腔

一、病例特点

（一）简要病史

女，19 岁，学生。主诉：间断咳嗽、咳痰、发热 21 个月，加重 4 月。患者 21 个月前受凉后出现咳嗽，咳痰，咳黄白痰，每日 20 ~ 30 ml，伴发热，体温为 38 ~ 40 ℃，于当地医疗机构行 CT 检查发现左上肺病变伴空洞形成（图 2-5-1），诊断为肺结核，予 3HRZE/7HR 治疗，治疗第 2 个月症状消失，继续治疗 1 年后停药。期间多次 CT 复查示左上肺巨大薄壁囊腔影，大小形态无明显变化（图 2-5-2）。入院前 4 个月患者无明显诱因再次出现咳嗽，咳黄绿痰，发热，体温高达 38 ℃，胸部 CT 示（图 2-5-3）左上肺巨大囊腔，囊壁增厚，内见少量气液平，病变较前明显加重，期间患者间断使用过头孢类抗生素（具体不详），仍有间断低热，咳嗽、咳痰无缓解。病来体重减轻 10 kg。为进一步诊治来我院。

（二）既往史

既往体健，无特殊病史。

（三）体格检查

T 38.7 ℃，P 90 次 / 分，R 22 次 / 分，BP 120/70 mmHg，左上肺叩过清音，左上肺呼吸音减弱，未闻及干、湿啰音，脊柱右侧弯，余未见异常。

（四）辅助检查

1．实验室检查

（1）血常规：白细胞（WBC）15.04 × 10^9/L ↑、中性粒细胞（N）0.36 ↓、嗜酸性粒细胞百分比（E）0.41 ↑、血红蛋白（Hb）135 g/L，血小板（Plt）373 × 10^9/L ↑；外周血涂片：嗜酸性粒细胞 37% ↑；ESR 48 mm/h ↑；C- 反应蛋白（CRP）＜ 8 μg/ml。

（2）血气分析：pH 7.41、$PaCO_2$ 42 mmHg、PaO_2 73 mmHg ↓、SaO_2 94%。

（3）二便常规、凝血功能、生化检查均正常。

（4）肿瘤相关检查：肿瘤标志物检测阴性；痰找癌细胞阴性（3 次）。

（5）感染相关检查：乙肝病毒、丙肝病毒及 HIV 均为阴性；病毒五项和呼吸道病毒九项均为阴性；肺炎衣原体、支原体、军团菌抗体均为阴性；G 试验和 GM 试验阴性；降钙素原（PCT）＜ 0.05 ng/ml。结核感染 T 细胞斑点试验（T-SPOT.TB）阳性；痰结核分枝杆菌 PCR 阴性；痰涂片抗酸染色阴性（3 次）。痰涂片：见大量 G^+ 球菌，部分位于白细胞内部；少量真菌菌丝及孢子；痰培养：见少量烟曲霉；痰六胺银染色阴性；痰放线菌培养及奴卡菌培养阴性。

（6）免疫学检查：类风湿因子（RF）336 IU/ml ↑；抗核抗体（ANA）、可提取的核抗原（ENA）、抗中性粒细胞胞质抗体（ANCA）未见异常；IgE ＞ 3 000 IU/ml ↑（0 ～ 87）、IgG、IgA、IgM 及 C3、C4 大致正常；总 IgE ＞ 5 000 kU/L ↑（＜ 60）、烟曲霉特异性 IgE 18.9 kU/L（3 级）、白色念珠菌 18.4 kU/L（4 级）。

2．支气管镜　左肺固有上叶支气管黏膜可见颗粒样突起，左肺下舌叶支气管腔内可见黄色分泌物涌出。支气管冲洗液可见大量白细胞，培养烟曲霉生长，其他寄生虫（虫卵、原虫、滴虫）检测（–），找癌细胞（–）。

3．影像学检查　左上肺尖后段不规则实变伴多发性空洞（图 2-5-1）。三个月后，在病变局部形成薄壁囊腔（图 2-5-2）。半年后囊腔进一步增大（图 2-5-3）。

二、多学科会诊

● 结核科（张立群　首都医科大学附属北京胸科医院）

患者青年女性，慢性病程。反复出现咳嗽、咳痰、发热。经规律抗结核治疗后症状反复，多次行结核分枝杆菌病原学检查均为阴性（痰及支气管冲洗液涂片培养、PCR 检测），而病灶以坏死性病变为主，从早期的渗出性病灶到巨大囊腔合并感染，提示为一个难以控制的感染性病变的进程，从目前

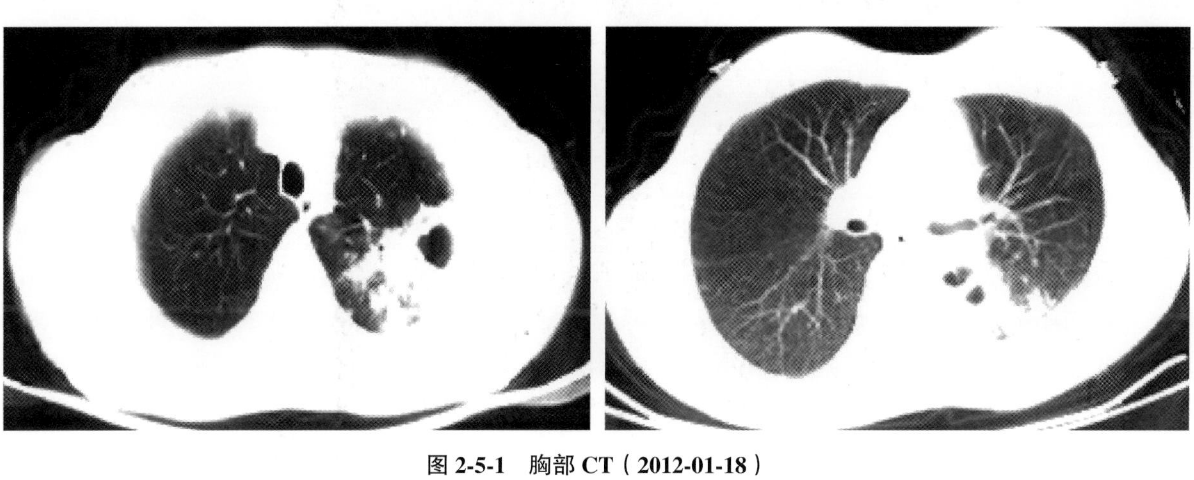

图 2-5-1　胸部 CT（2012-01-18）

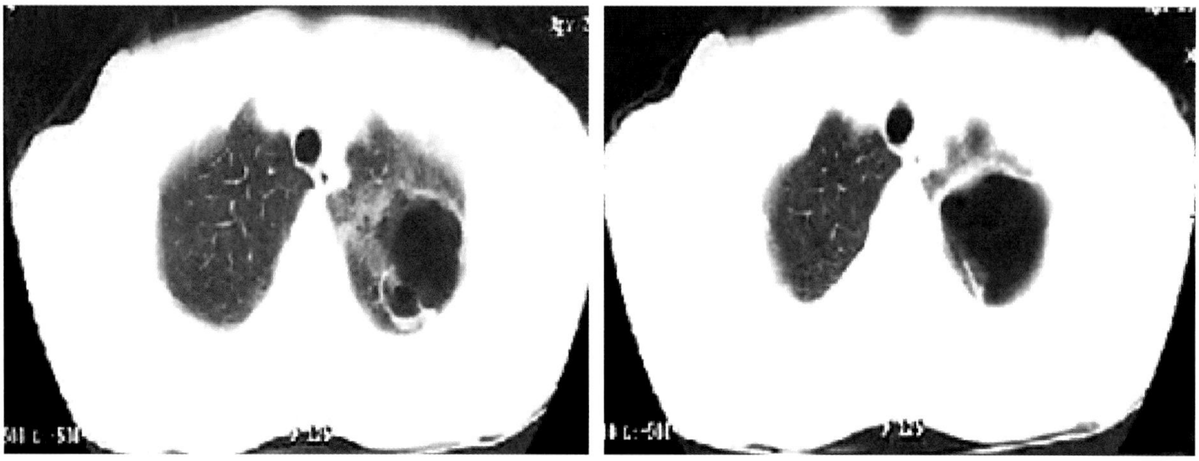

图 2-5-2 胸部 CT（2013-04-25）

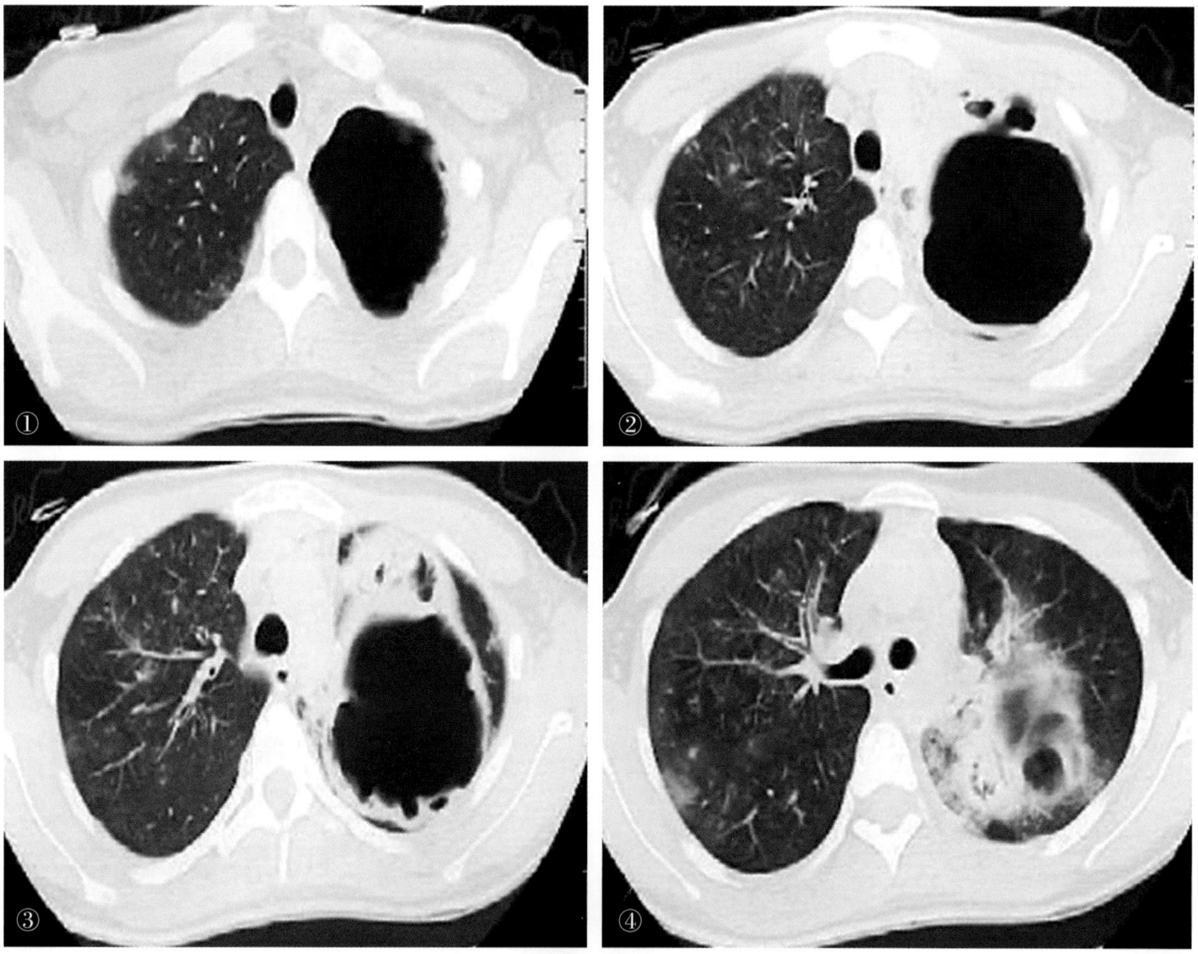

图 2-5-3 胸部 CT（2013-07-19）

的辅助检查来看，多次结核分枝杆菌病原学检测阴性，虽然血 T-SPOT.TB 阳性，但肺结核诊断证据不足。其他病原学检测：痰六胺银染色（-），痰放线菌培养及奴卡菌培养（-），除外少见病原菌感染。因痰涂片见少量真菌菌丝及孢子，痰培养见少量烟曲霉，支气管冲洗液培养见烟曲霉生长，因此，肺曲霉病诊断成立。侵袭性肺部真菌病进展较快，且无外周血嗜酸性粒细胞显著升高及血清 IgE 异常升高的特点，可排除。该患者 IgE 明显升高，但无哮喘表现，未见中心性支气管扩张，仅表现为巨大囊腔伴炎性浸润，及周围肺组织坏死，ABPA 证据不足。慢性肺曲霉病可发生于结构性肺病，如空洞及囊腔中，本例需考虑。本例总 IgE 显著升高（> 5 000 kU/L ↑）需要鉴别的疾病有：嗜酸性肉芽肿性多血管炎（EGPA）、寄生虫感染、肿瘤等。而 BALF 寄生虫（虫卵、原虫、滴虫）检测阴性可除外肺部寄生虫病；21 个月的慢性病程，痰及 BALF 查肿瘤细胞阴性可除外肺部恶性肿瘤。EGPA 可表现为 IgE 显著升高，但该患 ANCA 阴性，无哮喘，缺乏全身多系统累及的特点，缺乏诊断依据。因此患者目前诊断考虑慢性肺曲霉病。建议给予抗真菌治疗，观察临床症状的改善及影像学转归。

● 影像科（卜学勇　深圳市龙岗区妇幼保健院）

该患者病史较长。末次胸部 CT 表现为左上肺巨大囊腔样变，囊壁较厚，周围组织渗出明显，双肺多发小叶中心结节、树芽征和磨玻璃影，段及亚段支气管管壁广泛增厚。影像学诊断符合肺内感染。从既往影像资料分析该患者肺囊变是既往感染导致，2012 年行胸部 CT 可见左上肺渗出性实变伴空洞形成，符合肺内感染，2013 年 4 月可见囊壁较薄，周围无炎性渗出，属感染后残留的转归表现。本次再发感染，支气管镜检查曲霉菌阳性，说明曲霉菌感染是在囊性变基础上继发的。另外，该患者 CT 表现为支气管管壁增厚，肺内多发沿支气管分布的结节影，呈树芽征表现，是否有合并曲霉性气管支气管炎的可能？患者嗜酸性粒细胞及 IgE 显著升高的原因，仍未明确。目前 ABPA 的诊断不能排除，中心支气管扩张并不是 ABPA 诊断的唯一证据（如血清型 ABPA），另外原发性 IgE 增高的疾病，如高 IgE 综合征需要考虑，由于该病存在免疫功能受损，复发性肺内感染是本病的显著特征。

● 呼吸与危重症医学科（金建敏　北京同仁医院）

本病例特点包括①青少年女性；②反复感染，支气管镜呼吸道分泌物查到曲霉菌，肺真菌病诊断成立；③嗜酸性粒细胞和血清 IgE 明显升高，无法用常见的引起嗜酸性粒细胞升高的疾病解释；④脊柱侧弯。结合上述，需考虑高 IgE 综合征可能。该病主要特征有：①慢性湿疹性皮炎；②常伴有中性粒细胞趋化功能障碍，表现为反复发作的皮肤和肺脓肿；③外周血嗜酸性粒细胞计数增高，血清 IgE 显著增高，可达正常值 10 倍以上；④乳牙脱落延迟。对照本患者病例特点，应高度怀疑此病。建议进一步追问和完善病史并行外周血粒细胞功能检测以明确诊断。

后续进展

经仔细询问病史，补充病史如下：患者幼年乳牙脱落延迟（7 岁乳牙脱落），幼年时反复出现皮肤脓肿，瘙痒性皮疹。进一步外周血粒细胞功能检测：患者的粒细胞趋化功能明显降低（趋化的粒细胞数目明显低于对照组），补充基因检测：STAT3 基因突变（–），根据 NIH-HIES 评分系统，患者评分大于 40 分。考虑：高 IgE 综合征。

● 呼吸科（张嵩　山东省立医院）

本例病例特点为青年女性，病史较长，肺部改变较前进展，以左肺巨大气囊影为主。许多感染性疾病如金葡菌等均可形成气囊，但本例反复感染，肺内形成巨大囊腔，单纯以感染性疾病难以解释。结合患者嗜酸性粒细胞增多，血清 IgE 明显升高，追问病史有湿疹样皮炎（出生时或生后不久）、反复发作的皮疹和肺脓肿（冷脓肿）和乳牙脱落延迟，支持高 IgE 综合征诊断。高 IgE 综合征的重要特征是慢性湿疹、反复的多系统感染，血清 IgE 水平明显增高，大于正常值 10 倍以上，一般大于 2 000 U/mL。可有 T 淋巴细胞亚类减少，Th/Ts 比例增高。外周血象多有嗜酸性粒细胞增多，感染时白细胞及中性粒细胞比例增高。此种疾病患者常合并骨骼以及牙齿发育问题，可有骨代谢异常、成骨不全和病理性骨折。其皮肤表现常为冷脓肿性质皮损，通常不伴有发热等症状。肺部感染最常见致病菌为金黄色葡萄球菌和流感嗜血杆菌。由于反复发作肺炎、肺脓肿，肺内可见多发肺气囊形成。本例符合高 IgE 综合征合并肺曲霉病。

- 呼吸科（佘丹阳　中国人民解放军总医院）

本例诊断应考虑慢性肺曲霉病（CPA）而非呼吸道播散性肺曲霉病，主要基于以下原因：①临床进程，呼吸道播散性肺曲霉病实质上是一种侵袭性肺曲霉病，所以通常表现为急性病程，极少数可以呈亚急性病程，但原则上不应超过 3 个月，临床表现大多比较危重，如果发病初期得不到有效治疗，往往迅速进展累及双侧呼吸道和肺实质，引起呼吸衰竭；相反，慢性肺曲霉病则病情进展缓慢而隐袭，病程一般都在 3 个月以上，临床症状往往与结核相似，表现为慢性咳嗽咳痰、发热、咯血、消瘦等；②从影像学表现上看，呼吸道播散性肺曲霉病肺内病变通常呈双侧向心性分布，即双肺内中带病变往往重于外带，单侧受累时右肺受累多于左肺，这与其吸入性的感染方式有关；而 CPA 的主要影像表现包括空洞、上肺的毁损性纤维化、胸膜肥厚，其中，空洞不仅仅指曲霉感染直接导致空洞，也包括曲霉感染后使原有肺内基础疾病导致的空洞发生形态和结构的变化，包括空洞壁增厚、空洞扩大、空洞内出现真菌球等；③支气管镜下出现呼吸道黏膜的菌斑、焦痂、溃疡，是呼吸道播散性肺曲霉病最直接的证据，即急性呼吸道黏膜侵袭的表现，而一般不会有“颗粒样突起”样表现。基于上述三方面的综合分析，认为该例患者诊断为慢性肺曲霉病更合适，而非呼吸道播散性肺曲霉病。

烟曲霉特异性 IgE 阳性也应引起重视，在 CPA 中，此类抗体阳性率也比较高，如果能补充烟曲霉特异性 IgG 的检测结果会更有说服力。双肺的支气管肺炎可以考虑为经呼吸道的慢性炎症，但不宜诊断为呼吸道侵袭性肺曲霉病，因为除了严重免疫缺陷患者中出现的血管侵袭性肺曲霉病外，其他类型的肺曲霉病实际上都是经呼吸道吸入感染的（包括 CPA 在内），但呼吸道侵袭性肺曲霉病有其特定的含义，即应符合急性、侵袭性炎症的特点。

三、最终诊断

高 IgE 综合征，慢性肺曲霉病。

四、治疗与转归

予头孢西丁 + 伏立康唑抗真菌及混合感染，患者症状缓解出院。此后随访一年，患者仍有间断咳嗽、咳痰、发热，均予抗感染对症治疗后症状消失，肺部 CT 显示左上肺空腔病变较前好转，但仍残留巨大空腔。

五、专家点评

- 感染科（申阿东　首都医科大学附属北京儿童医院）

本病临床特点：幼年时反复出现皮肤脓肿，瘙痒性皮疹，乳牙脱落延迟（7 岁乳牙脱落），反复肺部严重感染。实验室检查：血清 IgE 明显升高［IgE ＞ 5 000 kU/L（正常值＜ 60 kU/L）］，嗜酸性粒细胞计数增高，粒细胞趋化功能明显降低。根据患者上述临床特点应考虑高 IgE 综合征。

STAT3 基因突变是导致高 IgE 综合征（HIES）的原因之一。尽管该患者信号传导和转录激活物 3（*STAT3*）基因突变（–），临床也不能除外高 IgE 综合征诊断。分析 *STAT3* 基因突变（–）原因可能存

在以下情况：高 IgE 综合征是一种罕见的原发性免疫缺陷病，通常分为常染色体显性遗传 HIES（AD-HIES）和常染色体隐性遗传 HIES(AR-HIES)。AD-HIES 居多（60% ~ 70%），以 *STAT3* 基因突变为主。根据文献报道，*R382W/Q*、*V637M* 等突变是导致 AD-HIES 的热点突变位点。但是随着对于 AD-HIES 研究的不断深入，越来越多的突变被发现（例如 Y705H）。如果该患者只检测热点突变位点，而没有进行全位点测序，担心会漏掉突变位点，从而导致假阴性结果；如果该患者是大片段缺失突变，传统的一代测序无法对患者的基因突变进行准确的检测。现代科技发展迅速，开展全基因组测序可能提高检出阳性率。但若是非遗传相关专业人员读取结果，也可能会漏掉阳性突变位点。

另外，常染色体隐性遗传高 IgE 综合征多由 *TYK2*、*PGM3*、*DOCK8* 基因突变引起。有研究报道，有些患者虽具有 HIES 共同表现，*STAT3* 基因测序未发现突变，但具有 *DOCK8* 基因突变（有大片段的碱基缺失、点突变和点缺失），也可以出现 *STAT3* 基因缺陷的临床表现，即牙齿和骨骼异常。该患者也存在 *TYK2*、*PGM3*、*DOCK8* 基因突变引起 AR-HIES 的可能，也需要进一步评价。

六、关联知识点——高 IgE 综合征

高 IgE 综合征（hyper-immunoglobulin E syndrome，HIES，Job's syndrome），1966 年 Davis 首次以“Job 综合征”报道本病，1972 年 Buckley 将其正式命名为高 IgE 综合征，目前国内外没有确切的发病率报道。HIES 分为常染色体显性遗传（AD-HIES）和常染色体隐性遗传（AR-HIES）两个类型。AD-HIES 较多见，60% ~ 70%。是由于信号传导和转录激活物 3（*STAT3*）基因突变引起，*STAT3* 是一种转录因子，其突变可干扰 IL-6、IL-10、IL-22、IL-23 及巨噬细胞集落刺激因子，从而影响免疫反应。而 AR-HIES 是由无功能糖基转移酶样蛋白（*DOCK8*）基因和酪氨酸激酶 2（*TYK2*）基因突变导致，多见于近亲婚配者所生子女，由于 *DOCK8* 缺失可引起 T 淋巴细胞和 B 淋巴细胞联合免疫缺陷，这导致患者对病毒和细菌的易感性，以及皮肤的高敏性增加。

（一）高 IgE 综合征临床表现

1．AD-HIES 与 AR-HIES 的临床特点 AD-HIES 患者的临床表现复杂多样。共性特点：①出生时或生后不久即开始出现顽固性湿疹样皮炎；②血清 IgE 水平显著增高；③外周血嗜酸性粒细胞增高；④反复发作的皮肤或肺脓肿。HIES 的感染主要在皮肤和肺。反复发作的皮肤化脓性感染，通常无红、肿、热、痛，因而又称之为“冷脓肿”。特征性的面容包括面容粗糙、前额隆突、宽鼻梁、大鼻子、齿异常、颊颌不对称。其他特点包括轻微外伤后骨折、乳牙脱落延迟、脊柱侧弯、关节伸展过度、血小板增高等。

AR-HIES 仅累及免疫系统，而不出现骨骼、牙及结缔组织病变。与 AD-HIES 表现相似，几乎所有 HIES 患者在婴幼儿期均可发生严重的皮疹。与 AD-HIES 比较而言，顽固的病毒感染在 AR-HIES 常见。皮肤病毒感染可累及 90% 的 AR-HIES 患者，较常见的病毒包括单纯疱疹病毒、乳头状瘤病毒、巨细胞病毒和水痘带状疱疹病毒等，并可早期诱发恶性肿瘤。皮肤和肺的细菌、真菌感染均较常见。肺部的反复感染也是其主要特点。

2．AD-HIES 与 AR-HIES 的肺部感染特点 AD-HIES 患者在出生后头几年即可表现为肺复发性化脓性肺炎，致病菌多由金黄色葡萄球菌、肺炎链球菌和流感嗜血杆菌引起。由于感染导致的全身症状较少，容易延误诊断。初期对抗生素的治疗反应良好，但因诊断延迟可能会导致并发症的发生，如脓胸、肺囊肿、肺大泡、支气管扩张。一旦肺部化脓性感染形成，病原菌扩大到非结核分枝杆菌（NTM）、曲霉菌，以及革兰氏阴性菌（如铜绿假单胞菌）。其中真菌和革兰氏阴性杆菌更容易引起慢性感染，导致大咯血和广泛耐药，这是导致复发和死亡的主要原因。肺曲霉菌感染发生于预先存在的

肺囊肿和支气管扩张，导致慢性肺曲霉病。偶尔可出现变应性支气管肺曲霉病（ABPA）的特点。由于高血清 IgE 水平和特异性血清学的假阳性，诊断起来非常困难。

AR-HIES 的肺部感染一般较严重，可合并中枢神经系统感染，病死率较高。复发性细菌性和病毒性肺炎感染可导致严重支气管扩张，也可发生耶氏肺孢子菌肺炎。由于该型多合并过敏性疾病，可并发 ABPA。

（二）高 IgE 综合征诊断

HIES 患儿有许多免疫系统的异常表现。所有 HIES 患儿血清 IgE 均明显增高，用 ELISA 法测定血清总 IgE 一般均超过 2 000 IU/ml，有个别高达 5 000 IU/ml，高水平 IgE 比较恒定，波动一般不超过 50%。末梢血及局部嗜酸性粒细胞增多。中性粒细胞及单核细胞的趋化作用缺陷。根据以下特点提示 HIES：①婴幼儿复发性皮疹、肺部感染和寒性脓肿。②血清总 IgE 超过 2 000 IU/ml。③嗜中性粒细胞趋化性障碍。根据美国国立卫生院（NIH）制定的评分系统（NIH-HIES），NIH-HIES 评分＞ 40 分，高度疑诊；20 ～ 40 分，可疑；＜ 20 分，可能性不大。

（三）治疗

AD-HIES 的预后相对较好。通过保守治疗可以长期生存。AR-HIES 由于严重的感染和并发肿瘤预后不良。治疗原则：AD-HIES 的治疗关键是积极控制肺内感染和皮肤感染，抗生素治疗可使病情得到控制。预防性抗生素治疗可能会使患者受益。AR-HIES 患者合并抗体缺陷，需应用免疫球蛋白预防感染发生。对于反复发作的病毒感染可使用 IFN-a 和西多福韦。对有 *DOCK8* 基因突变的 AR-HIES 患者行异基因造血干细胞移植取得进展。由于 AD-HIES 和 AR-HIES 患者的治疗方法存在不同，因此做出确定的分子水平诊断是治疗的前提。

七、要点速记

1．HIES 是一种罕见而复杂的原发性免疫缺陷病，临床以顽固湿疹样皮疹、反复细菌感染引起的皮肤及肺部脓肿，并伴有血清 IgE 水平显著升高为特征。

2．HIES 分为常染色体显性遗传（AD-HIES）和常染色体隐性遗传（AR-HIES）两个类型。AD-HIES 占 60% ～ 70%。

3．在影像学上 AD-HIES 继发性感染形成肺气囊，而 AR-HIES 以肺内感染和支气管扩张为主要表现。

4．HIES 目前尚无根治性治疗，主要是抗感染及对症治疗。AD-HIES 预后相对良好，AR-HIES 容易合并重症感染和肿瘤，需要采取多种治疗措施。

（张立群 编写 / 整理　路希维 审校）

参考文献

1．Davis SD，Schaller J，Wedgwood RJ．Job's syndrome recurrent cold staphylococcal abscesses [J]．Lancet，1966，1（7445）：1013-1015.

2．Freeman AF，Domingo DL，Holland SM．Hyper IgE（Job's）syndrome：a primary immune deficiency with oral manifestations [J]．0ral Dis，2009，15（1）：2-7.

3. Zhang Q, Su HC. Hyper immunoglobulin E syndromes in pediatrics[J]. Curt Opin Pediatr, 2011, 23(6): 653-658
4. Engelhardt KR, McGhee S, Winkler S, et a1.Large deletions and point mutations involving the dedicator of cytokinesis 8 (DOCK8) in the auto somal-recessive foma of hyper-IgE syndrome [J]. Allergy Clin lmmuno1, 2009, 124 (6): 1289-1302.
5. Minegishi Y, Saito M, Mofio T, et a1.Human tyrosine kinase deftciency reveals its requisite roles in multiple cytokine signals involved in innate and acquired immunity [J]. Immunity, 2006, 25 (5): 745-755.
6. Hassan H, Masoumeh M, Shiva M, et al. Hyper immunoglobulin E syndrome genetics, immunopatho genesis clinical findings and treatment modalities [J]. Res Med Sci, 2017, 22 (53): 1016-1050.
7. Woellner C, Gertz EM, Schaffer A, et al. Mutations in STAT3 and diagnosis guidelines for hyper-IgE syndrome [J]. Allergy Clin Immunol, 2010, 125 (2): 424-432.

病例 6　呼吸困难、两肺磨玻璃影，伴胸腔积液

一、病例特点

（一）简要病史

男性，25 岁。主诉：咳嗽、咳痰 2 月余，伴进行性呼吸困难 1 周。患者 2 月前无明显诱因出现咳嗽、咳痰，咳白黏痰，服镇咳药无缓解。半个月后出现畏寒发热，体温最高 38.5 ℃，予抗感染等治疗后热退。逐渐出现胸闷气喘，咳嗽加重，偶有血丝，自觉午后低热（体温未测），伴出汗。1 周前出现呼吸困难，在当地医院行胸部 CT 示两肺渗出病灶伴双侧胸腔积液（图 2-6-1）。予“头孢唑肟”抗感染治疗 3 天后症状进一步加重，并出现面色青灰，指端发绀。动脉血气分析提示 I 型呼吸衰竭，胸部 CT 示病变无明显好转（图 2-6-2），考虑病毒性肺炎不除外，予“无创呼吸机辅助通气、莫西沙星、甲强龙、利巴韦林、达菲”等治疗，症状无缓解转入我院。

（二）既往史

既往体健。无过敏史，无粉尘接触史。

（三）体格检查

T 38.1 ℃、P 146 次 / 分、R 28 次 / 分、BP 116/91 mmHg。神志清晰，口唇发绀，右肺呼吸音低，未闻及干、湿啰音。心界无扩大，心律齐，各瓣膜区未闻及杂音。双下肢无水肿。

（四）辅助检查

1. 实验室检查

（1）血常规：白细胞（WBC）5.2 × 10^9/L、中性粒细胞比例（N）0.85 ↑、嗜酸性粒细胞比例（E）0.02、血红蛋白（Hb）138 g/L、血小板（Plt）103 × 10^9/L；红细胞沉降率（ESR）38 mm/h ↑；C 反应蛋白（CRP）：106.03 mg/L ↑。

（2）生化常规：总胆红素及直接胆红素正常、总蛋白 50.9 g/L ↓、白蛋白 31.5 g/L ↓、谷丙转氨酶（ALT）381 U/L ↑、谷草转氨酶（AST）364 U/L ↑、碱性磷酸酶（ALP）229 U/L、乳酸脱氢酶（LDH）839 IU/L ↑、磷酸肌酸激酶（CK）及同工酶正常、腺苷脱氨酶（ADA）51 U/L ↑、肾功能正常、空腹血糖（Glu）4.13 mmol/L、钾 3.7 mmol/L、钠 129.8 mmol/L ↓。

（3）凝血功能：凝血酶原时间（PT）、凝血酶原国际标准化比值（INR）、凝血活酶时间（APTT）、血浆纤维蛋白原（Fib）均正常；D- 二聚体 1.7 mg/L ↑。

（4）外周血淋巴细胞亚群：$CD3^+$ 83.43%、$CD4^+$ 48.67%、$CD8^+$ 30.50%、$CD4^+/CD8^+$ 1.60。总 B 细胞 6.30%、NK 细胞 7.00%。

（5）ANA、ANCA、ENA 抗体均阴性。

（6）肿瘤标志物：癌胚抗原（CEA）5.55 ng/ml、神经元特异性烯醇化酶（NSE）38.91 ng/ml ↑、细胞角蛋白 19 片段（CYFRA21-1）8.14 ng/ml ↑、鳞状细胞癌抗原（SCC）1.62 ng/ml ↑、甲胎蛋白（AFP）1.01 ng/ml、糖类抗原 125（CA-125）339.20 U/ml ↑、糖类抗原 19-9（CA19-9）2.49 U/ml。

（7）感染相关检查：军团菌抗体、支原体抗体、衣原体抗体、巨细胞病毒、腺病毒、呼吸道合胞病毒、流感副流感病毒抗体均为阴性；乙肝两对半、丙肝抗体、梅毒螺旋体抗体及 HIV 抗体阴性；痰抗酸杆菌涂片阴性（3 次），结核感染 T 细胞斑点试验（T-SPOT.TB）阳性；1,3-β-D 葡聚糖检测（G 试验）53.84 pg/ml，内毒素鲎定量试验 7.54 pg/ml，痰培养：未见致病菌生长。

（8）脑利钠肽前体（NT-proBNP）126 pg/ml；血清血管紧张素转化酶（ACE）97.60 U/L ↑。

（9）血气分析（吸氧 5 L/min）：pH 7.47 ↑，PCO_2 25 mmHg ↓，PO_2 51 mmHg ↓，HCO_3^- 18.2 mmol/L ↓。

2．影像学检查　两肺弥漫性分布的磨玻璃影伴粟粒性结节，双侧的胸腔积液，以右侧为主（图 2-6-1 ～图 2-6-3）。

二、多学科会诊

• 呼吸科（马志明　广州市胸科医院）

患者为年轻男性，病初为慢性病程，后期急性进展。影像学表现为快速进展的磨玻璃影和融合性肺实变，Ⅰ型呼吸衰竭，氧合指数（PaO_2/FiO_2）124 mmHg，排除了心力衰竭或容量负荷过重导致的肺水肿，临床符合 ARDS 诊断标准。该患者中性粒细胞百分比、红细胞沉降率（血沉）、CRP 等炎性指标升高，T-SPOT.TB 阳性。考虑感染性因素所致 ARDS 可能性大。快速进展的磨玻璃影多见于病毒性肺炎，但该患病程长达 2 个月，病毒筛查阴性，不支持病毒性肺炎。普通细菌感染需要考虑，但抗感染治疗效果不显著，进展急剧，演变过程也不支持。其他特殊的病原体感染，如军团菌、支原体、

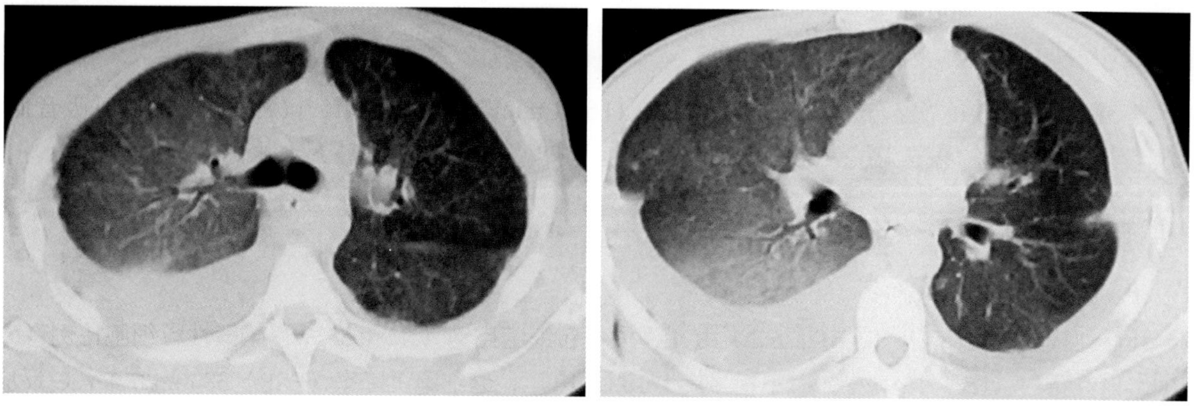

图 2-6-1　胸部 CT（2015-03-17）

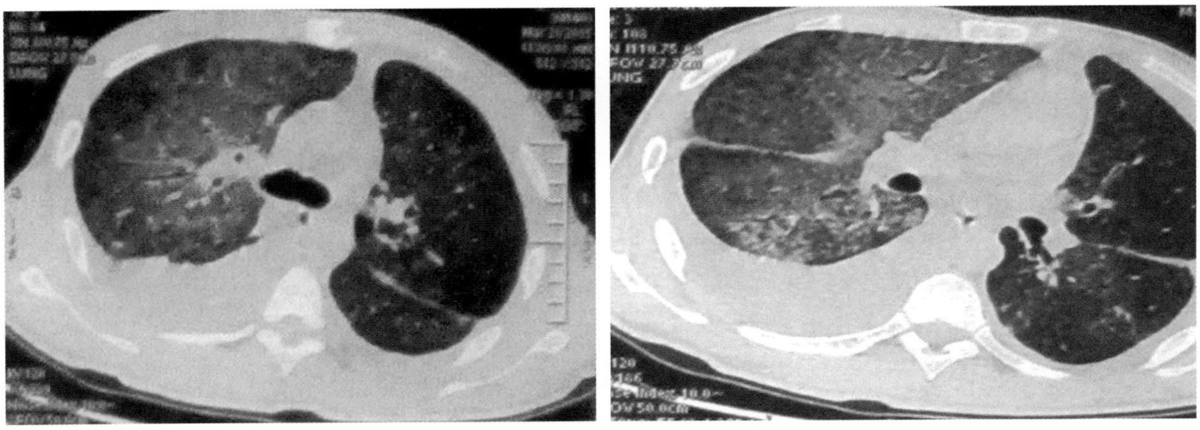

图 2-6-2 胸部 CT（2015-03-20）

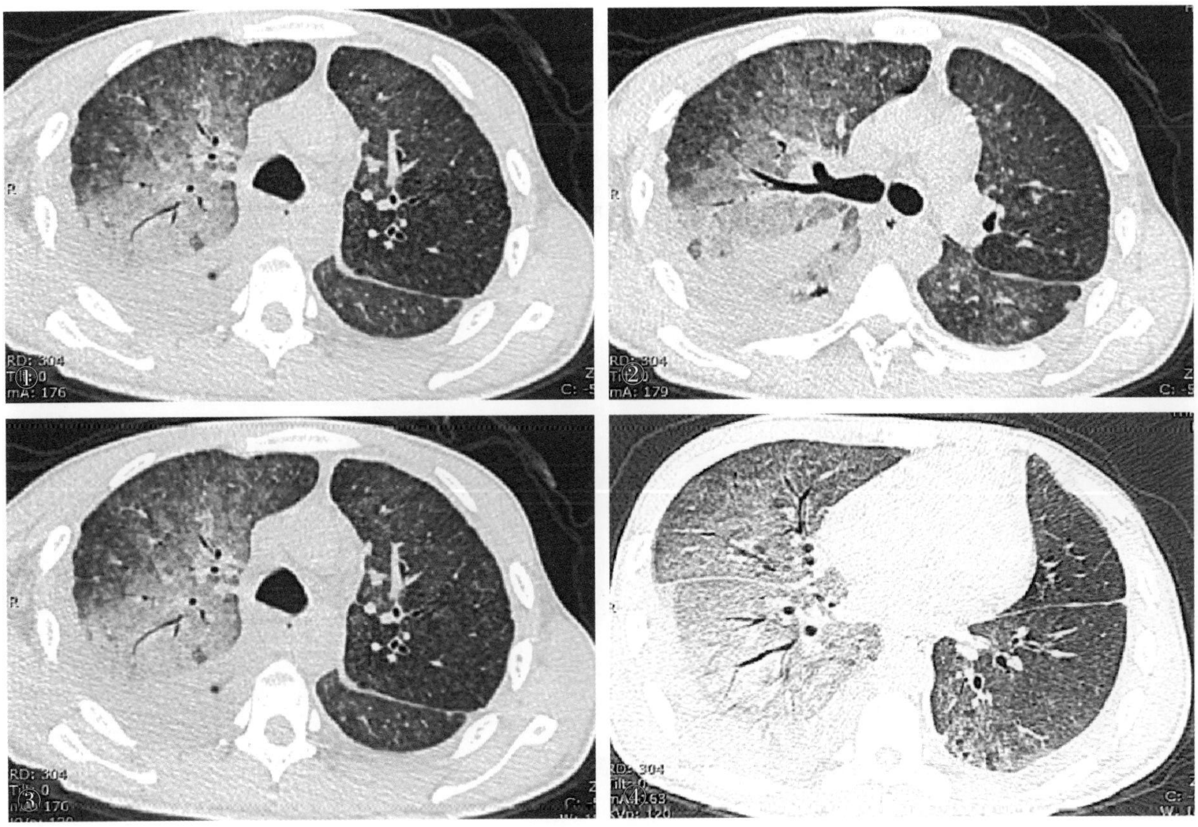

图 2-6-3 胸部 CT（2015-03-25）

肺孢子菌感染均可导致弥漫性肺泡渗出，需要进一步排除。在非感染疾病中，吸入有毒气体可引起弥漫性肺泡损伤（DAD），导致 ARDS 发生，但病史无提示。患者肿瘤指标 NSE、CYFRA21-1 稍高，CA125 升高较明显，恶性肿瘤也需除外。建议行支气管肺泡灌洗检查，或选择 CT 引导下经皮肺穿刺获得病理学证据。

- 结核科（曾谊 南京市第二医院）

同意呼吸内科医师的分析。快速进展且弥漫分布的磨玻璃影多见于病毒性肺炎、心源性肺水肿、急性嗜酸性粒细胞性肺炎（AEP），但均证据不足。患者无咯血，血红蛋白正常，弥漫性肺泡出血（DAH）也可排除。病情为慢性经过，急性加重，缺乏明确的过敏原接触史，也不支持急性过敏性肺炎。是否存在不典型的病原体感染？主要依据为青年男性，咳嗽、咳痰伴发热，慢性病程急性进展。影像学具有两种演变特点，一是右侧磨玻璃影快速进展，扩展至左肺。仔细观察磨玻璃背景区可见大量细粟粒样结节，质软，不易分辨；二是右肺下叶背段（图 2-5-2）多发结节，呈典型的树芽征表现。这两种不同分布特点的结节并存，且表现为不同的进展方式。不除外在浸润性肺结核基础上发生急性血行播散性肺结核的可能。但以磨玻璃影为主要征象的粟粒性肺结核临床少见。该患者 T-SPOT.TB 阳性，右侧胸腔积液，建议行右侧胸腔穿刺抽液，行胸腔积液常规、ADA、胸腔积液结核分枝杆菌 PCR 检测，并完善痰结核菌培养。

后续进展

进一步完善检查。

1．胸腔积液检查：有核细胞计数 2.50×10^9/L ↑，多核细胞 0.60，单核细胞 0.40，葡萄糖 2.0 mmol/L，氯 103 mmol/L，LDH 1091 U/L ↑，ADA50.1 U/L ↑，γ 干扰素 555 ng/l ↑，总蛋白 49 g/L。

2．CT 引导下行经皮肺穿刺活检（2015-04-7）。病理示（图 2-6-4，彩图 2-6-4）：上皮样肉芽肿性病变，抗酸染色阳性，符合结核改变。

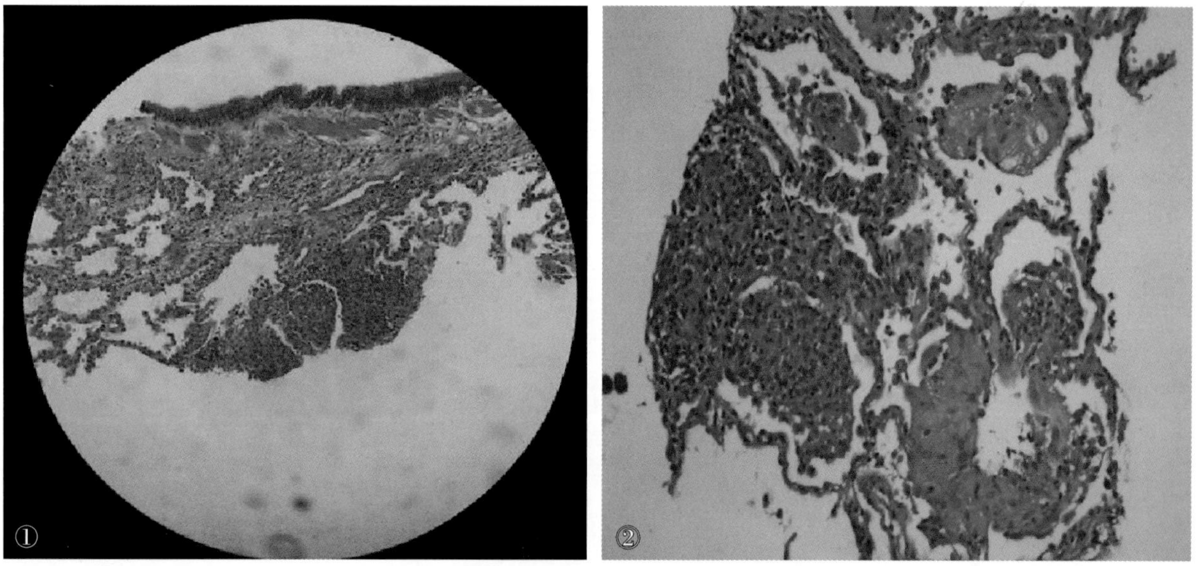

图 2-6-4　肺活检病理 HE

• 病理科（蔡毅然　上海交通大学医学院）

本例病理切片中可见支气管黏膜和少量肺组织。支气管黏膜下可见肉芽肿样改变（图①），同时肺组织内可见灶性上皮样肉芽肿性病变（图②），未见明确坏死，符合细胞性肉芽肿。肺泡间隔增宽，肺泡腔内炎性渗出和机化。虽未见到病理上的透明膜形成，但肺间隔增宽，炎性渗出及相关改变结合病情特点不排除 ARDS 可能。经典的结核性肉芽肿，病灶中心为干酪样坏死，周围为朗格汉斯巨细胞、类上皮细胞、慢性炎症细胞及纤维组织，但在活动性结核早期或在播散病灶内亦有结核肉芽肿缺乏坏死而呈现细胞性肉芽肿结构，需要和结节病、真菌感染等肉芽肿性病变鉴别。本例结合抗酸染色结果查见抗酸杆菌，故诊断结核明确。

三、最终诊断

肺结核（血行播散性？），结核性胸膜炎，肺部感染，ARDS。

四、治疗与转归

治疗措施：①采用异烟肼、利福平、吡嗪酰胺、乙胺丁醇联合抗结核治疗；②糖皮质激素。第 1 周甲泼尼龙 160 mg/ 日；第 2 周改为泼尼松为 40 mg/ 日；第 3 周减量直至停用。糖皮质激素总疗程 8 周；③间断无创通气 8 天，每天 12 ～ 16 h，参数：ST 模式，吸气相压力（IPAP）20 cmH_2O，呼气相压力（EPAP）6 cmH_2O，吸入氧浓度 50%，RR14 次 / 分，吸气时间（Ti）1.2S。④间断使用白蛋白及免疫球蛋白，核糖核酸Ⅱ调节免疫治疗。

病情转归：抗结核治疗 1 周后患者呼吸困难减轻，体温降至正常。治疗 2 月余复查胸部 CT，磨玻璃影较前吸收，但仍有残留。右上叶多囊状改变（图 2-6-5）。改为维持期治疗：异烟肼、利福平联合治疗 6 个月。总疗程 8 个月。

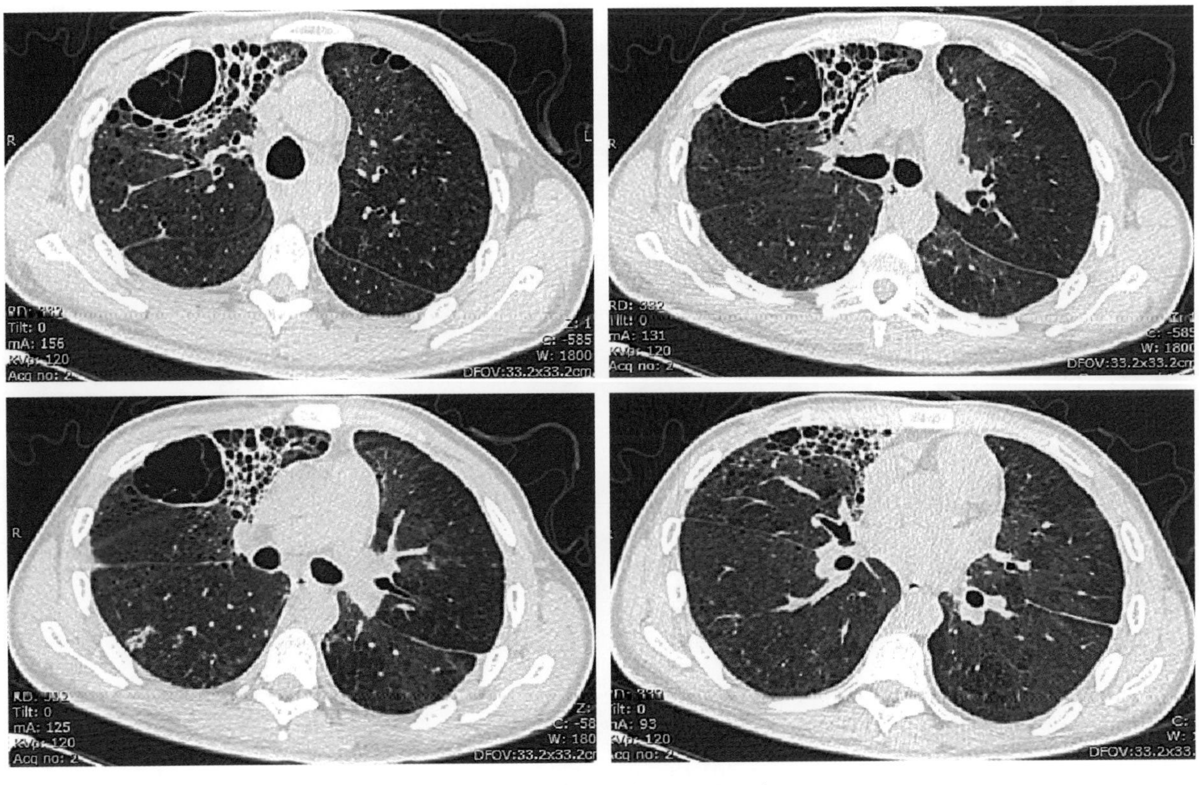

图 2-6-5　胸部 CT（2015-05-18）

五、专家点评

● 结核科（路希维　大连市结核病医院）

这个病例具有挑战性。患者肺内表现为弥漫性磨玻璃影、胸腔积液，从临床表现及血气分析符合 ARDS 的诊断标准。大家考虑到了感染、弥漫性肺泡出血（DAH）、急性过敏性肺炎、急性嗜酸性粒细胞性肺炎（AEP）和血行播散性肺结核等疾病。以下临床特点为诊断和鉴别诊断提供了线索：①青年男性；②前期呈慢性病程，后期呈急性进展；③阅片时大家注意到了三种不同的征象特点：一是右下叶尖段和左肺下叶背段多发结节，呈小叶中心分布；二是快速进展的磨玻璃影；三是双肺多发细粟粒样结节夹杂在磨玻璃背景中。这些特点让肺结核两阶段进展的脉络逐渐清晰。最后通过肺穿刺活检病理最终确诊为肺结核。推测发病过程：该患者早期以浸润性肺结核起病，影像学表现以小叶中心结节为特点。因延误治疗导致血行播散，继而发生了 DAD，最终导致 ARDS 发生。遗憾的是由于肺活检在 ARDS 恢复期进行，组织学上未看到透明膜形成。但从临床过程看 ARDS 的诊断成立。

粟粒性肺结核肺内出现弥漫分布的、不对称的快速进展的磨玻璃影往往提示 ARDS 的发生。在 ARDS 阶段，GGO 多发生在非典型部位（如背侧、肺下野），呈双侧分布，局部可发生融合实变。然后快速弥漫至全肺。肺结核病程加速进展以及播散方式的改变通常与延误治疗、营养不良、妊娠或阶段性免疫受损有关。多囊变被认为是肺结核并发 ARDS 的少见的伴随征象，通常在抗结核治疗过程中出现。国内外均有个案报道，产生机制不明，可能与免疫力低下、激素使用、抗结核治疗和长时间机械通气有关。多发性肺囊变在原发和继发肺结核也可见到，请参阅本章“病例一”。结核炎症损伤可以出现多种肿瘤标志物的异常，包括 CEA、CA19-9、NSE 和 CA125 等，其中 CA125 与活动性肺结核和结核性胸膜炎高度相关，经过抗结核治疗可以恢复正常。其能否在诊断及活动性判断上具有应用意义，还需进一步观察。

肺结核的不典型表现的确是临床难点之一。本例给我们的启示是：尽管征象匪夷所思，但万变不离其宗，只要抓住基本特征，找准方向，还是不难做出正确诊断的。

六、关联知识点——血行播散肺结核合并呼吸衰竭、ARDS

粟粒性肺结核是导致 ARDS 的少见原因，死亡率达 33% ～ 90%。粟粒性肺结核多见于原发性肺结核，但在免疫受损条件下，如糖尿病、艾滋病、营养不良、免疫抑制药物及生物制剂使用者发生粟粒性肺结核的增多。在这些免疫受损的个体中，粟粒性肺结核发生 ARDS 的风险显著增加。胚胎移植也是孕产妇发生急性血行播散性肺结核的风险因素，其主要与子宫、附件的结核感染没有得到及时清除有关。

（一）病理特征

大量结核分枝杆菌经淋巴管、血流进入肺循环，导致激烈而广泛的炎症反应，造成微血管和间质损伤。肺泡毛细血管基底膜损伤，肺泡渗出增加，可有透明膜形成。小叶间隔增厚在病理上表现为肺间质的大量微小肉芽肿；磨玻璃影与间隔间质异常、肺泡壁增厚，以及肺泡水肿有关。肺小动脉可发生闭塞性动脉内膜炎。随着病情进展，病变融合形成干酪性肺实变，可同时发生脑、肾、骨骼等播散，预后不良。Miyoshi 等报道了 1 例接受英夫利昔单抗治疗类风湿诱发粟粒性肺结核和急性呼吸窘迫综合征患者，在影像学上表现为弥漫性磨玻璃影，早期肺内无粟粒状阴影。尸检病理表现为透明膜形成，炎症细胞和胶原纤维增多。显微镜下肺粟粒结节由更多的非结构化（不典型）肉芽肿组成。在免疫受损的情况下，结核性肉芽肿的形成不完全可能是磨玻璃影快速进展的主要病理机制。

（二）临床特征

粟粒性肺结核合并 ARDS，临床表现为发热和渐进性呼吸困难，呼吸频速和窘迫，进行性低氧血症，如果治疗延误可并发结核性脑膜炎、脑脓肿、肝肾功能衰竭、弥散性血管内凝血（DIC）等，死亡率较高。国内研究报道，糖尿病、贫血、外周血淋巴细胞计数降低、低蛋白血症、D- 二聚体升高是血行播散结核并发 ARDS 的独立预测因素。快速进展磨玻璃密度影可见于感染、PJP、肺水肿、DAH 等多种疾病，并无特异性，但在磨玻璃密度影分布区，如发现粟粒结节、空洞、斑块和树芽征等征象时需考虑到结核的可能。痰结核分枝杆菌检查在粟粒性肺结核的阳性率较低，通过支气管镜活检、肺泡灌洗检查，以及分子生物学技术的使用，诊断率将得到一定提高。

（三）影像学特征

普通粟粒性肺结核表现为从肺尖到肺底，呈“三均匀”特点粟粒性结节，小叶间隔增厚和磨玻璃影是常见的伴发征象。在粟粒性结节的背景上常发生弥漫性磨玻璃影或大片肺实变，常预示 ARDS 发生。研究发现：GGO 面积＞ 50%，发生 ARDS 的概率大大增加。GGO 的范围与 C 反应蛋白正相关，而与血浆白蛋白水平负相关，说明 ARDS 的产生与多种机制相关。磨玻璃影和肺实变多分布于下肺不典型部位，与普通亚急性粟粒结核上中肺发生融合实变及磨玻璃影的分布趋势有明显区别。在特殊情况下，粟粒性肺结核影像学上仅表现为弥漫进展的磨玻璃阴影，粟粒性结节细小，有时 HRCT 也无法分辨。对这种特殊的影像表现缺乏足够认识可导致延误诊断。少数情况下，磨玻璃背景下可见马赛克肺灌注减低区，形成机制尚不清楚，推测可能与肺小动脉闭塞性炎症导致肺灌注减低及小呼吸道阻塞引起的空气潴留有关。ARDS 可与粟粒性肺结核同时发生，也可在粟粒性肺结核进展过程中发生。当在肺内检出空洞、增殖性结节、树芽征、索条影、钙化和斑块征象时，对结核诊断具有提示作用。

（四）血行播散性肺结核合并 ARDS 的治疗

急性粟粒性肺结核合并 ARDS 患者病死率较高。抢救成功关键在于早期诊断、早期治疗和呼吸支持。有效抗结核治疗和机械通气可降低死亡率。主要原则：①由于急性血行播散性肺结核病情危重，一旦确诊需尽快开展治疗。采用足量的异烟肼、利福平、吡嗪酰胺和乙胺丁醇联合治疗，治疗效果不佳时可以联合喹诺酮类和氨基甙类药物治疗；耐多药结核（MDR-TB）病例可使用利奈唑胺、贝达喹啉、氯法齐明、莫西沙星、环丝氨酸等药物联合。②机械通气是关键性治疗措施。依据严重程度选择不同的呼吸支持策略。③糖皮质激素使用存在争议。推荐：病情严重时可短期使用（2 ～ 4 周），症状改善后及时停用。④营养支持治疗。包括纠正低蛋白血症，合理使用肠外和肠内营养等。

参考病例

病例 1（图 2-6-6）：女，28 岁，妊娠 21 周。亚急性粟粒性肺结核合并 Ⅰ 型呼吸衰竭。CT 表现：双肺弥漫性粟粒结节伴肺实变和磨玻璃影。磨玻璃影分布不对称，右肺较重。右上叶后段多发结节、小灶性实变伴空洞形成。

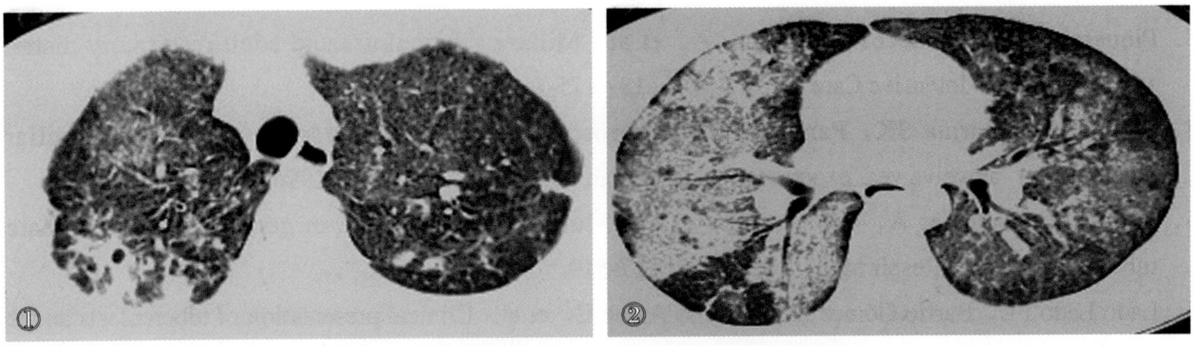

图 2-6-6　血行播散性肺结核伴磨玻璃影和肺实变

病例 2（图 2-6-7）：男，25 岁。粟粒性肺结核，Ⅰ 型呼吸衰竭。肺 CT 表现双肺弥漫分布粟粒性微结节，伴弥漫性磨玻璃影，右上叶后段可见空气潴留征（图①）。4 周后双肺出现多发气囊，双肺出现融合性肺实变（图②）。

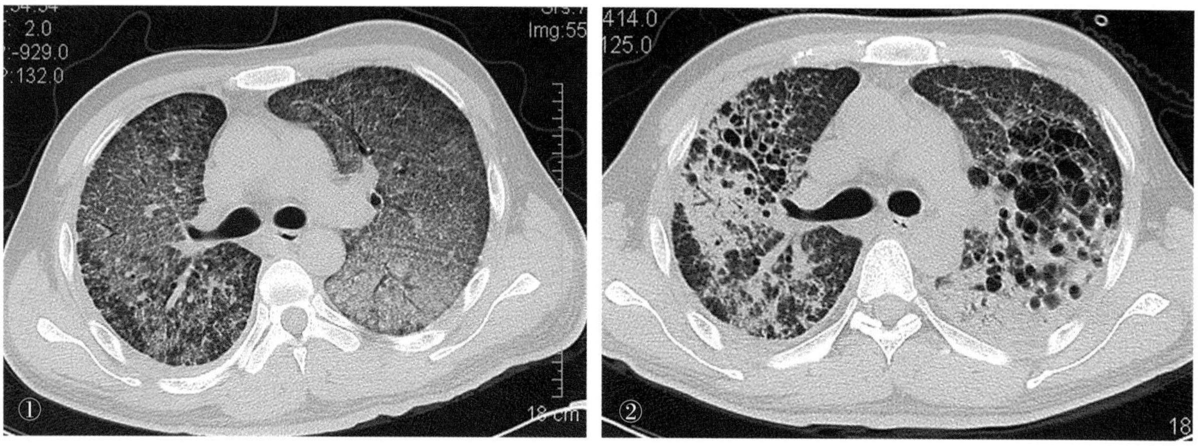

图 2-6-7　血行播散性肺结核伴囊性变

七、要点速记

1．急性血行播散性肺结核是发生 ARDS 的少见的原因。

2．弥漫分布粟粒性结节伴快速进展的磨玻璃影是粟粒性肺结核并发 ARDS 的征象模式。

3．糖尿病、贫血、外周血淋巴细胞计数降低、低蛋白血症、D- 二聚体升高是血行播散结核并发 ARDS 的独立预测因素。

（林霏申　吴　迪　刘　敏 编写 / 整理　路希维 审校）

参考文献

1．中华医学会呼吸病学分会呼吸危重症医学学组．急性呼吸窘迫综合征患者机械通气指南（试行）[J]．中华医学杂志，2016，96（6）：404-424．

2．Ranieri VM，Rubenfeld GD，Thompson BT，et a1．Acute respiratory distress syndrome：the Berlin definition［J］．AMA，2012，307（23）：2526-2533．

3．Piqueras AR，Marruecos L，Artigas A，et al．Miliary tuberculosis and adult respiratory distress syndrome［J］．Intensive Care Med，1987，13：175-182．

4．Mohan A，Sharma SK，Pande JN．Acute respiratory distress syndrome（ARDS）in miliary tuberculosis：a twelve year experience［J］．Indian Chest Dis Allied Sci，1996，38：157-162．

5．Sydow M，Schauer A，Crozier TA，et al．Multiple organ failure in generalized disseminated tuberculosis［J］．Respir Med，1992，86：517-519．

6．Lado Lado FL，Barrio Gómez E，Carballo Arceo E，et al．Clinical presentation of tuberculosis and the degree of immunodeficiency in patients with HIV infection［J］．Scand J Infect Dis 1999，31：387-391．

7．Sharma SK，Mohan A，Banga A，et al．Predictors of development and outcome in patients with acute respiratory distress syndrome due to tuberculosis［J］．Tuberc Lung Dis，2006，10：429-435．

8．Antonelli M，Conti G，Esquinas A，et a1．A multiple-center survey on the use in clinical practice of

noninvasive ventilation as a first-line intervention for acute respiratory distress syndrome [J]. Crit Care Med, 2007, 35 (1): 18-25.
9. Huseby JS, Hudson LD. Miliary tuberculosis and adult respiratory distress syndrome [J]. Ann Inten Med, 1976, 85 (5): 609-613.
10. Miyoshi S, Takasaki J, Mine S, et al. fatal unusual miliary tuberculosis in which a patient developed acute respiratory distress syndrome induced by infliximab: an autopsy case report [J]. Internal Medicine, 2017, 56 (9): 1079-1083.
11. Deng W, Yu M, Ma H, et al. Predictors and outcome of patients with acute respiratory distress syndrome caused by miliary tuberculosis: a retrospective study in Chongqing China [J]. BMC Infect Dis, 2012, 12: 121.

病例 7　咳嗽、发热、肺结节和实变

一、病例特点

（一）简要病史

女性，22 岁。主诉：咳嗽、咳痰伴发热 20 天。患者 20 天前无明显诱因出现阵发性咳嗽，初始咳白色黏痰，后间断咳少量黄色脓痰，伴午后及夜间发热，最高体温达 39.5 ℃，就诊当地医院，胸部 CT 检查提示感染性病变，予阿莫西林舒巴坦抗感染治疗 1 周，症状无明显改善。

（二）既往史

既往体健，无特殊疾病史。

（三）体格检查

T 38℃。咽部充血，扁桃体Ⅱ度肿大。双肺呼吸音粗，双侧背侧区可闻及少许湿啰音。余未见异常。

（四）辅助检查

1．实验室检查

（1）血常规：白细胞（WBC）7.43×10^9/L、中性粒细胞（N）0.77、血红蛋白（Hb）、红细胞（RBC）、血小板（Plt）均正常；血沉（ESR）47 mm/h ↑。

（2）C 反应蛋白（CRP）81.88 mg/L ↑；降钙素原（PCT）正常；脑利钠肽前体（NT-proBNP）210 ng/L；肺炎支原体抗体（IgG、IgM）检测均阴性。

（3）肝、肾功能，电解质未见异常。

（4）肿瘤标志物检测均无异常。

（5）感染相关检查：①痰致病菌培养两次：第 1 次痰革兰氏染色检出 G^+ 球菌、G^- 球菌、真菌孢子；第 2 次痰革兰氏染色检出真菌孢子、菌丝，痰真菌培养白色假丝酵母菌＞ 100 CFU ↑。②真菌检测：1,3-β-D 葡聚糖检测（G 试验）及半乳甘露聚糖抗原检测（GM 试验）均阴性。③血清结核抗体阳性，痰找抗酸杆菌 3 次、痰 TB-DNA（2 次）均阴性、结核菌素试验（PPD）试验阴性。

2．支气管镜检查 双侧各叶段支气管管腔通畅，黏膜光滑，见多量脓性分泌物附着，未见狭窄及赘生物。纤刷、灌洗液结核分枝杆菌DNA检测阴性，培养未见致病菌生长；纤刷液基涂片未查见瘤细胞。

3．影像学检查 左下肺大片肺实变伴支气管充气征，双肺多发小叶中心结节、树芽征及小叶性肺实变（图2-7-1）。

诊疗经过

初步诊断：社区获得性肺炎。

治疗：予莫西沙星0.4 g，静脉滴注，1次/日，治疗1周，体温略降，维持在37.5 ~ 38.0 ℃。在治疗中出现口腔溃疡，考虑口腔念珠菌病。予氟康唑0.2 g口服，1次/日，治疗5天后口腔溃疡好转。10天后复查CT：提示肺部病变未见明显吸收，双肺斑片状肺实变较前略见增多（图2-6-2）。

二、多学科会诊

- 影像科（王洁　福州肺科医院）

该患者影像学特点：左肺下叶大片状实变影，其内可见支气管含气征及少量肺泡充气影，支气管走行略显僵硬；双肺见沿支气管树走行分布树芽征、小叶中心结节影，支气管轻度壁厚，左舌叶支气管轻度扩张；纵隔内可见稍大淋巴结，无钙化；抗感染治疗10天后复查CT提示病变稍有进展。

该患者肺内病变总体上以支气管肺炎形式分布为主，符合感染性病变特点。诊断：①社区获得性肺炎（CAP）。影像学病变以呼吸道分布为主的病原菌多见于流感嗜血杆菌肺炎、支原体肺炎等，一般起病急，小叶中心结节密度一般较低，边界不清，多合并磨玻璃影，经抗感染治疗吸收较快；本例为亚急性病程，小叶中心结节致密，边界清晰，缺乏普通感染的影像学特点，抗感染治疗10天病变进展，支持CAP的证据不多。②肺结核。肺结核主要表现为呼吸道播散特点，小叶中心结节和树芽征为其代表性征象，该患者小叶中心结节边缘清晰、伴支气管壁增厚和轻度扩张，这些均支持肺结核表现，不支持点是典型的干酪样坏死没有出现，多形性（钙化、增殖、纤维化、空洞等）表现不足。另外本例中下肺分布趋势与肺结核的上肺分布特点不符，诊断上不能一锤定音。③非结核分枝杆菌肺病（NTM）。NTM常见的征象构成以小叶中心结节和支气管扩张为主，多慢性病程，但也可能有急性发病。由于影像学表现特异性不足，尚需进一步获得病原学依据。总之，本例白细胞计数不高，血沉快，午后发热，抗感染治疗病变呈进展趋势，需要重点在肺结核及非结核分枝杆菌肺病之间鉴别。

- 结核科（吴迪　福州肺科医院）

青年女性，咳嗽、咳痰、午后低热，肺部多叶段可见小叶中心结节和树芽征、条索及实变影，普通抗菌药物治疗效果欠佳，临床需考虑分枝杆菌感染的可能。①肺结核。本例影像学特征符合肺结核典型表现。但目前PPD阴性，痰抗酸菌涂片及结核分枝杆菌DNA检测均阴性。虽然血结核抗体阳性，但血清学抗体检测在诊断肺结核的特异性和敏感性都不足，还不能作为肺结核的诊断依据。因此，目前还缺乏诊断结核的可靠证据；②非结核分枝杆菌病（NTM）。NTM的临床特点与影像学表现与结核有重叠。结节和支气管扩张是该病的影像特点之一。患者中叶、舌叶及左上叶可见多发支气管扩张，不能除外NTM。但本例痰涂片和刷检涂片抗酸染色均阴性，同样缺乏证据。③支原体肺炎。支原体肺炎多表现为结节型，即“树雾征”，影像学上以模糊结节伴周围磨玻璃影为特征性表现。患者病程达3周，肺炎支原体抗体IgG、IgM均阴性。影像学特点及抗体检查均不支持；④吸入性肺炎。该患者病

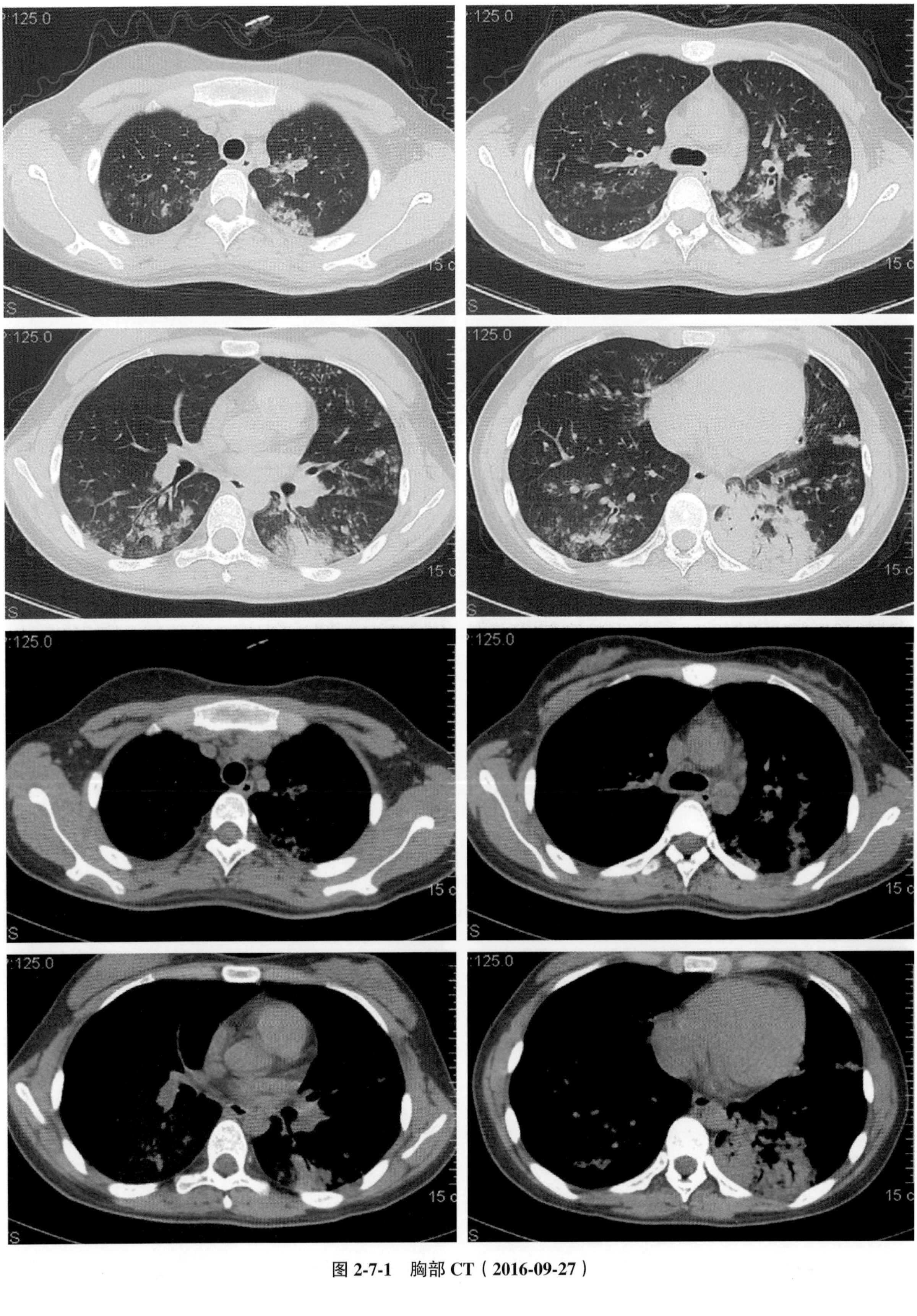

图 2-7-1 胸部 CT（2016-09-27）

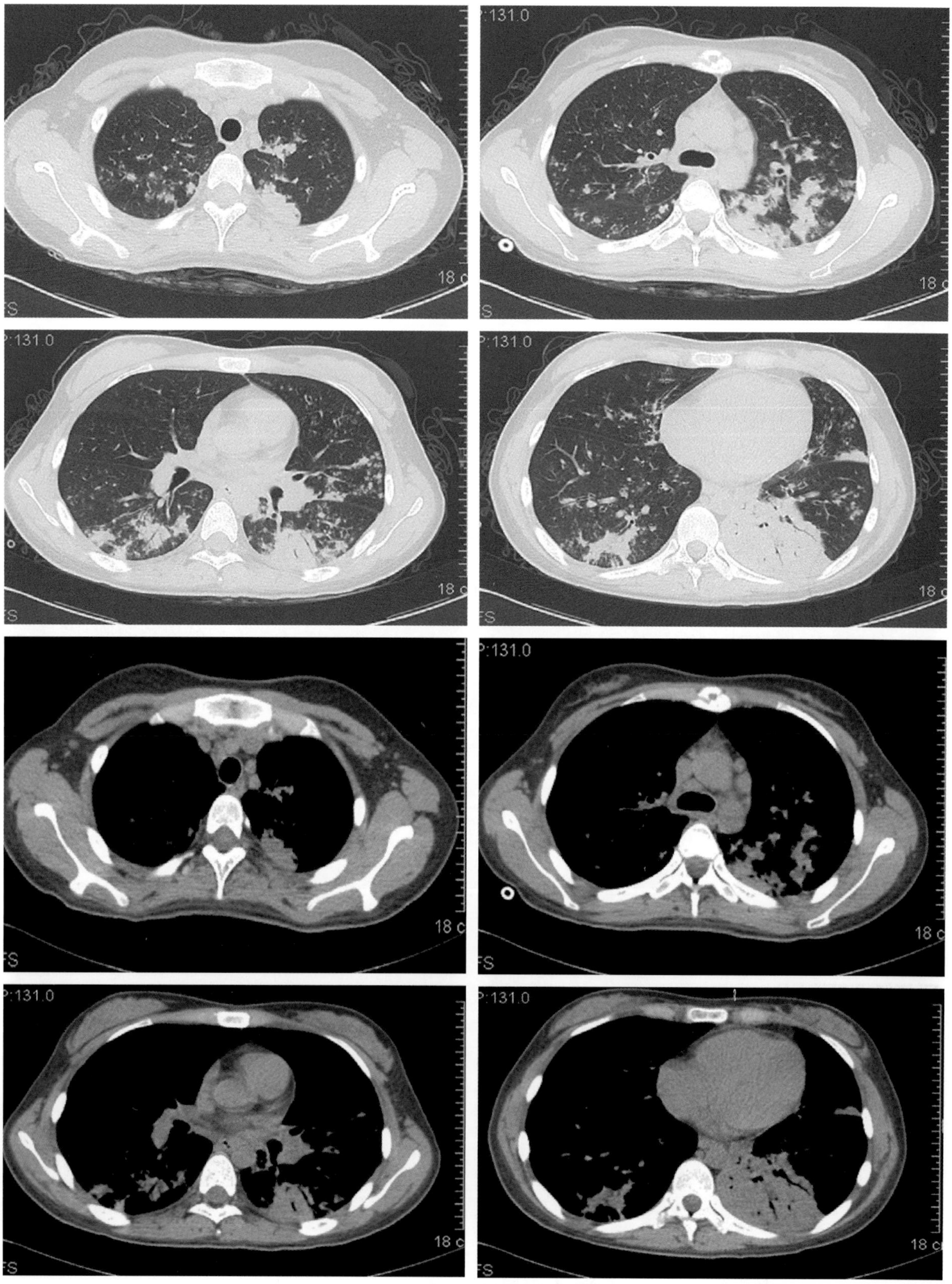

图 2-7-2　胸部 CT（2016-10-06，入院后 10 天）

变表现为双下肺背侧分布，伴肺实变和结节影，舌叶和中叶支气管扩张，影像学上要考虑到反复性吸入性肺炎可能。但患者为青年女性，无误吸史及容易引起误吸的基础疾病，还需补充口腔卫生、胃食道反流及意外性呛咳等病史，以利于鉴别。建议行痰或 BALF 结核菌培养及菌型鉴定进一步明确。为进一步提高病原学检出率，需再行纤维支气管镜或 CT 引导下经皮肺穿刺活检，力争获得病理学和细菌学证据。

- 呼吸科（潘建光 福州肺科医院）

年轻女性，无基础疾病。咳嗽、咳痰、发热 20 余天，呈亚急性病程。肺部多叶段可见结节、斑片影，左下叶段肺实变。实验室检查中性粒细胞比例升高，血沉快，支持感染性病变，但经历了多次抗感染治疗，病情未见明显好转，表现为"无反应性肺炎"。除了考虑常见 G^+ 球菌感染，支原体、流感嗜血杆菌之外，还需考虑到耐药株感染的可能性。肺结核及非结核分枝杆菌肺病也在鉴别之列。值得注意的是该患者两次痰检查见菌丝及孢子（白色念珠菌），随后出现口腔溃疡，需谨慎排除包括肺真菌性感染在内的混合型感染的可能。

后续进展

补充询问病史：无胃肠反流病史，无呛咳及误吸史，口腔卫生良。再次行气管镜检查，纤刷：真菌（–），抗酸杆菌（+）。痰、灌洗液同时行菌种鉴定（基因芯片）：为龟分枝杆菌或脓肿分枝杆菌，后外送北京胸科医院相关基因测序，鉴定为：脓肿分枝杆菌（mycobacterium massiliense）。耐药检测：除对阿米卡星、乙胺丁醇敏感之外，对其他抗结核药物均耐药。

三、最终诊断

脓肿分枝杆菌肺病。

四、治疗与转归

治疗方案采用：头孢西丁、克拉霉素、阿米卡星、左氧氟沙星和乙胺丁醇联合治疗。治疗 1 月后行胸部 CT 复查，提示病变明显吸收（图 2-7-3）。

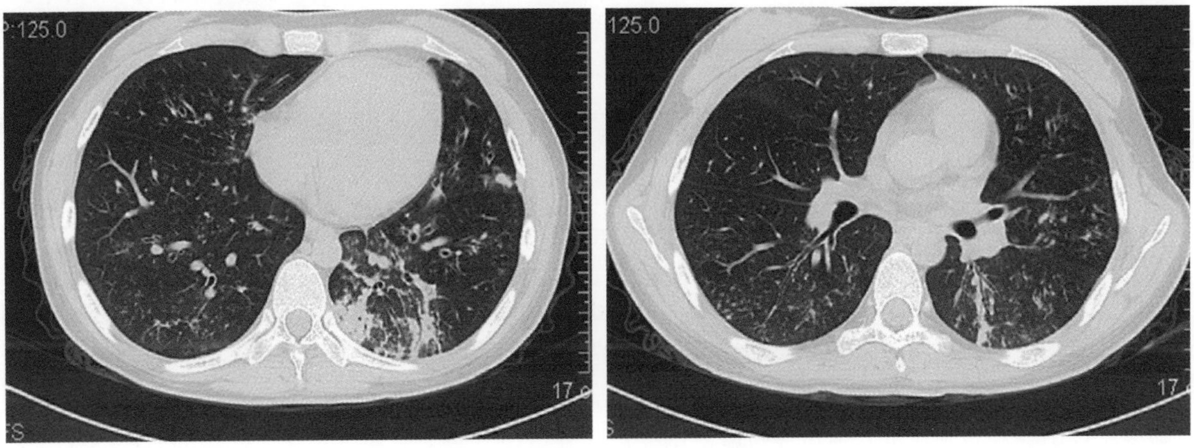

图 2-7-3 胸部 CT（2016-10-26）

五、专家点评

● 结核科（陈效友　北京胸科医院）

非结核分枝杆菌感染越来越受到结核科乃至呼吸科医师的关注。2010 年《全国第五次结核病流行病学抽样调查报告》指出，在获得的 363 株培养阳性的菌株，经过 PNB 和 TCH 鉴定有 83（22.9%）株系非结核分枝杆菌。李国利教授 2009 年报道 264 株非结核分枝杆菌经 PNB 鉴定有 31 株（11.7%）的假阴性，说明传统的鉴定方法存在一定的局限，但毋庸置疑，非结核分枝杆菌检出率升高是客观存在的。由于分子生物学鉴定技术的日益成熟，专家共识普遍认为，非结核分枝杆菌需要鉴定到种的水平是必要的，因为这将为后续治疗方案的制定打下基础。

临床疑诊非结核分枝杆菌肺病有几点提示：①多发性支气管扩张和（或）肺囊性纤维化是非结核分枝杆菌感染的独立危险因素；②出现痰抗酸染色涂片阳性，而结核分枝杆菌核酸扩增阴性的矛盾结果；③病史较长，病情进展缓慢，抗结核治疗的疗效不显著。需要注意的是，由于非结核分枝杆菌广泛存在于自然界，医院的水系统可被污染，偶然发现的抗酸染色弱阳性而与临床不符时，需除外非结核分枝杆菌假阳性的可能。

非结核分枝杆菌肺病无论是临床表现、影像学特征均与肺结核存在不同程度的重叠。脓肿分枝杆菌也概莫能外。此类患者同样具有咳嗽、咳痰、咯血及发热等症状，在胸部影像学常表现为实变、结节、空洞、支气管扩张等，与肺结核相似，极易误诊。非结核分枝杆菌脓肿亚型（M.massiliense）有报道存在人传播人感染的证据。尽管本病例治疗前确诊非结核分枝杆菌肺病的依据尚未和指南或专家共识完全契合，但作为临床医生不能束缚于指南或专家共识，诊断性治疗既是诊断也是及时治疗的一种必要手段。诊断性治疗实施后需要及时评价疗效和并做好药物不良反应监测。

六、关联知识点——脓肿分枝杆菌

近几十年来，NTM 发病率在许多国家逐渐升高。我国的流行病学调查结果亦显示，NTM 分离株占分枝杆菌分离株的比例已从 1979 年的 4.3% 升至 2000 年的 11.1%。NTM 分为四组：光产色菌、暗产色菌、不产色菌和快速生长菌四组。快速生长分枝杆菌（rapidly growing mycobacteria，RGM）是指在固体培养基中 7 天内能长出菌落的分枝杆菌，主要有脓肿分枝杆菌、偶发分枝杆菌、龟分枝杆菌、耻垢分枝杆菌等。在 1953 年 Moore 和 Frerichs 首先描述了脓肿分枝杆菌，但直到 1992 年才将脓肿分枝杆菌从龟分枝杆菌分离出来。脓肿分枝杆菌是人类的重要病原体之一，与免疫低下患者软组织感染、播散性感染相关，也是肺移植的禁忌证。目前认为脓肿分枝杆菌是一个复合群，即脓肿分枝杆菌复合群（mycobacterium abscessus complex，MABC）。随着菌株分离培养及分子鉴定技术的发展，相继有新的与脓肿分枝杆菌亲缘关系密切的菌种被发现，目前普遍认为 MABC 由脓肿分枝杆菌、马赛分枝杆菌及 mycobacterium bolletii 三个菌组成。脓肿分枝杆菌复合群是 RGM 菌肺部感染中最常见的菌种，美国的研究发现 65% ～ 80% 的快速生长分枝杆菌肺病为脓肿分枝杆菌群所致。

（一）临床特点

在快速生长的非结核分枝杆菌中，脓肿分枝杆菌感染最常见，其次为偶发分枝杆菌，其他菌种肺部感染鲜见报道。脓肿分枝杆菌感染常多发生在阻塞性呼吸道疾病、支气管扩张、囊性纤维化（CF），以及其他基础性肺疾病，如恶性肿瘤、陈旧性肺结核、接受免疫抑制剂治疗的胶原性血管疾病患者。脓肿分枝杆菌除导致肺病外，还可导致淋巴结、皮肤软组织、骨关节和全身播散性病变。在全球范围，脓肿分枝杆菌引起的医源性感染和暴发越来越多，已成为医源性感染常见细菌之一，由于耐药谱广泛，预后较差，具有潜在的公共卫生危害，引起了国内外学者的广泛关注。Griffith 等描述了 154 例快速生长的非结核分枝杆菌感染（其中 82% 为脓肿分枝杆菌感染）的临床特征，好发于女性（65%）和非吸烟者（66%），在这些人群中，70% 的患者无基础性疾病病史；12% 的患者有基础性疾病，18% 的患者同时合并其他分枝杆菌疾病。脓肿分枝杆菌肺病发病年龄一般在 60 岁左右，多数为慢性病程，病史长达 2 年以上，无特异的临床症状，多以慢性咳嗽就诊，可伴有发热等症状。少数为亚急性，多见于年轻患者，推测可能与患者免疫状态有关。

（二）影像学特征

在影像学上，脓肿分枝杆菌肺病与其他肺结核分枝杆菌，如鸟 - 胞内分枝杆菌复合群（mycobacterium avium-intracellare complex，MAC）有重叠。CT 表现以结节支气管扩张型最为多见，表现为双肺广泛分布的小结节影和柱状支气管扩张，可合并实变、肺体积缩小、胸膜增厚等；与 MAC 比较，脓肿分枝杆菌肺病空洞的检出率较低。MAC 多伴有右肺中叶和左舌段扩张的特点，而此特点在脓肿分枝杆菌并不显著。总之，脓肿分枝杆菌肺病与其他类型的 NTM 仍难以区分。

（三）脓肿分枝杆菌肺病的诊断

NTM 肺病诊断应结合临床、影像学、病原学及病理学做出综合判断，目前采用三分类诊断标准，包括：NTM 感染、疑似 NTM 病和 NTM 病。目前推荐 NTM 肺病诊断标准：具有呼吸系统症状和（或）全身症状，经胸部影像学检查发现有空洞性阴影、多灶性支气管扩张及多发性小结节病变等，已排除其他疾病，在确保标本无外源性污染的前提下，符合以下条件之一者可做出 NTM 肺病的诊断：①痰 NTM 培养 2 次均为同一致病菌；② BALF 中 NTM 培养阳性 1 次，阳性度为 ++ 以上；③ BALF 中 NTM 培养阳性 1 次，抗酸杆菌涂片阳性度为 ++ 以上；④经支气管镜或其他途径的肺活组织检查，发现分枝杆菌病的组织病理学特征性改变（肉芽肿性炎症或抗酸染色阳性），并且 NTM 培养阳性；⑤肺活组织检查发现分枝杆菌病的组织病理学特征性改变（肉芽肿性炎症或抗酸染色阳性），并且痰标本和（或）BALF 中 NTM 培养阳性≥ 1 次。

（四）脓肿分枝杆菌的治疗

脓肿分枝杆菌对常用的抗结核药物具有天然耐药性。据报道：未经治疗的脓肿分枝杆菌群对克拉霉素、阿米卡星、头孢西丁和亚胺培南的药物敏感性分别为 100%、90%、70% 和 50%，部分菌株对利奈唑胺、磺胺甲噁唑 / 甲氧苄啶、多西环素、米诺环素和环丙沙星敏感，提示抗生素联合治疗方案可能有一定疗效。我国《非结核分枝杆菌诊断与治疗专家共识》特别指出，由于大多数非结核分枝杆菌对常用的抗分枝杆菌药物均耐药，考虑其临床治疗效果不确切，以及治疗所需费用和引起的不良反应，临床医生在决定是否治疗时应进行综合判断，对于症状较轻微，且药敏试验结果为广泛高度耐药，仅依靠目前的药物难以取得理想疗效，或耐受性较差的高龄非结核分枝杆菌肺病患者可不给予抗分枝杆菌治疗。推荐脓肿分枝杆菌的治疗方案：采用 1 种大环内酯类药物联合 1 种或多种静脉用药物，如阿米卡星、头孢西丁或伊米配能，疗程 6 个月，对于肺部病变局限且可耐受手术的患者，可推荐采用外科手术治疗，以提高治愈率。

参考病例

病例 1（图 2-7-4）：女，45 岁。主诉：慢性咳嗽 3 年余，发热 2 周。CT 表现：右中叶不张伴支气管扩张。右下肺及左下肺散在结节影。菌型鉴定：脓肿分枝杆菌。

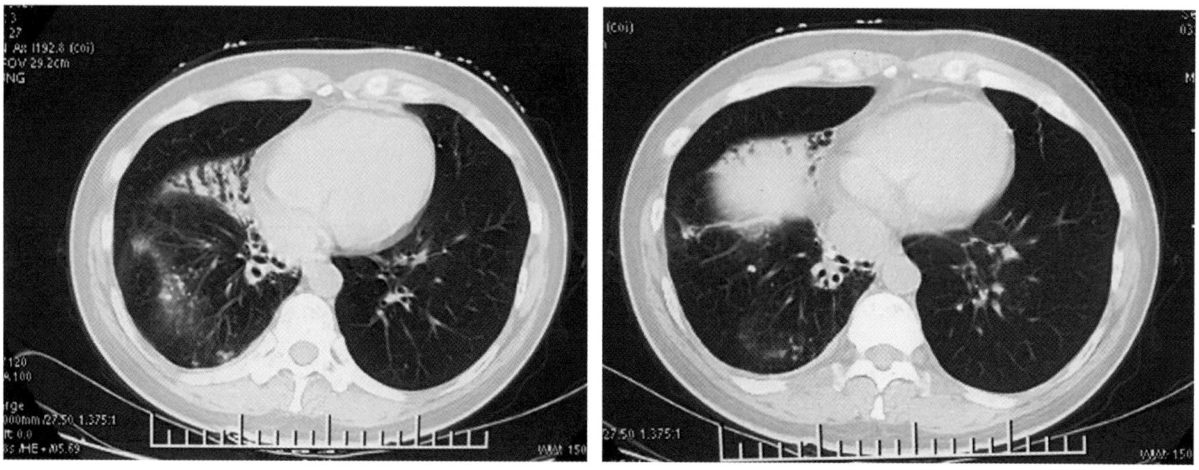

图 2-7-4　脓肿分枝杆菌病的支气管扩张

病例 2（图 2-7-5）：患者，女性，45 岁。主诉：间断咳嗽、咳痰 5 年。当地疑诊肺结核，行抗结核治疗 1 年，治疗效果不佳，于上级医院两次行分离培养，菌种鉴定为脓肿分枝杆菌。胸部 CT：双肺多发斑片、结节影及树芽征，边缘模糊，左肺上叶尖后段见一厚壁空洞病变，约 4.7 cm × 3.6 cm 大小。左上叶舌段可见局限不张，内见聚拢扩张支气管。

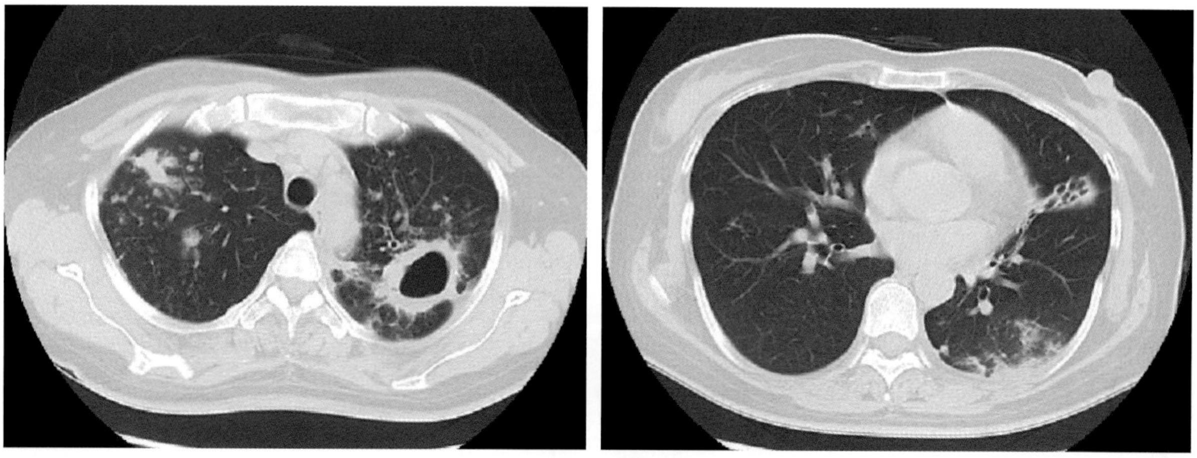

图 2-7-5　脓肿分枝杆菌病的空洞

病例 3（图 2-7-6）：患者：女性，31 岁。间断咳嗽 2 月余。既往曾诊为肺结核，予 2HRZE/4HR 方案治疗，疗程结束后停药。胸部 CT：右上肺结节，12 mm × 13 mm 大小，伴毛刺及索条影。痰抗酸菌涂片阴性。培养及菌型鉴定：脓肿分枝杆菌生长。药敏：对全部抗结核药及多种抗生素耐药。因无法组成治疗方案。建议停止治疗。3 年后随访，病变自行吸收，钙化，属自然痊愈。

七、要点速记

1．在快速生长型 NTM 中，脓肿分枝杆菌感染最常见，是引起医源性感染及其暴发的主要致病菌之一。

2．多发结节、实变，伴柱状支气管扩张是 NTM 肺病的主要征象表现形式。当常规抗感染治疗效果不佳时，要考虑 NTM 可能，应及时进行分枝杆菌菌型鉴定。

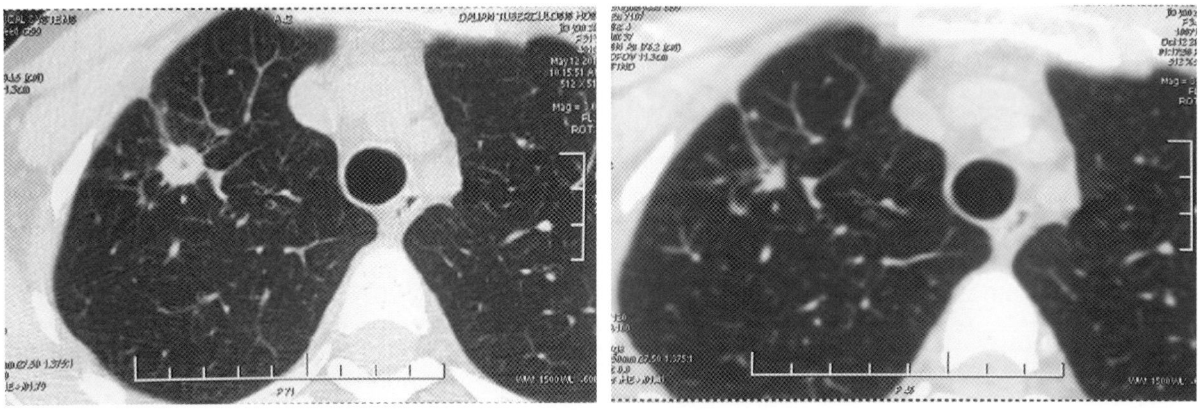

图 2-7-6　脓肿分枝杆菌病的肺结节

3．脓肿分枝杆菌病多数为慢性病程，病史长达 2 年以上，多以慢性咳嗽就诊，可伴有发热等症状，少数为亚急性起病。

4．脓肿分枝杆菌的耐药谱广泛。推荐采用 1 种大环内酯类药物联合 1 种或多种静脉用药物，如阿米卡星、头孢西丁或伊米配能，疗程 6 个月。

（吴　迪　吕平欣　路希维 编写 / 整理，路希维 审校）

参考文献

1．中华医学会结核病学分会．非结核分枝杆菌诊断与治疗专家共识［J］．中华结核和呼吸杂志，2012，35（8）：572-580．

2．沙巍，梁莉，蒋瑞华，等．含头孢西丁方案治疗高度耐药的快速生长型非结核分枝杆菌肺部感染 16 例疗效观察［J］．中华结核和呼吸杂志，2011，34（4）：265-268．

3．全国结核病流行病学抽样调查技术指导组．第四次全国结核病流行病学抽样调查报告［J］．中华结核和呼吸杂志，2002，25：3-7．

4．吕平欣，马大庆．常见非结核分枝杆菌肺病的 CT 表现［J］．中华放射学杂志，2015，49（3）：238-240．

5．Griffith DE，Aksamit T，Brown-Elliott BA，et al．An official ATS/IDSA statement：diagnosis treatment and prevention of nontuberculous mycobacterial diseases.Am［J］．Respir Crit Care Med，2007，175：367-416．

6．Han XY，De I，Jacobson KL.Rapidly growing mycobaeteria：clinical and microbiologic studies of 115 cases［J］．Clin Pathol，2007，128：612-621．

7．Thomson RM，NTM working group at Queensland TB Control Centre and Queensland Mycobacterial Refefence Laborator．Changing epidemiology of pulmonary non-tnberculous mycobacteria infeetions. Emerg［J］．Infect Dis，2010，16：1576-1583．

8．Griffith DE，Girard WM，Wallace RJ Jr．Clinical features of pulmonary disease caused by rapidly growing mycobacteria．An analysis of 154 patients［J］．Respir Dis，1993，147：1271-1278．

9．Han D，Lee KS，Koh WJ，et al．Radiographic and CT findings of nontuberculous mycobacterial pulmonary infection caused by Mycobacterium abscessus．AJR Am［J］．Roentgenol，2003，181（2）：

513-517.
10. Griffith DE，Girard WM，Wallace RJ. Clinical features of pulmonary disease caused by rapidly growing mycobacteria：an analysis of 154 patients [J]. Am Rev Respir Dis 1993，147（3）：1271-1278.
11. Chung MJ1，Lee KS，Koh WJ，et. al. Thin-section CT findings of nontuberculous mycobacterial pulmonary diseases：comparison between mycobacterium avium-intracellul are complex and mycobacterium abscessus infection [J]. Korean Med Sci，2005，20（5）：777-778.

病例 8 反复发作咳嗽、咳痰，伴双下肺结节和空洞

一、病例特点

（一）简要病史

男性，56 岁。主诉：间断发热、咳嗽、咳痰 2 年余，畏寒发热 3 天。患者 2 年前无明显诱因出现发热、咳嗽、咳痰，为少量黄白痰，体温最高不超过 38.5 ℃，无寒战、咯血及胸痛。于当地医院诊为“双下肺感染”，经抗感染治疗（具体药物不详）后病变吸收，症状好转。但以后发热、咳嗽、咳痰反复发作，每年 3 ~ 5 次，自服抗生素（先后间断使用阿奇霉素、阿莫西林和左氧氟沙星等）后症状均有所好转。3 天前再次发热，最高体温为 37.8 ℃，伴咳嗽、咳少许黄稠痰就诊我院。

（二）既往史

10 年前确诊为鼻咽癌，行根治性放疗 6 周。

（三）体格检查

T 37.7 ℃。咽部充血，扁桃体无肿大，双下肺可闻及少许湿啰音。余无异常。

（四）辅助检查

1. 实验室检查

（1）血常规：白细胞（WBC）9.24×10^9/L、中性粒细胞（N）0.84 ↑、血红蛋白（Hb）110 g/L；超敏 C 反应蛋白（Hs-CRP）64 mg/L ↑。

（2）肝、肾功能及尿常规未见异常。

（3）抗核抗体（ANA）、抗核抗体谱（ANAs）未见异常。

（4）感染相关检测：痰涂片抗酸杆菌阴性；痰结核菌培养阴性；PPD 试验阴性；痰培养未见致病菌生长。

（5）肿瘤标志物检测阴性；痰细胞学检查阴性。

2. 影像学检查 2015 年 1 月—2017 年 6 月共行 3 次胸部 CT 检查，表现为反复发作的右中叶及双下肺结节影，团块影（图 2-8-1）。

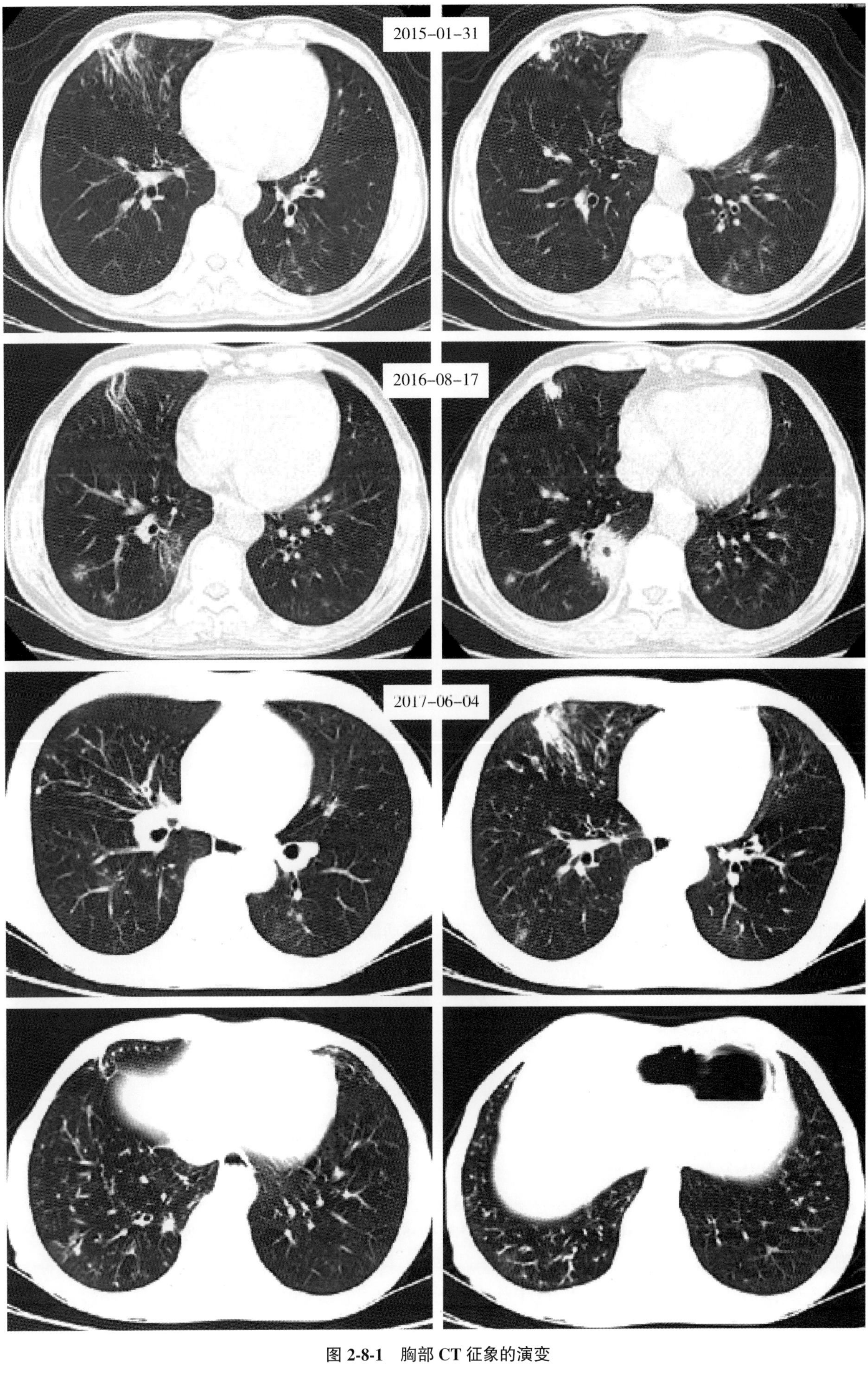

图 **2-8-1**　胸部 **CT** 征象的演变

二、多学科会诊

第一次会诊

● 放射科（李智勇　大连医科大学附属第一医院）

该患者病史长达2年，肺部病变呈反复发作。影像学表现有以下特点：①病变表现为小叶中心结节、树芽征及腺泡性实变，沿呼吸道分布为主，双肺多发。右中叶支气管扩张；②右下肺后基底段的厚壁空洞性病变经抗感染治疗后吸收，呈一过性改变；③3次影像学检查显示病灶的单一形态、位置相对固定。总体符合累及小气道为主的慢性感染性疾病。

需要考虑的疾病包括：①支气管扩张继发感染。主要证据为长期存在的右中叶支气管扩张，呈“双轨征”，但是疑点较多：本例双肺病变的分布超出了右中叶扩张支气管的支配范围。支气管扩张更像是在慢性感染的基础上形成，而非致病因素。②非结核分枝杆菌病（NTM）。主要证据为NTM的病史较长，临床表现为慢性咳嗽、咳痰，影像学上可表现为长期存在的支气管扩张及小叶中心结节影（即结节性支气管扩张型），此多见于鸟胞内分枝杆菌病（MAC）等，单纯从影像学角度倾向考虑此病，但多次抗感染治疗后症状均见好转，右下肺后基底段的厚壁空洞性病变抗感染治疗即可获得治愈，此与NTM对一般抗生素治疗不敏感的特性不符，可排除。③肺结核。慢性病史，CT表现为多发树芽征、小叶中心结节影，符合肺结核表现。不支持点：病情时好时坏，抗感染有效，病变分布以中下肺为主，PPD阴性，这些均不符合肺结核的特点。④吸入性肺炎。该患者反复出现肺内感染，病变以中叶和下叶为主，重力性分布表现不明显，是否存在慢性吸入性肺炎的可能，仅凭影像学无法做出诊断，需紧密结合临床病史，并建议完善病史及耳鼻喉科专科检查。

● 呼吸科（李海潮　北京大学第一临床医院）

反复发热伴咳嗽，病史长达2年。入院检查：血常规示中性粒细胞百分比及CRP均升高。肺内病变以右侧为主，累及中叶和下叶，表现为多发结节、支气管扩张、团块和纤维索条影，新老病灶并存，抗生素治疗有效，但反复发作，首先应考虑吸入性肺炎。发生误吸的因素较多，可见于酗酒、口腔疾病、声带麻痹、胃食道反流、神经系统疾病或脑血管病等。该患者无显性误吸史，需逐一排查。患者10年前有鼻咽癌根治性放疗病史，头颈部放疗本身可造成颅神经损伤，造成吞咽功能异常和声带麻痹，理论上可造成误吸发生。但患者直到近2年才出现吸入性肺炎，难以解释。因此建议对胃食道疾病展开排查，同时请耳鼻喉科协助完善口咽部、声带等功能检查，力争发现有无误吸因素。

后续进展

结合专家意见，进一步补充询问病史：患者自述鼻咽癌放疗4周后开始伴发口咽干燥，但无吸入性肺炎发生。近2年出现声音嘶哑，饮水后偶有轻咳，但无呛咳。

完善检查：

1．脑MRI未见异常，排除脑血管病变。

2．胃镜提示食道黏膜光滑柔软，血管纹理清晰，扩张度好，排除反流性食管炎可能。

3．耳鼻喉科喉镜检查（图2-8-2）提示右声带固定，活动不利，左声带外展功能差，内收可，诊断为“声带麻痹”。

4．予直立位吞服碘海醇后行胸部CT检查（图2-8-2）。吞服碘海醇后气管和支气管壁，右中叶、右基底段支气管及左背段、左基底段支气管有造影剂沉积并显影；并且与反复出现的肺部感染位置

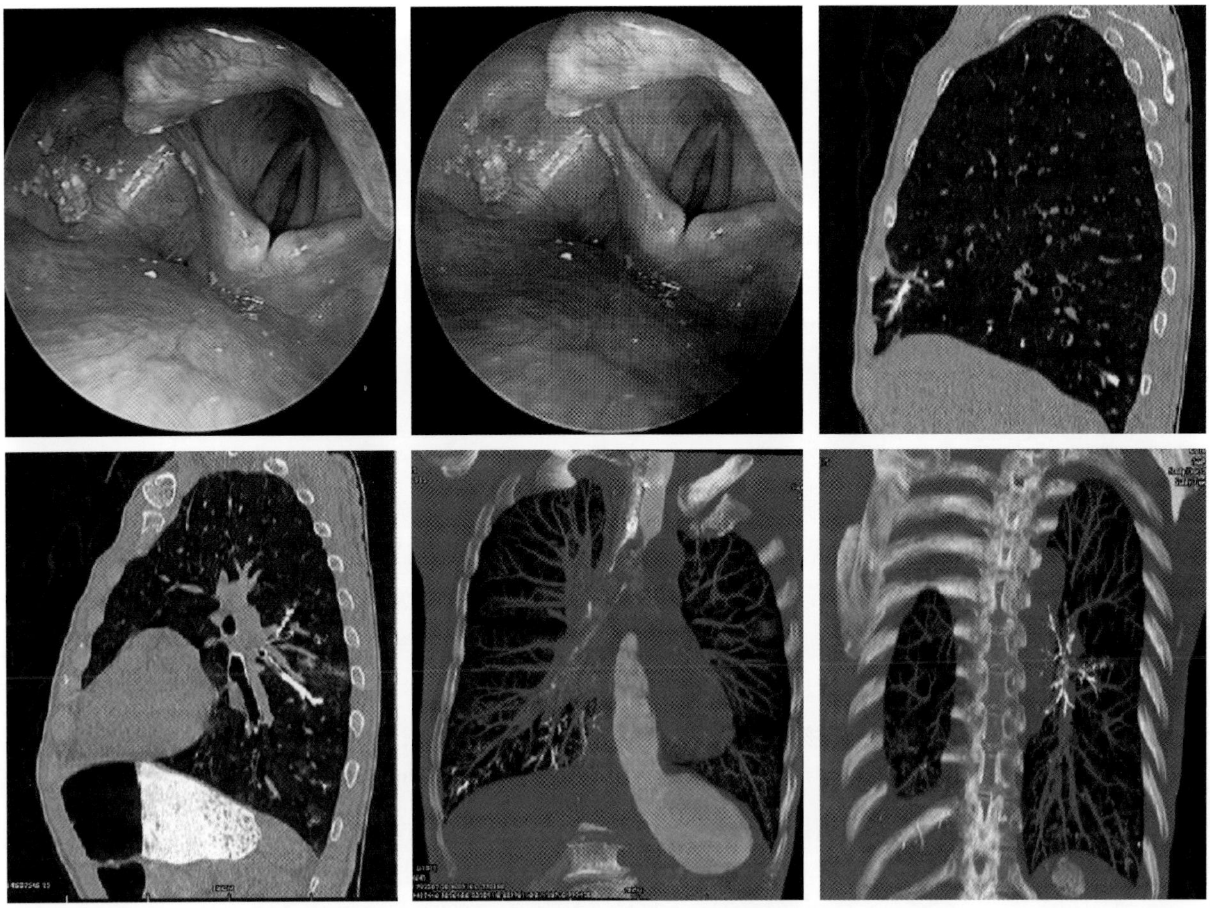

图 2-8-2　吞服造影剂后 CT 重建图像

一致。有趣的是，患者整个过程中并无剧烈呛咳，只有轻咳。

第二次会诊

● 耳鼻喉科（王志强　大连大学附属中山医院）

患者的声带麻痹可能与放射性神经损伤有关。鼻咽癌放射治疗后颅神经损伤发生率为 5% ～ 20%，包括急性损伤、早发延迟性损伤及晚发延迟性损伤。文献报道放射性颅神经损伤的 5 年累积发生率为 10.3%，10 年累积发生率为 25.4%，随着生存时间的延长，放射性颅神经损伤的发生率会逐年增加。鼻咽癌放射治疗过程中视神经、听神经损伤较为常见，嗅神经和舌咽神经相对少见。迷走神经的分支喉上神经也可累及，单侧喉返神经受损导致患侧声带麻痹，会出现声音嘶哑，呛咳、误吸。患者放射性治疗后口咽干燥可能与唾液腺放射性损伤有关。

● 呼吸科（赵亚东　大连医科大学附属医院）

患者在直立位吞服碘海醇行 CT 检查的过程中，由于神经反射减弱或麻痹，患者没有发生呛咳，表现为典型的隐性误吸特点，很容易被临床医生忽视。患者无胃食管反流相关疾病，推测肺内感染主要与口腔致病菌寄植有关。放疗后患者唾液腺的分泌减少导致了口腔内环境的变化，这增加了细菌定植的机会。遗憾的是没有进行支气管镜检查，这对检出致病菌、耐药性判断，以及后续治疗将提供帮助。

三、最终诊断

吸入性肺炎，声带麻痹。

四、治疗与转归

给予抗感染治疗，对症处理后，临床症状好转，病灶有所吸收。嘱患者进食时保持坐位，对其进行咳嗽和吞咽的训练。

五、专家点评

- 呼吸科（佘丹阳　中国人民解放军总医院）

吸入性肺炎在临床上并不少见，作为导致吸入性肺炎的关键诱因——误吸，既可以是剧烈呛咳或呕吐导致的显性误吸，也可以是反复隐匿发生的鼻腔、咽喉，以及牙周微量分泌物的隐性吸入。由于吸入的过程及其与肺炎发生的时间关系比较明确，吸入的污染物较多，急性感染的局部和全身表现比较典型。肺部影像学检查通常可以发现呈重力依赖性分布的浸润影，显性误吸导致的吸入性肺炎临床诊断并不困难。相比较而言，由隐性误吸导致的吸入性肺炎却往往容易延误诊断。一方面，由于误吸具有隐匿、微量和反复发生的特点，误吸与肺炎之间往往难以建立明确的因果联系和时间联系；另一方面，反复微量误吸所导致的肺内炎症并不总是分布在下垂区域，而往往在中叶、舌叶、下叶背段等引流较差的部位形成顽固性感染。本例患者反复咳嗽、咳痰、发热长达两年而一直未能获得正确的诊断正是由于以上两个方面，而最终能够确诊也是因为注意到了隐性误吸导致的吸入性肺炎有别于显性误吸的这种临床和影像学特点，并没有因为肺内病变分布不符合重力性依赖规律而轻易放弃吸入性肺炎的判断。在临床工作中，对于反复发生肺部感染的患者，如果存在可能导致吞咽功能不全的危险因素，如意识障碍、吞咽动作相关神经的损伤、上呼吸道或食道的创伤或手术、声带麻痹、咽部感觉缺失等，即使没有明确的误吸呛咳过程，也应警惕隐性误吸导致吸入性肺炎的可能。

六、关联知识点——吸入性肺炎

吸入性肺炎（aspiration pneumonia，AP）是指误吸食物、口咽分泌物、胃内容物，以及其他液体或固体物质引起的肺化学性和（或）细菌性炎症，可发生于任何年龄。而老年人由于机体组织结构衰老和生理功能减退，误吸发生率较高。吸入性肺炎一般分为化学性肺炎、细菌性肺炎与继发于化学性炎症的细菌性肺炎。

（一）风险因素

吸入性肺炎最常见的危险因素为意识障碍、神经源性吞咽功能异常、吞咽困难（食管恶性肿瘤或狭窄）、胃食管反流、上呼吸道结构异常、气管插管、留置胃管、胸腹部手术或创伤、胃排空延迟、口腔卫生情况不佳、高龄缺乏护理等。社区获得性吸入性肺炎（CAAP）与长期护理机构获得性吸入性肺炎（CAFAP）有所不同，前者主要与酒精中毒、镇静药物有关，后者多由神经系统疾病或脑血管病引起。

（二）临床特征

吸入性肺炎诊断需要结合患者的病史、症状、体征及胸部影像学改变。目前临床上根据患者是否有明显症状将误吸分为显性误吸和隐性误吸。显性误吸多因进食、饮水和胃内容物反流出现明显的呼吸道症状，包括咳嗽、呼吸困难和发绀，容易诱发重症肺内感染和呼吸衰竭。而隐性误吸往往为微量误吸，无明显误吸症状，发生肺炎时通过仔细询问病史得到，此多见于吞咽反射、咳嗽反射减弱的神经系统疾病和脑血管病患者。吸入性肺炎患者多有发热、咳嗽、咳痰、呼吸急促，以及胸膜炎样胸痛，查体可闻及肺部湿啰音，胸部影像学上可见急性肺部渗出性改变。明确吸入史或高危吸入风险是诊断吸入性肺炎的重要线索。

目前认为，CAAP 常见的致病菌是流感嗜血杆菌、肺炎链球菌、金黄色葡萄球菌等，而 CAFAP 要考虑到革兰氏阴性杆菌，如肺炎克雷伯菌、大肠埃希菌。有研究表明 AP 患者肺泡灌洗液与牙菌斑的细菌培养结果具有符合性。另外大量抗生素的使用，也会对口咽部的定植细菌菌群产生影响。Solh 等报道了在 54 例明确病原学诊断的 AP 患者中，常见的是大肠埃希菌、金黄色葡萄球菌和肺炎克雷伯菌。厌氧菌也是吸入性肺炎的主要致病菌之一，但并非是主导菌群，20% 的样本仅培养出了厌氧菌，另外有 11% 的样本中厌氧菌只是作为混合菌群的一部分。Tokuyasu 等对日本老年 AP 患者的研究也证实了这种趋势。在 62 名患者分离的 111 个致病菌中，其中只有 22 个（20%）是厌氧菌。尽管如此，在那些伴严重牙周病，以及胸部影像学上发现有坏死性肺炎的患者，也需注意厌氧菌感染的可能。

（三）影像学特点

AP 最具价值的影像学特点是肺部呈重力性依赖分布的单侧或双侧气腔实变，一般仰卧位以上叶后段及下叶背段、直立位以下叶基底段分布为主，一般右侧较左侧更明显（由于右侧主支气管较左侧更短，与中线夹角小）。有时也可见到呼吸道内不透光或高密度影，如吸入固体、液性物质或异物。常见的 CT 表现有树芽征、小叶中心结节、肺泡性渗出实变等，而慢性反复误吸也可出现支气管扩张、间质纤维化、机化性肺炎样表现，对于吸入带脂类的物质，局部可测得脂肪密度影。而对于同一肺叶、段内反复出现炎症，或伴阻塞性肺炎，除肿瘤等因素外，常规也需排除异物吸入的可能。

（四）治疗

AP 的治疗应该是包括一系列的综合性应对措施：①进食时尽量保持坐位，并及时清洁口腔内的食物残留及分泌物；②对怀疑有异物吸入的患者，应及早行纤维支气管镜检查；③针对诱因的治疗，可以鼓励患者进行咳嗽及吞咽训练。对于意识障碍患者可采取短期留置鼻饲管，但须注意留置胃管也为吸入性肺炎的风险因素之一，因此必要时可行辅助手术治疗，如经皮内镜胃造瘘术（PEG）、声带内移术等；④抗生素的选择应用，应通过甄别 CCAP 与 CCFAP、影像学特点、病原学等因素，合理选用抗生素进行治疗。

七、要点速记

1．鼻咽癌放射治疗可造成喉返神经受损导致患侧声带麻痹，出现声音嘶哑，呛咳、误吸。

2．放射治疗的神经损伤可表现为急性损伤、早发延迟性损伤及晚发延迟性损伤。

3．隐性误吸多见于吞咽反射、咳嗽反射减弱的神经系统疾病和脑血管病患者。

4．反复微量误吸所导致的肺内炎症并不总是分布在下垂区域，而往往在中叶、舌叶、下叶背段等引流较差的部位形成顽固性感染。

（方建庆 编写 / 整理，路希维 审校）

参考文献

1. 范志强，瞿介明，朱惠莉. 吸入性肺炎的研究进展 [J]. 中国呼吸与危重监护杂志 2010，9 (2)：209-212.

2. Han TR，Paik NJ，Park JW. Quantifying swallowing function after stroke：a functional dysphagia scale based on videofluoroscopic studies [J]. Arch Phys Med Rehabil，2001，82 (5)：677-682.

3. Amathieu R，Sauvat S，Reynaud P，et al. Influence of the cuff pressure on the swallowing reflex in tracheostomized intensive care unit patients [J]. Br J Anaesth，2012，109 (4)：578-583.

4. van der Maarel-Wierink CD，Vanobbergen JN，Bronkhorst EM，et al. Risk factors for aspiration pneumonia in frail older people：a systematic literature review [J]. Am Med Dir Assoc，2011，12 (5)：344-354.

5. Wu C H，Hsiao T Y，Ko J Y，et al. Dysphagia after radiotherapy：endoscopic examination of swallowing in patients with nasopharyngeal carcinoma [J]. Ann Otol Rhinol Laryngol，2000，109 (3)：320-325.

6. Reza Shariatzadeh M，Huang Jane Q，Marrie Thomas J. Differences in the features of aspiration pneumonia according to site of acquisition：community or continuing care facility [J]. Am Geriatr Soc，2006，54 (2)：296-302.

7. Tripathi A，Mirant-Borde MC，Lee A. Amylase in bronchialveolar lavage as a potential marker of oropharyngeal-to-pulmonary aspiration. [M] Abstract presented at American Thoracic Society，2011：A4616.

8. Amir M，Kristi H，Curtis HW，et al. Microcuff endotracheal tubes and risk of microaspiration. A46 icu outcomes [M]. American Thoracic Society，2013：A1602.

9. El-Solh Ali A，Pietrantoni Celestino，Bhat Abid，et al. Colonization of dental plaques：a reservoir of respiratory pathogens for hospital-acquired pneumonia in institutionalized elders [J]. Chest，2004，126 (5)：1575-1582.

10. Scala Raffaele，Naldi Mario，Archinucci Ivano，et al. Noninvasive positive pressure ventilation in patients with acute exacerbations of COPD and varying levels of consciousness [J]. Chest，2005，128 (3)：1657-1666.

11. Tokuyasu Hirokazu，Harada Tomoya，Watanabe Etsuko，et al. Effectiveness of meropenem for the treatment of aspiration pneumonia in elderly patients [J]. Intern Med，2009，48 (3)：129-135.

12. Takayanagi Noboru，Kagiyama Naho，Ishiguro Takashi，et al. Etiology and outcome of community-acquired lung abscess [J]. Respiration，2010，80 (2)：98-105.

13. Almirall J，Cabré M，Clavé P. Aspiration pneumonia. Med Clin (Barc) 2007 Sep 29，129 (11)：424-432.

14. Gurney，Winer-Muram，Rosado-de-Christenson et al. HRCT of the LUNG Anatomic Basis，Imaging Features，Differential Diagnosis. [M]. 2009，Lippincott Williams Wilkins ISBN.

15. Teramoto S. Novel preventive and therapeutic strategy for post-stroke pneumonia [J]. Expert Rev Neurother，2009，9 (8)：1187-1200.

16. Giraldez-Rodriguez LA，Johns M 3rd. Glottal insufficiency with aspiration risk in dysphagia [J]. Otolaryngol Clin North Am，2013，46 (6)：1113-1121.

17. Lanspa MJ，Jones BE，Brown SM，et al. Mortality，morbidity，and disease severity of patients with

aspiration pneumonia［J］. Hosp Med，2013，8（2）：83-90.

病例 9 咳嗽、痰中带血、肺部结节

一、病例特点

（一）简要病史

男性，51 岁。主诉：间断咳嗽、咳痰 2 年，体检发现肺部结节 1 周。该患者 2 年前无明显诱因出现间断咳嗽、咳痰，为少量白痰，晨起偶有痰中带血，无胸闷、胸痛，无发热、盗汗，未予关注。1 周前体检行肺部 CT 检查发现左肺结节影，疑似肺占位性病变来我院就诊。自发病以来体重无明显变化。

（二）既往史

既往体健。吸烟史 30 余年，每天 1 ～ 2 包。酗酒史 20 余年，每周 3 ～ 4 次，每次 1 ～ 1.5 斤高度白酒。否认鸟类及其他宠物饲养史。

（三）体格检查

查体未见异常。

（四）辅助检查

1．实验室检查

（1）血、尿常规正常；ESR 正常；肝、肾功能正常。

（2）肿瘤标志物：CEA、CA125、NSE、ProGRP、TPA 均未见异常；痰细胞学检查阴性。

（3）感染相关检查：结核感染 T 细胞斑点试验（T-SPOT.TB）阴性、结核菌素试验（PPD）12 mm × 14 mm、痰涂片抗酸染色阴性（3 次）；隐球菌荚膜抗原阴性；痰涂片革兰氏染色阴性、痰培养 + 药敏实验阴性；G 试验、GM 试验均阴性。

2．影像学检查 胸部 CT 示左肺上叶前段见不规则结节，边界不清，伴粗长毛刺和结节影（图 2-9-1）。

二、多学科会诊

第一次会诊

● 结核科（曾谊 南京市第二医院）

患者为中年男性，近 2 年来慢性咳嗽、咳痰，痰中带血，既往有酗酒史和吸烟史。查体无阳性发现。呼吸道分泌物病原学检查、结核病相关的免疫学检查结果均为阴性。肺部 CT 示左肺上叶直径 2 cm 结节灶，病灶形态不规则，增强后见边缘强化，内部可见坏死，病灶周围呈毛刺征，根据上述临床特点，诊断及鉴别诊断应围绕肺孤立性结节（solitary pulmonary nodule，SPN）展开：①结核瘤。结核瘤的直径大小为 2 ～ 3 cm，增强后由于外周肉芽肿和中心坏死可呈环状强化，该病灶周围可见引流支气管征和小结节状卫星病灶，虽然 T-SPOT.TB 为阴性，但有研究发现，高龄、超重、住院前病程大于 6 个月，均是肺结核患者 T-SPOT.TB 假阴性结果的独立危险因素，故结核瘤不能排除；②炎性假瘤。炎性假瘤可为肺外周孤立性病灶，边缘多光滑或可见粗长毛刺，增强后见均匀或不均匀强化，炎性假瘤病因不明，但可继发于细菌或支原体感染，临床症状隐匿，可由体检发现，需排除；③其他慢性肉芽肿性炎性病变。如隐球菌、组织胞浆菌、放线菌、奴卡菌肺炎均可引起边缘不规则、中心坏死的炎性肉芽肿性病变，该病例隐球菌荚膜抗原为阴性，该检查对于隐球菌感染敏感性、特异性可达 90%，似不支持，其他病原体感染需进一步获得病原学依据；④周围型肺癌。患者有长期吸烟史，肺

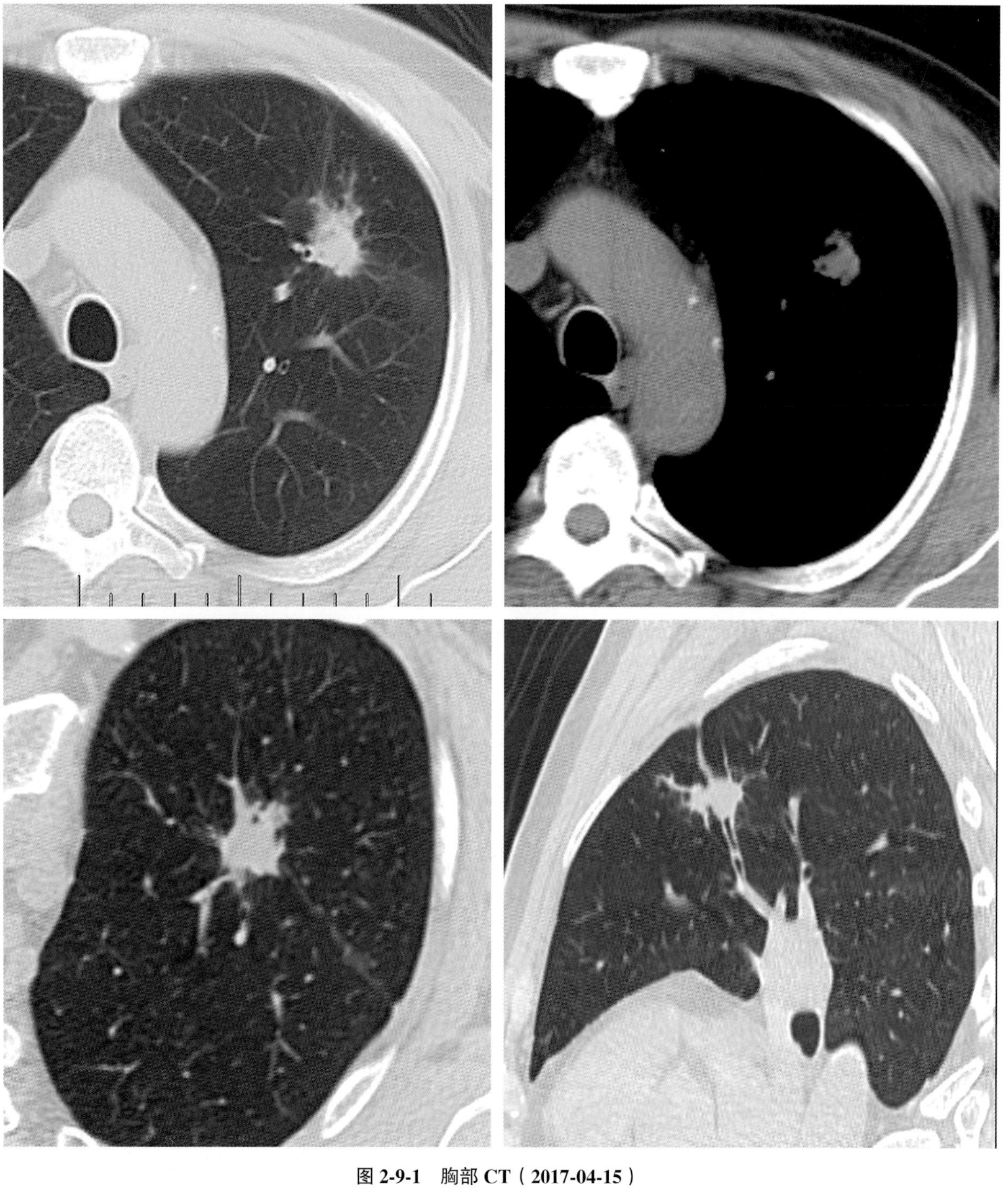

图 2-9-1　胸部 CT（2017-04-15）

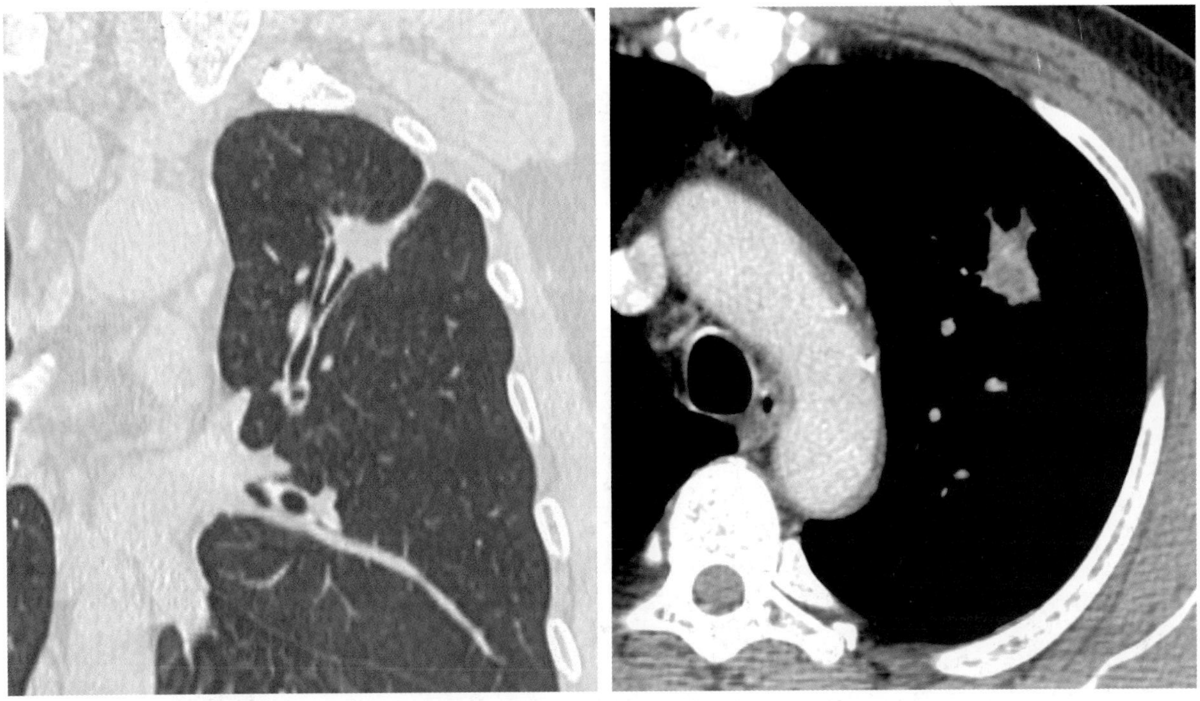

图 2-9-1 续　胸部 CT（2017-04-15）

外周出现孤立性结节应考虑肺癌的可能，虽然出现边缘强化、粗长毛刺、卫星病灶等良性病灶的特征，但因结节内可见支气管气相及截断征象，虽肿瘤标志物未见异常，仍不能完全排除恶性病变的可能。

- 影像科（卜学勇　深圳市龙岗区妇幼保健院）

该患者左肺上叶前段见直径约 2 cm 的不规则结节影，增强 CT 显示病变中心有坏死，可见数个不规则粗长毛刺和索条影向四周伸展，其中一个索条影和胸膜相连，并引起胸膜牵拉征。粗长毛刺多见于慢性炎性病变，常由增生的纤维组织所形成，如炎性假瘤和结核球的毛刺为纤维包膜外增厚的小叶间隔。该结节在肺门侧和两条聚拢扩张的支气管紧密相连，其中一个支气管的管腔直抵结节，呼吸道壁略显增厚，腔内似有引流分泌物，符合引流支气管征表现。上述病变特征更符合慢性炎症的影像学表现，因此需要考虑肺结核和慢性炎性肉芽肿性病变的可能。为明确诊断应考虑行肺组织病理学检查，CT 引导下肺穿刺或经胸腔镜活检均可行。

后续进展

该患者于当地医院考虑肺癌不除外，遂行 PET/CT 检查，结果回报：左肺上叶结节，代谢增高，最大 SUV 值为 5.24，考虑肺癌的可能性大。与家属沟通建议行经皮穿刺肺活检，患者及家属要求手术切除。行胸腔镜下病变肺组织楔形切除术，病理（图 2-9-2，彩图 2-9-2）提示：肺放线菌病。

第二次会诊

- 病理科（卢一艳　航天中心医院）

该患者低倍镜下多发化脓性炎，沿呼吸道分布，以支气管为中心，向周边肺组织扩散；高倍镜下支气管黏膜脱落消失，管壁可见淋巴细胞、浆细胞浸润，管腔内见大量淋巴细胞、浆细胞及中性粒细

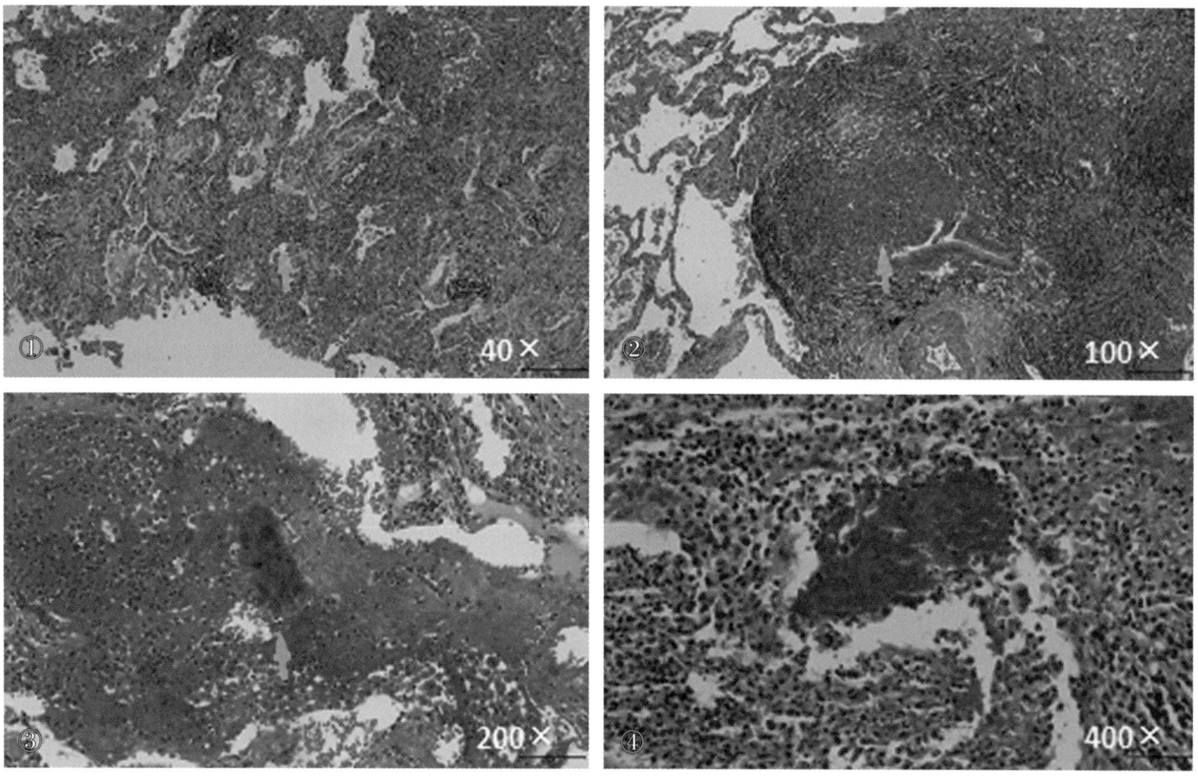

图 2-9-2　术后病理 HE 染色及 PAS 染色

胞，脓肿形成，临近肺组织间质纤维组织增生，可见成纤维细胞团突向肺泡腔，肺泡间隔可见淋巴细胞、浆细胞及少许中性粒细胞浸润，肺泡腔内可见组织细胞聚集、炎性渗出，脓腔内见菌团状物，小团状分布，PAS 染色阳性分支细丝状菌（图④），根据该患者的病理表现可以确诊肺放线菌病。该患者的特殊之处在于，部分肺组织可以见到明显的机化性肺炎样改变，可能与慢性感染后修复有关。

- 呼吸科（兰学立　航天中心医院）

肺放线菌病临床表现较隐匿，常见症状有咳嗽、咳痰、咯血，少数患者表现为发热。常被误诊为肺癌、结核和真菌感染。放线菌病与口腔疾病密切相关。针对性补充口腔检查，患者口腔卫生差，合并牙周病，一直未予治疗。专科检查：牙颈部见楔状缺损及广泛龋坏，表面软垢大量附着，牙龈红肿，探诊出血，符合牙周炎表现。放线菌是牙周炎的主要致病菌之一，患者同时有大量饮酒史，存在因口腔分泌物误吸引发肺部感染的可能。因此，细致的病史采集是提高诊断水平的关键。该患者术后恢复良好，因病灶完全切除，故未行进一步治疗。控制饮酒和积极进行治疗口腔疾病是防止本病复发的关键。

- 影像科（李智勇　大连医科大学附属第一医院）

肺放线菌病肺部 CT 表现为结节、团块影，单发为主，多发病变多累及同侧肺，双侧受累极为少见，增强 CT 可见环形强化。低密度液化性坏死，由于脓性分泌物黏稠，密度较高，一般不形成气液平面，其内散在分布小圆形气体影，气体分布与重力无关，称之为悬浮空泡征，但该征象的敏感性不高。单凭影像学诊断对该病例而言有一些难度。PET/CT 常把 $SUV_{max} > 2.5$ 作为鉴别良恶性的决断值。有研究表明肺放线菌病存在激烈的炎症反应，活化的炎症细胞也可导致葡萄糖转运体的表达增高，进而引起 SUV_{max} 值升高。因此，对于肺放线菌而言不具有特异性。口腔病史的采集对该病的诊断十分重要，以后需加强与临床医生的合作。

三、最终诊断

肺放线菌病，牙周炎。

四、治疗与转归

该患者手术后未口服药物治疗。嘱其戒烟戒酒和注意口腔卫生，术后随访两年，每年复查胸部CT，肺部未见新发病灶。

五、专家点评

● 呼吸科（兰学立　航天中心医院呼吸科）

中年男性，慢性咳嗽、咳痰，近来少许痰中带血，既往长期大量吸烟、酗酒史。胸部CT特征表现为局灶性坏死、边缘强化，胸膜粘连，支气管聚拢，管壁增厚和小黏液栓，倾向于慢性肺部感染。结核、真菌等慢性肉芽肿性疾病需要重点鉴别。本病例通过手术病理组织学检查最终确诊为“肺放线菌病”。

回顾诊疗过程，需要关注两个问题，一是仔细询问病史和详细的查体尤为关键。放线菌是牙周炎主要的致病菌之一，吸烟又是口腔疾病和牙周炎的诱发因素，同时酗酒等不良习惯增加了吸入性肺炎的发生率，对这些因素进行关联分析，可帮助我们找到诊断线索。二是临床医生对感染性疾病的PET/CT特征认识不够全面，客观造成了诊疗计划出现周折。事实上在诸多感染性疾病中FDG可表现为高摄取，如结核、放线菌及真菌等。此与激活的炎症细胞增加了葡萄糖代谢有关。因此，PET/CT对于孤立性肺结节的诊断既有帮助，也存在交叉，需要合理解析。该患者的诊治在呼吸、影像、胸外、病理、口腔等多个科室的协作下完成，这也进一步说明了多学科会诊的重要性。

六、关联知识点——肺放线菌病

放线菌是革兰氏阳性厌氧菌，分属于放线菌目。常寄生于人类或动物口腔龋齿、扁桃体隐窝、上呼吸道、胃肠道和泌尿生殖道。在组织损伤时，放线菌侵入机体组织内可致病。致病菌多为衣氏（以色列）放线菌，其他少见菌种有内氏放线菌、龋齿放线菌等。放线菌病根据部位可分为：颈面型（55%）、腹型（20%）和胸型（15%）。其他部位也可感染放线菌，特殊情况下可侵入血流，引起放线菌败血症。口咽部或胃肠道分泌物误吸是肺放线菌的主要途径。酗酒、口腔卫生不良是发生肺放线菌病的危险因素。目前尚无证据表明肺放线菌病在免疫力低下患者中发病率增加。

（一）组织学特征

典型的放线菌病是慢性肉芽肿性炎症，病原菌入侵后，在组织内最先引起白细胞浸润，组织内有单核细胞和多核细胞浸润，形成多发小脓肿和类上皮细胞肉芽肿。脓肿中央有坏死，周围是肉芽组织和纤维组织。坏死物中的硫磺样颗粒为其典型的组织学特征。将硫磺样颗粒制成压片和组织切片，镜下观察到颗粒直径为0.1 ~ 1 mm，内部菌丝缠绕，外围菌丝呈花瓣样排列结构，显微镜下观察犹如菊花状。病变晚期，呈慢性肺炎特点，肉芽组织增生，病变邻近肺组织纤维化。

（二）临床特征

肺放线菌好发于男性，在各年龄段均有发病，近年来有中老年发病倾向。在酗酒和结构肺病患者中多见。临床表现常不典型，可出现发热、体重减轻、咳嗽、咳痰、胸痛。咯血也是肺放线菌病常见的临床特征。韩国报道肺放线菌病咯血的发生率高达 71.3%。病变进展对胸壁、支气管、纵隔造成侵犯时可表现出相应症状。病变延及胸膜可引起胸痛，侵犯胸壁有皮下脓肿及瘘管形成，经常排出混有菌块的脓汁，瘘管周围皮肤有色素沉着。

（三）影像学表现

肺放线菌病影像学表现常不典型，主要影像学特点包括：①病灶呈团块或不规则实变影，中央易出现液化性坏死，但气液平面少见，伴大小不一的空泡影和空洞影，空泡影呈非重力学分布。②病变分布表现为外周和下叶优势，可能与吸入性因素有关。肺外围分布常引发胸膜粘连和胸膜增厚，可伴有肺门和纵隔淋巴结肿大。③ CT 增强多呈周围强化，中央低密度区无强化，组织学上提示脓肿，其中含有放线菌、硫磺样颗粒和组织坏死碎片。周边增强部分包括肉芽组织和纤维化组织。④具有直接蔓延和支气管播散的趋势，病变可有早期的周围型肺结节，病变边缘模糊，后逐渐增大形成团块、实变，并可占据整个肺叶。⑤病变进展可不受解剖学屏障的限制。可通过跨胸膜侵犯邻近肺叶，透过胸膜造成胸壁、肋骨和椎体破坏，并可穿破胸壁形成瘘管。⑥支气管损伤也较为常见，多伴有管壁不规则增厚和扩张。大气道侵犯较为罕见，侵蚀大血管可引发致死性大咯血。⑦肺放线菌病可以表现为恶性肿瘤样的高摄取，因此 PET/CT 对诊断肺放线菌病价值有限。

（四）诊断要点

肺放线菌病临床发病率低，很少作为肺部疾病的常规诊断和鉴别诊断。即使是有经验的医生，也经常误诊为肺结核、肺脓肿或肺癌等。由于该病的临床表现和影像学表现缺乏特异性，诊断需要获得组织病理学及病原学支持。放线菌为厌氧菌，很难通过一般痰培养检测。由于放线菌为口腔寄生菌，痰厌氧菌培养阳性不能作为肺放线菌的诊断证据。需要通过如纤维支气管镜检查、经 CT/ 超声引导下穿刺活检、手术活检等手段获取标本，通过微生物学及组织学确诊。

（五）治疗

胸部放线菌病早期诊断并给予适当治疗，一般预后良好，病死率低。放线菌通常对 β- 内酰胺类抗生素敏感，青霉素或阿莫西林是首选药物。推荐剂量为：最初每天给予青霉素 G 静脉注射 1 800 万～2 400 万单位 2～6 周后，继续给予青霉素 V(0.5～1 g,4 次 / 日，口服）或阿莫西林（0.5 g，3 次 / 日，口服）维持治疗 6～12 个月，早期治愈率高达 90%。一般放线菌病经过 4 周治疗，肺部病变可见明显缩小和吸收，如经过 12 周抗生素治疗效果不佳，可考虑手术治疗，也是根治肺放线菌的有效手段。

参考病例

病例 1（图 2-9-3）：男性，49 岁。咳嗽、咳痰伴胸痛 2 月。胸部 CT 示：左下叶团片状肺实变。中心低密度坏死，其内可见多发含气空泡。诊断：肺放线菌病。

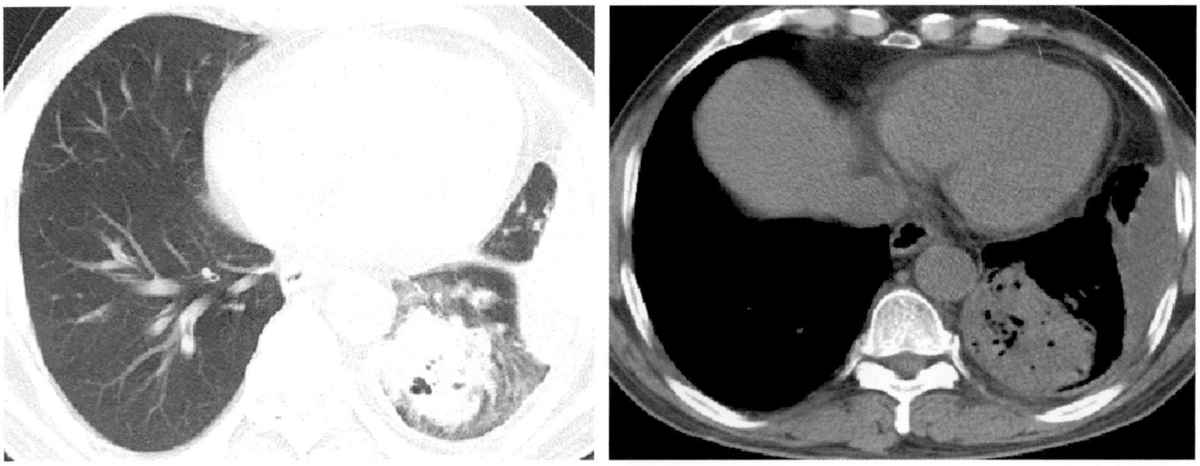

图 2-9-3　肺放线菌病的悬浮空泡征

病例 2（图 2-9-4）：男性，47 岁。咳嗽伴发热 2 个月，痰中带血 1 天。胸部 CT 示：左上肺节段性实变，伴广泛纤维化，双肺气肿。行支气管镜左肺上叶支气管黏膜活检及特殊染色，诊断：肺放线菌病。

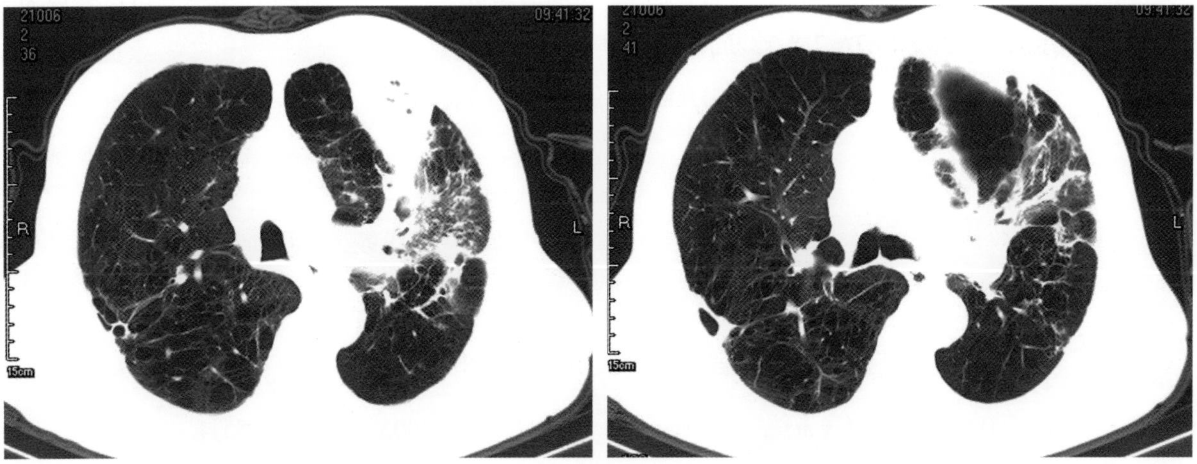

图 2-9-4　肺放线菌病的肺实变与纤维化

病例 3（图 2-9-5）：男性，64 岁。咳嗽、咳痰 1 个月，痰中带血 3 天。胸部 CT 示：左肺上叶前段实变位于外周，边缘模糊，中心可见液化性坏死区；邻近胸膜明显增厚。诊断：肺放线菌病。

七、要点速记

1．肺放线菌病与牙周病、误吸、酗酒等因素密切相关。
2．肺放线菌病影像学表现类似肺癌或肺结核，容易导致误诊。
3．肺放线菌多分布于外围，肿块内有低密度坏死，悬浮空泡征有提示意义。
4．肺放线菌病可以表现为恶性肿瘤样高摄取，因此 PET/CT 在诊断肺放线菌病价值有限。
5．青霉素或阿莫西林是肺放线菌首选药物，重度感染疗程应维持到 6 ～ 12 个月。

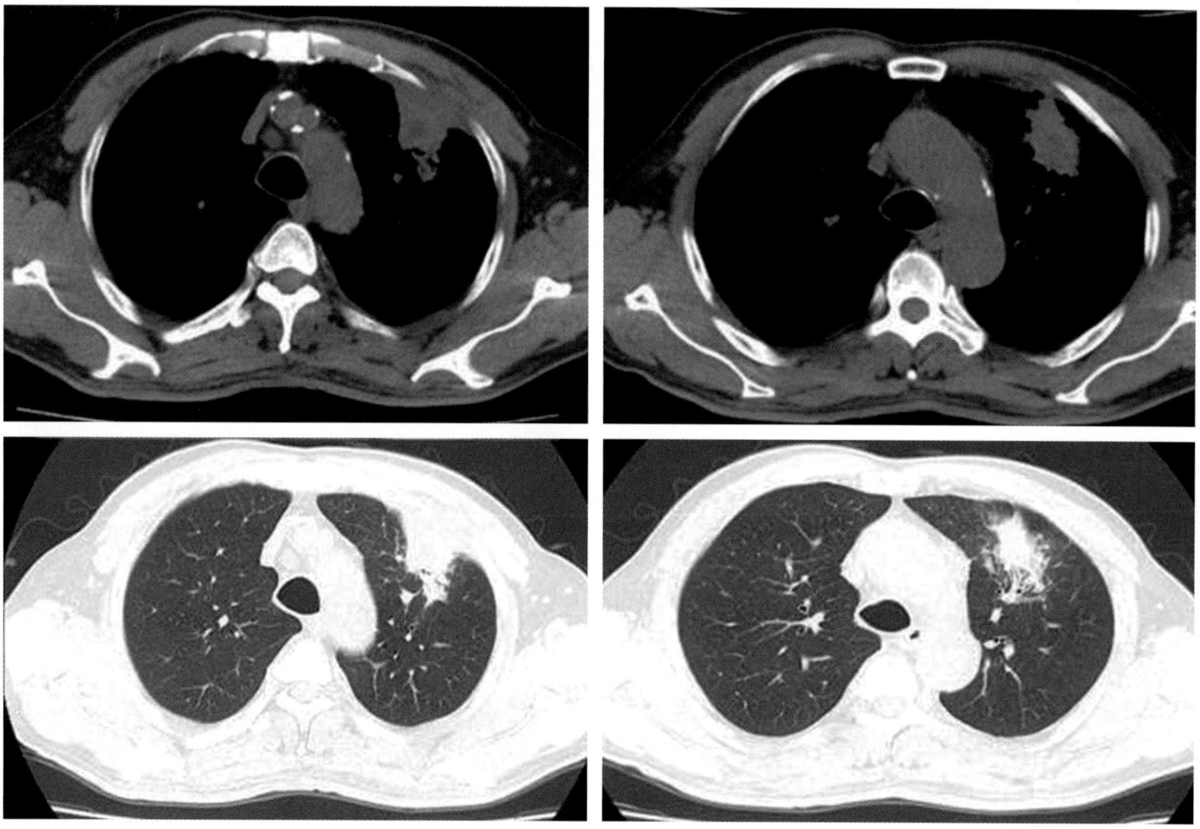

图 2-9-5 肺放线菌病外周分布的液化性坏死

（兰学立 张 伟 苗 殊 张齐武 编写 / 整理，兰学立 审校）

参考文献

1. G.F，Mabeza JM．Pulmonary actinomycosis［J］．Eur Respir，2003，21：545–551.
2. So Ri Kim LYJ，In-Jae Oh YK，Kyeong-Cheol Shin MKL，et al.Pulmonary actinomycosis during the first decade of 21st century：cases of 94 patients［J］．Bmc Infectious Diseasesm，2013，13：213-216.
3. Sun XF WP，Liu HR SJH．A Retrospective Study of Pulmonary Actinomycosis in a Single Institution in China［J］．Chin Med，2015，128：1607-1610.
4. Han JY1，Lee KN，Lee JK，et al．An overview of thoracic actinomycosis：CT features Insights into Imaging［J］．Insights Into Imaging，2013，4（2）：245–252.
5. Cheon JE，Im JG，Kim MY，et al．Thoracic actinomycosis CT findings［J］．Radiology，1998，209（1）：229-233.
6. Mosmann M P，Borba M A，Liguori A D A L，et al. Solitary pulmonary nodule and18F-FDG PET/CT．Part 1：epidemiology，morphological evaluation and cancer probability［J］．Radiologia Brasileira，2016，49（1）：35-42.
7. Zhao M，Chang B，Wei Z，et al.The role of（18）F-FDG uptake features in the differential diagnosis of solitary pulmonary lesions with PET/CT［J］．WorldJournal of Surgical Oncology，2015，13（1）：271.

8. Neto J P D M，Melo M S A E，Santos-Pereira S A D，et al. Periodontal infections and community-acquired pneumonia：a case–control study［J］. European Journal of Clinical Microbiology Infectious Diseases，2013，32（1）：27-30.
9. Cd M W，Vanobbergen J N，Bronkhorst E M，et al. Oral health care and aspiration pneumonia in frail older people：a systematic literature review［J］. Gerodontology，2013，30（1）：3-9.
10. Scannapieco F A，Genco R J.Association of periodontal infections with atherosclerotic and pulmonary diseases［J］. Journal of Periodontal Research，1999，34（7）：340–345.

病例 10　慢性腹泻，肺内病变呈反晕征样表现

一、病例特点

（一）简要病史

患者，女，18 岁。主诉：面色苍白 1 年半，腹痛、腹泻半年余。1 年半前因面色苍白就诊，诊断为“缺铁性贫血”，未系统治疗。半年前始反复出现腹痛、腹泻，多时每日 3 ~ 4 次，多为稀便，无黏液、脓血，无黑便，伴有午后低热、体温一般不超过 38℃。乏力明显。病来无咳嗽、咳痰。于 2015-08-07 入住血液科。

（二）既往史

17 个月时曾因肠套叠行手术治疗，具体原因不详。

（三）体格检查

T 38 ℃，营养不良，消瘦，轻度贫血貌。腹软，无压痛，无反跳痛及肌紧张，肝脾肋下未触及，移动性浊音阴性。余未见异常。

（四）辅助检查：

1. 实验室检查

（1）血常规：白细胞（WBC）20.96 × 10^9/L ↑、血红蛋白（Hb）110 g/L ↓、血小板（Plt）599 × 10^9/L ↑、平均红细胞体积（MCV）97.05 fL、平均红细胞血红蛋白含量（MCH）32.16 pg、平均红细胞血红蛋白浓度（MCHC）331.3 g/L；超敏 C 反应蛋白（Hs-CRP）：95.80 mg/L ↑。

（2）生化及常规：总蛋白 52.70 g/L ↓、白蛋白 25.30 g/L ↓，肝肾功能未见异常。粪便隐血试验阳性。

（3）贫血四项：维生素 B12 222.00 pmol/L、促红细胞生成素 23.30 mIU/ml、叶酸 1.59 ng/ml、铁蛋白 50.70 ng/ml。

（4）感染相关检查：降钙素原（PCT）0.08 ng/ml；1-3-β-D 葡聚糖 22.77 pg/ml；结核感染 T 淋巴细胞斑点试验（T-SPOT.TB）阳性，痰抗酸菌涂片阴性（3 次）；痰一般菌培养阴性，真菌培养阴性。

（5）免疫学检查：抗核抗体（ANA）++，ENA 均阴性，抗中性粒细胞胞质抗体（ANCA）阴性，抗心磷脂抗体 IgG 23.29 U。

2．骨髓活检组织 造血组织增生大致正常。

3．肝胆脾彩超 胆囊壁欠光滑，余未见异常。

4．肠镜检查 距肛门 60 cm（横结肠）可见黏膜节段跳跃式铺路石样改变。肠腔充血水肿，狭窄，考虑克罗恩病。病理：黏膜慢性炎症（低倍放大），请结合临床（图 2-10-1，彩图 2-10-1）。

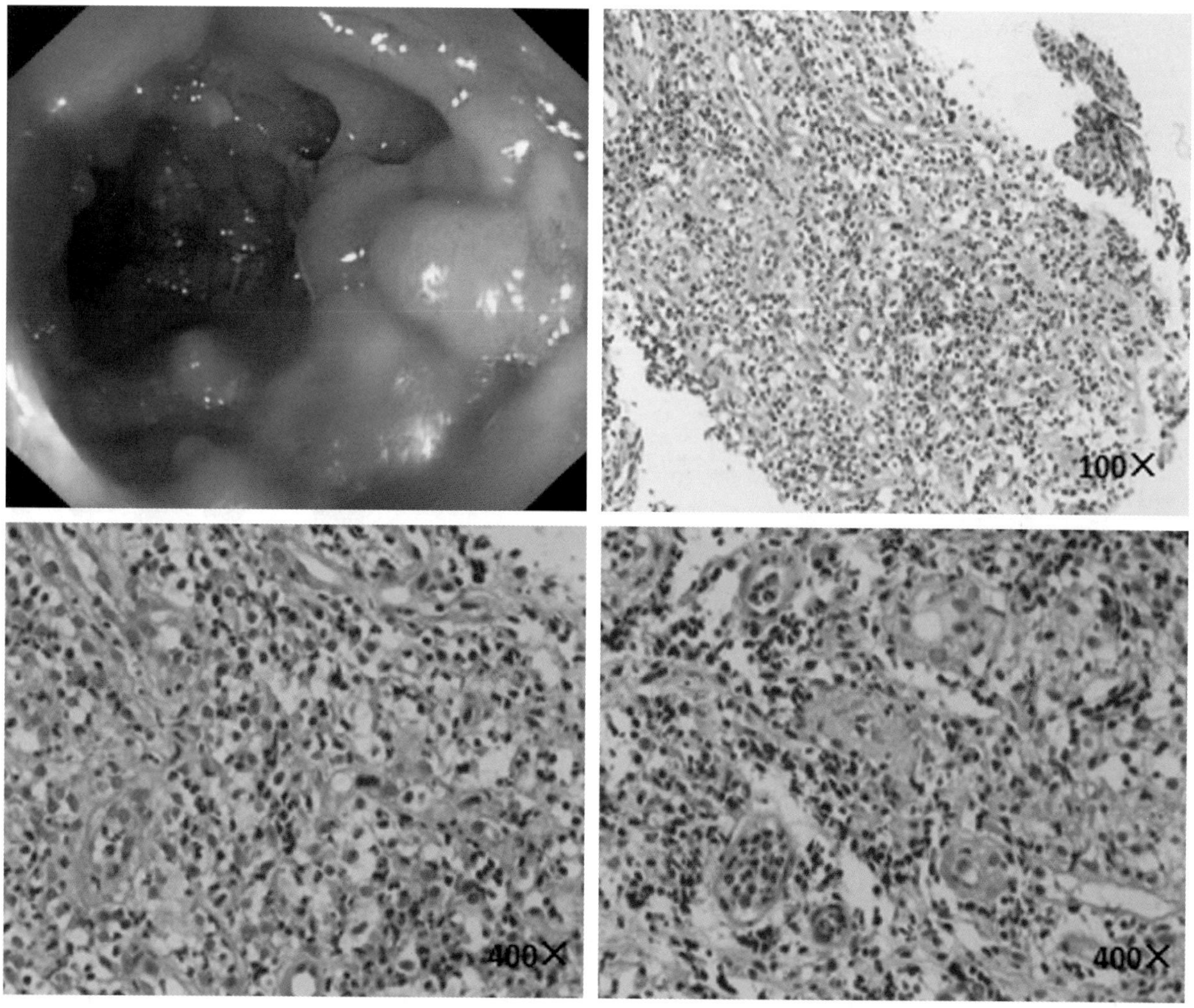

图 2-10-1 结肠黏膜镜下表现及病理图片（HE）

5．影像学检查（图 2-10-2） 肺 CT 提示双肺多发环形病变，类似“反晕征”样改变。环岛壁见结节堆积，边缘毛糙；环岛内可见磨玻璃影和微结节影。环岛外可见散在分布的结节影，部分呈树芽征表现。

诊治经过

初步诊断：缺铁性贫血、克罗恩病？发热原因待查、肺部多发病变原因待查（感染？结核？真菌感染？）。给予抗感染治疗：头孢地嗪注射液 2.0 g，2 次 / 日，静脉滴注；喜炎平注射液 250 mg，1 次 / 日，静脉滴注；给予水杨酸制剂美沙拉嗪，同时给予整肠生调节肠道菌群。经上述治疗 10 天无效，患者体温较前升高，最高达 38.5 ℃，伴咳嗽、咳痰，为白色黏痰，并出现头痛、恶心、呕吐，呕吐物为胃内容物，查体：脑膜刺激征阳性。

进一步经检查：

1．头颅 MRI 左顶叶脑沟见异常信号。

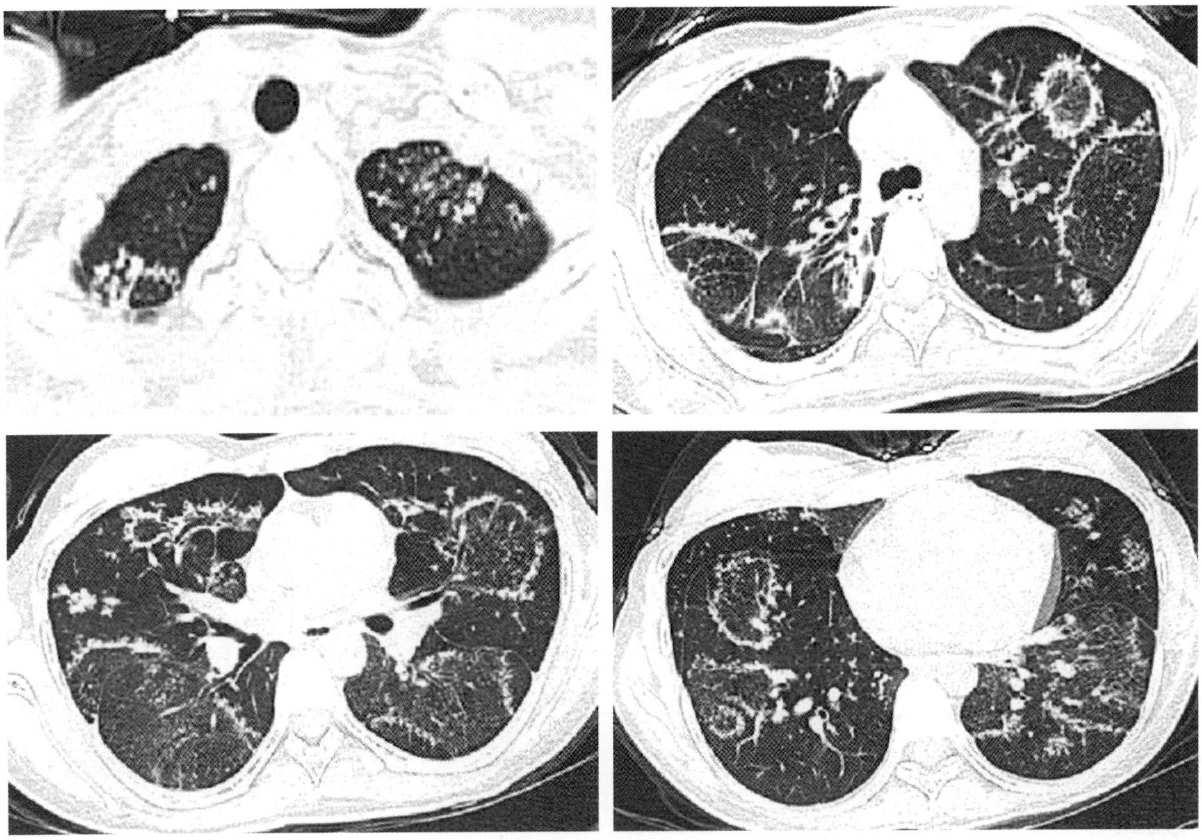

图 2-10-2　胸部 CT（2015-08-01）

2. 腰椎穿刺（腰穿）　脑压 400 mmH_2O ↑、脑脊液糖 1.74 mmol/L ↓、脑脊液蛋白 0.28 g/L、脑脊液氯 106 mmol/L ↓、乳酸脱氢酶 247 U/L。

3. 影像学检查　肺 CT 显示双肺病变较前略有增多（图 2-10-3）。

二、多学科会诊

● 呼吸科（柴文戍　锦州医科大学附属第一医院）

该患者的病情复杂：慢性起病，1 年前先有贫血，半年前出现低热、结肠炎，入院发现肺内病变，继之又出现脑膜刺激征，整体反映了一种疾病的进展和播散过程，按照一元论原则主要考虑结核的可能。主要证据：①腰椎穿刺（腰穿）检查：脑压 400 mmH_2O ↑，脑脊液常规：糖 1.74 mmol/L ↓、蛋白质 0.28 g/L、氯 106 mmol/L ↓、乳酸脱氢酶 247 U/L。脑脊液呈低糖、低氯，符合结核性脑膜炎特点；②肺内病变征象构成为反晕征 + 树芽征模式也具有一定提示作用。结核反晕征虽少见，但不罕见，当合并树芽征征象时，高度提示结核病；③该患者克罗恩病诊断尚不明确。大量淋巴细胞浸润肠壁，黏膜腺体萎缩及急慢性炎症细胞浸润属非特异性炎症描述，还不能作为克罗恩病和结核病的诊断依据；④贫血可见于多种原因，炎症性肠病和肠结核均可导致贫血。通过以上分析，患者的多器官受累均不能排除结核，肠结核通过血行、淋巴道可以造成肺内和颅内感染，按照一元论原则可以解释患者的疾病进展过程。鉴别诊断：克罗恩病。克罗恩病的肠外表现主要为骨骼、肌肉病变，肺也可受累，肺内多表现为呼吸道病变，如大气道管壁增厚、气管支气管炎、支气管扩张和细支气管炎，也可以发生间质性肺炎。克罗恩病中枢神经受累罕见，如脑血管事件发生等。本例的肺部表现及脑积液常规均不能用克罗恩病解释。因此为进一步明诊断，建议重新进行肠镜检查，多部位取材；行支气管镜肺活检，尽可能获得组织学依据。

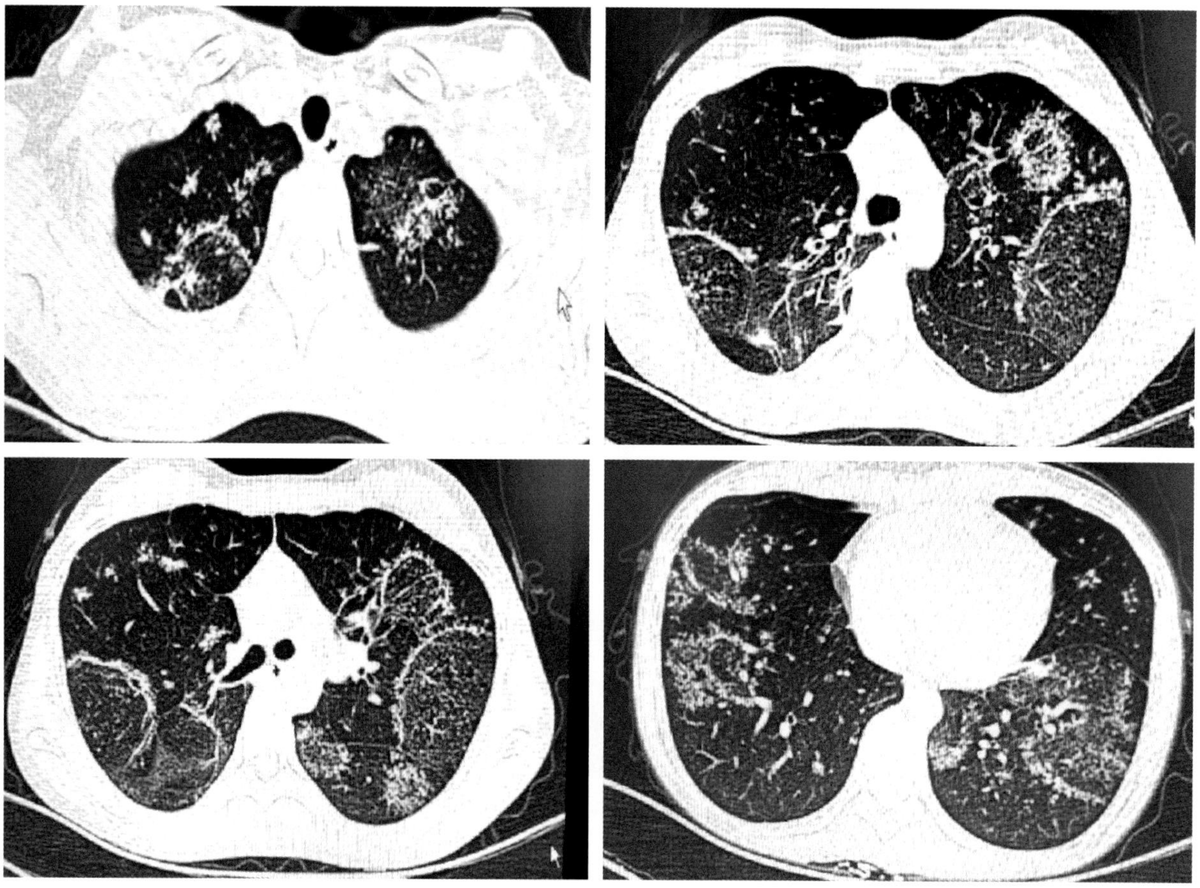

图 2-10-3 胸部 CT（2015-08-27）

● 放射科（谢汝明 首都医科大学附属北京地坛医院）

肺部 CT 表现为双肺、多发、怪异的环形阴影，呈不典型反晕征表现。反晕征可见于多种疾病，如结核病、隐源性机化性肺炎、真菌感染、肺栓塞、结节病和肿瘤等。该患者反晕征表现为环壁较薄，呈弧线样，由结节融合和纤维索条影构成，环内可见磨玻璃影和密集分布的微结节影，其次，双肺均可见散在分布的小叶中心结节影及树芽征表现。反晕征伴发结节多见于肺结核。需要鉴别可引发反晕征其他疾病，如结节病，其反晕征多伴发结节，环岛壁也呈结节堆积样表现，但结节病肺结节主要呈淋巴管周分布，本例与之不同。COP、肺栓塞的反晕征一般不合并结节影，可予排除。在真菌病方面，侵袭性霉菌病进展较快，但该患慢性病程，临床不支持。

● 病理科（蔡毅然 上海交通大学医学院）

该患者肠组织呈现全层急慢性炎症改变，肠壁结构紊乱，高倍镜下可见大量淋巴细胞浸润肠壁，黏膜腺体萎缩及急慢性炎症细胞浸润。这种慢性炎症性改变在肠结核和克罗恩（Crohn disease）病均可见到，尤其在伴有继发感染时。两者在病理表现上有很多相似之处，如溃疡、节段性的改变、肉芽肿、慢性非特异性炎症等。但是也有很多差异之处，鉴别要点：克罗恩病病变范围广，病变以回肠末段和结肠多见。病理改变为肠壁全层性增殖性炎症，伴有固有膜底部和黏膜下层淋巴细胞聚集，黏膜下层增宽，淋巴管扩张及神经节炎，根据病理变化分为急性炎症期、溃疡形成期、狭窄期和瘘管形成期。典型的病理组织学改变是非干酪性肉芽肿。肠结核病变部位主要位于回盲部，肠壁的淋巴组织呈充血、水肿及炎症渗出性病变，干酪样坏死性肉芽肿是诊断肠结核的金标准，当继发感染时典型结核性肉芽肿可能不明显，因此需结合病史、临床表现、内镜及病理进行综合判断，必要时可再次活检。

三、最终诊断

患者及家属拒绝肠镜检查。反复留取痰液行抗酸菌涂片检查，2 次痰涂片抗酸杆菌阳性。

最终诊断：肺结核，结核性脑膜炎。肠结核可能性大。

四、治疗及转归

给予口服抗结核治疗，异烟肼 0.3，1 次 / 日，利福平 0.6，1 次 / 日，吡嗪酰胺 1.5，1 次 / 日，乙胺丁醇 0.75，1 次 / 日。抗结核治疗 2 个月，症状明显改善。复查 CT（图 2-10-4）示：肺部病变显著吸收。患者坚持抗结核治疗 18 个月治愈停药。复查肠镜：横结肠及降结肠黏膜未见明显异常。支持肠结核诊断。

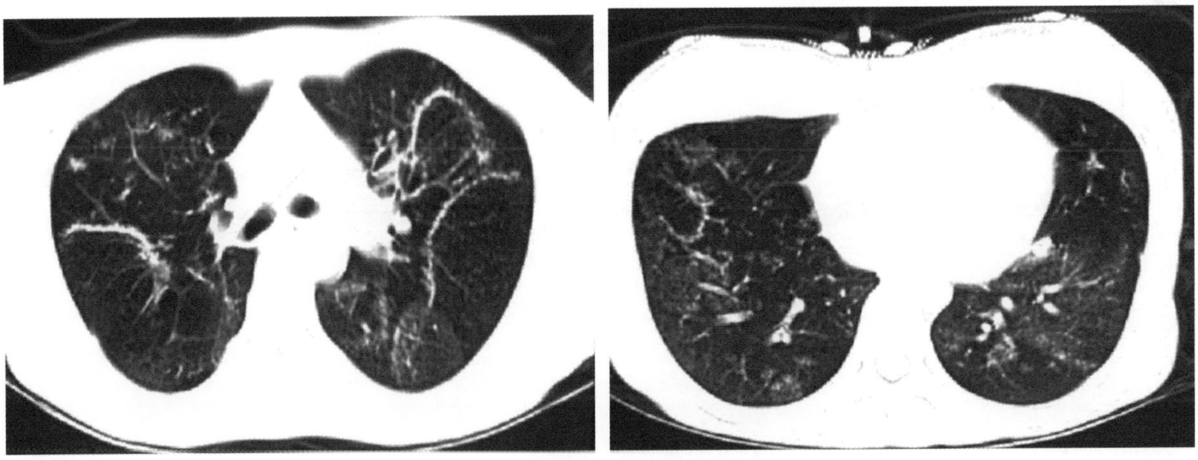

图 2-10-4 胸部 CT（2015-10-07）

五、专家点评

● 结核科（路希维 大连市结核病医院）

从病史分析，青年女性，慢性病程，病情演变顺序依次为：先贫血、后出现腹痛、腹泻伴发热，继之肺部病变，最后发展到脑膜炎。入院检查白细胞显著升高，首先考虑感染性疾病。疾病诊断思维的原则，首先应坚持一元论思维，如现有证据无法解释疾病全貌时，再尝试多元论分析。该患肺内影像特点为反晕征和树芽征结节并存，脑积液呈现低糖、低氯的特点，各位专家考虑到了肺结核和结核性脑膜炎可能，下一步重新核定克罗恩病的诊断自然成了主要工作。克罗恩病和结核的鉴别是临床的难点之一。理论上，病理上检出干酪样肉芽肿变对结核诊断具有决定意义，但由于肠黏膜活检取材的部位和数量不足，未发现坏死肉芽肿也不能完全排除结核病，这在临床经常可以遇到。镜下肠黏膜的铺路石样表现是克罗恩病的特点，但也见于增生性肠结核。这需要临床医生与病理科医生沟通，通过调整取材方案，以提高诊断的准确性。

肺结核的反晕征临床少见，但具有一定的特异性。结核反晕征的环岛壁多为结节堆积而成，边缘毛糙，环岛内多为结节和 GGO。而 COP 的反晕征，其环岛壁多表现为环形实变，环岛内为 GGO，伴发结节也是两者的主要区别点。肺结核反晕征的出现与树芽征关系密切，推测可能为结核分枝杆菌经呼吸道播散后引发的机化性肺炎所致。从免疫学上分析，病变与正常肺组织交界处产生激烈的变态反应，使病变局限，形成反晕征样表现，因此应属于一种保护性免疫反应。反晕征对抗结核治疗具有良好的反应性，不需要配合激素治疗，也没有证据表明其比普通肺结核需要更长的疗程。另外，在临床实践中初步体会：青壮年肺结核患者肺内出现反晕征的概率相对较多，痰菌多呈阴性，同时合并肺外结核特别是肠结核的机会增加，两者的关系和产生机制还需进一步观察。

本例经过反复痰检找到了病原学证据，通过推进规范的抗结核治疗使患者获益。虽然没有获得肠结核的病理学证据，但经过随访 18 个月，患者肠道症状完全缓解，临床上支持肠结核的诊断。

六、关联知识点——反晕征相关肺病

反晕征（reversed halo sign）的影像学表现为内部有磨玻璃影，外围环绕连续或不连续的实变环，又称为环岛礁征。

（一）肺结核

肺结核反晕征临床较为少见，截至目前尚无有关具体检出率的报道。肺结核反晕征具有一些特征，观察发现：环岛壁呈结节堆积和融合性实变，边界毛糙。环岛内可见 GGO、微结节和细网织样阴影。反晕征可单发，也可多发。病变间具有协同性特点，即肺内一旦出现反晕征表现，肺内其他病变均有反晕征倾向。在多发性病变中，中上肺的病变可先期发生融合、坏死，形成肺实变或空洞。另外树芽征是反晕征重要的伴随征象（图 2-10-5）。肺结核患者肺内形成反晕征的机制还不清楚，推测与机体的免疫异质性和结核分枝杆菌菌株毒力存在关联。

（二）机化性肺炎

机化性肺炎是一种以肺泡管及周围腺泡腔内肉芽组织形成为特征的病理学类型。反晕征在隐源性机化性肺炎（COP）最早被观察到。其特点为：环岛多表现为实变，环岛内多为磨玻璃影，一般不伴发结节。组织学上，中心区的磨玻璃影与肺泡间隔炎症有关，而环岛的环形实变与肺泡管的机化有关（图 2-10-6，彩图 2-10-6）。另外继发机化性肺炎（SOP）也可导致反晕征产生，病理上与 COP 类似。反晕征也可继发于多种细菌性肺炎。观察发现，在肺炎的吸收期，由于实变吸收不均衡，会形成反晕征样改变，需与机化性肺炎鉴别。

（三）侵袭性肺真菌病

侵袭性肺真菌病可以表现为单发或多发反晕征样表现。文献报道反晕征在毛霉病常见（图 2-10-7）。病理基础为中央梗死区不同级别的肺动脉和静脉广泛性血栓性闭塞，并含大量真菌菌丝。外周炎症、出血和纤维渗出构成反晕征样表现。反晕征多在真菌感染的早期出现，可迅速演变为实变、坏死。

（四）其他肺部疾病的反晕征

其他反晕征见于肺梗死、结缔组织病、肉芽肿性多血管炎（GPA）、耶氏肺孢子菌病（PJP）、结节病、肺腺癌、转移性肺癌、淋巴瘤样肉芽肿和药源性肺病等，还可见于肺癌射频消融和放射治疗后，考虑与组织坏死和炎症机化有关（图 2-10-8）。

总之，反晕征可见于多种疾病，包括感染性、肿瘤性和非感染非肿瘤性疾病，本身不具备特异性。反晕征壁见结节堆积、周围伴发树芽征时诊断高度提示结核，通过掌握反晕征的征象构成及伴发征象，可减少误诊和创伤性检查的机会。

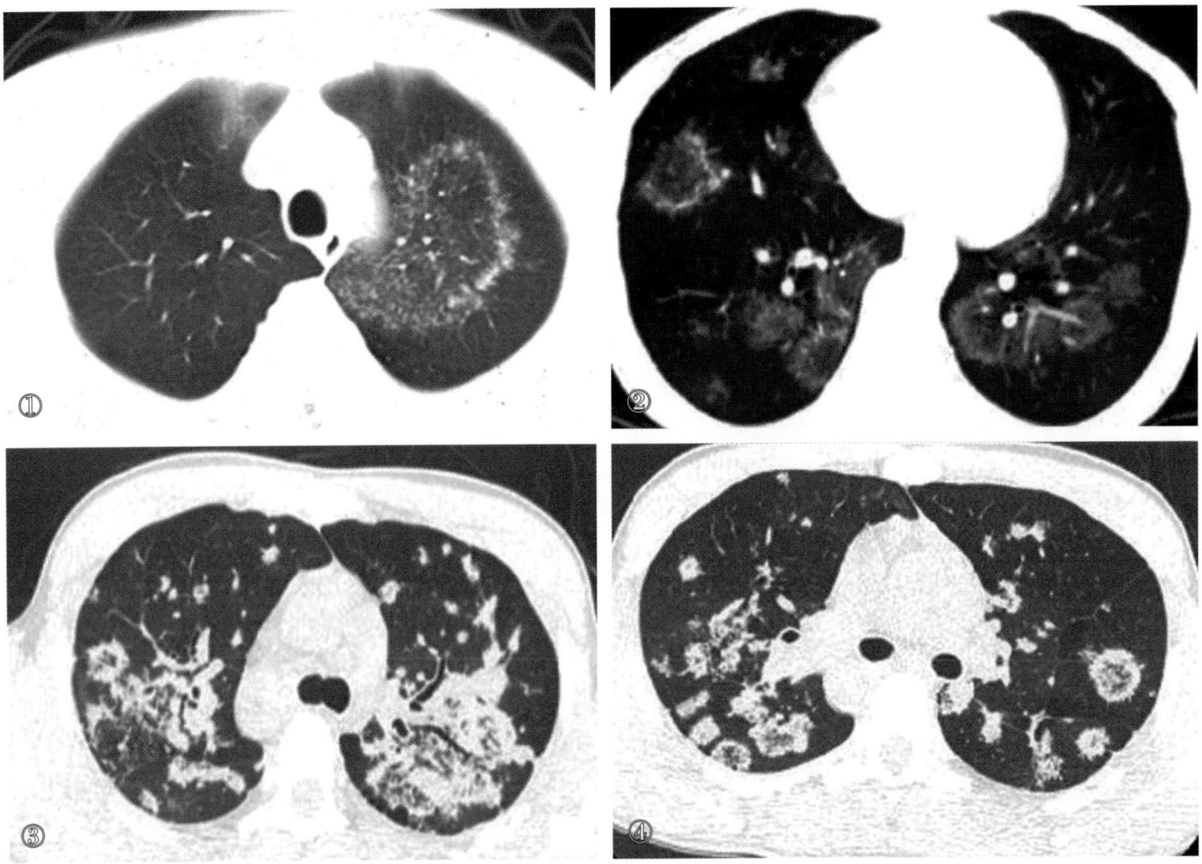

图 2-10-5　肺结核的反晕征

图①为肺结核患者，男，20 岁，体检发现单发反晕征。左上叶巨大反晕征，跨肺段分布。环壁由结节堆积形成，形成环样实变带。环壁内可见磨玻璃影和微结节影。图②肺结核患者，男，31 岁，CT 见双肺呈多发反晕征样表现，反晕征间具有协同性。图③～④为同一病例。右位心。双上肺病变发生融合、实变，双肺下多发反晕征形成，具有中上肺优势

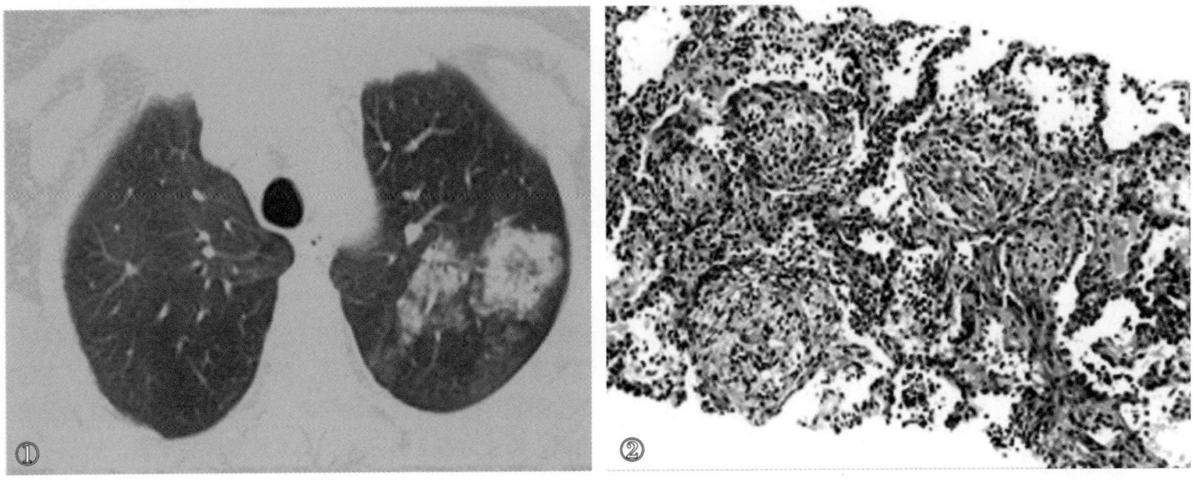

图 2-10-6　机化性肺炎的反晕征

图①～②为同一患者。女性，44 岁，因咳嗽及间断发热 1 月入院。CT 示肺部多灶实变影，呈反晕征样改变，实变晕环内见磨玻璃密度影。肺穿刺见肺泡腔内纤维息肉样物，病理显示肺泡腔内 Masson 小体形成，考虑为机化性肺炎

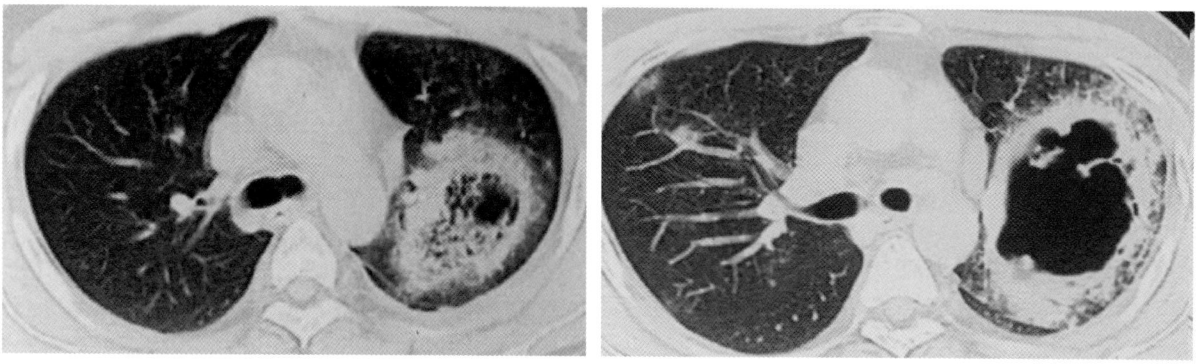

图 2-10-7　毛霉菌的反晕征

男性患者，28 岁，咳嗽、咳痰 2 月余。糖尿病史。肺 CT：左上肺团片状肺实变，内见磨玻璃密度影及蜂窝样影，周围环形实变，呈反晕征样改变。1 周后迅速坏死形成巨大空洞样表现。手术病例：肺毛霉病

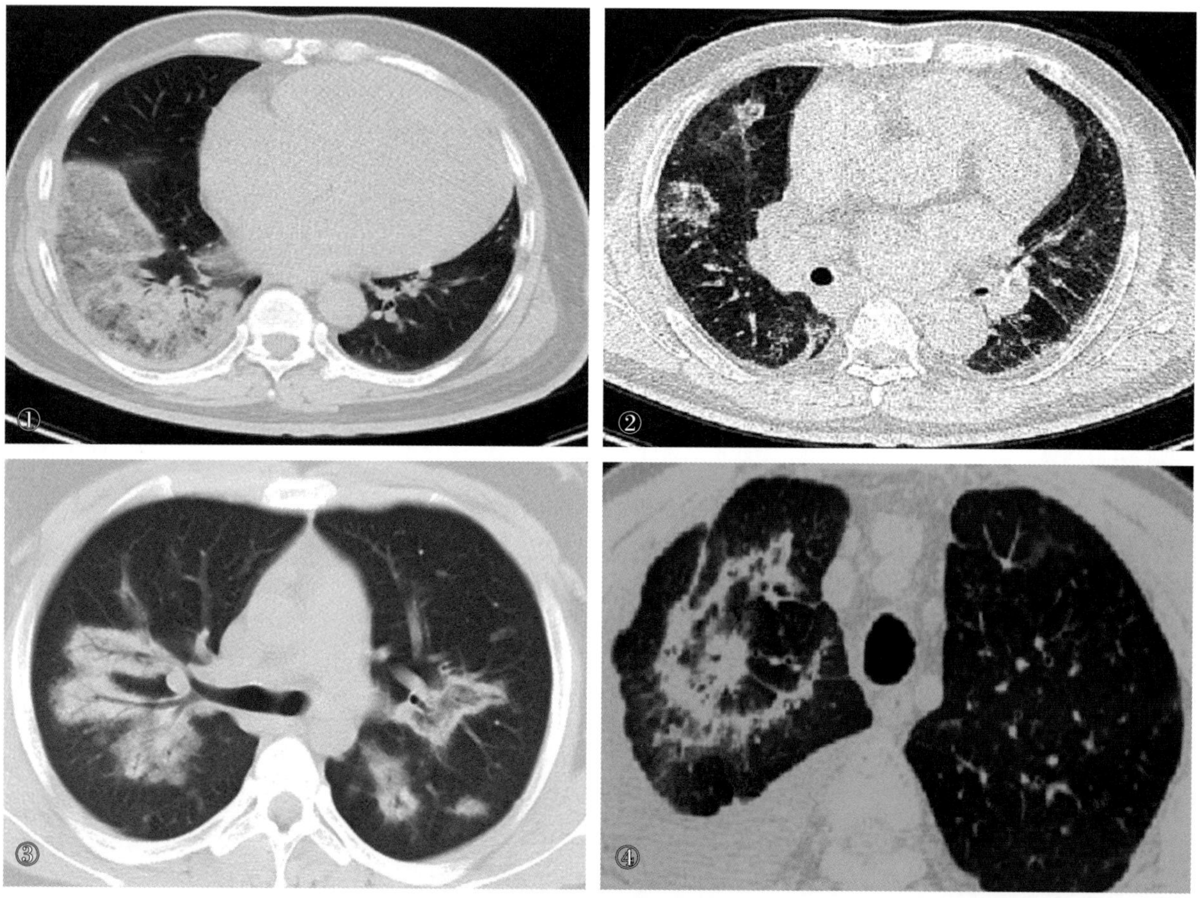

图 2-10-8　其他疾病反晕征

图①为肺梗死。右肺下动脉栓塞，胸膜下呈反晕征改变，胸膜增厚，合并少量胸腔积液。图②为心源性肺水肿。右肺多发反晕征，双侧少量胸腔积液。强心利尿治疗后，反晕征消失。图③为肉芽肿性多血管炎。双肺多发沿支气管血管束分布的肺实变，可见支气管充气征。左肺一处病变呈反晕征样表现。图④为右上肺腺癌。右上肺环形实变影，中心可见稍高密度结节影，右侧胸腔积液。肺活检证实为腺癌

七、要点速记

1．克罗恩病与肠结核是临床上的鉴别难点之一。肠壁活检发现干酪样坏死肉芽肿对结核诊断具有

提示作用。

2．反晕征可见于 COP、真菌感染、肺栓塞、肿瘤和自身免疫病等。影像学不具有特异性。当环岛壁呈结节样堆积，肺内伴发树芽征时需考虑到结核可能。

3．结核反晕征对抗结核治疗的反应性良好，通常不需要配合激素治疗。

（柴文戌 詹 曦 路 明 翟晓力 马志明 编写/整理，路希维 审校）

参考文献

1．Kumar S，Bopanna S，Kedia S，et al．Evaluation of Xpert MTB/RIF assay performance in the diagnosis of abdominal tuberculosis ［J］．Intest Res，2017，15（2）：187-194.

2．De-Gan Lu，Xiao-Qing Ji，Xun Liu．Pulmonary manifestations of Crohn' s disease World ［J］．Gastroenterol，2014，7，20（1）：133–141.

3．Zhan X，Zhang L，Wang Z，et al．Reversed Halo sign：presents in different pulmonary diseases.PLoS One ［J］．2015，17，10（6）：128-153.

4．Nattusamy L，Madan K，Bhalla AS，et al．Reversedhalosignin activepulmonary tuberculosis ［J］．BMJ Case Rep，2014．

5．Godoy MC，Viswanathan C，Marchiori E，et al．Thereversedhalosign：update and differential diagnosis [J]．Radiol，2012，85（1017）：1226-1235.

病例 11 咳嗽、咳痰、快速进展的肺实变

一、病例特点

（一）简要病史

男性，22 岁。主诉：咳嗽、咳痰 10 余天。患者 10 天前无明显诱因出现咳嗽、咳少量黄黏痰，每日量约 20 ml，痰不易咳出，伴胸背部疼痛不适，当地医院予“左氧氟沙星、阿米卡星”抗感染治疗，无好转，入院前 2 天患者咳嗽、咳痰症状加重，伴气喘，有畏寒发热，最高体温 39.8 ℃。2009 年 12 月 14 日收入院治疗。

从事喷漆工作 4 年，每天工作 12 h，车间内通风不良。工作时仅以普通纱布口罩防护。

（二）体格检查

T 39.8 ℃、P 108 次/分、R 30 次/分、BP102/60 mmHg。神志清晰，精神可，双肺呼吸音粗，双肺下区可闻及细湿啰音。心律齐，各瓣膜区未闻及病理性杂音。腹软，肝脾未及。

（三）辅助检查

1．实验室检查

（1）血常规：白细胞（WBC）31.9×10^9/L ↑，中性粒细胞（N）0.90 ↑，嗜酸性粒细胞（E）0.04，

血红蛋白（Hb）127 g/L，血小板（Plt）330×10^9/L。

（2）肝功能：谷草转氨酶（AST）49 U/L、谷丙转氨酶（ALT）62 U/L，余未见异常。

（3）淋巴细胞亚群：未见异常。

（4）痰涂片抗酸染色弱阳性（1次）；结核菌培养、菌型及耐药测定：人型结核分枝杆菌生长，异烟肼、利福平、乙胺丁醇、链霉素均敏感（痰涂片阳性标本培养）；痰真菌培养未生长；咽拭子检测甲型H1N1流感RNA均为阴性。

（5）血气分析（吸氧4 L/min）：pH 7.455↑、PCO_2 27.4 mmHg↓、PO_2 67 mmHg↓、HCO_3^- 19.3 mmol/L。

2．支气管镜检查 声门闭合可，隆突锐利，气管、左右主支气管及各叶、段支气管内可见大量棕黄色黏稠分泌物，黏膜广泛充血水肿糜烂，表面可见散在灰白色坏死物附着，予吸除分泌物，生理盐水灌洗。支气管镜分泌物涂片抗酸染色阴性，培养示烟曲霉菌生长。

3．影像学检查（图 2-11-1） 两肺沿支气管树分布的结节影和肺实变，伴支气管壁明显增厚。

诊疗过程

初步诊断：肺结核，病毒性肺炎不除外。治疗措施：①吸氧、心电监护。②头孢匹罗＋莫西沙星抗感染。③奥司他韦抗病毒（本地区当时有甲流H1N1散发病例）。④予HR试验性抗结核治疗，加用伏立康唑抗真菌治疗，分别于12月21日及12月24日复查胸部CT（图2-11-2～图2-11-3），提示双肺病变快速进展，实变区出现多发空洞和气囊影。

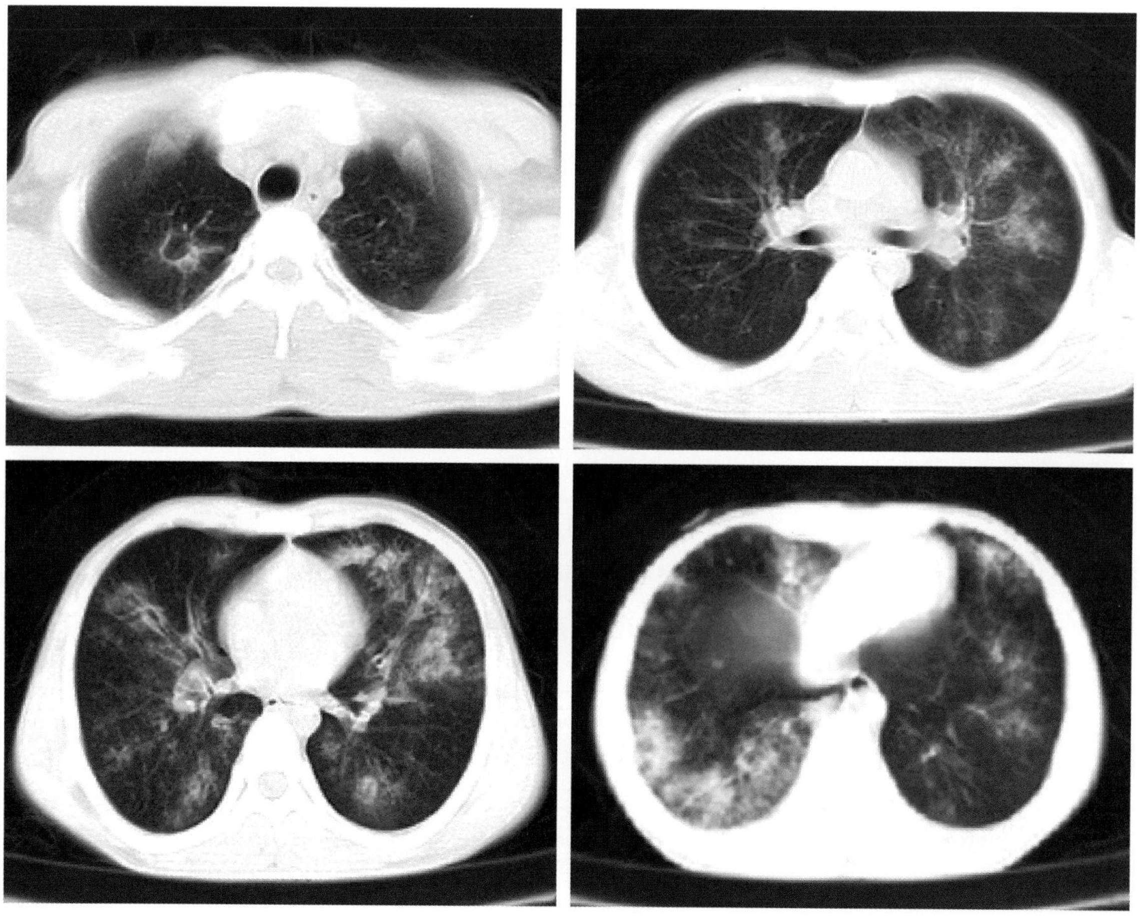

图 2-11-1 胸部CT（2009-12-14）

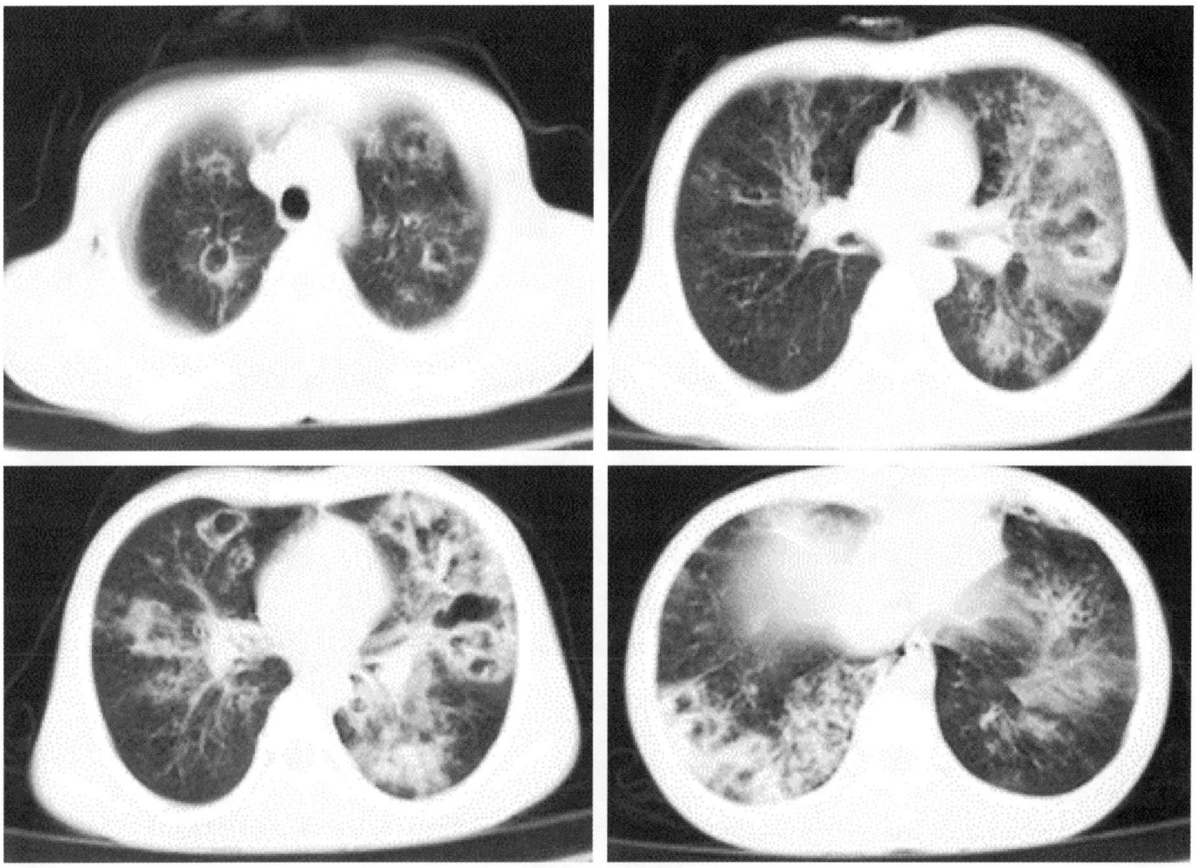

图 2-11-2　胸部 CT（2009-12-21）

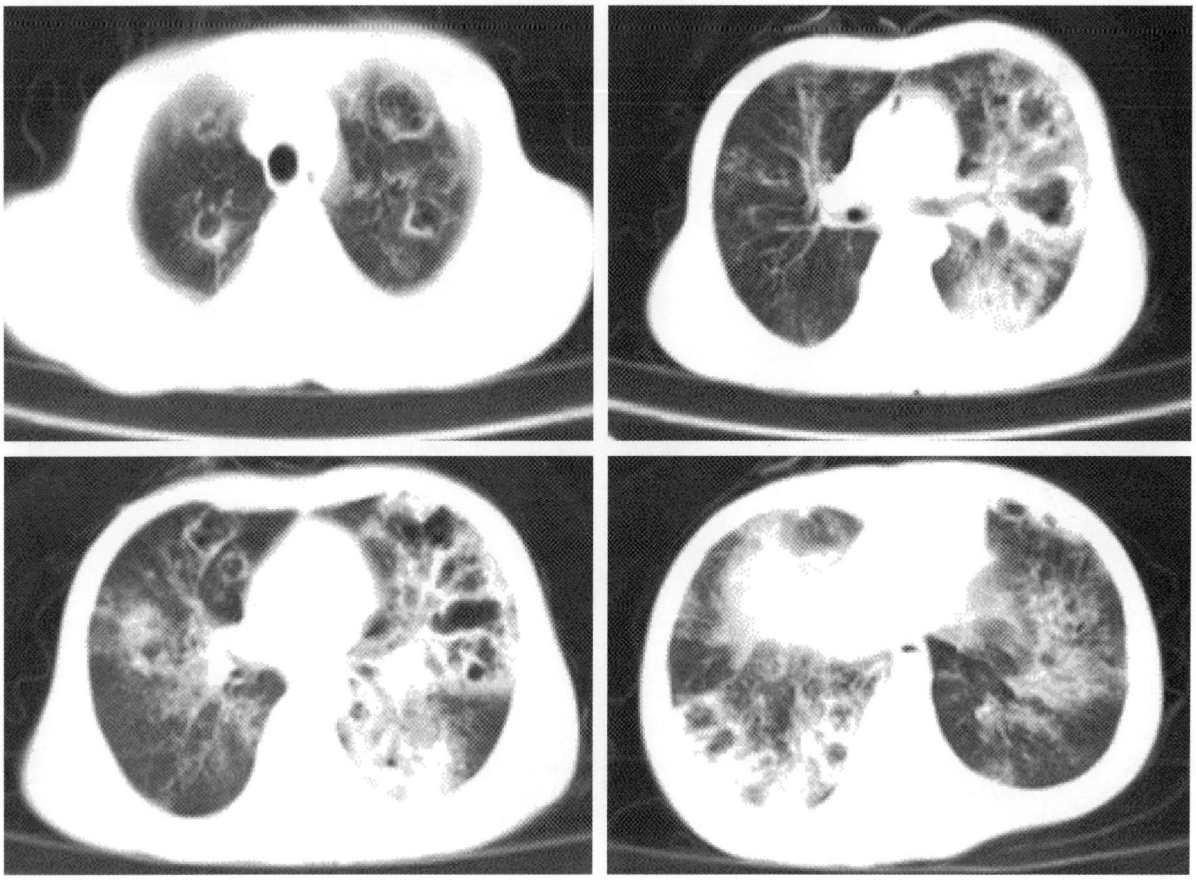

图 2-11-3　胸部 CT（2009-12-24）

二、多学科会诊

● 结核病科（唐佩军　苏州市第五医院）

青年男性，无基础病史。咳嗽、咳痰，伴白细胞显著升高，双肺多发沿支气管树分布的斑片影及结节影，支气管扩张伴管壁增厚，直达肺的中外带，双肺多发肺气囊样变。病情快速进展，导致呼吸衰竭。诊断考虑：①侵袭性支气管曲霉病（invasive bronchial-pulmonary asperaillosis，IBPA）。IBPA可选择性侵犯气管、支气管，致管壁增厚、扩张和狭窄，并向周围肺组织侵袭，进展迅速，预后不良。该患支气管镜下表现符合IBPA表现，分泌物培养曲霉阳性是重要证据；②肺结核及非结核分枝杆菌病（NTM）。该患者痰抗酸菌涂片和培养阳性，以呼吸道壁增厚和扩张为主，伴多发结节、斑片状实变、空洞和囊性阴影需要考虑到肺结核可能，但本例起病急剧，与结核及NTM的临床表现不符，是否为IBPA共患？③重症肺感染。患者白细胞升高，病变呈多发斑片影，进展迅速，伴易变性肺气囊改变，临床还需鉴别金黄色葡萄球菌感染等；④病毒性肺炎。需要谨慎排除，甲型病毒性肺炎起病急，双肺以磨玻璃影和实变为主要表现，但甲型病毒以呼吸道损伤为主并不多见；⑤吸入性肺炎：有毒化学气体的吸入可导致急性肺损伤，后期阶段容易合并真菌感染，需要谨慎除外。结合以上分析，本病以支气管曲霉病和肺结核的可能性较大。需要反复获得呼吸道深部标本进行病原学复核，另外还需对患者的工作环境以及有毒气体种类进行调查。

● 结核科（路希维　大连市结核病医院）

本病的临床及影像学特征不支持结核病诊断。主要依据有：①双肺的气囊样表现与结核不同。结核可发生张力性空洞，内壁一般光整。本例的气囊快速出现，外形不规则，内有分隔，在结核中少见；②病情进展迅速，1周内病变进展显著，发生融合实变和囊性坏死，此与肺结核病情演变特征不符；肺结核初期以呼吸道壁增厚为主，广泛支气管扩张一般多见于慢性迁延性肺结核患者。该患发病急，用结核病解释困难；③痰涂片阳性而支气管镜深部标本检查抗酸菌阴性，为矛盾结果，需排除实验室污染、判读误差、口腔定植的可能。如菌量极少更需引起注意。建议反复留取痰标本行抗酸菌涂片、PCR、结核菌培养等检测。如多次检测结果均为阴性，则结核病诊断不优先考虑，需尽快开展抗曲霉治疗。

后续进展

结合专家意见完善检查：G试验96.5 pg/ml↑、GM试验0.209。再次行支气管镜检查，呼吸道分泌物培养提示：曲霉菌生长、抗酸菌染色阴性。继续予伏立康唑治疗，但患者病情快速进展，氧合指数持续下降，予呼吸机辅助通气等治疗，后因多脏器功能衰竭死亡。

*** 关联事件**

患者弟与其同一车间工作，住同一间宿舍，发病时间较为接近。因“咳嗽、胸闷气促10余天，加重1天”于2009年12月12日入院。胸片示双肺多发斑片影（图2-10-4）。初诊：不明原因肺炎，可疑吸入化学气体中毒。咽拭子查甲型H1N1核酸RNA阴性。HIV抗体检测阴性，梅毒螺旋体明胶凝集试验（TPPA）阴性。痰涂片抗酸染色阴性，结核菌培养阴性。予万古霉素、莫西沙星、奥司他韦，伏立康唑联合抗感染治疗，后病情迅速恶化，出现Ⅰ型呼吸衰竭，予无创呼吸机辅助通气，经治疗无好转，于2009-12-15死亡。尸检报告：肺泡腔内可见真菌孢子。符合为弥漫性出血性坏死性肺炎（重症肺炎）、ARDS。

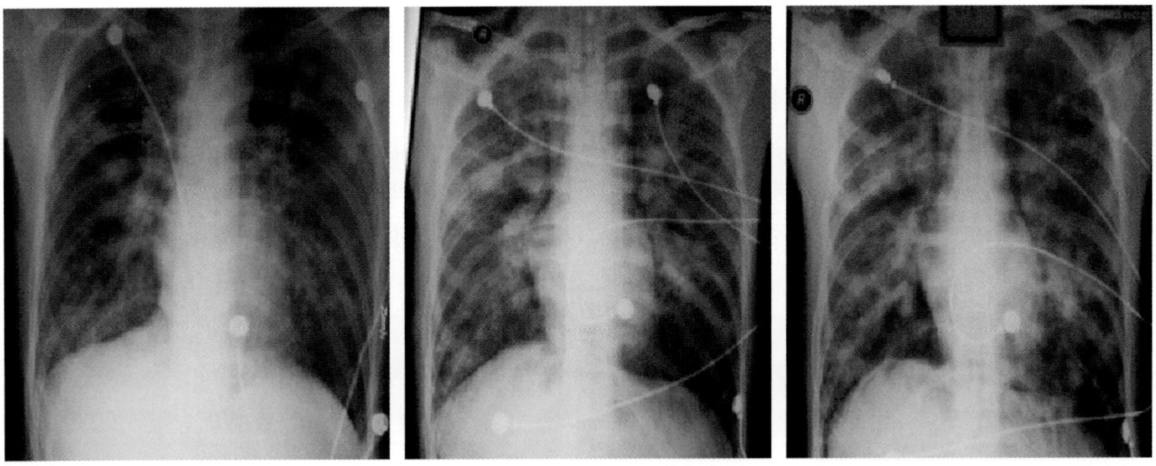

入院第 1 天　　入院第 2 天　　入院第 4 天

图 2-11-4 肺部病变演变（DR）

● 结核科（路希维　大连市结核病医院）

兄弟二人发病时间接近、居住环境相同、接触的油漆等化学物质相同，呼吸道分泌物和尸检均培养出真菌，是一起典型的聚集性发病事件，有三种假设推断：一是患者之间具有传播关系；二是患者共同暴露于毒性化学物质，导致的急性肺损伤；三是共同暴露与化学污染和真菌污染环境，造成呼吸道的双重损伤。结核病为呼吸道传染病，通风不良和密切接触容易被感染。但弟弟尸检中并未发现肺结核，其兄虽在痰中发现抗酸菌（仅一份痰标本阳性），但支气管镜检查并未检出，结合临床，肺结核诊断尚不能最后确定，由结核菌传播导致聚集发病推测不成立。在急性化学物质吸入性肺炎 ARDS 阶段可以继发真菌感染，但两名患者只是接触油漆等化学物质，且为长期接触，不存在不明化学气体引起急性肺损伤的证据。目前环境因素导致的真菌感染需要引起高度注意。

油漆一般由油脂、有机溶剂和苯化合物组成，对神经系统、血液系统和呼吸系统和皮肤都会造成损伤。短期大量吸入可引起急性中毒，可导致急性肺水肿和呼吸衰竭。长期接触苯类化合物，对小气道造成慢性损伤较为常见，肺功能主要以小气道通气障碍为主。由此推测，患者由于长期接触和吸入有害的化学物质，造成呼吸道黏膜损伤和免疫力下降，共同暴露于污染环境导致侵袭性支气管曲霉病发生。居住和工作环境中有无真菌致敏原存在？需要通过现场调查才能明确。

*** 环境检测结果**

职业卫生调查结果：患者所在喷涂岗位接触到的化学物质主要有甲苯、二甲苯、乙酸丁酯、丙酮等有机溶剂。作业场所配有通风排毒、个人防护用品，但效果不佳。作业场所存在职业性变应原甲苯二异氰酸酯，该物质为职业性变应原，可引起各类呼吸道炎症性疾患。患者所在喷漆岗位，四周墙壁、水幕水面等均见霉变，存在大量真菌，采样后培养证实为烟曲霉。

三、最终诊断

侵袭性支气管肺曲霉病爆发。

四、治疗与转归

因呼吸衰竭而死亡。

五、专家点评

● 呼吸与危重医学科（施焕中　北京朝阳医院）

该患者为青年男性，无基础病史；临床症状为咳嗽、咳痰、发热伴白细胞显著升高，影像学表现为支气管壁广泛增厚扩张，沿呼吸道分布的肺内病变进展迅速，符合急性肺部感染性疾病诊断。在多学科会诊中大家围绕病毒性肺炎、细菌性肺炎、肺结核和侵袭性支气管肺曲霉病（IBPA）展开分析：①患者痰抗酸杆菌涂片为弱阳性，首先应考虑肺结核的可能，但病变进展迅速，气管镜下黏膜粗糙糜烂，表面散在灰白色坏死物附着，但未查到结核分枝杆菌，且抗结核治疗无效，不符合肺结核合并支气管结核的诊断。②患者白细胞显著升高，病变以呼吸道炎症为主，病毒检测均阴性，病毒性肺炎可除外。③进展迅速的细菌性肺炎，如金黄色葡萄球菌、铜绿假单胞菌、肺炎克雷伯菌等多累及肺实质，可形成空洞，但多不伴气管镜下可见的呼吸道壁坏死物，因此，细菌并非本患者主要致病菌。综合全程资料，该患者符合侵袭性支气管肺曲霉病的诊断，主要依据：临床病情凶险、进展迅速；影像学表现为双肺多发沿呼吸道分布的斑片影及结节影，支气管壁增厚，直达肺的中外带；病变进展迅速，双肺多发肺气囊样变，多处融合性肺实变。病变累及气管、支气管及周围肺实质。支气管镜下表现符合气管支气管曲霉菌病特点，灌洗液培养提示烟曲霉菌生长；G试验阳性；明确存在吸入霉菌的因素，其工作场所也检出大量烟曲霉。以上特点均支持侵袭性支气管曲霉病。

IBPA包含了曲霉性气管支气管炎（aspergillus tracheobronchitis，ATB）和侵袭性肺曲霉病（invasive pulmonary aspergillosis，IPA），多发生于免疫抑制患者，也可发生在非免疫缺陷人群。病因为吸入曲霉孢子，曲霉进入人体后是否致病与其毒力和数量，以及自身免疫状态有关。研究认为呼吸道黏膜屏障破坏是曲霉侵袭呼吸道的重要原因，呼吸道侵袭进展甚至可以突破呼吸道侵袭至肺实质，发生IPA。有研究显示ATB可能为IPA的早期阶段，也可与IPA同时存在，即IBPA的两个不同阶段或两种不同表现。本患者气管镜下呼吸道改变与CT可见沿呼吸道分布的肺部改变同时存在，符合IBPA。

本例为非免疫缺陷患者，无基础疾病，但其所在喷涂岗位接触甲苯、二甲苯、乙酸丁酯、丙酮等有机溶剂且工作场所通风及个人防护作用效果不佳。作业场所存在职业性变应原甲苯二异氰酸酯，可引起各类呼吸道炎症性疾病，引起呼吸道黏膜损伤和免疫防御下降，工作环境中存在大量曲霉孢子，吸入大量曲霉孢子导致ATB，并迅速进展至IPA。其弟同时发病，居住和工作环境相同，符合以上过程。IBPA病死率高，ATB阶段的诊断依靠支气管镜检查，而非免疫缺陷人群（如：本例两兄弟）并非本病高危人群，常易漏诊而延误治疗，导致病死率升高。

六、关联知识——侵袭性肺曲霉病暴发

侵袭性肺曲霉病（invasive pulmonary aspergillosis，IPA）暴发在医院感染事件中是罕见的，但容易造成较高的死亡率，是医院感染控制面临的挑战之一。研究表明，导致暴发的曲菌孢子来源于医院空调系统故障或附近的建筑工地等。尤其是装修施工中，塑木复合材料、防火材料滋生的曲霉，随尘土漂浮到空气中，增加了曲霉传播的机会。曲霉孢子浓度与季节有关，冬季浓度最低，夏秋最高。烟曲霉进入呼吸道引起定植或入侵的程度主要取决于宿主免疫状态。没有发生呼吸道侵袭的患者从环境源中去除过敏原（曲霉）后可使哮喘症状得到缓解，而吸入导致的过敏性支气管肺曲霉病（ABPA）、曲菌球和侵袭性肺曲霉病（IPA）需要治疗干预。曲霉暴发的案例中，多为免疫功能受损的人群集中发病，如器官移植、血液病（如中性粒细胞减少或缺乏）和AIDS患者，发病多以侵袭性为主，死亡率较高。国外研究表明在移植患者侵袭性真菌感染暴发事件中，烟曲霉菌（A.fumigatus）是主要病原

体，其次是黄曲霉（A.flavus）和黑曲霉菌（A.niger）。

（一）侵袭性肺曲霉病爆发的调查与处置

如发现在真菌高风险环境下的病例聚集，应尽快启动暴发的初步筛查：半乳甘露聚糖（GM）可以用于侵袭性曲霉的非培养性诊断，GM诊断曲菌的特异度为89%，敏感度为71%。肺泡灌洗液中半乳甘露聚糖指数（GMI）比血清测定更准确，敏感度和特异度可达90%以上。GM释放量与菌量成正比，可反映感染程度。血清1,3-β-D-葡聚糖可用于检测除隐球菌、毛霉外真菌感染，但特异性不高，通过与GM试验联合检测可以提高诊断准确性。获得病原体是诊断曲霉病的关键。痰标本培养连续2次分离到同种曲霉及支气管肺泡灌洗液（bronchoalveolar lavage fluid，BALF）的单次培养阳性，可作为诊断肺曲霉病的微生物学依据。在曲霉暴发事件调查中，三间分布分析（时间分布、空间分布和人间分布）可以帮助识别暴发的大致原因，做出初步评价。但在聚集性病例中检出曲霉阳性并不能区分环境因素和个体因素。分子流行病学手段可以解决上述问题。通过临床分离的曲霉与环境分离株的基因分型进行比对，可将环境中的黄曲霉与烟曲霉区分出来。如基因型相同则可以证明为外部环境的真菌孢子引发感染，因此，分子流行病学是暴发调查不可或缺的手段。分子生物学技术包括随机扩增多态性DNA（RAPD）、基因组重复序列PCR、扩增片段长度多态性分析（AFLP）、限制性片段长度多态性（RFLP）、多位点序列分型（MLST）和短串联重复序列（STR）等。其中STR对于基因型的鉴别力较高，尽管如此，多项的暴发事件的分子流行病学研究也暴露出了一些局限性。空气中烟曲霉基因型多样性降低了临床和环境相匹配的概率。侵袭性曲霉病患者可同时感染1个或2个基因型，甚至可以更多，而且有新的亚种被发现。

侵袭性曲霉暴发的处置措施主要是实施外部空气隔离（主要针对室外因素），通过过滤掉空气中的真菌孢子清除真菌来源。治疗上以两性霉素B或伏立康唑作为侵袭性曲霉感染常规初始用药，而卡泊芬净、伊曲康唑和泊沙康唑作为替代治疗措施。对于高度怀疑侵袭性曲霉病的患者，在进行诊断性评估的同时，应尽早开始抗真菌治疗。

（二）肺曲霉病的影像学表现与早期识别

IPA从影像学上分为血管侵袭性曲霉病和呼吸道侵袭性曲霉病两种形式。

血管侵袭性曲霉病的CT表现有3种形式：①结节影，多见于早期，多发结节常见，直径为1～3 cm，边缘模糊，早期即可伴有晕征（halo sign）。病理基础为出血性肺梗死，肺结节中央为坏死肺组织，周边的磨玻璃晕环为肺出血。即使经过正规的抗真菌诊疗，病程初期结节的大小和数量仍会增大、增多，在有效的抗真菌治疗下，大约50%的结节病变完全吸收平均需要80天；②空气半月征出现的时间均值为20天左右，病理基础为曲霉释放毒素，使坏死区与周围肺组织分离。多于中性粒细胞正常后1～3周出现，有助于曲霉感染的诊断。此征象提示预后较好；③融合实变影，多是粒细胞缺乏患者的早期表现，表现为多发的小叶实变影或结节融合影，靠近胸膜的楔形实变影，也可以出现反晕征。胸膜下的楔形实变阴影内也常见低密度坏死区，其病理基础为肺梗死。

侵袭性支气管肺曲霉病CT表现可分为：①急性支气管炎与细支气管炎。其主要表现为呼吸道周围实变、支气管壁增厚、小叶中央性结节、树芽征。呼吸道黏膜屏障破坏是曲霉侵袭呼吸道的重要原因，呼吸道侵袭进展可以突破呼吸道侵袭至肺实质，发生IPA；②阻塞性支气管曲霉病曲霉在管腔内呈团块状生长，CT表现类似ABPA，好发于下叶，远端支气管扩张、大量黏液嵌塞，支气管阻塞后可致肺不张。

七、要点速记

1．IPA 暴发常常和特定的环境因素（病原来源）和免疫功能受损的宿主有关，尤其是粒细胞缺乏者，常常进展迅速，病情凶险，预后恶劣。

2．胸部 CT 可表现为多发结节、空洞（如空气半月征）、晕征等。结合病史，对诊断具有重要的提示意义。

3．IPA 可合并弥漫性呼吸道病变（曲霉性气管支气管炎），及时进行分泌物特殊染色和培养、肺泡灌洗液真菌相关检查、G 试验和 GM 试验有助于明确诊断。

（吴妹英　唐佩军　路希维 编写 / 整理，路希维 审校）

参考文献

1．Jesús Guinea，Darío García de Viedma，Teresa Peláez，et al．Molecular epidemiology of aspergillus fumigatus：an in-depth genotypic analysis of isolates involved in an outbreak of invasive［J］．Aspergillosis Clin Microbiol，2011，49（10）：3498-3503.

2．Leenders A，van Belkum A，Janssen S，et al．American society for microbiology molecular epidemiology of apparent outbreak of invasive aspergillosis in a hematology ward［J］．Journal of clinical microbiology，1996，34（2）：345-351.

3．Arunmozhi Balajee，Rui Kano，John W．Baddley，et al. Molecular identification of aspergillus species collected for the transplant-associated infection surveillance network［J］．Journal of Clinical Microbiology，2009，47（10）：3138–3141.

4．Prasad A, Agarwal K, Deepak D, et al. Pulmonary aspergillosis：what CT can offer before it is too Late［J］．Clin Diagn Res，2016，01-05．

5．Mikulska M，Furfaro E，Viscoli C．Non-cultural methods for the diagnosis of invasive fungal disease［J］．Expert Rev Anti Infect Ther，2015，13：103-117．

6．Gómez BL.Molecular diagnosis of endemic and invasive mycoses：advances and challenges［J］．Rev Iberoam Micol，2014，31：35-41.

7．Zou M，Tang L，Zhao S，et al．Systematic review and meta-analysis of detecting galactomannan in bronchoalveolar lavage fluid for diagnosing invasive aspergillosis［J］．PLOS One，2012，7：433-447.

8．Guo YL，Chen YQ，Wang K，et al．Accuracy of BAL galactomannan in diagnosing invasive aspergillosis：a bivariate metaanalysis and systematic review［J］．Chest，2010，138：817-824.

病例 12　发热、痰血，伴左上叶肺实变

一、病例特点

（一）简要病史

女性，64 岁。主诉：发热伴咳嗽、咳痰，痰中带血 1 周。1 周前无明显诱因出现发热，体温最高 38.9 ℃，伴咳嗽，咳少量白痰，后咳嗽逐渐加重，痰量增多，呈暗红色，偶有鲜红色血块，有臭味。左侧胸痛，深呼吸明显。就诊于当地某门诊，予口服“阿莫西林、卡巴克洛（安络血）”抗炎止血效果不佳。于 2017-04-24 日住院进一步诊治。

（二）既往史

糖尿病史 3 年，服用二甲双胍及格列吡嗪，血糖控制不佳，空腹血糖 8.5 ～ 11 mmol/L。否认烟酒嗜好。

（三）体格检查

T 38.6 ℃、P 86 次 / 分、R 22 次 / 分、BP 120/70 mmHg。神清，口唇无发绀，双肺呼吸音粗糙，左侧肩胛间区可闻及少量湿啰音，未闻及胸膜摩擦音。余未见异常。

（四）辅助检查

1．实验室检查

（1）血常规：白细胞（WBC）10.1×10^9/L ↑，中性粒细胞（N）0.78 ↑，淋巴细胞（L）0.16；ESR 40 mm/h ↑；C- 反应蛋白（CRP）86 mg/L ↑。

（2）生化常规：肝、肾功能未见异常；空腹血糖：10.53 mmol/L ↑；糖化血红蛋白（HbA1c）9.6% ↑。尿常规：潜血（+）、白细胞（+）、尿糖（-）。

（3）感染相关检查：痰普通细菌培养 + 药敏示肺炎克雷伯菌（对头孢西丁、头孢吡肟、头孢呋辛、头孢孟多、左氧氟沙星、阿米卡星等药物敏感）；痰真菌培养示白色假丝酵母菌及少量毛霉菌；痰涂片抗酸染色阴性（3 次）。结核菌素试验（PPD）10 mm × 10 mm。

2．影像学资料　左上叶尖后段实变影，内可见低密度坏死，实变区周围可见渗出性病变（图 2-12-1 ～图 2-12-2）。

诊治经过

初步诊断为社区获得性肺炎（CAP），肺炎克雷伯杆菌肺炎。给予头孢吡肟 2.0，静脉滴注，2 次 / 日，止血、降糖及对症治疗。抗感染治疗 3 天，咳嗽、咳痰有所缓解，但体温仍持续在 38.0 ℃以上，第 4 天加用左氧氟沙星 0.3，静脉滴注，1 次 / 日。治疗 1 周，发热仍未缓解，咳痰次数增多，痰较黏稠，不易咳出。复查血常规：白细胞 14.6×10^9/L，中性粒细胞百分比 79.8%。复查胸部 CT：左上肺病变显著进展实变影增大，叶间裂膨隆（图 2-12-3）。

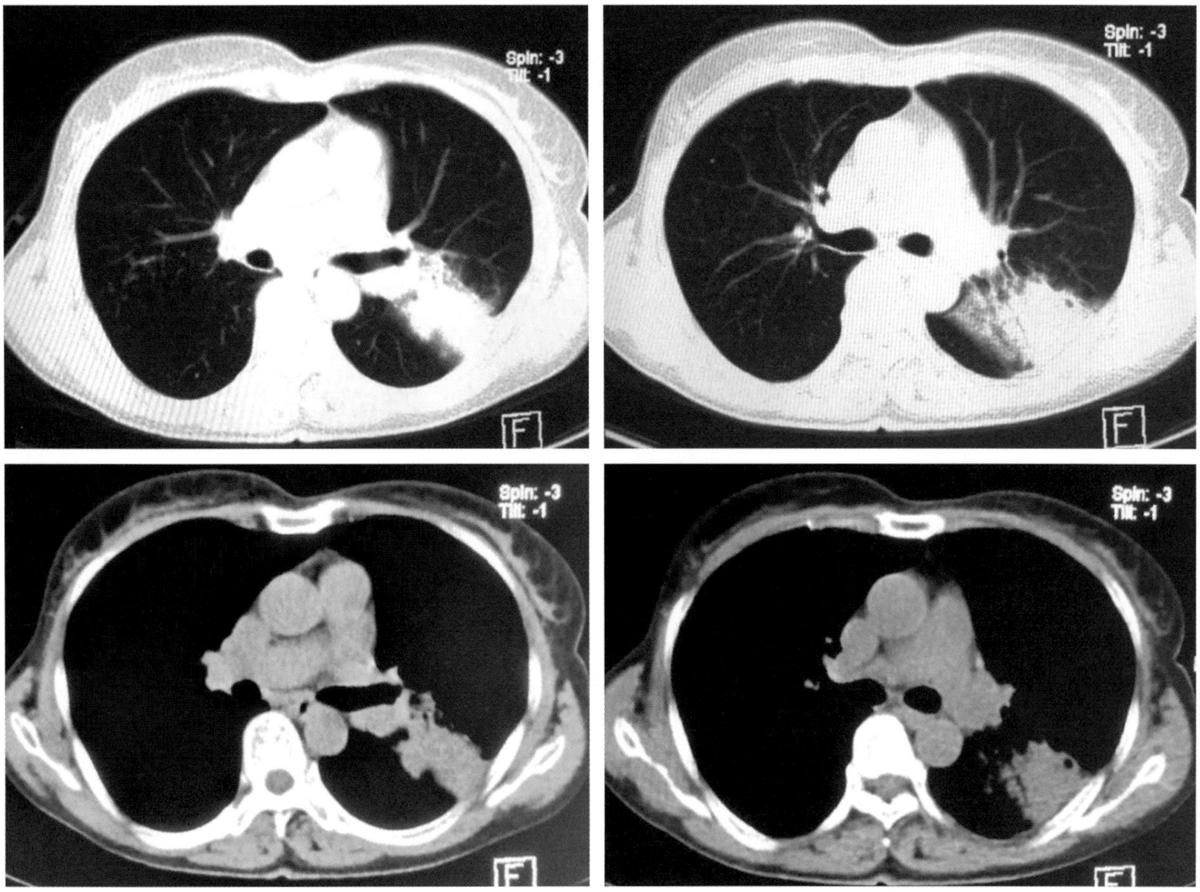

图 2-12-1　胸部 CT（2017-04-24）

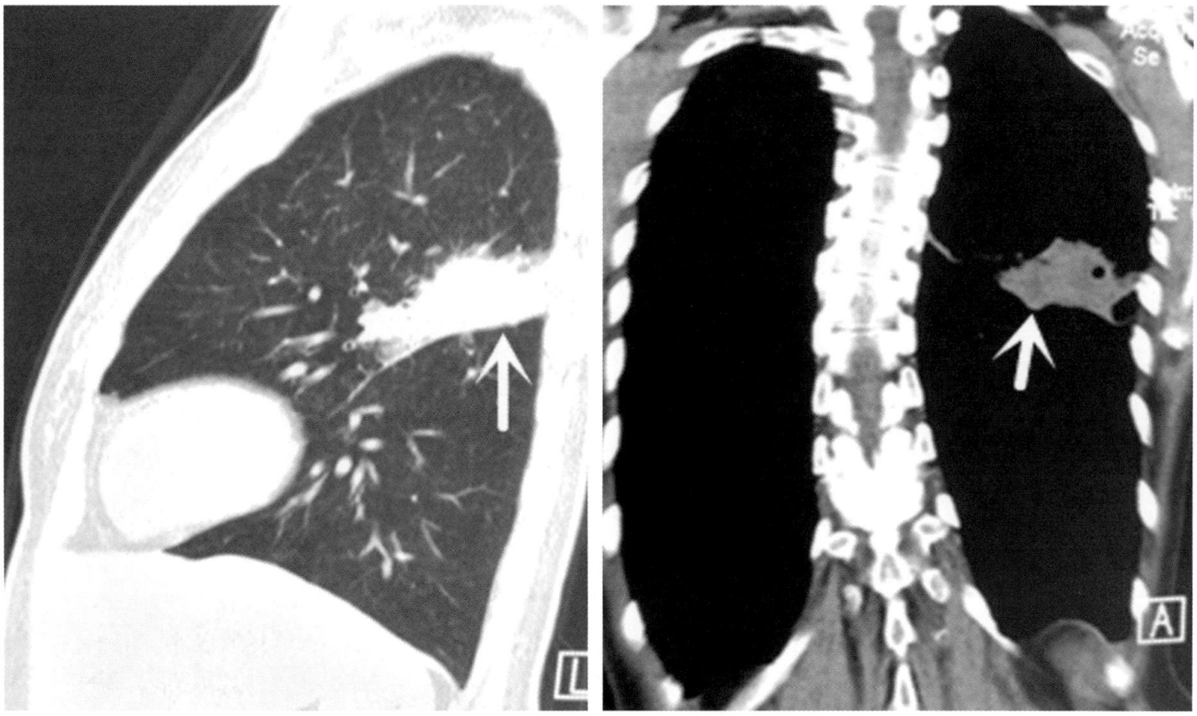

图 2-12-2　胸部 CT 重建（2017-04-24）

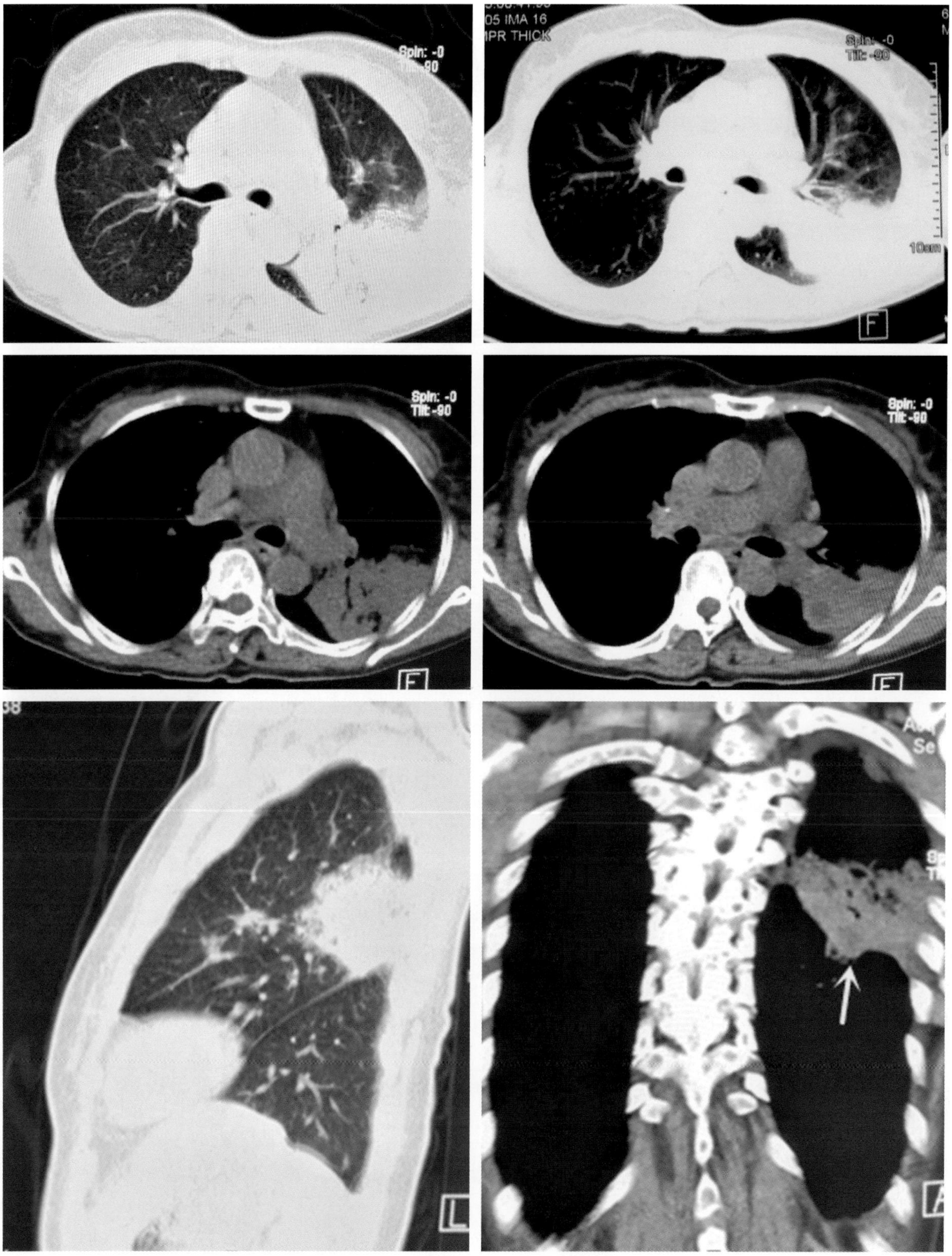

图 2-12-3　胸部 CT（2017-05-02）

二、多学科讨论

● 呼吸科（赵亚东　大连医科大学附属第一医院）

中老年女性，发热伴咳嗽、咳痰带血 1 周。白细胞升高，胸部 CT 示左肺上叶尖后段肺实变伴坏死，痰培养查到肺炎克雷伯菌（敏感型）。诊断不排除肺炎克雷伯菌肺炎的可能。需要鉴别：①肺结核。患者糖尿病，血糖控制不佳，临床可表现为高热、病情进展较快，且入院后经规范抗感染治疗并未控制病情发展，需要考虑干酪性肺炎的可能。②真菌性肺炎。毛霉肺炎是一种致死性侵袭性真菌感染，通常发生在糖尿病、器官和造血干细胞移植、中性粒细胞减少及恶性肿瘤患者。影像学表现为肺实变及肺脓肿，毛霉菌可直接侵犯大、小动脉，导致血栓和肺梗死，可引起致命性大咯血。结合患者糖尿病史、病情进展较快，痰中检出毛霉，也需重点关注。由于痰标本不能作为诊断标准，还需尽快行支气管镜检查证实。在治疗措施方面，给予头孢吡肟联合左氧氟沙星治疗覆盖了常见病原体和金黄色葡萄球菌、G^- 杆菌，但体温未控制，病变有进展。需从三个方面分析可能原因：①诊断是否准确？②是否仍未覆盖病原体？头孢吡肟和左氧氟沙星联合对肺炎克雷伯菌有抗菌活性，但耐药菌、真菌和厌氧菌等混合感染需高度重视。③剂量是否足量？该患建议头孢吡肟改为 8 h 一次（Q8h），左氧氟沙星剂量增加至 500 mg 再观察。处理建议：感染病变基本明确。应尽快行纤维支气管镜检查，获取深部标本，明确病原体，注意混合感染可能。患者有脓臭痰，也需加强厌氧菌的治疗，可加用甲硝唑或替硝唑治疗。积极控制血糖，加强支持治疗。

- 结核科（曾谊　南京市第二医院）

目前诊断及鉴别诊断还是围绕感染性疾病展开。在肺结核中，干酪性肺炎具有急性进展的特点。糖尿病合并肺结核主要以干酪性肺实变和多发坏死空洞为主要表现。但在干酪性肺炎形成前期，影像学上表现为均一实变，酷似大叶性肺炎。与普通感染所致的肺实变难以区分，此时痰涂片抗酸染色也多呈阴性。但继之出现多灶性干酪样坏死、液化排空，形成虫噬样空洞，肺内播散征象随之出现，因此观察其他肺叶有无小叶中心结节、树芽征可帮助识别和诊断。本例在病变始发阶段已经出现液化性坏死，后扩散进展，但肺内无特征性结核播散征象，痰抗酸菌阴性，肺结核证据不足。首先考虑细菌感染导致坏死性肺炎可能。抗菌治疗后病变进展的原因可能与混合感染有关。首先需行支气管镜检查确定病原菌，调整抗感染治疗方案。

- 影像科（李智勇　大连医科大学附属第一医院）

该患者影像学特点：入院时胸部 CT 可见左上叶尖后段实变影，内见灶性低密度坏死区，周围伴磨玻璃渗出影，病变后缘紧贴斜裂胸膜，矢状位及冠状位示斜裂稍后坠，肺门及纵隔未见肿大淋巴结。1 周后复查，显示病变范围较前明显增大，实变区内见含气支气管征及低密度坏死区，坏死区后方见叶间裂明显后凸，即“叶间裂膨隆征”，左侧胸腔少量积液。以肺实变为主的 CAP 常见的有肺炎链球菌、肺炎克雷伯菌、肺炎衣原体等感染。本例表现为坏死性肺炎及叶间裂膨隆征，比较符合肺炎克雷伯菌肺炎的特点，同时痰培养也得到证实，需重点考虑。影像学不能准确区分病原菌，因此仍需结合临床。就本病例而言，同意结核专家的分析，干酪性肺结核缺乏依据。

后续进展

按照多学科会诊意见，完善气管镜检查（2017-05-04）。支气管镜下可见：左肺上叶支气管黏膜增厚、水肿，可见血性分泌物溢出，余各支气管管腔通畅，未见新生物生长。支气管分泌物培养示：肺炎克雷伯菌（对多种抗菌素敏感）。厌氧菌培养提示梭形杆菌、消化链球菌生长。

三、最终诊断

左肺上叶肺炎克雷伯菌肺炎合并厌氧菌感染。

四、治疗与转归

予头孢孟多和奥硝唑抗感染治疗，3 天后热退，仍有咳嗽、咳痰，继续治疗 2 周，症状消退停药。1 月后复查 CT（2017-06-03）见肺部病变较前明显吸收（图 2-12-4）。

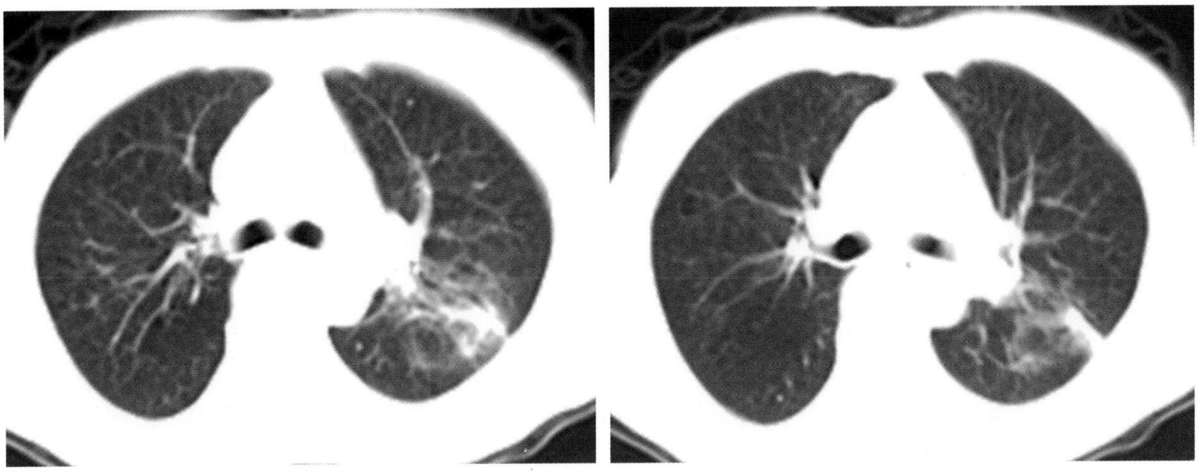

图 2-12-4　胸部 CT（2017-06-03）

五、专家点评

● 呼吸与危重医学科（石志红　西安交通大学第一附属医院）

中老年女性，糖尿病，血糖控制不佳。本次急性起病，以中高发热、咳嗽、脓臭痰为主要症状，检查可见血白细胞数及中性粒细胞显著升高，影像学表现为左肺上叶尖后段实变伴有坏死灶形成。痰培养提示肺炎克雷伯菌（敏感型）。给予头孢吡肟治疗效果不理想。影像学复查提示病变显著进展。后经支气管镜分泌物培养，均培养出肺炎克雷伯菌和厌氧菌，证实了混合感染的存在。在整个讨论过程中各位专家对社区获得性肺炎的诊断与治疗、发热伴肺部阴影的鉴别诊断等关键点提出了建设性意见。从中我们可以得到几点启示：其一，在 CAP 诊断中应重视临床与影像学结合，虽然影像学诊断不能精确到病原学程度，但可以依据病灶的分布和形态特点，区分肺泡为主（肺炎链球菌、肺炎克雷伯菌、肺炎衣原等常见），还是小气道为主（流感嗜血杆菌、肺炎支原体等常见）；双肺弥漫性炎症，还是局限性炎症；有无坏死，以及坏死的形式与分布等，为病原菌范围的缩小提供佐证；其二，治疗期间的影像学变化情况的准确解析对于临床诊断非常重要，本例病变快速进展、原位浸润和蔓延、脓肿形成和叶间裂膨隆征形成反映了坏死性肺炎的演变过程。因此，如何准确解读不同时间点的影像学变化也是值得多学科会诊与交流的重要内容，而临床工作中，对医生这部分内容重视不足。

肺炎克雷伯菌是临床上难治性、重症社区获得性肺炎的病原微生物，常通过误吸进入下呼吸道。其感染多见于免疫功能受损，例如嗜酒、糖尿病、恶性肿瘤、器官移植术后或使用免疫抑制药物者，以及基础疾病，如 COPD 等。医院内感染常见于侵入性检查、创伤性治疗和手术，可通过污染的呼吸器、雾化器、医务人员手导致交叉感染。肺炎克雷伯菌肺炎常伴多种菌混合感染，导致病情更加复杂多样。肺炎克雷伯菌易于产生超广谱β内酰胺酶而导致耐药，碳青霉烯类对其高度敏感。此外，氨基糖苷类耐药少见，可作为联合用药的选择。该患者首选的治疗方案可能覆盖了肺炎克雷伯菌，但治疗效果差的可能原因：①抗生素剂量不足，该患者左氧氟沙星的剂量偏低；②患者已经有脓臭痰，且病灶内有孤立的低密度坏死区，抗厌氧菌治疗应该更早使用；③血糖是否控制良好？④痰培养发现毛霉菌还是需要高度警惕的，该患者行支气管镜检查进行排除是正确选择。

六、关联知识——肺炎克雷伯菌肺炎的影像学

肺炎克雷伯菌（Klebsiella pneumoniae，KP）是一种革兰氏阴性菌。肺炎克雷伯菌肺炎的诱发因素包括长期酗酒、糖尿病、长期在重症监护病房、应用呼吸治疗装置等。国外文献报道，962例急性肺炎克雷伯菌肺炎患者中，有79.4%合并一种或多种病原体感染，主要是耐甲氧西林金黄色葡萄球菌（MRSA）（36.7%）和铜绿假单胞菌（PA）（23.3%）。急性期肺炎克雷伯菌肺炎病变有明显进展倾向。胸膜表面多见纤维素性渗出，肺泡壁充血水肿，肺泡腔内渗出物黏稠。可见肺泡壁坏死，有实质破坏和脓肿形成。慢性期患者呈多发性脓肿，伴机化。胸膜增厚、粘连。现将肺炎克雷伯菌肺炎的影像学特点综述如下：

（一）吸入性肺炎克雷伯菌肺炎

肺炎克雷伯菌肺炎的影像学特征通常类似于肺炎链球菌肺炎，常发生于邻近胸膜的周围肺组织，并迅速向中心扩散，气腔的填充为跨肺段分布，最后累及整叶。肺实变区的CT增强表现为密度均匀的肺实变及中心和边缘模糊的低密度区，分别代表脓肿形成和出血。肺炎克雷伯菌肺炎合并胸腔积液（60%～70%）和脓胸较为常见。社区获得性肺炎克雷伯菌肺炎多表现为大叶性肺实变，而医院获得性肺炎克雷伯菌肺炎则以多灶性肺实变为主。HRCT是目前肺部疾病诊疗中的重要手段，可以更加精准地观察疾病的影像学细节，因此，对于感染性肺部疾病也推荐以HRCT的影像学分析为主要依据。国外对单纯型肺炎克雷伯菌肺炎及合并其他细菌感染的肺炎克雷伯菌肺炎的影像学特征进行对比分析发现，单纯型肺炎克雷伯菌肺炎常见征象依次为：肺实变、磨玻璃影和小叶内网格影。而小叶核心结节、支气管壁增厚，支气管扩张等更多发现于含肺炎克雷伯菌的混合感染病例中。空洞性病变在单纯型较为少见，明显低于并发PA或MRSA的情况，遗憾的是国内此方面研究不多。“叶间裂膨隆征”是最早用于描述肺炎克雷伯菌肺炎的X线征象，多位于右上叶，为大量黏稠分泌物引起病变肺重量增加导致裂隙胸膜向下移位。虽然该征象主要用于描述肺炎克雷伯菌肺炎，但并非其所特有，还存在于其他类型的肺部感染，如肺炎链球菌、流感嗜血杆菌、金黄色葡萄球菌、肺结核等，甚至在吸入性肺炎和肺肿瘤也有发现。而且，在后来影像学研究中，此征象较少被提及，因此，对于此征象的合理、客观的评估还是需要的。

空洞和脓肿曾是肺炎克雷伯菌肺炎主要影像学特点，但文献报道的肺炎克雷伯菌肺炎空洞的检出率差异较大。1995年Moon等报道了11例肺炎克雷伯菌肺炎，6例出现叶间裂膨隆征，11例均有坏死。2009年日本一项研究显示，急性肺炎克雷伯菌肺炎（198例）在起病1～6天（平均3.75天）的空洞检出率仅有0.5%。我国肺炎克雷伯杆菌肺炎坏死和空洞检出率较高，笔者认为造成这种统计上的差异除与观察时间，药物治疗史等因素有关，还与肺炎克雷伯菌菌种、宿主、社会经济因素，遗传易感性及全球地理分布特征有关。国外研究发现肺炎克雷伯菌肺炎形成空洞的时间一般在5天左右，比金黄色葡萄球菌肺炎和铜绿假单胞菌肺炎的空洞出现时间（＜3天）较晚，总体趋于亚急性进展，此可能是造成统计数据差异的原因。

（二）肺炎克雷伯菌的脓毒肺栓塞

文献报道，肺炎克雷伯菌侵袭性存在地区分布的差异，社区获得性肺炎克雷伯菌的菌血症调查显示，中国台湾地区为 68%、美国为 43%、澳大利亚为 39%。马旭竹等报道了我国一组成人败血症中，肺炎克雷伯菌占分离菌株的 11.7%。肺炎克雷伯菌肺炎菌血症的发生率在 25% 左右，临床常可通过血培养来确定病原菌。早期菌血症引起的肝脓肿、细菌性脑膜炎和眼炎，肺炎克雷伯菌也可血行转移至肺形成脓毒肺栓塞。肺炎克雷伯菌居细菌性肝脓肿致病菌的首位。肝脓肿并发脓毒肺栓塞的比例为 0.5% ～ 3%，尽管比例不高，但当出现肝脓肿及脓毒性肺栓塞时需考虑到肺炎克雷伯菌可能。肺炎克雷伯菌引起的脓毒性肺栓塞影像学表现为随机分布的结节影、团片影，肺小动脉发生梗死表现为胸膜下楔形实变，均具有坏死倾向，伴或不伴空洞形成。

参考病例

病例 1（图 2-12-5）：男性，62 岁。主诉：咳嗽咳痰发热半月。既往肺气肿、肺动脉高压、轻度贫血。胸部 CT：左下肺大片肺实变影，边缘呈实变密度，中心多发含气空泡及支气管充气征，治疗 2 周后逐渐吸收。血培养：肺炎克雷伯菌（+）诊断：肺炎克雷伯菌肺炎。

病例 2（图 2-12-6）：男性，44 岁。主诉：间断畏寒、发热 5 天，加重伴喘息 19 h。糖尿病病史多年，血糖控制不佳。双肺多发，结节为主，随机分布，左肺大片实变密度影，左侧胸腔少量积液（图①、②）。1 周后部分病灶出现空洞（图③、④）。痰培养：肺炎克雷伯菌（+）。诊断：肺炎克雷伯菌肺炎继发血源性脓肿。

病例 3（图 2-12-7）：男，51 岁。发热伴轻咳、少痰 1 周。入院后查血糖 17.0 mmol/L，白细胞 23.2×10^9/L，中性粒细胞 87.9%，PCT 7.61 ng/ml。血、痰均培养出 KP 亚种，敏感型，超广谱 β 内酰胺酶（ESBL）阴性，肺 CT 显示双肺多发结节和斑片状肺实变，胸膜下分布为主，部分可见坏死，经抗感染治疗后临床症状明显好转。诊断：肺炎克雷伯菌血行播散。

病例 4（图 2-12-8）：男性，26 岁。主诉：发热、咳嗽 10 余天，糖尿病史 3 年，胸部 CT：双肺多发结节及斑片影，部分病灶可见空洞形成，双侧胸腔可见液性密度影，肝可见低密度及透亮区。肝穿刺行脓液培养、痰培养、血培养均查到肺炎克雷伯菌（+）。诊断：肺炎克雷伯菌肺炎，肝脓肿。

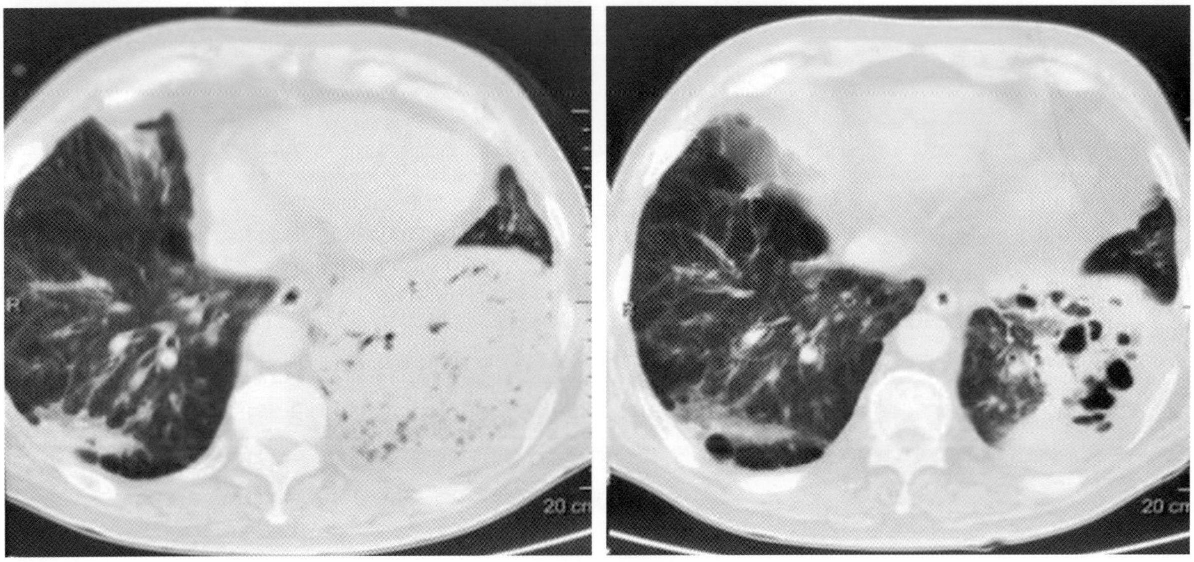

图 2-12-5　肺炎克雷伯菌肺炎的肺实变和空洞

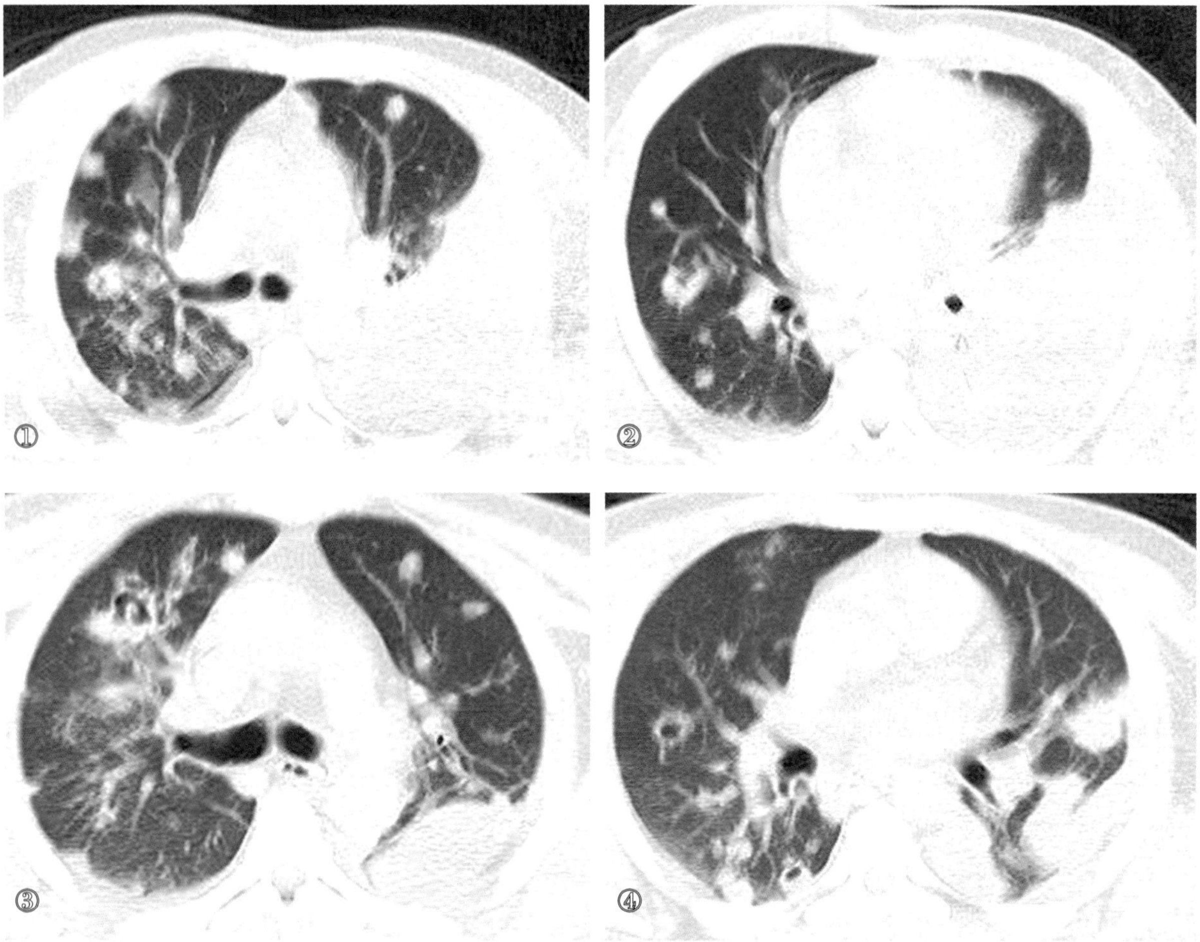

图 2-12-6 肺炎克雷伯菌肺炎的血源性脓肿

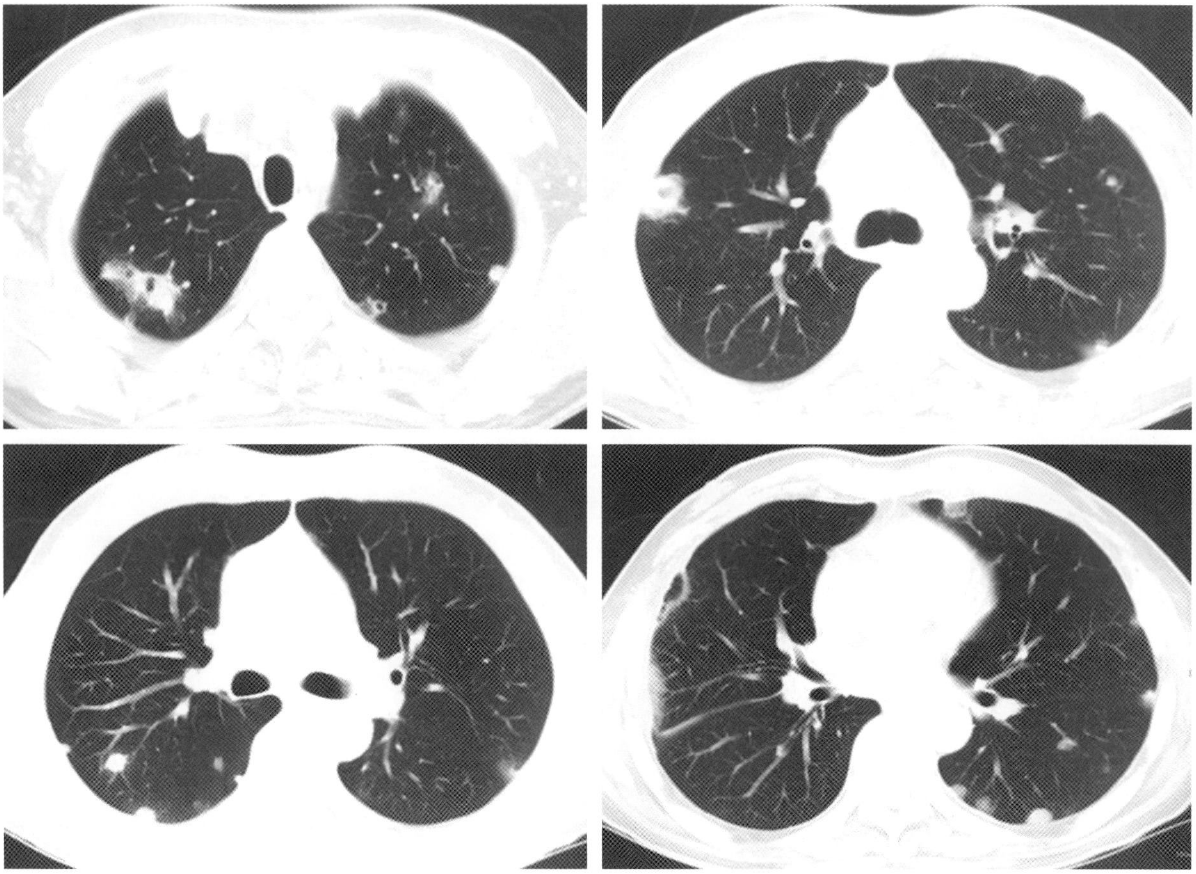

图 2-12-7 肺炎克雷伯菌肺炎的血行播散

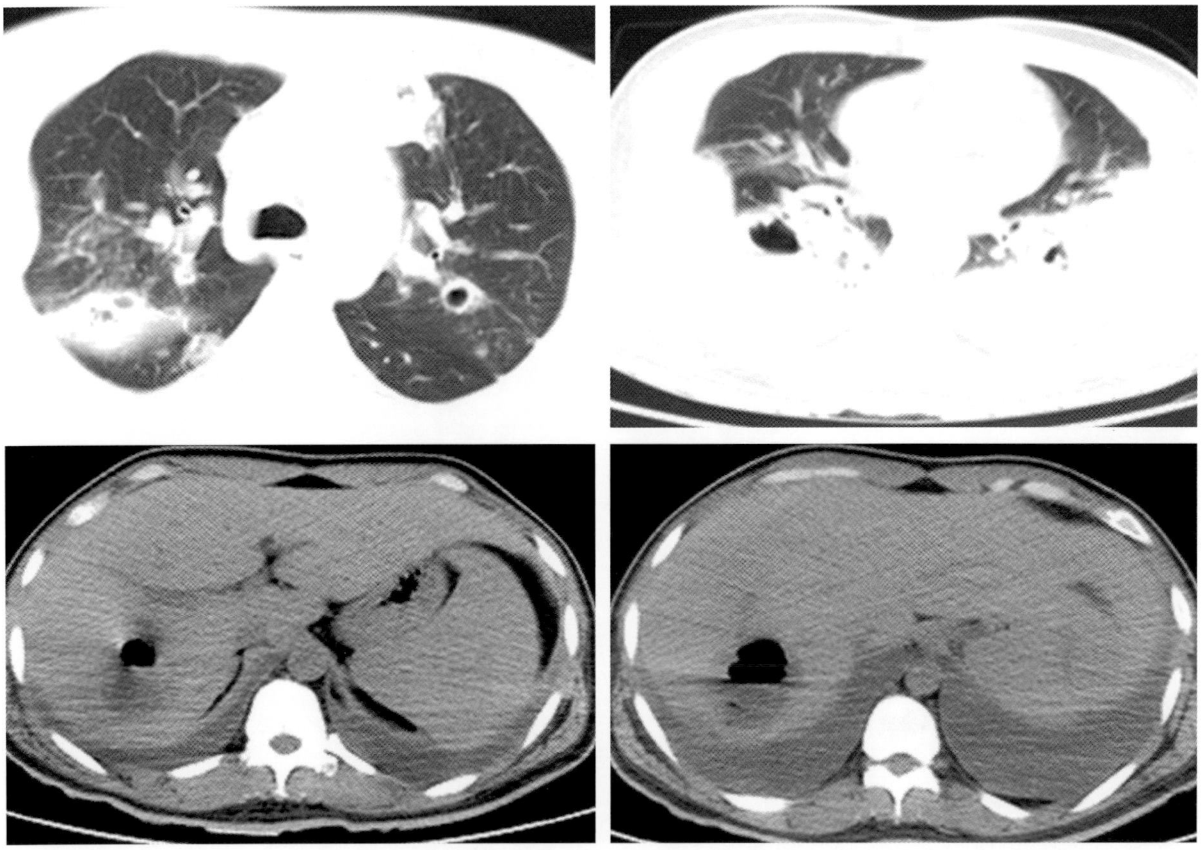

图 2-12-8　肺炎克雷伯菌肺炎合并肝脓肿

病例 5（图 2-12-9）：男，80 岁，20 年慢性阻塞性肺疾病（慢阻肺）病史，近半年反复加重住院治疗。12 天前无明显诱因咳嗽加重，咳黄色痰，伴间断发热，最高达 38.5 ℃。血常规：白细胞 16.5×10^9/L ↑，中性粒细胞 81.7% ↑，降钙素原（PCT）0.131 ng/ml ↑。CRP 193 mg/L ↑。肺 CT 示左上肺空洞，内见组织坏死，周围伴蜂窝样实变和磨玻璃影（图①）。痰培养：肺炎克雷伯菌 ++，近平滑假丝酵母菌，铜绿假单胞菌生长。系统抗感染治疗后，分别在第 8 天（图②）、15 天（图③）和 40 天（图④）复查 CT，病灶逐步吸收好转。诊断：肺炎克雷伯菌肺炎。

七、要点速记

1. 肺炎克雷伯菌肺炎多见于中老年、糖尿病、酗酒男性及免疫功能缺陷的患者。

2. 肺炎克雷伯菌肺炎是以肺泡性病变为主，渗出、实变是基本影像学表现，可出现坏死与空洞。

3. 80% 的肺炎克雷伯菌肺炎合并一种或多种病原体感染，其中以耐甲氧西林金黄色葡萄球菌（MRSA）（36.7%）和铜绿假单胞菌（PA）（23.3%）最为常见。

4. 肺炎克雷伯菌居细菌性肝脓肿致病菌的首位，当出现肝脓肿及脓毒性肺栓塞时需考虑到肺炎克雷伯菌的可能。

（吴志伟　李惠芬　吴吉丽　樊俊强　张　栋　李智勇　编写 / 整理，路希维　审校）

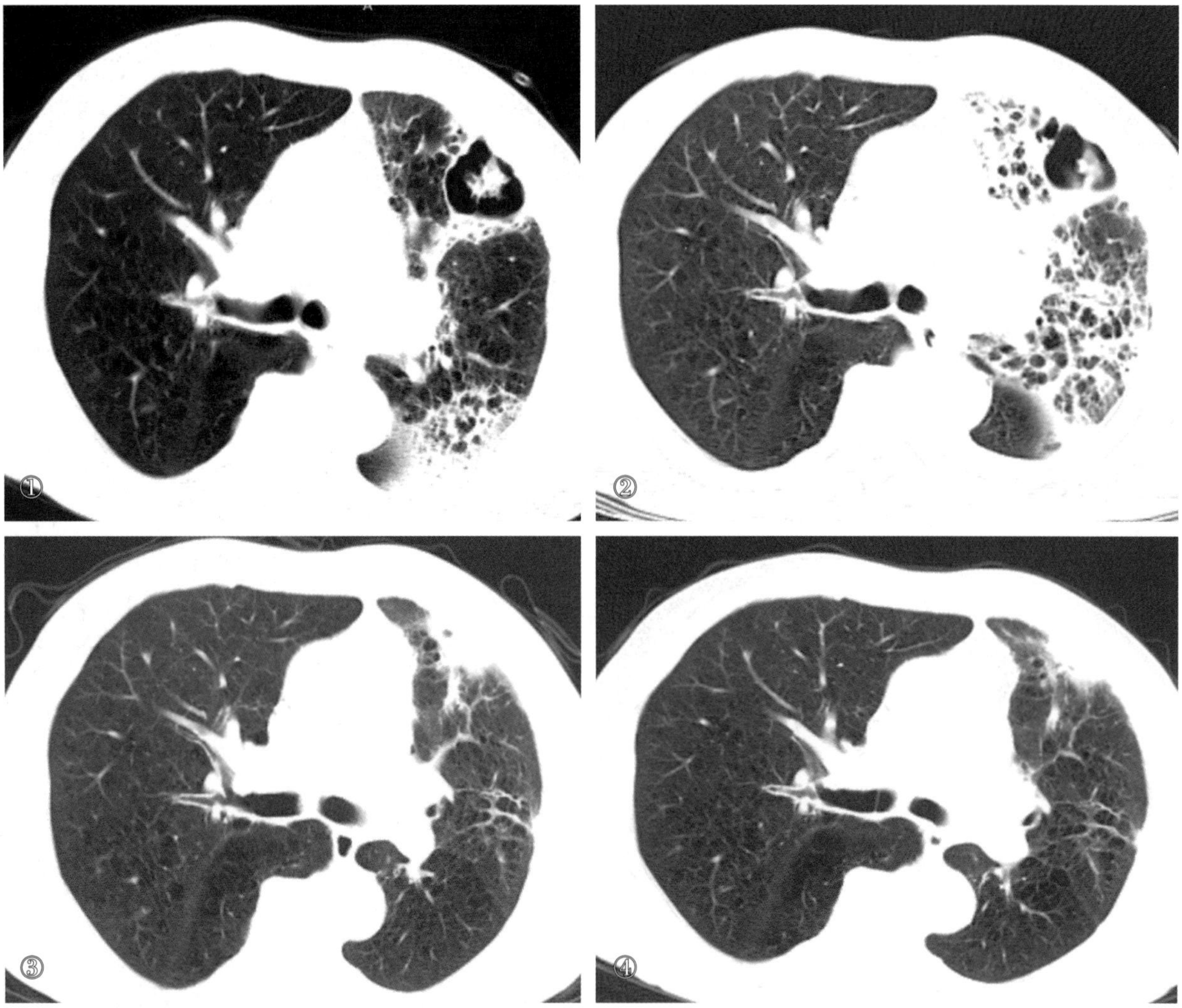

图 2-12-9 肺炎克雷伯菌肺炎的空洞及蜂窝状实变

参考文献

1. 成海娟，张毅，庞鹏飞，等. 576 株老年患者感染肺炎克雷伯菌的临床特征及药敏性研究 [J]. 实用药物与临床，2016，(19) 1：92-95.
2. Felson B，Rosenberg L S，Jr H M. Roentgen findings in acute Friedlander's pneumonia [J]. Radiology，1949，53 (4)：559-565.
3. Walker C M，Abbott G F，Greene R E，et al. Imaging pulmonary infection：classic signs and patterns. [J]. Ajr American Journal of Roentgenology，2014，202 (3)：479-492.
4. Okada F，Ando Y，Honda K，et al. Clinical and pulmonary thin-section CT findings in acute Klebsiella Pneumoniae，pneumonia [J]. European Radiology，2009，19 (4)：809-815.
5. Okada F，Ando Y，Honda K，et al. Acute Klebsiella pneumoniae pneumonia alone and with concurrent infection：comparison of clinical and thin-section CT findings [J]. British Journal of Radiology，2010，83 (994)：854.
6. Korvick J A，Hackett A K，Yu V L，et al. Klebsiella pneumonia in the modern era：clinicoradiographic correlations [J]. Southern Medical Journal，1991，84 (2)：200.
7. Chen T L，Yuan-Yu J，Lin Y T，et al. Bacteremic community-acquired pneumonia due to Klebsiella

pneumoniae：Clinical and microbiological characteristics in Taiwan，2001-2008［J］. Bmc Infectious Diseases，2010，10（1）：307.

8. Bilal S，Volz M S，Fiedler T，et al. Klebsiella pneumoniae–Induced Liver Abscesses，Germany［J］. Emerging Infectious Diseases，2014，20（11）：1939-1940.

9. Ko W-C，Paterson DL，Sagnimeni AJ，et al. Community-acquired klebsiella pneumoniae bacteremia：global differences in clinical patterns［J］. Emerging Infectious Diseases. 2002，8（2）：160-166.

病例 13 发热、进行性呼吸困难、双肺弥漫性病变

一、病例特点

（一）简要病史

男性，57 岁。主诉：发热 16 天，呼吸困难进行性加重 5 天。16 天前（2017 年 5 月 7 日）于农作期间出现发热（体温不详），伴畏寒、乏力，无咽痛、流涕、肌肉酸痛、咳嗽、头晕、头痛等其他不适。自行口服"感冒药"，服药后症状可好转，但易于反复，3 日后（5 月 10 日）仍感发热（体温未测），乏力加重。就诊于当地乡镇医院，测体温 38 ℃左右，给予中药汤剂煎服 3 日，静脉输液治疗（头孢类，具体不详）4 日，无效。5 月 18 日于县医院住院治疗，肺部 CT 提示"肺炎"，予输注抗感染药及口服退烧药（具体不详）无效，逐渐出现进行性加重的呼吸困难。5 月 21 日凌晨转入上级医院，复查胸部 CT 示双肺病变较前明显进展，以"重症肺炎"给予抗感染、抗病毒（奥司他韦）、无创呼吸机辅助通气等治疗。病情不缓解，患者意识渐模糊，同日 12：40 予经口气管插管接有创呼吸机辅助通气。22、23 日两次行咽深部痰甲型 H7N9 病毒核酸检查均为阳性，5 月 23 日凌晨转入我院。

（二）既往史

既往体健，务农，无慢性病史，无传染病史，未到过疫区。吸烟 30 余年，1 包 / 日，已戒酒 10 余年。圈养鸡 20 只，近期无病鸡、死鸡，未宰杀活鸡。

（三）体格检查

T 测不出、P 60 次 / 分、R 18 次 / 分、BP 138/93 mmHg；消瘦，双肺呼吸音弱，可闻及干、湿啰音，干鸣音以吸气相为主。心音有力，心律偶不齐。腹稍膨隆，肠鸣音未闻及。

（四）辅助检查

1. 实验室检查

（1）血常规：白细胞（WBC）5.35×10^9/L、中性粒细胞（N）0.92 ↑；降钙素原（PCT）3.33 ng/ml ↑。

（2）凝血检查：纤维蛋白原（FIB）3.15 g/L ↑、血浆 D- 二聚体（D-dimmer）4977 ng/ml ↑。

（3）肝功能：碱性磷酸酶（ALP）23.22 g/L、丙氨酸氨基转移酶（ALT）46.27 U/L ↑、谷氨酸草酰乙酸转移酶（AST）102.74 U/L ↑、胆红素正常；肾功能：尿素氮（BUN）10.18 mmol/L ↑、肌酐（Cr）91.49 μmol/L ↑。

（4）心肌酶谱：肌酸激酶同工酶（CK-MB）6.4 U/L ↑、肌酸激酶（CK）293.69 U/L ↑、α- 羟丁

酸脱氢酶（α-HBDH）662.64 U/L ↑、肌钙蛋白 T（cTnI）1.03 μg/L ↑。

（5）血气分析：（$FiO_2$1.0）pH 7.32 ↓、PCO_2 41.4 mmHg、PO_2 59.2 mmHg ↓、组织间液剩余碱（BE）4.9 mmol/L ↓、HCO_3^- 20.9 mmol/L ↑、乳酸（Lac）4.3 mmol/L ↑。

2．影像学检查（图 2-13-1 ~图 2-13-2） 两肺广泛性分布的磨玻璃影及肺实变，以两下肺为主。

二、多学科会诊

第一次会诊（2017-05-23 9：20 时，入院第 1 天）

• 急诊科（窦伟　山西医科大学附属二院）

患者于 5 月 21 日 1：00 左右来院就诊，喘息貌，颜面口唇发绀，双肺满布干、湿啰音，体温 38.5 ℃，急诊行胸部 CT 示双肺大片状磨玻璃影，血气分析示：PH 7.384，PO_2 35.2 mmHg，SaO_2 62.5%，D- 二聚体 4490 ng/ml。结合患者有活禽接触史，同时晋北近期有一例 H7N9 感染病例，此病例不能排除。立即给予奥司他韦 150 mg Bid、无创呼吸机辅助通气、甲强龙 40 mg 一天两次（Bid）、美平 1.0 Q8h、乌司他丁 30 万 U Q8h 等治疗，患者病情仍进行性加重，氧合不能维持，意识渐模糊，遂给予经口气管插管术机械通气辅助呼吸。该患者双肺病变范围呈广泛斑片状磨玻璃影和实变影，影像学符合重症病毒性肺炎改变。病情危重，进展快，呼吸功能受影响严重，依据胸部 CT 来看，仅存右上肺组织可以通气换气，余均为实变及磨玻璃影。患者病情进展快，注意在治疗早期，要增加复查胸部影像频率，以床旁片为主，在病情允许的情况下复查胸部 CT，以及时了解掌握病变进展情况。

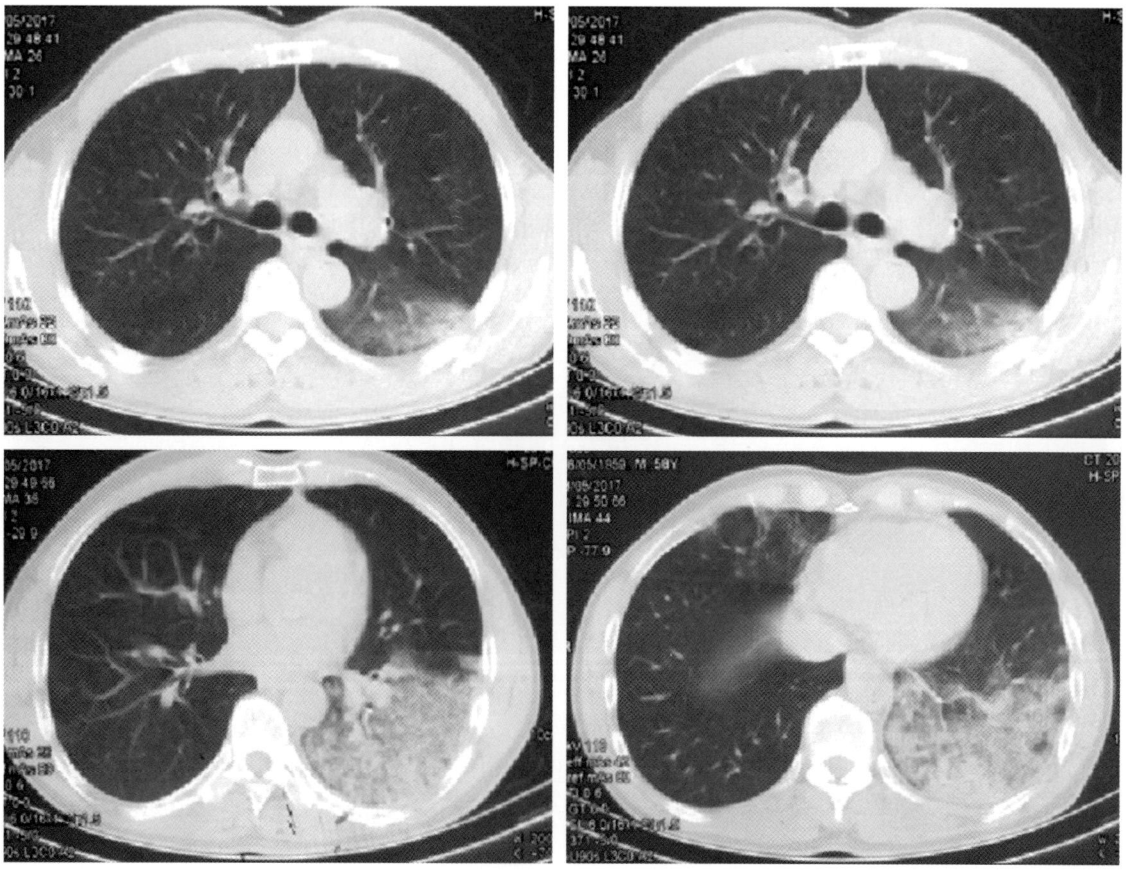

图 2-13-1　胸部 CT（2017-05-18）

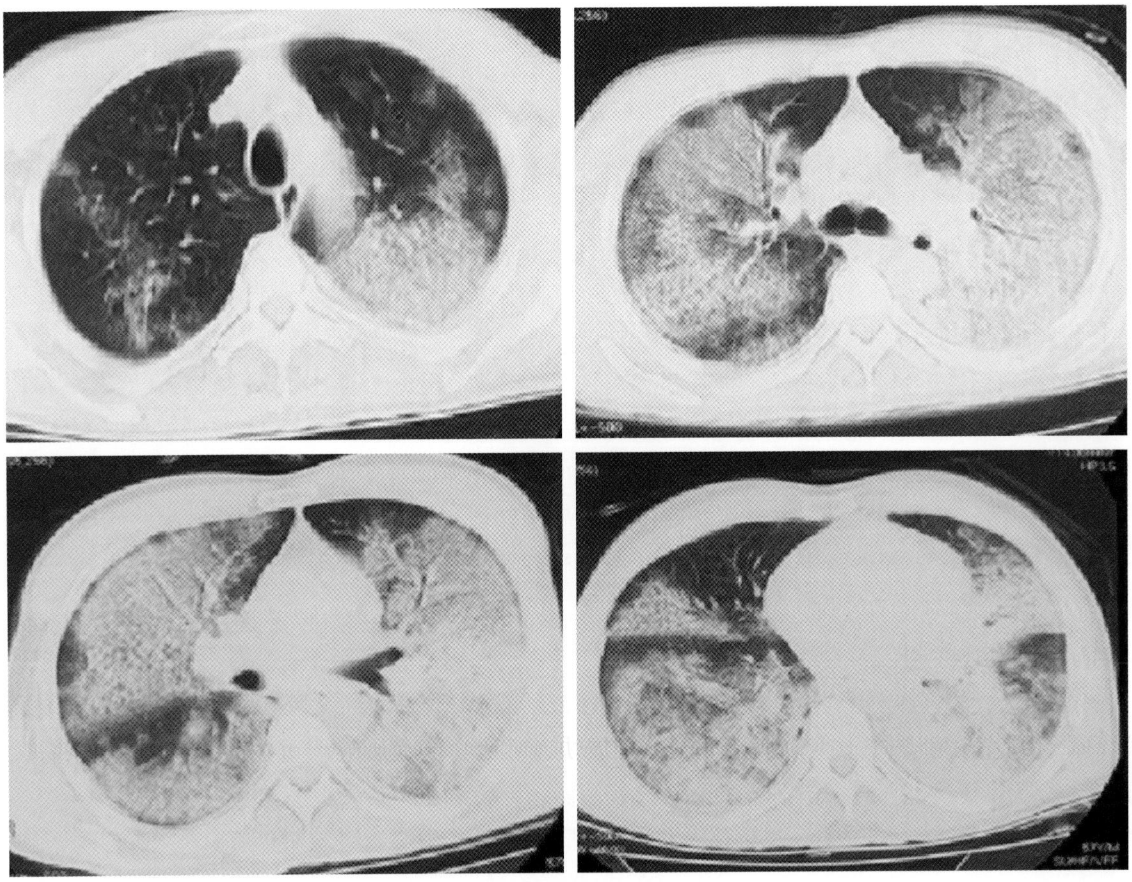

图 2-13-2 胸部 CT（2017-05-21）

● 呼吸科（赵卉 山西医科大学附属第二医院）

依据临床症状及核酸检查结果，目前 H7N9 病毒感染已明确，除干预病毒感染外，注意有二次炎症打击；经呼吸道可吸出黄色黏痰，建议加用抗球菌抗生素加强抗感染治疗。机械通气方面：SpO_2 低于 90%，可考虑高频通气等治疗；其他对症支持治疗：乌司他丁、球蛋白等；糖皮质激素使用：不建议大剂量使用，可考虑使用甲强龙 80 mg/d 3 ～ 5 天，随后依据患者情况调整激素使用。

● 重症医学科（赵爱斌 太原市第四人民医院）

患者入院时急性生理及慢性健康评分（APACHE）为 28 分，全身性感染相关性器官功能衰竭评价系统（SOFA 评分）13 分，病情危重。入院后主要从以下几点给予治疗：① ARDS 机械通气策略，小潮气量，适当高 PEEP，警惕剪切伤、气胸等机械通气副作用的出现；动态管理机械通气的模式和参数，依病情，在维持最低允许氧合（85% ～ 90%）的情况下，逐渐下调吸氧浓度（可先维持 PEEP 不变），以减轻长期高浓度吸氧对人体的危害；出入量应遵循适当负平衡的原则；②维持循环稳态，脓毒症休克首选血管活性药物——去甲肾上腺素，依血压监测情况调整泵入剂量，注意正压机械通气和镇痛镇静对血压的影响；③抗病毒：口服抗流感病毒药物奥司他韦，病情危重期剂量加倍至 150 mg Bid，后续剂量调整和治疗时间依临床决定，注意可能存在奥司他韦耐药。必要时经静脉给予抗病毒药物，如帕拉米韦；④注意对混合感染的治疗，依患者既往用药情况暂时选用泰能（1.0 Q8h），使用两步静脉点滴法优化治疗。避免广谱抗生素的长期使用，注意合并真菌感染可能。积极查找病原学依据，在患者病情允许和做好防护的前提下，可以行床旁支气管镜支气管灌洗术；⑤积极预防深静脉血栓

（DVT）的发生，全身低分子量肝素钙 5000 U Bid，同时给予双下肢气压治疗（或弹力袜），尽早行康复治疗；⑥重视肠道在多器官功能保护中的作用，积极处理胃肠功能障碍，早期肠内营养，保持大便通畅。强化胰岛素治疗；⑦短期给予糖皮质激素，减少渗出，改善换气；⑧预防呼吸机相关性肺炎（VAP）、导管相关性血流感染（CRBSI）等并发症。

后续进展（2017-05-26 10：00 时，入院第 4 天）

患者入院第四天，APACHE 评分 17 分、SOFA8 分。持续处于镇静状态，丙泊酚以 10 ml/h 的速度静脉泵入、咪达唑仑液以 10 ml/h 的速度泵入，喷他佐辛以 2 ml/h 的速度静脉泵入，因氧合维持困难，暂时未予每日唤醒策略。双肺呼吸音明显增强，啰音减少，腹膨隆减轻，肠鸣音增强。呼吸机模式：SIMV+PSV，参数：PC 12 cmH_2O，$_\triangle$PS 12 cmH_2O，PEEP 15 cmH_2O，$Fi0_2$ 0.7，f 20 次 / 分，间断吸痰，痰少，较黏，为黄白黏痰，痰液颜色转淡。已停用血管活性药物，血压正常范围。肠内营养液以 65 ～ 70 ml/h 的速度泵入胃肠，有大便。复查床旁胸部 X 线示：双下肺密度增高影较前吸收。继用奥司他韦、亚胺培南西司他丁第 6 日。激素已停。肝功能（2017-05-25）：TP 56.06 g/L ↑、ALP 29.42 g/L ↑、ALT 276.35 U/L ↑、AST 787.62 U/L ↑、D-dimer 7172 ng/ml ↑。

患者病情有所好转但仍危重，出现肝功能损害，虽然给予了积极抗凝等措施，D- 二聚体仍持续保持较高水平。再次申请省内专家行 MDT 讨论，分析判断目前病情，对于进一步的机械通气策略，抗病毒、抗生素的使用，脏器保护，抗凝策略等方面做指导，确定下一步治疗方案。

第二次会诊

- 呼吸科（张自立　山西省人民医院）

患者诊断明确，经积极治疗目前病情较前有所好转，影像学病灶有所吸收，呼吸机吸入氧浓度下降。建议：①治疗有效，可继续延用奥司他韦，根据人感染 H7N9 禽流感诊疗方案（2017 年第一版），符合可以延长或加量使用抗病毒药物的相关意见，故建议按原剂量，总疗程延长至 10 天；②患者痰液量减少，痰液颜色转为黄白黏痰，PCT 及中性百分比下降，考虑可以行降阶梯治疗，加之后期容易出现鲍曼不动杆菌、嗜麦芽假氏单胞菌等，故选择舒普深 3 g，Q8h，保证舒巴坦每日 6 g；③目前尚无真菌感染依据，建议查找病原学，同时行 G 试验和 GM 试验，早诊断早干预；④机械通气方面：避免长时间高浓度吸氧危害，根据病情尽早下调吸入氧浓度；⑤预防深静脉血栓，应用低分子肝素钙，建议预防量为 5 000 U/d，避免出血的发生。

- 感染科（郭瑛　太原市传染病医院）

感染、缺氧、药物都可以引起肝损伤，此外，此患者病情重，严重的呼吸衰竭合并休克，考虑肝细胞缺血缺氧参与了肝损伤的发生。但是患者凝血功能及胆红素水平尚可，肝损害以 ALT/AST 升高为主，达不到肝衰竭诊断。AST 升高提示多脏器细胞损伤，建议加用保护细胞膜药物，如多烯磷脂酰胆碱；保肝加强，建议异甘草酸镁加量至 150 mg，2 次 / 日。此外建议查自身免疫性肝炎系列除外自身免疫导致的肝损伤。

- 院感科（王郁英　太原市中心医院）

目前最重要的是防止和控制疫情的扩散，参与救治的一线医务人员是院感防控重点，同意贵院关于医护人员的防护措施。如果条件允许，患者病情好转的前提下，医护人员在必要的接触患者之后，可以到缓冲间通过监护设备对患者进行病情观察，以防止医务人员大面积感染，控制疫情的扩散。

• 重症医学科（赵爱斌 太原市第四人民医院）

①患者入院时为黄痰，中性粒细胞百分比高，PCT 高，提示合并细菌感染。目前痰液量减少，痰液颜色转为黄白黏痰，PCT 及中性百分比下降，已用泰能第 6 天，支持抗生素降阶梯；②患者肝酶升高，但胆红素及凝血检查尚不支持肝衰竭的诊断，首先考虑长期缺氧所导致“缺氧性肝炎”，药物性与脓毒症也可能参与了肝功能损害。目前已给予积极纠正呼吸衰竭，进行充分抗感染治疗，应停用可能的肝损药物，特别是中成药物，注意监测肝功能和凝血功能；③胃肠方面，为预防 MODS 加重，我科已积极给予早期肠内营养治疗，尽可能维持肠道生理功能，保护肠屏障，减少菌群易位。目前循环尚稳定，可根据营养指南加大每日喂养热卡争取达标；④目前患者留置股静脉导管，为避免导管相关性血流感染，应尽早拔除；⑤严密监测预防 VAP 的发生；⑥镇静镇痛，减少氧耗，但病情已较前好转，应尽快唤醒，避免脱机困难的发生；⑦积极创造脱机拔管条件，滴定式治疗，反复尝试，根据患者病情逐渐下调吸氧浓度和支持力度，待脱机拔管窗口出现的时候及时实施，建议后期尝试以呼吸湿化治疗仪（经鼻高流量吸氧）代替无创呼吸机序贯治疗。

三、最终诊断

H7N9 禽流感，重症肺炎并发 ARDS，继发肺部细菌感染，脓毒症，脓毒症休克，MODS。

四、治疗及转归

（一）治疗策略

1．生命支持 ①有创机械通气与气道湿化治疗仪（经鼻高流量吸氧）：维持 SPO_2 85% ～ 90%，“先降氧浓度，后降 PEEP”，避免机械通气相关并发症。初始模式及参数：SIMV+PSV，PEEP 12 ～ 15 cmH_2O，FiO_2 1.0。入院第 5 天（2017-05-28）成功脱机拔管，序贯改为经鼻高流量吸氧，FiO_2 0.4 ～ 0.45，氧流量 40 ～ 50 L/min。逐渐过渡为普通鼻导管吸氧；②保持血流动力学稳态：限制性液体复苏，去甲肾上腺素；③镇痛镇静：咪达唑仑、丙泊酚，最小化、舒适化镇静，适时唤醒。

2．病因治疗 ①抗病毒治疗：奥司他韦胶囊 150 mg，Bid 7 天，75 mg，Bid 10 天；抗病毒治疗 10 天后禽流感病毒核酸检测仍为阳性，遂联合帕拉米韦注射液 300 mg，一天一次（qd），共 6 天；连续两日禽流感病毒核酸检测阴性后停抗病毒治疗；②混合细菌感染干预：黄痰、肺部啰音、PCT 3.33 ng/ml，入院后即给予抗生素治疗，泰能 + 莫西沙星，3 日后降阶梯为头孢哌酮舒巴坦，共 7 天。患者于 5 月 31 日发热，最高体温 37.6 ℃，PCT 0.465 ng/ml，WBC 7.06×10^9/L，N 0.84；床旁胸片示双肺斑片状影较前增加；痰培养：洋葱伯克霍尔德菌痰 4 次，真菌 2 次；痰真菌涂片：孢子 ++ 假菌丝 ++，伏立康唑（7 天）+ 左氧氟沙星（5 天）。

3．对症支持 ① ARDS 的出入量管理：适当的负平衡；②营养支持治疗：早期低热卡喂养、强化胰岛素治疗、静脉注射丙种球蛋白、人血白蛋白；③护肝、抗氧化。

4．糖皮质激素的使用 甲强龙 40 mg/d 1 天，80 mg/d 3 天，共 4 天。

5．并发症预防 ①参照 VAP 诊断、预防和治疗指南开展 VAP 预防与人工气道的管理，早期脱机拔管、气道湿化治疗仪序贯治疗；② DVT 的预防与 D- 二聚体检测评估：低分子肝素钙的使用、弹力袜的使用；③ MODS 的治疗与预防：积极治疗原发病的同时给予肠道复苏与管理（肠道是 MODS 的启动器官）；④ CRBSI 与尿导管相关尿路感染（CAUTI）的预防：每日对保留导管的必要性进行评估，不需要时及时拔除导管。

6．早期康复 早清醒、早坐、早下床。

（二）转归

6 月 6 日、7 日两次痰 H7N9 病毒核酸检查转为阴性，停用全部抗病毒及抗细菌、抗真菌治疗，解除隔离。6 月 8 日复查 CT（图 2-13-3）病变吸收好转出院。6 月 27 日和 7 月 24 日两次随访，显示病变进一步吸收（图 2-13-4，图 2-13-5），残留支气管扩张和磨玻璃影。

五、专家点评

● 重症医学科（赵爱斌 太原市第四人民医院）

此患者长期晋北务农，活禽接触史。发病早期主要以发热、全身乏力为主要表现，缺少“流感”常见的肌肉酸痛、头痛、咳嗽等不适，早期鉴别困难。而在我国的广大基层医疗单位，普遍以抗生素作为对付发热的主要“武器”，对病毒感染，特别是对“流感”的整体不重视，且缺乏“奥司他韦”之类特效抗流感药物，也是造成患者发病 2 周仍得不到有效抗病毒治疗的原因。本例的成功救治再一次证明，在 H7N9 禽流感患者的病程中，即使是病情危重时才开始的抗病毒治疗也能给患者带来生的

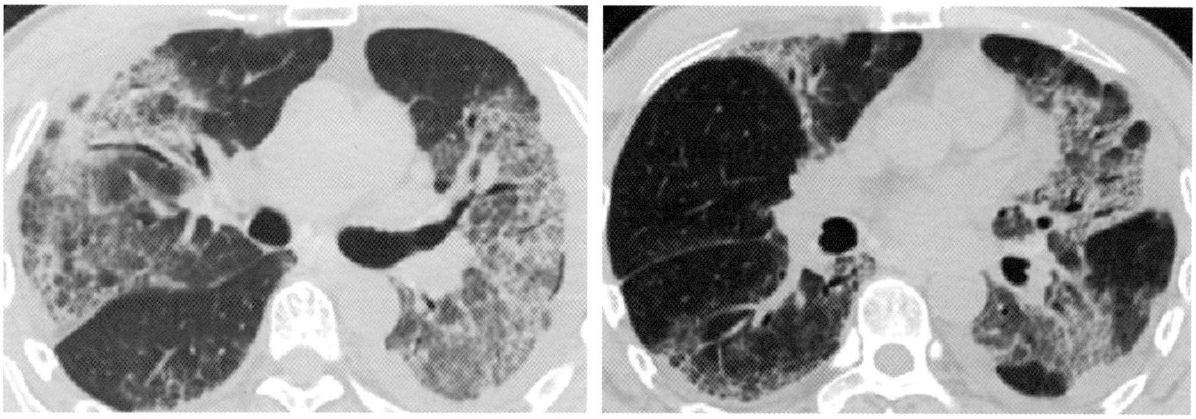

图 2-13-3 胸部 CT（2017-06-08）

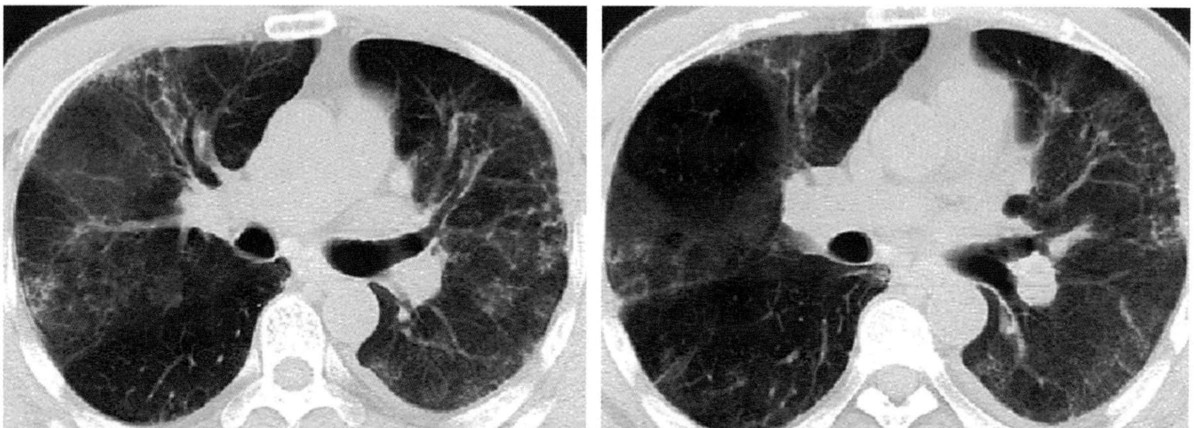

图 2-13-4 胸部 CT（2017-06-27）

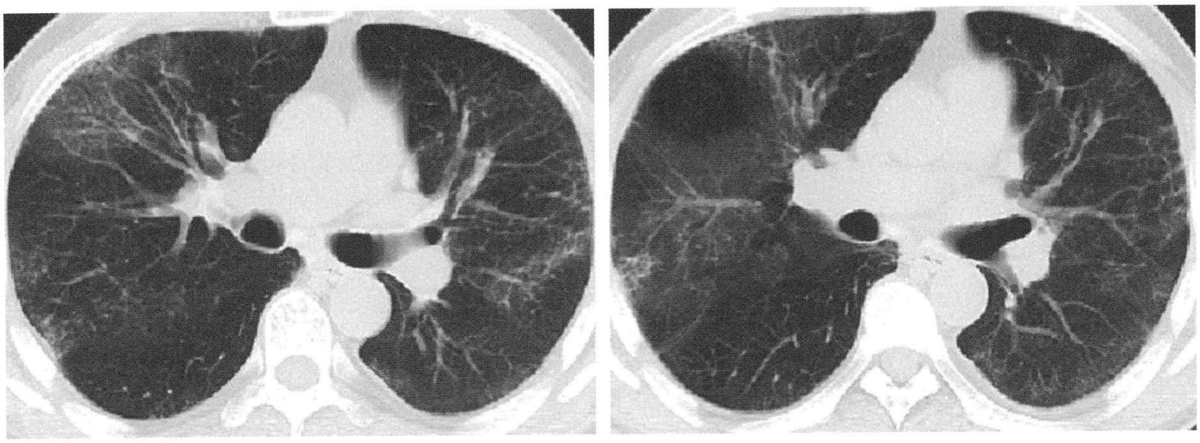

图 2-13-5　胸部 CT（2017-07-24）

希望。危重患者奥司他韦的用量还是以 150 mg，Bid 为好，疗程应根据治疗反应和核酸检测结果决定。是否联合其他抗病毒治疗，目前没有定论，有专家认为联合用药由于可能的拮抗作用而影响抗病毒疗效。本病例在治疗后期（奥司他韦治疗 10 天），连续两次核酸检测阳性的情况下尝试加用帕拉米韦 6 天，核酸检测转阴，但帕拉米韦在其中所起作用无法确定。

此病例的救治过程涉及大量的重症技术、理念、知识和能力，如 ARDS 的机械通气策略、镇痛镇静、营养治疗等。另外，积极创造脱机拔管的机会，并将经鼻高流量吸氧技术应用于之后的序贯氧疗，为患者的成功救治立下了汗马功劳。“肠道是 MODS 的启动器官”，在循环好转的早期即开始肠内营养，开启肠道复苏之路的同时遵循低热卡喂养的指导原则是预防 MODS 发生和加重的重要手段。此患者救治期间 D- 二聚体水平一直很高，最高达 9 000 ng/ml 左右，始终存在血栓风险，在物理预防（使用弹力袜）的同时加用低分子肝素钙的综合措施，避免了 DVT 的发生。病情允许的情况下及时唤醒，早期康复的思想贯穿治疗始终，让患者早坐、早下地等措施的实施都有益于患者的早日康复。患者出院后，嘱其坚持每日进行家庭氧疗，经过多次复查胸部 CT 发现，患者肺部纤维化渐吸收，D- 二聚体水平逐渐降至正常。

总之，人感染 H7N9 禽流感作为一种新发传染病已引起高度重视，其中重症病例的救治在各地都有许多成功的经验，但目前还有许多问题有待阐明及解决，需要我们不断探索。

六、关联知识点——人感染 H7N9 禽流感

人感染 H7N9 禽流感是由甲型 H7N9 禽流感病毒感染引起的急性呼吸道传染病，其中重症肺炎病例常并发急性呼吸窘迫综合征（ARDS）、脓毒性休克、多器官功能障碍综合征（MODS），甚至导致死亡。大部分为散发病例，以密切接触感染禽类的分泌物或接触病毒污染环境而感染。禽流感病毒普遍对热敏感，加热至 65 ℃ 30 min 或 100 ℃ 2 min 以上可灭活，对低温抵抗力较强。

2013 年 3 月 31 日国家卫生和计划生育委员会通报上海和安徽两地发现人感染 H7N9 禽流感病例（H7N9 病例），这是在全球范围内 A（H7N9）禽流感病毒感染人类的首次报告。人感染 H7N9 禽流感的发病曲线与人感染 H5N1 禽流感以及季节性流感类似，主要发生在冬春季。H7N9 禽流感病毒是否存在人传人的现象目前仍无定论。Ma 等调查结果显示，6.7% 的密切接触者血清抗体滴度提高，说明密切接触患者也存在感染 H7N9 禽流感病毒的风险。但是患者作为传染源的意义仍须继续观察。多项研究显示，人际间传播的再生指数 R0 远小于 1，说明到目前为止人际传播是有限的，且是非持续性的。

早发现、早报告、早诊断、早治疗，加强重症病例救治，及早加用抗病毒药物，是有效防控、提

高治愈率、降低病死率的关键。H7N9 禽流感的治疗主要包括隔离治疗、对症治疗、抗病毒治疗、中医药治疗、重症病例的治疗等。人类上呼吸道分布有唾液酸 α-2、6 型受体（人流感病毒受体）；人类肺组织分布有唾液酸 α-2、3 型受体（禽流感病毒受体）和唾液酸 α-2、6 型受体。H7N9 禽流感病毒可以同时结合唾液酸 α-2、3 型受体和唾液酸 α-2、6 型受体，但 H7 血凝素与唾液酸 α-2、3 型受体亲和力更高，故较季节性流感病毒更容易感染人的下呼吸道上皮细胞，病毒可持续复制，重症病例病毒核酸阳性可持续 3 周以上。H7N9 禽流感病毒感染人体后，可以诱发细胞因子风暴，如干扰素诱导蛋白 10（IP-10）、单核细胞趋化蛋白 -1、白细胞介素 6 和 8（IL-6，IL-8）等，导致全身炎症反应，可出现 ARDS、休克及 MODS。故临床所见 H7N9 禽流感病例约 90% 发展为危重症，2015 年 9 月—2016 年 8 月流行期患者病死率高达 41%，仅 8% 的患者在发病 48 h 内进行了抗病毒治疗。

对于合并 ARDS 的患者，氧疗策略的制定是至关重要的。有创正压通气运用 ARDS 保护性通气策略，采用小潮气量与合适的 PEEP 等。当呼吸功能部分恢复，患者拔除人工气道后多需要无创的呼吸支持方案，无创呼吸机对于患者脱离有创呼吸支持后的作用不可忽视。但无创呼吸机因面罩不适感、影响排痰等因素，部分患者耐受性差，临床应用受到一定限制。近年来，越来越多的研究开始关注患者拔除气管导管后序贯的高流量吸氧氧疗（high flow nasal cannulae oxygen therapy，HFNC）。作为高流量吸氧装置，HFNC 可以提供高达 60 L/min 的氧流量，在保证高流量供氧的同时，其供氧浓度可以保持相对恒定（FiO_2 最高至 1.00），并使吸入气体维持在一定的温度和湿度。

回顾有关 HFNC 治疗的生理学机制及其在拔管后患者中应用的研究发现，HFNC 在提供高流量氧气的同时，保证了高浓度吸入氧浓度的稳定，结合其完善的气体湿化、加温功能，可极大改善拔管后患者的氧合功能，改善患者的舒适度，可以作为拔管后的序贯氧疗方法，对改善脱机及建立人工气道患者的预后有益。而且，HFNC 可通过提供轻微的吸气支持及提高呼气末气道压来对抗内源性 PEEP，从而减少患者的呼吸做功。2007 年，Groves 和 Tobin 首次提出 HFNC 系统可以对成人产生呼气相咽喉部正压，应用 HFNC 患者自主呼吸时的气道压与 HFNC 的气流速度呈线性相关，而且当患者闭口呼吸时，气道压水平明显升高。

研究发现，2013 年 3 月以来，每年冬春季都会出现一波人感染禽流感 H7N9 的疫情，人感染禽流感 H7N9 的地理范围不断扩大，且该病毒可通过基因重配或适应性突变，演变成可引起流感大流行的高致病性禽流感病毒。以上这些研究结果提示我们所面临的 H7N9 禽流感严峻的防控形势，只有加强学习研究与科普宣传，增加医务人员和社会大众对相关知识的知晓率，加强救治能力的建设和疫苗研制工作，做到“宁可千日无战，不可一日无防”，才能最大限度地保障人民群众的健康。

参考病例

病例 1（图 2-13-6）：男，34 岁。主因“发热 8 天，咳嗽、咳痰，痰中带血、呼吸困难 4 天”入院。患者于 8 天前无明显诱因出现发热（未测），不伴鼻塞、流涕、咽痛等不适。血常规 WBC10.1 × 10^9/L，N.085，抗感染治疗 3 天无效。第 4 天开始伴咳嗽，痰少，偶见痰中带血丝，伴食欲缺乏，呼吸困难进行性加重。肺部 CT 示双肺外周分布的磨玻璃影，伴小叶内间隔增厚，形成“铺路石征”。行鼻咽拭子流感病毒核酸检测确诊为甲型 H1N1 流感病例。

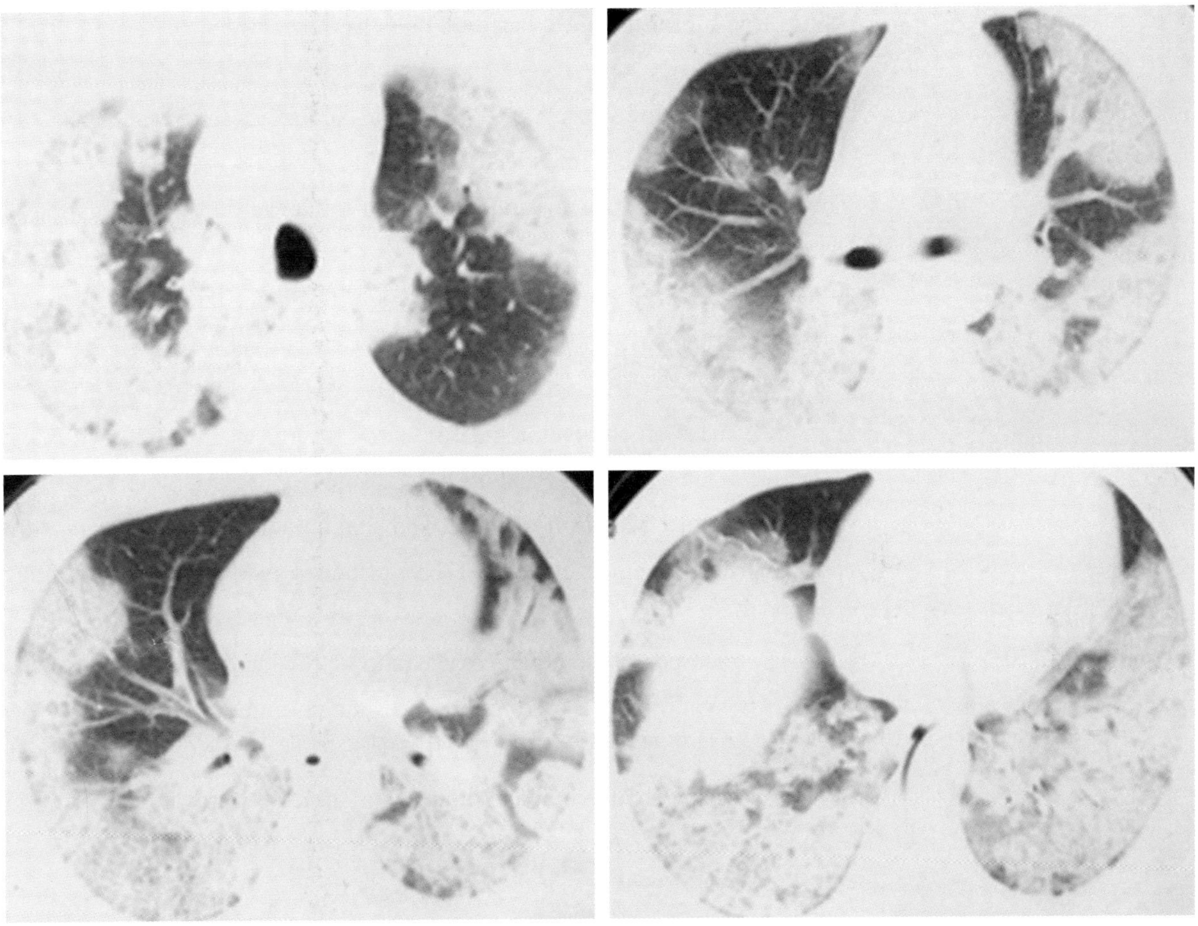

图 2-13-6 甲型 H1N1 流感病毒性肺炎

七、要点速记

1. 对于重症 H7N9 禽流感患者应尽早开始抗流感病毒治疗。

2. 肺保护性通气策略是 H7N9 合并 ARDS 救治成功的关键；序贯无创通气或高流量氧疗有助于早日脱掉有创通气。

3. 并发症的预防贯穿于救治始终，对于合并的混合感染（细菌、真菌）要积极干预。

4. 重视肠道的复苏，中医认为“肺和大肠相表里”。

（赵爱斌 马雪婷 袁永佳 编写/整理，杨荣利 审校）

参考文献

1. 中华人民共和国国家卫生和计划生育委员会．人感 H7N9 禽流感诊疗方案（2017 年第一版）[J]．中华临床感染病杂志，2017，10（1）：1-4．
2. 沈佳伟，安友仲．拔除气管导管后患者的经鼻高流量吸氧治疗[J]．中华危重病急救医学 2017，29（1）：85-87．

3. Jernigan DB, Cox NJ. H7N9: preparing for the unexpected ininfluenza [J]. Annu Rev Med, 2015, 66: 361-371.

4. Ma MJ, Ma GY, Yang XX, et al. Avian Influenza A (H7N9) virus antibodies in close contacts of infected persons, China, 2013-2014 [J]. Emerg InfectDis, 2015, 21 (4): 709-711.

5. Chowell G, Simonsen L, Towers S, et al. Transmissionpotential of influenza A/H7N9, February to May 2013 China [J]. BMCMed, 2013, 11: 214.

6. Yang Y, Zhang Y, Fang L, et al.Household transmissibility of avian influenza A (H7N9) virus, China, February to May 2013 and October 2013 to March 2014 [J]. Euro Surveill, 2015, 20 (10): 21056.

7. Wang QM, Liu SL, Chen EF. Advances on epidemiological research of human infections with novel avian influenza A (H7N9) virus [J]. Zhong hua Yu Fang Yi Xue Za Zhi, 2017, 51 (2): 183-187.

8. Dai M, McBride R, Dortmans JC, et al. Mutation of the 2 (nd) sialic acid-Binding site resulting in reduced neuraminidase activity preceded emergence of H7N9 influenza A Virus [J]. Journal of Virology, 2017, 91 (9): JVI.00049-17.

9. Nie Q, Zhang DY, Wu WJ, et al. Extracorporeal membrane oxygenation for avian influenza A (H7N9) patient with acute respiratory distress syndrome: a case report and short literature review [J]. BMC Pulm Med, 2017, 17 (1): 38.

10. Xiang N, Li X, Ren R, et al. Assessing change in avian influenza a (H7N9) virus infections during the fourth epidemic-China, September 2015-August 2016. Mmwr Morb Mortal Wkly [J]. Rep, 2016, 65 (49): 1390-1394.

11. Groves N, Tobin A. High flow nasal oxygen generates positiveairway pressure in adult volunteers [J]. Aust Crit Care, 2007, 20 (4): 126-131.

病例 14　咳嗽、发热，伴胸椎、左髋及颈部脓肿

一、病例特点

（一）简要病史

男性，45 岁，福建泉州人。主诉：咳嗽、咳痰，颈部肿物伴间断发热 10 个月。患者 2016 年 7 月始无明显诱因渐出现咳嗽，咳少量黄白色黏痰，间断发热，最高体温达 39 ℃，同期发现“右侧颈部痛性肿物”，曾间断服用抗生素（具体不详），咳嗽症状较前好转，仍有间断发热。2017 年 1 月就诊当地医院行 CT 检查（图 2-14-1）诊为“肺炎、颈部淋巴结感染”，予头孢类（具体不详）、莫西沙星抗感染治疗无好转，仍间断发热，右侧颈部肿物渐增大，胀痛明显。行颈部淋巴结穿刺病理显示“肉芽肿性炎伴小脓肿形成，结核可能”，予 HRZE 联合抗结核治疗，2017 年 2 月因腰痛行脊柱 MRI 检查，诊断为“胸椎结核伴椎旁脓肿”，在原方案基础上增加莫西沙星、阿米卡星抗结核治疗，但病情始终未见好转，仍有午后低热、盗汗。2017 年 5 月渐出现左侧髋关节处软组织包块（图 2-14-2），疼痛难以

忍受，活动受限，转诊上级医院，行“右侧颈部及左侧髋部皮肤和皮下坏死组织切除清创术 + 结核病灶清除术”，术后仍间断发热，且切口愈合不佳，局部流脓，仍考虑结核可能，转我院继续治疗。

（二）既往史

无糖尿病病史，无激素及免疫抑制剂等用药史。

（三）体格检查

慢性病容，消瘦。右上肺呼吸音稍减弱，双肺未闻及干、湿啰音。全身多处皮下结节，质硬，活动性佳，轻压痛。右侧颈部锁骨上窝皮肤切口处破溃，周围皮肤暗红色，无明显红肿热痛，局部可见少量黄色脓性分泌物，左侧髋部可见一长约 15 cm 的手术切口，局部缝线松散，可见脓性分泌物流出。

（四）辅助检查

1. 初次入院检查（2017-01-10）

（1）血常规：白细胞（WBC）13.58 × 10^9/L ↑、中性粒细胞（N）0.69、血红蛋白（Hb）134 g/L、血小板（Plt）450 × 10^9/L ↑；ESR 70 mm/h ↑；C- 反应蛋白（CRP）28.29 mg/L。

（2）感染相关检查：血清结核抗体阳性、结核菌素试验（PPD）15 mm × 10 mm；痰找抗酸杆菌 3 次、痰一般菌及真菌培养均阴性；降钙素原：正常；HIV、肝炎病毒免疫学检测均为阴性。

（3）颈部彩超：右侧锁骨上区含液性包块（寒性脓肿？），双侧锁骨上区淋巴结肿大。

2. 本次入院检查（2017-05-06）

（1）血常规：白细胞（WBC）23.32 × 10^9/L ↑、中性粒细胞（N）0.88 ↑、红细胞（RBC）2.99 × 10^9/L ↓、血红蛋白（Hb）81 g/L ↓、血小板（Plt）800 × 10^9/L ↑；降钙素原（PCT）0.306 ng/ml ↑；超敏 C 反应蛋白（hs-CRP）＞ 5.0 mg/L ↑、C- 反应蛋白（CRP）107.10 mg/L ↑。

（2）生化常规：肝、肾功正常；空腹血糖 5.6 mmol/L；血 Na^+ 132 mmol/L ↓、余电解质正常。

（3）ANA、ENA 均为阴性；类风湿因子（RF）94.8 IU/mL ↑。

（4）T 细胞亚群：$CD4^+$、$CD8^+$ 计数及 $CD4^+$/$CD8^+$ 均于正常范围。

3. 影像资料（图 2-14-1 ～图 2-14-3） 右上肺前段不规则肺实变，内可见支气管充气征。4R 组淋巴结肿大，双侧胸腔积液，胸椎及髂骨骨质破坏。

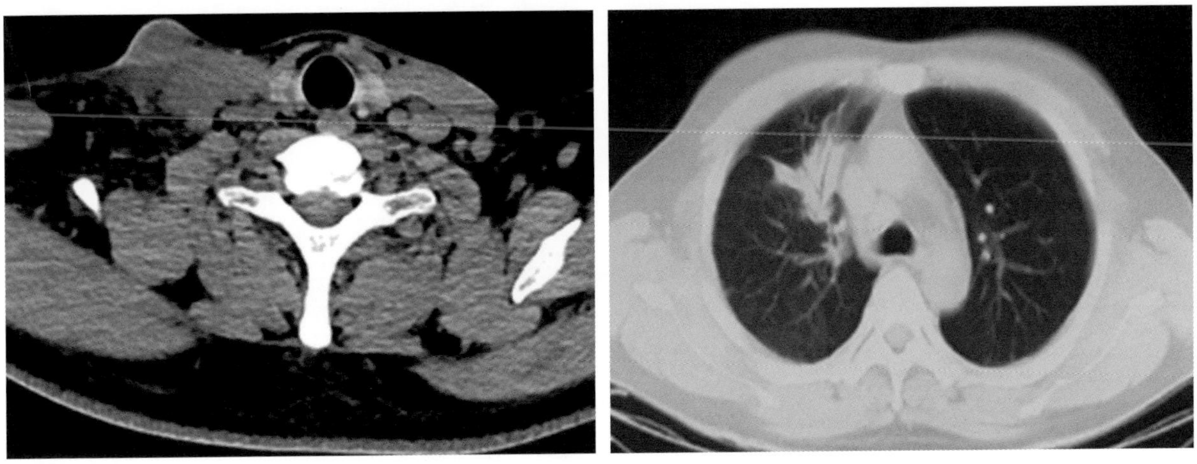

图 2-14-1　胸部 CT（2017-01-07）

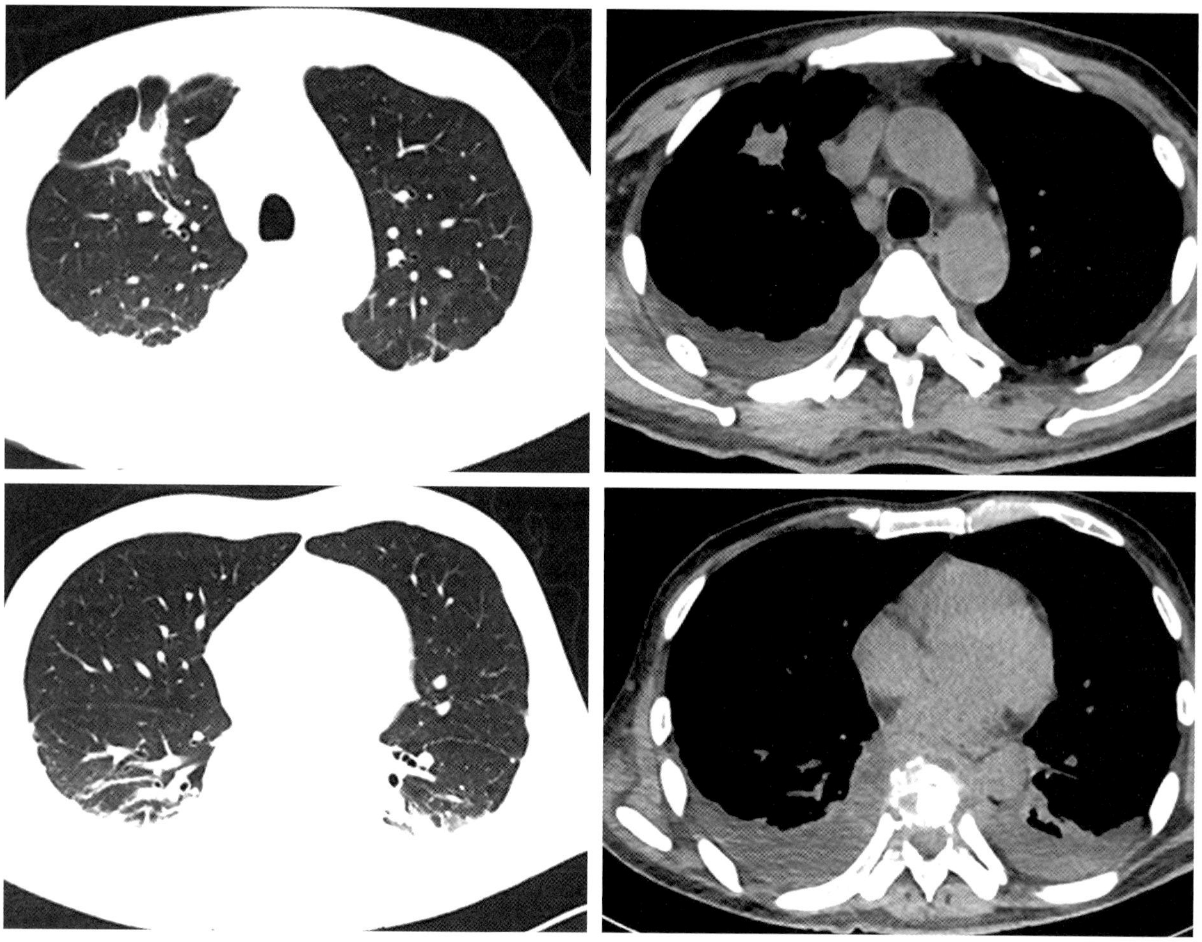

图 2-14-2　胸部 CT（2017-05-06）

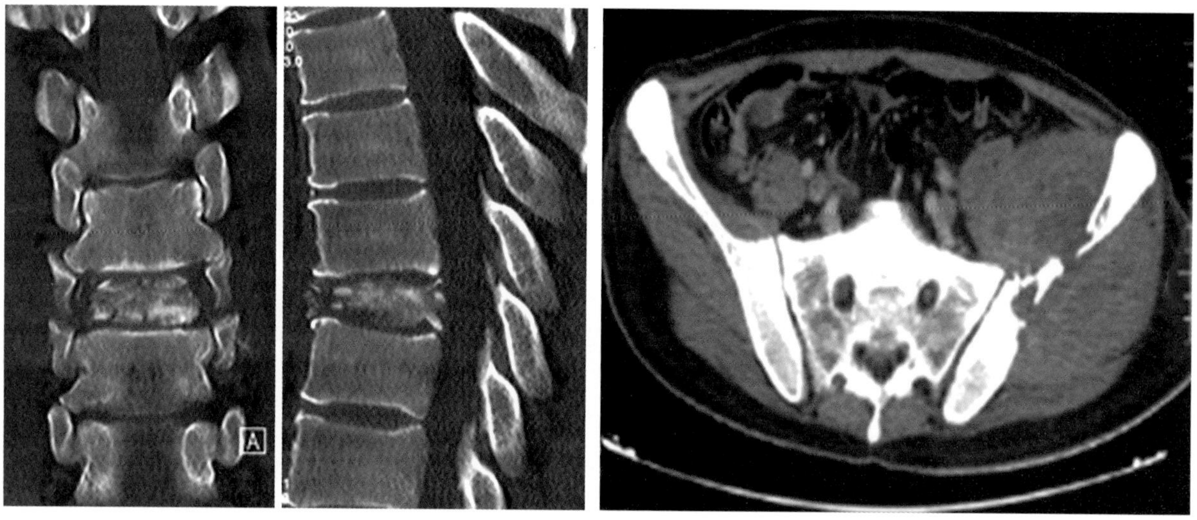

图 2-14-3　胸椎 + 骨盆 CT（2017-05-06）

二、多学科会诊

第一次会诊

● 结核科（吴迪 福州肺科医院）

中年男性，典型慢性病程，咳嗽、咳痰伴发热，锁骨上窝淋巴结肿大，先后予抗感染、抗结核治疗无效，呈进行性加重，相继出现胸椎、髂骨破坏伴寒性脓肿形成。化验检查：白细胞明显升高，CT显示锁骨上淋巴结液化性坏死，肺部呈斑片状阴影，经抗结核治疗后稍见吸收；但胸椎、髂骨新增多处骨质破坏伴周围脓肿形成，符合寒性脓肿特点。外院病理报告“肉芽肿性炎伴小脓肿形成，考虑结核可能”。从目前临床资料看仍需考虑结核病诊断。抗结核治疗效果欠佳的原因有以下几点：①结核脓肿引流不充分，抗结核治疗难以奏效；②存在耐多药结核（MDR）或非结核分枝杆菌病（NTM）。MDR和NTM对一线抗结核药物治疗不敏感。需要注意的是鸟胞内、堪萨斯和脓肿分枝杆菌除引起肺部病变之外，还可导致骨关节、皮肤和淋巴结等肺外病变，造成骨质破坏和寒性脓肿，因此需充分清创，改善引流，完善组织病理检查，反复行坏死组织和分泌物病原菌分离，尽可能获得耐药证据，针对性调整下一步治疗方案。

● 影像科（王洁 福州肺科医院）

患者2017-01-07胸部CT表现为：右肺上叶前段实变影，边界较清，内可见支气管充气征，4R淋巴结及右锁骨上淋巴结肿大。2017-05-06胸部CT，右肺上叶前段实变有所吸收。胸椎CT椎体（T8）呈中心性骨质破坏，压缩性骨折，相邻椎间盘未见明显受累。双侧胸腔积液考虑为椎旁脓肿侵犯双侧胸膜腔所致。左侧髂骨出现溶骨性骨质破坏，周围均伴脓肿形成。患者经抗结核治疗，病情逐渐进展。诊断分析：①全身播散性结核？支持点：慢性病程。椎体、髋骨多发骨质破坏伴周围寒性脓肿，符合播散性结核特点。不支持点：椎体结核多表现为边缘性骨质破坏，椎间盘明显受累，但本例胸椎呈中心性破坏，椎间盘不受累，并非结核典型改变。且抗结核治疗无好转。②其他少见细菌感染？NTM、放线菌、奴卡菌和真菌感染均可成慢性经过，可发生菌血症造成全身多器官感染，该患者淋巴结、骨质和皮肤均呈慢性脓肿和溃疡改变，提示为播散性感染。但影像学还无法准确区分是哪种病原体感染，还需采取实验室手段分离菌株。

后续进展

结合会诊意见，进一步完善检查：

（一）第一轮检查与处置（2017.05.19）

1．左侧髂骨周围脓肿坏死组织病理回报：见大片坏死组织伴中性粒细胞浸润，请结合临床。

2．灌洗液检查：结核菌培养、致病菌、真菌培养均阴性。

3．左侧髋部坏死组织切除清创术后置管引流，脓液培养提示为星形奴卡菌（+++）。药敏试验：复方磺胺甲噁唑（SMZ-TMP）、阿米卡星、利奈唑胺为敏感，对其他多种抗生素均为耐药。

4．血培养（2017-05-25；2017-06-01）：无细菌生长。

2017-05-24始，针对播散性奴卡菌感染加用利奈唑胺（斯沃）0.6静脉滴注，日2次；复方新诺明3片，日3次，治疗近20天，患者仍间断发热，咳嗽、咳痰，乏力、盗汗。胸背部、腹部多处新出现皮下结节，右颈部及左髋关节处仍间断脓液流出，持续换药，切口经久不愈。复查血常规（2017-

06-10)：WBC 22.10×10^9/L，中性粒细胞（N）0.85，Hb 65 g/L，Plt 566×10^9/L。CRP105.5 mg/L，ESR 70 mm/h。经临床评估，患者抗结核及抗奴卡菌感染治疗效果均不佳。为进一步明确诊断进行了第二轮检查。

（二）第二轮检查与处置（2017-06-15）

1．左侧髂骨处病变行软组织活检。病理提示：在增生肌肉纤维组织中见大量中性粒细胞，较多淋巴细胞、浆细胞，少量嗜酸性粒细胞等炎症细胞弥漫性浸润，小血管炎可见，请结合临床。送广州呼吸病研究所病理会诊：送检肌肉纤维组织中可见有大量的中性粒细胞及淋巴细胞、组织细胞增生，特殊染色：抗酸染色、革兰氏染色、弱酸染色均为（–）；GMS、PAS 均（+），组织改变为脓肿，结合特殊染色，符合酵母菌。

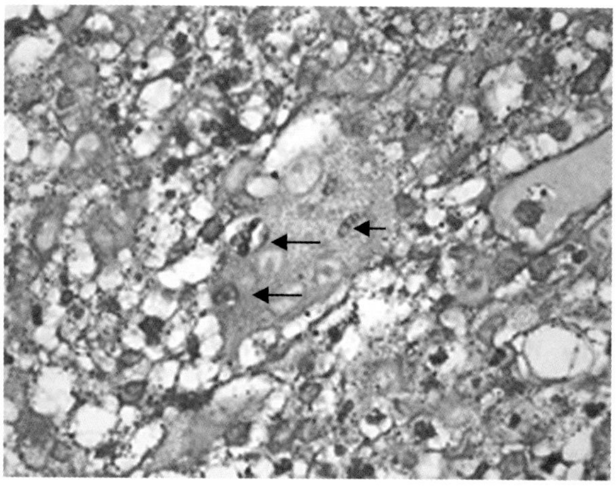
图 2-13-4　皮下结节活检病理（PAS 染色）

2．右侧胸壁皮下结节活检（图 2-14-4，彩图 2-14-4）。皮肤真皮层内见较多量中性粒细胞、淋巴细胞等急慢性炎症细胞浸润，局部见成纤维细胞、多核巨细胞、泡沫样组织细胞聚集。多核巨细胞及其周围可见酵母菌，呈“腊肠样”改变（如箭头所示）。抗酸 2 项（–），PAS、六氨银（+）。结合形态学及特殊染色提示为马尔尼菲青霉。送广州呼吸病研究所病理会诊：送检皮肤组织，真皮层及皮下可见脓肿，其中有大量的中性粒细胞、组织细胞及多核细胞，周围肉芽组织增生，多核巨细胞胞浆内有似孢子样物，特殊染色：抗酸染色、革兰氏染色、弱酸染色均（–），GMS（+），组织改变为皮肤马尔尼菲青霉病。

3．病原学检测（图 2-14-5，彩图 2-14-5）。左侧髂骨病灶处穿刺抽吸脓液行双期培养：血平板（36 ℃）和科玛嘉显色平板（28 ℃）提示：马尔尼菲青霉＞ 100 CFU。

第二次会诊

● 检验科（邹盛华　福州肺科医院）

该患者创口引流液培养出星形奴卡菌（+++），后经利奈唑胺和复方新诺明对症治疗，效果不佳。最后左侧髂骨病灶处穿刺液培养出马尔尼菲青霉＞ 100 CFU，真凶浮出水面。

由于是穿刺液，我们当作无菌体液标本处理，直接打入双相血培养瓶，减少污染，有利于细菌的生长繁殖，提高了马尔尼菲青霉的检出率。马尔尼菲青霉是温度依赖性双相型真菌，在 28 ℃时呈青霉相，产生红葡萄酒色素弥散于基质中，镜下可见典型的帚状枝；35 ℃初期呈酵母相，5 ～ 6 天后转为青霉相；酵母相不产红葡萄酒色素，镜下可见酵母样细胞。从酵母相变为青霉相较容易，只需要 2 天即长出分枝分隔菌丝，3 ～ 4 天即长出帚状枝并产生红葡萄酒色素，且对温度要求不是特别严格。而从青霉相转变为酵母相则对温度要求严格，青霉相菌落转种沙保罗培养基后置于 35 ℃及 36 ℃，历经 3 周时间，反复传代 5 次以上，均没能培养出 PM 的酵母相菌落；而转接种于 37 ℃，3 天即见酵母相菌落，革兰氏染色可见蓝紫色圆形或卵圆形孢子，仍混有少许短菌丝。青霉相菌落转种血平板后置于 35 ℃，同时，部分呈酵母相型，膜状，浅灰褐色，湿润；部分呈青霉相，灰白色绒毛状。PM 是酵母相还是青霉相，与培养基、生存环境、温度有极大关系。二相之间的转换，需经过一个短棒状或畸形

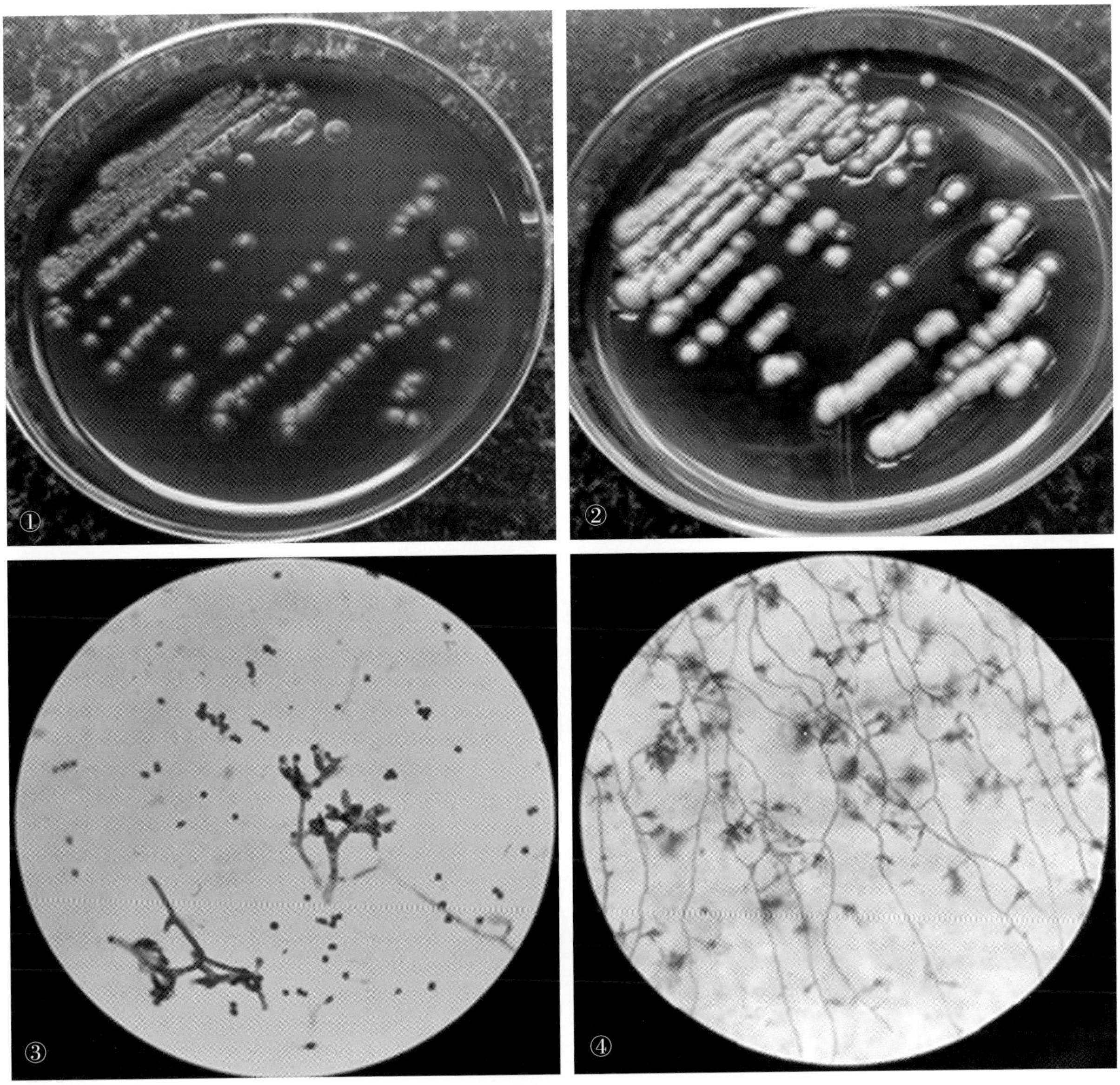

图 2-14-5 马尔尼菲青霉培养与染色

血平板 36℃培养（图①）：部分呈酵母相，膜状，浅灰褐色，湿润；部分呈青霉相，灰白色绒毛状。革兰氏染色：可见蓝紫色的圆形或卵圆形孢子，菌体稍长，见分枝分隔菌丝，分生孢子和帚状枝不明显（图③）。科玛嘉显色平板 28℃培养（图②）：呈青霉相。在真菌显色平板上第 2 天菌落为蓝色；第 4 天菌落呈灰白色绒毛状，背面呈蓝色，出现少量水溶性红色色素；第 5 天菌落变为浅黄色绒毛状，背面呈蓝色，红色色素明显见溶于平板中；第 6 天菌落，为灰白色绒毛状，色素弥散到整个培养基中，呈红葡萄酒色素。乳酸酚棉兰染色（图④）：可见大量分枝分隔菌丝，大量的圆形或卵圆形分生孢子，明显见大量单轮生和（或）双轮生帚状枝

的过渡期，故不能草率地决定为单相青霉。酵母型具有致病性，而在机体组织中主要表现为酵母相。疑似 PM 感染患者，取痰液、支气管灌洗液、血液及组织等标本进行相关 PM 检查，于 28 ℃和 37 ℃同时培养，有助于提高马尔尼菲青霉的检出率。

● 结核科（吴迪　福州肺科医院）

马尔尼菲蓝状菌感染常见于免疫功能受损患者，尤其是艾滋病患者，在免疫功能正常者中感染少见。本病例呈慢性经过，临床及影像学均提示为感染性病变，且多系统受累，临床易误诊为结核病：该患者先后经历了抗感染和抗结核治疗，但细菌学及病理学检查始终未得证据，且疗效不明显，诊断

有待商榷。对于非结核分枝杆菌病，慢性病程是其特点，部分也会表现为播散性，但多次送检病理或是细菌学均未获得相应的证据。该患左侧髋部坏死组织培养出奴卡菌是否有临床意义有待商榷。奴卡菌可表现为慢性感染，可侵犯脊椎，引起骨质破坏。依据其慢性、多部位、化脓性特点，且两次均培养出奴卡菌，考虑奴卡菌病诊断成立，但是，进行针对性的抗奴卡菌治疗，整体病情未控制，全身多处皮下脓肿仍进展，考虑奴卡菌可能并非责任菌。后续进行深部组织病理学及细菌学检查终于确诊马尔尼菲蓝状菌播散性感染。遇到诊断与治疗结局相矛盾情况时需认真进行分析，并积极寻找潜在病因是本病例得到的收获之一。

三、最终诊断

播散性马尔尼菲蓝状菌病。

四、治疗随访

2017-07-19 加用两性霉素脂质体，逐步加量至 30 mg，患者出现明显恶心、呕吐，严重胃肠道反应，遂改用伊曲康唑口服液（斯皮仁诺）0.2 Bid。3 个月后复查胸部 CT，肺部病灶及胸腔积液均较前吸收，颈部淋巴结较前缩小，右侧颈部、左侧髋骨周围寒性脓肿、胸壁皮损显著好转（图 2-14-6）；周

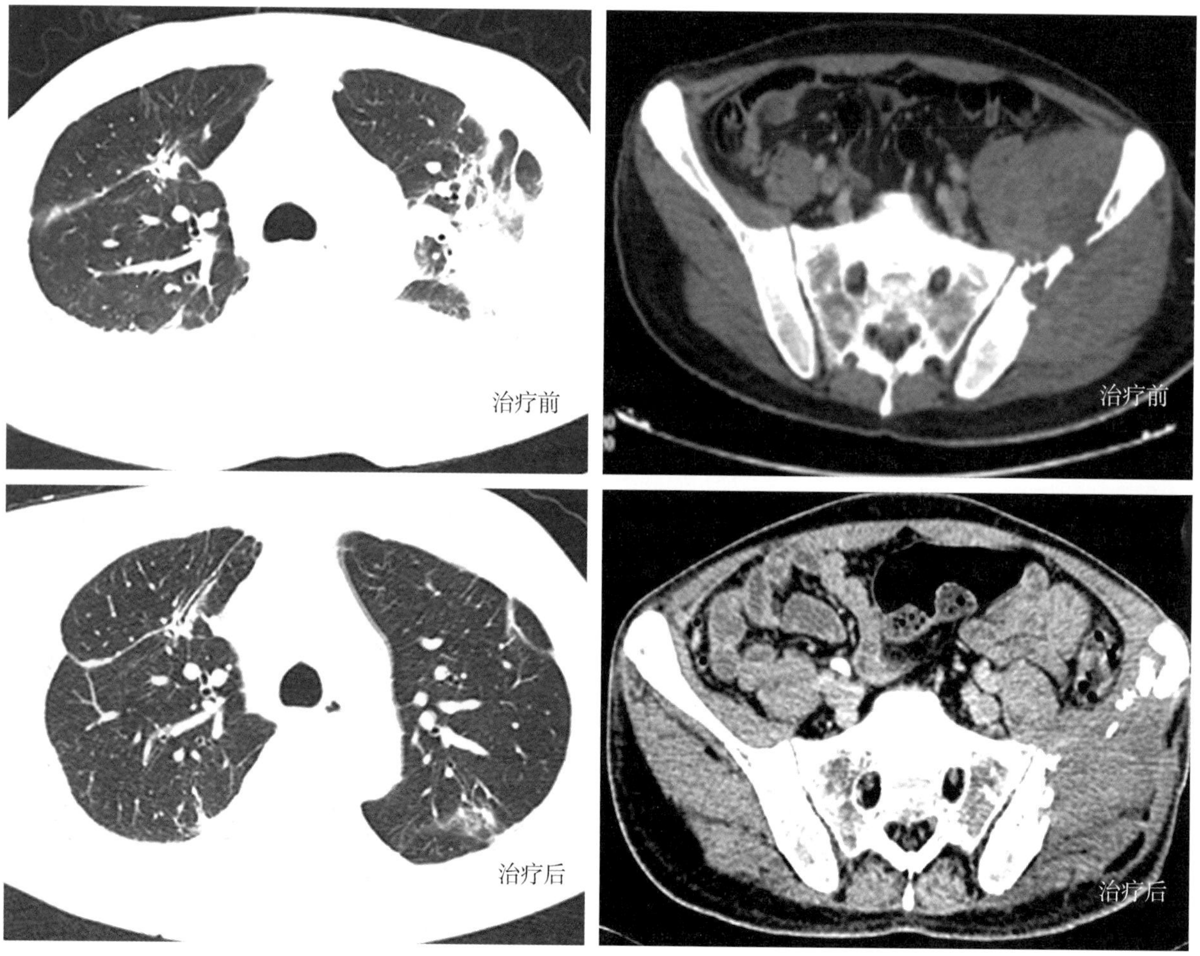

图 2-14-6　治疗前后影像学随访

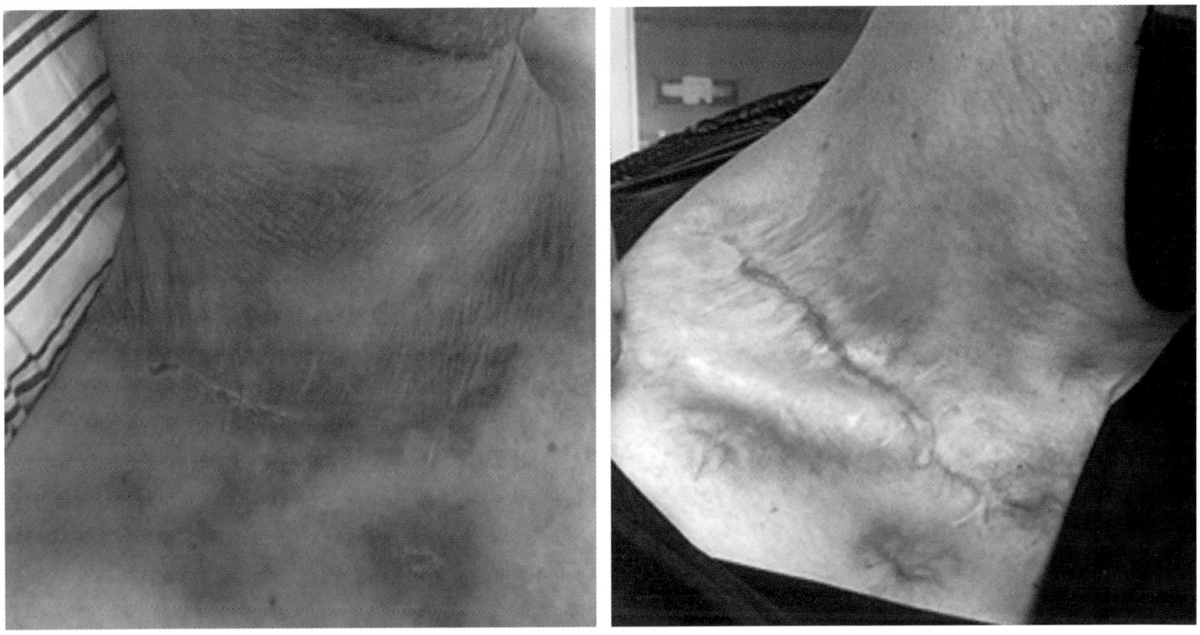

图 2-14-7　治疗前后皮肤改变

围皮肤颜色恢复正常，手术切口愈合良好（图 2-14-7，彩图 2-14-7），体重明显增加。

五、专家点评

● 呼吸科（施毅　东部战区总医院）

此病例，诊断曲折，有临床警示意义。在多学科会诊中各位专家重点考虑了结核、耐多药结核或非结核分枝杆菌病因，因为真菌的慢性感染过程在临床上非常酷似上述疾病，仅凭临床表现和影像学改变通常难以鉴别，需要有病原学资料帮助确定诊断。如 1992 年我科诊断的第一例马尔尼菲青霉感染（当时还称为马内菲青霉），也是在外院长期诊断为结核，久治不愈；入院后微生物老师在培养时奇怪地发现培养基被生长的真菌染成了红色，查找文献才鉴定为马尔尼菲青霉，即现在改名的马尔尼菲蓝状菌。因此，临床科室应确保送检合格的标本，检验科科应具备真菌培养与鉴定的能力，对于提高真菌感染，特别是慢性感染的诊断水平非常关键。

由于真菌感染，特别是慢性真菌感染（如曲霉，组织胞浆菌，球孢子菌，皮炎芽生菌等），在临床表现和影像学表现上非常类似结核，而我国又是结核病高发的国家，一般医师对结核的认知程度和警惕性都比较高，但对真菌感染的知识还比较缺乏，尤其是基层医生容易误诊为结核。当临床上拟诊为结核，但反复规范抗结核治疗无效，除了要考虑 MDR 结核、NTM 外，一定要警惕真菌感染的可能。首先要想到曲霉病，广东省、广西省、福建省应重点关注马尔尼菲蓝状菌，较为少见的为组织胞浆菌、皮炎芽生菌、球孢子菌等。只有警惕性，认真送检标本和培养，才能在临床与实验室的协作下，尽早做出正确的诊断，提高治愈率。

马尔尼菲蓝状菌病的治疗过去主要依靠两性霉素 B，效果确切，但由于两性霉素 B 的毒性，往往使部分患者难以耐受而导致治疗失败。近年来，随着新型三唑类和棘白菌素抗真菌药物的临床广泛应用，治疗的成功率大大提高。但目前我国自己的治疗经验仍然需要积累，特别是大样本多中心的临床观察研究。此外，疗程也是一个不容忽视的问题，究竟需要多长的疗程才能减少复发，特别是免疫抑制人群，仍然有较长的路要走。希望在大家的共同努力下，能有更多的病例进行交流，特别是大样本的临床研究或总结，将对我国真菌感染诊治水平提高，起到巨大的推动作用。

六、关联知识点——马尔尼菲蓝状菌病

2011 年 Samson 等根据分子生物学特性将菌种更名为马尔尼菲蓝状菌（Talaromyces marneffei），将其从青霉属（penicillium spp）中独立出来。马尔尼菲蓝状菌病是由马尔尼菲蓝状菌（Talaromycesmarneffei，TM）引起的一种少见的局限性或侵袭性真菌病。马尔尼菲蓝状菌是温度依赖性双相真菌，即可随环境温度的变化出现形态学改变，在 25 ℃时表现为菌丝相，37 ℃时则为酵母相。前者在培养基中可生成红色素，后者则不会。菌丝相主导传播，为传播相，其相分生孢子可经呼吸道、皮肤破损等感染宿主；酵母相在机体内可逃避宿主免疫系统，故酵母相为致病相，因此，菌丝相转为酵母相为马尔尼菲蓝状菌病发病的前提。致病菌可在血、尿、粪便、痰、皮肤、淋巴结、骨髓等受累部位培养检出。

（一）流行病学特征

该病主要流行于东南亚各国和地区，包括泰国、中国台湾、中国大陆、中国香港、印度及越南，呈现区域性流行，在泰国北部，马尔尼菲蓝状菌病是 AIDS 患者继肺结核、隐球菌病之后的第三大机会性感染疾病，在我国主要流行于华南地区，尤其是广东、广西两省，北方患者多有到上述地区居住或旅游史。野生银星竹鼠及中华竹鼠被证明是马尔尼菲蓝状菌的自然宿主之一。马尔尼菲蓝状菌的传播途径目前尚不明确。有学者提出，马尔尼菲蓝状菌的流行地区气候湿热多雨，环境适合于竹鼠生活和繁殖，马尔尼菲蓝状菌可通过竹鼠的分泌物经水源污染土壤环境，人通过呼吸道、消化道或皮肤外伤接触环境中 TM 分生孢子后，孢子由血液系统播散至全身，并在人免疫功能低下时致其发病。

（二）病理特征

马尔尼菲蓝状菌主要侵犯单核巨噬细胞系统，可累及多个器官，包括皮肤、淋巴、肺、骨髓、肝、脾等。其在人体组织中，大部分被巨噬细胞吞噬，HE 染色可见巨噬细胞内淡蓝色颗粒，淀粉酶消化后六胺银染色或 PAS 染色可显示真菌形态；真菌数量少时，HE 染色无法鉴别菌种。马尔尼菲蓝状菌感染的病变可分为肉芽肿样型、化脓型及变应性缺血坏死型等 3 个类型。免疫正常患者以肉芽肿样型及化脓型多见，HIV 免疫缺陷等免疫力低下的患者以变应性缺血坏死型为主。本例患者以肉芽肿型及化脓型为主。肉芽肿样型可见上皮样肉芽肿及多核巨细胞，致病菌散在分布，一般难以查见，其经 PAS 染色后在镜下呈红色的卵圆形及腊肠酵母样孢子，菌体部分位于吞噬细胞内，部分位于细胞外。马尔尼菲蓝状菌的胞壁和横膈染成紫红色，但无干酪样坏死，抗酸染色及结核分枝杆菌 PCR 阴性，抗结核治疗无效，可与结核鉴别；化脓型表现为多发性小脓肿，急性炎性改变，镜下表现为大量酵母样细胞及周围中性粒细胞及纤维素样渗出；变应性缺血坏死型，主要表现为灶性坏死及大量细胞质内充满酵母样细胞真菌的巨噬细胞浸润；另外，需与播散性组织胞浆菌病相鉴别。组织胞浆菌所发生的组织反应与马尔尼菲蓝状菌感染的病变有相似性，镜下组织胞浆菌一般无腊肠样细胞及横膈，而呈裸核出芽状，有助于二者的诊断与鉴别诊断。

（三）临床特点

马尔尼菲蓝状菌感染主要见于免疫低下患者，占 80%，其中最常见为 AIDS 患者，尤其是 $CD4^+$ < 100 个 /μl 者。其他易感因素包括结核病、血液系统疾病、恶性肿瘤、自身免疫系统病、使用化疗和糖皮质激素治疗等。可以感染免疫状态正常人群，但少见。马尔尼菲蓝状菌病的临床表现形式及严重程度取决于宿主的免疫状态。其临床上分为局限型和播散型，以播散型为主。局限型较为少见，病原菌仅局限在入侵部位，局限部位有肺部、皮肤、淋巴结，以肺部的感染最为常见，系吸入病原菌孢子所致，其临床表现不具特征性，部分可无症状。极易误诊为支气管炎、支气管扩张或肺结核等；播

散型起病急剧，临床表现复杂，累及全身多个器官。主要症状为发热，可高达 39 ~ 40 ℃。发热不规则，反复出现且持续时间长，乏力，多数患者伴有贫血，体重减轻，白细胞升高，血小板减少，淋巴结和肝脾大。肺部受累表现为咳嗽、咳痰、胸痛等；消化系统表现为腹痛、腹泻、脓血便、腹水，侵犯肝，可有肝功能异常；累及骨骼可出现溶骨性损害，骨痛，骨周软组织出现肿胀或形成脓肿，严重时可导致病理性骨折；皮肤损害是播散型马尔尼菲蓝状菌病的一个重要临床特征，皮损包括红斑、丘疹、结节、囊肿等，好发于颜面部，其次为四肢、躯干，偶尔可见于外生殖器。中央伴有脐状凹陷或坏死的软疣样丘疹最为常见，为马尔尼菲蓝状菌的特征性皮疹；但在未合并 HIV 感染的患者中，皮疹表现缺乏特异性，中央坏死性丘疹出现率仅有 35.7%，多数患者可出现皮下结节或脓肿，也可出现 Sweet 综合征样皮疹。皮下结节或脓肿多出现在颈部、腋窝、腿部及腰部等，蚕豆至鸡蛋大小，表面红肿，质硬，有压痛，边界不清，活动度差，常破溃伴黄色或红色分泌物。

免疫正常宿主感染马尔尼菲蓝状菌后，一方面引起全身炎症反应伴消瘦等消耗性症状，病程中反复发热，但可自行缓解，常误以为抗感染或抗结核治疗有效。另一方面表现为局限性化脓性病灶，这些改变是免疫功能正常并发马尔尼菲蓝状菌的突出特征，在艾滋病患者中难以见到。这是由于免疫功能正常者，巨噬细胞被 T 细胞产生的细胞因子激活而使马尔尼菲蓝状菌感染得到控制。马尔尼菲蓝状菌病非特异性的临床特点给早期诊断带来困难，因临床表现、病理组织学表现与结核相似，经常误诊为结核病。因此，当病理改变酷似结核结节但抗酸染色阴性时，应多次行 PAS、六胺银染色仔细查找马尔尼菲蓝状菌。疾病初期机体正常的防御机制导致病变部位活菌浓度低，因此，病原学检查阳性率低，这也是临床早期诊断困难、误诊率高的重要原因。

（四）影像学特征

马尔尼菲蓝状菌累及肺部的影像学表现无特异性。①主要为肺部多发病灶，形态多样，斑片状实变影、结节状影、空洞形成、弥漫性粟粒状影、纵隔及肺淋巴结肿大，多种病变共同存在，病变广泛多样，无明显特征性改变；淋巴结肿大可融合，其内可有液化性坏死，呈不均匀轻、中度强化；②肺外病变，常常累及骨骼，表现为溶骨性破坏，骨膜反应不明显，伴软组织肿胀及脓肿形成。肝受累表现为肝脾大等。

（五）诊断要点

由于在非艾滋病患者中，其为少见致病菌，而且症状与结核、非结核分枝杆菌等慢性感染性疾病相似，因而常常导致延误诊断及治疗。从临床标本中分离出马尔尼菲蓝状菌为诊断马尔尼菲蓝状菌病的金标准。临床标本包括病变部位的分泌物、骨髓、血液、淋巴结等，也包括痰液、胸腔积液、粪便等，做病原学涂片、组织病理同时做真菌双相培养。有研究表明，马尔尼菲蓝状菌病患者组织标本真菌培养阳性率依次为：骨髓及淋巴组织（100%）、皮疹组织（90%）、血液（76%）。对不明原因的发热，伴有明显消瘦、贫血和肝、脾及淋巴结肿大等表现的患者应考虑本病的可能，特别是有广泛皮疹的 AIDS 患者，以及曾在流行区居住或旅行过的患者均应想到本病的可能。

（六）治疗与预后

马尔尼菲蓝状菌病治疗关键是早诊断、早治疗。HIV 阳性患者感染本病后的预后与 T 细胞免疫功能密切相关，免疫功能正常时治疗预后好，免疫系统功能低下时预后差。HIV 阴性患者比 HIV 阳性患者的马尔尼菲蓝状菌病死亡率更高，推测其原因可能与延迟诊断及治疗滞后有关。多种抗真菌药物对于马尔尼菲蓝状菌病有效，两性霉素 B 在临床上有很好的疗效，为首选治疗方案，但由于其严重的毒副作用被限制应用，现主要用于重症马尔尼菲蓝状菌病患者。大多数文献及指南推荐的治疗方案为：

先静脉给予两性霉素 B0.6 mg/(kg・d)，持续 2 周，然后再口服伊曲康唑 400 mg/d，持续 10 周。目前，新一代抗真菌药物如伏立康唑、棘白类抗真菌药等已证实对马尔尼菲蓝状菌有明显效果，对于合并严重肝肾功能损害或不能耐受两性霉素 B 治疗的马尔尼菲蓝状菌病患者，伏立康唑可作为首选药物。伊曲康唑被推荐用于轻至中度患者的治疗，及用于维持治疗阶段。需要注意的是，马尔尼菲蓝状菌病患者在初始抗真菌治疗后复发率很高，达 50% 以上。因此，目前主张对这类患者在初始抗真菌治疗后采用长期口服伊曲康唑（200 mg，每日 1 次），直至机体免疫功能恢复，作为二级预防措施以避免其复发。对于合并 HIV 感染的患者，停止二期预防治疗的指标为 $CD4^{+}$ T 细胞计数大于 200 个 /μl。

参考病例

病例 1（图 2-14-7）：女，27 岁。HIV（–）。颈部包块 4 个月，间断低热、咳嗽 1 月余。查体：双颈部淋巴结肿大，右颈部右侧锁骨上见大片皮肤溃疡，部分结痂，有少许淡黄色渗液，压痛（+）。上中腹可见直径约 1 cm 的皮下包块，局部皮肤红肿，中央见 0.4 cm 溃疡，其内见干酪样坏死物。双侧腋窝内可见多发淋巴结肿大；胸部 CT 见心包积液，心包增厚，右胸腔积液，右中叶肺不张伴支气管扩张；纤维支气管镜下见气管黏膜有大量黄色坏死组织附着。行颈部淋巴结活检、皮肤活检及纤支镜活检病理及双期培养提示马尔尼菲蓝状菌生长。抗真菌治疗后，复查胸部 CT 显示胸腔积液、心包积液均减少。

病例 2（图 2-14-8）：女，51 岁。退休纺织工人。主诉：咳嗽、咳痰 2 月，胸痛 1 月。胸部 CT 见：双肺多发团片状肺实变。3 周后实变区坏死形成空洞。支气管镜刷检培养结果：马尔尼菲蓝状菌、铜绿假单胞菌生长。

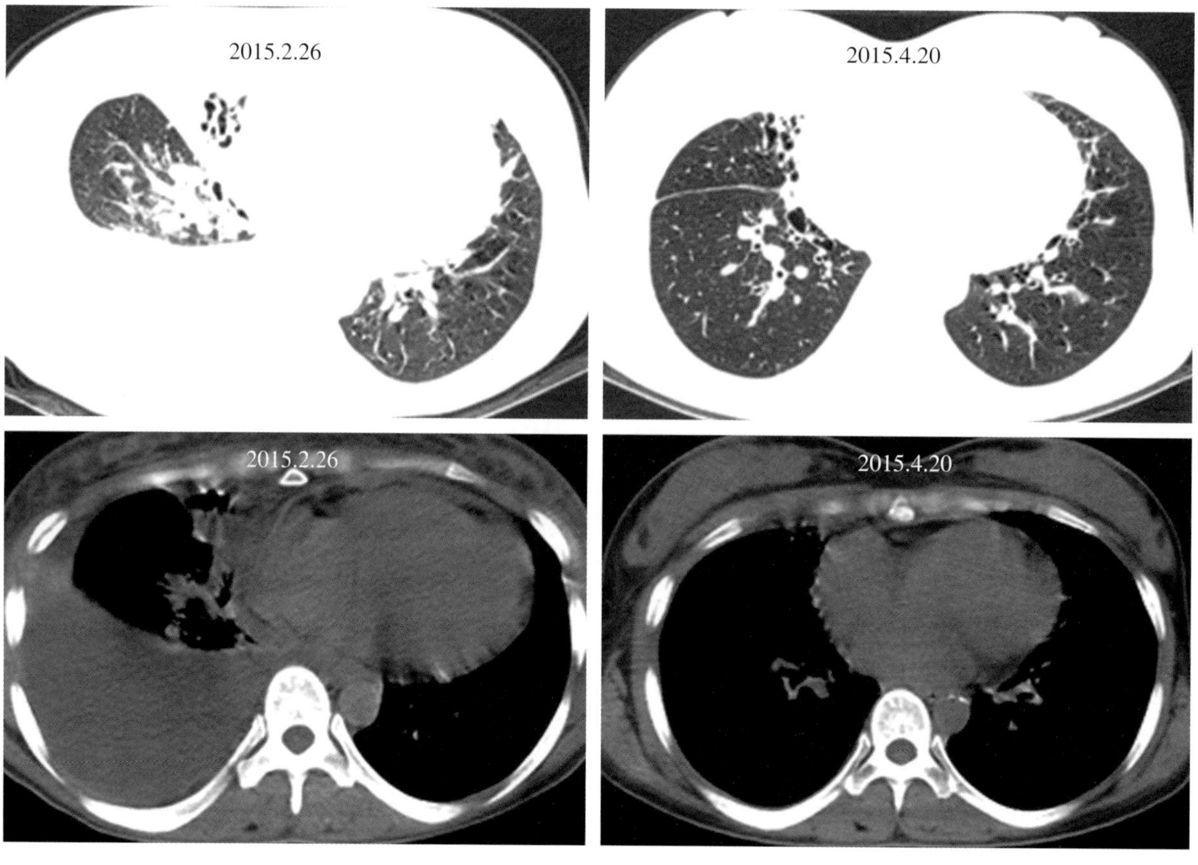

图 2-14-8　马尔尼菲蓝状菌病治疗前后比较

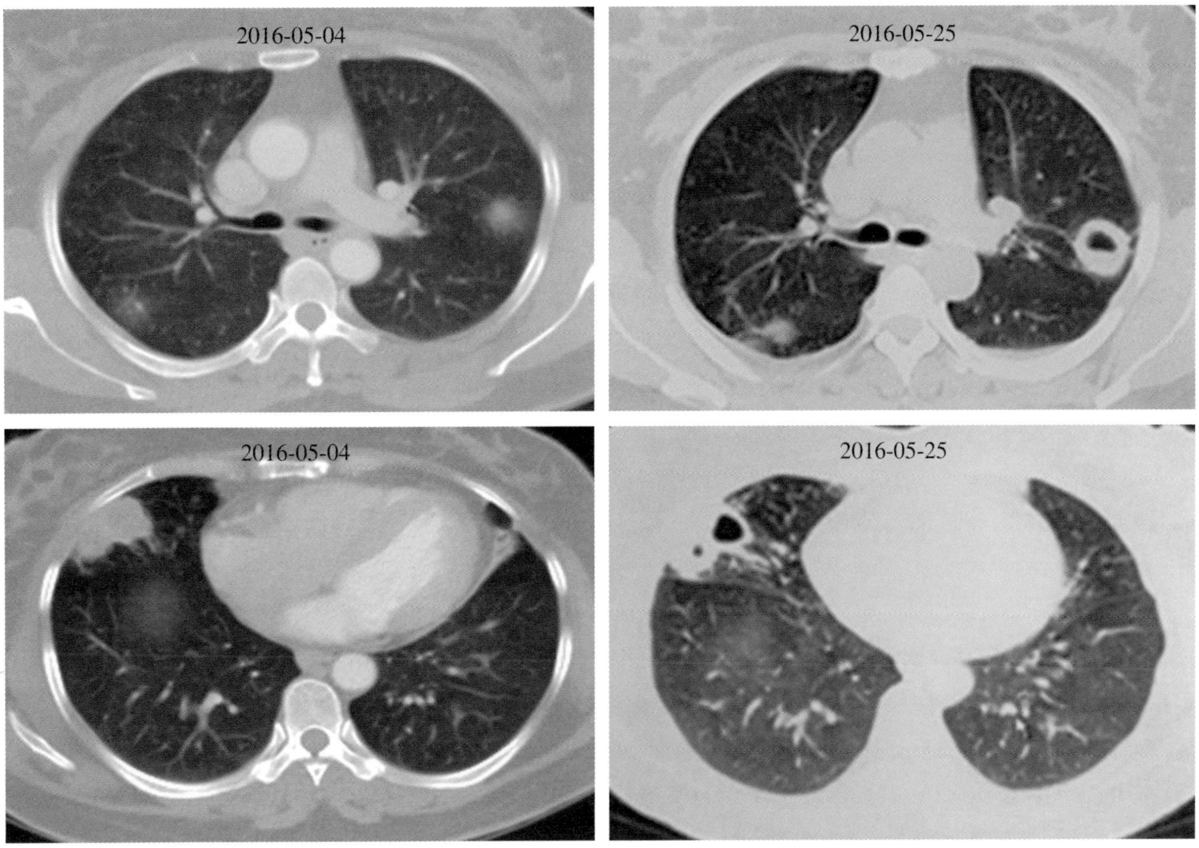

图 2-14-9　马尔尼菲蓝状菌病的多发性病变及空洞

七、要点速记

1．马尔尼菲蓝状菌常温下具有双相生长的特性。病理组织中巨噬细胞内类似腊肠样改变是其重要特征。

2．马尔尼菲蓝状菌主要发生于免疫功能低下患者，占 80%，其中最常见的为 AIDS 患者，但也可以感染免疫功能正常人群。

3．播散型马尔尼菲蓝状菌病可引起多器官和组织病变。累及多个器官，包括皮肤、淋巴、肺、骨髓、肝、脾。

4．马尔尼菲蓝状菌病组织学可分为肉芽肿样型、化脓型及变应性缺血坏死型等 3 个类型。免疫功能正常患者以肉芽肿样型及化脓型多见。

5．两性霉素 B 脂质体、伊曲康唑对于马尔尼菲蓝状菌病具有确切疗效。伏立康唑、棘白类抗真菌药亦有明显疗效。

（吴　迪　曾赛丽　胡志敏 编写 / 整理，路希维 审校）

参考文献

1．何艳，李凌华，唐小平，等．马尔尼菲青霉菌致病机制的研究进展 [J]．国际流行病学传染病学杂志，2015，42（4）：256-259．

2．赵国庆，冉玉平，向耘，等．中国大陆马尔尼菲青霉病的临床表现及流行病学特征的系统评价 [J]．

中国真菌学杂志，2007，2（2）：68-71.
3．张继平，马内菲青霉病的诊断和治疗［J］．中华结核和呼吸杂志，2009，32（8）：634-636.
4．邓卓霖，李志尚，马韵，等．马尔尼菲青霉病［J］．中华病理学杂志，1987，16：306-308.
5．叶枫，罗群，周滢，等．非 HIV 感染的马尔尼菲青霉病 2 例报道并文献复习［J］．中国真菌杂志，2013，8（6）：342-377.
6．卢朝辉，刘鸿瑞，谢秀丽，等．马尔尼菲青霉菌感染［J］．中华病理学杂志，2004，33（6）：536-540.
7．胡文清，陈俐，包盈莹，等．非 HIV 感染的马尔尼菲青霉病的影像学诊断及临床分析［J］．实用放射学杂志，2017，33（7）：1002-1005.
8．张烈光，刘晋新，唐小平，等．艾滋病合并播散性马尔尼菲青霉菌病的腹部 CT 表现［J］．中华放射学杂志，2009，43（4）：369-372.
9．刘晋新，唐小平，江松峰，等．艾滋病合并马尔尼菲青霉菌感染的胸部影像学表现［J］．中华放射学杂志，2007，41（3）：239-242.
10．张建全，钟小宁，柳广南，等．健康宿主合并马尔尼菲青霉病的临床特征及误诊原因分析［J］．中华内科杂志，2010，49（8）：700-701.
11．谢雅利，李园园，胡成平，等．HIV 抗体阴性的马尔尼菲青霉菌病患者的易感因素及免疫状态分析［J］．中国真菌杂志，2016，11（3）：174-177.
12．Vnittanakom N，Cooper CR Jr，Fisher MC，et al．Penicillium marneffei infection and recent Mvances in the epidemiology and molecular biology aspects［J］．Clin Micmbiol Rev，2006，19（1）：95-110.
13．Yousukh A，Jutavijittum P，Pisetpongsa P，et al．Clinicopathologic：study of hepatic penicillium marneffei in norther Thailand［J］.Arch Pathol Lab Med，2004，128：191-194.
14．Supparatpinyo K，Khanlwan C，Bacsoung V，et al．Disseminated penicillium marneffei infection in southeast Asia［J］.Lancet，1994，344（8915）：110-113.
15．Peralta L，Constantine N，Griff in Deeds B，et al．Evaluation of youth preferences foxrapid and innovative human inmunodeficiency virus antibody tests［J］．ArchPediatr Adolesc Med，2001，155（7）：838-843.
16．Suppatatpinyo K，Khamwan C，Baosoung V，et al．Disseminated penicillium marneffei infection in Southeast Asia［J］．Ascent，1994，344（8915）：110-113.
17．Rathakam Kawila，Romanee Chaiwarith，Khuanchai Supparatpinyo，et a1．Clinical and laboratory characteristics ofpenicilliosis marneffei among patients with and without HIV infection in northern Thailand：aretrospective study［J］．Infectious Diseases，2013，13：464.
18．Jasper Fuk，Woo Chan，Nigel Jeremy，et al．Reactive and infective dermatoses associated with Adult-Onset immunodeficiency due to anti-Interferon-gamma autoantibody：sweet’s syndrome and Beyond［J］．Dermatology，2013，226：157-166.
19．Pan Xin，Zeng Si-liang，Cai Jia-lin，et al．Advancement of actin binding with lipid rafts in the uptake franeisella tularensis by mouse macmphages［J］．Microbiology，2011，31（4）：31-35.
20．Vanittanakom，Cooper CR Jr，Fisher MC，et al. penicillium marneffei infection and recent advances in the epidemiology and molecular biology aspects［J］．Clin Mricrobiol Rev，2006，19：95-110.
21．Khuanchai Supparatpinyo，Haran Schlamm．Voriconazole as therapy for systemic penicillium mameffei Infections in AIDS patients［J］．Trop．Med．Hyg，2007，77（2）：350-353.

病例 15　发热、咳嗽、气短，肺内弥漫分布磨玻璃影

一、病例特点

（一）简要病史

男性，47 岁。主诉：发热伴咳嗽、咳痰 2 周。该患者 2 周前无明显诱因出现发热，体温最高 39.7 ℃，无寒战，夜间发热为主，伴咳嗽、咳少量白色黏痰，活动后气短明显，就诊于当地医院，胸部 CT 提示双肺多发斑片磨玻璃影，考虑“支气管炎、肺炎”。予左氧氟沙星抗感染治疗 3 天，效果不明显，改“头孢西丁”治疗，体温略有下降，但仍维持在 38 ℃左右，气短症状无明显改善，查 HIV 抗体初筛阳性转入我院。

（二）既往史

既往体健。否认传染病史，否认手术外伤输血史。

（三）体格检查

T 38.0 ℃、P 26 次 / 分、R 90 次 / 分、BP 110/70 mmHg。双肺呼吸音粗，未闻及干、湿啰音。心律齐，各瓣膜听诊区未闻及病理性杂音，腹部无异常，双下肢无水肿。

（四）辅助检查

1．实验室检查

（1）血常规：白细胞（WBC）3.5×10^9/L ↓，中性粒细胞（N）0.56，淋巴细胞（L）0.25，单核细胞（M）0.098，嗜酸性粒细胞（E）0.076 ↑；ESR 70 mm/h ↑；C- 反应蛋白 24.80 mg/L ↑。

（2）生化常规：乳酸脱氢酶（LDH）279.0 U/L ↑，肝、肾功能，尿常规未见异常。

（3）感染相关检查：痰培养提示甲型链球菌生长、真菌培养阴性、血培养阴性。血清新型隐球菌抗原检测阴性；HIV-1 抗体确认试验阳性；巨细胞病毒 lgG 抗体（CMV-IgG、IgM）均阳性；PPD 试验阴性、结核抗体阴性、痰抗酸染色阴性（3 次）、痰结核菌核酸扩增荧光检测阴性；1,3-β-D 葡聚糖检测（G 试验）328.8 pg/ml ↑。

（4）辅助性 T 细胞亚群：T 淋巴细胞 651 个 /μl ↓、$CD4^+$T 淋巴细胞 62 个 /μl ↓、$CD4^+$/$CD8^+$0.11 ↓。

（5）血气分析（吸氧情况下）：未见异常。

2．影像学检查　双侧以肺门为中心；对称性分布的磨玻璃影（图 2-15-1）。

二、多学科会诊

第一次会诊

• 放射科（谢汝明　首都医科大学附属北京地坛医院）

AIDS 患者。影像学特点：双肺广泛的斑片状磨玻璃影，以肺门周围、双肺中内带分布为主，胸膜下区见“镰刀征”，上下肺分布无差别，可见小叶间隔和小叶内间隔增厚，心影正常，肺门及纵隔

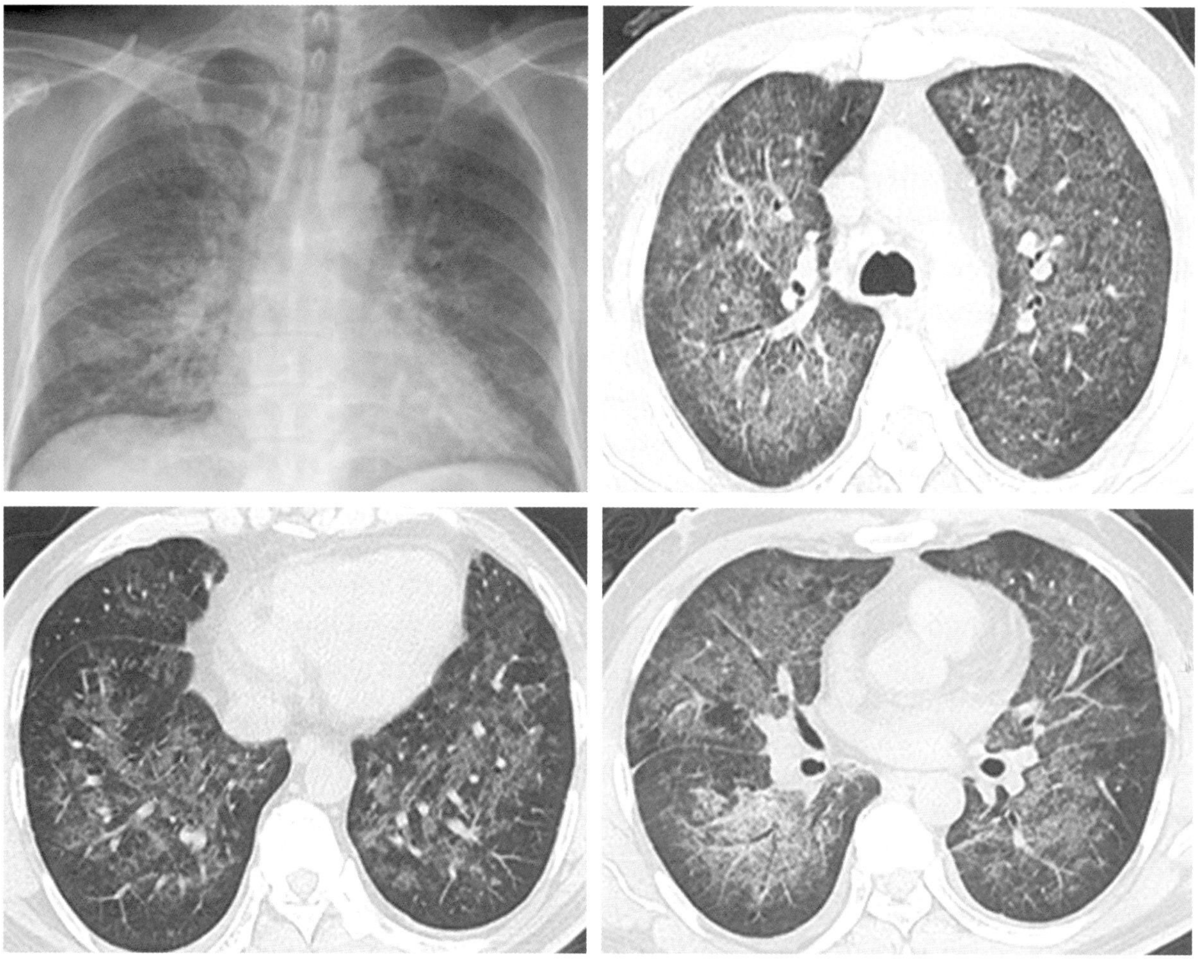

图 2-15-1　胸部 DR 与 CT

淋巴结无肿大。初步诊断：耶氏肺孢子菌肺炎（PJP）。需要鉴别的疾病有：①血行播散性肺结核。艾滋病合并结核 PPD 可呈阴性，因此，PPD 呈阴性不是结核的排除指标，由于免疫功能受损，结核肉芽肿形成不健全，粟粒性肺结核可以弥漫性磨玻璃影为主要影像学表现，因此需要谨慎排除。②肺水肿。肺泡性肺水肿可表现为双肺蝶翼样阴影，CT 表现为以肺门为中心的斑片状磨玻璃影，但患者无左心衰竭的影像学表现。③病毒性肺炎。病毒性肺炎在早期表现为肺泡间隔的水肿，表现为单发或多发的磨玻璃影，特别是流感性肺炎、SARS、CMV 肺炎等引起的肺炎与 PJP 鉴别困难，但病毒性肺炎总体上病变进展快，症状重。该患者为亚急性病程，不太支持。即便如此，巨细胞病毒 IgM 抗体阳性，仍然需要警惕有无 PJP 合并 CMV 感染的可能。PJP 合并 CMV 感染以间质性炎症为主，表现为广泛斑片状磨玻璃影，伴小叶间隔增厚、胸膜下蜂窝征、肺内多发索条影等。该患者部分小叶间隔、小叶内间隔增厚，有轻度的间质纤维化改变，不排除合并有 CMV 肺炎。具体请结合临床。

- 结核科（路希维　大连市结核病医院）

病例特点：中年男性，HIV 抗体初筛和确认试验阳性，$CD4^+$ T 淋巴细胞只有 62 个 /μl，提示已进入艾滋病期。急性起病，以发热、畏寒，咳嗽、咳痰、活动性呼吸困难为主诉。“头孢西丁”治疗后体温有下降，但呼吸困难无改善。G 试验阳性。影像学表现为中心分布的磨玻璃影，伴小叶间隔增厚及小叶内网状影，呈碎石路面征，上述特点需重点考虑 PJP。CMV 感染是 AIDS 最常见的疱疹病毒感染，感染率高达 90%。该患者巨细胞病毒 IGM 抗体（CMV-IgG、IgM）均为阳性应考虑 PJP 与 CMV 混合感染的可能；建议尽快开展抗 PJP 治疗和抗病毒治疗。同时行支气管肺泡灌洗液检查，尽可能获得病原学证据。

后续进展

（一）眼部检查

裂隙灯检查双眼结膜无充血，双眼角膜清亮，前房中深，Tyn（–），KP（–），双眼瞳孔等大、正圆，光反射（+），双眼晶状体（–）。眼底检查未见异常。

（二）食道镜检

所见食道黏膜可见白色霜斑，去苔后见黏膜充血、糜烂易出血。镜下诊断：霉菌性食道炎（图 2-15-2，彩图 2-15-2）。刷取白苔涂片，显微镜下见到假菌丝、菌丝及酵母菌。培养提示：白色念珠菌生长。追问病史：患者有胸骨后不适感及厌食月余，未重视。

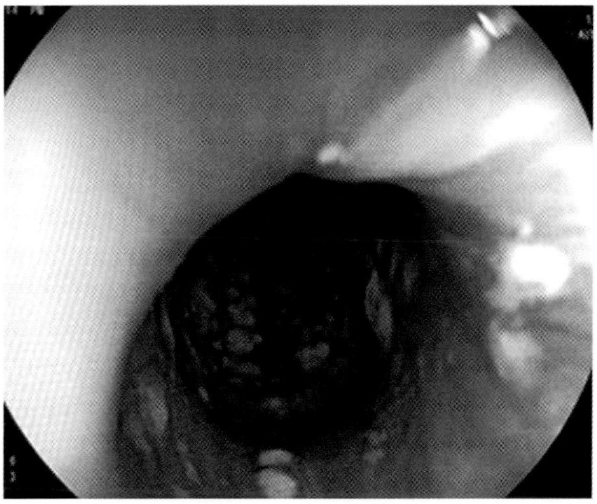

图 2-15-2 食道镜下表现

（三）支气管镜检查

黏膜炎性改变。

（四）支气管肺泡灌洗液涂片检查

见分化良好的上皮细胞及炎症细胞浸润，查见耶氏肺孢子菌（图 2-15-2，彩图 2-15-2）。特染结果：PAS（–），六胺银染色（+），抗酸染色（–）。支气管肺泡灌洗液 CMV 荧光定量 PCR（+）。支气管肺泡灌洗液霉菌涂片及培养阴性，抗酸染色阴性。患者 PJP 诊断成立。

治疗：口服复方新诺明后体温恢复正常，症状明显改善。治疗 2 周后发生全身皮肤弥漫性充血性斑丘疹，体温升高至 38.5 ℃，肝功能：ALT 84.0 U/L ↑、AST 89.2 U/L ↑，停用复方新诺明。停药一周体温为 37.5 ～ 38.0 ℃，给予克林霉素继续治疗，体温仍未下降。复查 1,3-β-D 葡聚糖＞ 1 000 pg/ml。胸部 DR：双肺病变较前略见吸收（未提供）。

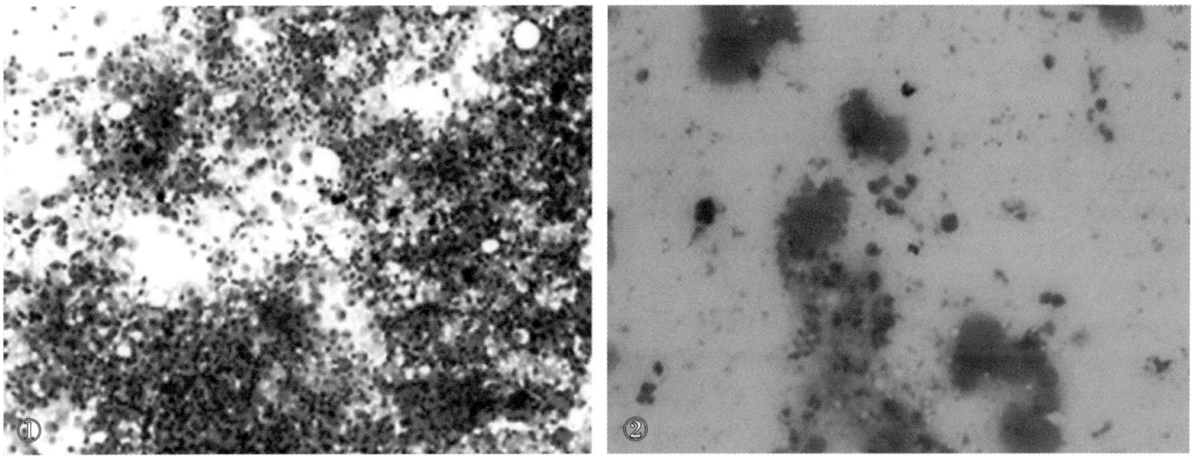

图 2-15-3 支气管肺泡灌洗液涂片：见分化良好的上皮细胞及炎症细胞。查见耶氏肺孢子菌

第二次会诊

• 呼吸科（邱鸣　武汉市肺科医院）

该患者没有抗病毒治疗。支气管肺泡灌洗液 CMV 荧光定量 PCR（+）是否定义为巨细胞病毒肺炎（CMP）是个非常纠结的问题。CMV 感染是 AIDS 最常见的疱疹病毒感染，感染率高达 90%。严重免疫功能缺陷（$CD4^+ < 50$ 个 /μl）CMV 感染再活化导致的巨细胞病毒性视网膜炎可达 90%，约 15% 可发生肺炎、食管溃疡、结肠炎、脑炎。CMP 与 PJP 临床表现和影像学特征有相似之处，但前者全身中毒症状更严重，如发热时会伴有关节肌肉酸痛乏力，两病并存呼吸困难低氧血症发展迅速。该患者经过抗 PJP 治疗，症状明显改善，提示 CMP 的证据不足。CMV 在艾滋病患者肺部病变病原学上的重要性仍有争议，部分研究指出，由于部分 CMV 在肺内并没有引起破坏性免疫反应，CMV 可能并不是 AIDS 患者肺内的病原体，即使从肺分泌物分离出 CMV 阳性似乎也无太大的预后价值，但也有不同的报道。经验性做法是：当 AIDS 出现低氧血症和弥漫性肺浸润时，肺组织中存在 CMV 证据，且组织学和病原学无其他原因能解释肺部感染时，仍推荐抗病毒治疗。是否需要抗病毒治疗还需继续随访观察。

• 感染科（高世成　武汉大学中南医院）

该患者存在 CMV 活化的证据，虽说不一定对此次的肺部感染有贡献，但应查一下眼底以了解是否有病变；对于此种情况可给予更昔洛韦治疗，一方面控制目前可能的感染，另一方面可预防今后可能出现的 CMV 相关的免疫重建炎症反应综合征。该患者予口服复方新诺明治疗 2 周，体温恢复正常，符合 PJP 诊断。患者因药物不良反应终止治疗后再次发热，换用克林霉素效果不佳，复查 1，3-β-D 葡聚糖呈进行性升高，内镜检查证实合并消化道念珠菌感染。另外，这样的患者应在 PJP 治疗的 2 周内启动高效抗反转录病毒治疗（HAART）。此患者 PJP 的二级预防仍可考虑选用复方新诺明，不过最好从低剂量开始脱敏，通常患者可耐受。

三、最终诊断

AIDS、PJP、食道念珠菌感染。

四、治疗及转归

加用氟康唑行抗真菌治疗后，继续加用克林霉素治疗 1 周后，临床症状基本改善，4 周后复查 DR 片，双肺磨玻璃病变显著吸收（图 2-15-4）。整个病程未采取抗病毒治疗。出院转疾控中心（CDC）进行 HAART 治疗及继续抗真菌、PJP 治疗。

五、专家点评

• 结核科（邱鸣　武汉市肺科医院）

该患者处于临床艾滋病期。艾滋病患者 $CD4^+T$ 淋巴细胞低于 200 时，PJP 是最常见的机会感染之一，其临床典型三联征包括干咳、低热、逐渐加重的活动性呼吸困难，13% ~ 18% 的患者同时合并细菌或分枝杆菌感染。该患者临床表现为发热、咳嗽、咳痰、活动性呼吸困难，胸片为中心对称性分布磨玻璃影，外周少受累，表现为胸膜下弧带状肺野清晰区，G 试验（+），临床很容易考虑 PJP 诊断。

CMV 感染是 AIDS 最常见的疱疹病毒感染，感染率高达 90%。巨细胞病毒性肺炎（CMP）早期

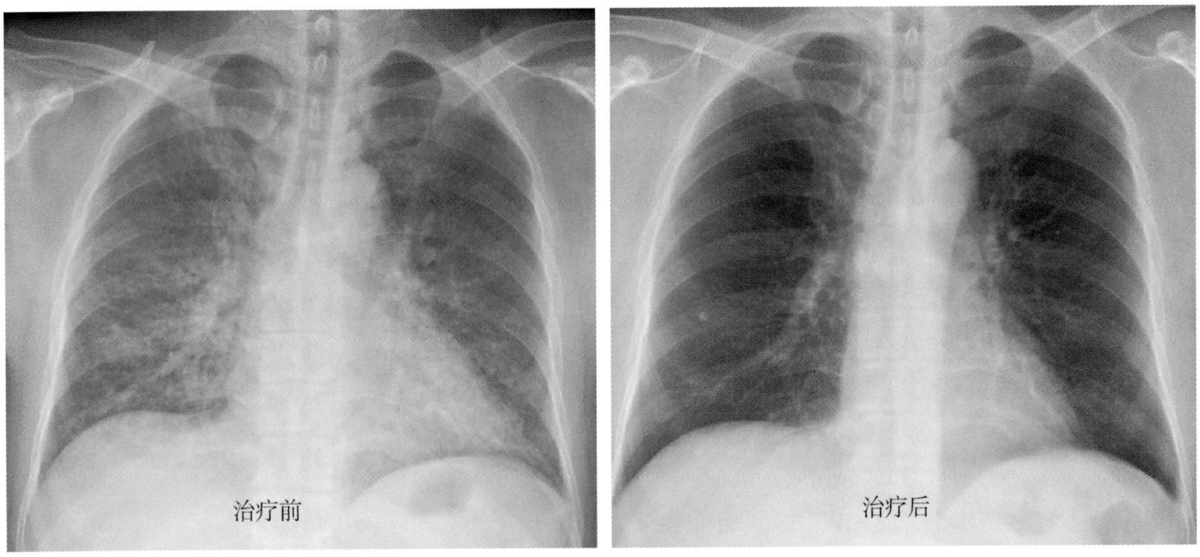

图 2-15-4　PJP 治疗前后对比

是肺泡间隔的水肿，表现为单发或多发的磨玻璃影，CMV 引起的肺炎在影像上与 PJP 鉴别困难。相对而言，单纯的艾滋病巨细胞病毒肺炎在艾滋病患者中较为少见，当 CMV-IgM 抗体阳性，需要重点评估 PJP 合并 CMV 感染的可能性，两者合并通常表现为病情凶险，进展迅速。但该患者病情温和，未经抗病毒治疗最终获得了治愈。从对治疗的反应来看 CMP 可基本除外。尽管如此，由于更昔洛韦治疗对控制感染及预防今后可能出现的 CMV 相关免疫重建炎症反应综合征具有价值，在权衡利弊后仍推荐使用。

当某一系统症状与辅助检查大部分契合时，我们的诊断思路容易局限，容易忽略基础疾病带来的多种可能。本例 G 试验（+）支持 PJP 诊断；呼吸道症状加影像学诊断符合 PJP，支气管肺泡灌洗液查见 PJ 孢子，PJP 诊断明确，但忽略了艾滋病相关的其他感染并存的可能。$CD4^+T$ 淋巴细胞< 100 个 /μl 时，真菌（特别是食管念珠菌、隐球菌）、粟粒性肺结核、脑弓形虫感染均会成为常见的机会感染。本例 PJP 好转过程中真菌 1,3-β-D- 葡聚糖检测呈进行性升高，以此为线索，最后发现了食管念珠菌感染。总之，通过对 AIDS 患者细胞免疫功能受损的程度对合并感染进行系统评估，可帮助我们建立更全面的临床决策。

六、关联知识点——耶氏肺孢子菌肺炎

耶氏肺孢子菌肺炎（pneumocystis jiroveci pulmonary，PJP）是由耶氏肺孢子菌引起的一种真菌感染。肺孢子菌的形态特征与原虫相似。最初归为位锥虫类，命名为卡氏肺孢子菌（pneumocystis carinii，PC），其引起的肺炎命名为 PCP。随着生物化学和分子生物学的进展，认为其实为一种真菌。其中卡氏肺孢子只感染大鼠，而耶氏肺孢子菌（PJ）才感染人类。PJP 主要见于获得性免疫缺陷综合征、器官移植及肿瘤放化疗患者，已成为这些疾病的主要死因之一。目前，PJP 仍是未接受抗反转录病毒治疗或未接受过 PJ 预防性治疗的 HIV 患者最常见的机会感染。美国 CDC 的统计数据显示 AIDS 患者 60% 以 PJP 为首发症状，至少 25% 死于 PJP。在没有行预防性抗 PJ 治疗的情况下，器官移植的发生率为 5% ～ 25%。胶原血管病患者为 2% ～ 6%，接受放化疗的肿瘤患者为 1% ～ 25%。免疫正常的人可以存在隐性感染，但通常不致病。

（一）PJP 的病理特征

PJ 所致病变主要累及肺。PJ 经内源性和外源性途径进入肺部后，多滞留于肺泡和肺间质内，继

之 PJ 大量增殖与黏附，使 I 型肺泡上皮细胞变性，基底膜剥脱，导致肺泡壁毛细血管基底膜通透性增加，液体渗透到肺泡腔内。细支气管和肺泡腔内形成嗜酸性泡沫状或蜂窝状渗出物，组成成分包括 PJ 滋养体和包囊、纤维蛋白、脱落的上皮细胞及巨噬细胞等，病理上表现为渗出性肺泡炎。另外，菌体也可停留在肺间质，引起间质性浆细胞炎，表现为肺间质水肿，伴大量浆细胞和巨噬细胞浸润，肺泡间隔显著增厚，达正常的 5 ~ 20 倍。随着病情演变，Ⅱ型肺泡上皮增生和间质修复可导致肺间质纤维化。PJP 合并气囊样变机制不清，可能与肺间质纤维化后导致小气道阻塞，形成单向通气阀门机制有关。炎症反应所产生的蛋白酶活化及肺结构的重塑也可能参与囊变及蜂窝样病变的形成。PJP 也可以形成肉芽肿性变及纤维化性慢性炎症改变。

（二）临床表现

在 AIDS 患者中 PJP 起病较隐匿，或呈亚急性病程。非 HIV 患者 PJP 起病快，常表现为干咳、发热、呼吸困难和气促，并迅速出现低氧血症和呼吸衰竭。气急及呼吸困难可进行性加重，严重低氧血症，单纯吸氧不容易缓解，严重者可发生呼吸窘迫。PJP 虽然病变分布广泛，但肺部听诊体征较少是其特点。HIV 患者 PJP 发病呈隐匿性，慢性或亚急性病程，病程可持续数周至数月。气囊的形成增加了 PJP 发生自发性气胸的风险。

（三）影像学特征

PJP 的典型影像学特征表现为双侧对称的磨玻璃影，倾向弥漫分布，更多趋向于肺门周围或中下肺叶。磨玻璃影为腺泡存在泡沫样渗出物所致。间质的肺水肿或细胞浸润可形成小叶内间隔和小叶内线影，与磨玻璃影共存，呈碎石路样表现。10% ~ 30% 的 AIDS 合并 PJP 患者可以出现含气囊肿，增加了发生气胸的风险。囊肿好发于上叶，但在其他肺叶也可发现，囊壁通常较薄，气囊经过治疗可恢复，PJP 气囊通常伴随不同程度的磨玻璃影。

慢性 PJP 可以发生肺纤维化，表现为不规则线影、网状影、牵拉支气管扩张和蜂窝样表现。PJP 不典型表现包括实质异常，包括肺结节和肿块、大叶性实变、间质纤维化、呼吸道异常（如支气管扩张症、支气管炎、细支气管炎等）、纵隔和肺门淋巴结肿大，以及胸腔积液等。呈弥漫分布的粟粒结节和弥漫分布的小叶中心磨玻璃结节模式约占 PJP 的 5%。结节出现提示 PJP 的炎性肉芽肿。肺门淋巴结肿大主要发生在 HIV 阳性 PJP 患者中，部分学者认为可能与 HIV 感染有关而与 PJP 并无直接关系。在 HIV 阳性患者由直接 PJP 导致的胸腔积液不常见，更多见于合并分枝杆菌和细菌感染，以及肿瘤（主要为淋巴瘤和 Kaposi 肉瘤）等情况。所以，诊断 PJP 性胸膜炎之前应进行必要的排除性诊断。

（四）诊断要点

由于 PJP 痰液较少，因此痰液的 PJ 的阳性率极低，仅为 5% 左右。超声雾化导痰可提高阳性检出率，但价值有限。纤维支气管镜检查是有效的诊断手段，可通过支气管灌洗、刷检、活检提高病原学检出率。文献报道，PJP 患者血清 1, 3-β-D- 葡聚糖水平、乳酸脱氢酶（LDH）及 KL-6 抗原表达水平均可明显升高。对 PJP 鉴别和预后判断具有一定价值。免疫抑制患者，特别是艾滋病患者，$CD4^+ < 200$ 个 /μl，临床上亚急性起病，出现干咳、发热、逐渐加重的活动性呼吸困难三联征与典型影像学改变，伴有动脉血气氧分压降低及血清 LDH 增高，临床需高度疑似 PCP。确诊依靠病原学检查，如痰液、组织学和灌洗液涂片的染色技术，包括六胺银染色法、姬姆萨染色、甲苯胺蓝染色和免疫荧光技术等。

（五）治疗原则

针对 HIV 阳性 PJP 患者应尽早开始 HAART 治疗，通常在 PJP 治疗的 2 周内进行。国外文献统计，无论 HIV 阳性与否，行机械通气 PJP 患者总死亡率高达 50% ～ 60%。有创通气增加了 PJP 患者气胸和死亡的风险，在条件允许时尽量推荐无创通气技术可使气胸和死亡的风险下降。HIV 阳性的 PJP 患者首选推荐复方磺胺甲噁唑（复方新诺明，SMZ-TMP）治疗。

1．PJP 的治疗　根据《艾滋病诊疗指南第三版（2015 版）》PJP 的治疗方案包括：TMP 每日 20 mg/kg，SMZ 每日 75 ～ 100 mg/kg 分四次口服或静脉点滴，疗程 2 ～ 3 周。HIV 阳性患者疗程不少于 3 周。②喷他脒：剂量每天 3 ～ 4 mg/kg，一般在 1 ～ 2h 内缓慢静点，每日一次，疗程 10 ～ 21 天，由于该药的毒副作用较大，限制了其应用。③克林霉素 + 伯氨喹：对甲氧苄氨嘧啶 - 磺胺甲异噁唑或喷他脒治疗无反应或不能耐受的 PJP，克林霉素 + 伯氨喹治疗可能是最佳选择。前者的剂量为 600 ～ 900 mg 口服或静脉滴注，6 ～ 8 h 一次；后者为 15 ～ 30 mg，每日一次口服，3 周为一疗程。④肾上腺皮质激素：主要用于中重度 PJP 患者，激素治疗指证：PaO_2 ＜ 70 mmHg 或肺泡 - 动脉血氧分压差＞ 35 mmHg。与抗 PCP 治疗同时进行或 72 h 内进行。用法：泼尼松 40 mg，每日 2 次口服（5 天），后改 20 mg，每日 2 次口服（ 5 天），再改 20 mg/d1 次口服（11 天），共计 21 天。

2．PCP 的药物预防　$CD4^+$ T 淋巴细胞计数＜ 200 个 /μl 的成人、青少年、孕妇及接受 HAART 的 AIDS 患者推荐预防性治疗。首选 SMZ-TMP 2 片 / 天与 1 片 / 天（0.48 ～ 0.96/d）同样有效。对该药不能耐受，替代药品有氨苯砜。PJP 患者经 HAART 后 $CD4^+$ T 淋巴细胞计数增加到＞ 200 个 /μl，并持续≥ 3 个月时，可停止预防性用药。如果 $CD4^+$ T 淋巴细胞计数又降低到＜ 200 个 /μl 时，应重新开始预防性用药。

参考病例

病例 1（图 2-15-5）：患者男，18 岁。诊断：艾滋病，PJP。$CD4^+$T 细胞 69 个 /μl。咳嗽、胸闷 1 月，加重伴发热 10 天。CT 表现为双肺弥漫分布的云雾状磨玻璃影，分布无倾向性。

病例 2（图 2-15-6）：男，38 岁。诊断：艾滋病，PJP。$CD4^+$T 细胞 108 个 /μl。发热、咳嗽 1 月，加重伴呼吸困难 1 周。CT 表现为双肺弥漫分布磨玻璃影，以肺中、内带为主，伴间质纤维化，病变区可见多发肺气囊。经治疗后 2 周复查磨玻璃影显著吸收。

病例 3（图 2-15-7）：男，41 岁。诊断：艾滋病，PJP，CMP。$CD4^+$T 细胞 109 个 /μl。发热伴进行性呼吸困难 2 周，Ⅰ型呼吸衰竭。CT 表现为双肺弥漫分布磨玻璃影，伴有蜂窝影和广泛间隔受累。CMV 荧光定量 PCR（+），纤维支气管镜刷检 PJ 染色阳性。

七、要点速记

1．PJP 是未接受抗反转录病毒治疗或未接受过 PJ 预防性治疗的 HIV 患者最常见的机会感染。

2．PJP 影像学表现为对称弥漫分布的磨玻璃影，多呈向心性分布；10% ～ 30% 的 AIDS 合并 PJP 患者可以出现含气囊肿，具有一定特征性。

3．PJP 临床表现干咳、发热、进行性活动性呼吸困难。

4．AIDS 患者常伴有混合感染。当出现与针对性抗感染治疗相矛盾的情况时，需考虑到混合感染可能。

5．CMV 感染是 AIDS 最常见的疱疹病毒感染，感染率高达 90%。CMV 病毒检测阳性并不代表发生 CMP。

6．复方磺胺甲噁唑（复方新诺明）（SMZ-TMP）是治疗 HIV 阳性患者 PJP 的首选药物。

（闫　铄　谢汝明 编写 / 整理，邱　鸣 审校）

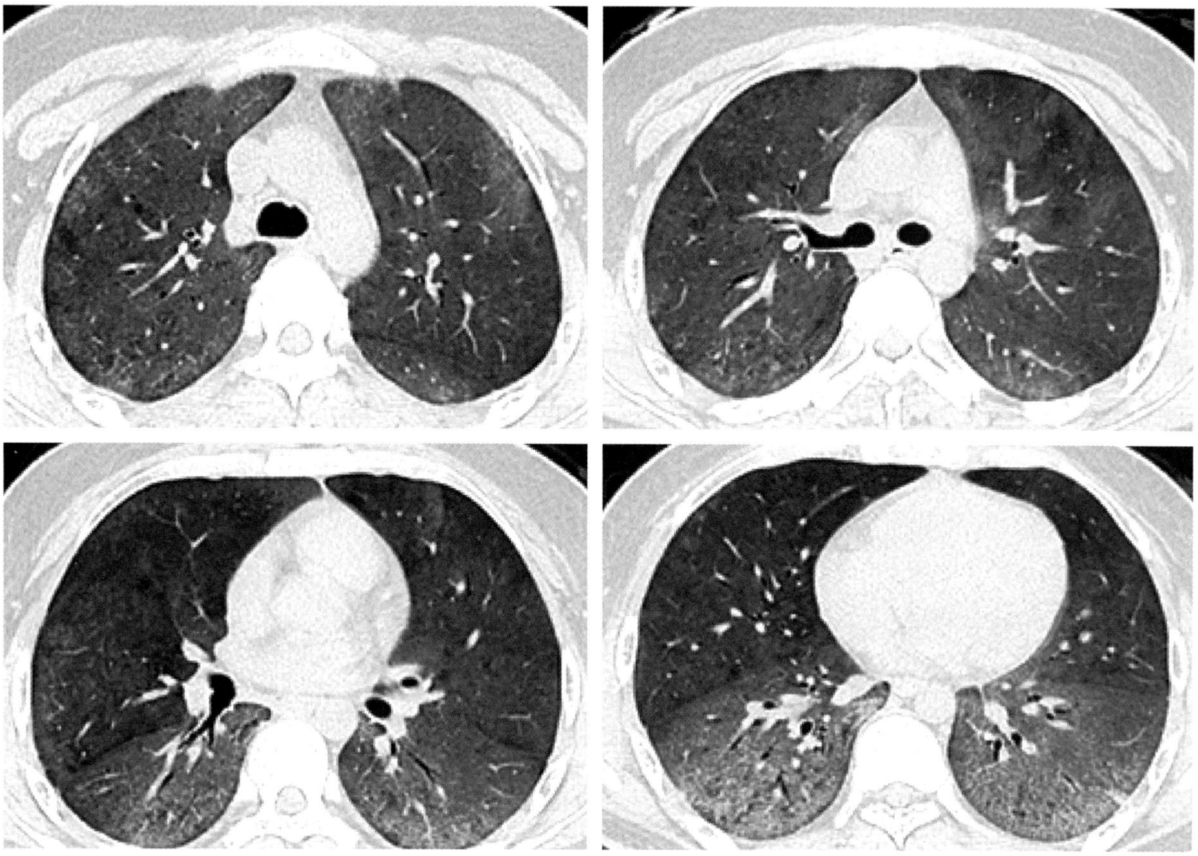

图 2-15-5　PJP 的多发性磨玻璃影

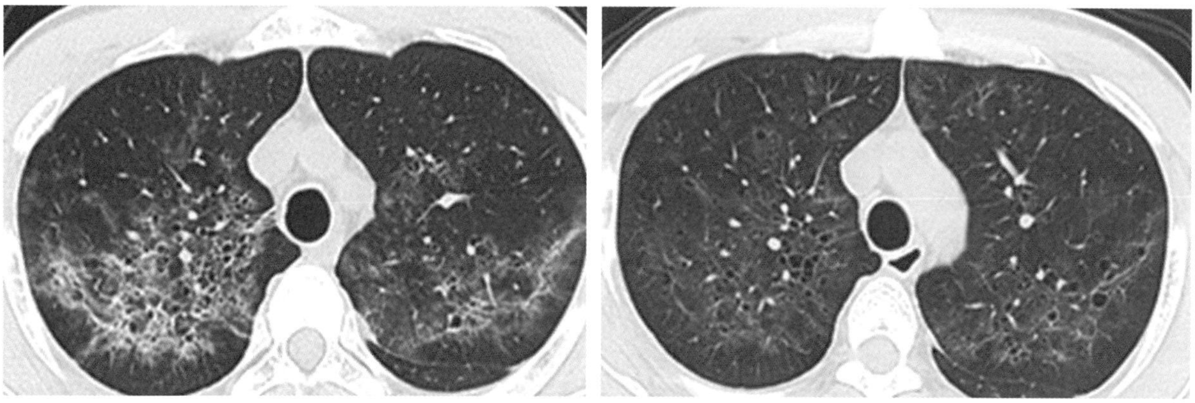

图 2-15-6　PJP 的磨玻璃影和囊性变

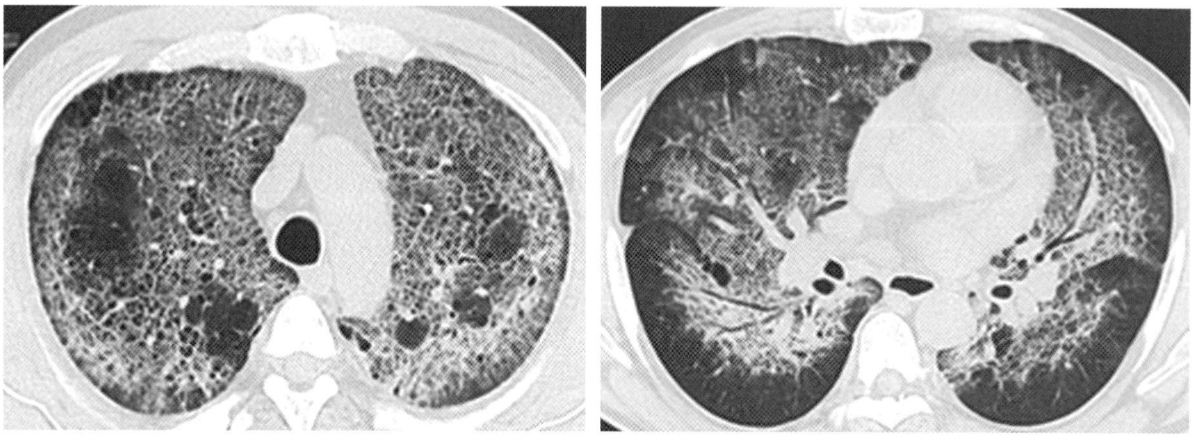

图 2-15-7　PJP 弥漫分布的铺路石征

参考文献

1. Christian Hoffmann et al. 艾滋病诊疗学［M］. 北京：人民卫生出版社，2009：312-315.
2. 中华医学会感染病学分会艾滋病学组. 艾滋病诊疗指南第三版(2015版)(OL)[J]. 中华感染病杂志，2015（10）：557-593.
3. Masur H，Brooks JT，Benson CA，et al. Prevention and treatment of opportunistic infections in HIV-infected adults and adolescents：updated guidelines from the centers for disease control and prevention，national institutes of health and hiv medicine association of the infectious diseases society of america［J］. Clin Infect Dis，2014，58（9）：1308-1311.
4. Siegel M，Masur H，Kovacs J. Pneumocystis jirovecii pneumonia in human immunodeficiency virus infection［J］. Semin Respir Crit Care Med，2016，37（2）：243-256.
5. Phair J，Munoz A，Detels R，et al. The risk of Pneumocystis carinii pneumonia among men infected with human immunodeficiency virus type 1. Multicenter AIDS Cohort Study Group［J］. N Eng J Med，1990，322（3）：161-165.
6. Kuhlman JE，Kavuru M，Fishman EK，et al. Pneumocystis carinii pneumonia：spectrum of parenchymal CT findings［J］. Radiology. 1990，175（3）：711-714.
7. Crans CA，Jr.，Boiselle PM. Imaging features of pneumocystis carinii pneumonia［J］. Crit Rev Diagn Imaging. 1999，40（4）：251-284.
8. Remy-Jardin M，Giraud F，Remy J，et al. Importance of ground-glass attenuation in chronic diffuse infiltrative lung disease：pathologic-CT correlation.［J］. Radiology. 1993，189（3）：693-698.
9. JF Gruden，Huang J，Turne r，et al. High-resolution CT in the evaluation of clinically suspected Pneumocystis carinii pneumonia in AIDS patients with normal equivocal or nonspecific radiographic findings［J］. AJR，1997，169：967-975.

病例 16 发热、低氧血症，伴左肺实变

一、病例特点

（一）简要病史

女性，28 岁。主诉：发热，咳嗽咳痰 5 天。5 天前无明显诱因出现发热，体温最高为 39 ℃，伴有畏寒，咳嗽、咳黄痰，先给予头孢替安 1.0 g，Bid，静脉滴注 2 天，后改为头孢曲松 2.0 g，Qd，1 次 / 日，静脉滴注 2 天。患者症状无好转，体温最高升至 40.4 ℃，并出现憋气。为进一步治疗入院。发病来精神食欲差，睡眠尚可，大小便正常，体重无明显下降。

（二）既往史

现孕 26^{+4} 周，孕早期一过性先兆流产。发病前 2 周，其父母（母亲为发热门诊护士）先后发热，但均于 3 日内体温恢复正常。无烟酒嗜好。近期未外出旅游。

（三）体格检查

T 40.4 ℃，P133 次 / 分，R 24 次 / 分，BP 133/69 mmHg。左肩胛线第 8 肋以下叩诊浊音，左下肺呼吸音低，未闻及干、湿啰音。心律齐，未闻及杂音。腹软，无压痛及反跳痛。双下肢无水肿。妇产检查：宫底平脐，胎心率 180 次 / 分，15 min 未触及宫缩。

（四）辅助检查

1．实验室检查

（1）血常规：白细胞（WBC）7.00×10^9/L、中性粒细胞（N）0.85 ↑、淋巴细胞（L）0.06 ↓、血红蛋白（Hb）114 g/L ↓、血小板（Plt）119×10^9/L ↓；ESR 51 mm/h ↑；C 反应蛋白（CRP）182 mg/L ↑。

（2）尿、便常规检查均无异常。

（3）生化：ALT 74 IU/L ↑，AST 87 IU/L ↑，总蛋白（TP）61.1 g/L ↓，白蛋白（ALB）30 g/L ↓，LDH 266 IU/L ↑。肌酐（Cre）和尿素氮（BUN）均无异常。

（4）凝血功能：血浆 D- 二聚体 0.94 mg/L ↑。PT 及 APTT 正常。心肌酶无异常。

（5）动脉血气分析（鼻导管吸氧 5 L/min）：pH 7.42，$PaCO_2$ 34.6 mmHg，PaO_2 85.9 mmHg，HCO_3^- 23.2 mmol/L。

（6）感染相关检查：PCT 0.25 ng/ml。血清军团菌血清 1 型（LP1）、支原体、衣原体、Q 热、腺病毒、副流感病毒、呼吸道合胞病毒、流感 A 和流感 B 的 IgM 均为阴性。血培养、尿培养及痰培养均未见异常。痰涂片抗酸染色 3 次均为阴性，结核感染 T 细胞斑点试验（T-STOP.TB）阴性。HIV 及梅毒抗体检测均为阴性、丙肝病毒抗体（HCV-Ab）阳性。G 试验及 GM 试验均为阴性。

（7）抗核抗体、抗 ENA 抗体、抗中性粒细胞胞浆抗体（ANCA）均为阴性。

2．超声心动图 各房室腔大小正常，左室射血分数（LVEF）为 68%，肺动脉压正常。

3．下肢血管彩超 未见下肢深静脉血栓。

4．胸腔积液检查 ①胸部 B 超：左侧中等量游离胸腔积液。②胸腔积液常规：有核细胞 350×10^6/L，单核细胞 0.90，多核细胞 0.10。生化：总蛋白 21.5 g/L，白蛋白 13.1 g/L，葡萄糖 10.2 mmol/L，LDH 226 IU/L，ADA 9.8 U/L。胸腔积液细菌培养（–），胸腔积液找结核分枝杆菌（–）。

5．影像学检查 胸部 CT 显示左肺大片肺实变。左肺尖及右肺散在分布斑片状实变、腺泡结节影和磨玻璃影，伴小叶间隔增厚。纵隔窗显示肺实变区含气支气管征和少量的双侧胸腔积液（图 2-16-1 ～图 2-16-2）。

诊疗经过

初步诊断：肺内感染，病毒性肺炎？给予头孢曲松、阿奇霉素静脉点滴，口服奥司他韦，治疗 3 天，患者体温、咳嗽仍无好转，呼吸困难进一步加重。第 3 日改用美罗培南静脉滴注。第 4 日仍发热，憋气加重。查体：左肺叩诊浊音，可闻及明显的支气管呼吸音，未闻及干、湿啰音。行左侧胸腔穿刺抽出淡黄色胸腔积液（胸腔积液常规见上）。第 4 日加用口服奥司他韦 150 mg，bid，万古霉素 1.0 g ivgtt，bid。第 5 日低氧血症进一步加重，呼吸频率 35 次 / 分，给予无重复呼吸面罩吸氧（12 L/min）测 SpO_2 为 75%，转入呼吸重症监护室行无创通气治疗。

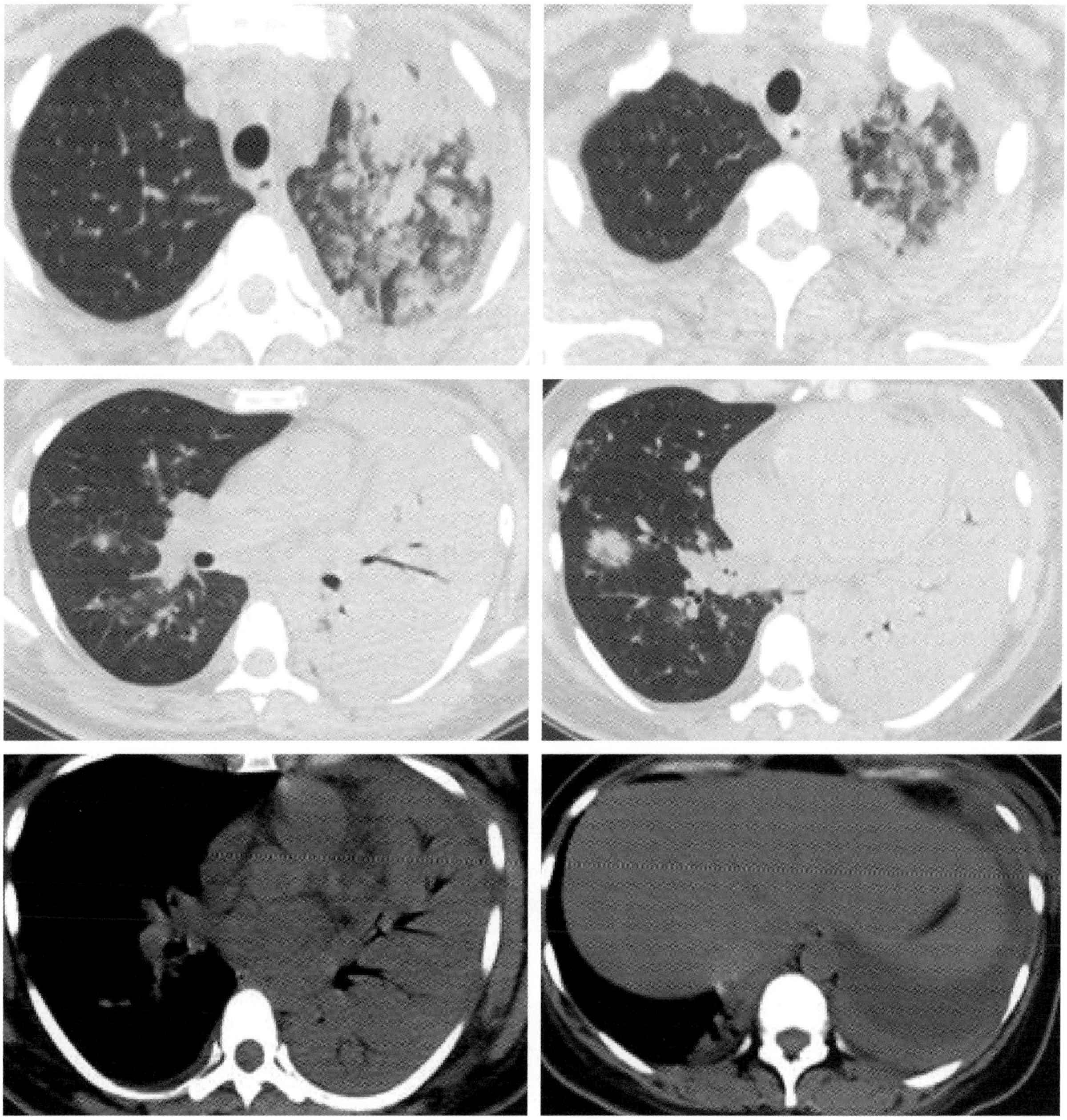

图 2-16-1　胸部 CT

二、多学科会诊

● 呼吸科（阙呈立　北京大学第一医院）

患者为年轻女性，怀孕中期，既往健康（此次发现 HCV 抗体阳性）。急性起病，发热、咳嗽，查体肺实变体征。经询问病史，患者曾有与可疑发热患者接触史，首先考虑肺部感染的可能，但痰及血清学检查未发现如肺炎链球菌、肺炎支原体等社区获得性肺炎（CAP）常见的病原学证据，且前期的抗菌药物治疗已经覆盖上述病原体，但临床疗效欠佳，不支持上述病原感染的可能，混合感染不除外。孕妇对结核易感，患者起病急，胸腔积液在起病第 4 天即表现出单核细胞占绝对优势，且 ADA 不高，T-SPOT.TB 阴性，结核证据不足。该患者没有免疫功能受损的基础，不存在真菌感染的危险因素，临床表现也不符合。由于患者发病时间处于流感季节，虽然流感病毒的抗原筛查阴性，由于患者是孕妇且病情重，前期使用了神经氨酸酶抑制剂（奥司他韦），以最大限度地避免实验室检查假阴性可能造

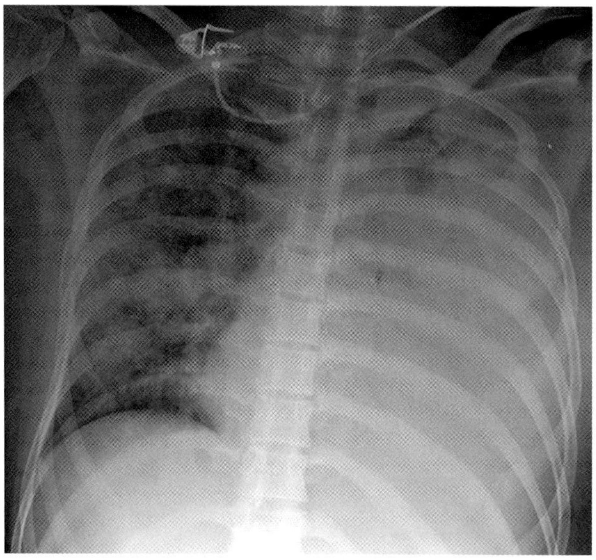

图 2-16-2 胸片

3 天后复查床旁胸片，显示肺内病变进展，右肺病灶增多，可见多发的斑片影和结节，中央区分布增多

成的漏诊。近些年报导在 CAP 中病毒感染的发病率实际上较高，有些研究中甚至超过了细菌和支原体。结合患者的肺部病变呈多发、多形态，进展迅速，提示有病毒感染的可能。该患者 CRP 显著升高，作为一种急性期反应物，CRP 升高提示炎症及严重程度，不能截然区分病毒或细菌感染，需进一步扩大筛查病毒谱。由于实验室检查未发现自身免疫病或血液病等的证据，目前暂不考虑非感染性原因。

- 影像科（高莉　北京大学第一医院）

影像学特点：①患者主要影像学改变为左肺的实变，累及了下叶和部分上叶，内可见支气管气相，左肺容积未见缩小，结合患者发热和咳嗽的临床症状，ESR 和 CRP 增高，考虑有感染性病变的可能。②患者的实变表现为大叶性改变，其内未见坏死，这种影像学改变主要见于细菌性感染，但是患者右肺和左肺尖出现的腺泡结节伴小叶间隔增厚，这些影像学改变在细菌感染中少见，而多见于病毒感染，同时患者临床上白细胞并未见明显增高，所以病毒性感染要考虑，可以出现大片状实变的免疫正常患者的病毒感染以腺病毒常见。③患者经抗细菌治疗后，胸片上实变未见显著吸收，出现了小结节病灶的增加，更符合病毒感染的影像学进展。

后续进展

结合专家会诊意见考虑不除外病毒性肺炎。于北京市 CDC 行咽拭子采样已经除外甲流、乙流、中东发热。第 4 日取鼻咽拭子、血液送病原学及血清学检测。血清 IgM（包括甲流、乙流、副流感 1，2，3，腺病毒、呼吸道合胞病毒）均为阴性，鼻咽拭子 PCR 提示为腺病毒 7。6 天后血清学检查示腺病毒 7 的 IgG 滴度增高 4 倍。后续多次痰培养示耐甲氧西林表皮葡萄球菌（MRSE）生长。

三、最终诊断

腺病毒肺炎，耐甲氧西林表皮葡萄球菌感染。

四、治疗及转归

入院第 6 日患者体温逐渐下降，呼吸困难好转，遂停用无创通气，改面罩及鼻导管吸氧，第 9 日患者咳嗽咳痰、呼吸困难进一步好转，体温恢复正常，查体：左肺叩诊浊音情况较前明显好转，呼吸音略增强。停用美罗培南、奥司他韦和阿奇霉素。继续给予万古霉素治疗。入院第 18 日出院。出院后随访，患者孕 39 周顺产一名正常男婴，随访 3 岁，发育正常。

五、专家点评

● 呼吸内科（李海潮　北京大学第一医院）

该患者为典型的 CAP，合并妊娠，但常规治疗无效，进展迅速。后经核酸检查确诊为腺病毒肺炎。纵观该患者的临床诊疗经过，我们需要注意以下问题：

1．CAP 初始治疗失败原因分析　该患者采用治疗重症 CAP 的方案，初始治疗失败。此时应考虑以下可能：①治疗方案未覆盖的特殊病原；②耐药菌感染；③出现肺炎的并发症；④非感染性疾病。从该患者的病情演进和病原学检查看，虽然后来多次痰培养为表皮葡萄球菌阳性，但表皮葡萄球菌致病力弱，难以引起如此严重的肺部感染。患者胸腔积液以单核细胞为主，不符合细菌性肺炎旁胸腔积液表现。临床表现和辅助检查均不支持严重细菌感染。因此，首先怀疑为特殊病原感染。经再次检查确诊腺病毒感染。

2．该患者 CRP 和 ESR 显著增高，虽然常见于细菌感染，但病毒所致重症肺炎炎症反应剧烈，亦可升高，应结合疾病严重程度综合考虑，不应因此只考虑细菌感染，排除其他。

3．病毒性肺炎（如 SARS 或甲流）多以间质改变为主，而该患者病变为大面积肺实变，因此不容易考虑到病毒感染。但腺病毒肺炎可引起大叶实变，甚至以单侧大叶病变为主。需要和细菌性肺炎，干酪样肺炎等鉴别。非感染性病变进展迅速者，还需要考虑肺泡出血、急性间质性肺炎、肺水肿等情况。

4．关于孕妇的影像学检查　由于担心对胎儿的影响，医生和患者均忌讳 X 线检查。实际上，普通影像学检查的辐射剂量远远低于能引起胎儿损害的电离辐射剂量。当妊娠妇女高度怀疑肺炎时，应及时进行胸部 X 线片检查，检查时可对孕妇腹部进行屏蔽。

六、关联知识——腺病毒肺炎

腺病毒是儿童肺炎的常见病原之一，在免疫功能正常的成人中相对少见。前瞻性研究发现腺病毒在成人社区获得性肺炎（CAP）中的比例占 3.7% ～ 5%。在中国的一项 2005—2010 年北京 10 310 例成人呼吸道感染病原的流行病学调查中，腺病毒呼吸道分离率为 0.8%，其中血清型 3 型（HAdV-3）最常见。

HAdV-3 和 HAdV-7 是我国儿童腺病毒肺炎的主要血清型，其中 HAdV-7 多引起重症肺炎，常伴神经系统和血液系统损害。HAdV-7 导致的孕妇肺炎报导相对少见。本病例的临床表现包括持续高热、咳嗽和呼吸困难、外周血淋巴细胞计数和比例降低、双肺渗出影、单核细胞为主的渗出性胸腔积液，经验性抗生素治疗 3 天无效。和文献报道的腺病毒肺炎临床症状类似：起病时的流感样症状、持续发热（6 ～ 11 天）、咳嗽、呼吸困难、伴或不伴消化道和神经系统症状。其他还包括结膜炎、皮疹、外周血白细胞正常或降低，或伴有外周血淋巴细胞降低。文献报道，腺病毒 CAP 出现 ARDS 的概率为 4.2% ～ 50%，血 AST、LDH、CPK 在 ARDS 的患者的水平比非 ARDS 患者更高。

既往研究认为腺病毒肺炎的影像学表现以双肺间质渗出为主。但越来越多研究显示，腺病毒肺炎的影像学表现与细菌性肺炎类似，如 Lewis 等发现 54% 的患者表现为单叶渗出，38% 的患者表现为多叶渗出，仅有 12% 的患者表现为间质渗出；Hwang 等也发现 81.8% 的患者可表现为实变。另外，腺病毒肺炎的影像学表现与病情严重程度相符。如 Gu 等发现，非 ARDS 患者常表现为单肺叶或段的实变影，而 ARDS 患者多表现为双肺或多肺叶的实变影。

病原学检测主要包括传统的病毒培养、抗原检测、免疫学方法的血清学检测和核酸检测等。病原体通常从患者口咽试子、咽喉分泌物、痰液、肺泡灌洗液、血液，以及各种活检标本中分离。病毒培养是诊断的金标准，但因培养时间较长，不利于早期诊断。当腺病毒特异性 IgM 抗体阳性或急性期与恢复期双份腺病毒血清特异性 IgG 抗体滴度升高 4 倍或 4 倍以上时，提示腺病毒感染。病毒核酸检测因具有高敏感性，在早期诊断中具有重要价值，监测病毒载量可能对预测疾病严重程度及患者预后有帮助。

前瞻性研究报道腺病毒肺炎的病死率为 1.3%。目前尚无针对腺病毒肺炎的有效的抗病毒治疗，支持治疗是腺病毒肺炎的关键，个案报道西多福韦是最常用的抗病毒药物，但缺乏 RCT 证据，针对间质性肺炎的糖皮质激素治疗目前也缺乏有效证据。

总之，腺病毒肺炎已逐渐成为 CAP 中的重要组成部分。近年来，非免疫缺陷成人腺病毒肺炎暴发及散发病例逐渐增多。非免疫缺陷成人重症腺病毒肺炎在冬春季节出现类似流感的症状，影像学表现为类似细菌性肺炎，但细菌培养阴性、应用抗生素治疗无效的重症患者需警惕腺病毒感染。是否需要抗病毒、机械通气、施行 ECMO 及辅助应用糖皮质激素治疗，还需要更多的随机对照试验进一步证实。

参考病例

病例 1（图 2-16-3）：患者男性，24 岁。因劳累受凉后畏寒、发热，测体温 41 ℃。血常规 WBC 10.2×10^9/L ↑，N 0.75 ↑。胸片示右下肺实变，院外给予头孢唑肟 2.0 g，2 次 / 日，静脉滴注，联合

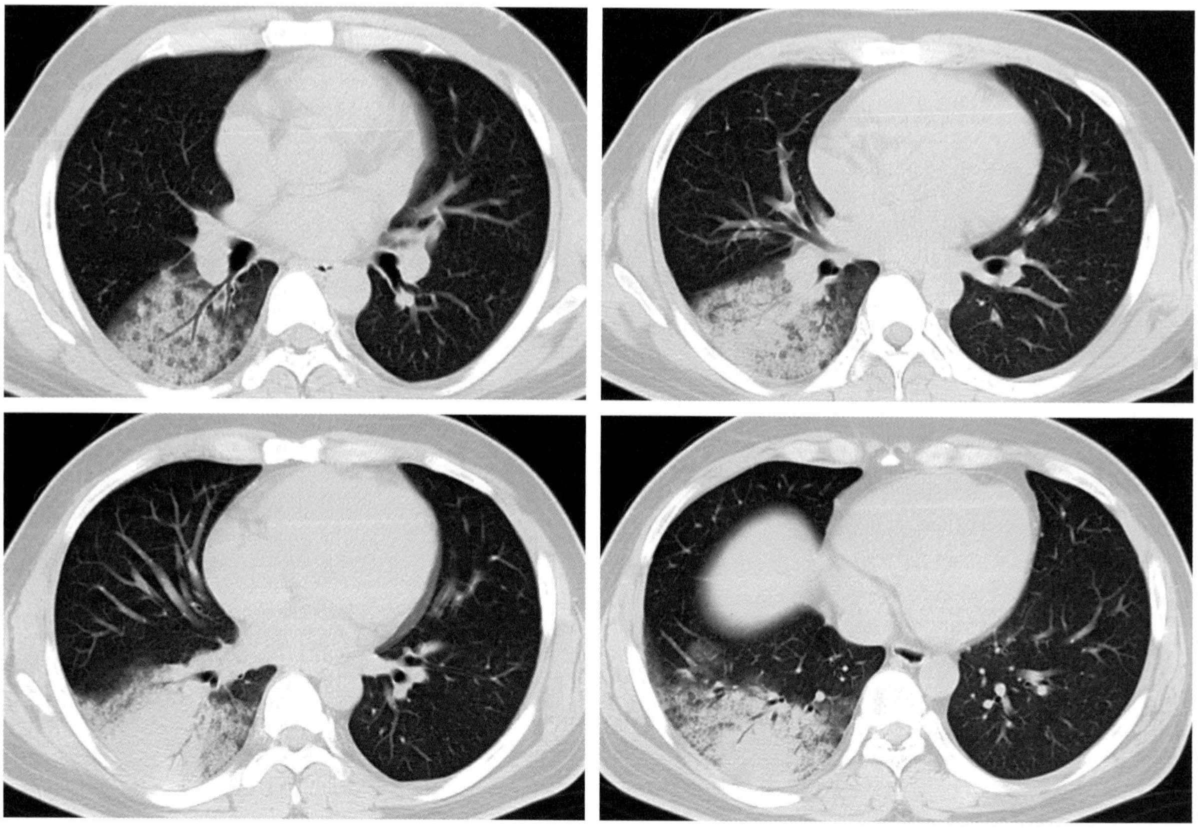

图 2-16-3　腺病毒肺炎的单侧肺实变

阿奇霉素 0.5，1 次 / 日，口服，治疗 3 天，体温略有下降，随即复升。入院诊断：社区获得性肺炎。给予“莫西沙星 + 哌拉西林舒巴坦 + 热毒宁”等药物治疗，病情控制不佳，仍高热。胸部 CT 示右下叶肺实变。腺病毒核酸检测阳性、腺病毒 IgG 检测阳性，诊断：腺病毒肺炎。加用利巴韦林抗病毒治疗，患者体温下降，症状好转。

病例 2（图 2-16-4）：男性患儿（10 个月）。主诉：咳嗽伴间断发热 36 天，加重伴气促 12 天。胸部 CT 示双肺中心性分布的肺实变，内见含气支气管征。伴多发腺泡结节样阴影和小叶间隔增厚。病毒核酸检测提示为腺病毒。诊断为腺病毒肺炎。

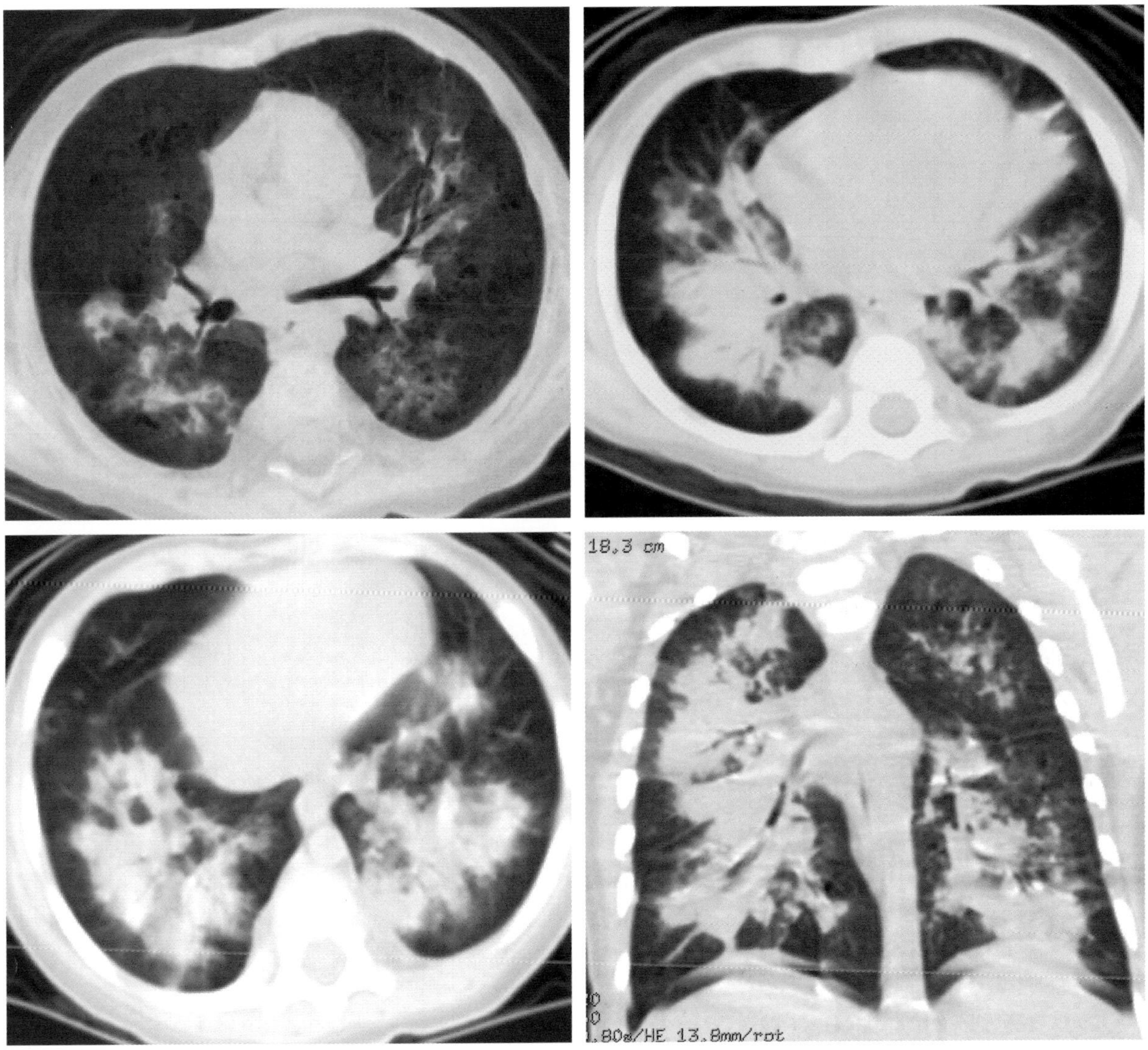

图 2-16-4 腺病毒肺炎的中心性分布肺实变

七、要点速记

1. 腺病毒肺炎儿童多见，成人少见。非免疫缺陷成人腺病毒肺炎暴发及散发病例均呈增多趋势。

2. 腺病毒肺炎常表现为单叶或多叶渗出性肺实变，仅有少部分表现为间质改变，容易误诊为细菌性肺炎。

3. 病毒分离培养、腺病毒特异性 IgM，IgG、核酸检测是主要的确诊依据。

4．腺病毒肺炎目前缺少明确有效的抗病毒治疗药物，支持治疗是关键。

（廖纪萍　阙呈立　彭　芸　般通道 编写/理，李海潮 审校）

参考文献

1．Guo L，Gonzalez R，Zhou H，et al．Detection of three human adenovirus species in adults with acute respiratory infection in China［J］．Eur J Clin Microbiol Infect Dis，2012，31：1051-1058.
2．Cao B，Huang GH，Pu ZH，et al．Emergence of community-acquired adenovirus type 55 as a cause of community-onset pneumonia［J］．Chest，2014，145：79-86.
3．Lewis PF，Schmidt MA，Lu X，et al．A community-based outbreak of severe respiratory illness caused by human adenovirus serotype 14［J］．J Infect Dis，2009，199（10）：1427-1434.
4．Hwang SM，Park DE，Yang YI，et al．Outbreak of febrile respiratory illness caused by adenovirus at a South Korean military training facility：clinical and radiological characteristics of adenovirus pneumonia［J］．Jpn J Infect Dis，2013，66（5）：359-365.
5．Gu L，Liu Z，Li X，et al．Severe community-acquired pneumonia caused by adenovirus type 11 in immunocompetent adults in Beijing［J］．J Clin Virol，2012，54（4）：295-301.

第三章　肿瘤性疾病

病例1　劳累后胸痛、皮疹、肺部病变快速进展

一、病例特点

（一）简要病史

男性，64 岁。主诉：反复鼻出血 1 年，劳累后胸痛半年，皮疹半月余。该患者于 1 年前（2016 年 3 月）反复出现鼻出血，曾于当地医院行鼻镜检查诊断为“毛细血管破裂，”未予特殊治疗。半年前（2016 年 9 月）始出现劳累后前胸痛，剑突下区尤为明显，为钝痛，以走上坡路时明显，休息半小时后可缓解。无发热、咳嗽、咳痰。此后症状渐加重，劳累后胸痛时间延长，伴耐力下降。曾行动态心电图检查，在胸痛发作时未见 ST-T 改变。半月前发现躯干、四肢散在红斑、丘疹，质硬，无瘙痒及压痛。诊断为“过敏性皮炎”，予抗过敏治疗无明显缓解。2017 年 4 月 19 日入院治疗。近半年来体重下降约 10kg。

（二）既往史

既往史：高血压病史 27 年，不规则应用降压药物，血压在 140 ~ 160/90 ~ 100 mmHg。3 年前行冠状动脉 CTA 未见明显异常。2017 年 2 月因白内障行晶体植入手术。无吸烟史。

（三）体格检查

双上肢、背部和大腿内侧可见多发多形性红斑和丘疹，部分突出皮肤表面，质硬，压之不褪色。余未见阳性体征。

（四）辅助检查

1．实验室检查（第 1 次住院）

（1）血常规（2017-04-19）：白细胞（WBC）6.21×10^9/L、中性粒细胞（N）0.69、血红蛋白（Hb）10.9 g/L ↓、红细胞压积（Hct）35.9 ↓、平均红细胞体积（MCV）69.8 fl ↓、平均红细胞血红蛋白含量（MCH）21.3 pg ↓、平均红细胞血红蛋白浓度（MCHC）304 g/L ↓。

（2）心肌酶谱：肌酸激酶（CK）168.8 IU/L、同工酶（CK-MB）22.0 IU/L。

（3）抗核抗体谱系（ANAs）均未见异常。

（4）肿瘤相关抗原未见异常。

2．心电图　窦性心律，T 波低平。

3．皮疹活检病理提示　多形性红斑样改变，请结合临床。

4．胸部 CT 平扫　双肺大小不一结节影，形态不规则，部分结节内可见支气管充气征。考虑炎性结节可能（图 3-1-1）。

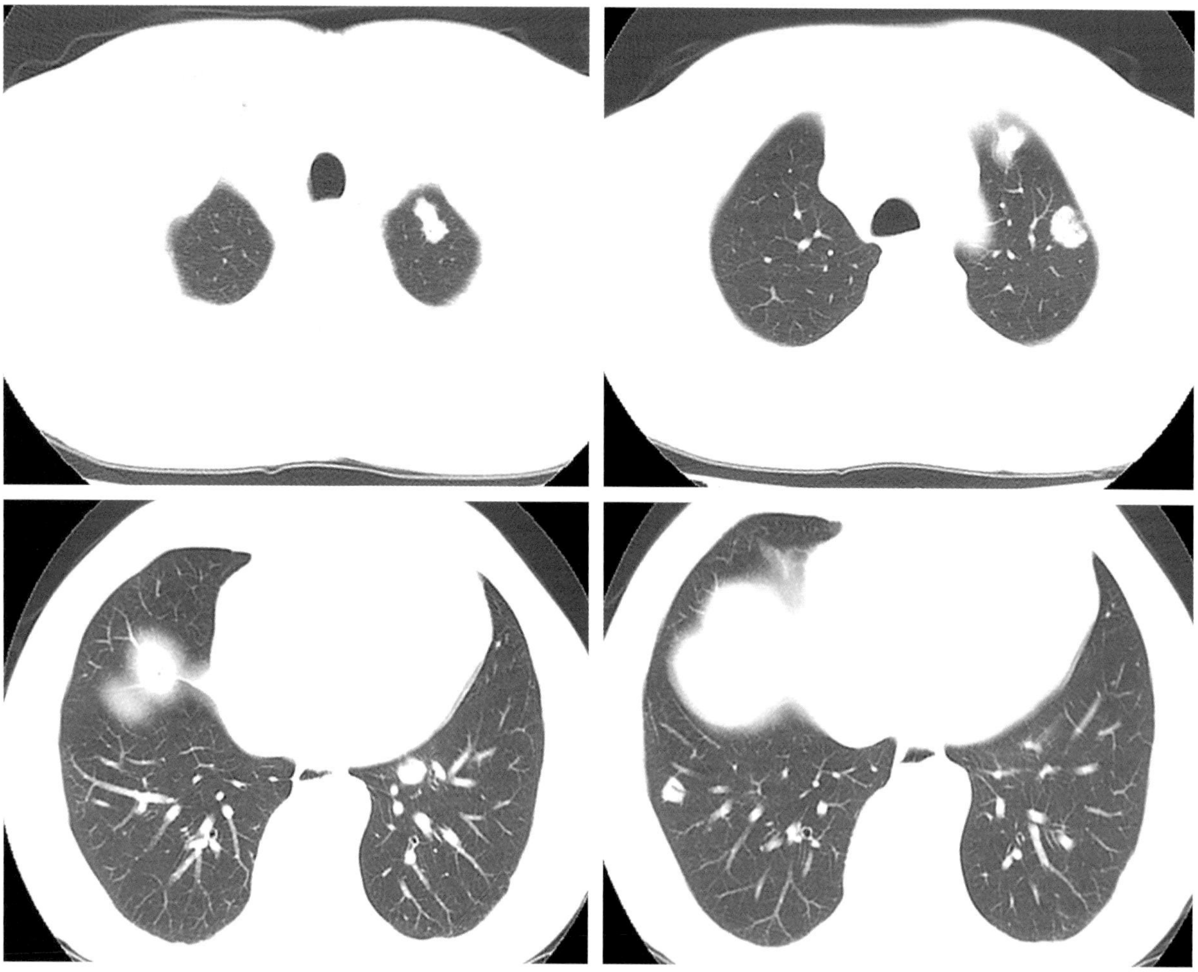

图 3-1-1 胸部 CT 平扫（2017-04-19）

诊治经过

初步诊断：多形性红斑？肺内结节原因待查。需进一步完善检查，未予以特殊治疗，后患者自行出院。

第二次住院（2017-05-04）：患者因“双肺多发结节、周身红斑半个月”再次入院。体格检查：皮疹较前加重，颜面部、四肢、躯干弥漫分布的红色皮疹，部分可见破溃和结痂（图 3-1-2）。查体：双侧腹股沟淋巴结稍大。双肺呼吸音较弱，未闻及干、湿啰音。肝脾未触及肿大。辅助检查：①血常规：WBC 5.58×10^9/L、N 0.63、Hb 115.00 g/L ↓、Plt 258×10^9/L、MCV 70.72 fl ↓、MCH 21.02 pg ↓、MCHC 297.2 g/L ↓，ESR 9.00 mm/h，CRP 6.32 mg/L；②肝功能：谷丙转氨酶（ALT）60 U/L ↑、谷草转氨酶（AST）107 U/L ↑；③肾功能：尿素（Urea）7.87 mmol/L ↑、肌酐（Cr）136 μmol/L ↑；尿常规未见异常；④心肌坏死标志物：肌钙蛋白 cTn 4.248 μg/L ↑、CK 360 U/L ↑、CK-MB 26.58 U/L ↑；⑤ D- 二聚体（D-dimer）：740 μg/ml ↑；⑥心电图（V_1 ~ V_6）：窦性心律、电轴不偏、Ⅰ度房室传导阻滞、房性期前收缩（早搏）、广泛导联 T 波低平；⑦胸部增强 CT 扫描：双肺多发结节影、团块影，较前变化不大。

处置：为进一步明确诊断，于 5 月 4 日再次行皮肤活检；5 月 9 日行经皮肺穿刺活检，结果待回报。患者出院等待结果。

第三次住院（2017-5-14）：患者症状突然加重，气喘明显，端坐位，四肢皮肤发红伴轻度水肿。急诊收住院。复查 CT 显示：双肺弥漫分布磨玻璃影，伴双侧胸腔积液（图 3-1-3）。结节较 3 周前明

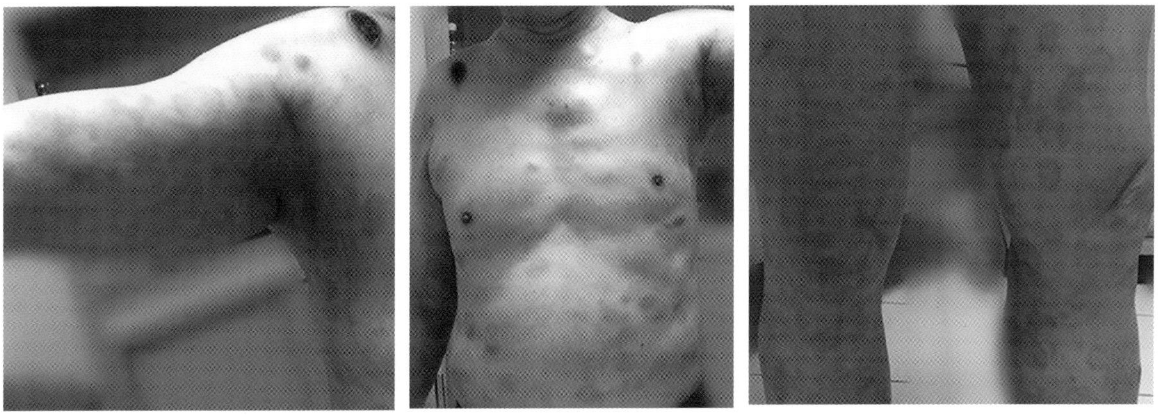

图 3-1-2　入院皮肤表现(2017-05-04)

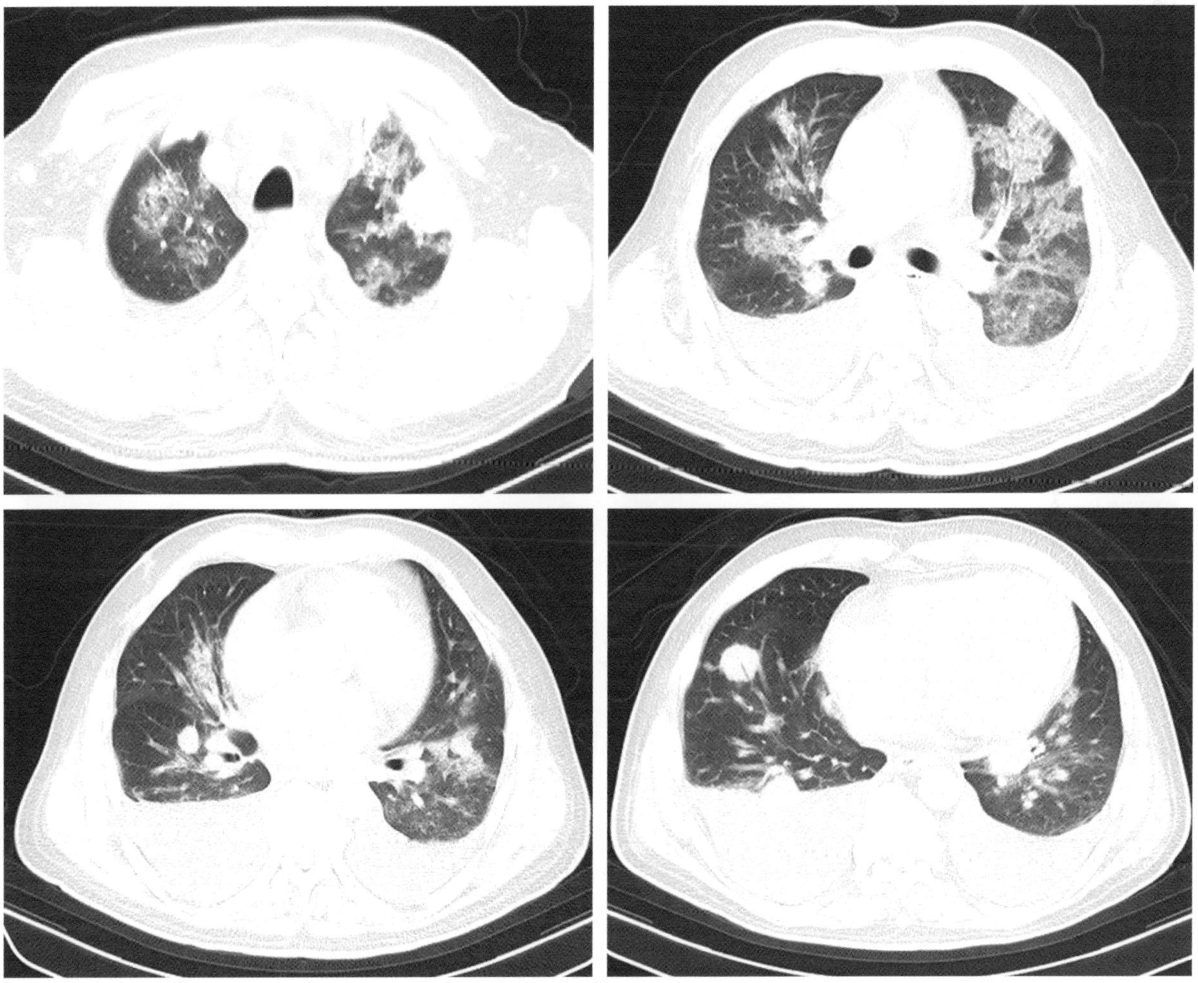

图 3-1-3　胸部 CT 平扫(2017-05-14)

显增大、增多。辅助检查：①骨髓细胞学：增生活跃。粒系、红系增生正常，淋巴细胞偏低，单核细胞无明显增减。未见淋巴瘤细胞浸润。骨髓细胞免疫分型：a．R3 细胞团占有核细胞 0.78%，为正常发育 B 淋巴细胞。b．未见到异常浆细胞克隆。②乳酸脱氢酶（LDH）420.62 U/L ↑，β_2- 微球蛋白 10.55 mg/L ↑。③血气分析：酸碱度（pH）7.51、二氧化碳分压（$PaCO_2$）26.60 mmHg ↓、氧分压（PaO_2）64.10 mmHg ↓、血乳酸浓度 5.40 mmol/L ↑。④脑尿钠肽（BNP）测定：1700.90 pg/ml ↑，心肌标志物：肌钙蛋白 I（cTnI）2.707 μg/L、CK-MB 7.20 μg/L。⑤心电图：异位心率，心电轴不偏，

Ⅲ度房室传导阻滞，心房颤动，QT 间期延长。⑥心脏彩超：左房增大，三尖瓣轻度反流。余房室内径正常范围。主动脉及肺动脉内径正常范围，关系正常。肥厚型心肌病样变，室间隔及左室壁增厚，侧壁最厚 17.4 mm，下壁最厚 16.6 mm，运动幅度良好。心包腔见积液（微量）。静息状态下左心整体收缩功能良好，舒张功能降低（2 级）。

二、多学科会诊

● 结核科（路希维　大连市结核病医院）

病史及影像学特点如下：①进行性皮损及反复鼻出血病史；②贫血：MCV、MCH、MCHC 均降低，符合小细胞低色素贫血特点；②肝功能异常：谷丙转氨酶（ALT）60 U/L ↑、谷草转氨酶（AST）107 U/L ↑；③肾功能受损：尿素（Urea）7.87 mmol/L ↑、肌酐（Cr）136 μmol/L ↑；④心肌损伤：患者有劳力性胸痛，cTn 4.248 μg/L ↑、CK 360 U/L ↑、CK-MB 26.58 U/L ↑，症状进行性加重，端坐体位、血 BNP 显著升高，出现四肢皮肤发红、水肿，肺内出现磨玻璃影和双侧胸腔积液，提示心肌受损和心源性肺水肿发生；⑤影像学表现为肺多发结节和实变，内见支气管充气征，分布与支气管血管束相关。病情快速进展，病变增多、增大。多器官多系统受累的病因分析如下：a. 恶性肿瘤转移。肺转移表现为实性结节随机分布，胸膜转移可出现双侧胸腔积液，心肌受累时发生心力衰竭、肺水肿和双侧胸腔积液。建议行 PET/CT 观察全身受累情况。不支持点：泛发性皮损在转移瘤极为少见；结节内见含气支气管征多见于原发性肺癌，在转移性肿瘤相对少见。b. 肉芽肿性多血管炎（GPA）。GPA 可表现为多发结节，磨玻璃影出现多与弥漫性肺泡出血（DAH）有关，但该患者无咯血，虽有贫血但无血红蛋白进行性下降，DAH 不支持。另外 GPA 的结节和团块多伴坏死，本例结节和团块界限清晰，体积增大后也无坏死倾向。另外尿常规未见异常，GPA 可能性不大。c. 淋巴瘤。淋巴瘤可表现为多发性肺浸润，可表现为结节、团块和肺实变，肺实变可见支气管充气征。磨玻璃影及胸腔积液可为恶性淋巴瘤急性进展表现。总之，肺部病变进展显著，结合泛发性皮损、心肝功能受损、鼻出血等表现重点考虑淋巴瘤、血管炎等系统性疾病导致的多器官受累。建议：①行皮肤活检和经皮肺穿刺活检。②鼻窦 CT 检查。③完善 ANCA 相关检查。本病较为复杂，确诊需尽可能获得组织病理学依据。

● 皮肤科（吕承志　大连市皮肤病医院）

患者存在快速进展的多器官和系统受损。患者皮疹无痛、无瘙痒。病程较长，持久不退，抗过敏治疗未显效，符合全身性疾病的皮肤表现，药物过敏性皮疹的可能性不大。结核引起的结节性红斑多位于双下肢，小腿伸侧常见。该患者皮疹位于大腿内侧，上肢伸侧多见，与结核感染关系不大。在多系统病变中结节病、Sweet 综合征、血管炎和皮肤型淋巴瘤等引起的皮疹呈多发分布。其中：① Sweet 综合征是一种合并痛性皮肤性损害的嗜中性粒细胞性皮肤病，与恶性肿瘤、感染、系统性炎症性疾病及药物等相关。Sweet 综合征病患者多见真皮皮损处中性粒细胞增多，多伴发热，本例缺乏必要依据。②结节病的皮疹特点多表现为多种形态，常为丘疹、结节、斑块、红皮病、银屑病样、瘢痕性肉样瘤、色素减退及秃发损害。皮疹坚硬触之有弹性，逐渐扩展至皮下，累及整个真皮的厚度，本病需结合专科情况予以排除。③皮肤型淋巴瘤临床较为少见，皮疹形态多样，单纯依据外观无法判断。该患者皮损进行性加重，建议再次行皮肤活检进一步明确。

● 心内科（林海龙　大连市中心医院）

患者，男性，64 岁，既往长期高血压，3 年前曾行冠状动脉 CTA 检查未发现明显异常，半年前始出现劳累后胸痛，但胸痛发作时心电图无明显异常。首次入院查血心肌损伤标志物、肝肾功能、炎症标志物均正常。半月后因皮疹加重再次入院，心电图出现Ⅰ度房室传导阻滞、房性期前收缩、广泛导联T波低平，血ALT、AST、肌酐、肌钙蛋白、CK、CK-MB升高，表明出现肝肾心功能损伤。10天后因突发喘憋、不能平卧而再次急诊入院。喘憋时无静息胸痛。查体示四肢轻度水肿，双肺布满水泡音，肺部CT示典型的急性肺泡肺水肿的蝶状磨玻璃影且伴双侧胸腔积液。此时心电图为房颤伴QT间期延长，但无新的ST-T变化。血乳酸脱氢酶和BNP明显升高，肌钙蛋白升高但较前降低。心脏彩超示：心室壁增厚呈肥厚型心肌病样变，但无左心室流出道梗阻，射血分数正常（59%），舒张功能减低。血BNP升高。结合上述，主要考虑心源性肺水肿。心脏原因分析如下：本患者无瓣膜异常、急性严重高血压、严重心律失常、急性心包病变，故这四个因素不予考虑。值得考虑的是急性冠状动脉综合征和原发急性心肌损伤。冠心病可以发生急性心肌缺血致急性心肌顿抑，引起急性左心衰竭肺水肿，但该患者虽有活动后胸痛，但胸痛不伴典型的心电图缺血性改变、肺水肿发生时不伴胸痛、无心肌节段运动异常或变薄、心肌损伤标志物升高程度较低、心脏收缩功能正常等均不支持能达到导致急性左心衰竭肺水肿程度的心肌缺血的诊断。因此本次急性左心衰竭肺水肿与冠状动脉无关。考虑到该患者存在的进展性皮疹、皮肤炎症水肿、进展性肺结节、多器官急性损伤、心肌增厚、心电图新发传导阻滞和心律失常、心肌损伤标志物的急性升高等表现，推测这是由于与皮疹、肺结节相同的病因侵犯心肌致心肌细胞和心肌间质急性异常，导致心肌舒张功能急性下降所引起的急性舒张性左心衰竭。血液系统的恶性疾病如淋巴瘤等可发生心肌弥漫性浸润致心肌肥厚，本患不除外这种疾病可能，需视皮肤和肺穿刺活检结果确定。

后续进展

结合专家意见，2017年5月9日肺内肿块穿刺活检及皮肤活检。

（一）肺穿刺组织病理回报

肺肿物穿刺活检组织示NK/T淋巴瘤（鼻型），免疫组化：CD163（+），CD31（NS），CD34（−），CD1a（−），CK（−），S-100（−），TTF-1（−），Vimentin（+），Ki-67（+90%），CD2（+），CD20（−），CD3（+），CD43（−），CD5（−），CD56（NK-1）（+），EBER（+），Granzyme B（+），LCA（+）。病理诊断：（肺）NK/T细胞淋巴瘤，鼻型（图3-1-4，彩图3-1-4）。

（二）皮肤病理（图3-1-5，彩图3-1-5）

考虑淋巴瘤。免疫组化：CD56（+），EBER（+），GrB（+）。最终诊断：（皮肤）NK/T细胞淋巴瘤，鼻型。

● 病理科（蔡毅然　上海交通大学医学院）

本例患者因反复鼻出血、皮损病变和肺内多发结节影而就诊，肺穿刺组织可见淋巴细胞弥漫性浸润，但无明显坏死，肺泡间隔增宽。病理免疫组化：CD163（+），Vimentin（+），Ki-67（+90%），CD2（+），CD3（+），CD56（NK-1）（+），EBER（+），Granzyme B（+），LCA（+）。病理诊断：（肺）NK/T细胞淋巴瘤，鼻型。皮肤病理显示瘤细胞大小不等，以小到中等的淋巴细胞混合为主，常常可出现数量不等的大细胞，背景中可有大量混合性炎症细胞，免疫组化：CD56（+），EBER（+），GrB（+），符合淋巴瘤诊断。肿瘤细胞绝大部分起源于NK细胞，少数起源于T细胞，结合形态及免疫组化结果，诊断为NK/T淋巴瘤。按照2008版和2016版WHO分类中将该病归类于成熟T和NK细胞肿瘤，命名为结外NK/T细胞淋巴瘤，鼻型。大多数肿瘤细胞与NK细胞表达相似标志物，在细胞质表达CD56、CD3和TIA-1、颗粒酶B、穿孔素等，CD56（+）是关键的诊断特征，此外，结外NK/T

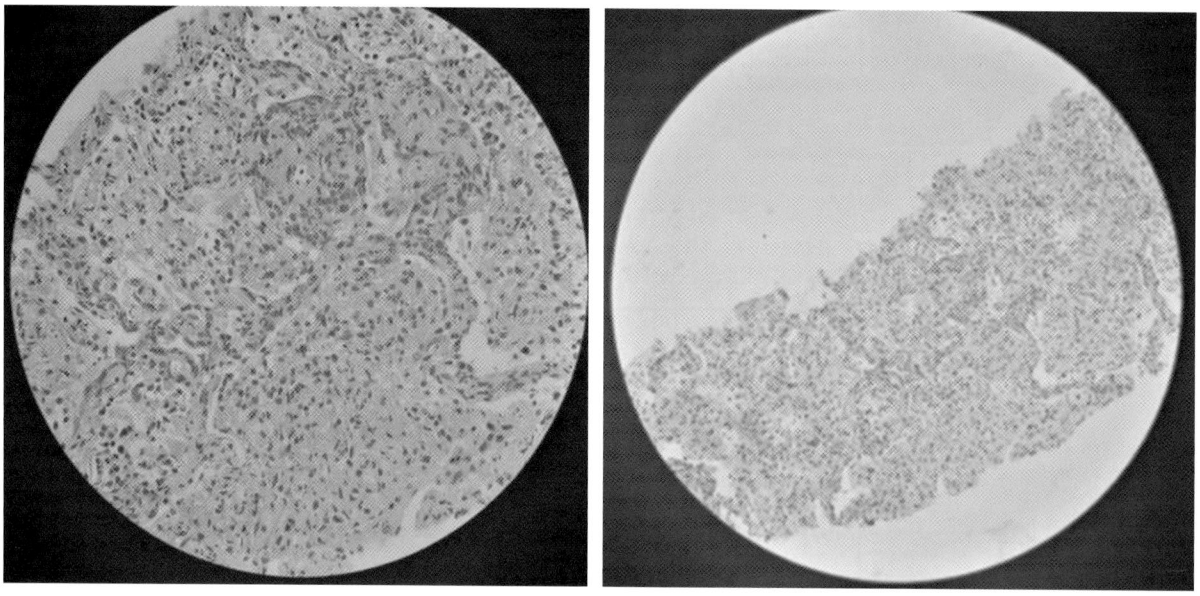

图 3-1-4 肺穿刺病理

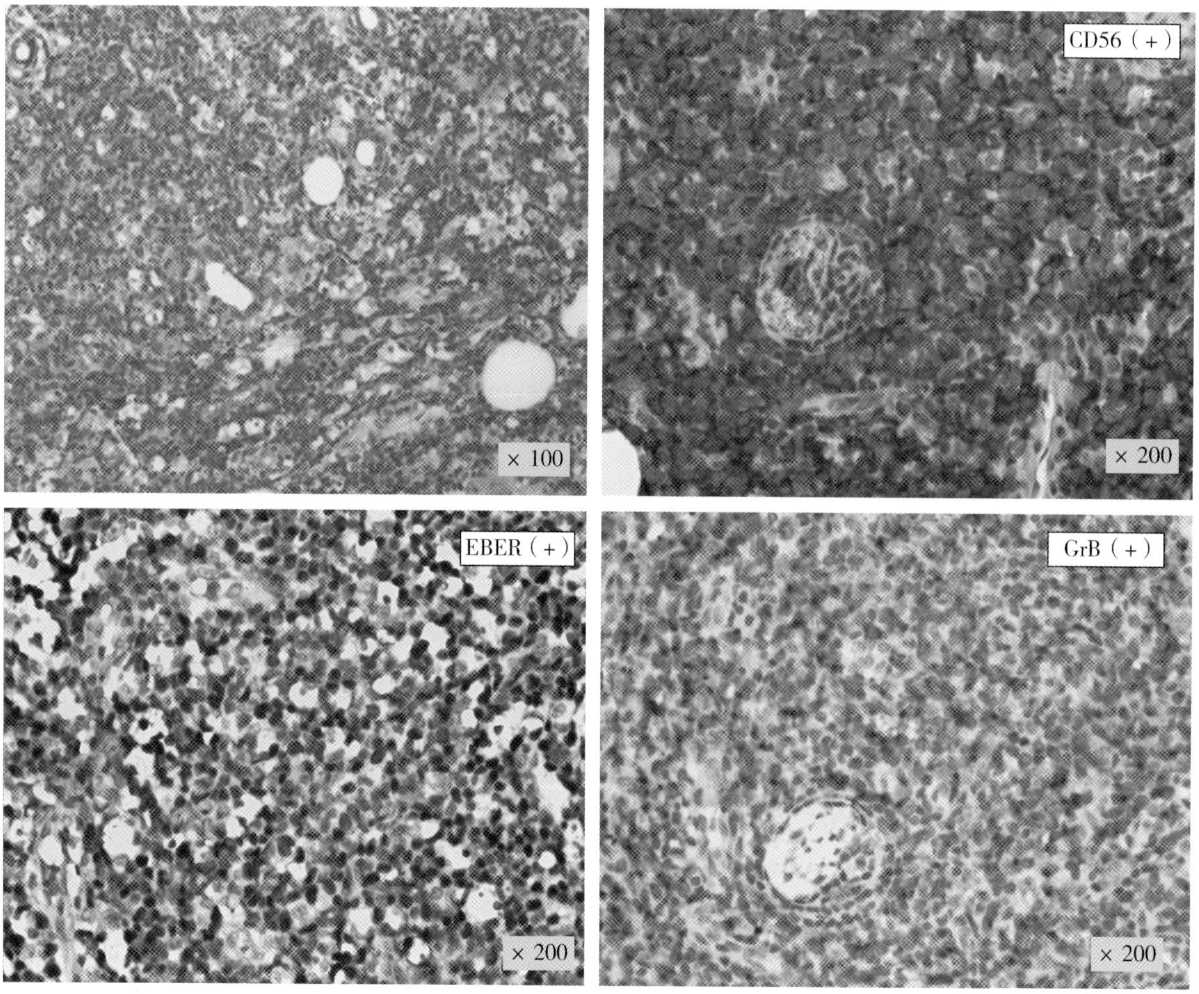

图 3-1-5 皮疹活检病理及免疫组化

淋巴瘤与 EBV 感染恒定相伴。这些特征均支持本病诊断。本例患者影像学表现为肺多发结节和实变，内见支气管充气征，分布与支气管血管束相关，考虑为淋巴瘤肺浸润。本例虽未取得鼻部组织活检，但推测其组织学表现可能因瘤细胞呈弥漫性浸润，具有嗜血管特性而破坏血管壁致反复鼻出血。除鼻部表现外，NK/T 淋巴瘤常可累及其他脏器，如皮肤、皮下组织、胃肠道及肺等。侵犯皮肤时可见局部血管通透性增强，水肿等皮损改变。本例出现心功能受损及心力衰竭表现不排除 NK/T 淋巴瘤造成的心肌损伤。

● 肿瘤科（王玲 大连医科大学附属一院）

结合患者临床表现，影像学表现及病理学结果，诊断为：结外 NK/T 细胞淋巴瘤，鼻型 Ⅳ期 B 组，侵及双肺、皮肤。双侧胸腔积液，继发性心肌损伤。结外 NK/T 细胞淋巴瘤，鼻型（extranodal natural killer/T-cell lymphoma，nasal type，ENKTL）属于非霍奇金淋巴瘤的一种少见特殊类型。ENKTL 发病率较低，占 NHL 的 2% ~ 10%。多数病例原发于鼻腔和咽喉部。ENKTL 的鼻外亚型也多见于男性，其分布位置差异较大，最常见的是皮肤、消化道、肺、唾液腺、睾丸等而无鼻腔受累。ENKTL 的鼻外亚型属于快速进展型，较鼻型治疗效果差，预后差。本例患者症状以多发皮肤损害和肺内结节为主要表现，而鼻咽部表现除鼻出血外无鼻塞、流涕、局部肿胀、糜烂、坏死等常见的鼻内亚型特点，同时病变累及心、肝及肾等多器官，进展迅速，更倾向于鼻外亚型。文献曾报道过以肺部肿块首发而无鼻咽部表现，行 PET-CT 检查提示鼻咽部 FDG 异常摄取，最终考虑为鼻型 NK/T 细胞淋巴瘤。本病例未行头 MRI 及 PET-CT 检查，无法排除继发于鼻内的 ENKTL。

三、最终诊断

结外 NK/T 细胞淋巴瘤，鼻型Ⅳ期 B 组，侵及双肺、皮肤、肝、肾、心。心力衰竭，肺水肿，双侧胸腔积液。

四、治疗及转归

患者于 2017 年 5 月 19 日突发心室颤动，抢救无效死亡。

五、专家点评

● 血液科（邱志祥 北京大学第一医院）

此患者劳累后胸痛起病，应考虑心源性疾病。心脏方面，患者表现为劳累时胸痛，但胸痛非“典型心绞痛表现”，动态心电图监测，胸痛发作时未见 ST-T 改变，本次入院后心肌酶明显升高，心电图未见明显 ST 改变，因此，综合临床表现、心电图及心肌酶谱检测结果，考虑患者有心肌损伤但非心肌梗死。肺部 CT 显示肺内多发结节且快速增长，伴有双侧胸腔积液。其后出现皮肤多发结节斑块样无痛皮疹，部分破溃、结痂，皮疹呈进行性肿大。肾功能异常。患者半年多时间内先后出现心、肺、肾及皮肤多部位、多器官受损，临床需要考虑：①感染，尤其是特殊感染，如结核、病毒，但患者起病长达半年，临床无明确感染表现，且皮疹为无痛性多发结节斑块状，T-SPOT.TB 阴性，结核和病毒可能性不大。②风湿免疫病，尤其是血管炎。患者老年男性，多项自身抗体检查未见明显异常，ESR 不快，C3 正常，都不支持，皮肤及肺活检病理对明确疾病诊断有重要价值。③肿瘤，患者广泛皮肤结节样皮疹，伴肺内多发结节、双侧胸腔积液，心脏损伤及肾损伤，肿瘤标志物检测阴性，实体肿瘤包括肺癌不做首选考虑。最应考虑的是血液系统肿瘤，包括急性白血病、淋巴瘤及多发性骨髓瘤（尤其是浆细胞白血病)。患者的骨髓检查不支持急性白血病，骨髓及血免疫球蛋白检查结果也不支持多发性骨髓瘤，如有外周血白细胞显微镜分类，以及血和尿免疫固定电泳结果，就更能明确除外多发性骨髓瘤了。是否有淋巴瘤，至少患者体检和影像学检查未发现淋巴瘤最常见表现，即淋巴结、肝脾大，因此，即使是淋巴瘤，也绝非是常见类型淋巴瘤。诊断不清的情况下，患者有明显的皮肤结节样皮疹，又有肺内多发结节，此时最应该做的就是尽早行皮肤和（或）肺部病灶活检。患者最终活检病理结果为结外 NK/T 细胞淋巴瘤，为少见淋巴瘤类型。多数原发于鼻咽部，称鼻内 NK/T 细胞淋巴瘤，也可原发于鼻咽部之外，如皮肤、肺、肠道等，称之为结外 NK/T 细胞淋巴瘤，鼻型。患者一年反复鼻出血症状应该被高度重视，病理确诊后应该做鼻腔黏膜检查及局部核磁共振或 CT，甚至 PET/CT，以明确鼻咽部是否有原发病灶及全身病变情况，这对于判断患者是原发鼻咽部 NK/T 淋巴瘤远处组织器官转移，还是原发于鼻咽部之外的鼻型结外 NK/T 细胞淋巴瘤有很大帮助，对于疾病的诊断、分期及预后都十分重要。但患者确诊后很快死于恶性心律失常，未来得及做相应检查，较为遗憾。不过，从病史给出的临床表现看，患者除了反复鼻出血表现外，并无鼻塞、流涕、鼻咽部及口腔局部溃烂、穿孔的表现，应该不是典型的鼻内 NK/T 细胞淋巴瘤。

六、关联知识——结外 NK/T 细胞淋巴瘤，鼻型

结外 NK/T 细胞淋巴瘤，鼻型（ENKTL）是非霍奇金淋巴瘤（NHL）中少见类型，2001 年版 WHO 分类将鼻腔内病变定义为鼻腔 NK/T 细胞淋巴瘤，超出鼻腔的 NK/T 细胞淋巴瘤纳入鼻外型，而 2008 版和 2016 版 WHO 分类中将该病归类于成熟 T 和 NK 细胞肿瘤，命名为结外 NK/T 细胞淋巴瘤，鼻型。结外 NK/T 细胞淋巴瘤（鼻型）主要分布在亚洲、墨西哥、中美洲、南美洲的居民，其在我国并不少见。男女比例 2∶1，中位发病年龄段为 44 ～ 55 岁。

（一）病因和发病机制

与 EBV 感染关系密切，鼻内 NK/T 细胞淋巴瘤 EBV 阳性率为 80% ～ 100%，其他结外部位 NK/T 细胞淋巴瘤 EBV 阳性率为 15% ～ 40%。细胞及分子遗传学方面，结外 NK/T 细胞淋巴瘤最常见的细胞遗传学异常是 6q21q25 缺失或 6p10 插入；p53 的异常表达、SHP-1（蛋白酪氨酸磷酸酶）基因表达下调、Fas 基因突变等分子生物学异常亦与结外 NK/T 细胞淋巴瘤的发生相关。

（二）临床表现

ENKTL 早期多发生于鼻腔，病情进展可累及鼻窦、腭骨。最常见的临床症状为鼻塞、流涕、鼻出血和局部黏膜肿胀、糜烂、坏死，进而形成溃疡和肉芽肿；中线部位破坏是其突出的面部特征，晚期可出现硬腭穿孔、眼球突出、面部肿胀、脑神经麻痹等。其他部位受累多见于皮肤、胃肠道、呼吸道、唾液腺等，骨髓和中枢神经系统罕见，很少累及淋巴结。部分 ENKTL 可无鼻部表现，而仅出现皮肤表现和肺部浸润，此类患者进展迅速，预后极差。

另外，该肿瘤一个重要的临床特点即容易发生噬血细胞综合征，表现为发热、肝脾大、血细胞减少、组织可见噬血细胞现象、肝功能异常、血乳酸脱氢酶升高、血清铁蛋白升高等。噬血细胞综合征（hemophagocytic syndrome，HPS）也被称为噬血细胞性淋巴组织细胞增生症（haemophilus lymphoid hyperplasia，HLH），是一种罕见的、威胁生命的临床病理状态，亚洲报道较多。HPS 可分为原发性和继发性，引起继发性 HPS 最常见的基础疾病是恶性肿瘤和病毒感染，恶性肿瘤尤其是淋巴瘤是成人继发性 HPS 的主要原因。其中，NK/T 细胞淋巴瘤相关噬血细胞综合征（NK/T cell lymphoma associated hemophagocytic syndrome，NK/T-LAHS）较多见，且病死率极高，据报道其中位生存期仅有 28 天。目

前，在 HPS 诊断方面，国内外广泛采用国际组织细胞协会制订的 HLH-2004 诊断标准。满足以下 8 条中的 5 条诊断标准即可确诊：①发热；②脾大；③血细胞减少（影响 2 或 3 系外周血细胞）：血红蛋白＜ 90 g/L（新生儿：血红蛋白＜ 100 g/L），血小板＜ 100×10 g/L，中性粒细胞＜ 1.0×10 g/L；④高甘油三酯血症和（或）低纤维蛋白原血症：空腹甘油三酯≥ 3.0 mmol/L（≥ 2.65 g/L），纤维蛋白原≤ 1.5 g/L；⑤骨髓、脾或淋巴结中发现噬血细胞现象而非恶变证据；⑥ NK 细胞活性减低或缺乏（根据当地实验室指标）；⑦铁蛋白≥ 500 μg/L；⑧可溶性 CD25（sIL-2R）≥ 2400 U/mL。NK/T-LAHS 是一种高度侵袭性的致死性疾病，其疾病进展极为迅速，预后极差。

（三）影像学特点

原发于鼻腔 ENKTL 的早期影像学表现为鼻黏膜增厚或咽壁增厚。有研究指出，鼻底黏膜厚度大于 2 mm，或鼻中隔黏膜厚度大于 2.5 mm 可以作为 ENKTL 的提示标志。而进展期的 NKTL 可引起鼻腔及鼻旁窦阻塞，鼻腔弥漫性受侵，沿鼻腔铸型生长，增强可见轻 - 中度强化；鼻背部软组织肿胀有助于本病诊断。ENKTL 伴随血管壁浸润、坏死和溃疡，所以在影像学上可见病变表面不光滑，毛糙，密度不均，形成气泡影。“气泡”的形成是组织坏死的一种形式，坏死组织排出体外后，复查鼻咽部软组织表面较为光整。ENKTL 可有周围骨质破坏，上颌窦内侧壁、筛骨、鼻甲及鼻中隔较易受累，但是本病骨质破坏较轻，可仅表现为骨质变薄，而未见明显骨质毁损性改变或向外周侵犯。应与来源于上皮类的恶性肿瘤相互鉴别。肺部浸润的影像学表现不特异，包括多发性结节、肿块和肺炎样改变（可见支气管充气征）、双侧胸腔积液和纵隔淋巴结肿大等。

（四）诊断及鉴别诊断

ENKTL 的诊断主要依据病理学。ENKTL 组织病理学表现具有多样性，其基本的病理改变是在凝固性坏死和多种炎症细胞混合浸润的背景上，肿瘤性淋巴样细胞散布或呈弥漫性分布，病变区域可见大、中、小等多形性异形瘤细胞混合，细胞质中等，淡染或透亮，核型不规则，核仁不明显，核分裂象多见。肿瘤细胞围绕血管或血管内聚集，伴随血管壁浸润、坏死和溃疡，多引起大片状或多灶性溃疡形成，以及凝固性坏死。有时活检只取到坏死组织而不易确诊。结外 NK/T 细胞淋巴瘤表达 CD2、CD56、胞质 CD3ε 阳性、胞膜 CD3 阴性，大部分肿瘤细胞表达细胞毒性颗粒相关蛋白，如 Granzyme B、TIA-1 和穿孔素（perforin）等。肿瘤也常表达 CD43、CD45RO 及 Fas，偶尔 CD30 阳性。原位杂交大部分 EB 病毒编码的小 RNA（EBER）阳性。分期：目前仍采用 Ann Arbor 分期。研究表明，原发于鼻腔的结外 NK/T 细胞淋巴瘤以Ⅰ～Ⅱ期病变为主，而原发于鼻外的结外 NK/T 细胞淋巴瘤患者发病时多表现为进展期，其中Ⅲ～Ⅳ期占 68%。

NK/T 细胞淋巴瘤应与以下病变相鉴别：①炎症性病变：大量炎症细胞浸润，部分有溃疡形成，无异形淋巴细胞增生及血管浸润破坏现象，原位杂交 EBER（–）；②肉芽肿性多血管炎（GPA）：其主要特征是坏死性肉芽肿性炎和纤维素血管炎，中性粒细胞浸润微脓肿，表现为中小血管弹力纤维破坏，血管闭塞或纤维素样坏死，无异形肿瘤细胞；③低分化癌：癌组织弥漫排列，细胞异形性明显，免疫组化 ckpan（+）；④外周 T 细胞淋巴瘤，非特指性：弥漫排列的中到大的肿瘤细胞，常有透明细胞和 R-S 样细胞，间质血管增生明显，免疫组化 sCD3（+），细胞毒性颗粒相关蛋白常（–），原位杂交 EBER（–）；⑤皮下脂膜炎样 T 细胞淋巴瘤：免疫组化 CD56（–），原位杂交 EBER（–）；⑥蕈样肉芽肿（MF）：其淋巴细胞浸润主要位于表皮与真皮交界处，常可见亲表皮现象，病变较少累及皮下组织。

（五）治疗

结外 NK/T 细胞淋巴瘤对放疗敏感，对于早期鼻型结外 NK/T 细胞淋巴瘤患者，给予单纯放疗效果也较好，照射范围和照射剂量是放疗成败的关键，与肿瘤局部控制率及预后密切相关。早期患者应采用扩大照射野和根治性剂量，客观有效率为 77% ~ 100%，完全缓解率为 52% ~ 100%。对于伴有危险因素的早期患者，需要增加化疗降低复发率，但是最佳化疗方案及放疗化疗的顺序仍不明确。联合化疗是Ⅲ、Ⅳ期及难治复发 ENKTL 的主要治疗方法，SMILE 方案是目前疗效最佳的方案。造血干细胞移植可改善高危初治患者和化疗敏感的复发患者的远期生存。而靶向治疗和其他治疗仍在探索之中。

（六）预后

原发于鼻腔的结外 NK/T 细胞淋巴瘤早期病变对放疗敏感，同步放化疗的综合治疗模式明显改善其预后，5 年生存率可达 70% 以上；而原发于鼻外的结外 NK/T 细胞淋巴瘤预后差。结外 NK/T 细胞淋巴瘤的预后因素受各方面影响，亚洲淋巴瘤研究组织（ALSG）发起的国际多中心研究，在非蒽环类化疗为基础的患者中，包括年龄＞ 60 岁、远处淋巴结转移、非鼻腔 NK/T 细胞淋巴瘤、分期Ⅲ / Ⅳ期均是影响患者总生存率和无进展生存率的独立危险因素，血清 EBV-DNA 拷贝数也是影响患者预后的重要因素之一。

参考病例

病例 1（图 3-1-6）：男性，58 岁。以“鼻 NK/T 细胞淋巴瘤放疗后 1 个月，咳嗽伴发热 1 周”就诊。放疗 1 个月后鼻腔病灶消失。CT 提示双肺下叶见多发斑片状突变及磨玻璃影（图 3-1-6）。右肺下叶病灶 CT 引导下穿刺活检病理示 NK/T 细胞淋巴瘤。免疫组化：瘤细胞 CD56（+）、TIA-1（+）、CD7（+）、CD3 个别细胞（+）、CD20（-）、CD79a（-）、广谱 CK（-）、CAM5.2（-）、Ki-67（+）50% ~ 60%。结合影像学病理检查诊断为：NK/T 细胞淋巴瘤，鼻型Ⅳ期 B 组肺部浸润。

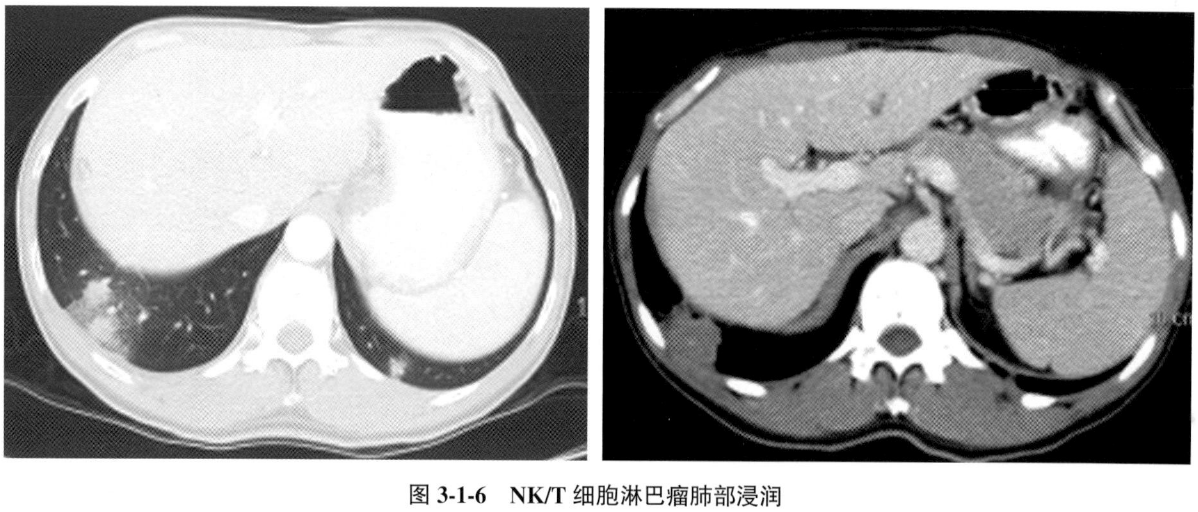

图 3-1-6 NK/T 细胞淋巴瘤肺部浸润

病例 2（图 3-1-7）：男性，23 岁。反复鼻塞、流涕 5 年余，加重伴鼻部肿痛 2 天。患者 5 年前无明显诱因出现鼻塞，呈现间歇性交替性，以右侧为甚，流黄脓色涕。自述曾患“肺结核”，已治愈。CT 可见右侧鼻道及上颌窦软组织肿块，右侧鼻背部软组织肿胀（图①）。右侧鼻腔软组织活检：免疫组化：CD3（+），CD45RO（+），CD56（+），CD20（-），CD79α（-），CK（-），Syn（-），CgA（-），NSE（-），考虑 NK-T 细胞淋巴瘤，鼻型。10 月 30 日胸部 CT 平扫示双肺粟粒性结节影（图②），虽经强化疗方案 DHAP 治疗，病变迅速进展（图③、④），2017 年 12 月 10 日患者死亡。

病例 3（图 3-1-8）：女性，75 岁。2 周前无明显诱因出现鼻塞，流黄色脓涕。查体：鼻咽部表面见大量黄白色脓性分泌物，痂皮覆盖，触之易出血，清除后见新生物表面糜烂。鼻咽部 CT 平扫见鼻

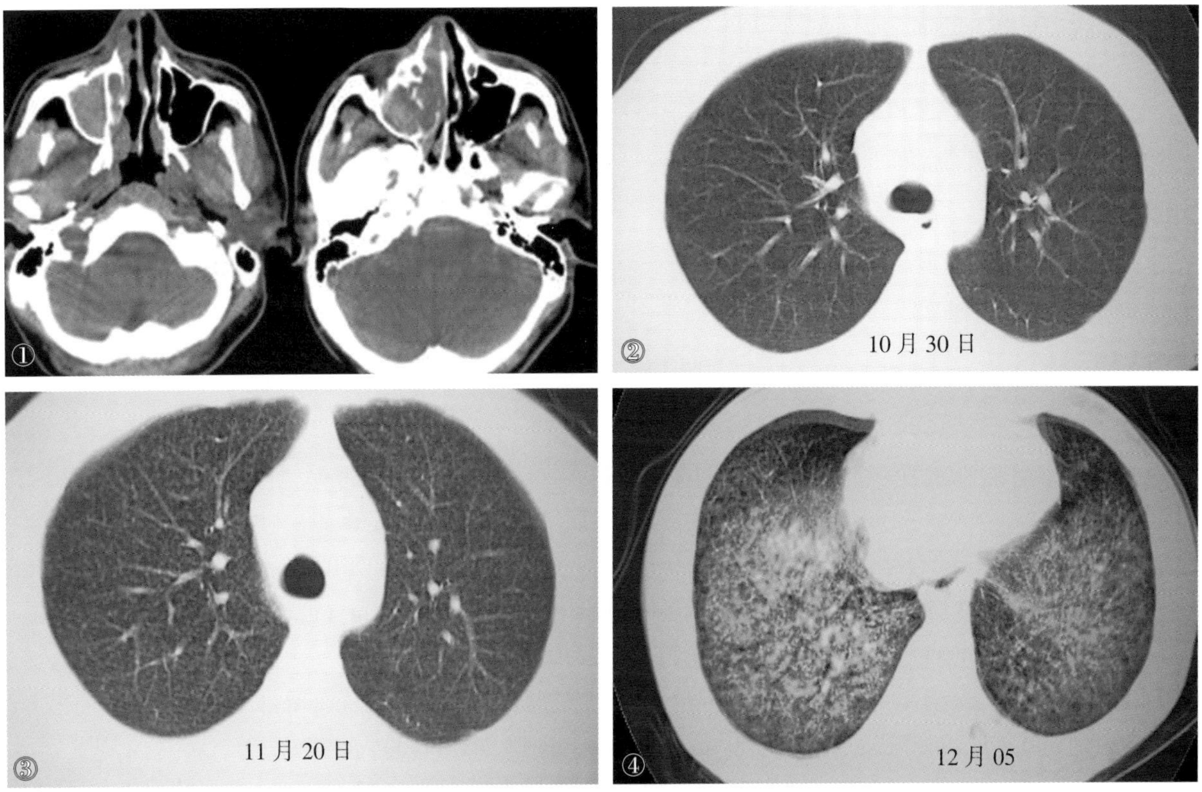

图 3-1-7 右侧鼻腔 NK-T 细胞淋巴瘤，鼻型，伴肺部受累

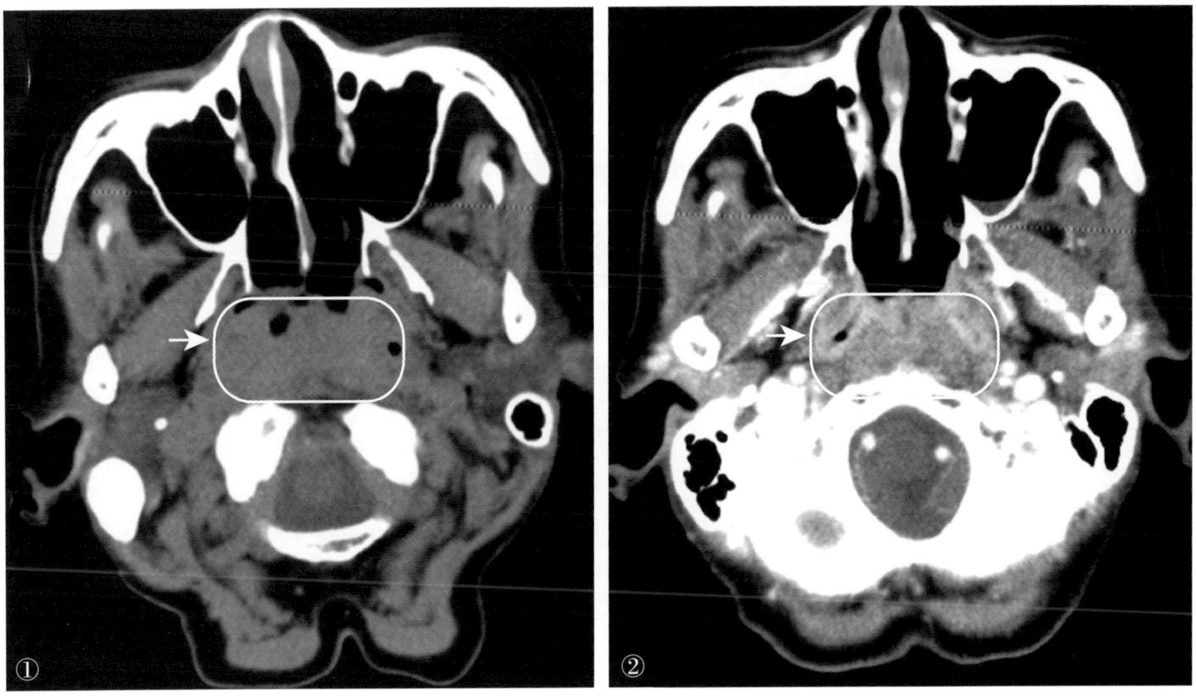

图 3-1-8 鼻咽部 NK-T 细胞淋巴瘤，鼻型

咽部软组织肿块，表面不光整，凹凸不平，密度欠均匀（图 3-1-8 ①白色箭头）。4 天后行增强扫描可见鼻咽壁增厚，黏膜面显著强化，部分黏膜线仍清晰可见（图 3-1-8 ②白色箭头）。病理：淋巴细胞弥漫性分布，细胞异型，未见淋巴滤泡，见明显大片坏死，CD3（+），CD45RO（+），CD20（散在小细胞+），CD79α（散在小细胞+），T 细胞非霍奇金淋巴瘤，考虑鼻型 NK-T 细胞淋巴瘤。

（王 玲 徐 迪 孙秀华 吕 燕 黄 勇 编写/整理，路希维 审校）

七、要点速记

1．ENKTL 多发生于鼻腔，其次为咽、扁桃体，鼻外部位常发生于皮肤、胃肠道等。而原发于鼻外的结外 NK/T 细胞淋巴瘤预后差。

2．NK/T 细胞淋巴瘤相关噬血细胞综合征较少见，但表现为快速进展，病死率极高。

3．原发于鼻腔的结外 NK/T 细胞淋巴瘤早期病变对放疗敏感，同步放化疗的综合治疗模式明显改善其预后。

参考文献

1．王龙胜，郑穗生，陈立芳，等．原发鼻腔 NK/T 细胞淋巴瘤 CT 诊断［J］．放射学实践，2012，27（12）：1316-1319.

2．Ati WY，Weisenburger DD，Intragumtornchai T，et al．Clinical differences between nasal and extranasal natural killer/T-cell lymphoma：a study of 136 cases from the international Peripheral T-Cell Lymphoma Project［J］．Blood，2009，113（17）：3931-3937.

3．Vazquez Al，Khan MN．Extranodal natural killer/T-Cell lymphoma：A population-based comparison of sinonasal and extranasal disease［J］．Laryngoscope，2014，124（4）：888-895.

4．Gru AA，Haverkos BH，Freud AG，et al．The epstein-barr virus（EBV）in T cell and NK cell lymphomas：time for a reassessment［J］．Curr Hematol Malig Rep，2015，10（4）：456-467.

5．Huang Y，Reynies A，Beval L，et al．Gene expression profiling identifies emerging oncogenic pathways operating in extranodal NK/T-cell lymphoma，nasal type［J］．Blood，2010，115（6）：1226-1237.

6．Liang R．Advances in the management and monitoring of extranodal NK/T-cell lymphoma，nasal type［J］．British Journal of Haematology，2009，147（1）：13-21.

7．Vose J，Armitage J，Weisenburger D．International TCLP．International Peripheral T-cell and natural killer/T-cell lymphoma study：pathology findings and clinical outcomes［J］．Journal of Clinical Oncology，2008，26（25）：4124-4130.

8．Chan JK，Sin VC，Wong KF，et al．Nonnasal lymphoma expressing the natural killer cell marker CD56：a clinicopathologic study of 49 cases of an uncommon aggressive neoplasma［J］．Blood，1997，89（12），4501-4513.

9．Ying Z，Zhu J. Extranodal natural killer/T cell lymphoma：we should and we can do more［J］．Chin Clin Oncol，2015，4（1）：12-15.

10．Bode SF，Ammann S，Al-Herz W，et al．The syndrome of hemophagocytic lymphohistiocytosis in primary immunodeficiencies：implications for differential diagnosis and pathogenesis. Haematologica，2015，100（7）：978-988.

11．Sabattini E，Bacci F，Sagramoso C，et al．WHO classification of tumours of haematopoietic and lymphoid tissues in 2008：an overview［J］．Pathologica，2010，102（3）：83-87.

12．Au WY．Current management of nasal NK/T-cell lymphoma［J］．Oncology（Williston Park），2010，24（4）：352-358.

13．Yamaguchi M，Tobinai K，Oguchi M，et al．Concurent chemoradiotherapy for localized nasal natural killer/T-cell lymphoma：an updated analysis of the Japan clinical oncology group study JCOG0211.

Journal of Clinical Oncology [J], 2012, 30 (32): 4044-4046.
14. Lee J, Suh C, Park YH, et al. Extranodal natural killer T-cell lymphoma, nasal-type: a prognostic model from a retrospective multicenter study [J]. Journal of a Clinical Oncology, 2006, 24 (4), 612-618.
15. Wang L, Wang H, Wang JH, et al. Post-treatment plasma EBV-DNA positivity predicts early relapse and poor prognosis for patients with extranodal NK/T cell lymphoma in the era of asparaginase [J]. Oncotarget, 2015, 6 (30), 30317-30326.

病例 2 体检发现双肺多发结节和肿块

一、病例特点

（一）简要病史

女性，53 岁。该患者以“体检发现左乳结节 10 个月，术前发现肺结节 2 个月”为主诉入院。患者于 10 月前体检发现乳房结节，位于左乳外上区，无压痛，活动性佳，未予以注意，2 个月前于北京某医院行 CT 检查发现“左乳结节影，双肺多发结节影”，PET/CT 检查，考虑“左乳良性病变，双肺多发转移瘤”。行左乳结节切除术，病理考虑乳腺导管内乳头状瘤，部分见非典型增生。为明确双肺阴影性质转入我院。无咳嗽、咳痰、发热、胸闷、气短等症状。

（二）既往史

12 岁时曾患脑炎，具体诊断不详。高血压病史 2 年。

（三）体格检查

左乳见 5 cm 长的手术缝合切口，余无特殊。

（四）辅助检查

1．实验室检查

（1）常规检查：血、尿、便常规，红细胞沉降率、血生化均正常。

（2）感染相关检查：痰普培（3 次）见甲型溶血性链球菌、奈瑟菌；痰革兰氏染色涂片可见革兰氏阳性球菌、革兰氏阴性球菌和真菌菌丝；痰真菌培养（3 次）阴性；γ 干扰素释放试验（T-SPOT.TB）阴性、痰抗酸染色阴性（3 次）。

（3）肿瘤相关检查：痰脱落细胞学未见癌瘤细胞（3 次）；血肿瘤标志物：癌胚抗原（CEA）、鳞状细胞癌抗原（SCC）、神经元特异性烯醇化酶（NSE）、胃泌素释放肽前体（ProGRP）、细胞角蛋白 19 片段（CYFRA21-1）均未见异常。

2．腹部 B 超 肝囊肿。

3．支气管镜 未见明显异常。

4．入院后胸部 CT 平扫（图 3-2-1） 双肺多发结节影，边界清晰、光滑；左肺下叶基底段心缘旁肿块，大小约为 5 cm × 4 cm，增强扫描（图 3-2-2）不均匀强化，边缘局部欠规则，平扫 CT 值约为

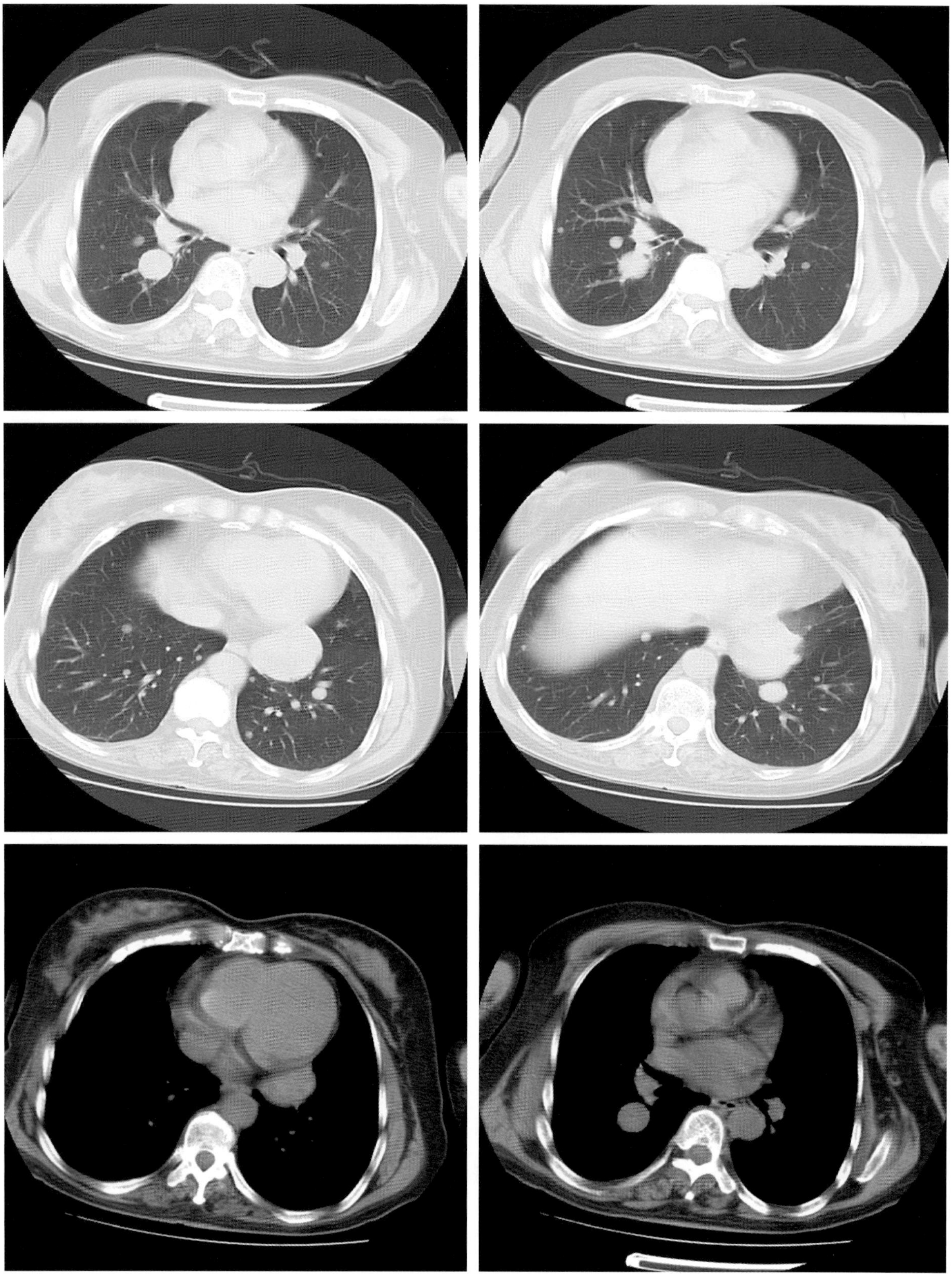

图 3-2-1　胸部 CT 平扫

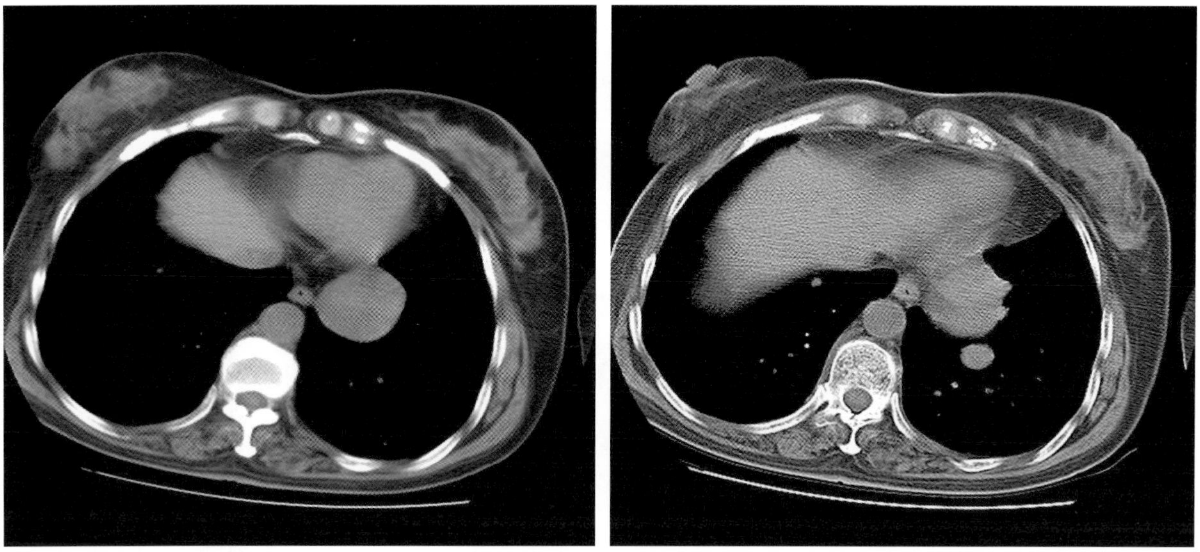

图 3-2-1 续　胸部 CT 平扫

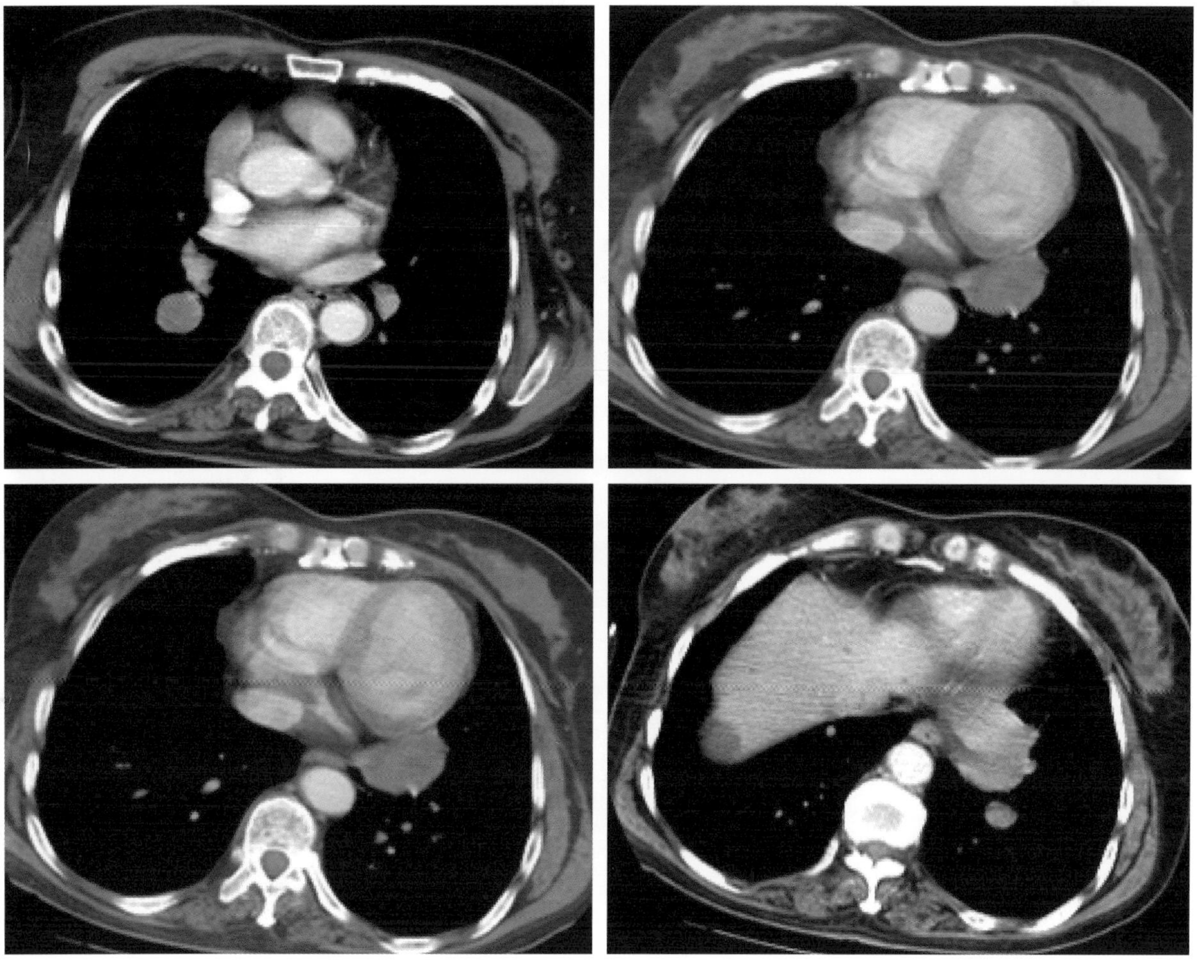

图 3-2-2　胸部 CT 增强扫描

34 HU，增强 CT 值为 30 ~ 60 HU。右下肺结节影平扫 CT 值为 26 HU，增强 CT 值为 70 HU；左肺下叶结节影平扫 CT 值为 25 HU，增强扫描 CT 值为 81 HU。初步考虑：左肺下叶周围性肺癌伴双肺多发转移瘤。

5．PET/CT（入院前） 双肺多发实性结节及肿物，大部分伴轻度代谢增高，SUV_{max}：2.0 ～ 3.0。

二、多学科会诊

● 呼吸科（马志明 广州市胸科医院）

患者为中年女性，2 个月前体检发现左乳肿块和双肺结节影，行“左乳肿物病灶切除”，病理诊断为乳腺导管内乳头状瘤，部分见非典型增生。胸部 CT 发现多发大小不等的类圆形结节影，PET/CT 显示代谢轻度增高。肿瘤免疫检测未见异常，也无恶病质表现。需考虑如下疾病：①肺部良性转移性平滑肌瘤：本病由生育期妇女的子宫原发性平滑肌瘤转移而来，发病与雌激素水平密切相关。影像学通常表现为边界清楚的结节或肿块，可有轻度强化或不强化，患者虽为生育期妇女，但无子宫肌瘤手术史，证据欠充分。②硬化性肺细胞瘤（PSP）：该病女性多见，多以孤立性结节或肿块为主，周边分布，边缘多光滑，少见分叶及毛刺，密度较均匀，增强后可有多种强化形式，该患者呈多发结节，在硬化性肺细胞瘤相对少见。③肺转移瘤：患者 2 个月前左乳肿物切除，病理诊断为“乳腺导管内乳头状瘤”，一般认为是癌前期病变，癌变率为 5% ～ 12%，本例不排除乳腺癌肺转移可能，虽然肿瘤标志物未见异常，尚需病理进一步排除。④肺周围型类癌：该病起源于细支气管上皮内的神经内分泌细胞，胸部 CT 可表现为单发圆形或椭圆形结节，强化明显，有时也可呈多灶样表现，需注意鉴别。⑤其他肉芽肿性疾病：如真菌、肉芽肿性多血管炎等。建议肺活检明确诊断。

● 影像科（贺伟 首都医科大学附属北京胸科医院）

该患者胸部 CT 显示左下肺叶基底段心脏周围有类圆形软组织密度肿块影，大小约为 5 cm × 4 cm，境界清楚，大部分边缘光滑，局部边缘欠规则，平扫密度欠均匀，增强扫描不均匀强化；双肺下叶、右肺中叶及左肺舌叶尚见多发结节与肿块影，呈随机分布，直径为 0.4 ～ 4 cm，圆形或类圆形，平扫密度较均匀，边缘锐利，未见晕征。需要考虑如下几种：①肺母细胞瘤：此病罕见，中年女性偶尔可见，常为球形病灶大小不一，下叶多见，明显强化。②低度恶性肿瘤肺内转移瘤：虽左乳腺结节病理报告为良性，但不完全排除为低度恶性，其也可能肺内转移；亦可能左下肺癌伴双肺多发转移。③周围型支气管腺瘤：多见于中年女性，可以多发，下叶多见，向心性分布，呈圆形，边界光滑清晰，内侧可见与支气管相连，可有恶性变，但也极为少见。④其他肉芽肿性疾病不除外。建议行经皮肺穿刺活检进一步明确诊断。

● 核医学科（李多 首都医科大学附属北京胸科医院）

该患者双肺结节部分代谢轻度增高，常规应考虑双肺转移可能。但结核瘤、真菌感染，以及部分良性肿瘤也会出现 SUV 值升高的情况。因此对于本例的诊断仍需结合影像学检查、临床特点，以及病理组织检查做出综合判断。

后续进展

放射科医师认为左心缘旁肿块行经皮穿刺活检有一定风险。与家属沟通建议行经胸腔镜病灶切除肺活检术。术中切取左肺下叶肿物两个。大体病理：（左肺下叶病灶）结节状肿物，大小为 5.0 cm × 4.0 cm × 4.0 cm。另见瘤组织一块，大小为 1.0 cm × 0.8 cm × 0.8 cm。病理（图 3-2-3）：镜下可见明显出血区（图①）和乳头状结构区（图②），瘤细胞单层排列，间质可见程度不等的硬化改变（实性区伴硬化）。免疫组化：瘤细胞 EMA、TTF-1、CK-7、Vimentin 均阳性。结合形态学特征及免疫组化染色结果，最后诊断：硬化性肺细胞瘤。

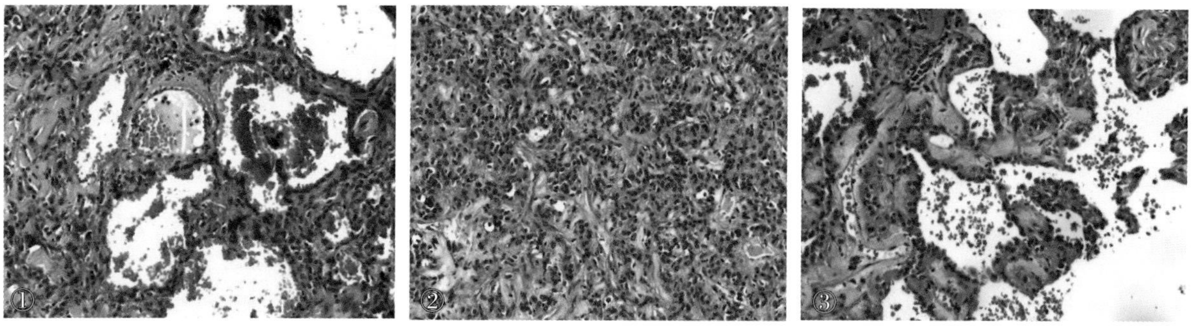

图 3-2-3 左下肺肿物病理（HE）

• 病理科（穆晶 首都医科大学附属北京胸科医院）

硬化性肺细胞瘤病理改变包括两种细胞（圆形细胞与表面细胞）和四种结构（乳头状结构、出血区、实性区、硬化性结构）。该患者镜下图（图 3-2-3，彩图 3-2-3）①示出血区伴硬化区域：肿瘤组织中肺泡腔扩大、腔内充满红细胞，犹如海绵状血管瘤，周边可见致密的透明变性胶原灶；图②为乳头状结构：由圆形细胞与表面细胞共同构成乳头状结构，突入肺泡腔内，为假乳头，其轴心为瘤细胞（与原位腺癌或微浸润腺癌鉴别：腺癌乳头状亚型为真性上皮性乳头，其轴心为纤维血管轴心）；图③为实性区：圆形肿瘤细胞弥漫分布，呈实片状。瘤细胞免疫组化：EMA、TTF-1、CK-7、Vimentin 均阳性。根据该患者的病理形态学特征及免疫组化染色结果可以确诊为硬化性肺细胞瘤的诊断。

术前硬化性肺细胞瘤的确诊率仅有 40%，可误诊为肺癌、转移瘤、错构瘤、类癌、肺结核等。由于硬化性肺细胞瘤的病理学诊断依赖于它的组织结构和细胞的多样性，因纤维支气管镜活检或经皮肺穿刺活检组织量少，难以发现这些组织学特点。与其他病变相比，硬化性肺细胞瘤冷冻误诊率和延迟诊断率明显增高，因此在肺结节性病变冰冻检查时，尽量地多部位取材，尤其在肿瘤与肺组织交界处，能看到更多的肿瘤结构，可以减少误诊，导致不必要的肺叶切除和淋巴结清扫。

三、最终诊断

多发性硬化性肺细胞瘤。

四、治疗与转归

患者在胸腔镜下切除两枚结节，其余结节随访两年，无明显变化。

五、专家点评

• 放射科（周新华 首都医科大学附属北京胸科医院）

该患者为中年女性，病例主要表现为两肺多发边缘光滑、无明显分叶、大小不等、随机分布的结节与团块，病变均见明显强化。对 50 岁以上患者，结合上述表现首先还是考虑为双肺转移瘤的可能性大。本病例左肺下叶内基底段的团块病灶最大，其形态特点基本符合呈膨胀性生长伴假包膜形成的中低分化的非小细胞肺癌的特点；增强显示团块中心相对低密度用肿瘤细胞分化差伴不同程度的坏死或者液化等完全可以解释；两肺散在分布的随机结节，大小不等，用血行转移就更容易解释了。因此，肺癌肺转移应该作为重点考虑。但通过 PET/CT 检查其他脏器均未发现明确的肿瘤，来自肺外的恶性肿瘤转移不能成立。

下面围绕肺原发性疾病展开分析。一是肺部感染性病变也可以表现为多发性结节。从理论上凡是能够形成肉芽肿的病变，就可以表现为多发性结节，最常见的病变有肺结核和真菌感染中的隐球菌炎症。但肺结核结节通常为不强化或边缘线状强化，部分病变境界模糊或呈卫星灶，所以不太支持；隐球菌肿块型也常常表现为多发性，但病灶边缘仍然具有索条和斑片的炎症性表现，肿块内部也常常出现小空洞和支气管充气征等，所以亦不太支持。二是肺肿瘤性病变也需考虑。对于 CT 增强超过 60 HU，伴有血管贴边征肿块，应该考虑硬化性肺细胞瘤的可能性，该病女性多于男性，但多发者较罕见。在一组大样本 PSP 观察显示，多发性 PSP 仅占 7.9%。尽管多发但进展缓慢，可多年无变化。良性转移性平滑肌瘤病也有多发性特点，但该患者没有子宫肌瘤的病史，证据不足。在恶性肿瘤中肺肉瘤样癌、肺类癌均可表现为高血供，需要谨慎除外。

通过上述分析，首先可确定为肺原发肿瘤病变。但仅根据影像学资料进行诊断仍存在局限性，此时病理学资料的获得对诊断是非常必要的。对比分析本病例中硬化性肺细胞瘤手术切除病理标本的光镜改变与 CT 影像学特点发现，手术切除的左肺下叶较大病灶在增强 CT 上表现为中心密度相对较低，其病理特点为该区域主要为中心部位的肺泡间隔纤维组织增生，并且纤维化及透明变性改变显著，仅见少数硬化的细小血管，即以硬化性改变为主，故表现为不强化或轻度强化，而这种中心性硬化区域在较大的病灶内往往更加明显。反言之，在较小的病灶内其中心硬化区域相对较小而以出血区（海绵状血管瘤区）为主，所以往往强化显著。由此可见，硬化性血管瘤不同的病理特点是导致强化特点不同的基础。

六、关联知识点——硬化性肺细胞瘤

硬化性肺细胞瘤（pulmonary sclerosing pneumocytoma，PSP）是肺内少见的良性肿瘤，是一种肺泡上皮来源的肿瘤，起源于原始呼吸道上皮细胞，由类似于Ⅱ型肺泡细胞的立方形表面细胞和基质圆形细胞的双分子层表面细胞组成。1980 年 WHO 将其命名为肺硬化性血管瘤（PSH），1999 年及 2004 年 WHO 将其归类为“其他肿瘤”，多年前已经意识到肺硬化性血管瘤并不是血管源性肿瘤，2015 年 WHO 适时将其归类为“腺瘤”，重新命名为硬化性肺细胞瘤，新命名恰当地反映了肿瘤的瘤细胞本质。

（一）临床特点

硬化性肺细胞瘤好发于中老年女性，发病年龄在 40 ～ 60 岁，男女比例约为 1 : 4。PSP 缺乏特异性临床症状，约 90% 的患者无临床症状，于体检时偶尔发现，少数患者有咳嗽、胸痛、咯血等症状。发现及诊断本病主要依靠影像学检查，尤其是 CT 检查。该病以单发为主，约占 96%，多发性者多局限于单侧肺，偶为双肺多发。PSP 被认为是良性肿瘤，但已有少量文献报道 PSP 伴胸膜、胃播散和淋巴结转移。

（二）影像学表现

硬化性肺细胞瘤多位于胸膜下或叶间裂周围。尽管大多数病变具有良性肿瘤的征象，境界清楚、光滑，但亦见少数病变见分叶征，平扫多密度均匀，但少数病例伴有钙化（见病例 1），有文献报道钙化发生率可高达 40%，钙化的部位可以位于中央部位，也可位于边缘部位。钙化的形态可呈细小点状，亦可呈粗颗粒状。肺硬化性肺细胞瘤囊变的发生率约为 20%，表现为边缘清晰的低密度区，在一定程度上可提示诊断，推测可能与出血有关。PET/CT 可提示轻度到中度代谢增高。文献报道该病的

^{18}F-FDG 摄取形态呈不规则斑片状，与 CT 图像中病灶形态并不一致，而肺癌等恶性肿瘤多表现为与病灶轮廓一致的类圆形高度浓聚，此特征也可用来帮助鉴别诊断。PSP 除具有肺部良性肿瘤的一般影像学表现外，亦可见一些特殊影像学表现，具体如下。

1. 显著强化 大多数 PSP 病灶的 CT 增强扫描呈显著强化（直径较小的病灶常见），CT 值增加超过 45 HU 甚至超过 60 HU（图 3-2-4）。PSP 的主要成分——海绵状血管瘤样组织是其强化明显的组织病理学基础。而随着病灶体积的增大，实体型和硬化型结构逐渐增多，该区域内血流相对减少，因此强化程度减低。但由于组成成分的差异，部分病变表现为不均匀强化，文献认为增强扫描持续性强化是该病重要特征。但由于不同肿瘤内可能具有不同的组织学成分及微血管密度，肿瘤强化不明显者，并不能排除 PSP 的诊断。

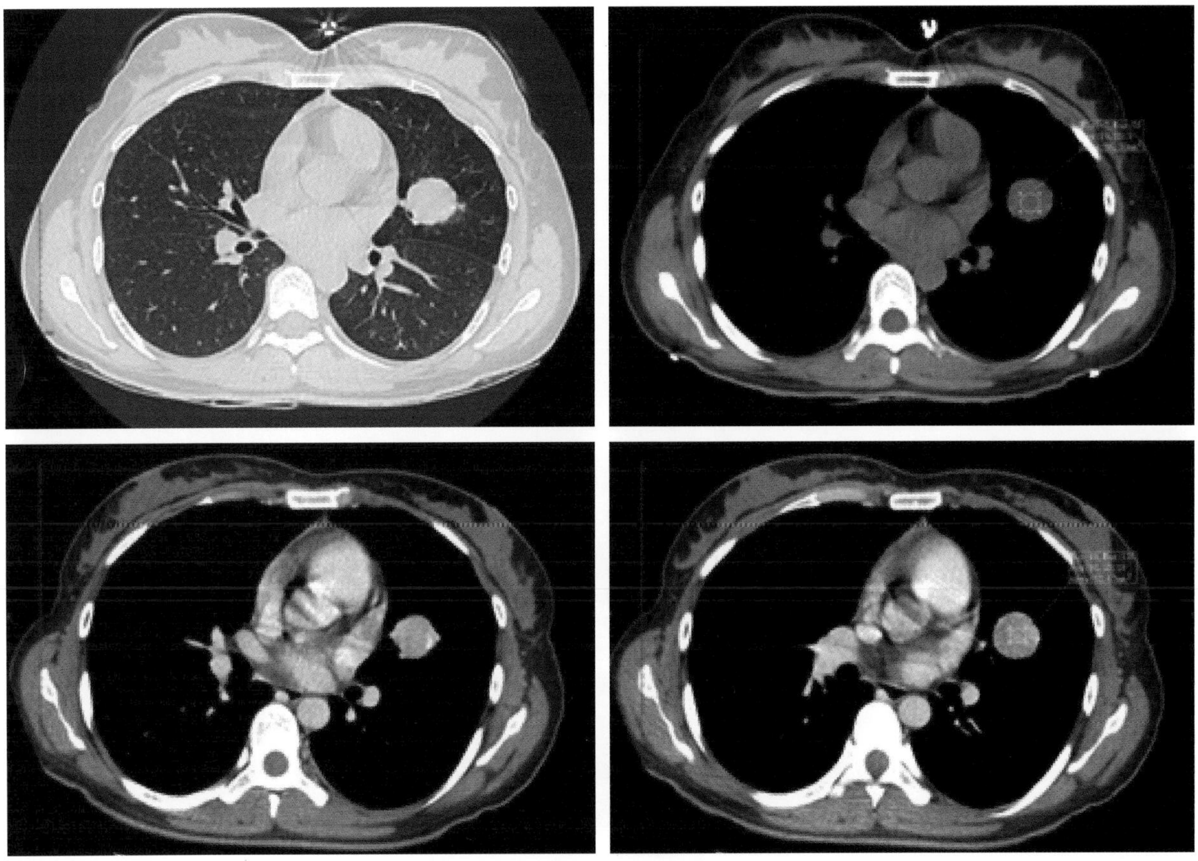

图 3-2-4 左肺上叶硬化性肺细胞瘤

左肺上叶舌段 3 cm 大小的类圆形结节，境界清楚，光滑，密度较均匀，边缘见少许钙化，增强扫描显示显著强化，平扫及增强扫描 CT 值分别为 19 HU 及 93 HU

2. 血管贴边征 血管贴边征是 PSP 的较特异性征象，表现为增强扫描病灶周围增粗、迂曲血管影，横断面上表现为病灶周缘逗点状强化影，考虑为 PSP 良性生长，推挤、压迫周围血管所致。因此该征象在中央型 PSP 较常见，但其在良性肿瘤亦可见到（图 3-2-5）。

3. 晕征与尾征 晕征是 PSP 较重要的 CT 征象，表现为肿瘤周围肺野环形或半环形的磨玻璃影。目前认为晕征与病灶周缘出血有关（图 3-2-5 ①）。尾征定义为病灶边缘尾状突起，多位于病灶靠近肺门一侧，其发生与 PSP 对肺门血管有生长趋向性有关（图 3-2-5 ②）。

4. 空气新月征 空气新月征也被认为是 PSP 一种特征性表现，较少见，表现为病灶周围新月形或半月形肺气肿样透亮区。其病理学基础目前尚存在争议，有文献认为是病灶压迫周围支气管分支所致。然而，其发生机制可能是瘤体毛细血管增生，使呼吸道变形，形成肿瘤与包膜间的游离气腔，或

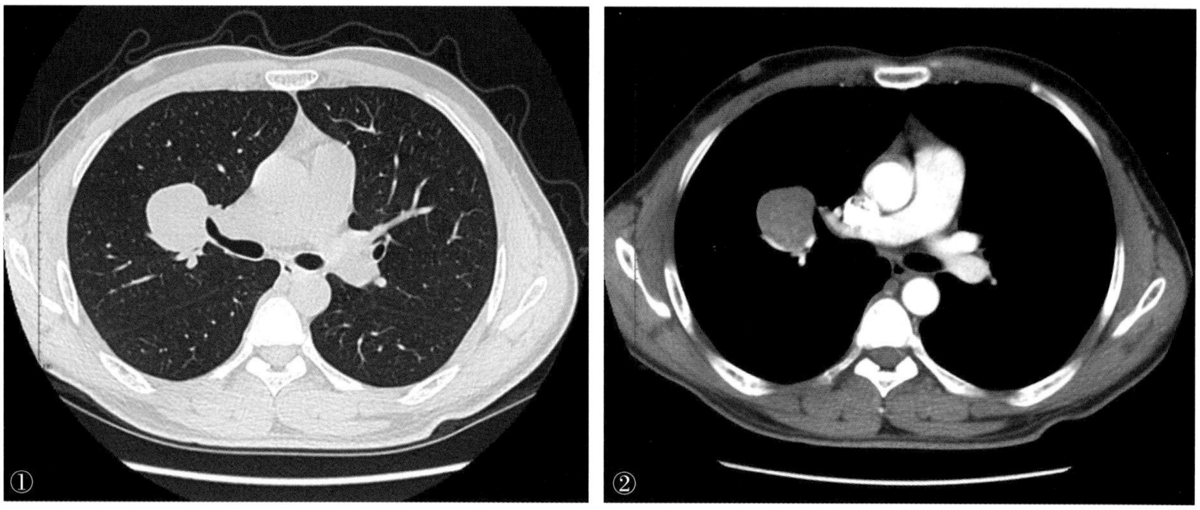

图 3-2-5 右肺上叶硬化性肺细胞瘤

右肺上叶近肺门部见 4 cm×3 cm 大小的肿块影，境界清楚，光滑，病变密度较均匀，但形态略呈长圆形。增强扫描显著强化，并见病灶周围增粗、迂曲的血管影与之相贴

瘤体内血管破裂出血后完全吸收遗留改变。晕征伴空气新月征同时发生可被认为是 PSP 特征性表现（图 3-2-6 ①）。该征象较具特征性，但十分少见。

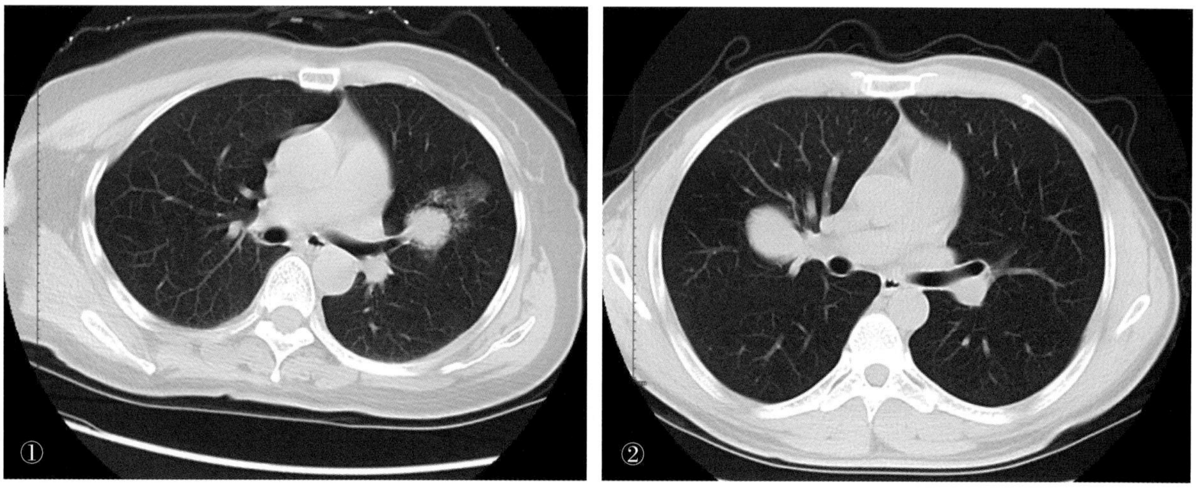

图 3-2-6 左上肺舌段硬化性肺细胞瘤

图①：左上肺舌段支气管远端见一个直径约 2.6 cm 的结节影，境界清楚，边缘欠光滑，病变外上方见空气新月征，病变下方及远侧见磨玻璃影。图②：右肺上叶肿块影，靠近肺门侧病灶边缘见尾征突起

5．肺动脉为主征 肺动脉为主征是指与对侧相同位置的肺动脉比较，患侧病灶近肺门侧的肺动脉管径显著增粗，据推测可能与肿瘤在生长过程中肺动脉供血需求增加有关。该征象在硬化性肺细胞瘤中的发生率并不高，但一旦出现，则高度提示诊断（图 3-2-7）。

（三）PSP 病理诊断

PSP 的诊断需要获得病理学依据。PSP 光镜下由表面细胞和圆形间质细胞构成四种不同的组织形态，包括出血区、乳头状区、硬化区和实变区，一般即可做出诊断。硬化性肺细胞瘤的免疫表型具有特征性。圆形细胞表达 TTF-1、EMA、Vimentin，基本不表达 CK；表面细胞表达 TTF-1、EMA、

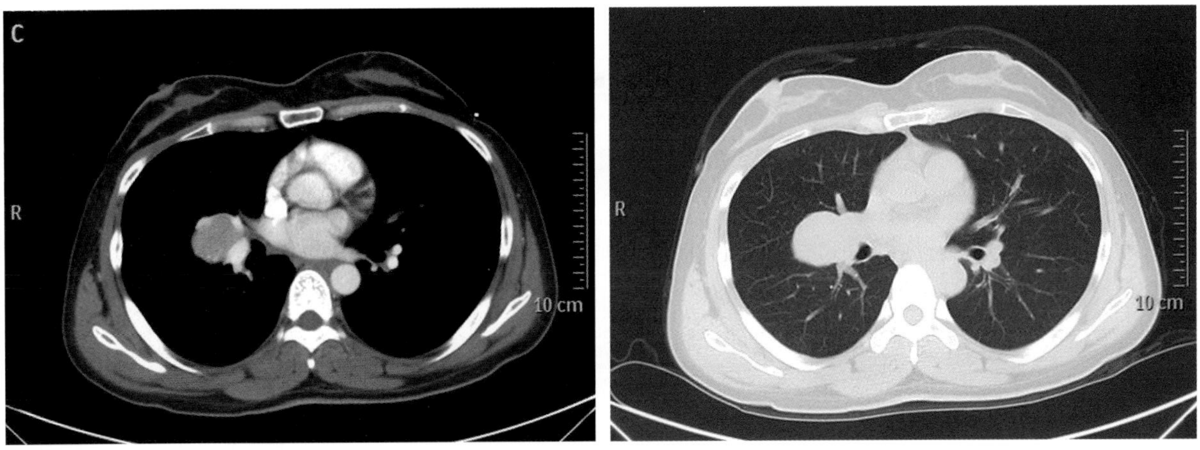

图 3-2-7 右肺门区硬化性肺细胞瘤

女性，36 岁，右肺门区肿物 15 年未见变化。右肺中叶靠近肺门区斜裂胸膜前方见边缘清晰的软组织肿块，前缘见贴壁血管征。其内侧的右下肺动脉与同层肺动脉比较显著增粗

Vimentin 和 CK；两种细胞 Ki-67 增殖指数均较低，可借此与腺癌鉴别，如需排除神经内分泌分化，另加 syn、CgA、NSE 进行标记。

（四）治疗

手术切除为确诊和治疗 PSP 的主要方法，手术方式可选择局部肿块切除、楔形切除及肺叶切除等。一般而言，局部完全切除是治愈性的，完整切除术后预后很好，一般未发现复发或转移。文献报道，肿瘤局部切除与肺叶切除两者间的预后无明显差异。但切除方式在很大程度上取决于肿瘤的部位和大小，如果术前能够做出准确诊断，可避免扩大手术范围，减少住院时间，可最大限度地保留肺功能。据文献报道，个别伴有肺门或纵隔淋巴结肿大的患者，有必要做淋巴结清扫，即使个别伴有肺门及纵隔淋巴结转移的 PSP，将原发灶与转移性淋巴结一并切除后，未进行化疗，预后亦良好。

七、要点速记

1．PSP 是一种少见的良性肿瘤，女性多于男性，单发多见，多发少见。

2．PSP 组织学特点包括两种细胞（圆形间质细胞与表面细胞）和四种结构（乳头状结构、出血区、实变区、硬化性结构）。

3．PSP 影像学特征是包括常位于胸膜下、边缘清晰、显著强化、血管贴边征、晕征、空气新月征、尾征和肺动脉为主征，具有一定特异性。

（贺 伟 黄 勇 编写/整理，周新华 审校）

参考文献

1．卢善明，薛玲．硬化性肺细胞瘤 11 例病理特点及冷冻误诊分析[J]．诊断病理学杂志，2015，22(12)：749-752．

2．张小丽，赵强，马昕，等．15 例硬化性肺细胞瘤冰冻切片与临床病理特征分析[J]．临床与病理杂志，

2016，36（12）：1965-1970.
3．冯飞跃，程贵余，高树庚，等．肺硬化性血管瘤的诊断和手术治疗［J］．中华医学杂志，2012，92（17）：1190-1193.
4．梁波，蔡培坤．肺硬化性血管瘤的 MSCT 特征与病理分析［J］．罕少疾病杂志，2015，22（1）：35-38.
5．胡新如，谭利华．肺硬化性血管瘤的 CT 征象与临床病理研究［J］．实用医学影像杂志，2015，16（2）：114-116.
6．韩萍萍，郑玉民，刘晓建，等．肺硬化性血管瘤 CT 及 ^{18}F-FDG PET/CT 影像特征分析［J］．中华核医学与分子影像杂志，2015，35（4）：251-253.
7．姚红霞．硬化性肺泡细胞瘤 MSCT 征象与病理的相关性分析［J］．实用放射学杂志，2017，33（2）：206-209.
8．李正军，董宝明，蔡定萍，等．硬化性肺泡细胞瘤的 CT 表现与病理对照研究［J］．实用放射学杂志，2016，32（10）：1525-1528.
9．Baysak A，Oz AT，Moğulkoç N，et al．A rare tumor of the lung：pulmonary sclerosing hemangioma（pneumocytoma）［J］．Respir Med，2013，107（3）：448-450.
10．Shin SY，Kim MY，Oh SY，et al．Pulmonary sclerosing pneumocytoma of the lung：CT characteristics in a large series of a tertiary referral center［J］．Medicine，2015，94（4）：e498.
11．Chen B J，Gao J，Chen H，et al．Pulmonary sclerosing hemangioma：aunique epithelial neoplasm of the lung（report of 26 cases）［J］．World J Sung Oncol，2013，11（1）：1-8.
12．Shin SY，Kim MY，Lee HJ，et al．Clustered pulmonary sclerosing pneumocytoma in a young man：a case report［J］．Clin Imaging．2014，38（4）：532-535.
13．Lim JH，Lee N，Choi DW，et al．Pulmonary sclerosing pneumocytoma mimicking lung cancer：Case report and review of the literature［J］．Thorac Cancer，2016，7（4）：508-511.
14．Goto T，MaeshimaA，Kato R．Microscopic sclerosing hemangioma diagnosed by histopathological examination after lung cancer surgery［J］．Ann Thorac Cardiovasc Surg，2011，17（5）：507-510.
15．Travis WD，Brambilla E，Nicholson AG，et al．The 2015 world health organization classification of lung tumors：impact of genetic，clinical and radiologic advances since the 2004 classification［J］．J Thorac Oncol，2015，10（9）：1243-1260.
16．Park JS，Kim K，Shin S，et al．Surgery for pulmonary sclerosing hemangioma：lobectomy versus limited resection［J］．Korean J Thorac Cardiovasc Surg，2011，44（1）：39-43.

病例 3　干咳、胸闷气短，伴右侧支气管黏液栓

一、病例特点

（一）简要病史

男性，58 岁。主诉：干咳、胸闷气短 2 个月。2 个月前无明显诱因出现干咳，活动后胸闷气短，伴有乏力和盗汗，无发热、胸痛及咯血症状，未予诊治。1 周前行肺 CT 检查发现右肺下叶占位收入院。

患者近半年来渐感消瘦、乏力，体重减轻约 10 kg。

（二）既往史

患者吸烟 30 包 / 年。否认鸟类及其他宠物饲养史。无酗酒史。

（三）体格检查

右下肺呼吸音减弱。

（四）辅助检查

1．实验室检查

（1）血常规：白细胞（WBC）5.49 $\times 10^9$/L、红细胞（RBC）3.736 $\times 10^{12}$/L ↓、中性粒细胞（N）0.58、淋巴细胞（L）0.30、嗜酸性粒细胞（E）0.031、血红蛋白（Hb）112.7 g/L ↓、血小板（Plt）233.6 $\times 10^9$/L；C 反应蛋白（CRP）77.40 mg/L ↑；ESR 42 mm/h ↑。

（2）肝肾功能正常；尿常规正常。

（3）免疫学检测：免疫球蛋白（IgE）116.70 IU/mL ↑；抗中性粒细胞胞浆抗体（ANCA）阴性；抗核抗体（ANA）及抗核抗体谱（ANAs）均阴性；肿瘤标志物未见明显异常。

（4）过敏源：食物、呼吸过敏原 IgE 均为阴性（点青 / 分枝 / 烟曲 / 黑曲 / 交链霉）。

（5）T 淋巴细胞亚群：T 辅助 / 诱导 T 细胞（$CD4^+$）绝对计数 936/L、T 抑制 / 细胞毒 T 细胞（$CD8^+$）绝对计数 696/L、总 B 细胞绝对计数 77/L。

（6）结核相关检查：TB 抗体阴性、PPD 皮试阴性、痰涂片抗酸染色阴性（3 次）。

2．影像学检查 右中间段支气管、右下叶支气管腔内连续性低密度影，增强 CT 无明显强化（图 3-3-1 ～图 3-3-2）。

3．支气管镜检查 右肺中间支气管管腔被一黏液栓几乎完全阻塞，黏液栓与管壁明显游离，随呼吸摆动，视野内支气管黏膜光滑。黏液栓病理回报（图 3-3-3，彩图 3-3-3）：粉染的无定形物质中，可见大量真菌菌丝，纤细，有分叉，考虑为曲霉（2012-02-28，day8）。

二、多学科会诊

● 影像科（孙洪赞 中国医科大学附属盛京医院）

该患者以右肺占位性质待查就诊。胸部 CT 显示右中间段支气管、右下叶支气管腔内可见连续性低密度影将支气管管腔充填，增强 CT 显示无明显强化（中间段支气管腔内填塞组织平扫、动脉期、静脉期分别为 12HU、22HU 和 18HU），结合支气管镜下表现符合黏液栓特点。黏液栓沿下叶支气管走行延续直至下叶后基底段，在远端形成不规则软组织肿块，密度也接近于黏液栓密度，呈“指套征”样改变，但增强后有轻度强化（平扫、动脉期、静脉期分别为 25HU、31HU 和 46HU）。下叶多支段及亚段支气管（下叶尖段、下叶前段、外侧段）增粗、局部扩张（箭头）及黏液嵌塞，远端散在模糊结节影，考虑为阻塞性炎症。

巨大的黏液栓累及中间段、下叶多支支气管。需与 ABPA、气管内肿瘤导致黏液嵌塞、支气管结核、支气管曲霉病鉴别。黏液栓病理回报见大量曲霉菌，ABPA 和支气管曲霉病应首先被考虑，下叶后基底段软组织肿块有强化需警惕肿瘤，具体鉴别请结合临床。

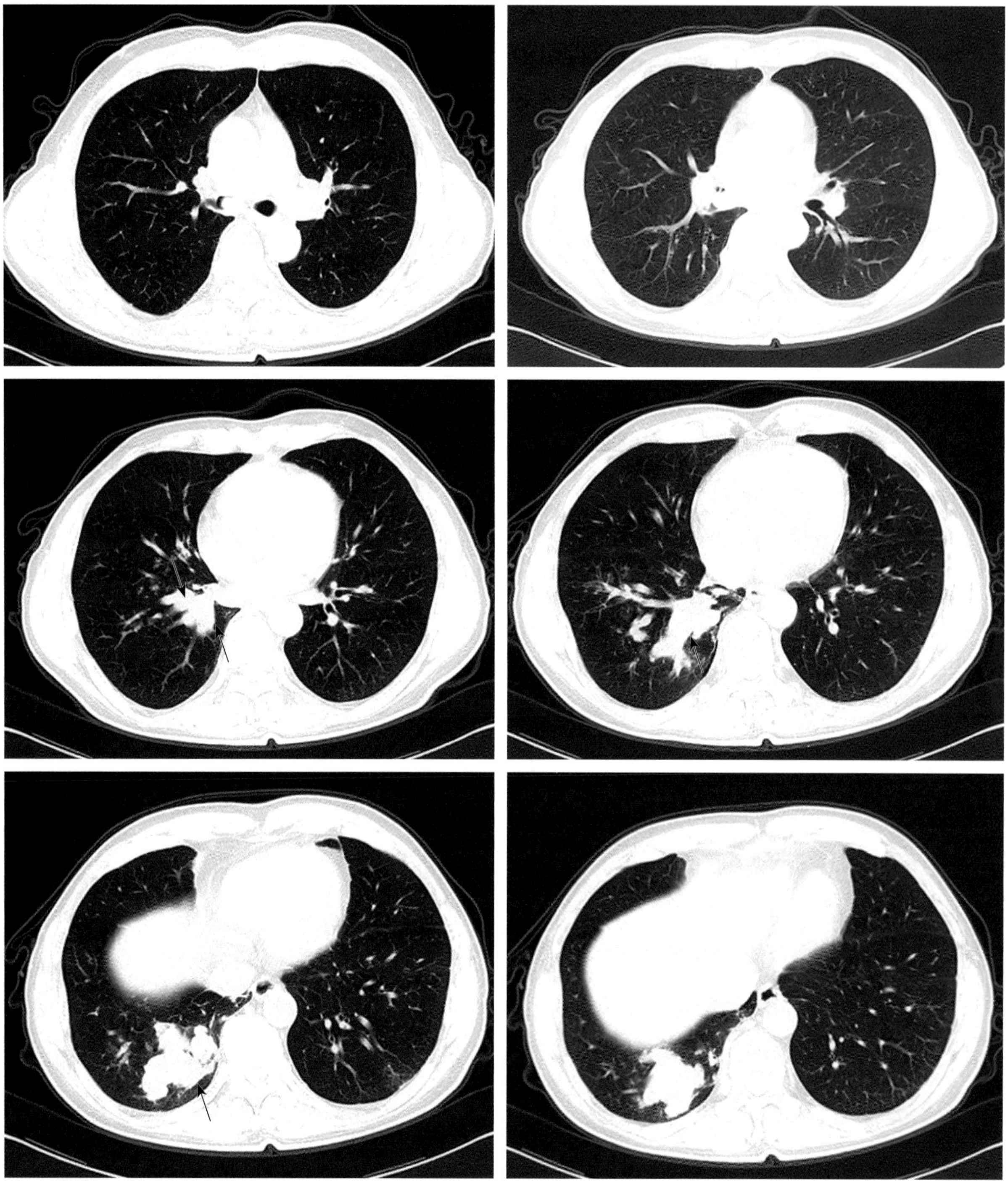

图 3-3-1 胸部 CT 平扫（2012-02-20，day0）

- 呼吸科（周晓明　中国医科大学附属盛京医院）

此患者为中年男性，慢性病程，消耗状态。支气管镜下黏液栓活检的病理回报可见曲霉。需进一步区分阻塞性支气管曲霉病、侵袭性支气管曲霉病和变应性支气管曲霉病（ABPA）。阻塞性支气管曲霉病指包含曲霉菌丝的黏液栓所致的呼吸道阻塞，但应无明显炎症、侵袭及过敏反应的证据。ABPA黏液嵌塞的痰栓由浓缩退化的嗜酸性粒细胞及曲霉菌丝组成，对呼吸道壁和肺组织缺乏侵袭性。而侵袭性曲霉菌气管支气管炎多合并肺组织的侵袭及破坏。该患者支气管镜下的表现仅见到呼吸道内黏液栓，呼吸道壁相对完整，未见明显侵袭性表现。

患者既往无哮喘病史，虽然干咳也可以是喘息的另一种表现，但患者双肺未闻及干鸣音，血清

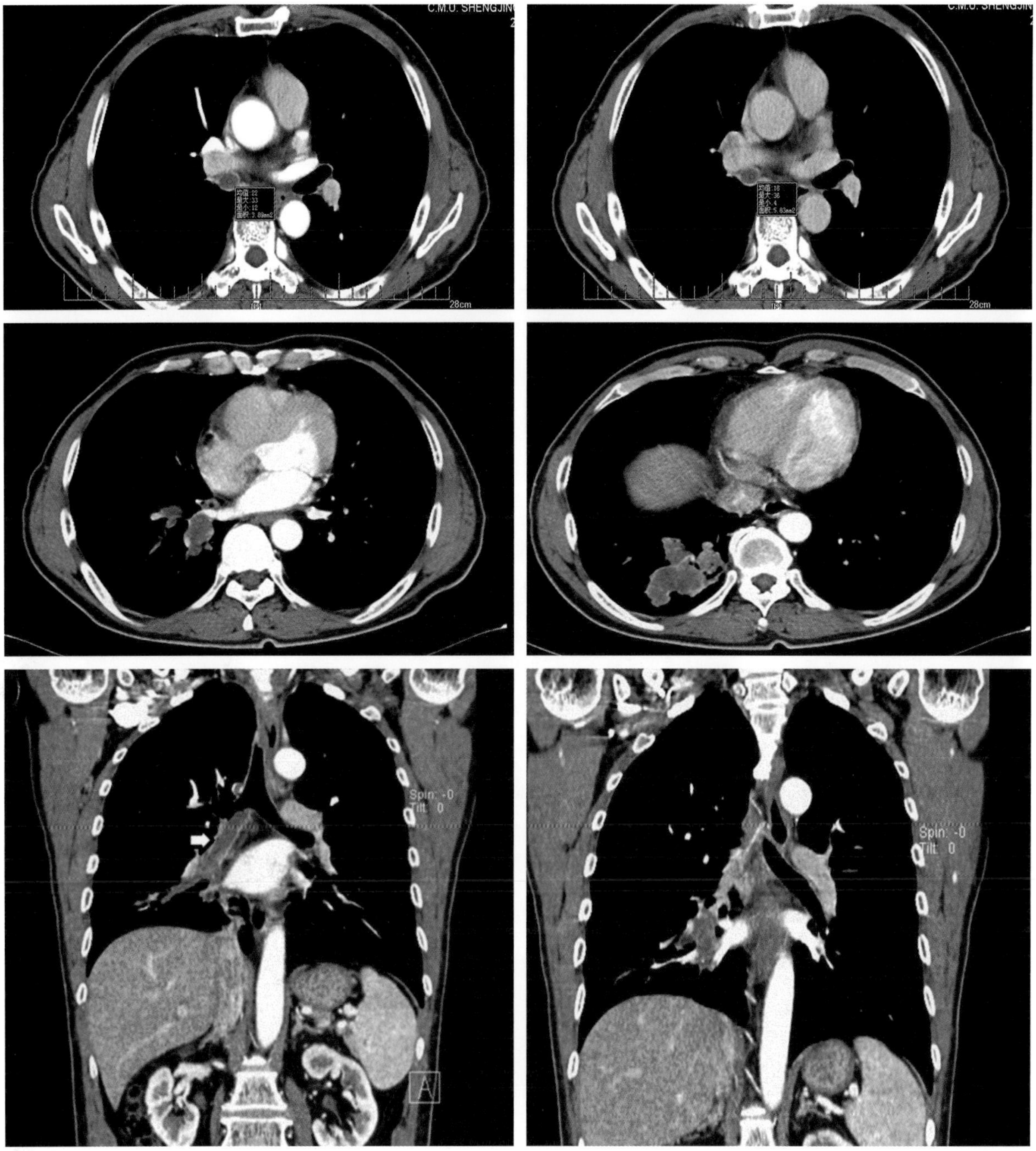

图 3-3-2 CT 增强（2012-02-20，day0）

IgE、过敏原筛查均无阳性收获，不支持 ABPA 的诊断；患者既往免疫功能健全，呈慢性病程，中间段支气管以下可见黏液栓，肺内呈低密度肿块。需考虑阻塞性支气管曲霉病或合并慢性肺曲霉病可能。但有无其他隐匿性疾病还需要仔细评估。为寻找病因需要在清除黏液栓的基础上进一步对其附着部支气管黏膜进行组织活检。

- 呼吸科（侯刚 中国医科大学附属第一医院）

此患者影像学及气管镜下表现为黏液栓，应注意与呼吸道新生物，如呼吸道肿瘤、支气管结核等疾病鉴别。该患者呼吸道病变具备介入治疗的适应证。进行介入治疗的目的：一是解除阻塞，可通过冷冻、氩气刀、电圈套等手段进行，如病变范围较大需在全麻下进行；二是明确病因，此类患者尤其

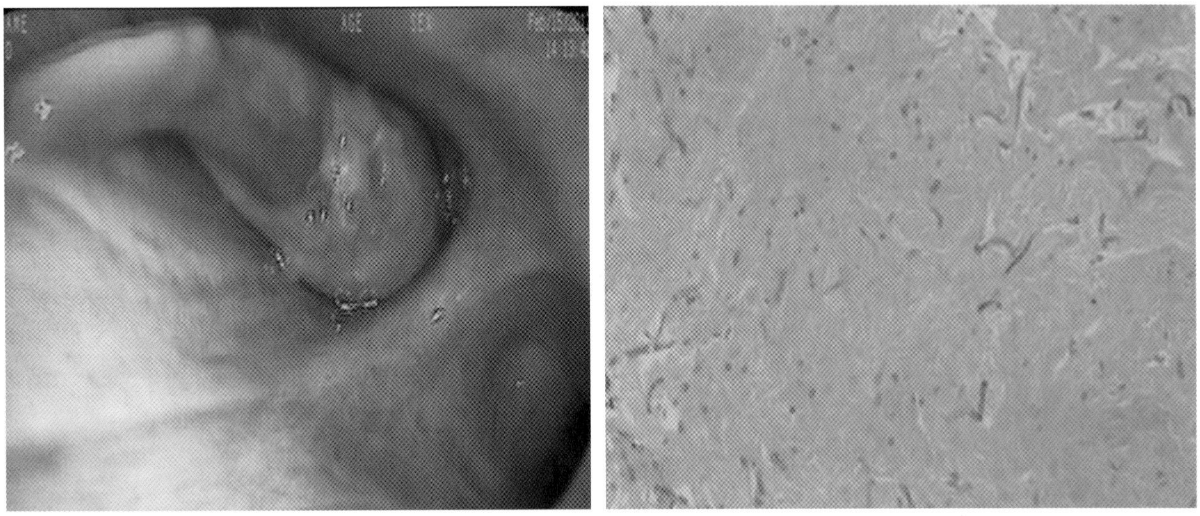

图 3-3-3 支气管镜检查与黏液栓病理

应当注意有无局部呼吸道免疫功能受损，如肿瘤、损伤等。通过清除黏液栓在基底部活检可进一步明确其有无基础疾病。

后续进展

（一）支气管镜介入治疗

采用冷冻、钳夹、圈套等方法，将上述黏液样物逐步去除，后右肺中叶支气管显露，且通畅，黏膜略粗糙。在拉拽黏液样物质时，感觉其底部与肺组织紧密相连（图 3-3-4，彩图 3-3-4）。将其下方深部的支气管黏膜送检，病理结果回报（图 3-3-5，彩图 3-3-5）：坏死无结构物质及少量中性粒细胞浸润，伴出血、变性坏死组织；其下方黏膜可见纤毛柱状上皮覆盖，无异型性，下方组织炎症细胞浸润，局灶可见坏死组织。病理诊断：慢性炎症。

（二）处置与随访（图 3-3-6）

2012-03-08（day18）复查肺部 CT 显示右中间段支气管管腔通畅，但右肺下叶病变无明显变化。复查：血常规：WBC 5.8×10^9/L、N 0.63、Hb115g/L ↓、Plt 227.7×10^9/L；烟曲霉（Af）抗原皮内试验可疑阳性。

1．支气管镜给药 2012-03-09 经支气管镜下两性霉素 B 局部用药治疗，同时合用两性霉素 B 雾化吸入，连续两日后患者出现体温增高，最高体温 38.6℃，考虑存在继发感染，改用伏立康唑联合美罗培南抗感染治疗后体温显著下降。2012-03-14（day24）复查胸部 CT，见右侧中间段支气管又出现黏液嵌塞，右肺下叶前基底段新增阻塞性炎症。

2．手术探查 为进一步明确诊断并解除黏液嵌塞治疗，将患者转至胸外科行手术治疗，并于两日后在全麻下行右肺开胸探查术，术中见右肺下叶 5 cm×5 cm 质硬实变区，中间支气管内可触及活动肿物。游离中间支气管，将肿物向下叶推送，切除下叶及肿物。术中冰冻低度恶性。支气管残端黏膜光滑，下叶基底段肿物向上延伸至管口。清除肺门周围淋巴结。术后病理（图 3-3-7，彩图 3-3-7）：癌肉瘤。

● 呼吸科（周晓明 中国医科大学附属盛京医院）

此例患者所获得的证据如下：①多次 CT 检查虽可见支气管内病变、黏液嵌塞，但呼吸道壁无明

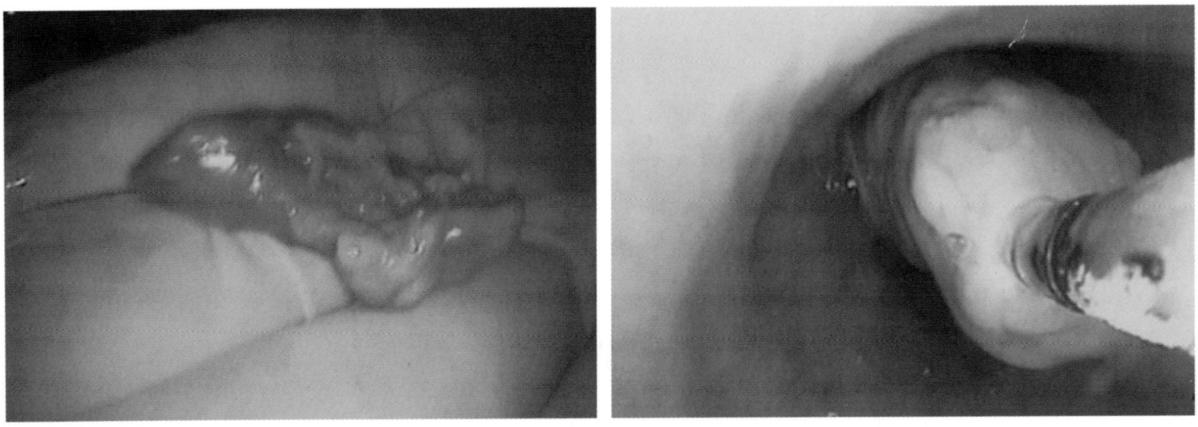

图 3-3-4 支气管镜介入治疗及取出坏死物

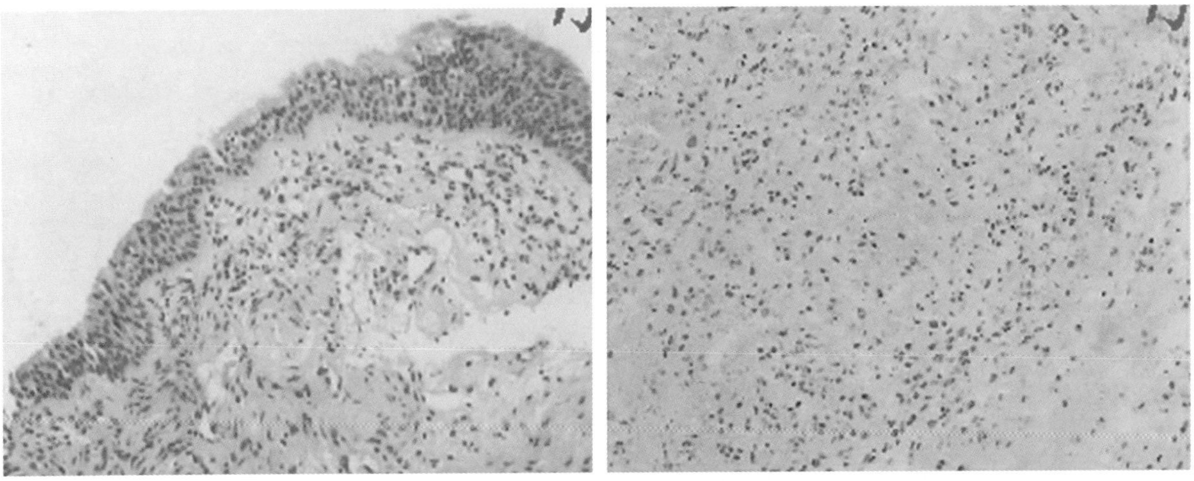

图 3-3-5 支气管镜病理结果

显病变，如管壁增厚、管腔扭曲等。②入院后的初次支气管镜检查见右肺中间段开口处有黏液栓将管腔明显阻塞，但其与管壁明显游离，随呼吸摆动，视野内支气管黏膜光滑，未见侵袭表现，活检时可见病变部位出血少，活动度大。③局部麻醉（局麻）下将坏死物逐步去除后，发现支气管通畅，黏膜略粗糙，未见假膜或溃疡。深部黏膜病理结果回报：坏死无结构物质及少量中性粒细胞浸润，出血、变性坏死组织。未见明显曲霉菌丝。④全身麻醉（全麻）下行右肺开胸探查术，术后病理回报：(右肺下叶）癌肉瘤，周边肺组织中见散在纤维化，未见真菌。结合以上证据考虑右下肺癌肉瘤合并阻塞性支气管曲霉病，排除肺慢性曲霉病（CPA）和侵袭性支气管曲霉病可能。

- 影像科（孙洪赞　中国医科大学附属盛京医院）

本病例的影像学征象主要为右中间支气管黏液栓，无强化，而右下肺部分支气管管腔阻塞，下叶后基底段软组织密度影，呈“指套征”样改变，常规考虑黏液嵌塞。回顾性观察：增强扫描肿块应有不均匀强化，不好完全用黏液栓解释。手术证实“右肺下叶 5 cm × 5 cm 质硬实变区，中间支气管内可触及活动肿物”，推测肿瘤在下叶支气管铸型生长，并向管壁外浸润形成不规则肿块。黏液栓一般发生在肿瘤的远端支气管，如黏液表皮样癌。本例表现为逆向生长，即发生于肿瘤相关支气管的近侧端，较为少见。分析黏液栓形成机制与肿瘤阻塞后近端呼吸道的内环境变化与局部呼吸道免疫功能失调，并在曲霉寄生的基础上形成黏液栓。通过本例多学科合作，拓展了诊断思维。

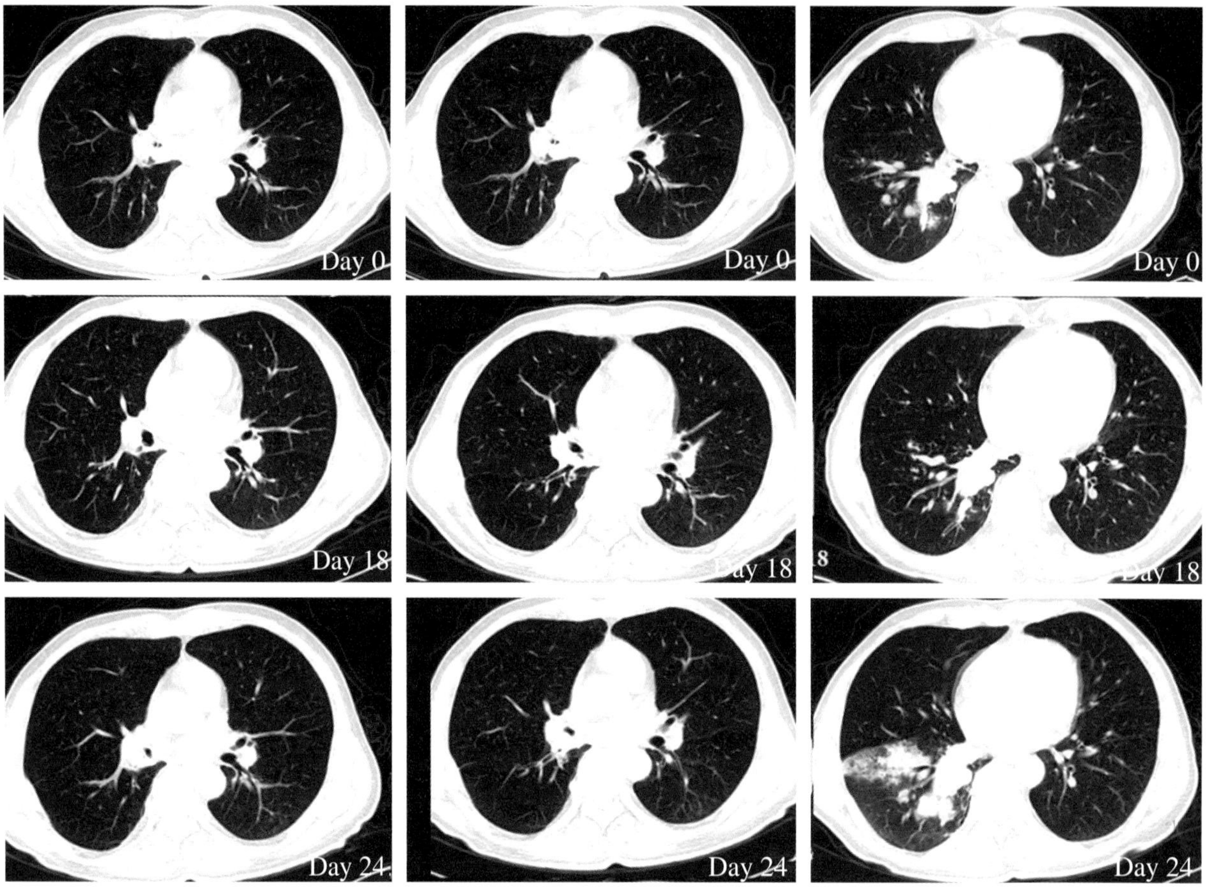

图 3-3-6　治疗过程中 CT 演变（day0、day18、day24）

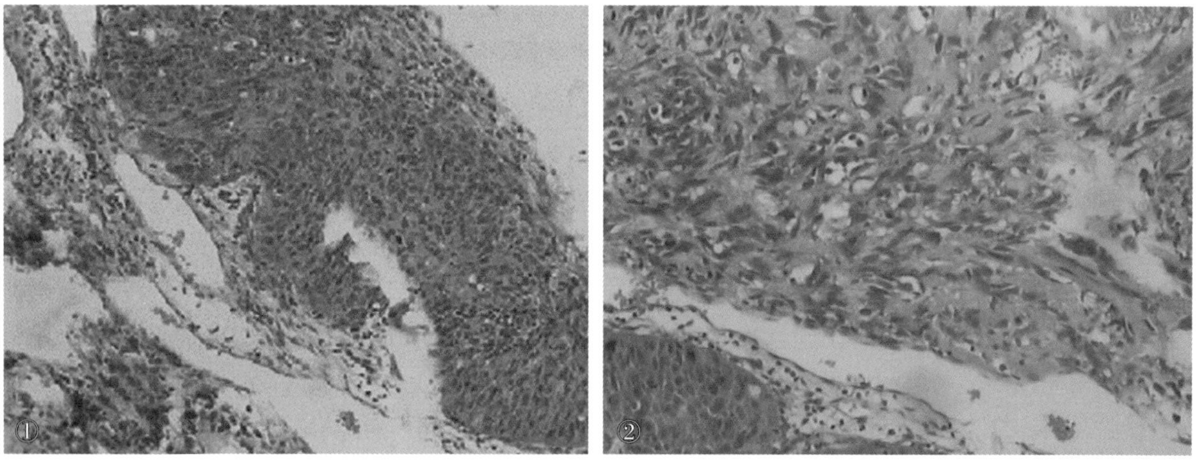

图 3-3-7　手术切除肿物病理（HE）

病理（右肺下叶组织）诊断:癌肉瘤。镜下可见肿瘤细胞排列紊乱（图①），视野右上方为肉瘤成分，左下为癌成分（图②）。免疫组化：CK（+），Vimentin（+），S-100（-），SMA（-），CD68（-）。周边肺组织中见散在纤维化，未见真菌。淋巴结未见转移（9 组 0/1，11 组 0/3，支气管旁 0/3）

- 病理科（蔡毅然　上海交通大学医学院）

癌肉瘤是一种由恶性上皮成分（癌）和恶性间质叶成分（肉瘤）组成的恶性肿瘤，如恶性软骨、骨和骨骼肌。癌肉瘤包涵癌和肉瘤两种成分，而且必须每种成分大于 10%。最常见的上皮成分为鳞状细胞癌，其次为腺癌和腺鳞癌，而最常见的肉瘤成分包括横纹肌肉瘤、软骨肉瘤、骨肉瘤或这些元素的组合。癌肉瘤的影像学表现类似于上皮性肿瘤，这些肿瘤体积较大，可有出血区、假性囊肿形成，中心低密度代表坏死，可表现为边缘强化，肿瘤钙化可能是骨肉瘤的骨化。肉瘤样癌与之不同，后者是一种含有肉瘤样分化的非小细胞癌，包括多形性癌、梭形细胞癌、巨细胞癌等，是分化差的一种恶性肿瘤，肉瘤的成分一般大于 50%。影像学特点为圆形或类圆形肿块，坏死较明显，可有空洞，也可表现为囊实性肿块。在影像学上二者难以区分。

三、最终诊断

右下叶支气管癌肉瘤，阻塞性支气管曲霉病。

四、治疗及转归

该患者手术后终止了抗真菌治疗，转入肿瘤科继续治疗。经 1 年随访未再复发。

五、专家点评

- 呼吸科（李海潮　北京大学第一医院）

该患者临床症状的主要特征是干咳和进行性呼吸困难，伴随乏力、盗汗、消瘦等，体格检查仅仅发现右下肺呼吸音减弱，无其他征象。很遗憾没有肺功能检查结果，而肺功能检查对于进行性呼吸困难病因的判断具有重要意义，往往可以提示呼吸道或肺实质等病变。结合该患者 CT 表现呈典型的“指套征”样表现，所以呼吸科及影像科医师都考虑到了 ABPA 的可能。但是，从呼吸内科角度看，该患者不具备典型的哮喘特征、相关 I 型超敏反应的检查，以及曲霉的 IgE 均为阴性，所以 ABPA 被排除。同样，该患者的主要影像学特征为“指套征”，高度提示黏液栓的形成。因为临床上排除了 ABPA 的可能，而黏液栓除见于支气管扩张、哮喘等疾病外，还见于支气管肿瘤等多种情况。因此，支气管镜检查成为明确病因的首要选择。经支气管镜检查明确了支气管中有黏液栓形成，且经病理检查确定有曲霉存在。此时的临床问题转为寻找曲菌相关的黏液栓的病因分析，即免疫功能正常患者肺内存在曲霉感染时，应注意呼吸道局部免疫功能受损的情况，其中最常见的就是呼吸道肿瘤。因此，对于不明原因的呼吸道内曲霉感染且有黏液栓形成的患者，务必要明确其原发因素。同时，该患者肺部阴影持续增大，有手术适应证，最后该患者经手术证实为肺癌肉瘤。

这是一个典型的 CRP 合作明确诊断并成功治疗的病例，呼吸科和影像科医师的相互合作，通过质询患者的不典型表现，抽丝剥茧般地一步一步深入分析和追查病因，最后依靠病理获得诊断。这个病例仍有一些需要讨论的问题：①患者进行性呼吸困难的病因是什么？仍然需要术后进行肺功能检查，单就目前的病变，尚不足以对肺功能构成明显的影响，需要进一步明确；②该患者盗汗、体重下降的情况如何解释？是癌肉瘤的全身表现吗？这个需要病理学对病变的构成进行分析，确定是否有关联？如果病理无法解释，那就需要考虑慢性曲霉感染的可能或肺癌所致阻塞性肺炎的可能。

六、关联知识点——肺癌与曲霉

目前基于继发于肺部恶性肿瘤的支气管曲霉病的文献相对较少，一是曲霉病的分型相对复杂，且不同类型间存在着交叉与转化；二是肺部肿瘤的病理类型亦相对繁多，目前有限的文献都集中在侵袭性曲霉感染或者曲霉病与肺部恶性肿瘤的关联上，而没有明确的肺部恶性肿瘤及支气管曲霉病的系统综述分析。但随着支气管镜介入技术及曲霉感染的诊断技术的进步，越来越多的继发于肺部恶性肿瘤的支气管曲霉病被发现。通过文献复习，我们不难发现对于单支的支气管曲霉病，评估局部恶性肿瘤可能性的意义尤为重要。一项研究描述了16例假膜性气管支气管曲霉病患者，其中87.5%患有原发性肺部和气管支气管瘤或肺转移瘤；同时在这一项研究中支气管曲霉病合并肺部或器官肿瘤的比例要高于气管、支气管曲霉病患者伴发其他免疫缺陷症的情况。在伴发的肺部恶性肿瘤中9例（56.3%）为气管支气管肿瘤，5例（31.3%）为继发于非肺癌的肺部肿瘤性疾病。与肺部肿瘤性疾病相关的易感因素包括局部放疗（10/16，62.5%）、反复化疗（7/16，43.8%）和多次的支气管镜介入治疗（4/16，25.0%）。在这16例假膜性气管支气管曲霉病患者中烟曲霉是最常见的病原体（62.5%，10/16），主要临床表现包括进行性呼吸困难（14/16，87.5%）和刺激性咳嗽（12/16，75.0%），主要的受累部位包括气管（9/16，56.3%）及右主支气管（10/16，62.5%）。所有16例患者均接受全身性抗曲霉病药物、局部抗曲霉病药物、两性霉素B的吸入和直接灌注，并通过支气管镜进行介入治疗，以确保呼吸道的通畅性，总有效率为31.3%。在另外一项采用回顾性分析的方法对34例阻塞性气管支气管曲霉感染患者的研究发现，基础疾病为原发肺部肿瘤（17例）、肺外肿瘤气管支气管侵犯（5例）、肺转移瘤（1例），即肺部恶性肿瘤所占的比例高达65.71%。常见的诱因包括局部放疗、反复化疗、粒细胞减少、反复支气管腔内介入治疗，以及长期使用广谱抗生素或免疫抑制剂。支气管镜下表现均可见明显异常，病变累及气管的占51.43%，右主支气管的占42.86%，左主支气管的占25.71%，累及段以下支气管的占14.29%。主要首发症状为进行性呼吸困难的有30例（88.2%），刺激性咳嗽的有29例（85.3%），咯血的有14例（41.2%），均与单纯肺部肿瘤所致的临床症状难以鉴别。由此不难看出气管支气管曲霉病与肺癌的密切关联。

另外一项综述总结了35例肺癌合并曲霉感染的病例发现34例为男性，与曲霉感染相关的肺癌的病理类型依次为鳞状细胞癌（16/35）、腺癌（13/35）、大细胞癌（4/35）和肉瘤样癌（2/35）。在这35例患者中7例（20%）为阻塞性气管支气管曲霉病，而曲菌球是这35例患者中最为常见的曲霉病类型。在该项研究中着重指出的是一旦二者合并，由于诊断及治疗的复杂性，往往造成肿瘤的治疗滞后，给临床医生带来挑战。此外，在肺部肿瘤合并曲霉感染的患者中多数有慢性肺部疾患和吸烟史，最常见的危险因素为长期吸烟。一个规模较小的研究显示在吸烟人群中未出现曲霉感染的临床表现前，约20%的患者曲霉菌培养呈阳性，因而吸烟是曲霉感染的一项危险因素。

肺部恶性肿瘤患者伴发曲霉病多见于以下类型：①空洞型：肺癌合并曲霉病出现空洞，以腺癌多见，可能与曲霉释放出消化酶相关；②阻塞性气管支气管曲霉病：由于肿瘤坏死或溃疡引起的细胞碎片和纤维蛋白与局部免疫防御下降相结合，减弱了呼吸道的清除能力后形成的支气管或气管的黏液嵌塞；③瘢痕癌与曲菌球共存于慢性肺部疾病所形成的空腔中。但无论何种类型，均与患者的基础疾病和免疫状态相关。部分学者认为曲霉病的形成过程也促进了肿瘤的发展，作为致癌因素之一，黄曲霉毒素在动物模型中的致癌性已经得到验证，但目前的临床研究并没有发现二者的强相关性。

支气管曲霉病的分型及治疗对患者的整体治疗方案及预后亦意义重大，因为单纯的阻塞性支气管曲霉病的治疗更强调局部阻塞的解除及机体免疫功能的恢复，一旦梗阻解除，可进行相关肺部恶性肿瘤的后续治疗。在免疫缺陷宿主，阻塞性支气管曲霉病可进展为侵袭性曲霉气管支气管炎，此时进行后续的肿瘤治疗可能会进一步降低局部免疫屏障功能，亦关联着治疗方案的改变，此种情况下应积极进行抗真菌治疗。目前针对支气管曲霉病较为常用的治疗包括全身及局部使用雾化抗真菌药物，如静脉或口服伊曲康唑，静脉使用两性霉素B及雾化使用两性霉素B等。由于曲霉气管支气管炎相对少见，因而对于其抗真菌治疗疗效目前尚无定论。但对于明显阻塞呼吸道的患者需要进一步行纤维支气管镜下的介入治疗，如剥脱、球囊扩张、激光等治疗，对于形成狭窄较为严重的患者甚至可以采用支架植入术。黄海东教授等尝试用两性霉素B 12.5 mg + 生理盐水10 ml雾化吸入，每日1次，同时定期给予支气管镜检查清理呼吸道，也取得了较好的疗效。对于主气道曲霉导致的严重呼吸道狭窄患者，感染初期金属支架植入虽然可暂时缓解症状，但支架本身可激惹曲霉，使曲霉感染更加不易控制。在呼吸道局部的曲霉感染尚未得到有效控制之前，不宜植入金属网眼支架。若患者出现气管严重阻塞以致威胁生命时，可考虑短期植入便于移出的硅酮或覆膜金属支架以缓解症状。

通过以上文献复习，支气管曲霉病的发生与肺部肿瘤关系密切，在临床诊治过程中我们应当注意二者的关联，尤其是对于单支阻塞性支气管曲霉病，应当积极寻找基础病因，进行相关病理学检查，并进行动态诊治，动态评估；重视该类疾病的介入诊断及治疗，从而完善支气管曲霉病诊断与治疗。

参考病例

病例（图 3-3-8，彩图 3-3-8）：男性，78 岁。胸闷气短半年，加重伴咳嗽咳痰 2 个月余。左肺门处软组织肿块，远端伴阻塞性炎症。气管镜检查见左肺上叶支气管新生物，活检病理提示坏死组织，可见霉菌菌丝。两次经气管镜局部介入治疗将坏死物清除。在创面钳取组织送病理，回报：肺鳞癌。最终诊断：肺鳞癌合并支气管曲霉病。

七、要点速记

1．肺恶性肿瘤是气管支气管曲霉病不可忽视的危险因素。

2．对于不明原因的呼吸道内曲霉感染且有黏液栓形成的患者，务必要查明原发病因。

3．气管镜检查是主要的确诊手段。黏液栓清除后获得基底部组织标本行病理检查，可提高肿瘤检出率。

4．阻塞性支气管曲霉病为非侵袭性。在免疫功能低下时可向侵袭性支气管曲霉病转变，需尽快开展全身及局部雾化抗真菌药物治疗。

（周晓明　编写 / 整理，李海潮　审校）

参考文献

1．黄海东，李强，黄怡，等．阻塞性气管、支气管曲菌病 34 例分析［J］．中国内镜杂志，2008，14（12）：1308-1312．

2．Fernández-Ruiz M，Silva JT，San-Juan R，et al．Aspergillus tracheobronchitis：report of 8 cases and review of the literature［J］．Medicine（Baltimore），2012，91（5）：261-273.

3．Huang HD，Li Q，Huang Y，et al．Pseudomembranous necrotizing tracheobronchial aspergillosis：an analysis of 16 cases［J］．Chin Med J（Engl），2012，125（7）：1236-1241.

4．Clarke A，Skelton J，Fraser RS．Fungal tracheobronchitis: Report of 9 cases and review of the literature［J］．Medicine（Baltimore），1991，70（1）：1-14.

5．Wu N，Huang Y，Li Q，et al．Isolated invasive aspergillus tracheobronchitis：a clinical study of 19 cases［J］．Clin Microbiol Infect，2010，16（6）：689-695.

6．Chang SM，Kuo HT，Lin FJ，et al．Pseudomembranous tracheobronchitis caused by aspergillus in immunocompromised patients［J］．Scand J Infect Dis，2005，37（11-12）：937-942.

7．Sada M，Saraya T，Tanaka Y，et al．Invasive tracheobronchial aspergillosis in a patient with systemic

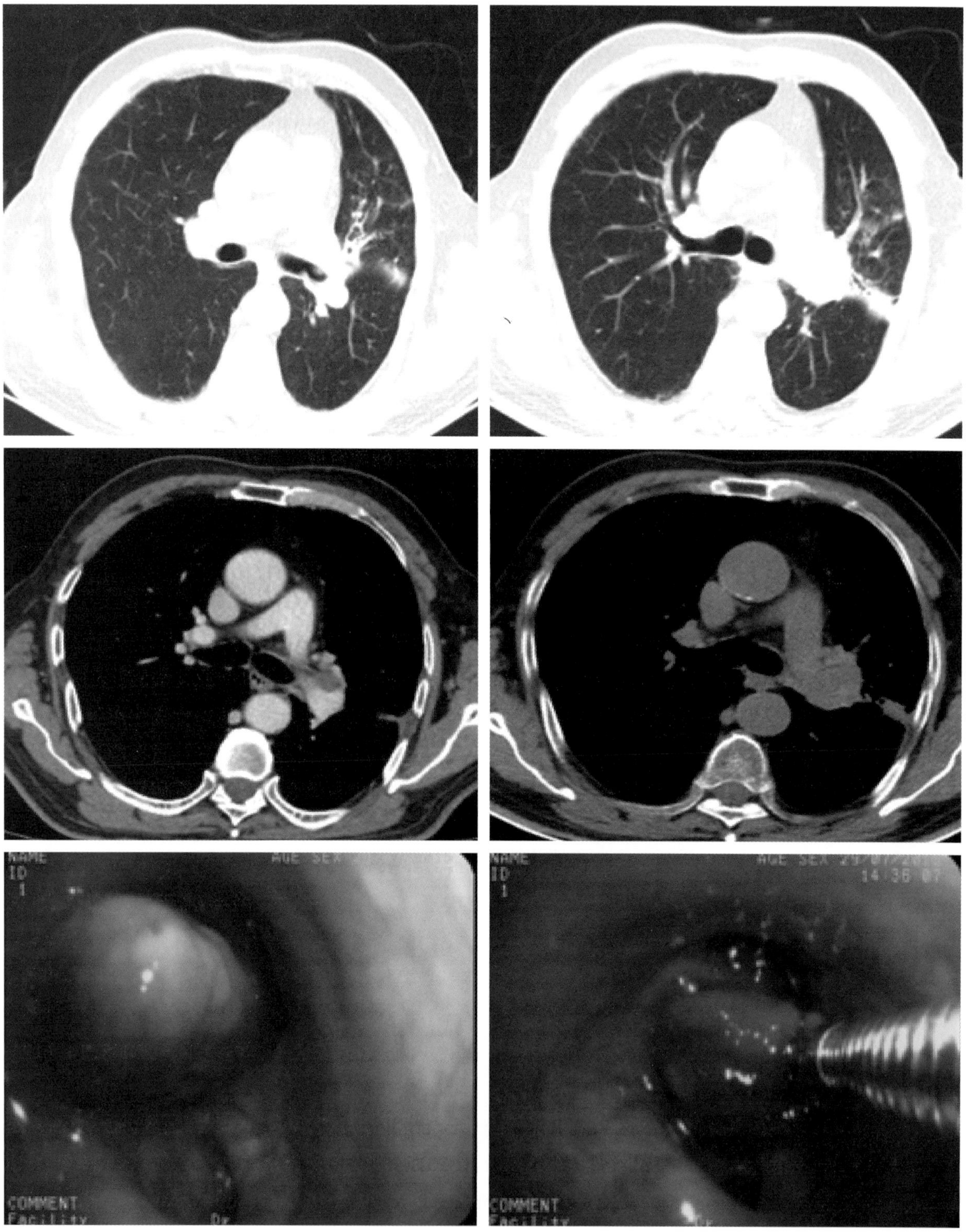

图 **3-3-8**　肺鳞癌合并支气管曲霉病

lupus erythematosus-dermatomyositis overlap syndrome [J]. Intern Med, 2013, 52 (18): 2149-2153.

8. Xiaoming Zhou, Peng Li, Li Zhao, et al. Lung carcinosarcoma masked by tracheobronchial aspergillosis [J]. Intern Med, 2015, 54 (15): 1905-1907.

病例 4　缓慢进展的左上肺空洞性病变

一、病例特点

（一）简要病史

男性，58 岁。主诉：发热 10 天。该患者 10 天前无明显诱因出现发热，体温最高 39 ℃，无寒战，无咳嗽、咳痰及胸痛。外院胸部 CT 提示："左上肺空洞形成"。血常规提示 WBC 偏高（具体不详），痰涂片未查到抗酸菌，诊断为肺脓肿。予以头孢替安抗感染治疗 7 天，发热无明显好转，并出现干咳。

（二）既往史

2010 年曾因右输尿管结石行膀胱镜下取石术。吸烟 30 包 / 年。

（三）体格检查

T 38.4℃。双肺听诊未闻及干、湿啰音。

（四）辅助检查

1．实验室检查

（1）血常规：白细胞（WBC）9.93×10^9/L、中性粒细胞（N）0.84、淋巴细胞（L）0.08、嗜酸性粒细胞（E）0.03；ESR 53 mm/h。

（2）生化及常规：谷丙转氨酶（ALT）73 IU/L ↑、总蛋白（T）58 g/L、白蛋白（A）31 g/L；肾功能、电解质正常。

（3）感染相关检查：痰细菌、真菌培养阴性；痰结核杆菌涂片（6 次）阴性，结核菌素试验（PPD）10 mm × 10 mm，结核抗体阴性。G 试验及 GM 试验均阴性。

（4）肿瘤相关检查：肿瘤免疫 6 项均阴性；痰液基未见恶性细胞；铁蛋白 373.5 μg/ml ↑。

2．支气管镜检查　左上叶支气管黏膜充血，内见少许黄脓痰。支气管镜灌洗液（BALF）：涂片抗酸染色阴性、液基阴性；支气管刷检：涂片抗酸染色阴性、液基阴性；痰、支气管镜灌洗液（BALF）结核菌快速培养均阴性。

3．胸部 CT 平扫　左上肺空洞形成，抗结核治疗初期空洞缩小，以后空洞逐渐增大，洞壁增厚（图 3-4-1 ～图 3-4-3）。

诊治经过

初步诊断肺脓肿，予头孢呋辛 + 莫西沙星治疗，3 天后体温恢复正常。抗感染 10 天后复查胸部 CT 无明显变化。考虑肺结核不除外予诊断性抗结核治疗，治疗方案使用 2HREZ/4HR。1 个月后复查胸部 CT 显示左肺上叶结核伴空洞较前略有缩小（图 3-4-2），患者咳嗽、发热症状有所好转。患者继续行抗结核治疗，其间仍有间断干咳和发热，加用抗生素均可缓解。治疗期间定期复查胸部 CT 显示空洞一直未闭合。疗程结束复查胸部 CT 显示空洞明显增大（图 3-4-3）。为进一步明确诊断，先后两次行 CT 定位下肺穿刺，组织学均提示为慢性炎症，涂片均未找到抗酸杆菌。

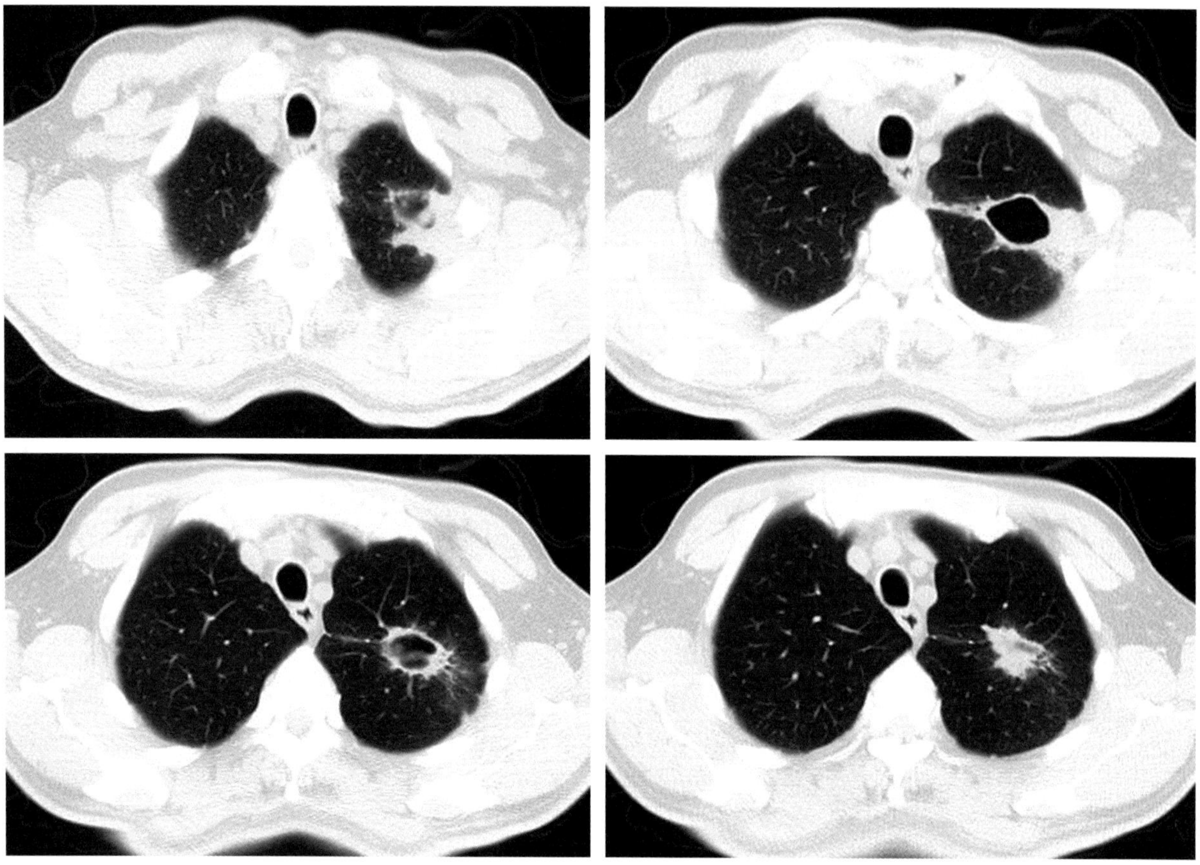

图 3-4-1 胸部 CT（入院时）

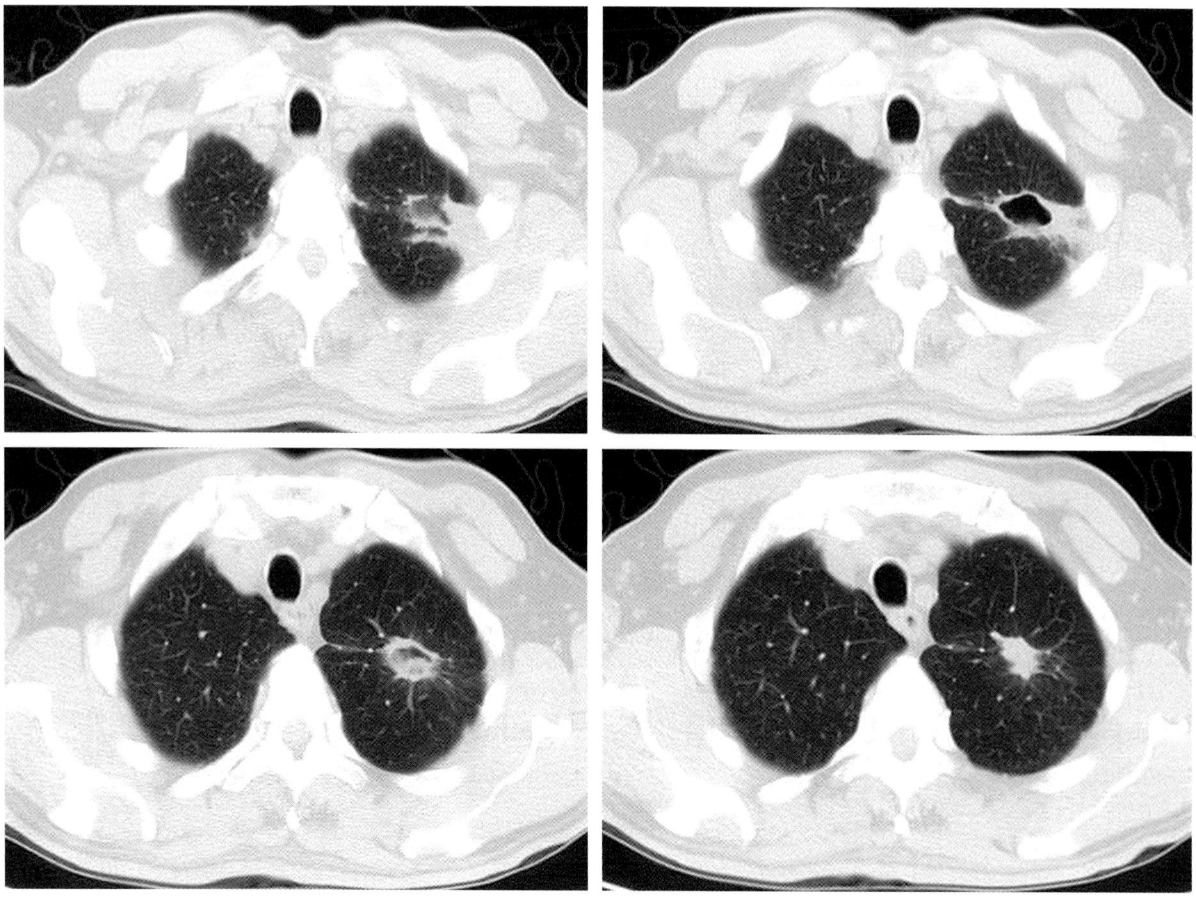

图 3-4-2 胸部 CT（抗结核治疗 1 个月）

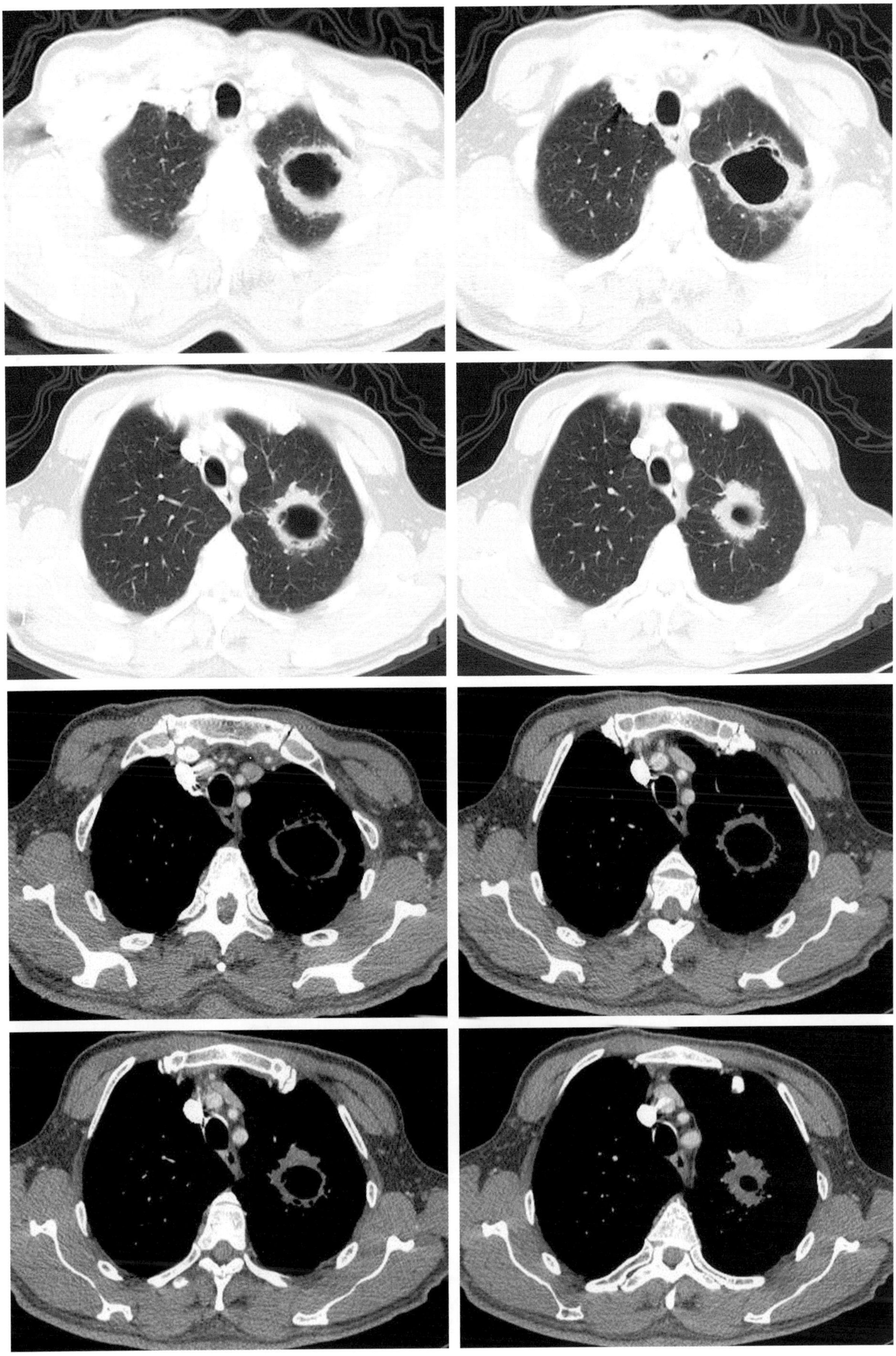

图 3-4-3　胸部 CT 增强（抗结核治疗 7 个月）

二、多学科会诊

● 放射科（张国庆　大连市结核病医院）

患者以慢性空洞性病变为主要表现。首次胸部CT显示左肺上叶尖后段薄壁空洞，外缘清晰，内壁光整，无明确壁结节，可见长短及粗细不一毛刺。空洞外周可见实变影，并与胸膜相连。抗结核治疗1个月后空洞缩小，其周围实变影也有吸收。继续抗结核治疗7个月后，空洞明显增大，洞壁增厚，尤其空洞壁前侧呈结节样增厚，但内壁仍较光整，洞壁见小泡状透光区，周围可见少量渗出性阴影。增强CT显示洞壁呈均匀强化。由于抗炎、抗结核治疗效果不佳，结合影像学特点需考虑：慢性肺脓肿，慢性曲霉病（CPA），耐多药结核（MDR-TB）等。目前可供影像学鉴别的证据不多，请结合临床。由于支气管镜灌洗液和两次肺活检均未见阳性发现，建议外科手术切除。

● 结核科（沙巍　上海肺科医院）

该患以高热起病，胸部CT示左上肺空洞形成，经调整抗生素后发热缓解，但病变无明显吸收，后改用抗结核试验性治疗，虽初期有效，但随着治疗继续，一些不支持肺结核的特点逐渐暴露出来：首先，抗结核治疗过程中空洞增大，但一直未发生呼吸道播散。空洞性肺结核一般多伴呼吸道播散征象，如树芽征和小叶中心结节影等，是空洞性肺结核鉴别的重要依据。其次，空洞性肺结核的痰菌阳性率较高，其间反复查抗酸菌，结果均为阴性，两次肺活检均无阳性发现，结合上述，肺结核可排除。

其他诊断需考虑慢性肺脓肿、慢性曲霉病、肿瘤等。①肺脓肿。该患者急性起病，高热为主，但无咳嗽、咳脓性痰等急性肺脓肿发病过程。急性发病期间影像学表现为薄壁空洞，无液平，边界清晰，不符合急性肺脓肿影像学表现。在后续随访中也无咳嗽、咳脓性痰症状，诊断肺脓肿尚需慎重。②慢性曲霉病（CPA）。CPA多发生于已有的结构性肺病和COPD患者。多伴有咳嗽、咳痰和咯血症状，影像学表现为空洞内或扩张支气管内霉菌球形成等。由于病情迁延多伴有结节、胸膜增厚和病变周围纤维化等。该患者无基础性肺病，症状逍遥，肺内无慢性炎症特点，支持的证据也不多。③肺肿瘤。无明显症状，空洞缓慢增大需要谨慎考虑恶性疾病可能。发热可能仅为一过性感染过程，可能会混淆诊断。鉴于上述分析，在内科手段不能明确诊断的情况下，同意采取外科治疗措施。

后续进展

1. 同位素肺扫描：左上叶浓聚，恶性病变不能排除。

2. 行左上叶肺切除。病理回报：左上叶切除标本，22.5 cm × 11 cm × 3 cm，胸膜局部粘连增厚。切面：灰白灰黑色肿块。边界不清，质中，局部邻近胸膜，肿块组织破碎。镜下：梭形细胞恶性肿瘤，排列紊乱，可见囊性变（图3-4-4，彩图3-4-4）。酶标：TTF-1（-）、SPA（-）、P63（-）、CK5/6（-）、Vim（+）、CK（+），肿瘤呈现间叶和上皮共表达情况，结合形态及酶标结果考虑：肺肉瘤样癌。

● 病理科（蔡毅然　上海交通大学医学院）

本例病变CT显示左肺上叶尖后段薄壁空洞，外缘清晰。病理标本检查发现边界不清的灰白灰黑色肿块，镜下显示为梭形细胞恶性肿瘤，免疫标记Vim（+）、CK（+），其他鳞癌和腺癌标记均不表达。事实上，肺内确实存在一组像肉瘤样表现的癌，主要由梭形细胞构成，但在免疫组织化学上仍可鉴定其具有上皮特征，这类肿瘤被称为梭形细胞癌或肉瘤样癌。肉瘤样癌通常界线清楚，可有明显坏死，甚至形成空洞，本例影像学上恰有类似改变。肉瘤样癌包含有多种亚型，如多形性癌、梭形细胞癌、癌肉瘤、肺母细胞瘤。本例呈梭形细胞形态，故倾向为梭形细胞癌亚型。病理形态学、免疫组织

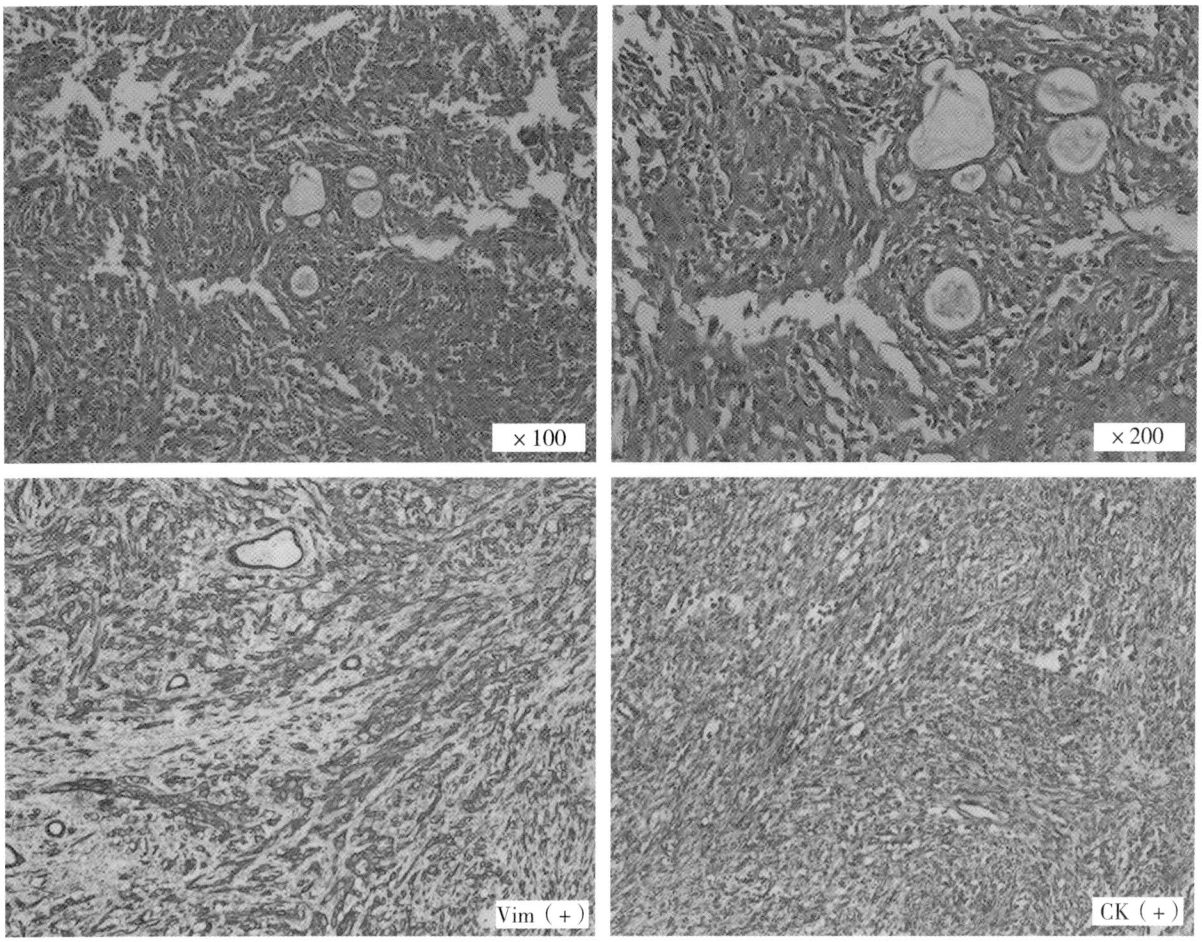

图 3-4-4 左上叶肺肉瘤样癌

化学结合分子生物学技术方面研究表明，这些其实是同一生物学现象的不同表现，只是肿瘤细胞上皮标志物部分或全部丢失，而获得了间叶组织标志物，生物学家把这种现象称为上皮－间质转化。因此本例结合形态及免疫标记特征可确诊为肉瘤样癌。

三、最终诊断

左上肺肉瘤样癌。

四、治疗与转归

患者确诊后自动出院，失访。

五、专家点评

• 影像科（黄勇　山东省肿瘤医院）

这个病例具有挑战性。初诊时患者伴有发热的症状，实验室检查也提示存在感染的可能，但是，影像学上缺乏特征性，洞壁比较薄，且相对比较规整，内壁和外壁有轻度的浅分叶。虽然没有卫星灶，感觉结核、炎性空洞和肺癌均不能排除。抗结核治疗后病变的空洞有些缩小，但仍然无法明确诊断。

空洞外侧见毛刺影及胸膜凹陷，尽管并无特异性，但要警惕肺癌可能性。薄壁的肺癌空洞张力比较大，内部的气体部分排出后空洞可以缩小，因此，空洞的缩小并不能排除肺癌的诊断。

对于抗结核治疗后7个月的图像，相对比较典型，病变较前增大，洞壁增厚，周围实变影减少，外缘的分叶也更加明显。可惜图像只有动脉期扫描的图像。一般而言，对于空洞性病变的鉴别，增强扫描是相当重要的，而且第一期的扫描诊断价值不如第二期，第一期由于扫描时间较早，常会造成病变没有强化的假象。对于空洞性病变的增强，一般而言，结核性空洞一般为干酪灶，几乎没有血供或仅有包膜很薄的血供区，因此常无强化或仅包膜强化。炎性空洞，洞壁常均匀强化。而癌性空洞，因为肿瘤的坏死，洞壁的增强常不均匀。但这种观察，必须是建立在薄层扫描和采取较窄的窗宽基础之上，对影像学技术要求较高。对于外壁和内壁均为圆形的肿块，以结核多见，占结核空洞的65%，而癌性空洞仅占3%。对于外壁分叶、内壁光整的空洞，则不具特异性，结核、炎性、肺癌均可，这个病例似乎在形态上更倾向于这一类。

对于空洞性病变的鉴别，除了增强扫描外，还需要强调一下薄层和多平面重组（MPR）的作用。因为薄层和MPR有的时候会增加轴位图像所不能提供的信息。下面用一个实例（图3-4-5）来说明。这是一个相对的薄壁空洞，似乎内缘和外缘都比较光整，仅有浅分叶，很难判断是肺癌还是结核。

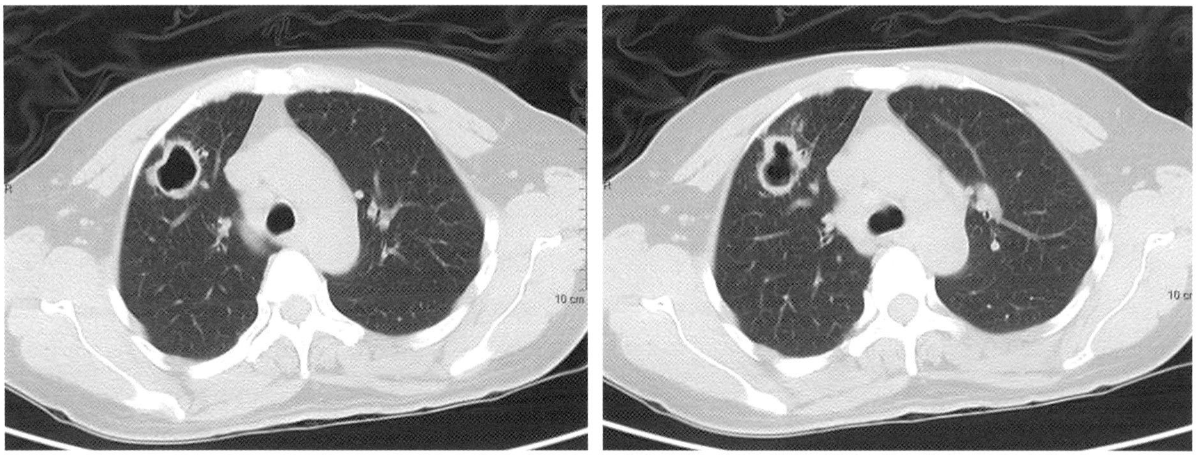

图3-4-5 肺鳞癌CT

肿块的内缘和外缘在MPR图像（图3-4-6）上均显示凹凸不平，分叶明显，洞壁厚薄不均，高度提示肺癌。经过穿刺，证实是肺鳞癌。所以，对于空洞性病变的诊断，规范的影像学检查是相当重要的。而对于这个病变，两次穿刺均未能取得阳性结果很是遗憾。估计原因有两点：①肿瘤的实性成分太少，对穿刺的技术要求高，而肿瘤成分很难取到；②肿瘤的空洞大多是坏死所致，存活的肿瘤组织可能较少，导致了穿刺结果阴性。穿刺如果结合增强CT使用，避开肿瘤的坏死区，可能会提高阳性率。

对于肺内占位，重要的是确定良恶性，良恶性确定后要尽量区分小细胞癌或非小细胞癌，因为两者的治疗原则是不一样的，然后需要准确判断分期。这个病例伴有空洞，大致可以除外小细胞癌。事实上影像科医生把诊断做到病理水平几乎是不可能的，为临床医生提供可供参考的诊断方向和建议应是其主要任务。

六、关联知识点——肺肉瘤样癌

肺肉瘤样癌（pulmonary sarcomatoid carsinoma）是一组含有肉瘤或肉瘤样成分（梭形细胞或巨细胞）的低分化的非小细胞肺癌，临床罕见，占肺部恶性肿瘤的0.4% ~ 4.7%。病理上为高度恶性，预

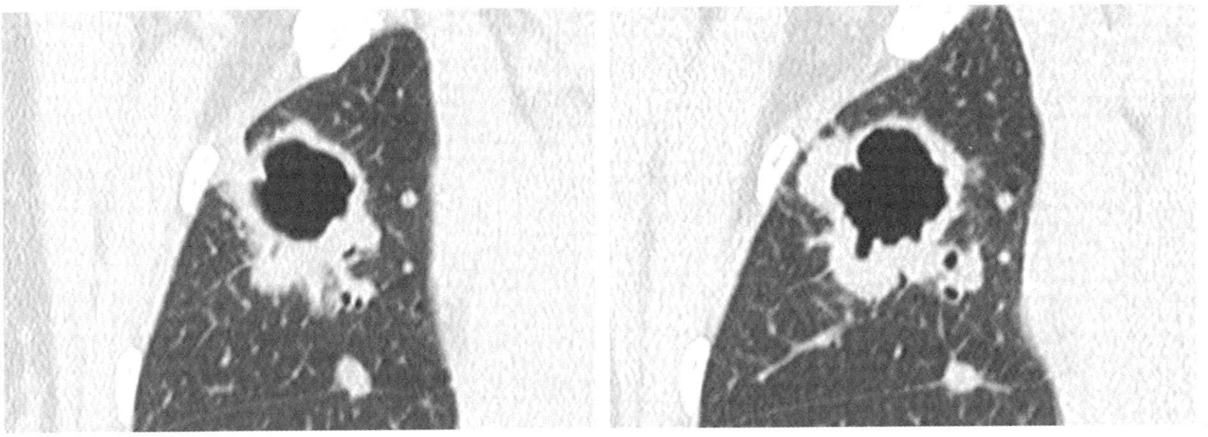

图 3-4-6 肺鳞癌 MPR

后差。组织学上肉瘤样癌一般具有上皮（癌）和肉瘤样组织两种成分，并常以肉瘤样组织占优势。上皮成分以鳞癌最为多见，腺癌次之，少数可为未分化癌或小细胞癌。肉瘤样成分最常见的为纤维肉瘤，肉瘤样组织比例应大于 50%，否则应诊断为癌。

（一）病理特点

1992 年 Ro 等提出了肉瘤样癌的命名。2004 版 WHO 定义肺肉瘤样癌为一类分化差的非小细胞癌，包括五个亚型：多形性癌、梭形细胞癌、巨细胞癌、癌肉瘤和肺母细胞瘤。2015 版新分类有所不同，共包括三类肿瘤，将多形性癌、梭形细胞癌和巨细胞癌归于一个章节，为经典的肉瘤样癌；而癌肉瘤、肺母细胞瘤为独立的章节。这可能从侧面反映了三类肿瘤在发病部位、发病人群及组织学形态和分子遗传学方面有所不同。肉瘤样癌的诊断主要依靠镜下肿瘤细胞的病理形态和免疫组化。因为该肿瘤由各种低分化的肿瘤细胞组成，因此痰细胞学、纤维支气管镜、经皮穿刺活检较难做出准确诊断，即使是术中的快速冰冻病理，也常被误诊。Lin 等的 69 例肉瘤样癌，在术前做出正确诊断的只占 11.6%，大多数被误诊为鳞癌和腺癌。免疫组化检查，其肉瘤样成分可表达上皮的标志物如 CK、EMA，而癌的成分可表达间质的标志物如 vimentin。电镜下肉瘤样细胞具有上皮细胞特征，如果仅有肉瘤成分，需进行免疫组化标记以证明其上皮样分化才能诊断。Yuki 等研究发现，早期患者即可有大部分（57.1%）出现血管的侵犯，这解释了为何有患者在患病早期就出现了远处转移。

（二）临床表现

肺肉瘤样癌中的肺母细胞瘤好发年龄为 40 岁左右，男女发病率相等。其余类型多见于老年男性，平均发病年龄约为 60 岁。大部分患者与吸烟密切相关，但吸烟与患者的预后无关。临床症状同一般的肺癌，无特异性。

（三）影像学特点

1．发病部位 本病无明确的好发部位，Kim 等报道肺肉瘤样癌好发于上叶（77%）。山东省肿瘤医院报道 33 例肺肉瘤样癌，位于上叶者占 54.5%，并没有统计学差异。周围型多见，占 90.9%（30/33）。July 等报道周围分布为 84.2%（16/19）。Nishida 等报道周围性分布达 78.8%（26/33）。

2．周围型病灶有显著的好发于胸膜下的特点 July 等报道 16 例周围型肺肉瘤样癌，有 14 例位于胸膜下，其中 11 例侵犯胸膜。部分病变可以侵及相邻的胸壁和肋骨。Fujisaki 等的 44 例肺多形性癌，43% 侵及胸壁，提示该肿瘤侵袭性较强。

3．肿块大小　本病就诊时病灶直径常较大，5 cm 以上多见，10 cm 以上的并不少见。

4．密度　由于肿瘤生长迅速，均见不同程度坏死。部分肉瘤样癌的坏死边缘相当清晰，有的甚至类似于囊肿改变，相当有特点，在一定程度上可提示诊断。Kim 等报道多形性癌的坏死与病灶大小有关，5 cm 以下者坏死少见，而 5 cm 以上者常见坏死。增强后实性成分可见强化，坏死的边缘常更为清晰。

5．空洞　由于肺肉瘤样癌坏死常见，因此空洞并不罕见。笔者统计 33 例肺肉瘤样癌，空洞发生率为 12%。Nishida 等的 33 例多形性癌，空洞发生率为 15%。其空洞发生率较鳞癌低，但较腺癌高。Fujisaki 等报道了 44 例肺多形性癌，发现病变内 91% 见大片坏死或空洞（大于病变的 25%），多因素分析显示空洞是预后不良的唯一高危因素。

6．边缘　大部分周围型肉瘤样癌的边缘清晰，常表现为圆形和椭圆形，可有分叶，但毛刺及胸膜凹陷征罕见。笔者对 30 例周围型肉瘤样癌进行观察，25 例边缘光整，仅 5 例边缘毛糙或伴有毛刺，但无 1 例伴胸膜凹陷征。周海飞等报道的 4 例周围型，均未见毛刺及胸膜凹陷。

7．淋巴结及远处转移　肺肉瘤样癌因为含有癌的成分，因此淋巴结转移并不少见。据报道 33 例肺肉瘤样癌中，初诊时 67% 发生了淋巴结转移。肺肉瘤样癌的血行转移部位除肺癌的常见转移部位外，亦可见不常见的转移部位，包括食管、小肠、直肠和肾，这是其特点。

（四）治疗

手术切除是最有效的治疗方式，但该病预后明显较传统的非小细胞癌差。分期是影响其预后的主要因素，但即使是早期，其 5 年生存率也不高。放、化疗对本病的作用目前尚有争议，化疗目前无标准治疗方案，化疗即使有效，缓解期也较短。

参考病例

病例 1（图 3-4-7）：女性，60 岁，胸闷、憋气 3 个月。右肺上叶纵隔旁见一边缘光整肿块，未见分叶及毛刺，内缘与纵隔胸膜相贴。增强后病变大部分坏死，似囊肿，部分边缘部位仍可见强化的肿瘤组织（图 3-4-7）。手术病理为肺肉瘤样癌。

病例 2（图 3-4-8）：女性，71 岁。左肺上叶胸膜下见边缘光整肿物，外缘与胸膜相贴。增强后病变内见边缘清晰的坏死区。左肺门见增大淋巴结（图 3-4-8）。手术病理证实肺门淋巴结转移。手术病理为肺肉瘤样癌。

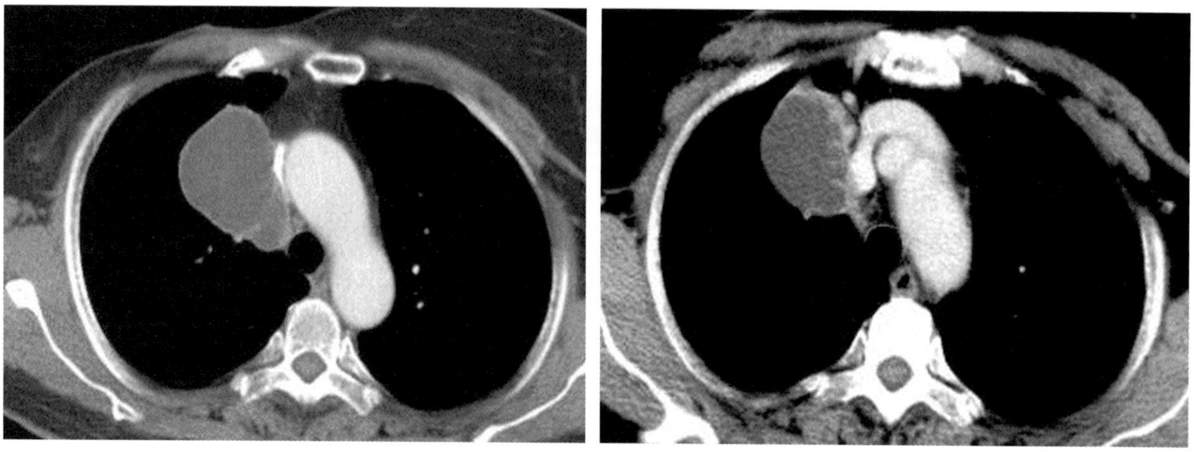

图 3-4-7　肺肉瘤样癌

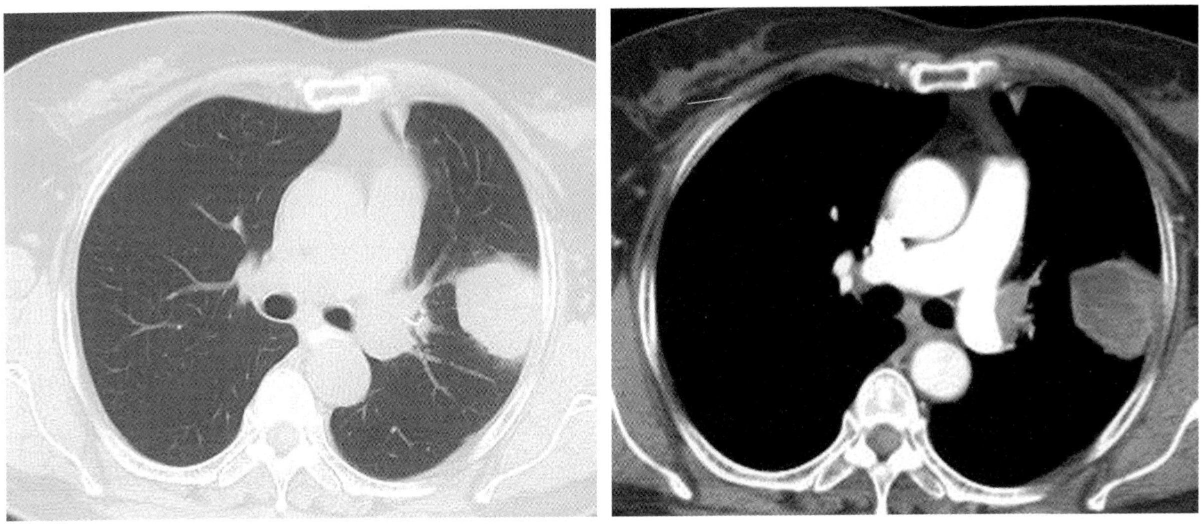

图 3-4-8　肺肉瘤样癌

病例 3（图 3-4-9）：男性，56 岁。右肺上叶胸膜下见一较大软组织密度肿块，边缘清晰，无分叶。增强后病变见大片坏死区。手术病理为肺多形性癌。

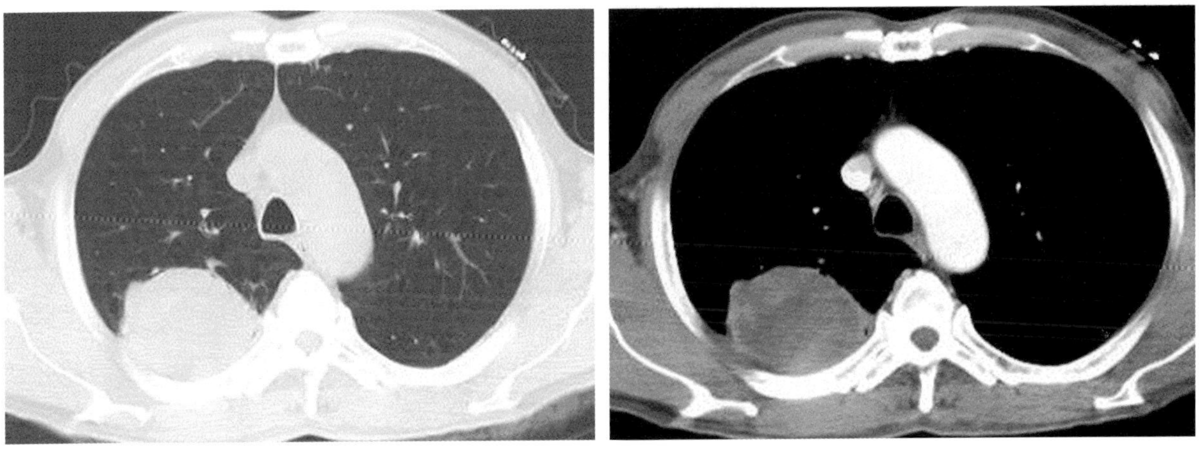

图 3-4-9　肺多形性癌

病例 4（图 3-4-10）：男性，53 岁。左肺癌术后 10 年，病理不详。右肺下叶胸膜下见一个软组织密度肿块，内见大片低密度坏死区，病变下部见空洞，洞内见低密度坏死物。手术病理为肺肉瘤样癌伴神经内分泌分化。

病例 5（图 3-4-11）：男性，59 岁。多年吸烟史。双肺见弥漫性肺气肿、肺大疱。右肺上叶胸膜下见软组织密度肿块，边缘分叶、毛刺，增强后病变大部分坏死，并侵及相邻的胸壁及肋骨，肋骨见骨质破坏（图 3-4-11）。穿刺病理为肺肉瘤样癌。

病例 6（图 3-4-12）：男，66 岁。左肺下叶胸膜下肿块，边缘分叶，坏死显著，并侵及相邻的胸膜及肋骨。左侧下肺门见转移淋巴结。腹部增强 CT 示左侧腹部小肠壁增厚（箭头），邻近系膜侧淋巴结增大。肺内病灶穿刺活检示肉瘤样癌。小肠肿瘤行腹腔镜活检提示肉瘤样癌，提示为肺肉瘤样癌小肠转移。

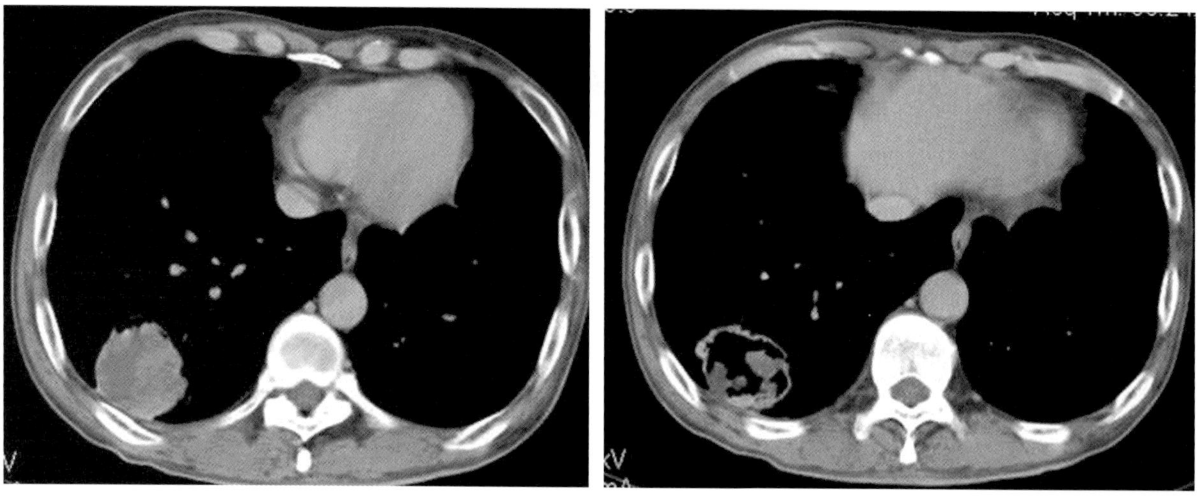

图 3-4-10 肺肉瘤样癌

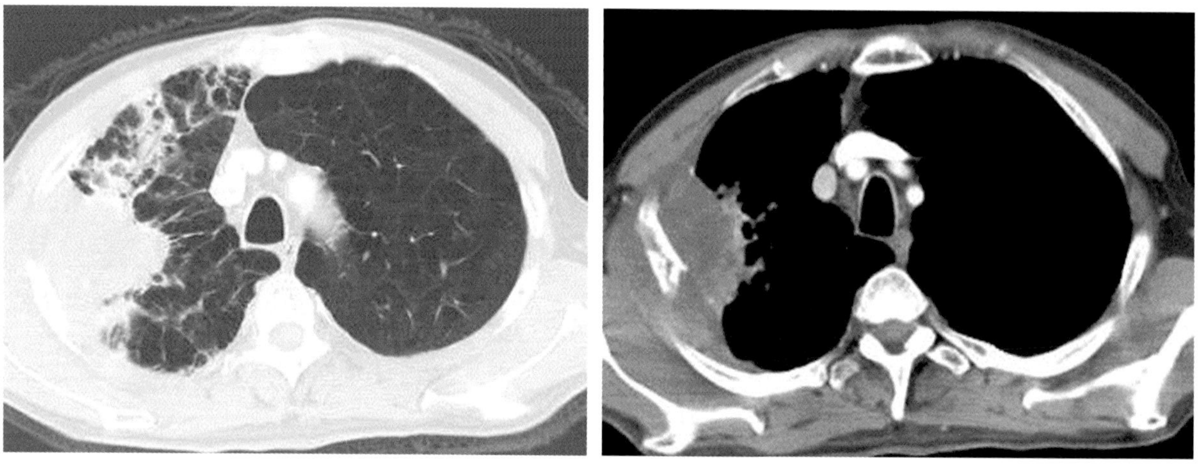

图 3-4-11 肺肉瘤样癌

七、要点速记

1．肺肉瘤样癌是罕见的非小细胞癌，是多形性癌、梭形细胞癌、巨细胞癌、癌肉瘤和肺母细胞瘤的总称。

2．中老年男性多见，与吸烟关系较密切。

3．周围型胸膜下多见，体积一般较大，常见大片坏死，部分病灶坏死边缘清晰，可见空洞；边缘常较光整，毛刺及胸膜凹陷征少见。

4．预后差，即使病变为早期，其 5 年生存率也不高。放、化疗的作用目前尚存争议。

（沙 巍 黄 勇 编写/整理，路希维 审校）

参考文献

1．杨建勇，李子平．临床疑难病例影像诊断及解析 [M]．北京：科学出版社，2012：43-46．

2．周海飞，尚海龙，刘冬，等．肺肉瘤样癌的 CT 表现及文献复习 [J]．实用放射学杂志，2014，30（3）：152-154．

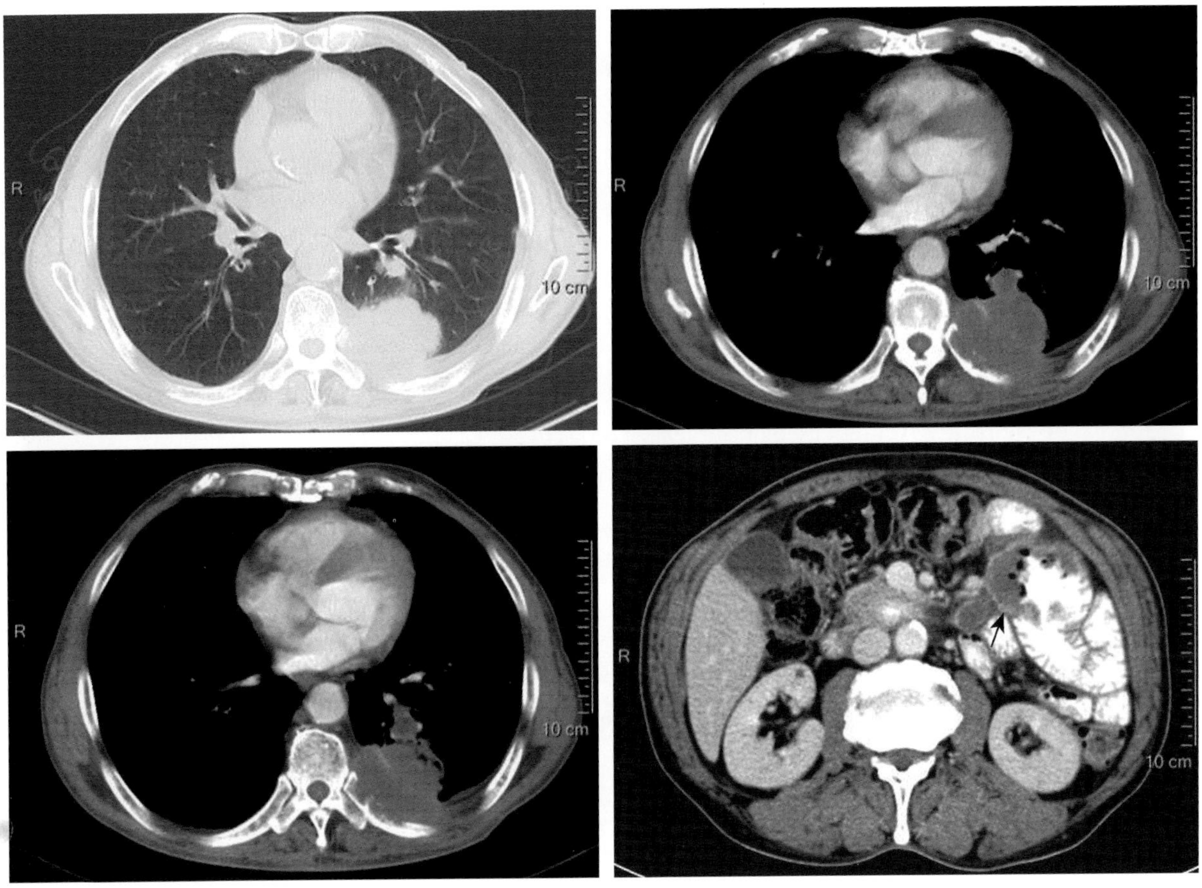

图 3-4-12　肺肉瘤样癌

3. 吴红珍,江新青,魏新华,等. 原发性肺肉瘤样癌的 CT 诊断[J]. 中国医学影像学杂志,2013,12(2):85-87.
4. 朱莉,叶剑定,陈群慧,等. 肺肉瘤样癌的 CT 表现及病理分析 [J]. 中国医学计算机成像杂志,2013,19(2):124-126.
5. 徐晓莉,宋伟,隋昕,等. 原发性肉瘤样癌的 CT 表现与病理特点 [J]. 中国医学科学院学报,2016,38(1):93-98.
6. Travis WD, Brambilla E, Burke AP, et al. WHO Classification of tumours of the lung, pleura, thymus and heart. 4th [M]. France IARC Press, 2015: 88-94.
7. Lin Y, Yang H, Cai Q, et al. Characteristics and prognostic analysis of 69 patients with pulmonary sarcomatoid carcinoma [J]. American Journal of Clinical Oncology, 2014, 39 (3): 215-222.
8. Kim TH, Kim SJ, Ryu, Yh, et al. Pleomorphic carcinoma of lung: comparison of CT features and pathologic findings [J]. Radiology, 2004, 232 (2): 554-559.
9. Roeael C, Terjung S, Weinreich G, et al. Sarcomatoid carcinoma of the lung: a rare histological subtype of non-small cell lung cancer with a poor prognosis even at earlier tumour stages [J]. Interactive Cardiovascular & Thoracic Surgery, 2016, 24 (3): 407-413.
10. Fujisaki A, Aoki T, Kasai T, et al. Pleomorphic carcinoma of the lung: relationship between CT findings and prognosis [J]. Am J Roentgenol, 2016, 207 (2): 289-294.
11. Nashida A, Abiru H, Hayashi H, et al. Clinicoadiological outcomes of 33 cases of surgically resected pulmonary pleomorphic carcinoma: correlation with prognostic indicators [J]. Eur Radiol,

2016，26（1）：25-31.
12. Kim TS，Han J，Lee KS，et al. CT findings of surgically resected pleomorphic carcinoma of the lung in 30 Patients［J］. Am J Roentgenol，2005，185（1）：120-125.
13. Lococo F，Rapicetta C，Cardillo G，et al. Pathologic findings and long-term results after surgical treatment for pulmonary sarcomatoid tumors：A multicenter analysis［J］. Annals of Thoracic Surgery，2016，103（4）：1142-1150.
14. Ro JY，Chen JL，Lee JS，et al. Sarcomatoid carcinoma of the lung. Immunohistochemical and ultrastructural studies of 14 cases［J］. Cancer，1992，69（2）：376-386.
15. Yuki T，Sakuma T，Ohbayashi C，et al. Pleomorphic carcinoma of the lung：a surgical outcome［J］. Journal of Thoracic & Cardiovascular Surgery，2007，134（2）：399-404.
16. Li BG，Ma DQ，Xian ZY，et al. The value of multislice spiral CT features of cavitary walls in differentiating between peripheral lung cancer cavities and single pulmonary tuberculous thick-walled cavities［J］. The British Journal of Radiology，2012，85（2）：147-152.

病例 5 缓慢进展的右上肺实变影

一、病例特点

（一）简要病史

女性，69 岁。体检发现右上肺病变 2 个月，畏寒发热 3 天。患者于 2 个月前因头晕行体检发现“右肺上叶大片肺实变并形成空洞”于当地医院抗感染治疗 1 周，具体药物不详，复查 CT 肺部病变无明显吸收，因无明显不适未进一步诊治。2 周前无明显诱因出现畏寒发热，自测腋温 38.5 ℃，当时无咳嗽、咳痰，无胸闷、气急，到当地医院就诊，测口温 40.0 ℃。胸部 CT 检查示“右上肺病变较前无显著变化，左肺新增少许炎症”，予头孢呋辛、莫西沙星片抗感染治疗 3 天后体温恢复正常，1 周后停药。病来渐感乏力，偶有轻咳，咳少量白痰。

（二）既往史

10 余年前健康体检行 CT 检查发现右肺上叶局灶性肺实变，行支气管镜等检查未见异常。未予以治疗，也未进行随访。

（三）体格检查

T 36.8 ℃。双颈部、腋下和腹股沟可触及多枚质韧、“黄豆”大小淋巴结，无明显触痛，活动性尚可。右上肺呼吸音减低，可闻及少许湿啰音。余未见特殊。

（四）辅助检查

1. 实验室检查

（1）血常规：白细胞（WBC）3.7×10^9/L、中性粒细胞（N）0.50、淋巴细胞比值（L）0.37、红细胞（RBC）3.58×10^{12}/L、血红蛋白（Hb）106 g/L ↓、血小板（Plt）369×10^9/L ↑；血沉（ESR）

80.00 mm/h ↑。

（2）血凝 5 项（急诊）：血浆 D- 二聚体（D-dimer）1310.0 μg/L ↑，余未见异常。

（3）感染相关检测：结核菌素试验（PPD）10 mm × 10 mm、结核抗体阴性、痰涂片抗酸染色阴性 3 次、痰 TB-RNA 阴性、痰 TB-DNA 阴性；痰细菌、真菌培养（–）；降钙素原（PCT）0.10 μg/L。

（4）超敏 C 反应蛋白（h-CRP）3.00 mg/L。

（5）血气分析正常。

2．胸部 CT 平扫（图 3-5-1） 右上肺大片实变影伴巨大空腔，实变区见支气管充气征，支气管扩张，呈“枯树枝”样改变。

3．支气管镜检查 右侧第二隆突增宽，右上叶尖、后、前各段开口均可见新生物，黏膜水肿，皱襞僵硬，右上叶前段开口受堵狭窄，右侧中及下叶支气管开口通畅，黏膜光滑。由于患者无法耐受，被迫终止活检。气管镜下肺泡灌洗液、刷片：均未见恶性细胞，抗酸菌阴性。

二、多学科会诊

● 结核科（陈园园　杭州市红十字会医院）

患者为老年女性，2 个月前体检发现肺部阴影。近 2 周前出现畏寒发热，抗感染治疗后体温恢复正常。肺部 CT 复查提示右上肺大片实变和空洞影无明显变化。查体见双颈部、腋下和腹股沟淋巴结肿大。该患者的主要特点是右上肺病变的无反应性，不吸收性肺实变见于很多病因，常见原因包括肺癌、淋巴瘤、肺结核、真菌感染等。从感染性疾病分析：该患者病史较长，隐匿发病，虽两周前有畏寒发热，经抗感染治疗好转，呈一过性，但病变无明显吸收，难以用普通感染解释原发病，其中结核、隐球菌病等一些慢性感染疾病需要谨慎排除。在肿瘤性疾病鉴别中，以肺实变为主要表现，支气管呈枯树枝征，需重点考虑肺炎型肺腺癌。同时支气管镜检查发现右上叶支气管有新生物，还需进一步排查支气管肿瘤可能性。患者全身浅表淋巴结肿大，但活动性好，缺乏淋巴结转移的证据，建议取淋巴结活检详细评估。原发性肺惰性淋巴瘤一般进展较为缓慢，也需考虑。由于患者对支气管镜检查不耐受，也可以选择经皮肺穿刺活检，获得组织学活检依据。

● 结核科（鲍志坚　杭州市红十字会医院）

无症状是菌阴肺结核的一个显著特点。在 2010 年全国结核病流行病学调查统计约 43.1% 的活动性结核无明显结核中毒症状。但本病例诊断为结核还需慎重。主要问题：①该患者痰涂片、痰 TB-RNA、痰 TB-DNA 均阴性及灌洗液查结核分枝杆菌均为阴性，肺结核诊断缺乏依据。②肺实变区内是空洞还是含气腔？如果是空腔性病变，结核的可能性就大大降低了。③肺结核尤其是干酪性肺炎发生支气管播散的概率较高。该患者病史较长，肺内一直未检出树芽征、小叶中心结节等呼吸道播散征象，此与肺结核演变过程不太相符。④病变区内有些点状钙化，可能为既往疾病所致，也不能作为结核诊断依据。结合上述依据，本例肺结核诊断证据不足。

● 影像科（李智勇　大连医科大学附属第一医院）

该患者肺部影像学表现有以下特征：①右肺上叶肺实变与正常肺组织界限清晰。②实变区内空气支气管征多见，近端较细，远端扩张明显，呈枯树枝状。③虽病程较长，但未见肺纤维化导致的肺叶萎缩，相反叶间裂略显膨隆，故推测肺内病变可能为增生性，导致肺叶体积增大。④肺内气腔考虑为假性空洞，其内可见分隔及花瓣样边缘，可能与细支气管活瓣性阻塞有关，也可能为病变不均衡，围绕形成。⑤ 4R 组淋巴结肿大。上述表现多见于肺淋巴瘤、肺腺癌和慢性炎症等。肺炎型腺癌可表现假性空

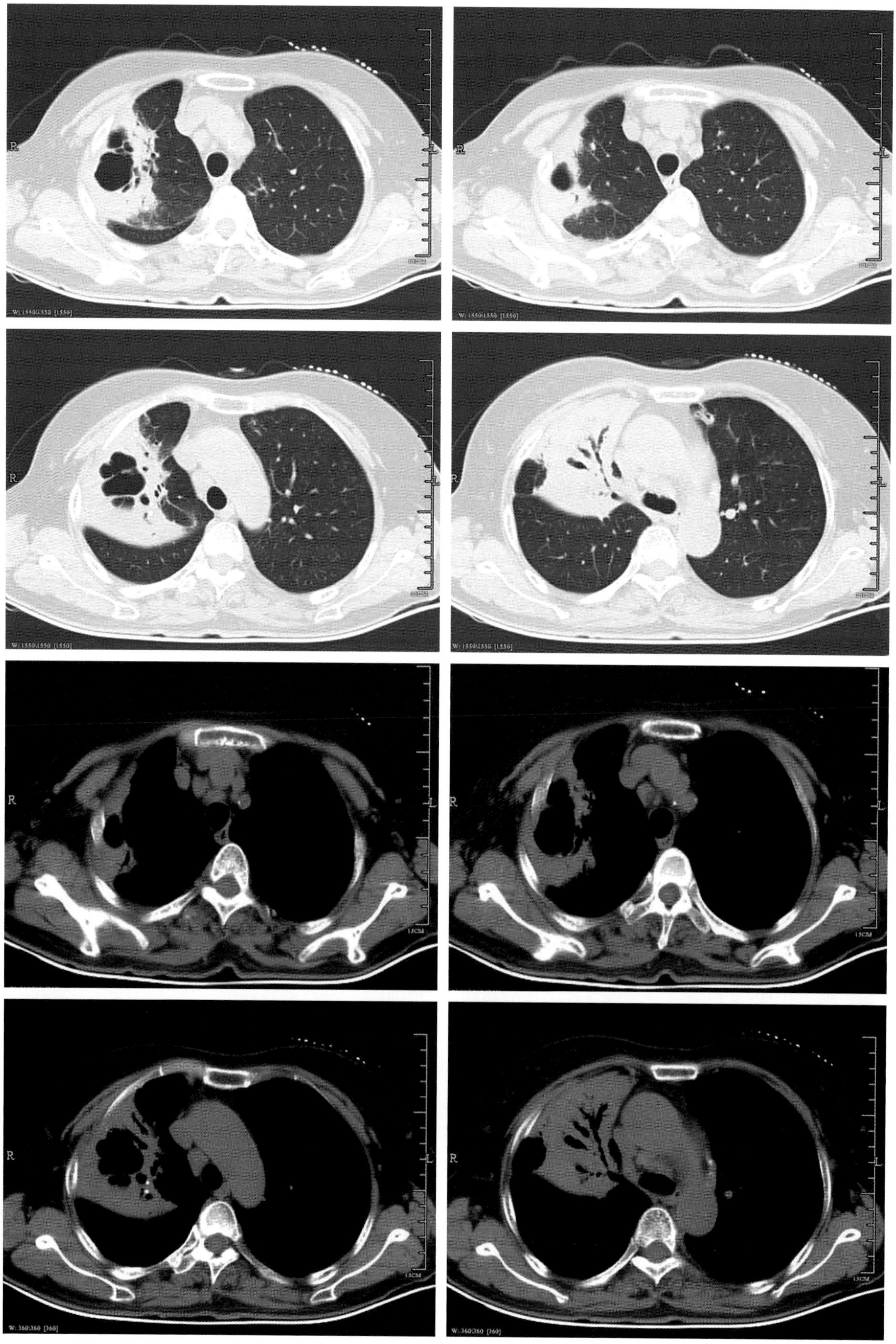

图 3-5-1　胸部 CT 平扫

洞及枯树枝征，患者 10 年前右上肺已经出现病变，未进行系统随访，虽难以确定与本次病变的关联性，但不能完全排除肺癌可能，但肺癌多表现为狭窄和闭塞，呼吸道呈膨大扩张并不多见；慢性感染与呼吸道的扩张有密切关系，但该患者病变与周围组织界限清楚，缺乏渗出、纤维化、机化及组织坏死等表现，病初也无急性感染症状，考虑慢性感染尚缺乏依据；肺淋巴瘤，尤其是黏膜相关淋巴瘤，症状隐匿，病史可长达数年，B 淋巴细胞克隆性增生侵犯肺组织造成实变，其引起肺组织纤维化收缩少见，因此该患者需重点考虑为惰性淋巴瘤，如肺黏膜相关淋巴瘤（MALT 淋巴瘤）。MALT 淋巴瘤一般较少侵犯支气管壁，淋巴细胞增生浸润和反复感染也可导致呼吸道狭窄和扩张。建议行支气管镜检查进一步明确。

后续进展

为明确进一步诊断，2014-10-21 行经皮肺穿刺活检，病理（图 3-5-2，彩图 3-5-2）：显示送检标本中有大量不规则细胞核的小淋巴细胞浸润，这些细胞染色质凝集，细胞质数量中等，颜色苍白，边界清晰。免疫酶标记：CD3（-），CD5（-），CD10（-），CD20（+），CD21（+），CD35（+），CD23（-），CD43 部分（+），CD79a（+），PAX-5（+），Ki67 个别细胞（+），CyclinD1（-）。

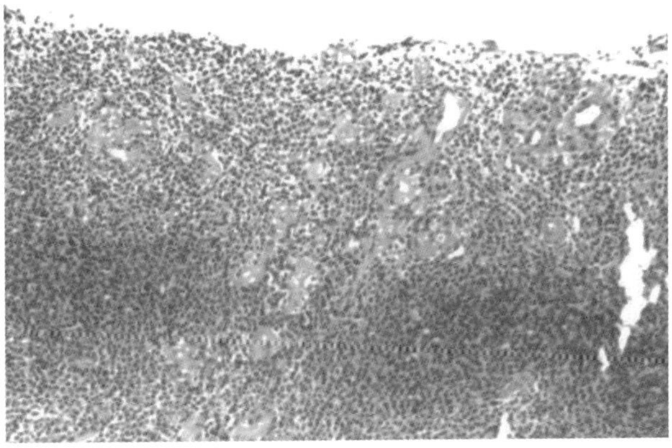

图 3-5-2　肺穿刺病理 -MALT 淋巴瘤（HE ×100）

三、最终诊断

黏膜相关淋巴组织结外边缘区淋巴瘤（MALT 淋巴瘤）。

四、治疗与转归

该患者确诊后自动出院，出院后未行化疗及其他相关治疗。随诊 4 年，一般情况良好。无不适主诉，生命体征稳定。

五、专家点评

● 结核科（朱敏　杭州市红十字会医院）

该患者慢性病史，长期无呼吸道症状。近期畏寒发热、咳嗽咳痰，经抗感染治疗很快好转。考虑与一过性感染有关。肺部 CT 影像学表现为右上肺实变伴空洞或空腔形成，经历 2 次抗菌治疗均无明显变化。这样的表现无论是对于呼吸科医生还是影像科医师，都可能会考虑到肺癌、慢性肺炎、肺结核等的诊断与鉴别。温习病史对诊断会有帮助。患者在10年前体检发现右肺病变，具体性质不明。2月前体检发现右肺病变，除头晕外也无急性感染症状，隐匿化和慢性化的特点是我们诊断的切入点。

通过结核病学和影像学专家的分析，使我们对肺结核的演变特点有了清楚的认识。首先，呼吸道播散在结核病诊断中具有重要价值。其次实变中心的透光区可能为假性空洞。这两个知识点可以帮助我们排除结核和其他慢性感染的可能。肿瘤性病鉴别是当前重点任务。该患者最终经病理诊断应考虑黏膜相关淋巴组织结外边缘区淋巴瘤（MALT 淋巴瘤）。由于间质内的肿瘤细胞增生造成含气的肺泡腔塌陷淹没，类似肺实变表现。MALT 淋巴瘤支气管与膜性支气管多不受累，因此病变内常见支气管充气征。支气管内黏膜相关淋巴瘤罕见，文献报道：支气管内边缘区 B 细胞淋巴瘤可分为 3 种类型，即孤立腔内结节、多发小结节状隆起、管壁弥漫性增厚。该患者在上叶各段支气管开口处见多个新生物，内膜不光滑，推测可能与支气管内黏膜相关淋巴瘤有关联。遗憾的是未进行活检，还不足以确定为支气管内黏膜相关淋巴瘤。

总结患者诊断过程：临床上表现不典型，影像学上为肺部大块实变伴支气管充气征，支气管僵直，呈枯枝征改变的表现，通过多学科会诊，警惕到了肺淋巴瘤的可能，体现了多学科会诊的价值。

六、关联知识——肺 MALT 淋巴瘤

黏膜相关淋巴组织结外边缘区 B 细胞淋巴瘤（mucosa-associated lymphoid tissue lymphoma，MALT 淋巴瘤）呈低度恶性。其占所有淋巴瘤的 8%，最常见于胃肠道，肺为第二好发部位。目前研究认为该病与慢性炎症、吸烟或自身免疫病的慢性抗原刺激有关。在 MALT 淋巴瘤病程中，初始的淋巴细胞增生往往是由于生理性抗原刺激所产生，但是疾病进程中特定的致癌事件并不依赖抗原的淋巴细胞增殖。

（一）病理特征

典型的 MALT 淋巴瘤表现为 MALT 组织边缘区弥漫的小至中等的、胞质丰富、淡染的中心细胞样 / 单核样淋巴细胞浸润，伴反应性淋巴滤泡形成，周围可见反应性浆细胞、嗜酸性粒细胞浸润，部分可见典型的淋巴瘤细胞浸润、破坏上皮结构形成的淋巴上皮病变（LEL），典型免疫表型为 $CD20^+$，IgD^-，IgM^+，$CD5^-$，$CD10^-$，$Bcl6^-$，$CyclinD1^-$；MALT 淋巴瘤在背景细胞复杂情况下，往往与淋巴浆细胞淋巴瘤 / 华氏巨球蛋白血症（LPL/WM）鉴别困难。

（二）临床特征

肺 MALT 淋巴瘤临床较为少见，占所有黏膜相关淋巴组织淋巴瘤的 1% 和原发性肺淋巴瘤的 60%。好发于 50 岁左右中老年人，男性多见。约半数起病隐匿，进展缓慢，可逐渐出现咳嗽、气促、呼吸困难等症状。由于肺 MALT 淋巴瘤临床症状、影像学表现及病理特征缺乏特异性，早期诊断困难，需要与各类感染、结缔组织病导致的间质性肺疾病 / 弥漫性肺实质疾病（DPLD/ILD）、浆细胞瘤、浆细胞白血病和其他小 B 淋巴细胞瘤等相鉴别，结合各自疾病的临床特征、影像学表现、病理活检和免疫表型有助于鉴别。

（三）影像学特征

肺 MALT 淋巴瘤的影像学特征表现为：①实变型。表现为单发或多发的片状肺组织实变，常伴有支气管充气征；②结节、肿块型。单发或多发的肺结节及肿块，亦可伴有支气管充气征；③支气管血

管淋巴管型。表现为支气管血管束增粗，可伴有弥漫的网状影。其中以前两型最为常见。少数结节或实变内可伴有空洞、空腔；结节或肿块状的病变可伴有磨玻璃晕征，但并不常见。但无论哪一种表现，病变在影像学上呈惰性表现是其典型特征，常数年甚至十余年缓慢进展，借此可以与肺内感染性病变相鉴别。病变内伴支气管充气征及支气管扩张是其典型特点，常提示诊断，并可以与肺感染性病变相鉴别。据报道 16 例肺 MALT 淋巴瘤中，有 13 例伴正常的或扩张的支气管影。病变与胸膜临近时，罕见胸膜凹陷征，可以与部分肺癌鉴别。增强后病变一般呈中等或显著强化，实变的肺组织内可见血管造影征。

病变的数目以多发为主，单发者相对少见。King 等的 24 例肺 MALT 淋巴瘤有 79% 的病灶为多发，17% 的病灶为单发，另还有 1 例为双肺弥漫性改变。强军报道的 16 例中有 12 例为多灶性病变。张卫东等报道的 12 例中有 10 例表现为多灶性病变，其中以肺实变最为常见（10/12），而伴有结节的仅 3 例。Bae 的一组肺 MALT 淋巴瘤，52% 表现为肺实变，38% 表现为结节，38% 伴磨玻璃影，14% 伴支气管扩张。肺 MALT 淋巴瘤可伴有肺门及纵隔淋巴结增大，但比较少见，张卫东等报道的 12 例仅 1 例伴肺门及纵隔淋巴结增大。Bae 报道的 21 例肺 MALT 淋巴瘤，无 1 例伴有肺门及纵隔淋巴结的受累，但可累及其他结外部位，如同时或先后发生于其他脏器黏膜部位的 MALT，如胃肠道。胸腔积液也是 MALT 淋巴瘤的少见征象，在文献报道的两组病例中，胸腔积液的发生率分别为 18.2%（2/11）和 9.5%（2/21）。

（四）治疗原则

目前肺 MALT 淋巴瘤治疗尚没有统一的规范，对于局限性病变，多参照 B 细胞淋巴瘤的治疗方案（CHOP），采用利妥昔单抗单药治疗、手术切除或联合化疗，对于孤立性局限病灶，也有学者主张观察而不予治疗；肺 MALT 淋巴瘤侵犯骨髓，预后较未侵犯骨髓者、胃肠道 MALT 淋巴瘤差，可能需要更强烈的化疗。肺 MALT 淋巴瘤总体预后良好，5 年总生存率＞ 80%；其中 Ⅰ ~ Ⅱ 期＞ 90%，Ⅲ ~ Ⅳ 期也可达 70%。

总之，肺 MALT 淋巴瘤是一种罕见的结外非霍奇金淋巴瘤，病程进展相对惰性，总生存率较长；但累及骨髓、肝、脾等结外器官常见，临床表现和病理缺乏特异性表现，容易误诊，加强对其病理及分子机制的研究将有助于提高诊治水平。

参考病例

病例 1（图 3-5-3）：男性，48 岁。咳嗽、气促 2 年余。CT 表现为自肺门向外分布的多发性肺实变影，与周围肺组织界限清晰。实变区内见含气支气管征。诊断：肺 MALT 淋巴瘤。

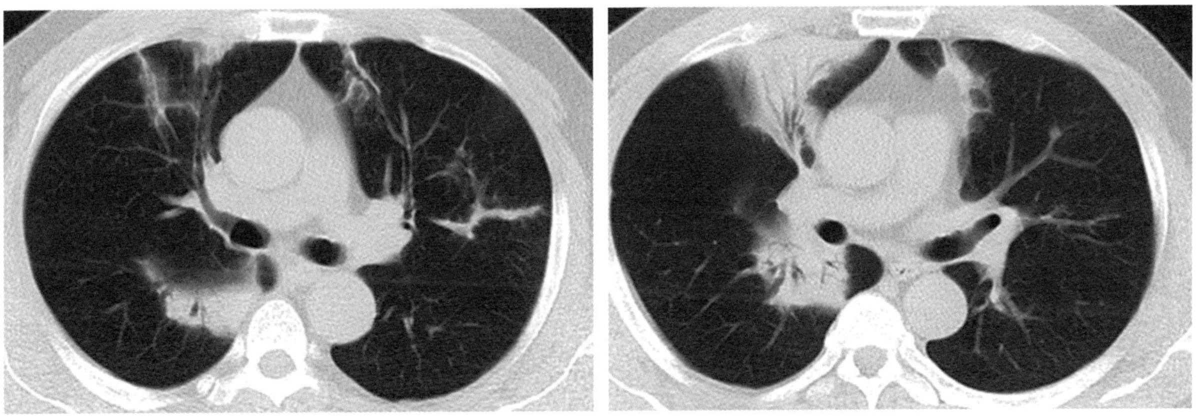

图 3-5-3 肺 MALT 淋巴瘤

病例 2（图 3-5-4）：男，60 岁，间断乏力 6 年。CT 表现为右肺中、下叶，左肺上叶均可见片状影，其内见含气支气管征，支气管见扩张。诊断：肺 MALT 淋巴瘤。

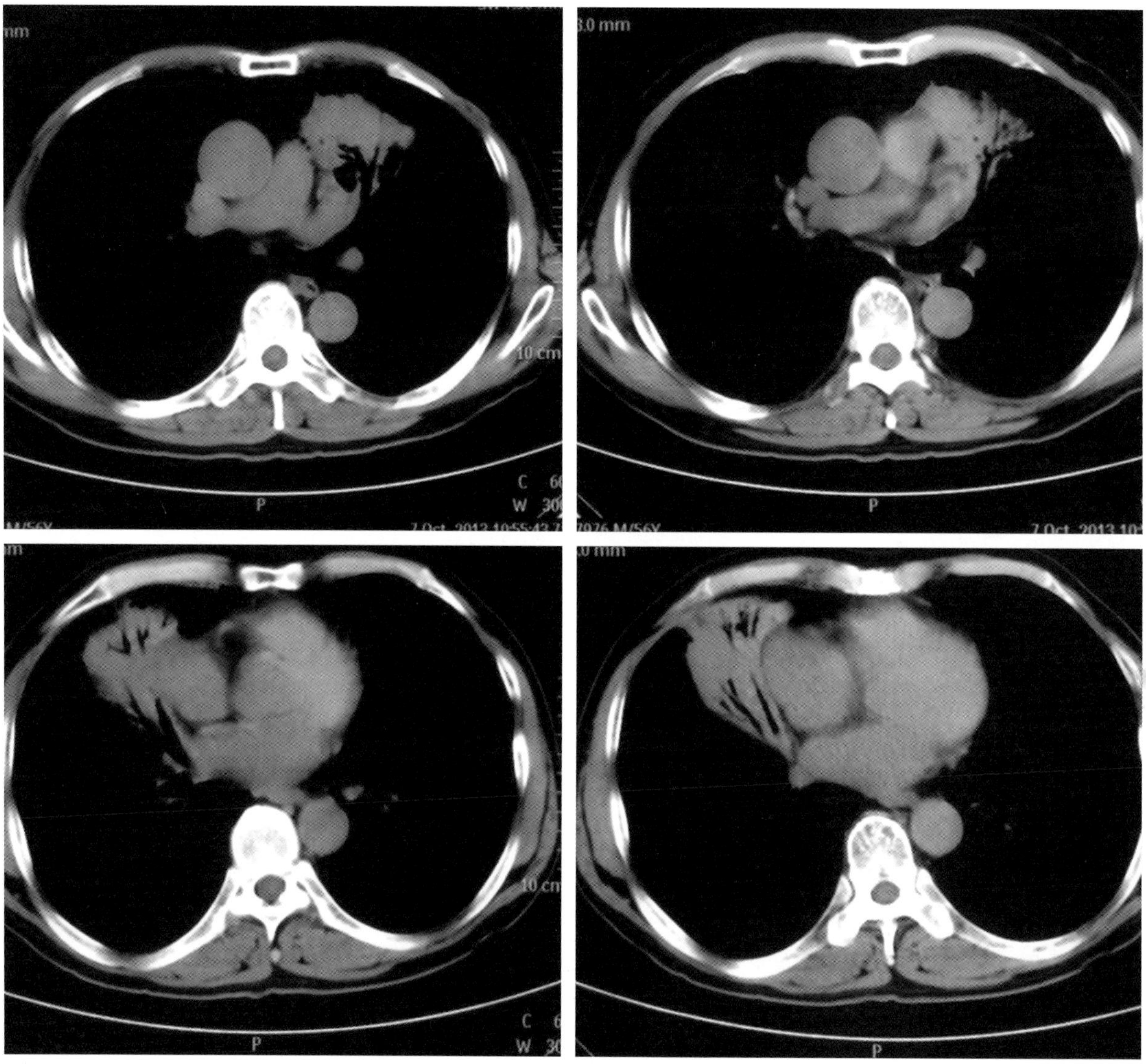

图 3-5-4　肺 MALT 淋巴瘤

病例 3（图 3-5-5）：女，67 岁。小肠黏膜相关淋巴组织 B 细胞淋巴瘤术后 3 年，查体发现双肺占位 3 月。CT 表现为双肺内见大片状肺实变，边缘模糊，伴磨玻璃影，右肺实变见支气管充气征，贯穿实变区；增强后中等强化，并见强化的血管影。CT 引导下穿刺活检病理示 B 细胞非霍奇金淋巴瘤，倾向 MALT 淋巴瘤。

病例 4（图 3-5-6）：男性，59 岁，查体发现右肺占位 1 月余。CT 表现为右肺中叶见多发结节灶，大者与叶间胸膜相贴，其下缘见支气管充气征。PET/CT 示病灶高代谢，SUV_{max} 值为 4.3。手术病理提示（右肺中叶）MALT 淋巴瘤，侵犯叶间胸膜。

病例 5（图 3-5-7）：男性，60 岁。腮腺淋巴瘤术后 5 年，上腹不适 1 月，伴低热。CT 表现为双肺内见多发片状肺组织实变区，边缘部位见磨玻璃影。病变内见假性空洞。右肺病变 CT 引导下穿刺病理提示肺 MALT 淋巴瘤。

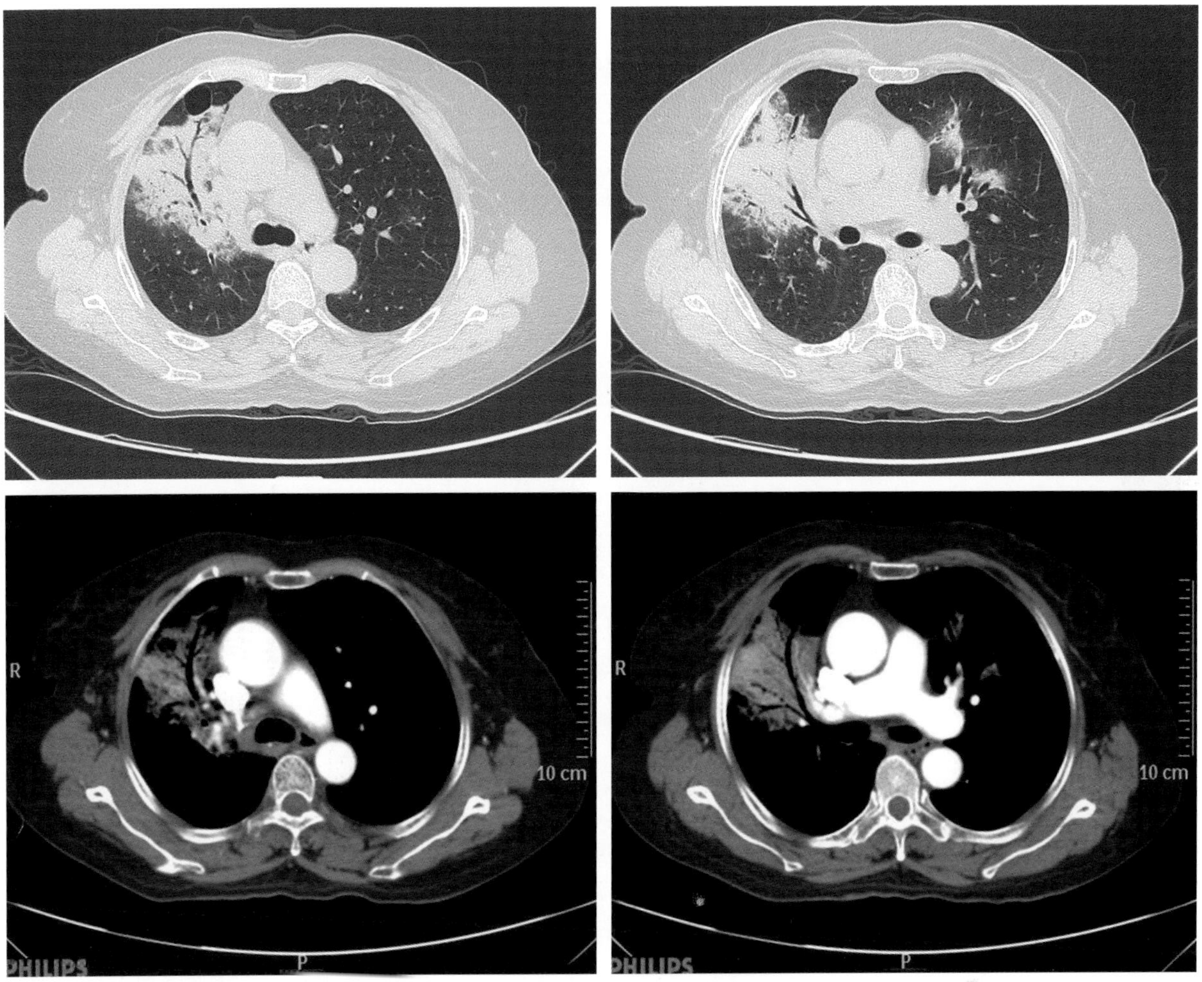

图 3-5-5　右上叶 MALT 淋巴瘤

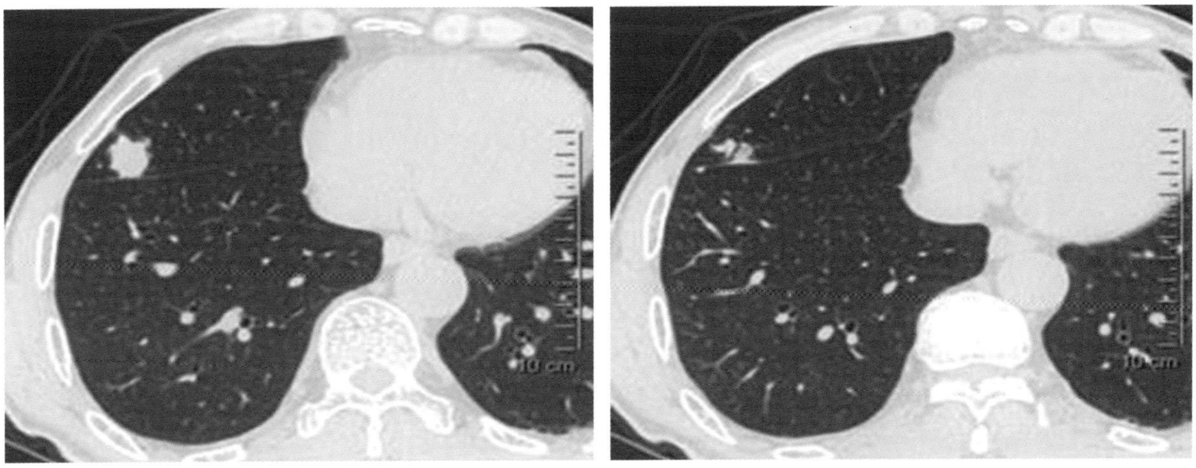

图 3-5-6　右肺中叶 MALT 淋巴瘤

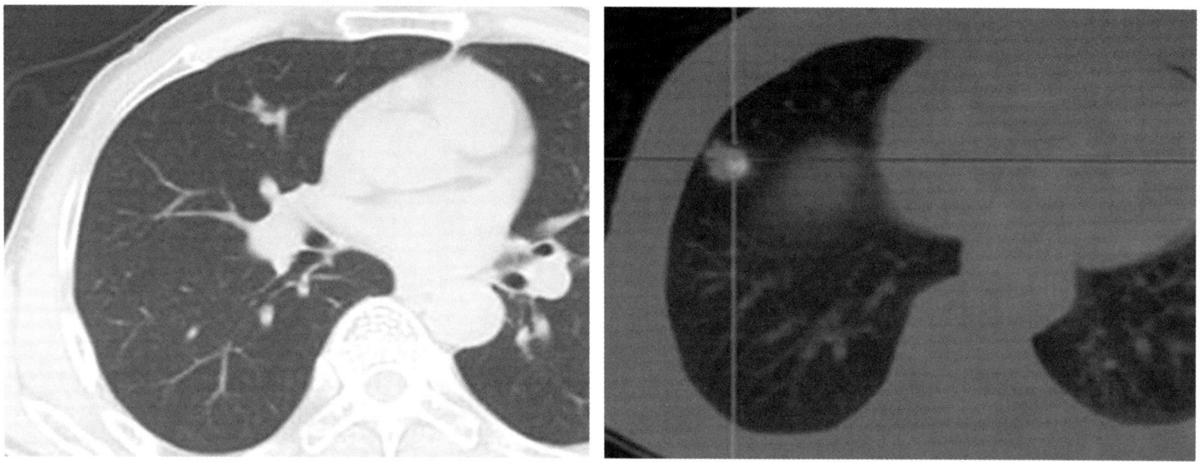

图 3-5-6 续　右肺中叶 MALT 淋巴瘤

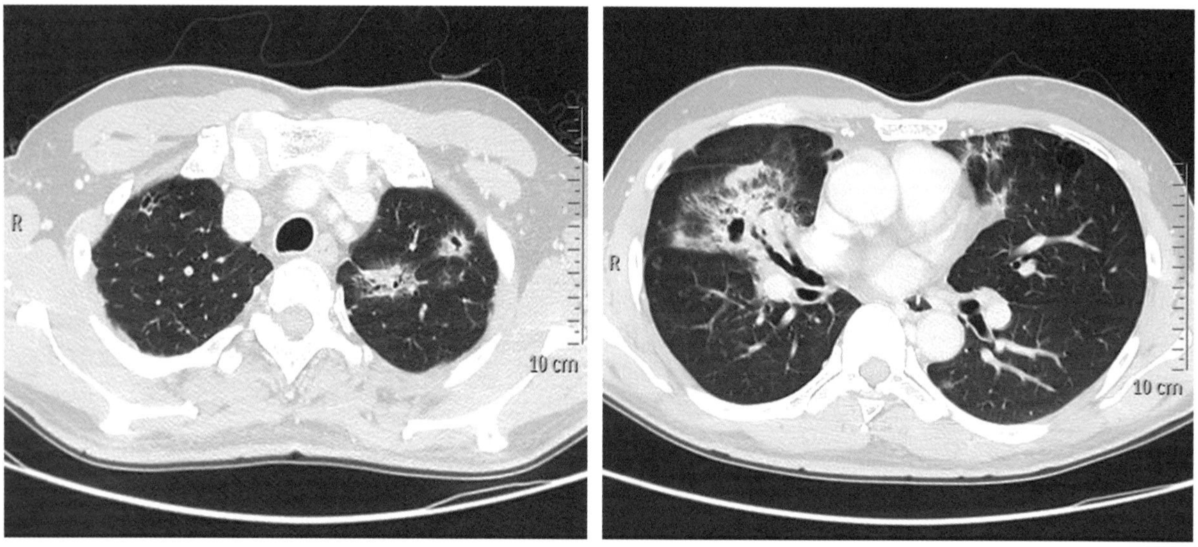

图 3-5-7　右中叶肺 MALT 淋巴瘤

七、要点速记

1．肺 MALT 淋巴瘤是最常见的肺原发性淋巴瘤，症状隐匿，缓慢进展。

2．肺 MALT 淋巴瘤影像学类型包括结节肿块型、实变型、支气管血管淋巴管型。其中以前两型较常见。

3．肺 MALT 淋巴瘤肺实变型可见含气支气管征、血管造影征，支气管扩张较为常见。空洞较为少见，部分可呈假性空洞特点。

4．肺 MALT 淋巴瘤化疗方案为 CHOP 或利妥昔单抗单药治疗，对于局限性可采用手术治疗。

（马志明　朱　琦　鲍志坚　黄　勇 编写 / 整理，路希维 审校）

参考文献

1．张卫东，关玉宝，李传行，等．肺黏膜相关淋巴组织淋巴瘤的 CT 诊断 [J]．中华放射学杂志，

2010，44（12）：1294-1296.
2. 郭潇潇，吴庆军，曾小峰，等. 原发性干燥综合征继发淀粉样变三例［J］. 中华风湿病学杂志，2006，10（5）：315-316.
3. 强军，齐鹏飞，高万勤，等. 肺黏膜相关淋巴组织淋巴瘤的 CT 平扫、增强及 HRCT 表现［J］. 中华医学杂志，2013，93（21）：1634-1636.
4. 彭卫军，朱雄增. 淋巴瘤影像诊断学［M］. 上海：上海科学技术出版社，2008：106-110.
5. Wislez M，Cadranel J，Antoine M，et al. Lymphoma of pulmonary mucosa-associated lymphoid tissue：CT scan findings and pathological correlations［J］. Eur Respir J，1999，14（2）：423-429.
6. Cordier JF，Chailleux E，Lauque D，et al. Primary pulmonary lymphomas. A clinical study of 70 cases in nonimmunocompromised patients［J］. Chest，1993，103（1）：201-208.
7. Thieblemont C，Berger F，Dumontet C，et al. Mucosa-aasociated lymphoid tissue lymphoma is a disseminated disease in one third of 158 patients analyzed［J］. Blood，2000，95（3）：802-806.
8. Bae YA，Lee KS，Han J，et al. Marginal zone B-cell lymphoma of bronchus-associated lymphoid tissue：imaging findings in 21 patients［J］. Chest，2008，133（2）：433-440.
9. King LJ，Padley SP，Wotherspoon AC，et al. Pulmonary MALT lymphoma：imaging findings in 24 cases［J］. Eur Radiol，2000，10（12）：1932-1938.
10. Kinsely BL，Mastey LA，Mergo PJ，et al. Pulmonary mucosa-associated lymphoid tissue lymphoma：CT and pathologic findings［J］. Am J Roentgenol，1999，172（5）：1321-1326.
11. McCulloch GL，Sinnatamby R，Stewart S，et al. High-resolution computed tomographic appearance of MALToma of the lung［J］. Eur Radiol，1998，8（9）：1669-1673.
12. Clagett OT，Allen TH，Payne WS，et al. The surgical treatment of pulmonary neoplasms：a 10-year experience［J］. Journal of Thoracic & Cardiovascular Surgery，1964，48（10）：391-400.
13. Lim JK，Lacy MQ，Kurtin PJ，et al. Pulmonary marginal zone lymphoma of MALT type as a cause of localised pulmonary amyloidosis［J］. J Clin Pathol，2001，54（8）：642-646.
14. Harris NL，Jaffe ES，Diebold J，et al. Lymphoma classification--from controversy to consensus：the R. E. A. L. and WHO Classification of lymphoid neoplasms［J］. Ann Oncol，2000，11（11）:3-10.
15. LantuejoulS，Moulai，et al. Unusual cystic presentation of pulmonary nodular amyloidosis associated with MALT-type lymphoma［J］. Eur RespirJ，2007，30（3）：589-592.
16. Yoon RG，Kim MY，Song JW，et al. Primary Endobronchial Marginal Zone B-Cell Lymphoma of Bronchus-Associated Lymphoid Tissue：CT Findings in 7 Patients [J]. Korean J Radiol,2013,14（2）：366–374.
17. Ekstrom-Smedby K，Vajdic CM，Falster M，et al. Autoimmune disorders and risk of non-Hodgkin lymphoma subtypes：a pooled analysis within the InterLymph Consortium［J］. Blood,2008,111（8）：4029-4038.
18. Douglas KM，Raza K，Stevens R，et al. Bronchial MALT lymphoma in longstanding rheumatoid arthritis［J］. Rheumatology，2005，44（05）：687-689.

病例 6　咯血伴双肺多发磨玻璃结节

一、病例特点

（一）简要病史

男性，26 岁。主诉：渐进性胸闷气短 20 天，发热 7 天。患者 20 天前逐渐出现活动后胸闷气短，未予以注意。7 天前胸闷气短加重，出现发热，体温最高 38.9℃，夜间明显，于当地医院行 X 线片及 B 超检查提示胸腔积液、心包积液。行心包腔穿刺抽出暗红色液体 335 ml，心包积液常规未做，生化：蛋白（TP）56.6 g/L，乳酸脱氢酶（LDH）459.5 U/L，ADA 未查，脱落细胞学检查：镜下大量红细胞，少许间皮细胞，涂片未检出抗酸杆菌。胸膜腔穿刺抽出红色胸腔积液 850 ml，胸腔积液常规：白细胞（WBC）5.55×10^9/L，红细胞（RBC）2.19×10^{12}/L，单核细胞占比 68.1%，蛋白（TP）47.5 g/L，乳酸脱氢酶（LDH）417.8 U/L，ADA 未查，胸腔积液脱落细胞学检查：镜下大量淋巴细胞，少许间皮细胞。胸腔积液涂片未检出抗酸杆菌，提示血性渗出液。给予胸腔闭式引流及头孢他定抗感染治疗 1 周，患者体温恢复正常，胸闷气短症状好转。复查 B 超提示心包积液消失，胸腔积液仍存在，但较前减少，肝多发结节。拟诊结核性多浆膜炎转我院进一步诊治。

（二）既往史

乙型肝炎病毒携带 20 余年，其余无特殊病史。

（三）体格检查

胸廓对称无畸形。双肺呼吸音低，未闻及明显啰音。心率 80 次 / 分，律齐，各瓣膜听诊区未闻及病理性杂音。

（四）辅助检查

1．实验室检查

（1）血常规：白细胞（WBC）5.26×10^9/L，中性粒细胞（N）0.64，血红蛋白（Hb）132 g/L，血小板（Plt）136×10^9/L；尿常规、肝肾功能未见异常；ESR 20 mm/h；C 反应蛋白（CRP）39 mg/L ↑。

（2）感染相关检查：TORCH 检查（弓形虫、HIV 病毒、梅毒螺旋体、风疹病毒、巨细胞病毒、单纯疱疹病毒）阴性；乙肝表面抗原（HBsAg）、乙肝核心抗体（HBcAb）阳性、乙肝病毒 DNA ＜ 1.0 E+2 IU/mL；结核感染检测：结核感染 T 淋巴细胞斑点试验（TSPOT.TB）阴性，结核菌素试验（PPD）10 mm × 10 mm。痰涂片抗酸染色阴性（3 次）。

（3）肿瘤检查：癌胚抗原（CEA）、癌抗原 125（CA125）、神经元特异性烯醇化酶（NSE）、胃癌抗原（CA724）、糖链抗原 199（CA199）、总前列腺抗原（tPSA）、癌抗原 153（CA153）、甲胎蛋白（AFP）均正常。

（4）ANA、ENA 均阴性；PR3-ANCA 和 MPO-ANCA 阴性。

2．电子支气管镜检查　气管及支气管管腔通畅，黏膜光滑，见少量血迹附着气管壁，余无异常（图 3-6-1，彩图 3-6-1）。肺泡灌洗液培养未见致病菌生长，结核分枝杆菌 DNA 检测、结核菌培养均阴性。

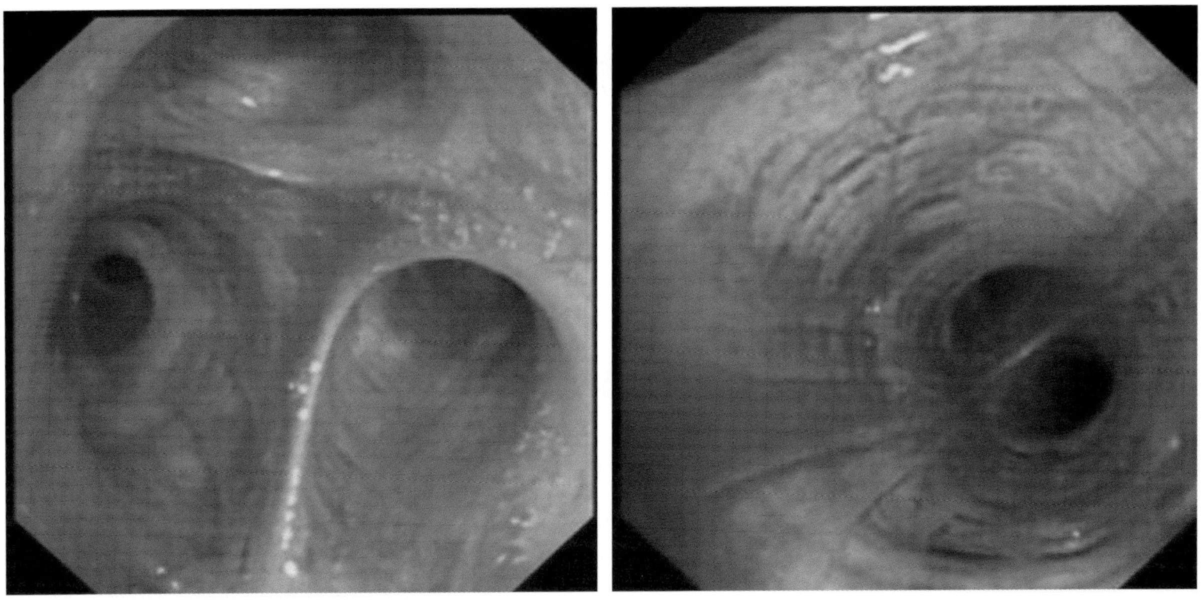

图 3-6-1　电子支气管镜检查

3．影像学检查　胸部 CT：双肺多发沿支气管血管束走形分布结节影，肺外周分布优势，结节周围伴磨玻璃影。左胸腔微量积液，右心房疑似增大（图 3-6-2），肺门、纵隔淋巴结无肿大。

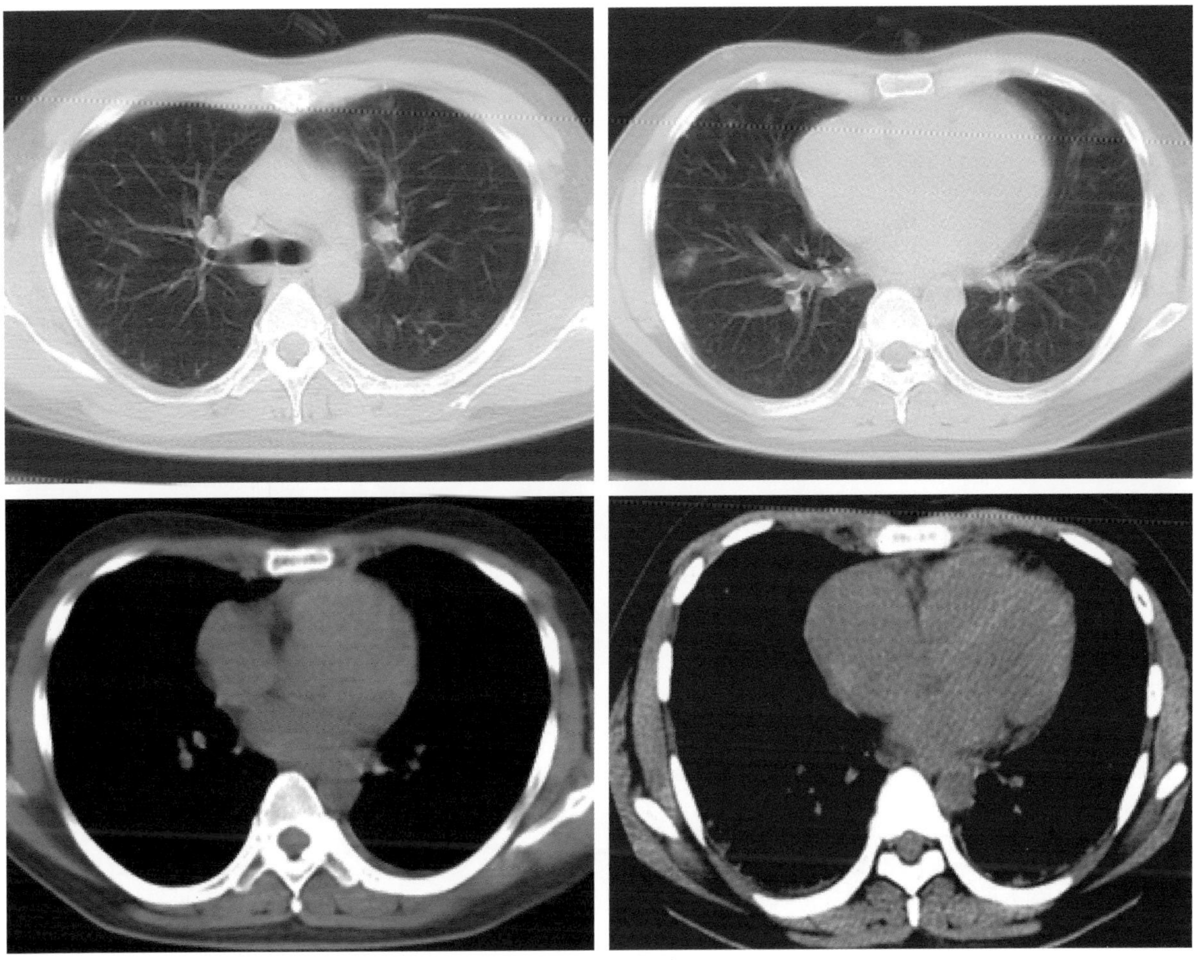

图 3-6-2　胸部 CT（入院时）

（五）诊治过程及病情变化

初步诊断：1. 肺部阴影伴多浆膜腔积液原因待查；2. 肝多发结节性质待查；3. 乙肝病毒携带者。入院后给予复方甘草酸苷护肝治疗，患者一般情况良好，无咳嗽咳痰，无胸闷气促，无咯血，无发热。入院第 12 天始患者出现多次咯血和呕血，血红蛋白（Hb）最低时 96 g/L ↓，给予输血处理。第 12 日、30 日 CT 复查显示双肺磨玻璃影和结节影明显增多、增大（图 3-6-3）。上腹部增强 MRI：肝、脾、脊柱见多个圆形及类圆形结节，边界清楚或欠清，T2WI 呈高信号，T1WI 压脂增强扫描呈渐进性充填式强化（图 3-6-4）。肝穿刺活检，慢性肝炎表现，G1S1，少部分肝窦扩张；CT 引导下经皮肺穿刺活检，肺泡腔内见大量富含红细胞及蛋白质的液体，间质中有少量淋巴细胞浸润，考虑肺出血水肿（图 3-6-5，彩图 3-6-5）。

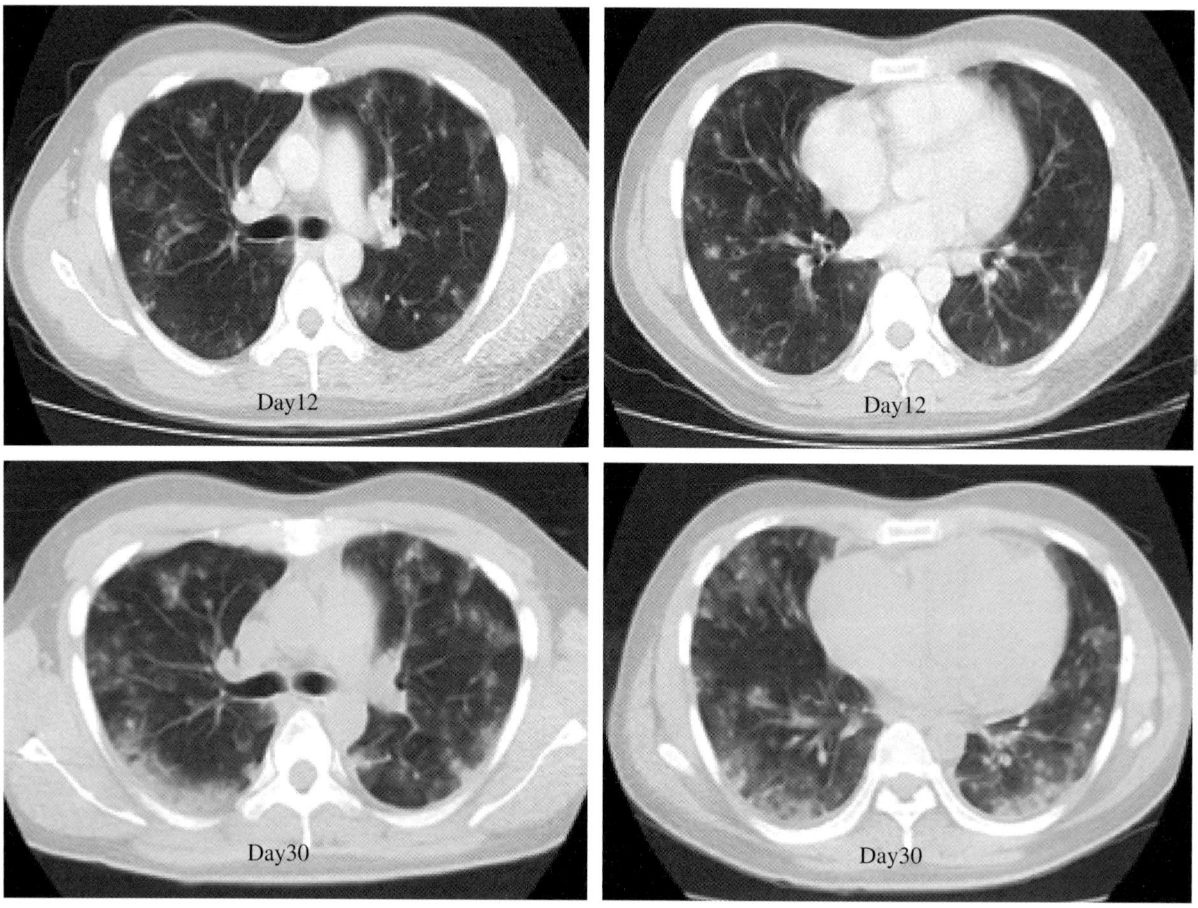

图 3-6-3 胸部 CT（动态变化）

二、多学科会诊

- 结核科（邓国防　深圳市第三人民医院）

青年男性，亚急性病程。以活动后胸闷气短起病，1 周前发热。心包积液及胸腔积液呈血性渗出液，经对症治疗后心包积液、胸腔积液吸收。入院后肺内病变经皮肺穿刺活检提示肺泡出血。后出现反复咯血、呕血。肺部 CT 示双肺有多发性小结节伴 GGO，MRI 下见肝、脊柱、脾多发类圆形结节，迅速进展。临床提示多器官系统受累。诊断考虑：①肿瘤性病变：患者相继出现咯血和呕血，胸

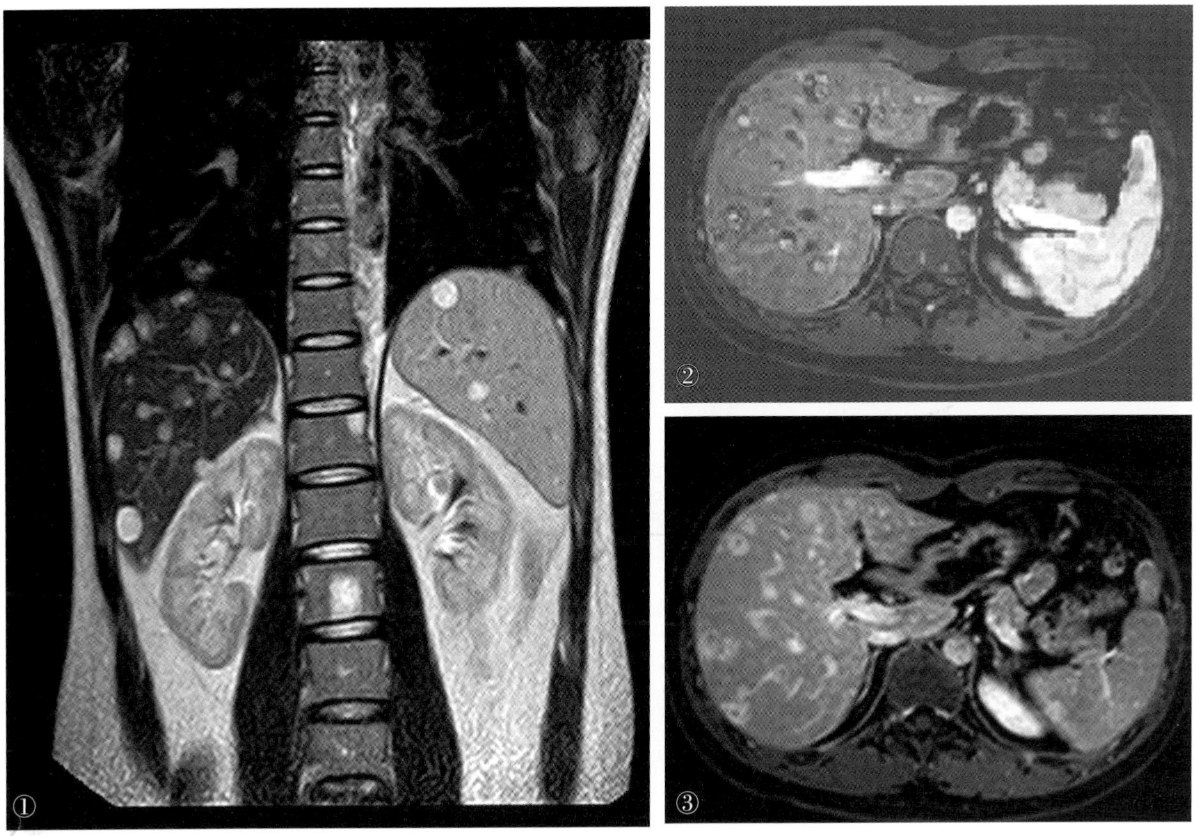

图 3-6-4　上腹部增强 MRI

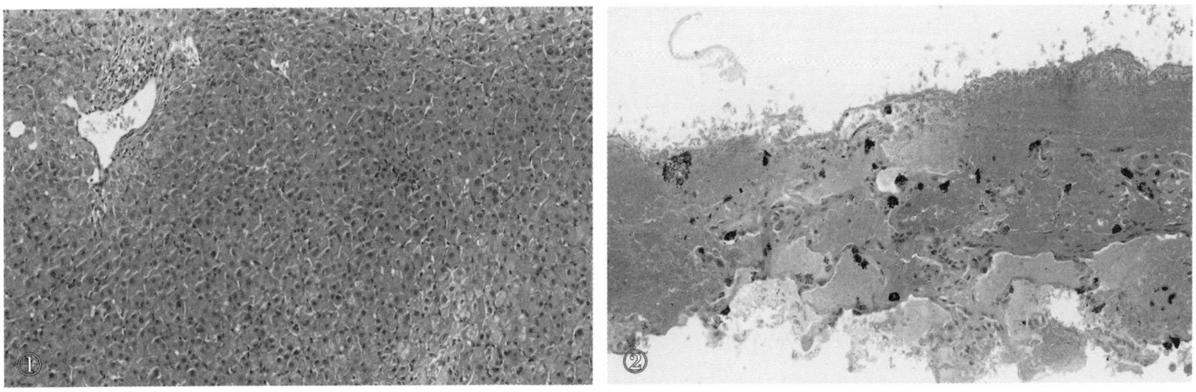

肝组织　　　　肺组织

图 3-6-5　肝穿刺活检和肺穿刺活检病理（HE）

腔积液和心包积液为血性，肺内弥漫分布结节影伴磨玻璃影进展。呼吸系统、消化系统，肝、脾、肾和脊柱广泛受累，首先考虑恶性肿瘤转移。但肿瘤标志物检测均阴性，组织来源和原发部位不明。② ANCA 相关性血管炎：肉芽肿性多血管炎（GPA）和显微镜下多血管炎（MPA）等。目前尚无鼻窦炎、皮疹和肾功能损伤的相关证据，抗 PR3 和 MPO-ANCA 阴性，可基本排除；③感染性疾病中需鉴别各种细菌感染导致的菌血症等，但患者目前感染依据不足，暂不考虑。目前，恶性肿瘤需重点排查。影像学上是否有进一步证据？如何进行针对性排查？请放射科专家分析。

- 影像科（黄勇　山东省肿瘤医院）

青年男性，入院时胸部 CT 示双肺多发小片状密度增高影，中央密度较高，周围见范围较大的

GGO，表现为“晕征”，左侧胸腔微量积液。12天后复查，病情进展迅速，病变范围增大，密度增高，并出现小叶中心性结节。无增强扫描，平扫纵隔窗示右心房增大，需要心脏彩超了解有无三尖瓣狭窄，或房间隔缺损（左向右分流）可能。上腹部MRI检查发现肝多发边缘清晰或欠清的结节灶，T2WI呈高信号，T1WI压脂增强扫描动脉期病变呈边缘性环状或结节状显著强化，门脉期呈向心性充填式强化，类似肝血管瘤强化方式。脾内见少许结节，强化方式同肝结节。椎体见多发异常信号灶，边缘清晰。虽然肺部“晕征”的鉴别范围很广，如结核、血管炎、真菌感染均可出现，但肝、脾、椎体多脏器边缘清晰的异常信号，高度提示了肿瘤性病变的可能，尤其是椎体骨质的破坏。肺部多发性病变，且呈外周分布优势，CT进展迅速，因此需要考虑高度恶性、血源性转移性肺肿瘤可能性。伴晕征的肺转移瘤并不多见，最常见的为绒癌、血管肉瘤，病理上最常见的机制为肺转移瘤出血。而肝的动态增强扫描，病变显著强化且向心性充填，需要想到血管源性肿瘤的可能，尤其是血管肉瘤，在下一步的检查中应重点关注。但遗憾的是肝、肺穿刺均未取得阳性结果。因此，目前的影像资料高度提示病变为多脏器转移瘤，原发灶不明。建议行全身的增强CT扫描以寻找原发灶，若患者经济条件允许，可行全身PET/CT扫描。

- 病理科（乐晓华　深圳市第三人民医院）

肝穿刺组织示肝小叶结构完整，符合慢性乙型病毒性肝炎，轻度。少部分肝窦扩张，无特异性（图3-6-4①）；肺穿刺组织示肺出血、水肿，亦无特异性，穿刺组织均未见肿瘤细胞、结核结节等（图3-6-4②）。由于影像学上双肺、肝、脾、脊柱见多个结节影，高度怀疑肿瘤转移，必要时需要再次活检以明确诊断。

后续进展

进一步完善检查：

（一）胸部CT增强

右心房腔明显缩小，其周围见巨大软组织密度肿块，右房壁与肿块分界不清，肿块呈斑片状、结节状，不均匀强化明显，考虑起源于右心房恶性肿瘤，或纵隔恶性肿瘤侵犯右心房（图3-6-6）。

（二）PET/CT

右心房区域高摄取肿块（SUV_{max}值13.3），肝、脾、脊柱、双肺多发稍高摄取结节影（图3-6-7）。行右心房新生物穿刺活检出现心包填塞，未能取材进行病理诊断。

（三）腹腔镜探查

因患者出现呕血及腹胀，介入科紧急行DSA造影提示肠系膜动脉出血（腹腔出血），故行腹腔镜手术探查，并取肝结节组织活检。病理结果（图3-6-8，彩图3-6-8）：肝肿瘤组织出血，肿瘤细胞异形明显。免疫组化：CD31（+）、CD34（+）、Fli-1（+）、P53（+）、HepPar-1（−）、CK19（−），而CD31（+）、CD34（+）、Fli-1（+），表明瘤细胞源自血管内皮细胞。结合组织学及免疫组化结果，诊断血管肉瘤。

- 病理科（乐晓华　深圳市第三人民医院）

大体观察：标本呈暗红色；镜下可见大量充血、出血区域，其间夹杂异型深染细胞，肝组织内肿瘤细胞呈结节状及条索状分布，部分在肝窦内生长，瘤细胞核异型性明显，核深染，有出血、坏死，

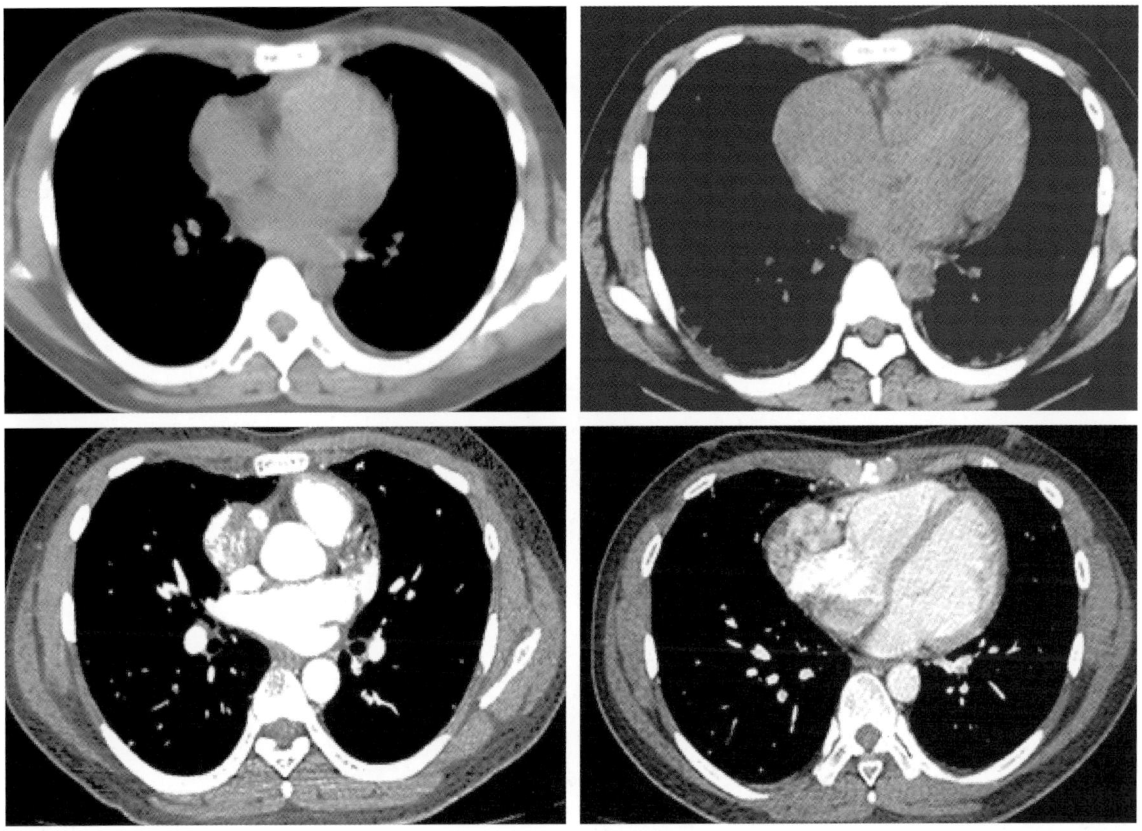

图 3-6-6　胸部增强 CT

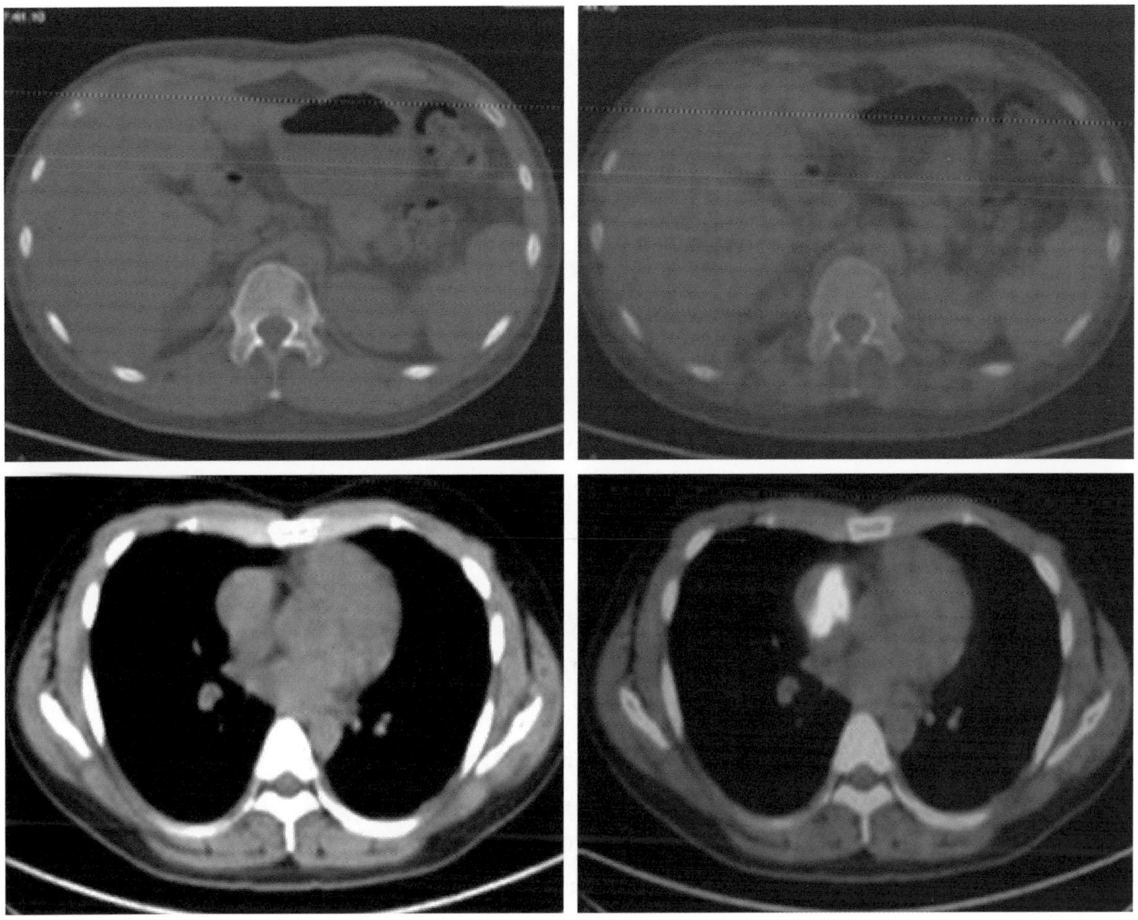

图 3-6-7　PET/CT

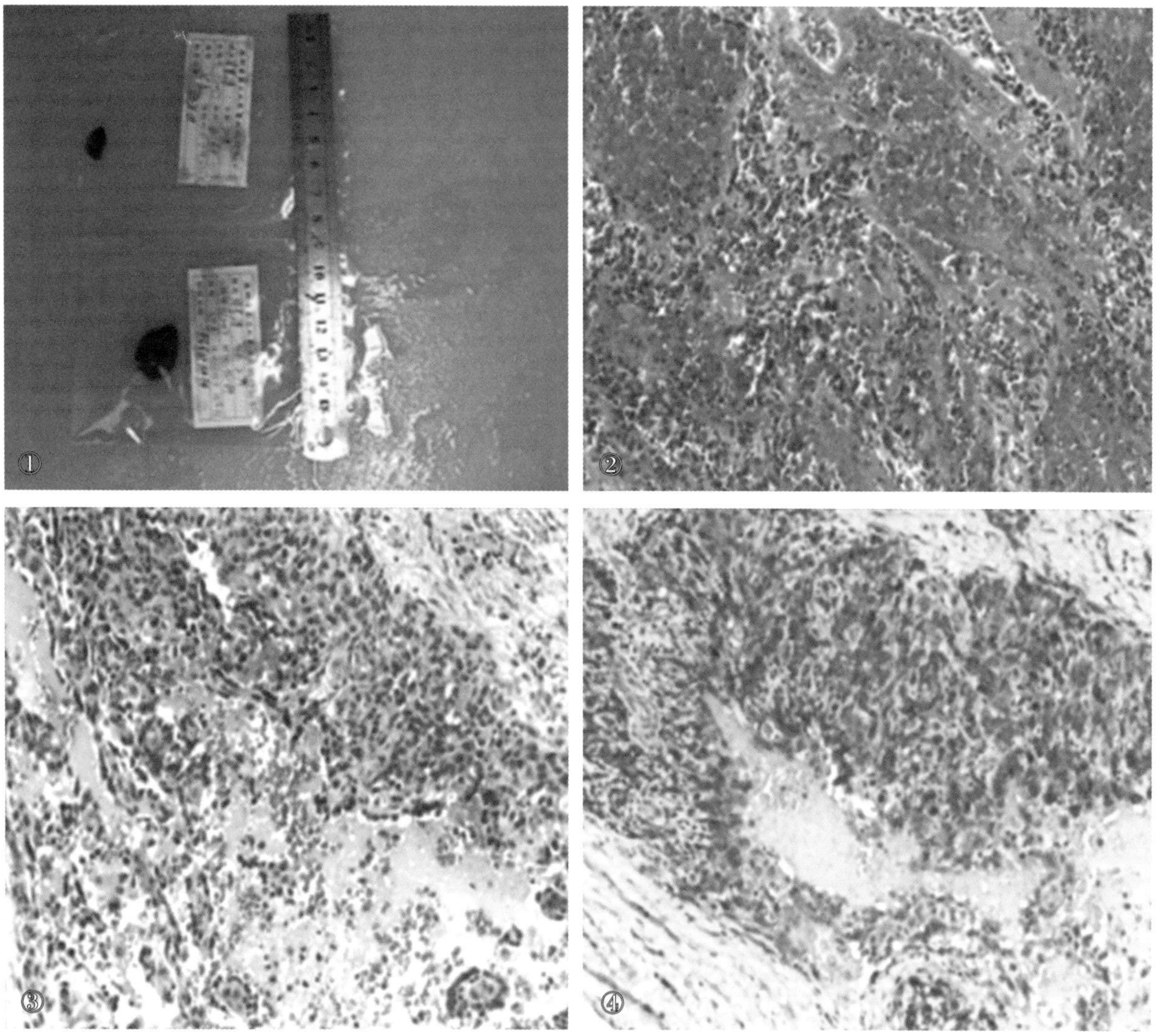

图 3-6-8　肝结节组织活检病理（HE）

图①可见肿瘤组织呈暗红色。图②、③镜下肿瘤部分区域可见大量出血。肿瘤细胞大小不一，呈短梭形，异型明显。图④免疫组化 CD31（+）。

血窦形成。组织学需考虑血管源性恶性肿瘤、肝细胞癌及胆管细胞癌，可用免疫组化辅助诊断。免疫组化肿瘤细胞示：CD31（+）、CD34（+）、Fli-1（+）、P53（+）、HepPar-1（–）、CK19（–）。其中 HepPar-1（–）显示瘤细胞非源自肝细胞，CK19（–）显示非胆管源性细胞，而 CD31（+）、CD34（+）、Fli-1（+）显示瘤细胞源自血管内皮细胞。结合组织学及免疫组化结果，诊断为血管肉瘤，但肝内病变是原发病灶，还是转移瘤，不是很明确。肺穿刺组织少，镜下见出血、水肿，未见肿瘤细胞。未能再次行肺活检，结合影像学检查结果，不除外血管肉瘤肺转移。

- 结核科（邓国防　深圳市第三人民医院）

患者经腹腔镜探查，并取肝结节组织活检最终确诊为血管肉瘤。分析原发肿瘤可能发生于右心房，而胸椎病变呈 FDG 高摄取小结节，肝、脾呈弥漫性略高代谢小结节，考虑均为转移瘤。主要依据：增强 CT 发现右心房区域巨大软组织密度肿块，肿块包绕、侵犯右心房。文献报道心脏血管肉瘤以右房区受累相对多见。行 PET/CT 检查在右心房区域发现高代谢肿块，SUV_{max} 值达 13.3。

通过对病例诊断过程进行反思和总结，有两点收获：①肺内病灶呈点状影伴周围晕征，实为血管肉瘤转移瘤伴出血，这也是血管肉瘤肺转移的显著特点。在这些地方取材很难取得阳性结果。因此，以后对类似的磨玻璃灶是否应行穿刺活检前应进行仔细评估。肝内的病灶较小，即使在影像设备的引导下，有时亦常失手，多次取材可能会有助于提高阳性率。②平扫 CT 示右房增大，因为其与心脏呈等密度，故怀疑三尖瓣狭窄或房间隔缺损所致，没有想到右房肿瘤的可能性，直到增强扫描才发现右心房巨大肿块，提醒我们对影像学资料的观察尽可能细致，并重视心脏彩超和 CT 增强检查。

三、最终诊断

右心房血管肉瘤伴肺、肝、脾、肾和脊柱多发转移。

四、治疗及转归

患者腹腔镜术后病情迅速恶化，放弃治疗，2 周后死亡。

五、专家点评

- 放射科（伍建林　大连大学附属中山医院）

该病例临床病史及诊治过程资料较为齐全，疾病演变较为快速与多变，因此具有疑难性、复杂性与挑战性。首先，该患者临床为青年男性，出现胸闷、发热、咯血等非特异性呼吸道症状，令人难以想到肺部改变为恶性肿瘤的可能。其次，纤维支气管镜检查提示支气管腔通畅、黏膜光滑；胸部 CT 显示双肺多发磨玻璃小结节或斑片影，但进展很快，在 12、30 天 CT 复查中，双肺病灶呈明显持续性增多、增大并融合，外周分布优势；同时，上腹部增强 MRI 显示肝、脾、脊椎多个边缘清晰圆形及类圆形异常信号病灶，上述发现反映了该病变的复杂性与进展性。再次，该病例最终行增强 CT 与全身 PET/CT 检查发现右心房区域、肝、脾及椎体等多部位异常高代谢病灶；后经腹腔镜肝活检，病理诊断为“肝血管肉瘤”。综合考虑该患者的情况复杂而动态多变，以及全身多脏器侵袭性的生物学特点，笔者同意各专家的分析意见，即原发于右心房区域伴全身多脏器、多部位转移的血管肉瘤，但遗憾的是该患者未能进行手术病理或尸检证实。

血管肉瘤（hemangiosarcoma）十分罕见，临床症状依肿瘤累及部位与程度而异，但缺乏特异性；影像学诊断需完整和有效的检查资料，本例胸部增强扫描和全身 PET/CT 检查十分必要，但最终仍需依靠病理确诊。通过对该病例的回顾与分析，旨在训练正确诊断思维和增加临床诊断经验。

六、关联知识——肺血管肉瘤

血管肉瘤是一种罕见的、难诊断的高度恶性的内皮细胞肿瘤，占软组织肿瘤的 1% ~ 2%。血管肉瘤起源于血管或淋巴管内皮，目前尚无可靠的形态学和分子生物学指标来区分，故统称为血管肉瘤。最常累及的器官包括心脏、肝、乳腺、皮肤、头皮等。发生肺转移的频率较高，肝、淋巴结和骨的转移相对少见。发病机制不详，可能与暴露于化学物质、辐射，以及血管扩张、慢性淋巴水肿有关。肺动脉肉瘤，起源于肺动脉内膜的多能干细胞，分为分化型、未分化型，包括血管肉瘤、骨肉瘤或横纹肌肉瘤，成纤维细胞肉瘤，统称为动脉内膜肉瘤；起源于肌壁间的，包括平滑肌肉瘤等。本病常起病隐匿，病情进展可出现胸痛和咯血，发生在心脏和大血管的血管肉瘤可出现呼吸困难、胸痛或晕厥等临床表现。由于心脏和肺动脉肉瘤容易累及右心，患者可出现右心衰竭。肺血管肉瘤分为原发性和转移性，以转移性多见。

发生于心脏的肿瘤少见，约 75% 为良性肿瘤，其中以心脏黏液瘤最常见。原发性心脏恶性肿瘤少见，其中最多见者为血管肉瘤，其次为横纹肌肉瘤。心脏血管肉瘤可发生于任何年龄，最常见于 30 ~ 40 岁。其可发生于心脏的任何位置，但绝大多数肿瘤发生于右心系统，尤其是右心房。文献报道心脏血管肉瘤 66% ~ 89% 的病例发生肺转移。其生长方式包括两种：向腔内生长，边界清晰，以及向心包弥漫性浸润生长。免疫组化对本病的诊断有重要价值，表现为：PCNA（+）、Ki-67（+）、CD31（+）、CD34（+）、EMA（-）。

（一）胸部原发性血管肉瘤影像学特点

胸部的血管肉瘤多发生于心脏、主动脉、肺动脉等。位于段支及以上的肺动脉肉瘤，表现为肺动脉内充盈缺损，初诊往往误诊为肺动脉血栓。CTPA 表现：肺动脉内完全性或大部分充盈缺损，常由主肺动脉干向远端肺动脉延伸，累及叶段肺动脉，可表现为瘤样扩张，肿块边缘不规则，可见分叶现象，其内可出现不均匀强化，病变肺动脉明显扩张，比例失常，呈动脉瘤样改变；磁共振动态增强成像显示肺动脉内肿块呈不均匀强化，应考虑肺动脉肉瘤的诊断。起源于心脏的，常位于右心，表现为向腔内生长的宽基底肿物，常呈分叶状，不同程度充满心腔；也可表现为沿心包弥漫性生长的肿块，引起心包壁增厚、积液并挤压右心房。起源于肺小血管内皮的血管肉瘤可表现为肺内磨玻璃影及结节影，结节周围伴晕征，呈“煎蛋征”，或双肺呈弥漫性浸润，多发薄壁囊影。该病呈侵袭性，往往在诊断前即已经发生弥漫性浸润和血行转移，与肺转移性血管肉瘤难以鉴别。

（二）肺部转移性血管肉瘤的影像特点

血管肉瘤的转移常为多灶性，肺是最容易转移的器官，其次为肝、骨骼和淋巴结。肺部转移 CT 表现为：①双肺多发大小不等的实性结节为最常见改变，随机分布，与其他恶性肿瘤的肺转移无法鉴别。②其次常见的影像学表现为双肺多发结节伴晕征，晕征提示病灶出血，该征象提示病变为血管源性肿瘤，典型者呈“油煎蛋征”。③肺实变。当转移病灶扩大融合可形成实变，周围多伴晕征，但一般不会有支气管充气征。④双肺多发薄壁囊腔，薄壁囊腔内有时可见气液平面，病理机制为病灶内急性出血，此征象出现也可提示血管肉瘤肺转移。部分薄壁囊腔转移的破裂可导致气胸的发生。⑤树芽征。树芽征出现提示小叶核心动脉受累，提示肿瘤血栓性微血管病变。

（三）治疗及预后

血管肉瘤具有较强侵袭性，预后极差，大多数容易远处转移，肺容易受累。该病 5 年生存率达 10% ~ 20%，90% 的患者在发病 2 年内死亡。该病治疗措施非常有限，单发的血管肉瘤行早期手术切除合并术后放疗，部分患者能获得一定的缓解，对于广泛转移的患者，放疗、化疗均无法改善生存率。针对血管的靶向治疗进入Ⅱ期临床研究阶段，有望在未来成为新的治疗手段。

参考病例

病例 1（图 3-6-9）：男性，20 岁。活动后气促、间断痰中带血 3 个月。CT 可见巨大肺动脉肉瘤侵犯左右肺动脉，并向分支延伸。最后诊断：肺动脉肉瘤。

病例 2（图 3-6-10）：男性，66 岁。2 周来患者活动耐量进行性下降，每日晨起咯暗红色血痰。肝 CT 示多发团块状低密度区，不均匀强化，内见高密度血管影。肝病灶穿刺活检病理结果：血管肉瘤。肺内弥漫性磨玻璃影和散在结节影，肺泡灌洗液为血性。2 周后患者死亡。

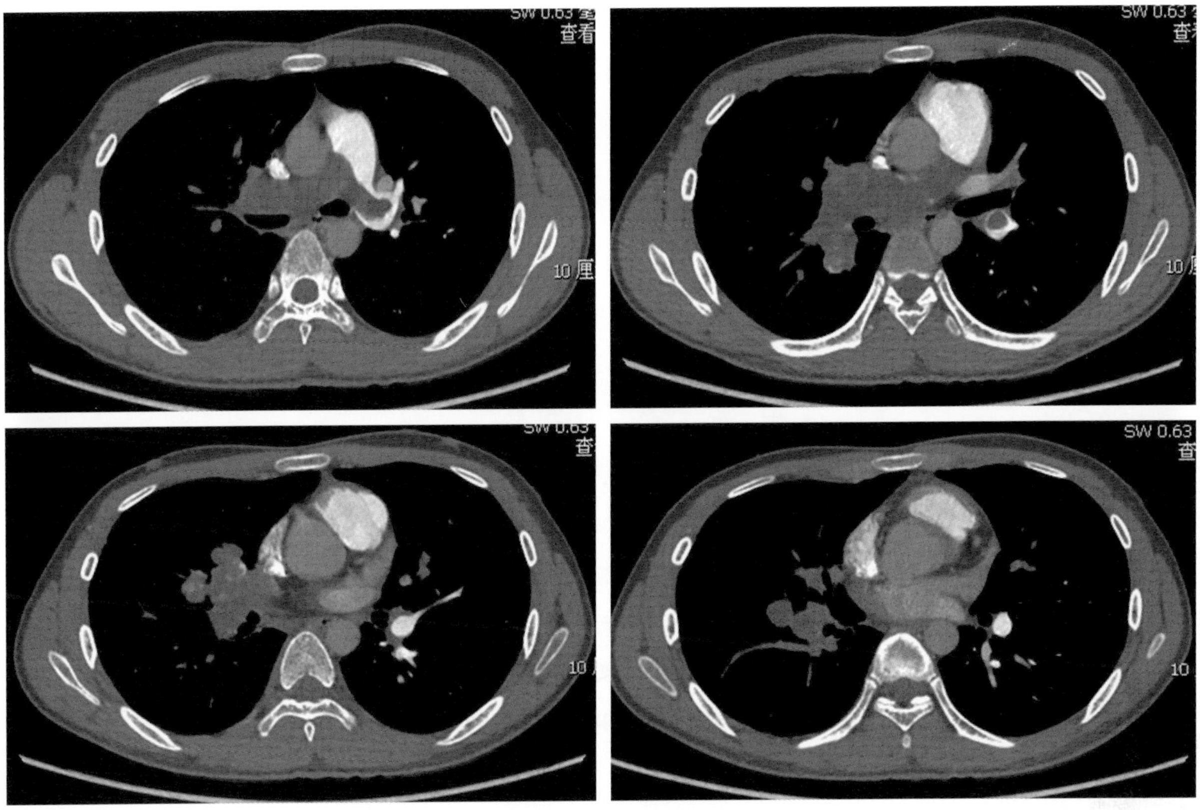

图 3-6-9　肺动脉肉瘤

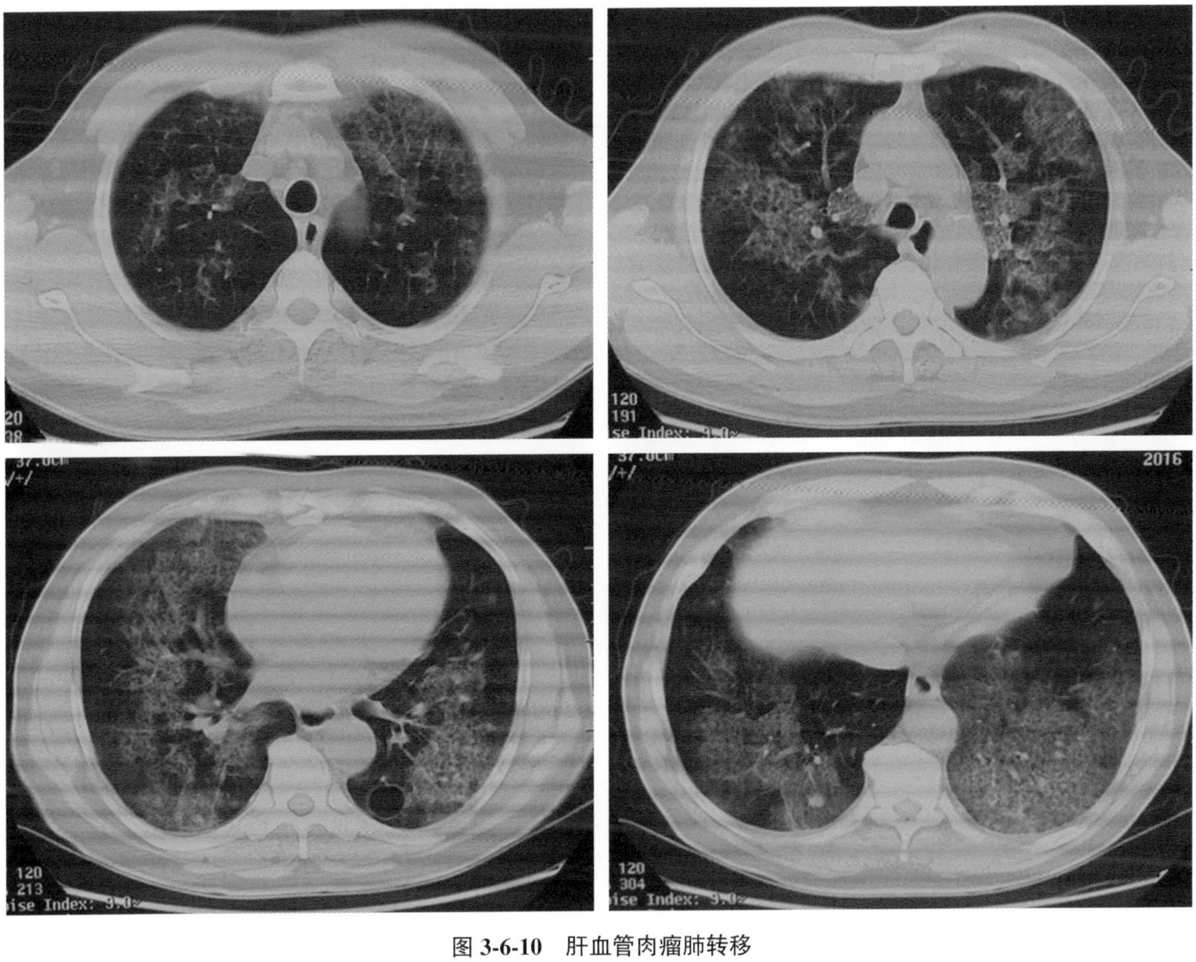

图 3-6-10　肝血管肉瘤肺转移

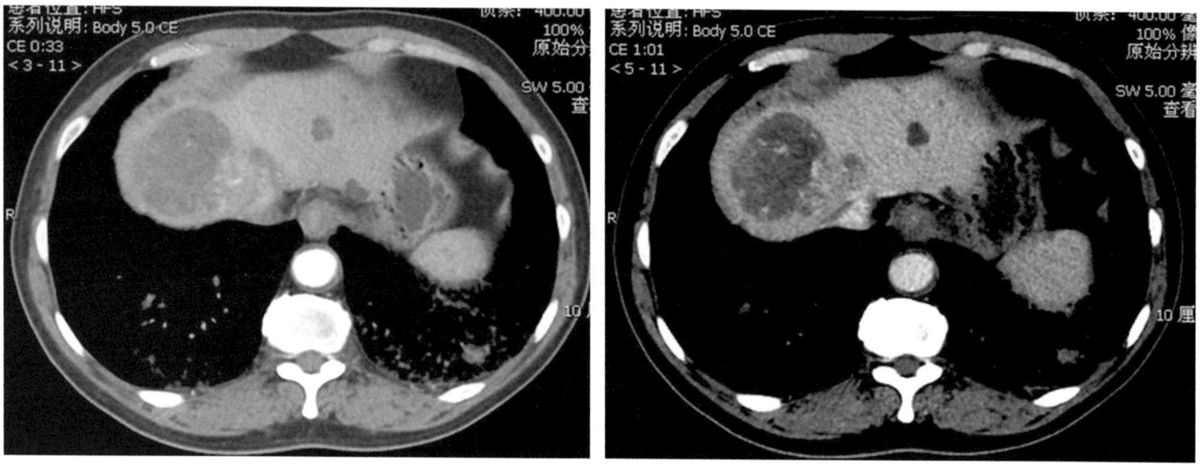

图 3-6-10 续 肝血管肉瘤肺转移

病例 3（图 3-6-11）：男性，65 岁。头皮血管肉瘤肺转移。CT 表现为双肺弥漫性分布的多发薄壁肺气囊，大小不一，部分囊变内伴气液平面，提示囊内出血。

病例 4（图 3-6-12）：男性，45 岁。胸闷、咳嗽、咯血 1 周。胸部增强 CT 示右心房内见低密度充盈缺损区，双肺内见多发小结节，结节周围可见晕征。右肺病灶楔形切除病理示：血管肉瘤，鉴于双

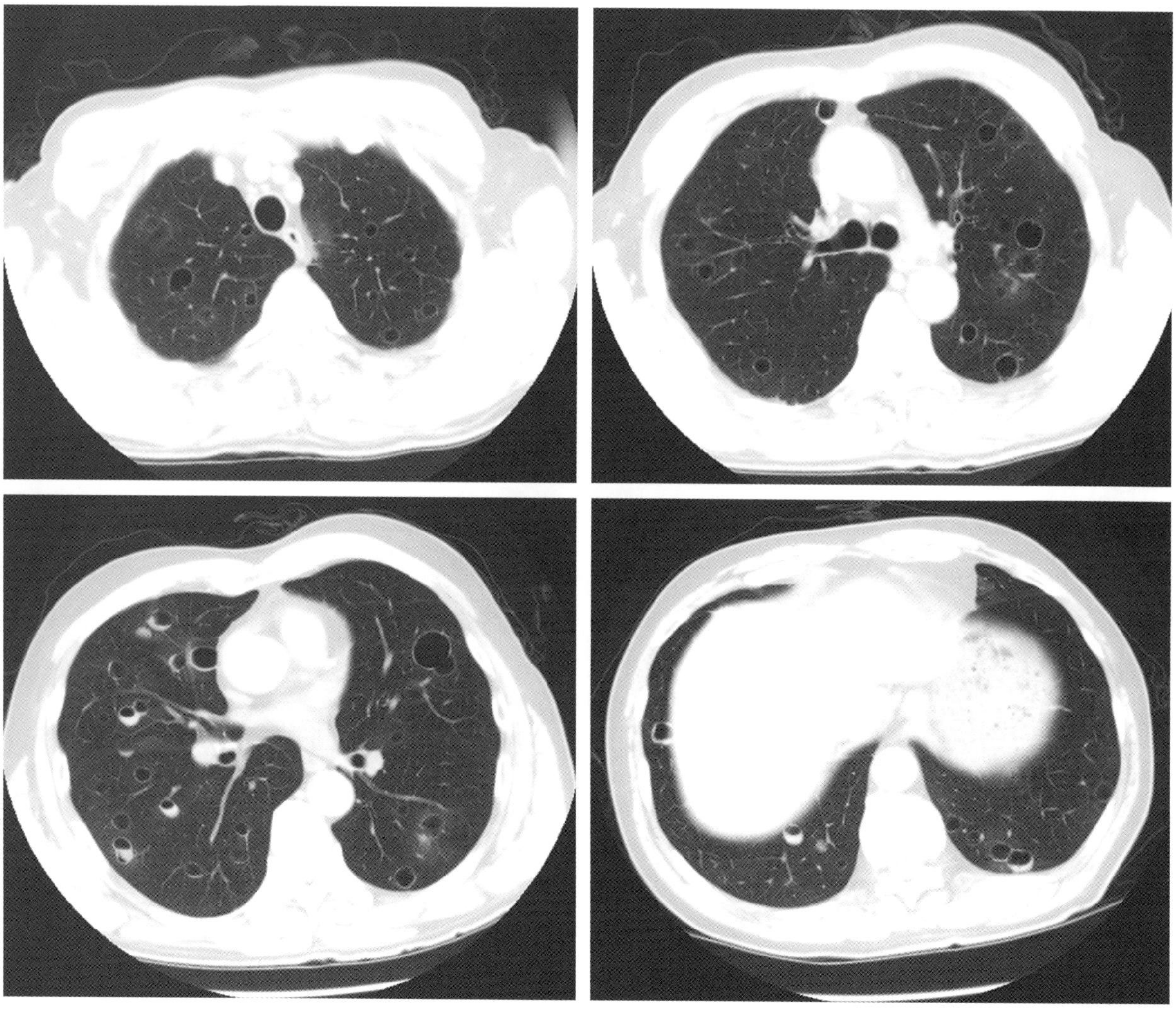

图 3-6-11 头皮血管肉瘤肺转移

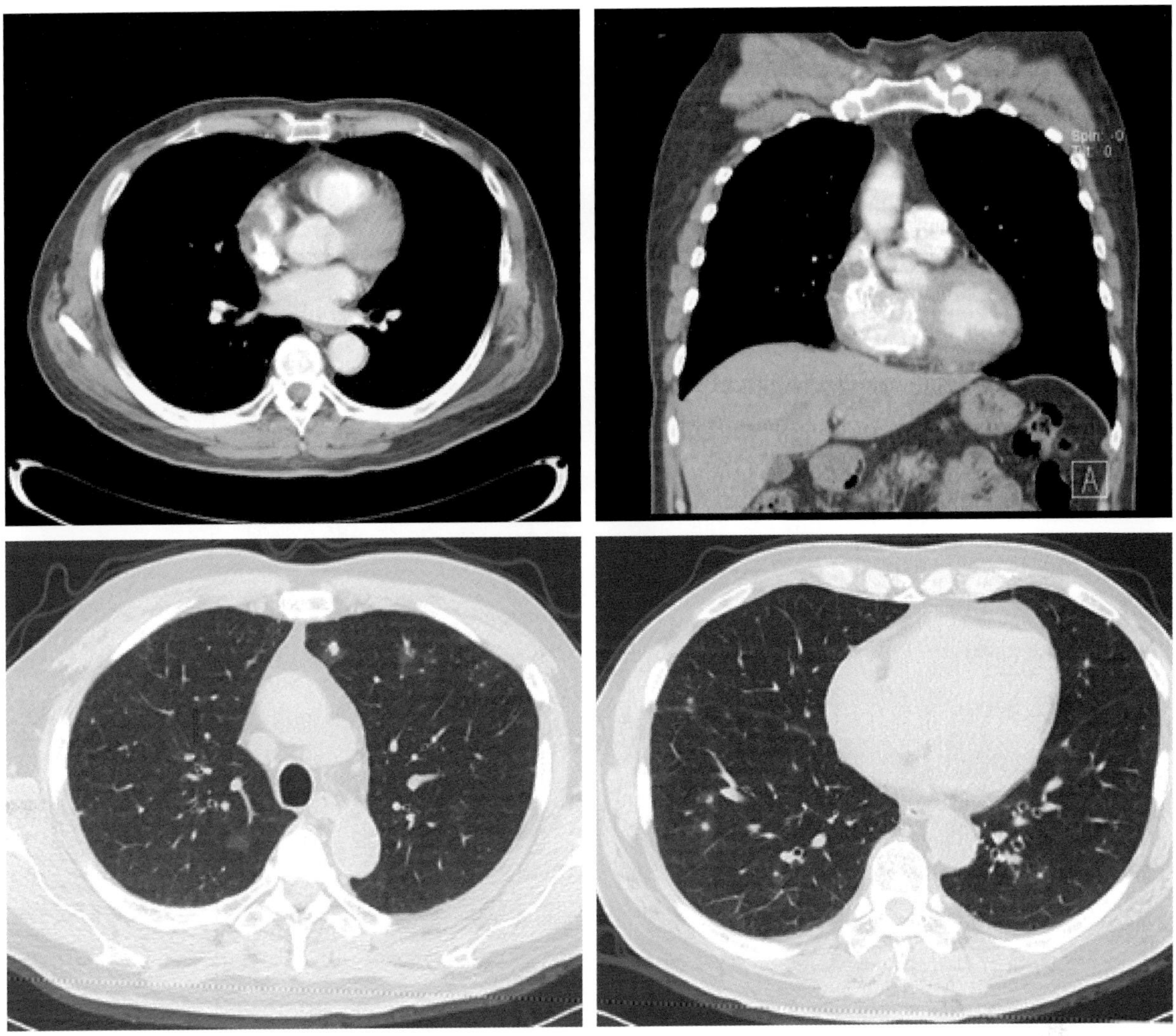

图 3-6-12 右心房血管肉瘤伴双肺转移

肺病灶为多发，建议临床进一步检查排除转移性血管肉瘤。免疫组化：CD34(+)、CD31(+)、EMA(-)。临床诊断：右心房血管肉瘤伴双肺转移。

七、要点速记

1．血管肉瘤侵袭性较强，进展迅速。起源于肺动脉干多表现为充盈缺损，容易误诊为肺动脉血栓栓塞；起源于小血管多以肺出血为主要表现。

2．肺原发性或转移性血管肉瘤，肺部 CT 常表现为结节影伴晕征（油煎蛋征），晕征提示出血。

3．肺血管肉瘤常为转移性，应积极寻找原发病灶。PET/CT 检查具有较高价值。

4．肺血管肉瘤常以出血表现为主，肺活检不宜取材，必要时需通过外科手段获取组织标本。

（邓国防 刘 敏 梁建琴 黄 勇 编写/整理，路希维 审校）

参考文献

1．孙宇楠，王思亮，吴荣，等．血管肉瘤诊疗进展［J］．现代肿瘤医学，2014，22（11）:2763-2767．

2．杨建勇，李子平．临床疑难病例影像诊断及解析［M］．北京，科学出版社，2012：90-93．
3．Liu M，Luo C，Wang Y，et al．Multiparametric MRI in differentiating pulmonary artery sarcoma and pulmonary thromboembolism：a preliminary experience［J］．Diagn Interv Radiol，2017，23（1）：15-21．
4．Sara Piciucchi，Alessandra Dubini，Sara Tomassetti，et al．Angiosarcoma in the chest：radiologic-pathologic correlation Case report［J］．Medicine，2016，95（48）：e5348．
5．Young RJ，Brown NJ，Reed MW.et al．Angiosarcoma［J］．Lancet Oncol，2010，11（10）：983-991．
6．Gaballah AH，Jensen CT，Palmquist S，et al．Angiosarcoma：clinical and imaging features from head to toe［J］．Br J Radiol，2017，90（1075）：20170039．

病例 7　声音嘶哑，伴双肺多发薄壁囊腔

一、病例特点

（一）简要病史

女性，12 岁。主诉：间断声嘶、咳嗽 10 余年，加重 2 周。患者于 10 年前（2 岁）不明原因出现声嘶，于当地医院诊断为“上呼吸道感染”“咽喉炎”，给予抗感染治疗效果不明显。后声嘶症状时好时坏，多伴刺激性干咳，偶伴有发热及咳黄痰，于当地医院耳鼻喉科行喉镜检查诊断为“多发声带结节”，行电切等治疗。以后数年反复发作多次，均予电切、激光等治疗。2 周前患者无明显诱因出现气促，活动后加剧，伴有咳嗽、咳少量黄痰。病来无明显体重下降。

（二）既往史

否认急慢性传染病史，否认异物吸入史。

（三）体格检查

咽部黏膜慢性充血，双侧扁桃体无肿大，无充血及脓性分泌物。

（四）辅助检查

1．实验室检查

（1）血常规：白细胞（WBC）11.07×10^9/L ↑、中性粒细胞（N）0.71、淋巴细胞（L）0.21。血红蛋白（Hb）142 g/L。

（2）肝、肾功能：未见异常。

（3）感染相关检查：结核菌素试验（PPD）阴性、痰涂片抗酸染色阴性（3 次）；痰细菌培养阴性、血培养（需氧 + 真菌）未检出；乙肝、丙肝、HIV 及梅毒均阴性。

（4）免疫学：ANA、ENA 均为阴性。

（5）肿瘤标志物正常。

2．影像学检查　双肺多发、大小不一的薄壁空洞或空腔。沿支气管分布，病变边缘清晰，内无液气平面，双下肺散在分布的小叶中心性结节（图 3-7-1）。

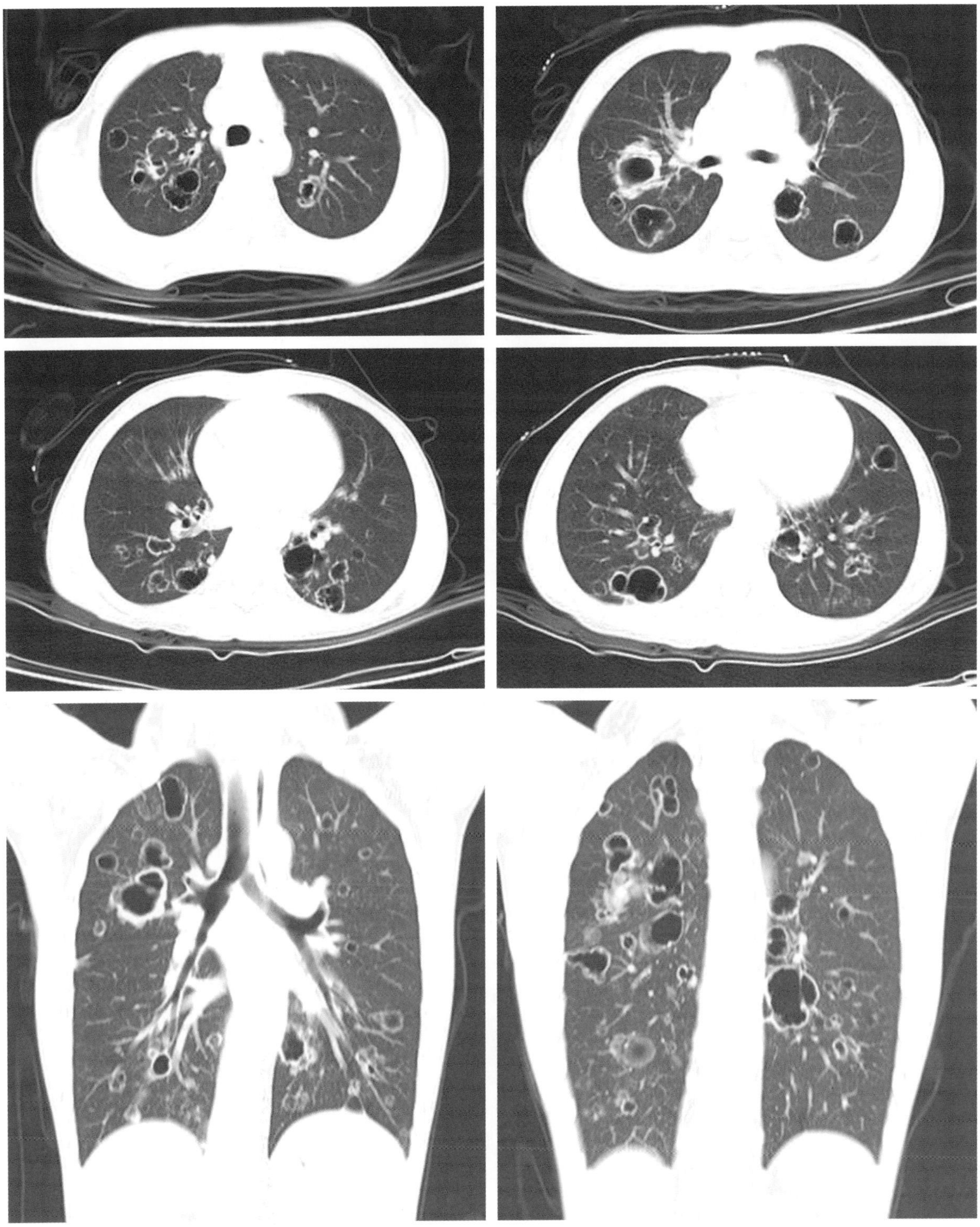

图 3-7-1 胸部 CT 平扫

二、多学科会诊

● 结核科（路希维 大连市结核病医院）

间断声音嘶哑 10 余年。加重伴咳嗽、咳黄色黏痰 2 周。白细胞轻度升高。肿瘤标志物、免疫学及肝、肾功能检查均正常。胸部 CT 扫描主要表现为双肺多发性沿支气管走向分布的大小不一的薄壁空洞或空腔，形态不一，边缘较清晰，内无液气平面，囊壁可见结节样增厚，此外双下肺可见散在小叶中心性结节影。目前考虑：①感染性病变。患儿声音嘶哑病程长达十余年，目前主要表现为气促、咳嗽，伴咳少量黄色黏痰，白细胞计数增高，首先需要考虑感染性病变。a. 金黄色葡萄球菌肺炎（SAP）。婴幼儿与儿童为 SAP 好发人群，分吸入性与血源性感染。SAP 在儿童患者中约 50% 影像学上出现肺气囊，但发热、咳嗽、咳脓痰等显著临床表现多见，除少数重症病例外，一般白细胞计数、中性粒细胞计数及百分比明显增高，本病例患儿临床表现相对较轻，白细胞稍高，痰、血培养阴性，SAP 不支持。b. 结核与非结核分枝杆菌肺病（NTM）。肺内病变表现为多发性薄壁空洞和（或）气囊，需要考虑肺结核与 NTM。肺结核可合并喉结核，导致长期声音嘶哑，多痰，痰培养菌阳性；NTM 亦可以表现为薄壁空洞，上肺多见，但二者肺内病变均有多发性、多态性特点，本例肺内以囊变为主，征象单一，且痰培养抗酸菌阴性，缺乏诊断依据。②非感染性非肿瘤病变，尤其是肉芽肿性多血管炎（GPA）。影像学可表现为多发肺空洞，厚壁空洞多见。文献报道晚期 GPA 的呼吸道受累多表现为声门下区的气管受累，声带受累少见。但本例缺少鼻窦炎和肾损害的证据支持，GPA 证据不充分。③肿瘤性病变：尤其是复发性呼吸道乳头状瘤（RRP），是人乳头状瘤病毒（HPV）感染引起的呼吸道良性肿瘤，儿童常见。病变常局限于喉及声门下区，支气管和肺偶可受累，影像学上表现为双肺散在多发、大小不一的结节影及薄壁囊性变，与本病例类似，需注意鉴别诊断。另外由于肺部病变多发，肺外恶性肿瘤的空洞性肺转移瘤也不完全除外。结合患儿的发病年龄、病程、临床表现、治疗情况、影像学表现等，综合考虑复发性乳头状瘤的可能性较大。建议完善喉镜、支气管镜检查，获得组织标本，确定喉部病变与肺部病变是否具有同源性。

● 影像科（卜学勇　深圳市龙岗区妇幼保健院）

患儿 2 岁起病，声嘶为主要临床表现，声带结节经多次喉部电切、激光手术治疗，仍反复发作。双肺多发形态大小不一的薄壁空洞和（或）空腔性病变，主要沿支气管血管束走行分布，无明显优势分布区域，其壁厚薄不均，薄壁为主，外缘光整清晰，有或无分叶，周围无明显肺实变，内壁光滑，无明显壁结节，腔内未见液气平面。双肺另见少量小叶中心性结节和毛玻璃密度影。肺门与纵隔淋巴结无肿大，未见胸腔积液。该表现可考虑 SAP、呼吸道乳头状瘤、肺朗格汉斯细胞组织细胞增多症（PLCH）和先天性肺囊性腺瘤样畸形（CCAM）等。① SAP。在幼儿患者中肺气囊较多见（50%），为炎症细小支气管黏膜肿胀和分泌物形成活瓣阻塞所致，易形成气胸，但往往同时伴有肺实变、肺空洞、脓胸等表现。SAP 分吸入性与血源性，但本病例无明显肺实变，病变边缘清晰，无脓胸表现，不符合吸入性肺炎表现，肺部病变分布无外周、肺底分布优势，无胸膜下楔形实变（脓毒性肺栓塞）及肺内结节状实变，亦不符合血源性 SAP 影像学特点，故 SAP 可能性较小。②呼吸道乳头状瘤。其中复发性乳头状瘤多于幼儿期发病，且反复发作，多累及喉部，可有支气管和肺部侵犯，空洞与囊性变是其特殊表现形式，需要重点考虑。③朗格汉斯细胞组织细胞增生症（LCH）。PLCH 多见于成人吸烟者，具有上肺分布优势，而婴幼儿与儿童单独发生于肺部的 LCH 较少见，常会多系统受累，尤其是骨骼、皮肤等，往往病情较重，多可随年龄增长而自愈。本病例缺乏多系统受累证据，故 LCH 不甚支持。④ CCAM。其为胚胎期肺黏液腺过度增殖引起的终末呼吸单元的发育畸形，约占先天性肺部畸形的 25%，其中 CCAM Ⅱ型可表现为肺内多个均匀分布的小囊性变，但囊肿的直径通常小于 2 cm，且有 50% 伴有其他脏器畸形。结合上述，患儿声带结节，高度疑似复发性乳头状瘤。

后续进展

结合多学科会诊意见，完善检查：

1．行病毒抗体检查，HPV 抗体阳性；EB 及 CMV 病毒抗体阴性。

2. 行喉咽部专科检查，电子喉镜下见会厌无红肿，抬举可，双侧室带及声带见大量淡红色颗粒状肿物堵塞，声门裂狭窄，于该处取标本送病理检查，病理图片如下图 3-7-2（彩图 3-7-2）。患者术后声音嘶哑改善，无咳嗽、咳痰及发热。

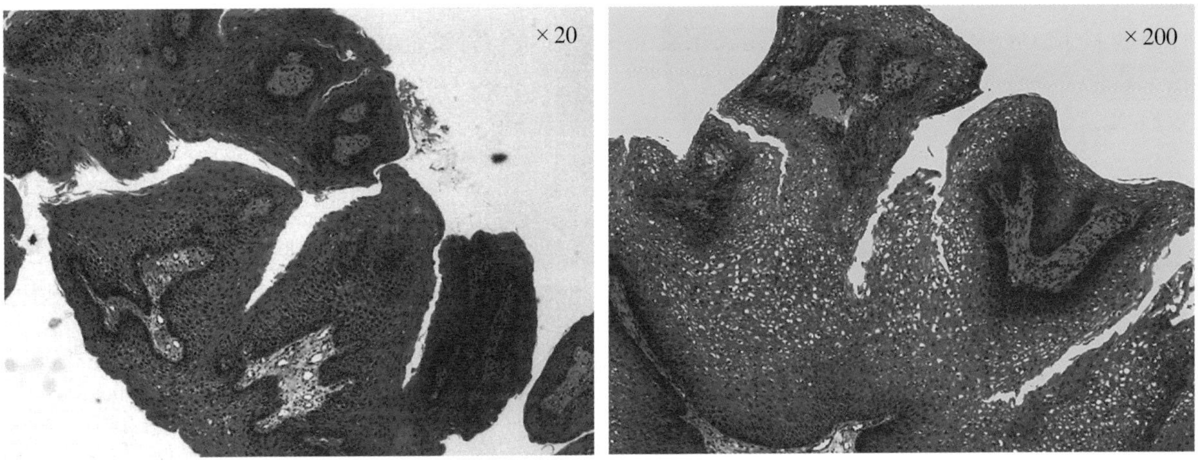

图 3-7-2　喉部颗粒物病理(HE 染色)

- 病理科（蔡毅然　上海交通大学医学院）

活检组织大体呈淡红色颗粒状，实性，质中。镜下可见送检组织被覆鳞状上皮呈乳头状生长，棘细胞层增生，部分上皮细胞排列稍紊乱，细胞核稍增大，核轻度浓染。连续切片后诊断，符合鳞状上皮乳头状瘤，部分鳞状上皮不典型增生。结合病史及病理特征诊断为复发性乳头状瘤（鳞状上皮乳头状瘤）。

- 肿瘤科（王玲　大连医科大学附属第一医院）

复发性乳头状瘤是儿童最常见的喉部良性肿瘤，与人乳头状瘤病毒有关。只有 2% ~ 17% 的患者累及气管和支气管，出现肺内播散仅见于 1% ~ 5% 的患者。病理类型多为鳞状上皮乳头状瘤。肺部受累的确切发病机制尚不清楚，文献报道可能与内窥镜手术导致乳头状瘤组织碎片经呼吸道播种有关。在肺受累的复发性气管乳头状瘤中癌变的比例高达 16%。因此对于肺内播散的病例应密切观察鳞状上皮的异型情况。治疗上应开展抗病毒治疗。

三、最终诊断

喉、肺复发性乳头状瘤（病理类型：鳞状上皮乳头状瘤）。

四、治疗与转归

患者行激光辅助下喉肿瘤切除术，术后未予特殊治疗。两年后随访，喉镜显示喉腔见多发颗粒样乳头状瘤物，提示喉乳头状瘤复发，并再次行激光治疗。肺部 CT（图 3-7-3）：双肺弥漫性分布结节与空洞病变，部分病灶较前缩小，部分病变较前增大，而且出现新发结节和囊腔，提示病变总体处于进展状态。

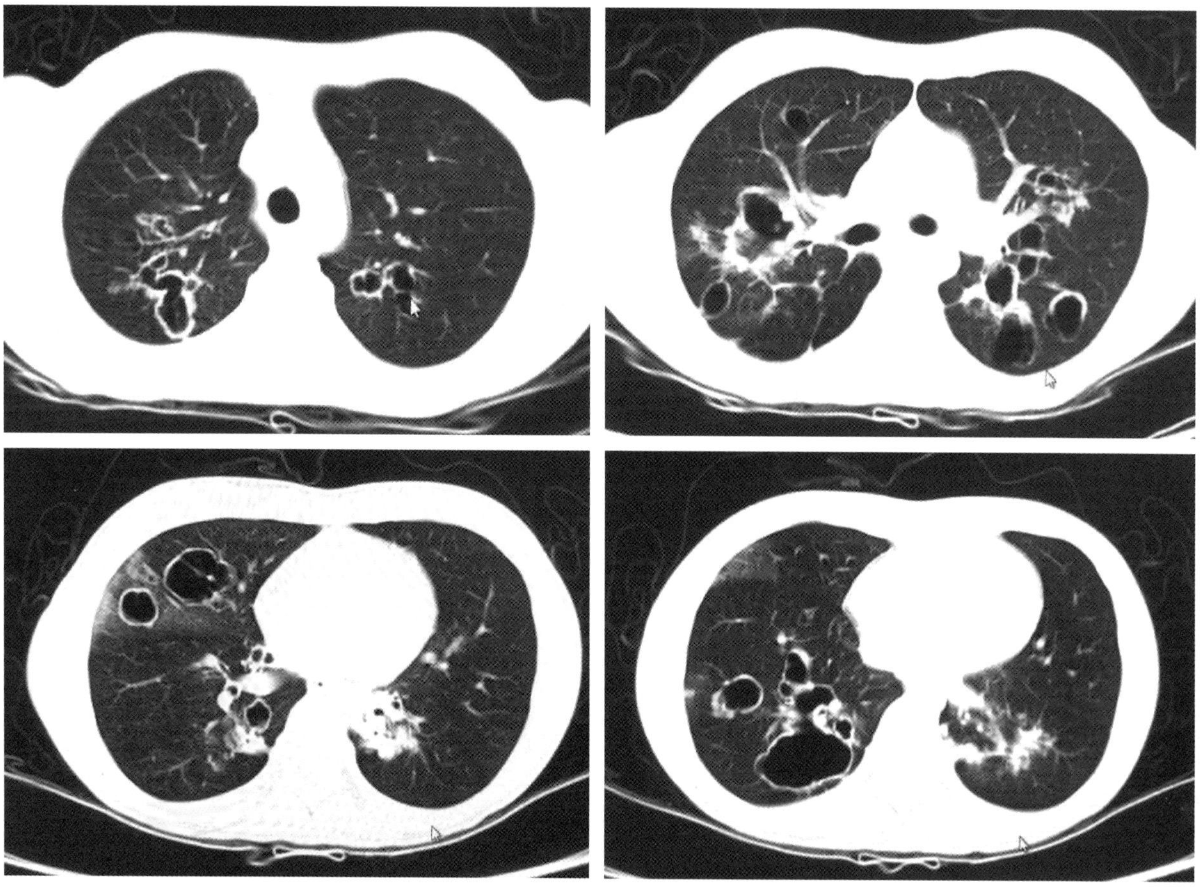

图 3-7-3 RRP 随访 2 年肺 CT

五、专家点评

- 耳鼻喉科（王治强 大连大学附属中山医院）

复发性呼吸道上皮乳头状瘤在耳鼻喉科常常表现为喉乳头状瘤，分成人型和小儿型，小儿型喉乳头状瘤比成人型更常见，80% 发病于 7 岁以前。一组回顾性分析显示：50% 感染 HPV 的幼儿母亲有尖锐湿疣病史，该病可能与分娩时经产道感染 HPV 病毒有关。最常见的小儿喉乳头状瘤发生于声带上，形如其名，呈蓬松绒毛状或菜花状，关于复发性呼吸性乳头状瘤病（RRP）肺内播散的机制目前有两种学说，一是病毒潜伏感染激活学说，二为瘤细胞、病毒颗粒和 HPV-DNA 片段播散学说。研究认为 CO_2 激光烧灼汽化肿瘤产生的烟雾含有 HPV-DNA 片段，可引起远处转移及播散。可向喉前庭或声门下蔓延，严重者整个喉部、气管、支气管乃至肺实质均可受侵犯。

小儿的喉乳头状瘤罕有恶变的报道，但很容易复发，目前尚无特效疗法。对于范围广泛的病变可以手术结合干扰素治疗，效果优于单纯手术或者单纯干扰素治疗。手术可选择激光切除肿瘤。白细胞干扰素可以使用，停药后仍存在复发现象。对于本例患者，为复发性呼吸道上皮乳头状瘤小儿型，10 年前主要以声音嘶哑为主要症状，加重后检查也为“多发声带结节”，考虑本例患者乳头状瘤原发于喉部，后经多次手术，近期出现气促，影像学也证实肺内病变，考虑喉乳头状瘤已蔓延至下呼吸道。综合目前来看，符合复发性呼吸道上皮乳头状瘤的发展规律，可以考虑激光切除，术后抗病毒治疗。

六、关联知识点——呼吸道乳头状瘤（respiratory papillomatosis）

呼吸道乳头状瘤临床少见，占肺部良性肿瘤的 7% ~ 8%。根据病变的数目、位置，以及组织学类型，一般将呼吸道乳头状瘤分为多发型、炎性型和孤立型。多发型与人乳头状瘤病毒（human papillomavirus，HPV）感染有关，多见于儿童，常称为复发性呼吸性乳头状瘤病（recurrent respiratory papillomatosis，RRP），其特点是喉部多发，局部易复发，可累及下呼吸道。炎性型即炎性息肉，单发或多发，起源于慢性炎性病变的呼吸道黏膜，主要表现为局部炎症细胞浸润，病灶内常含丰富的肉芽组织，主要与支气管受慢性刺激有关，与 HPV 无关联。孤立型支气管乳头状瘤（solitary bronchial papilloma，SBP）更为少见，研究显示该肿瘤的基底部容易恶变，可以发展为鳞状细胞癌，是一种癌前病变。

（一）复发性呼吸道喉乳头状瘤病（RRP）

RRP 是喉部常见的一种鳞状上皮非浸润性生长的良性肿瘤，可多发。显微镜下显示典型的乳头状瘤由复层鳞状上皮围绕一个富含血管的结缔组织中心轴而成。由于细胞角蛋白及中间丝相关蛋白最低限度表达、细胞膜表面糖类表达失常等导致细胞分化和分布特征失常，引起棘细胞层增生为多层上皮增厚。RRP 有两个典型高发年龄段，第一个发病高峰为 5 岁左右，第二个高峰为 20 ~ 30 岁，因此临床上分为幼儿型 RRP 和成人型 RRP。有研究表明，导致呼吸道乳头状瘤的病毒亚型主要包括 HPV6、HPV11、HPV16、HPV18、HPV31 等。但在 RRP 患者中主要是 HPV6、HPV11 参与其致病，偶可见 HPV16、HPV18，其中 HPV16、HPV18 感染者有恶变的倾向，而 HPV6、HPV11 的恶变率相对较低。利用分子生物学技术进行病毒基因分型对治疗评价及判断预后具有价值。

RRP 好发于咽喉部，尤好发于声门和声门下区，患者通常表现为声音嘶哑或失音，继而出现喉鸣，随着疾病的进展，吸气相喉鸣可转为双相喉鸣。病变波及气管和隆突，则表现为慢性咳嗽，继而发生呼吸道阻塞，出现哮鸣音，部分患者可表现为反复发作的肺炎，甚至咳出坏死物，胸闷气喘. 呼吸困难、吞咽困难，甚至危及生命。由于气管切开和窥镜治疗等诱因 RRP 还会播散至远端呼吸道和肺实质，有 2% ~ 12% 的 RRP 患者发生支气管远端受累，1% ~ 5% 发生肺播散。

RRP 患者的确诊主要依靠喉镜及支气管镜的检查，喉镜表现为会厌、喉部及声带的上下表面形成粉红色乳头状或棘突状团块。支气管镜下气管、支气管乳头状瘤为桑葚样无蒂的肿物，常为多发性。病变累及气管、支气管，可发生远端呼吸道阻塞后感染、肺不张及肺实变。病变累及肺部时胸部 CT 可以表现为多灶性小叶中心性结节影，可进一步发展成肺结节、肺实变与空洞和（或）囊性变。其中空洞和（或）气囊形成是相对特异性表现，但发生机制还不甚明了。推测机制：①乳头状瘤在细支气管生长形成不完全阻塞，活瓣作用导致远端呼吸道与肺泡扩张；②肿瘤呼吸道播散造成肺内种植，随着肿瘤的生长，病变逐渐融合，肺泡间隔破坏、融合形成气囊；③若血供不足，结节或肿块可出现坏死，排空后形成空洞。组织学检查可见含气空洞（腔）的壁是由鳞状上皮细胞构成，囊壁局部增厚则提示合并感染或乳头表面被覆的鳞状上皮层数增多，细胞极向紊乱，有异性增生和恶变的倾向。

（二）孤立性支气管乳头状瘤（SBP）

SBP 是成人一种罕见肺部肿瘤，发病年龄 50 ~ 60 岁。SBP 可能起源于化生的呼吸道上皮，常发生于中老年人。按照被覆上皮的不同分为鳞状细胞乳头状瘤、腺性乳头状瘤、混合性鳞状细胞和腺性乳头状瘤。鳞状细胞乳头状瘤是三种亚型中最常见的，多发生在气管、支气管主干开口处，亦可发生在叶及段支气管，多呈外生性生长，阻塞管腔，偶见内翻性生长。该亚型中男性多发，50% ~ 55% 有吸烟史。女性的患病率低，发病可能与被动吸烟有关。据报道，鳞状细胞乳头状瘤的发病也与 HPV 感染有关，尤其是与 HPV11 感染密切相关。HPV 可通过轻微受损的鳞状上皮进入基底细胞，在棘细胞层复制而致上皮成熟过程紊乱。当上皮出现细胞异型时，复发率接近 20%，个别病例可恶变为鳞状细胞癌。Ki-67、拓扑异构酶Ⅱ、p53、PCNA 表达增强及 RB 基因蛋白产物和 p21 表达减少提示恶变可能性增大。腺性乳头状瘤又称柱状细胞乳头状瘤，是一种被覆纤毛或无纤毛柱状细胞乳头状瘤，伴有数量不等的立方状细胞和杯状细胞。极为罕见，较少恶变。与吸烟和 HPV 病毒关系不明显，可发生在较大支气管或外周细支气管，需要与乳头状腺瘤、乳头状腺癌、乳头状黏液腺癌、转移性乳头状癌（包括转移性甲状腺癌）等良恶性病变相鉴别。混合性鳞状细胞和腺性乳头状瘤又称移形细胞乳头状瘤，多发生在大支气管或段支气管，临床罕见，60% 的患者有吸烟史。目前尚未发现混合性乳头状瘤有 HPV 感染的证据。混合性乳头状瘤存在 p53 及 Ki-67 的阳性表达，而这两种蛋白质的表达均可反映肿瘤细胞的异常增殖，与恶性肿瘤的发展、转移和预后高度相关。

SBP 临床表现无特异性，咳嗽、痰中带血及咯血为常见早期就诊原因，随病灶逐渐增大阻塞呼吸道可出现呼吸困难、喘鸣，反复感染可出现发热。普通 X 线检查难以有阳性发现。胸部 CT 可发现气管内隆起性或结节样病变，特别是 HRCT 支气管三维重建可发现早期气管壁微小隆起性病变，瘤体增大可引起阻塞性肺不张。活组织病理是呼吸道乳头状瘤诊断的金标准，位于段支气管以上的病变可直接经支气管镜活检，段支气管以下的病变可经皮肺穿刺活检或外科切除诊断。典型的 SBP 支气管镜下表现为乳头、菜花及桑葚状肿物，突出于支气管腔，荧光支气管镜检查可提高该病的检出率。

（三）治疗原则

1．抗病毒治疗 对于每年需要外科手术 4 次以上、远处多发播散，以及乳头生长迅速阻塞呼吸道的患者，需要进行免疫调节剂和抗病毒辅助治疗，α- 干扰素、昔多福韦有一定治疗效果。近来报道蛋白脱乙酰酶抑制剂对其有一定疗效。该病有恶变倾向，在病变的过程中需要警惕肿瘤复发、恶变可能，需要长期临床随访观察。

2．治疗方法首选手术切除 内镜下选择圈套切除可以取得较完整的组织，其他微创治疗手段包括氩气刀、高频电刀、激光、冷冻、微波等治疗。微创治疗的挑战是难以控制肿瘤复发，另外由于癌变多发生于肿瘤的基底部，病理取材不完整或清除不彻底可能会导致漏诊和延误治疗，需要引起关注。对于复杂、多发，已证实存在恶变倾向的病例，完整切除肿瘤病变是治愈性治疗措施。

参考病例

病例（图 3-7-4，彩图 3-7-4）：女性，26 岁，学生，因咳嗽咳痰两月余，高热一个月入院。入院时胸部 CT：左肺下叶肺实变，下叶支气管腔内疑似占位伴呼吸道远端黏液嵌塞（图①～③）。入院后给予哌拉西林 / 舒巴坦抗感染治疗 1 周，左下肺炎明显吸收，支气管内可见疣状物（图④、⑤）。再次行支气管镜检查（见图⑥）：左下叶支气管开口处见一新生物完全堵塞管腔，上附着白色坏死物质，行活组织检查。术后病理：支气管鳞状上皮乳头状瘤（孤立型）。

七、要点速记

1．详细的病史采集对 RRP 的诊断至关重要。自幼声嘶，反复发作，喉部肿物，HPV 感染对诊断具有提示作用。

2．呼吸道乳头状瘤分为多发型、炎性型和孤立型。除炎性型外均与 HPV 病毒感染存在关联。多发型与孤立型呼吸道乳头状瘤中鳞状细胞乳头状瘤最常见。

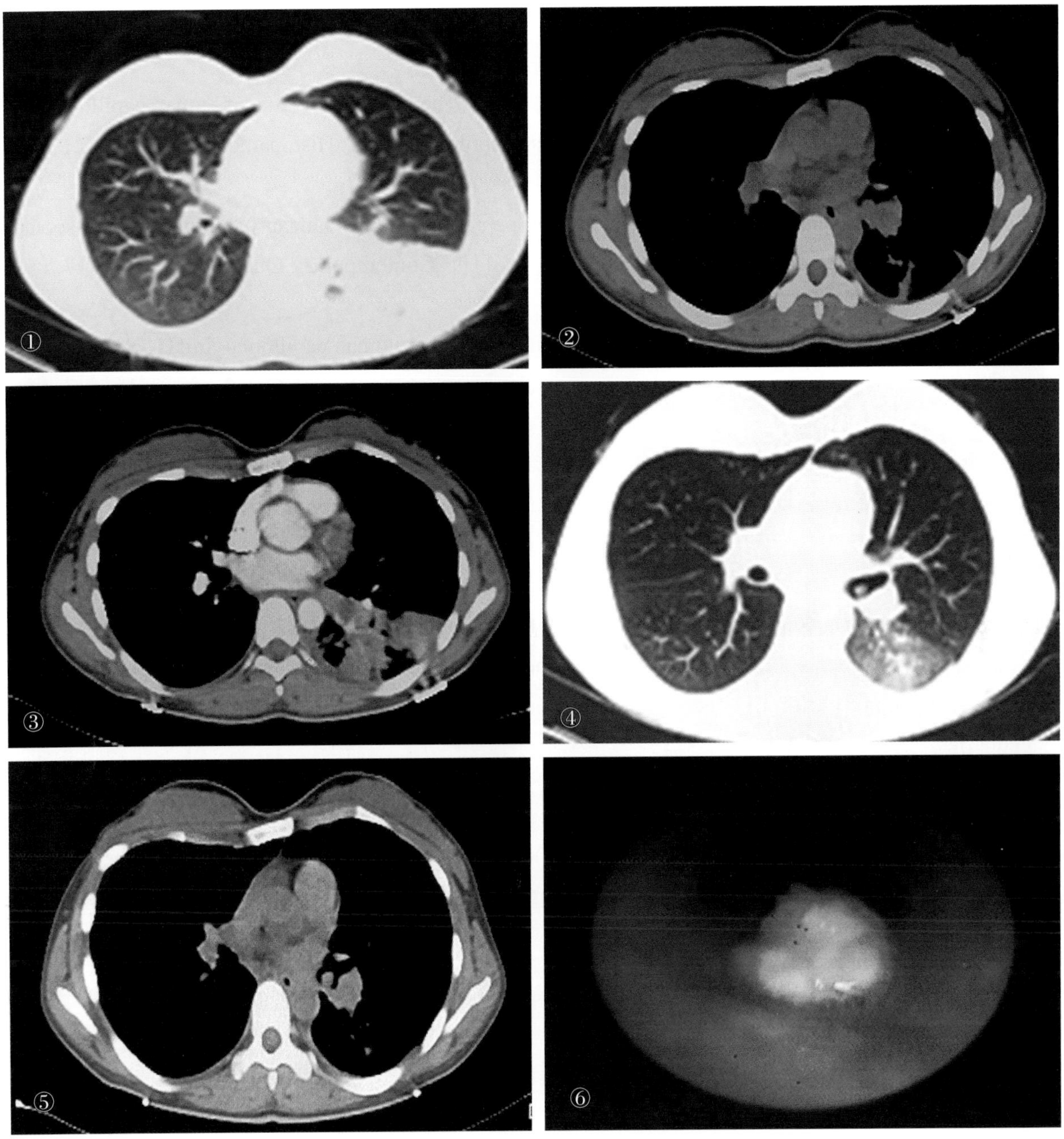

图 3-7-4 支气管鳞状上皮乳头状瘤

3. RRP 肺内播散表现为多发小叶中心结节、囊性病变等。组织学上囊腔的壁为鳞状上皮细胞构成，局部囊壁的增厚则提示合并感染或有异型增生和恶变的倾向。

4. 喉镜与纤维支气管镜检查是 RRP 的重要诊断手段。

（路希维 罗志兵 曾 谊 编写/整理，黄勇 审校）

参考文献

1. 王承志，李莘. 支气管鳞状上皮乳头状瘤的临床病理分析 [J]. 吉林医学，2012，33（13），2715-2716.

2. 鲁昌立，许霞，张尚福，等. 孤立性支气管乳头状瘤的临床病理特点 [J]. 临床与实验病理学杂志，2010，26（1）：67-72.

3. Popper HH，Wirnsberger G，Juttner-Smolle FM，et al. The predietive lvalue of human papilloma virus typing in the prognosis of bronchial squamous cell papillomas [J]. Histopathology，1992，21（4）：323-330.

4. Kari S，Stina S. Solitary bronchial squamous cell papilloma another human papilloma virus associated benign tumor：systematic review and meta-analysis [J]. Contemporary Oncology，2013，17（5）：427-434.

5. Syrjanen K. Solitary bronchial squamous cell papilloma-another human papilloma-virus(HPV)-associated benign tumor：systematic review and meta-analysis [J] .Con-temporary Oncology，2013，17（5）：427-434.

6. Yildirim F，Turk M，Demircan S，et al. Tracheal papilloma treated with cryotherapy and interferon-α：a case report and reviewof the literature [J] .Case Reports in Pulmonology，2015，2015：356796-356800.

7. Milliron B，Henry TS，Veeraraghavan S，et al. Bronchiectasis：mechanisms and imaging clues of associated common and uncommon diseases [J]. Radiographics，1983，17（2）：113-119.

8. Sinclair KA，Woods CR，Kirse DJ，et al. Anogenital and respiratory tract human papillomavirus infections among children：age，genderand potential transmission through sexual abuse [J]. Pediatrics，2005，116（4）：815-825.

病例 8 缓慢进展的支气管“黏液嵌塞”

一、病例特点

（一）简要病史

男性，59 岁。主诉：咳嗽、咳痰 2 年，加重伴痰中带血 1 年。患者近 2 年来无明显咳嗽、咳痰，多为少量白黏痰。自述口服抗生素（左氧氟沙星和阿莫西林等）后症状可见好转。近 1 年来，咳嗽症状逐渐加重，间断出现痰中带血，多为血丝痰。于 8 月前和 2 月前各咯血 1 次，色鲜红、黏稠，量约 10 余口，予抗感染（具体药物不详）和止血治疗后均好转，但痰中带血始终无好转。病来无胸闷、胸痛，无发热和盗汗症状。病来体重无明显下降。

（二）既往史

10 年前患肺结核，予 2HRZ/4HR 方案治疗，已治愈。浅表性溃疡病史 5 年，间断服用奥美拉唑治疗至今。吸烟指数 10 包年，已戒烟 3 年。

（三）体格检查

查体未见明显异常。

（四）辅助检查

1．实验室检查

（1）血常规、尿常规、肝肾功能未见异常；ESR 13 mm/h；C 反应蛋白（CRP）6.6 mg/L。

（2）感染相关检查：痰抗酸菌涂片阴性（3 次）、痰 Gene XpertMTB/RIF 阴性、结核菌素试验（PPD）10 mm × 15 mm；痰培养阴性，真菌培养阴性；G 试验及 GM 试验均为阴性。

（3）肿瘤相关检查：细胞角蛋白 19 片段（CYFRA21-1）：4.04 ng/ml ↑，余正常。

2．支气管镜检查 右上叶后段呼吸道阻塞，伴脓性分泌物，病理提示慢性炎症。

3．胸部 CT 平扫 图 3-8-1 显示左上肺高密度结节及条索状密度增高影，边缘清晰。右上叶后段及亚段支气管扩张（图 3-8-1）。

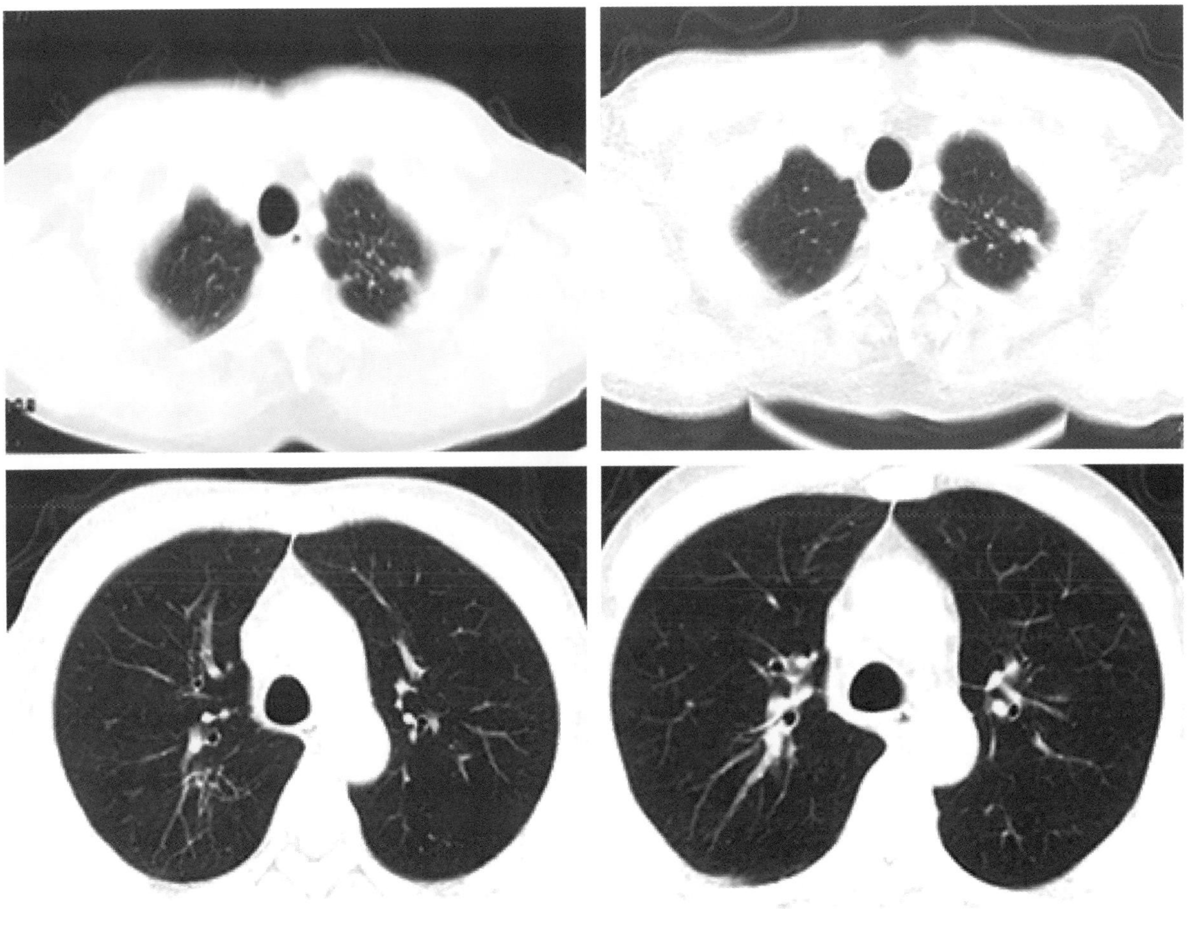

图 3-8-1 胸部 CT 平扫（2014-12-18）

（五）诊疗措施及病情变化

入院后给予头孢他啶抗感染治疗 1 周，咳嗽稍有好转出院。分别在第 7 个月（图 3-8-2）和 13 个月（图 3-8-3）随访 2 次，原扩张处出现“黏液嵌塞”，呈“指套征”，并进行性增大，黏性增高，远端散在沿支气管束分布的结节影，呈树芽征表现。

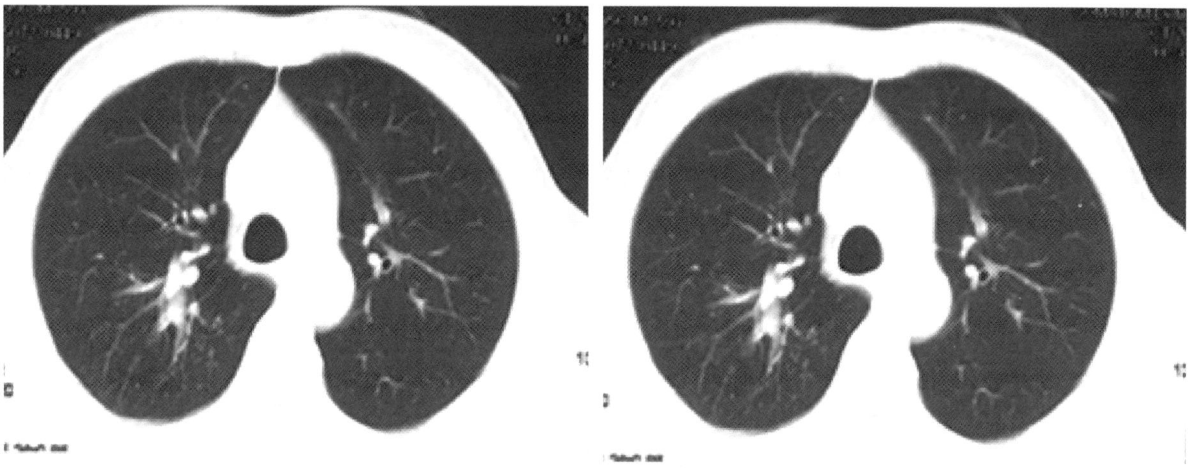

图 3-8-2　胸部 CT 平扫（2015-07-24）

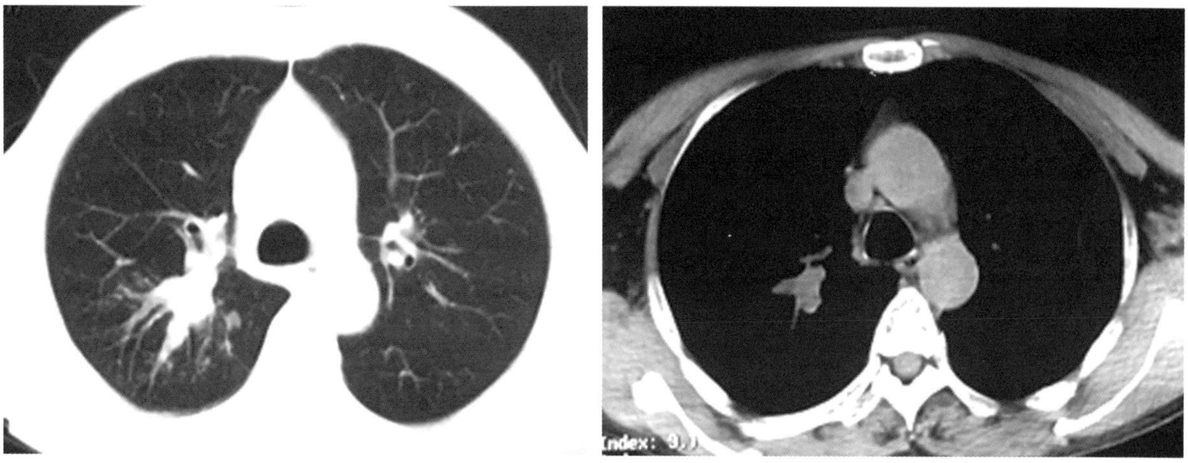

图 3-8-3　胸部 CT 平扫（2016-01-25）

二、多学科会诊

- 呼吸科（杨澄清　武汉市肺科医院）

病史特点：男性，59 岁。间断咳嗽、咳痰 2 年，加重伴痰中带血 1 年。既往患肺结核，已治愈。有吸烟史。实验室检查：PPD 中度阳性，细胞角蛋白 19 片段稍高，初次 CT：左上肺散在结节状及条索状高密度影，边缘清晰，右上叶后段各亚支支气管扩张，后支气管血管束逐渐增粗，最后呈指套征表现，周围伴结节影。诊断：①变应性支气管肺曲霉病（ABPA）。右上肺中心性支气管扩张伴指套样改变，该征象在 ABPA 最常见。但外周血嗜酸性粒细胞不高，无哮喘病史、也无喘息症状，建议完善总 IgE、曲霉菌皮肤反应或血清抗曲霉特异性 IgE、IgG 抗体检查；②支气管管腔内肿瘤。中老年人，吸烟史，细胞角蛋白 19 片段稍高，肺病变呈指套样改变，且逐渐进展，支气管镜检查提示右上叶后段支气管堵塞，需要考虑支气管管腔内肿瘤可能；③肺结核。病变呈双肺上分布，其中左上肺结节致密，边界清晰，伴索条影，符合非活动性肺结核影像表现，右上肺段和亚段支气管呈“指套征”样改变，远端肺野内可见树芽征改变，需要排除支气管结核的可能，但支气管镜检查仅提示黏膜炎症，痰结核菌系列检查为阴性，不支持；④其他慢性炎症。支气管镜检查为慢性炎症，因此也不除外呼吸道内其他炎性肉芽肿病变。建议完善以上疾病鉴别所需相关检查，并再次行支气管镜检。

● 结核科（杜荣辉 武汉市肺科医院）

初次 CT 检查示左上肺高密度结节影及条索影，边缘锐利，痰抗酸菌染色呈阴性，以上特点提示肺结核处于稳定期。后来逐渐出现右上叶后段支气管的指套样改变，在诊断上需要鉴别支气管结核和支气管肿瘤可能。支气管结核引起的黏液嵌塞不多见，少数情况下可因肉芽肿病变堵塞管腔引起。由于支气管结核呼吸道壁损坏的范围较大，发生管壁增厚、狭窄和闭塞较为常见。另外病变远侧多发肺结节，除见于结核播散之外也可见于阻塞性肺炎，还不能作为结核诊断依据。该患者黏液嵌塞发生于近端呼吸道，呈膨胀性生长，呼吸道阻塞日渐加重，与支气管结核的进展特点不符，高度怀疑呼吸道内恶性肿瘤。同意建议再次行支气管镜检查，获得病理学依据。

● 影像科（卜学勇 深圳市龙岗区妇幼保健院）

右上叶后段支气管及亚支扩张，管壁有增厚。经过 13 个月随访，扩张的支气管被嵌塞，外观呈典型“指套征”改变，但未行增强扫描，支气管腔内是黏液栓还是软组织病变难以明确。指套征远端伴结节及树芽征形成，该征象在 ABPA、支气管腔内肿瘤、结核和异物等均可见。是否为 ABPA，主要依靠临床表现、实验室检查等确立。一些低度恶性或良性的支气管腔内肿瘤由于生长缓慢，支气管引流受限，继发反复感染，容易发生黏液嵌塞及支气管扩张，如黏液表皮样癌和错构瘤引起黏液嵌塞相对常见。肿瘤在支气管腔内铸型生长，也可以表现出指套征，如鳞癌，需进一步行 CT 增强明确。

后续进展

按专家意见，完善相关检查：

1．患者总 IgE 及烟曲霉特异性 IgE 均正常。

2．胸部 CT 增强（图 3-8-4），右上叶后段支气管管腔内可见软组织影，增强呈不均匀强化。平扫、动脉期、静脉期 CT 值分别为 20 HU、43 HU 和 40 HU。

3．患者再次行纤支镜检查提示右上叶后段支气管腔内不规则菜花样新生物完全堵塞管腔，纤支镜活检病理结果：组织约针帽大 1 块，色灰白。光镜下表面被覆鳞状上皮细胞，上皮细胞全层重度不典型增生，细胞失极性，异型明显。考虑（右上后段支气管）鳞状上皮高级上皮内瘤变，局部浸润不能排除。支气管镜灌洗液 Gene Xpert MTB/RIF 检查未检出 MTB。

4．行右上肺叶切除术，术后病理示（右肺上叶）中 - 低分化鳞状细胞癌，未突破肺被膜。支气管断端见癌累及，送检各组淋巴结切片上均未见癌转移。肿瘤细胞呈巢片状分布，可见肿瘤内坏死（图 3-8-5，彩图 3-8-5），形态符合中 - 低分化鳞状细胞癌。免疫组化染色示癌细胞：CK5/6（+），P63（+），P40（大部分 +），TTF-1（–），CK7（灶状 +），NapsinA（–），ALK（D5F3，ventana）（–）。此例鳞癌标志物（CK5/6，P63 及 P40）均呈现阳性表达，结合形态特征确诊为鳞癌。

三、最终诊断

右上叶后段支气管鳞癌。

四、治疗与转归

患者于 2016 年行手术切除右上叶。术后予紫衫醇联合铂类化疗，共两个疗程。后患者因不耐受放弃化疗改中药治疗，2 年后随诊无复发。

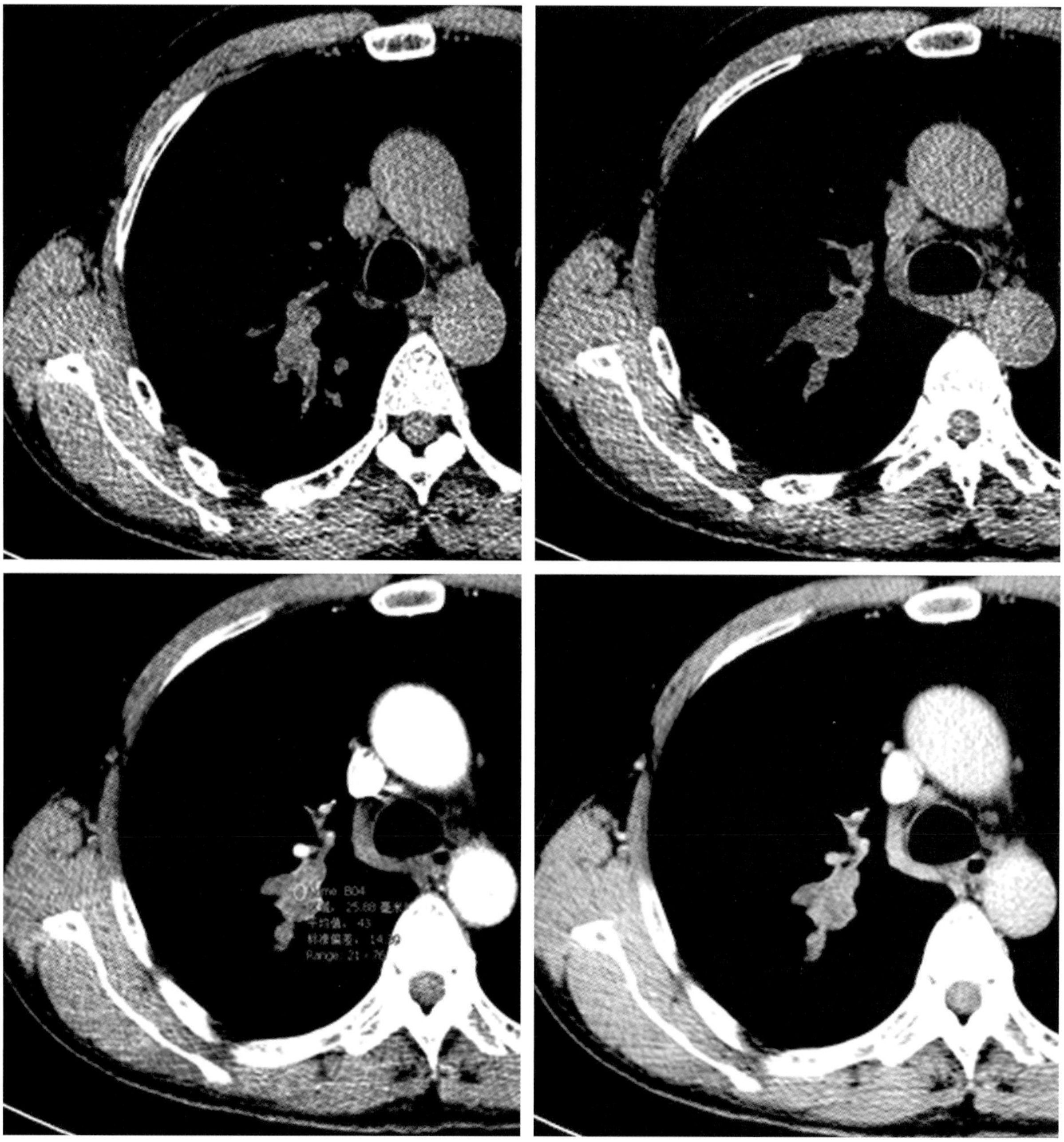

图 3-8-4　胸部 CT 增强（2016-02-19）

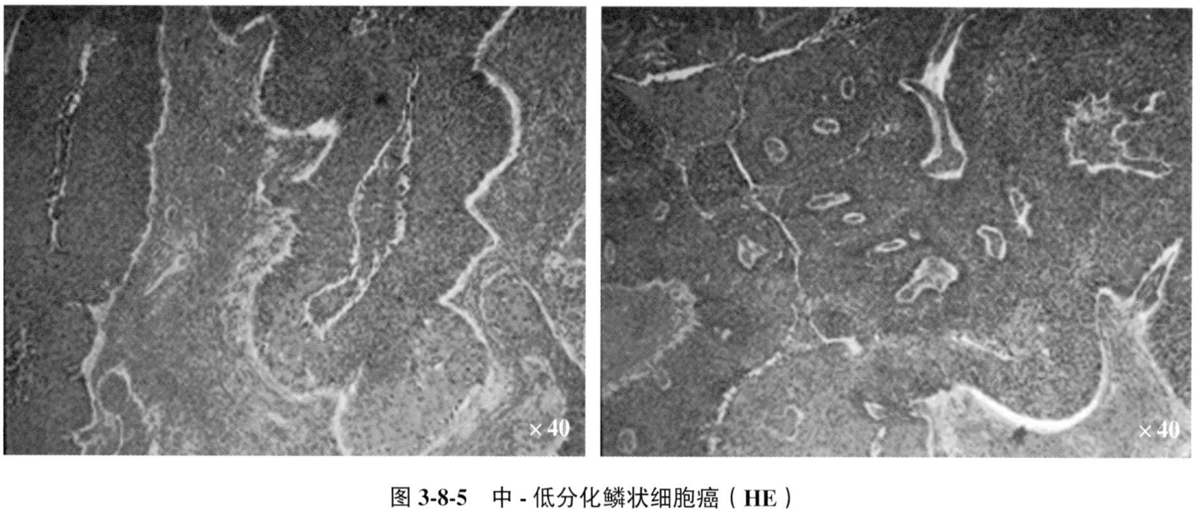

图 3-8-5　中 - 低分化鳞状细胞癌（HE）

五、专家点评

● 影像科（李惠民　上海市新华医院）

从影像学分析，肺内病灶分为两部分：左肺上叶为典型非活动性肺结核，临床特征和影像学表现共同支持，无异议；右肺上叶见一个逐渐发展病灶，开始仅表现为很局限的支气管轻度扩张，逐渐发展成呈“指套状”外形的黏液嵌塞表现。结合中央性支气管扩张，让人习惯性地诊断为ABPA（可能），因为临床缺乏支持证据（患者没有哮喘症状，血嗜酸细胞也未升高），无法确定ABPA的诊断。由于CT平扫难以对管腔内黏液栓和软组织密度影做出准确区分，支气管镜检查虽是主要确诊手段，首次支气管镜检查也因为合并的感染（脓性分泌物）而未能及时确定肿瘤诊断，诊断上遇到波折。经过多学科讨论，大家对黏液嵌塞征所涉及的疾病进行了较为全面的分析，补充了增强CT扫描检查，结果发现管腔内充填物有强化，证明该例“指套征”并非黏液嵌塞，实为呼吸道内肿物（称之为呼吸道铸型征），通过再次支气管镜检查以及最终手术确诊为支气管腔内鳞癌。

综上所述，大家对该影像学异常表现的主要疾病谱有较充分的认识，但对影像学技术的使用尚有不足，仅仅通过平扫横断面就进行诊断显然不够，现代MSCT具有良好的空间分辨率和对比度，沿支气管长轴的MPR（多平面重组）和薄层MPR可以很好地显示支气管腔内病变形态与分布特征，而增强扫描是软组织密度结构的必要检查，可以确定黏液栓（无强化）还是活组织（有强化），磁共振增强检查有更好的对比分辨率，也非常适合上述情况，能有效区分强化的软组织与不强化的黏液栓。建议有上述“指状”的、软组织密度的支气管铸型表现的患者及时进行CT或MRI增强扫描，结合MPR可判断有无肿瘤可能性。影像学技术的合理使用可帮助临床医生精准定位，辅助定性，为疾病的诊断提供最佳路径。

六、关联知识——黏液嵌塞征

胸部CT下黏液嵌塞征（mucoid impaction）被描述成由肺门向外周放射状分布的管柱状、卵圆形、分枝状阴影，典型的影像如手指的形状，被称之为“指套征”（finger-in-glove sign），是指呼吸道被黏液分泌物填塞，相应的支气管常常为扩张状态，但上述指状阴影的支气管腔内未必都是黏液造成，也可以是软组织充填支气管腔内形成指状阴影，例如，肿瘤病变在支气管腔内并沿支气管腔扩展。因此使用“支气管铸型征”似乎更为恰当。该征明显者可见于X线上，一般CT显示更佳。

引起支气管铸型征的原因可分为伴有支气管阻塞疾病和无支气管阻塞疾病。任何引起支气管阻塞的病因均可引起支气管扩张和黏液嵌塞。支气管的良性肿瘤如错构瘤和脂肪瘤、恶性肿瘤如支气管肺癌、类癌、黏液表皮样癌均可以伴有远端支气管的阻塞，导致黏液分泌，最终发生黏液嵌塞征。支气管闭锁则为远端支气管的闭锁，导致近端支气管扩张导致黏液嵌塞。除以上原因外，支气管扩张、结核、肺内型肺隔离症、支气管囊肿、外源性异物也是阻塞引起支气管黏液嵌塞的少见原因。无支气管阻塞的主要见于变态反应性曲霉菌病（ABPA）、哮喘（呼吸道高敏导致黏液分泌）和肺囊性纤维化。

理论上各种类型的肺癌均可以引起支气管的阻塞，导致远端支气管的扩张和黏液分泌，引起支气管铸型征。但表现为软组织铸型征的病变，即位于支气管腔内的病变均为软组织密度影同时伴支气管扩张，则与病理类型密切相关。鳞癌为起源于支气管黏膜上皮的恶性肿瘤，因此肿瘤可以完全在支气管腔内生长，表现为支气管铸型征。小细胞癌由于生长迅速，常可侵及肺门区的支气管并沿支气管长轴铸型生长，表现为支气管铸型征。而腺癌病理上常起源于肺泡和细支气管，不具备在支气管腔内生长的病理基础，因此，表现为软组织铸形征者罕见。类癌和黏液表皮样癌也常位于大支气管腔内肿物伴有远端的黏液嵌塞。类癌一般边缘清晰，伴钙化、增强后血液供应充足有助于诊断。而黏液表皮样癌常可发生于年轻患者，而且因其常分泌大量黏液，因此其黏液嵌塞的发生概率会更高。对于年轻患者，支气管腔内肿物伴远端支有气管分支显著的黏液嵌塞，要考虑到黏液表皮样癌的可能。

支气管闭锁是较少见的先天性支气管变异，在影像学上可表现为典型的指套征。其特点是在胚胎发育时，叶、段或亚段的开口或近端发生闭塞，与远端的呼吸道不相通所致。其最常累及上叶尖后段，CT 表现为圆形、椭圆形和分支状的黏液嵌塞沿支气管走行分布，几乎所有的病例均可见到病变远端的过度充气和血管减少。对于诊断疑难的病例，MRI 有一定帮助，表现为 T2WI 上极高信号。

ABPA 则是支气管铸型征的另一常见原因，病理上为支气管中心型肉芽肿同时伴有支气管扩张和黏液分泌。ABPA 有好发于上叶的趋势。Ward 等的研究表明，伴有 3 个及 3 个以上的肺叶中心型支气管扩张、小叶中心结节和黏液嵌塞高度提示 ABPA 的诊断。大约 30% 的患者，嵌塞的黏液呈高密度，可能与磷酸钙、锰与铁沉积和黏液干燥有关，是 ABPA 的较特异性的影像学表现。当支气管内的黏液完全排出后，则表现为典型的中心型支气管扩张，而 ABPA 是引起中心型支扩的最常见原因。当然，结合临床及实验室检查也是诊断 ABPA 必不可少的，因为此病患者常伴哮喘和血清嗜酸性粒细胞、IgE 升高。

对于支气管铸型征的良恶性影像学鉴别可以说是本征象诊断的关键环节。平扫 + 增强 CT 扫描在鉴别中具有重要作用，关键在于观察增强 CT 下支气管腔内容物是否存在强化。因为肿瘤均存在不同程度强化，一旦发现增强后病变的 CT 值较平扫有所增加，基本可以明确肿瘤性病变的诊断。而 ABPA 则不存在任何血供，因此增强后无任何强化。而支气管闭锁除无强化外，其远端的肺组织常出现代偿性肺气肿，亦提示诊断。如结合薄层图像和多平面重组图像（MPR），可更清晰地显示支气管腔内病变，有助于鉴别诊断。MRI 平扫 + 增强检查也可以很好地显示上述病变，特定环境下甚至优于 CT 增强，但目前不是常规的检查手段，可用于 CT 不能确诊的少数病例的释疑手段。

表现为支气管铸型征为一大类病变，在其诊断和鉴别诊断中，必须做到临床和影像学资料的密切结合。要重视规范的影像学检查在诊断中的作用，如增强 CT 扫描后支气管腔内软组织成分伴有强化，则高度提示肿瘤诊断。

参考病例

病例 1（图 3-8-6）：女性，68 岁。间断咳嗽咳痰 2 月，胸部 CT 见右肺下叶尖段呈多发卵圆形阴影，为高密度黏液栓，诊断：ABPA。

病例 2（图 3-8-7）：男性，67 岁。咳嗽伴发热 1 周。胸部 CT 示右下叶前基底段分支状支气管铸型病变，增强 CT 提示病灶完全强化，诊断：鳞癌（手术证实）。

病例 3（图 3-8-8）：男性，62 岁。咳嗽伴痰中带血月余，胸部 CT 示左上叶前段支气管不规则增粗，边缘清楚而不规则，增强 CT 显示近心侧部分强化，远心侧为黏液栓，诊断：鳞癌（手术证实）。

病例 4（图 3-8-9）：男性，38 岁。咳嗽 2 月余。胸部 CT 见右下叶背段分支状支气管铸型病变，增强提示有强化，病理：炎性肉芽肿（手术证实）。

病例 5（图 3-8-10）：女性，45 岁，左主 - 下叶支气管及其远侧分支广泛受累，管壁软组织增厚，形成轨道征；管腔内密度稍低（液体）无强化，其内伴有小泡样气体影。支气管镜活检提示炎症。

病例 6（图 3-8-11）：男性，46 岁，右上叶前段支气管管壁局限性增厚和管腔笔尖样狭窄，局部支气管结石形成，伴有远侧黏液嵌塞。支气管镜检查证实支气管结核。

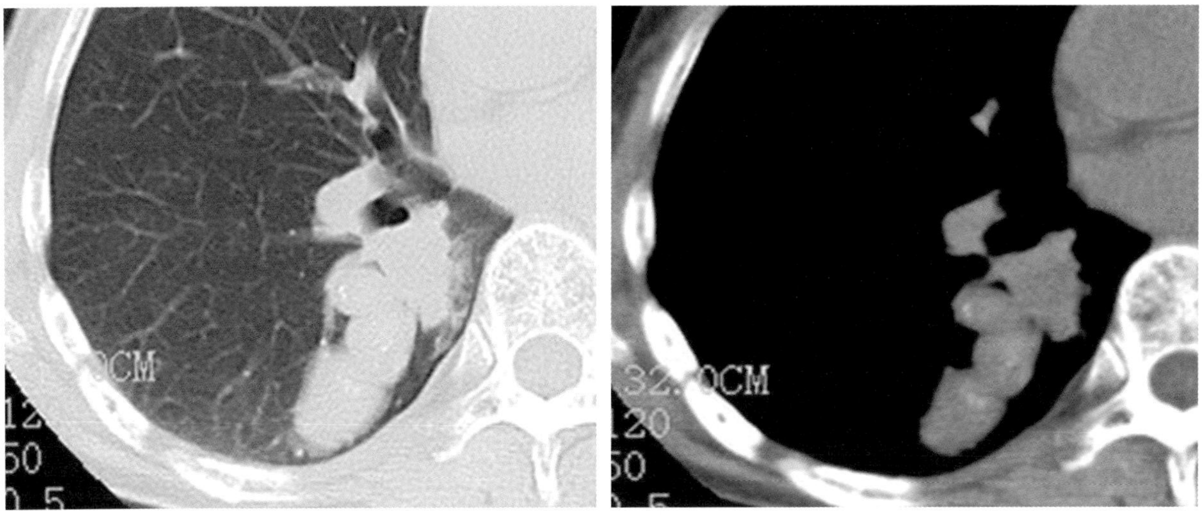

图 3-8-6　右下肺黏液栓，ABPA

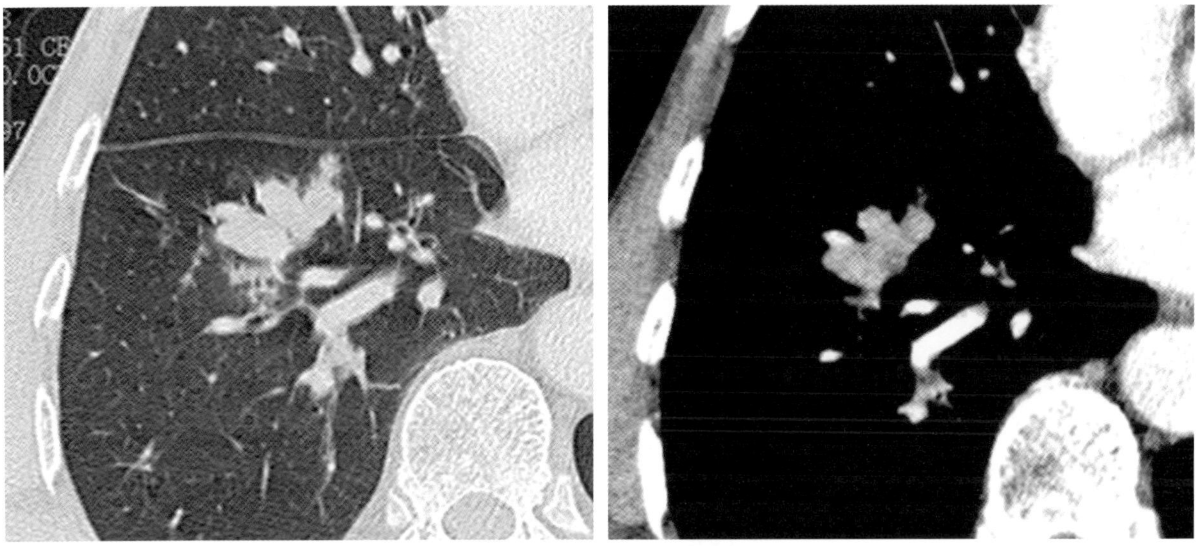

图 3-8-7　右下叶前基底段鳞癌

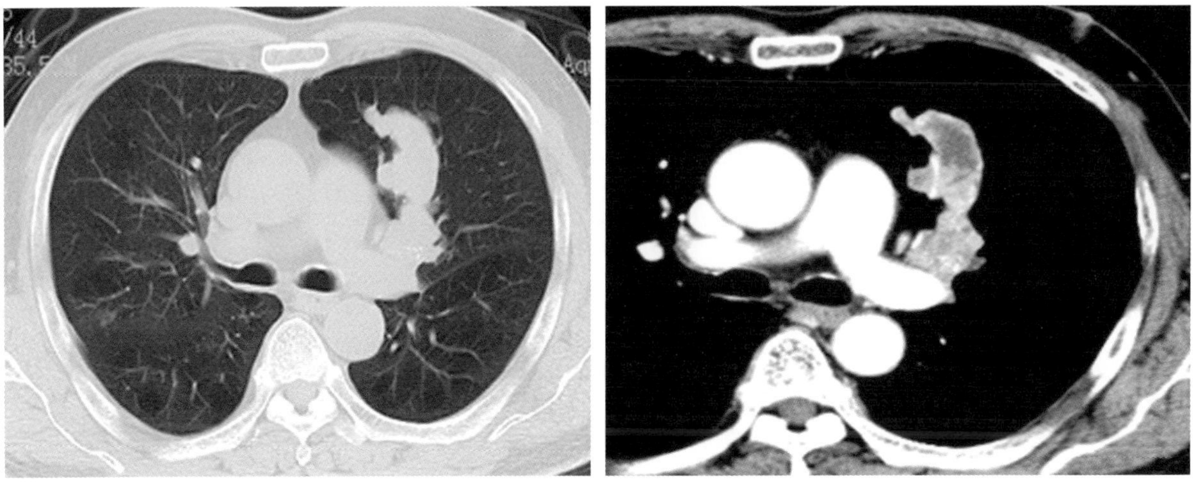

图 3-8-8　左上叶前段鳞癌

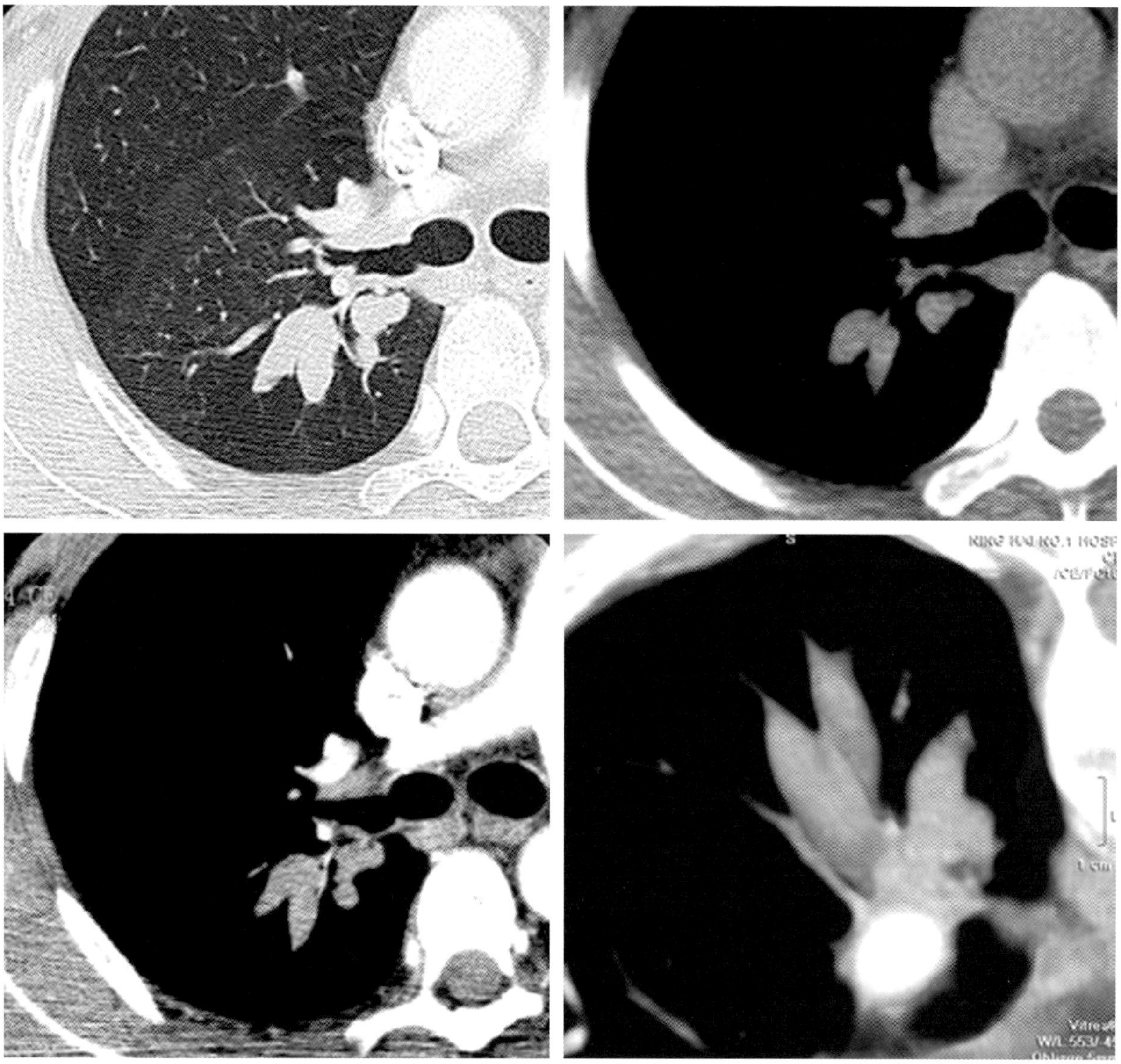

图 **3-8-9**　右下叶背段炎性肉芽肿

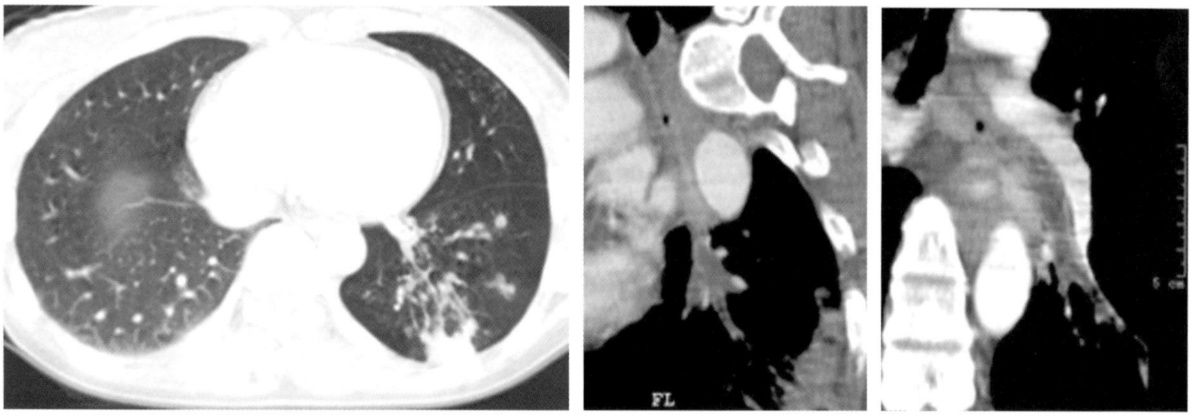

图 **3-8-10**　左下肺炎症

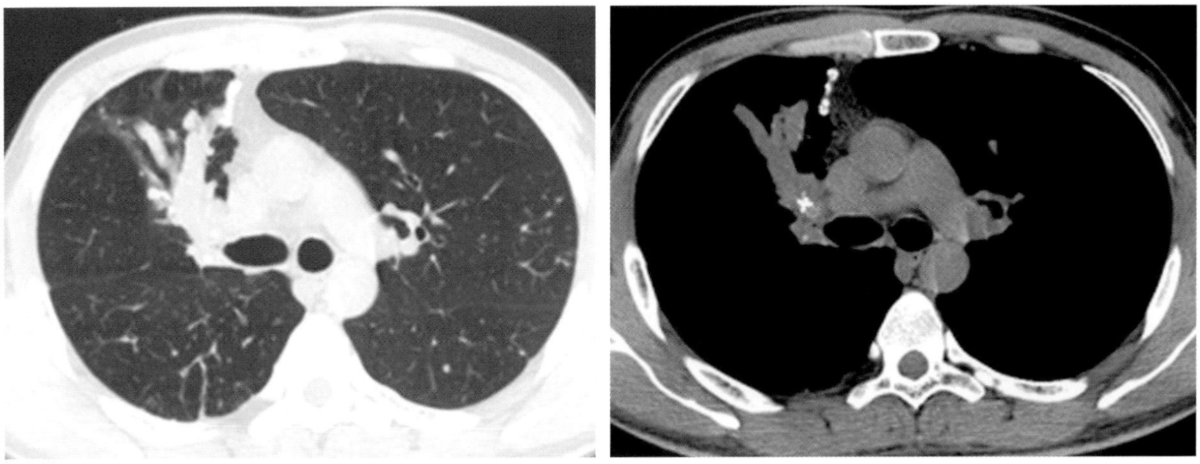

图 3-8-11 右上叶结核

病例 7（图 3-8-12）：男性，19 岁，反复右上叶肺炎。右上叶透亮度增加，肺门区见指状影，边界锐利。CT 横断面显示该阴影与大气道不通，复查显示有气液平面，局部支气管扩张，增强显示黏液栓无强化，VR 显示空间位置与关系更好。诊断：先天性支气管闭锁（右上叶）。

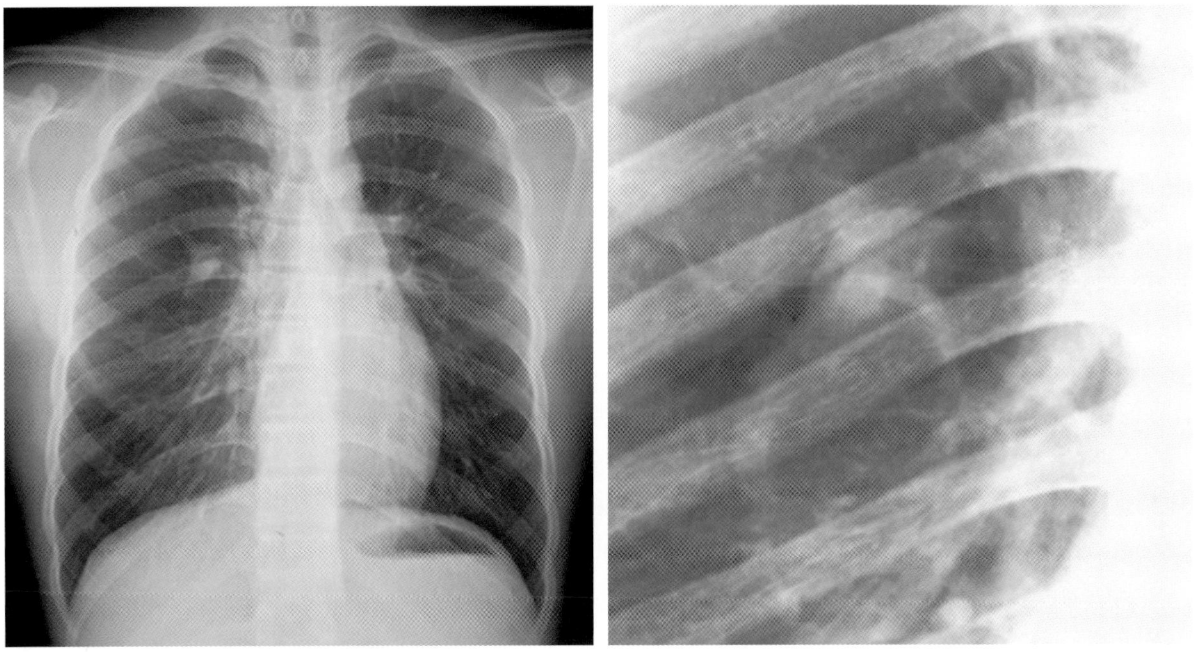

图 3-8-12 右上叶支气管闭锁

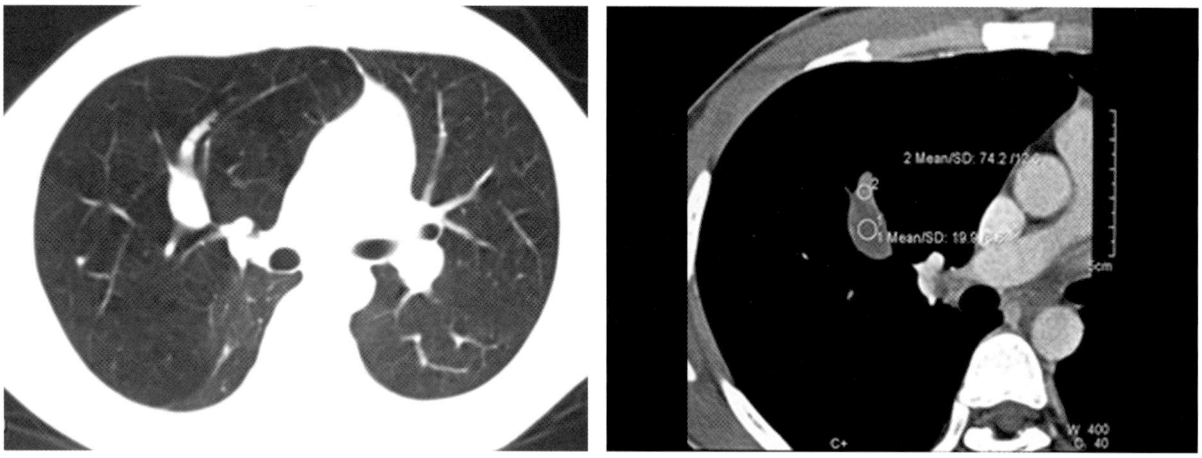

图 3-8-12 续　右上叶支气管闭锁

七、要点速记

1．黏液嵌塞征 / 支气管铸型可见于支气管腔内肿瘤、ABPA、支气管闭锁、肺结核和异物 / 支气管结石等。

2．黏液嵌塞征需排除肿瘤性因素。应高度注意近心侧软组织伴远心侧黏液栓，以及软组织完全性嵌塞的情况，增强 CT 有助于鉴别。

3．影像学检查有助于定位和辅助定性，为支气管镜检查提供依据。后者是呼吸道内病变定性的重要手段。

（杨澄清　李惠民　应碧伟　黄　勇 编写 / 整理，路希维 审校）

参考文献

1．陈红姗，路明，韩翔，等．右上肺指套征 [J]．中华结核和呼吸杂志，2016，39（7）：554-555．

2．应碧伟，李惠民，章家铭，等．周围型支气管铸型病变的 CT 初步分析 [J]．胸部影像学，2013，19（6）：494-496．

3．刘士远，陈启航，吴宁．实用胸部影像诊断学 [M]．北京：人民军医出版社，2012：82-84．

4．Santiago M，Laura E，Heyneman，et al．Mucoid impactions：finger-in-glove sign and other CT and radiographic features [J]．Radiographics，2008，28（5）：1369-1382.

5．Ward S，Heyneman L，Lee MJ，et al．Accuracy of CT in the diagnosis of allergic broncho pulmonary aspergillosis in asthmatic patients [J] .Am J Roentgenol，1999，173（4）：937-942.

6．Nguyen ET．The gloved fnger sign [J]．Radiology，2003，227（5）：453-454.

7．Mintzer RA，Neiman HL，Reeder MM．Mucoid impaction of a bronchus [J]．JAMA，1978，240：1397-1398.

病例 9 发热、胸痛，右上肺肿块，伴肿块大片样坏死

一、病例特点

（一）简要病史

男性，66 岁。主诉咳嗽、咳痰 1 个月，发热伴胸痛 3 天。患者于 1 月前无明显诱因出现咳嗽，咳白黏痰，无发热，外院查胸部 CT 提示右肺肿块：炎症与肿瘤均不排除。予头孢克洛 + 左氧氟沙星口服抗感染治疗 2 周，咳痰症状见好转，但仍有干嗽。3 天前出现发热，最高体温 38.5 ℃，右背部有刺痛，咳嗽时明显，病来无盗汗及体重下降，为进一步诊治入院。

（二）既往史

吸烟指数 30 包 / 年，戒烟 10 余年。余无特殊。

（三）体格检查

右侧背部呼吸音减弱，可闻及少量水泡音。

（四）辅助检查

1．实验室检查

（1）血常规：白细胞（WBC）12.41 × 10^9/L ↑、中性粒细胞（N）0.76 ↑、嗜酸性粒细胞（E）0.03、血红蛋白（Hb）131 g/L。

（2）生化及常规：尿常规正常，肝、肾功能及血糖正常；ESR 40.00 mm/h ↑；C- 反应蛋白（CRP）76.7 mg/L ↑。

（3）D- 二聚体（D-dimer）1.40 μg/ml ↑。

（4）感染相关：痰涂片抗酸染色阴性（3 次）、结核菌素试验（PPD）7 mm × 10 mm；G 试验阴性；隐球菌乳胶凝集试验阴性。

（5）肿瘤检查：甲胎蛋白（AFP）1.57 ng/ml、癌胚抗原（CEA）2.91 ng/ml、总前列腺特异抗原（PSA）0.94 ng/ml、糖类抗原 199（CA199）8.46 U/mL、糖类抗原 724（CA724）21.74 U/ml ↑、神经元特异性烯醇化酶（NSE）10.26 ng/ml、细胞角蛋白 19 片段（CK19）2.75 ng/ml、鳞状细胞癌相关抗原（SCC）0.61 ng/mL、糖类抗原 50（CA50）6.17 IU/ml。

2．超声 肝、胆、胰、脾未见明显异常。

3．影像学检查（图 3-9-1 ～图 3-9-3） 胸部 CT 及增强 CT 显示右肺上叶后段团块状高密度影，大小为 7.1 cm × 4.9 cm。内见大片状液化性坏死，增强可见壁强化（图 3-9-2），4R 组 1 枚小淋巴结，考虑感染性病变（脓肿）可能，占位性病变不除外。随访。头颅 CT 平扫未见明显异常。

诊治经过

经替卡西林克拉维酸 + 莫西沙星抗感染及对症治疗，治疗 3 天后热退，胸痛减轻，抗感染治疗 2 周后患者咳嗽减轻，但仍有右胸背部闷痛不适，复查 CT 示肿块形态、大小无明显变化。

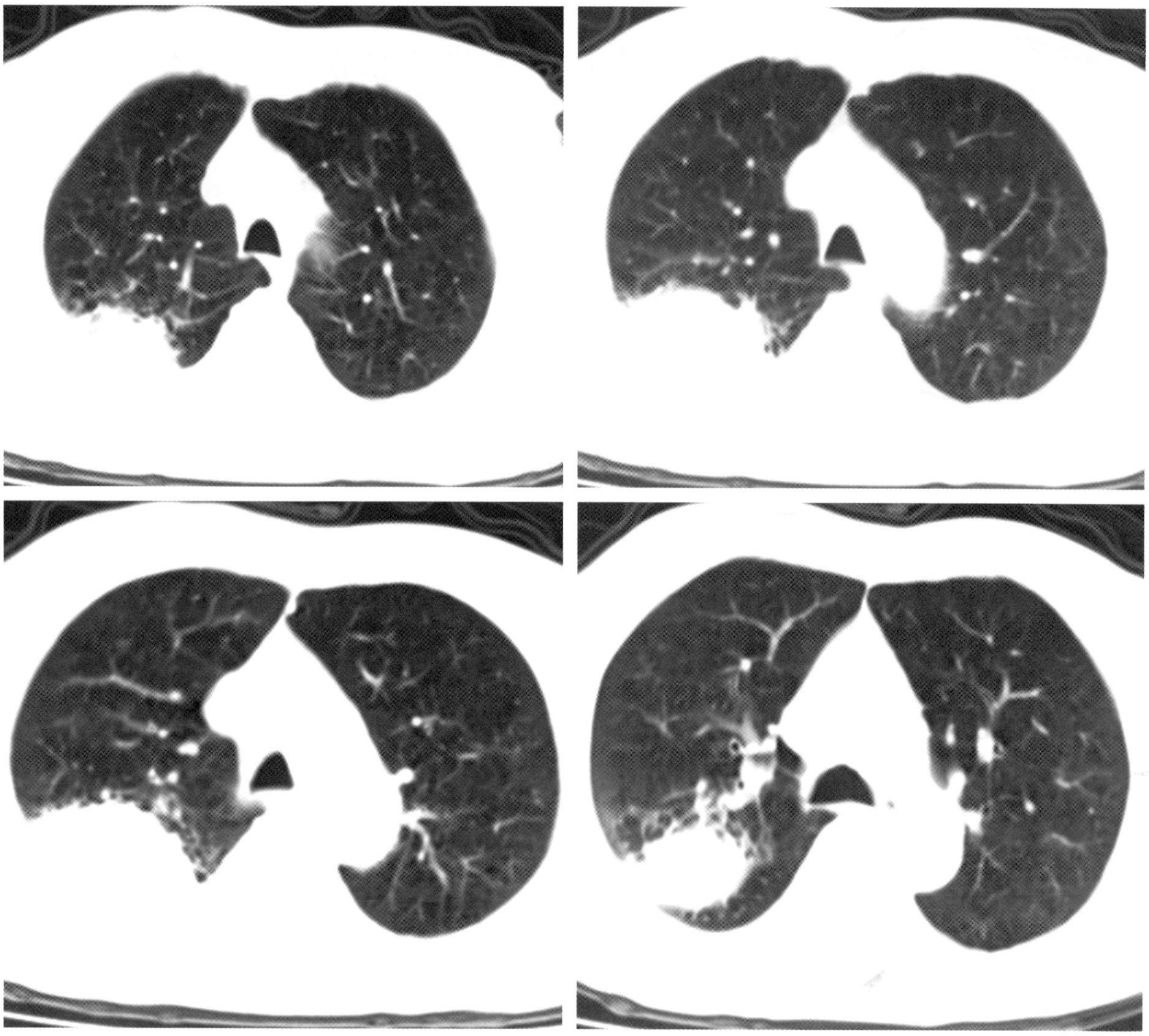

图 3-9-1 胸部 CT 平扫

二、多学科会诊

● 结核科（路希维 大连结核病医院结核科）

病例特点，患者咳嗽咳痰 1 个月，3 天前出现发热伴右背部闷痛不适。白细胞及中性粒细胞比值升高，ESR 和 CRP 升高。肺 CT 示肺气肿背景，右上叶后段可见椭圆形肿块影，中心呈低密度，肿块与周围肺分界尚清，周围散在少量磨玻璃密度影及多发小透光区。增强 CT 显示内部液化性坏死，壁厚薄不均，内壁见结节样强化，有延迟强化特点。需要考虑的疾病有：肺脓肿、肺结核、恶性肿瘤和肉芽肿性多血管炎（GPA）。分析：①患者的白细胞升高，肿块内部液化性坏死，抗感染临床症状改善，常规应考虑肺脓肿。疑点是病变初期并无急性肺感染症状，而且经替卡西林克拉维酸 + 莫西沙星抗感染治疗后肿块大小无明显变化，诊断仍需慎重；②肺结核多为凝固性坏死，液化和排空一般同期进行，引流支气管和空洞多见，肿块周围多有树芽征或卫星灶。本例虽液化性坏死显著，但引流不畅，洞壁不规则，缺乏上述活动性肺结核之典型征象；③ GPA 可有肺脓肿样表现，多位于肺周边，往往呈多灶性，多合并鼻窦炎和肾功损伤，本例肿块为孤立性，缺乏全身表现，还需完善中性粒细胞胞浆抗体（ANCA）相关检查；④恶性肿瘤需重点考虑，主要依据：患者老年男性，多年吸烟史，咳嗽咳痰 1 月加重伴胸痛。脓肿壁厚薄不均，见壁结节，肿块贴近胸膜处局部有胸膜侵犯。为进一步明确诊断，

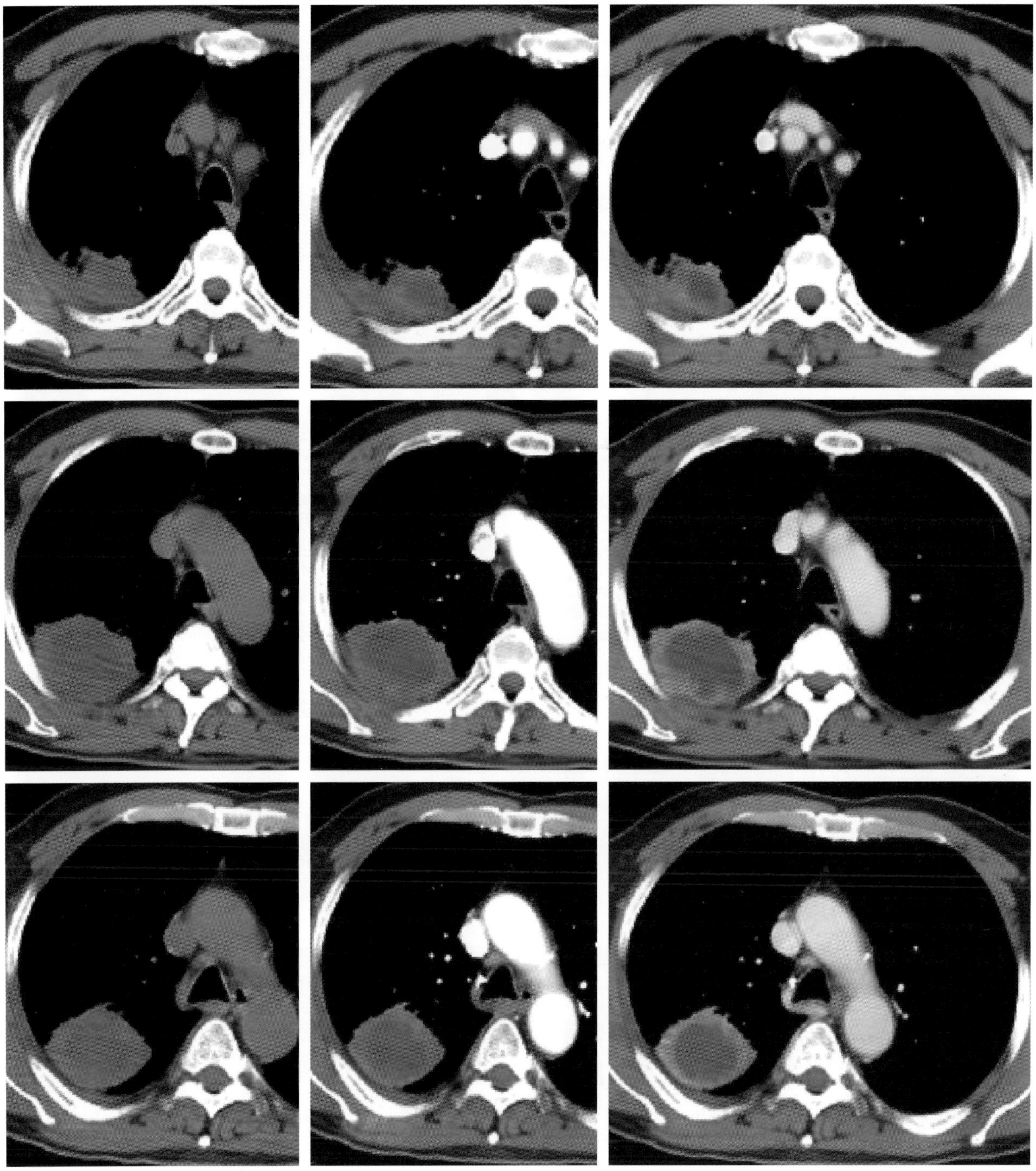

图 3-9-2　CT 同层动态对比（平扫、动脉期、静脉期）

可以在 B 超或 CT 引导下行肺穿刺活检，注意避开坏死区，获得满意组织。

- 放射科（卜学勇　深圳市龙岗区妇幼保健院）

同意路教授分析，需要补充的是肿块临近胸膜增厚，部分层面肿块与胸膜分界不清，胸膜外脂肪消失，肿块有侵入胸膜的趋势。容易发生坏死及空洞形成的恶性肿瘤多见于鳞癌和肺肉瘤样癌，但少数肺部感染（如肺放线菌病、曲霉菌病）也可以侵犯胸壁，该患者有明确的感染表现，需要谨慎除外。尽快行经皮肺穿刺活检。

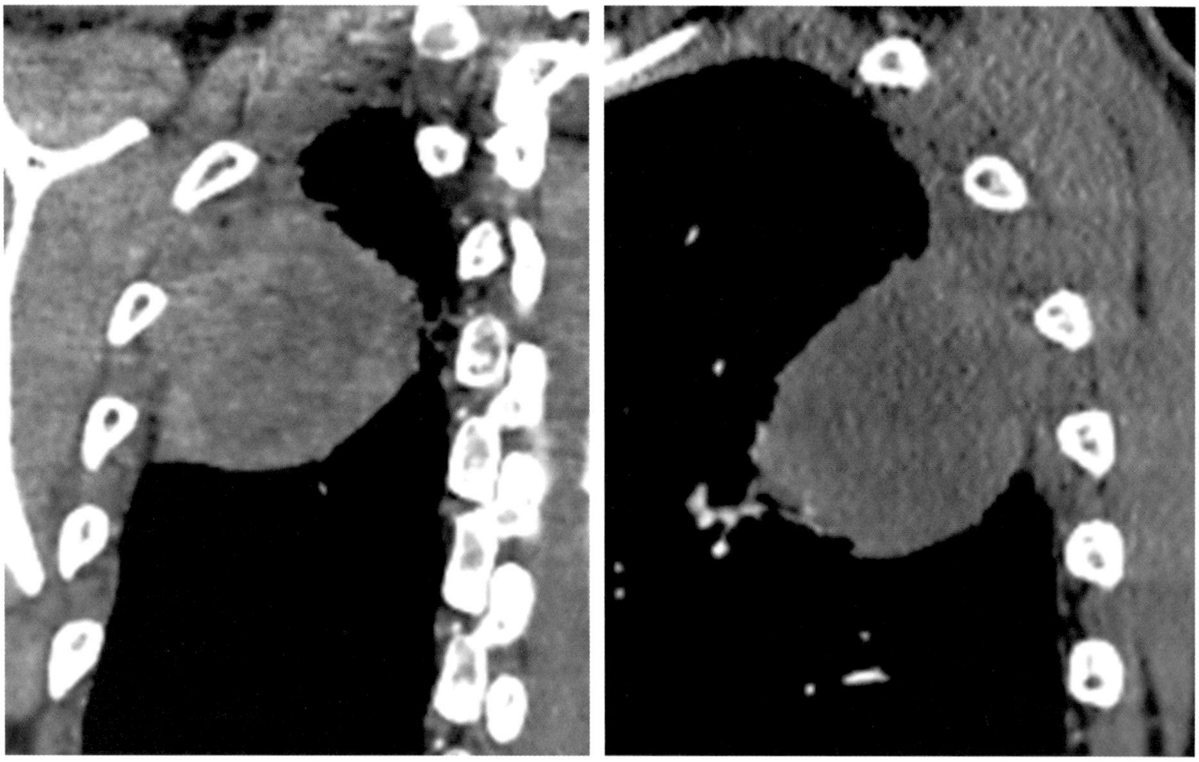

图 3-9-3 冠状动脉重建

● 呼吸科（赵亚东 大连医科大学附属第一医院）

老年男性，吸烟史。病程分两段：初期为亚急性呼吸道症状期，由于缺少当时的影像学资料难以明确病变性质；近期呈急性病程，胸痛伴发热，白细胞升高，抗感染治疗有效，考虑有感染存在，但影像学诊断无好转，故需怀疑肺部肿瘤并发感染可能性，须行病理证实。

后续进展

1. 支气管镜检查示气管、左右主支气管及各叶段支气管管腔通畅，黏膜光滑，分嵴锐利。

2. 支气管镜检后痰涂片找脱落细胞示找到鳞癌细胞。

3. 99mTc-MDP 全身骨显像示第 4 腰椎，右侧第 7、8 前肋放射性异常浓聚，提示恶性肿瘤伴骨转移。

三、最终诊断

右肺鳞癌（cT3N2M1c Ⅳ期）并感染。

四、治疗与转归

确诊后患者放弃治疗。

五、专家点评

● 影像科（黄勇　山东肿瘤医院）

肺内肿块伴坏死的鉴别，脓肿还是肺癌？仿佛是一个永恒的话题。对于脓肿和肺癌的影像学鉴别，需注意以下几点：①边缘，急性肺脓肿边缘模糊居多，而肺癌一般较清晰；②坏死区与肿瘤组织的分界，一般脓肿内壁与液化性坏死区界限清楚，光整锐利；而大多数肺癌坏死区与瘤组织间界限欠清晰；③壁强化，脓肿壁均匀强化；而肺癌壁多不均匀强化，可伴有低密度区，且边界不清；④胸壁侵犯，脓肿罕见而肺癌常见。就本例的特点：肿块边缘清晰，但肿块贴近胸膜的部分疑似有胸膜侵犯，上述征象应高度怀疑肺癌。肿块内见大片低密度坏死区，大部分坏死区边界清楚，似乎支持脓肿诊断，但仔细观察发现：内壁（胸膜背侧区）与坏死区分界欠清晰，前侧内壁向内呈结节样突出，考虑壁结节，这些征象在肺脓肿是罕见的。因此，本病例肺癌需重点考虑。

从影像学如何分辨腺癌还是鳞癌？腺癌与鳞癌为周围型肺癌的常见组织学类型，其中鳞癌占35%，腺癌占64%。周围型肺鳞癌瘤体多较大，边界多数清楚，形态不规则，肿块内部容易坏死并形成空洞，洞壁厚薄不均，可见壁结节；典型的周围型腺癌瘤体多较小，边缘常见深分叶，且多见空泡征、支气管充气征、毛刺、棘状突起、胸膜凹陷征和血管集束征，易发生淋巴结及其他部位转移。瘤体内坏死常见于鳞癌、肉瘤样癌等。虽然绝大多数肺癌的坏死区边界不清，但肉瘤样癌低密度坏死区边缘常清晰显示，少数鳞癌也可见到。肉瘤样癌有显著好发于胸膜下的趋势，多表现为边缘清晰无分叶的球形肿物。除肉瘤样癌外，大细胞神经内分泌癌也常表现为边缘光整的球形肿物，而且也常见坏死，但后者的坏死范围一般较小，为小灶性，且坏死边缘常不规则，可有助于鉴别。

六、关联知识点——鳞状细胞癌

鳞状细胞癌（squamous cell carcinoma）起源于支气管上皮，显示角化和（或）细胞间桥的恶性上皮性肿瘤，占肺癌发生率的20% ～ 30%。2015 年第 4 版 WHO 肺肿瘤新分类，将肺鳞状细胞癌分为原位鳞状细胞癌（浸润前病变）、角化性鳞状细胞癌、非角化性鳞状细胞癌、基底细胞样鳞状细胞癌（变异类型）。不再沿用 2004 年版的乳头亚型、小细胞亚型、透明细胞亚型，主要是因为没有证据表明这三种亚型在预后及分子水平上有差异。其中非角化鳞癌在组织形态学上与低分化腺癌细胞有重叠，常需要免疫组化进行鉴别，前者 P40、P63、CK5、CK5/6 常为阳性，TTF-1 常为阴性或弱阳性。由于基底细胞样鳞癌的恶性程度和预后较经典的鳞癌更差，因此 2015 版仍然保留该亚型。肺鳞癌与吸烟密切相关，资料显示 90% 以上的鳞癌发生于吸烟者。近年来由于全球吸烟人数的减少，鳞癌的发病率呈下降趋势。患者发病年龄多在 50 岁以上。鳞癌淋巴道转移和血行转移发生相对较晚。Fukui 等报道的 320 例小于 2 cm 的小肺癌，腺癌的淋巴结转移率为 6%，而鳞癌为 0%，因此，鳞癌的淋巴道转移相对少见。

（一）肺鳞癌的影像学表现

肺鳞癌中约 2/3 为中央型肺癌。中央型肺鳞癌常发生于段及段以上支气管，由于鳞癌起源于支气管黏膜上皮细胞，因此肿瘤组织常形成肺门区结节或肿块，阻塞支气管腔，形成阻塞性肺炎、肺不张等（图 3-9-4），有时肺不张的支气管内可充满黏液，CT 表现为水样密度的分枝样阴影（图 3-9-5）。在所有的中央型肺癌，鳞癌最易导致肺不张，而表现为中央型肺癌的小细胞癌和腺癌相对少见。肿瘤亦可沿支气管腔铸型生长，并导致支气管轮廓扩大，形成分枝状或手指状软组织影，称支气管铸型征或指套征（图 3-9-6）。镜下显示肺鳞癌细胞生长时以原位癌的形式沿支气管壁上皮蔓延，并取代上皮，并逐渐填塞支气管，而肺腺癌病例罕见指套征，可作为鳞癌特殊的生长方式。

约 1/3 的肺鳞癌表现为周围型。初诊时肿块常已较大，呈圆形或分叶状。分叶是肺癌较有特征性的征象，在良性肿瘤少见，但在各病理类型肺癌的鉴别上价值不大，其形成病理基础有多种解释，包括肿瘤边缘各部位的分化程度不同，生长速度有差异；支气管、血管、小叶间隔的阻挡；瘤内见的瘢痕牵拉等。常规 CT 对肺癌分叶征的检出率为 30% ～ 50%，但 HRCT 对小肺癌分叶征的检出率为 96%，因此分叶征是各种病理类型肺癌的共同影像学特征。部分周围型鳞癌可伴有毛刺征和胸膜凹陷征，但发生率较腺癌相对少见。Koenigkam 等的研究显示，周围型鳞癌的毛刺征发生率为 23%，而腺癌为 45%，而胸膜凹陷征的发生率分别为 31% 和 77%。毛刺征的病理基础为肿瘤侵犯临近小叶间隔、瘤周肺实质纤维变或伴有炎症细胞浸润所致。胸膜凹陷征的形成主要由肿瘤内的成纤维反应造成瘢痕收缩牵拉局部胸膜所致，牵拉线较厚或不规则者应考虑肿瘤沿胸膜浸润的可能。位于胸膜下的鳞癌常直接侵犯胸膜，大多缺乏胸膜凹陷征，可继而侵犯胸膜外侧的脂肪层致其消失，甚至肋骨破坏（图 3-9-7）。周围型鳞癌基底部较宽，并与胸膜相连：定义为病灶与胸膜的接触面长度大于或等于同层面肿块直径的 1/2。直接侵犯胸膜、胸壁或纵隔是鳞癌的特征，鳞癌侵犯胸膜深层概率较低也是肺鳞癌的一个鲜见报道的特点，该征多见于＞ 3 cm 的肺鳞癌。可能与肺鳞癌恶性度相对较低，具有直接侵犯胸膜、胸壁或纵隔的特性有关。支气管充气征作为周围型肺癌的常见征象已被大家所认识，但在鳞癌中罕见，更常见于腺癌，Jiang 等的研究显示，支气管充气征在腺癌中的发生率为 29%，但在鳞癌中仅为 3%。

无论中心型或周围型鳞癌常发生坏死，CT 上表现为中央大片低密度区，与未坏死的肿瘤组织之间的界限常不清晰，如果坏死物液化后经支气管排出则形成单发的空洞。肺鳞癌是最容易形成空洞的病理类型，Santos 等的一组数据显示，周围型鳞癌及腺癌空洞的发生率分别为 16% 和 7%。鳞癌的肺空洞一般形态不规整，且常见壁结节（图 3-9-7）。而良性空洞壁一般较光滑。结核空洞偶见壁结节，但结核空洞壁结节不强化，为干酪性坏死物质，增强 CT 上容易与鳞癌壁结节鉴别。鳞癌空洞往往是厚壁、不规则、可见壁结节，需警惕极少一部分可表现为薄壁含气囊腔（图 3-9-9），但该征象更常见于肺腺癌。有此种影像学表现的鳞癌与腺癌很难区分。推测形成的机制可能为：①呼吸道不完全阻塞形成活瓣机制；②已有的囊性结构如支气管囊肿或肺大疱发生癌变；③肿瘤沿肺泡壁生长，肺泡壁破坏融合形成含气囊腔。

（二）肺鳞癌的治疗

对于体力状况评分（performance status，PS）为 0 ～ 1 分的晚期肺鳞癌，标准的一线治疗方案仍旧是含铂双药化疗，一线治疗药物包括紫杉醇、多西他赛、吉西他滨或长春瑞滨联合铂类双药。对于一线治疗失败后，二线治疗方案首选多西他赛。分子靶向治疗在晚期肺腺癌的治疗中取得了里程碑式的作用，如人表皮生长因子受体（epidermal growth factor receptor，EGFR）抑制剂吉非替尼、厄洛替尼和埃克替尼，以及间变性淋巴瘤激酶（anaplastic lymphoma kinase，ALK）抑制剂克唑替尼、色瑞替尼等。但遗憾的是，分子靶向药物在晚期肺鳞癌患者中疗效并不明确。不同于在肺腺癌中 EGFR 的高突变率，肺鳞癌患者的 EGFR 突变率往往小于 5%；在肺鳞癌中 ALK 突变率较 EGFR 突变率更低；由于肺鳞癌有一定的 EGFR 突变及 ALK 扩增的阳性率，然而比例很少，因此，国际肺癌研究协会推荐对于年轻、不吸烟的鳞癌患者应该接受 EGFR 突变和 ALK 扩增检测，如果突变阳性，可选用相应的分子靶向药物治疗。另外，LUX-Lung8 试验数据表明，与厄洛替尼相比，阿法替尼可明显延缓肺鳞状细胞癌患者的疾病进展（主要终点）并延长总生存期（关键的次要终点）。阿法替尼是第二代 EGFR-TKI，能够不可逆性阻断 EGFR 以及其他 ErbB 家族的其他相关成员。研究发现，与厄洛替尼相比，阿法替尼可改善患者的生存结局，而且不受肿瘤 EGFR 突变状态影响。阿法替尼不仅对 EGFR 突变的患者有效，而且我们知道，ErbB 受体调节异常在肺鳞状细胞癌的基本机制中发挥一定作用，事实上阿法替尼对整个 ErbB 受体家族进行持续、选择性的阻滞，而不仅仅是抑制 EGFR。血管内皮生长因子在肿瘤血管生成过程中起着关键作用，已成为抗肿瘤治疗的重要靶点。但贝伐珠单抗可引起肺出血、肺栓塞，在肺鳞癌中尤其突出，限制了其使用。重组人血管内皮抑素可以在不增加毒副作用的情况下延长多西他赛化疗获益肺鳞癌患者的疾病进展时间。目前的一些研究结果已经证实，与多西他赛相比，免疫治疗在晚期肺鳞癌患者中客观缓解率更高、毒副反应更低，且能延长无进展生存期及总生存期。对于可切除病灶，手术切除疗效较好。鳞癌对放、化疗敏感性低于小细胞肺癌。Mizushima 等研究表明，中央型与周围型鳞癌的预后无显著不同。

参考病例

病例 1（图 3-9-4）：男性，72 岁。咳嗽、胸闷 1 年余。左肺上叶支气管截断，见一软组织密度肿块，其远端见肺不张实变影，纤维支气管镜活检示肺鳞癌。免疫组化：CK5/6（+）、P63（+）、CK7（–）、TTF-1（+）、NaspinA（–）、Syn（–）、CgA（–）。

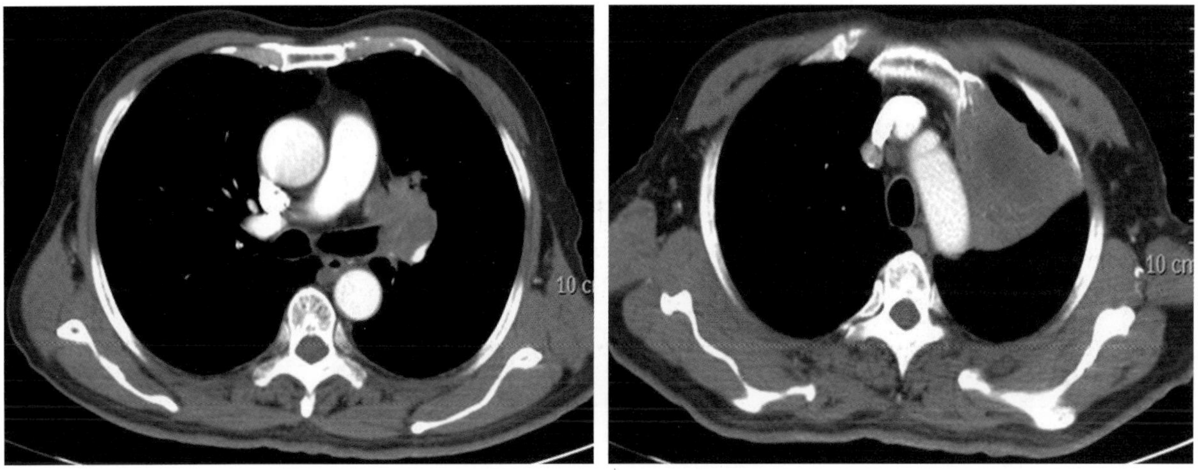

图 3-9-4　肺鳞癌——支气管截断

病例 2（图 3-9-5）：男性，57 岁，咳嗽、咳痰半年，痰中带血 1 月。左肺下叶基底干支气管截断，建议为软组织密度肿块，远端见肺不张实变影，不张的肺组织内见充满黏液栓的支气管影。手术病理：中分化鳞癌。

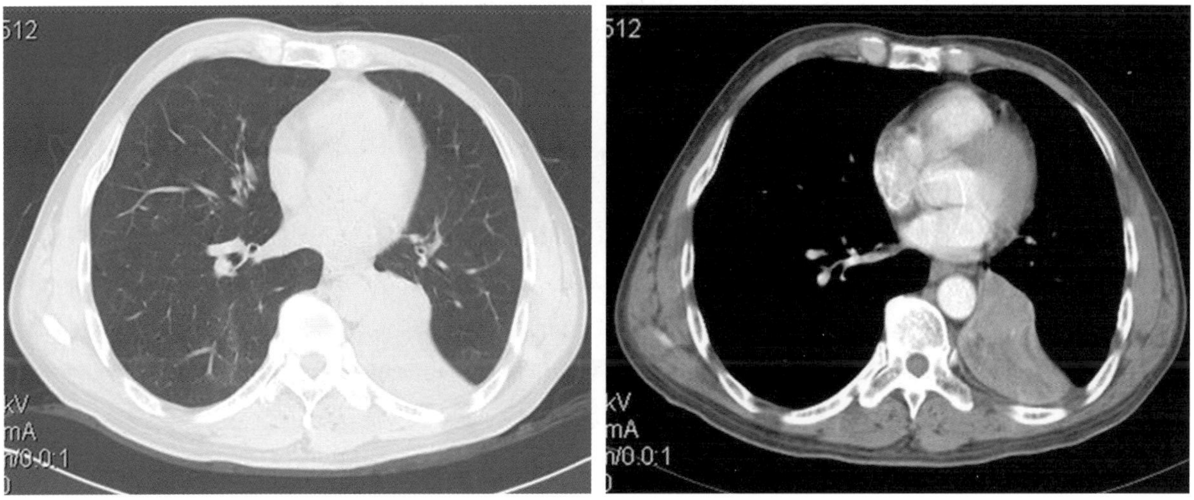

图 3-9-5　肺鳞癌——肺不张

病例3（图3-9-6）：男性，70岁。咳嗽1年，按肺结核治疗1年，症状未见好转。右肺上叶支气管镜截断，右肺上叶支气管及段支气管腔内见条状软组织影呈铸型生长，增强后可见强化。纤支镜活检病理提示鳞癌。

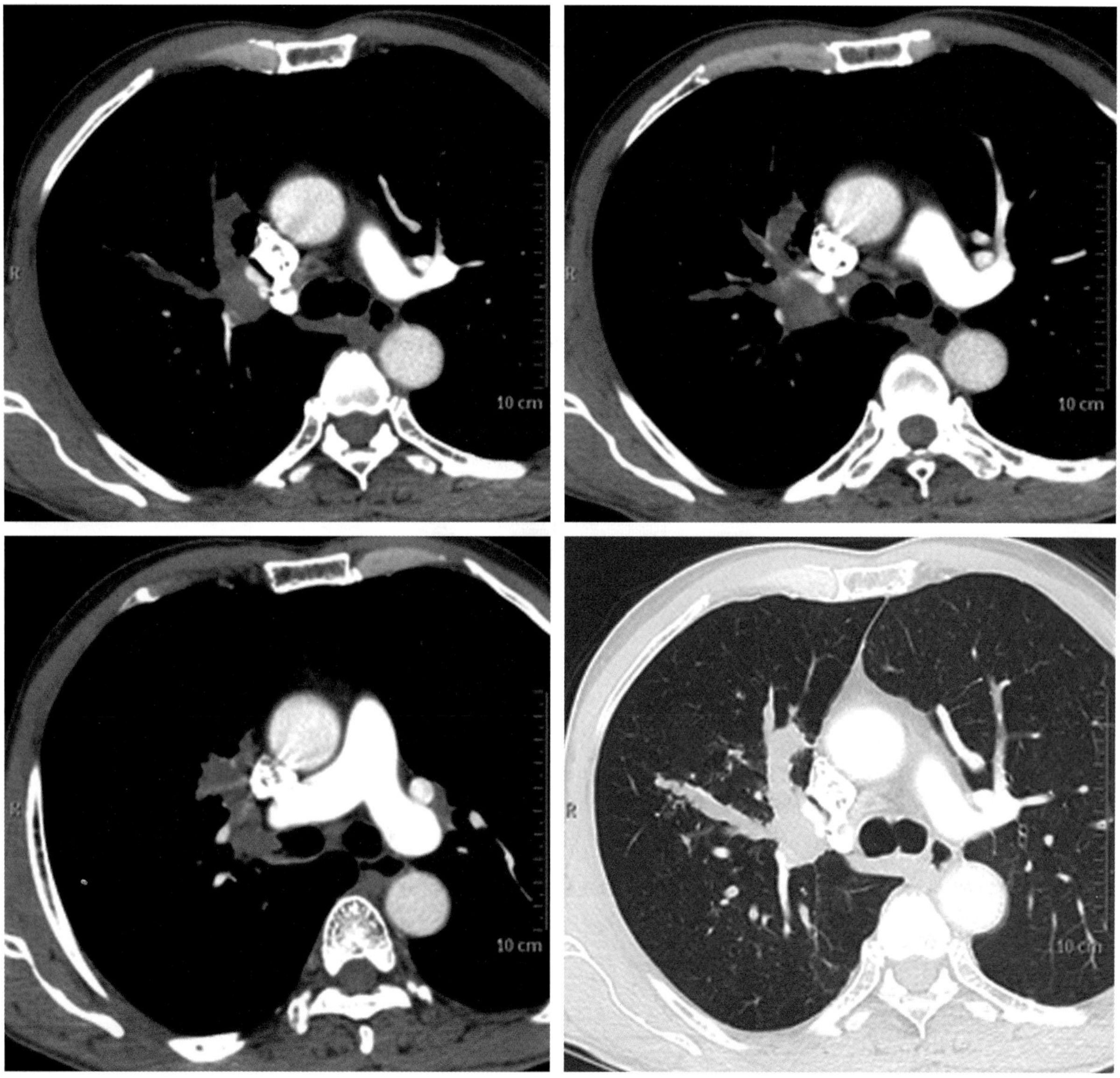

图3-9-6 肺鳞癌——支气管铸型征

病例4（图3-9-7）：男性，73岁，右侧胸痛1月。平扫显示右肺下叶胸膜下见软组织密度肿块，边缘清晰，未见显著分叶及毛刺，内未见支气管充气征，病变与脏层胸膜相贴，增强后30 s、90 s呈不均匀强化。手术病理：右肺下叶中分化鳞癌，侵及脏层胸膜。

病例5（图3-9-8）：男性，79岁，咳嗽、咳痰7月余。右肺下叶后基底段胸膜下见一空洞性病灶，浅分叶，内壁欠光整，前壁见壁结节，后缘与胸膜相贴，胸膜腔内见少量积液。手术病理：中低分化鳞癌，伴坏死，侵及脏层胸膜。

病例6（图3-9-9）：男性，71岁，查体发现右肺见占位性病变1周。右肺下叶胸膜下见一薄壁空腔，空腔壁厚薄不均，内见分隔，后缘与胸膜相贴。肺穿刺活检示肺鳞状细胞癌。

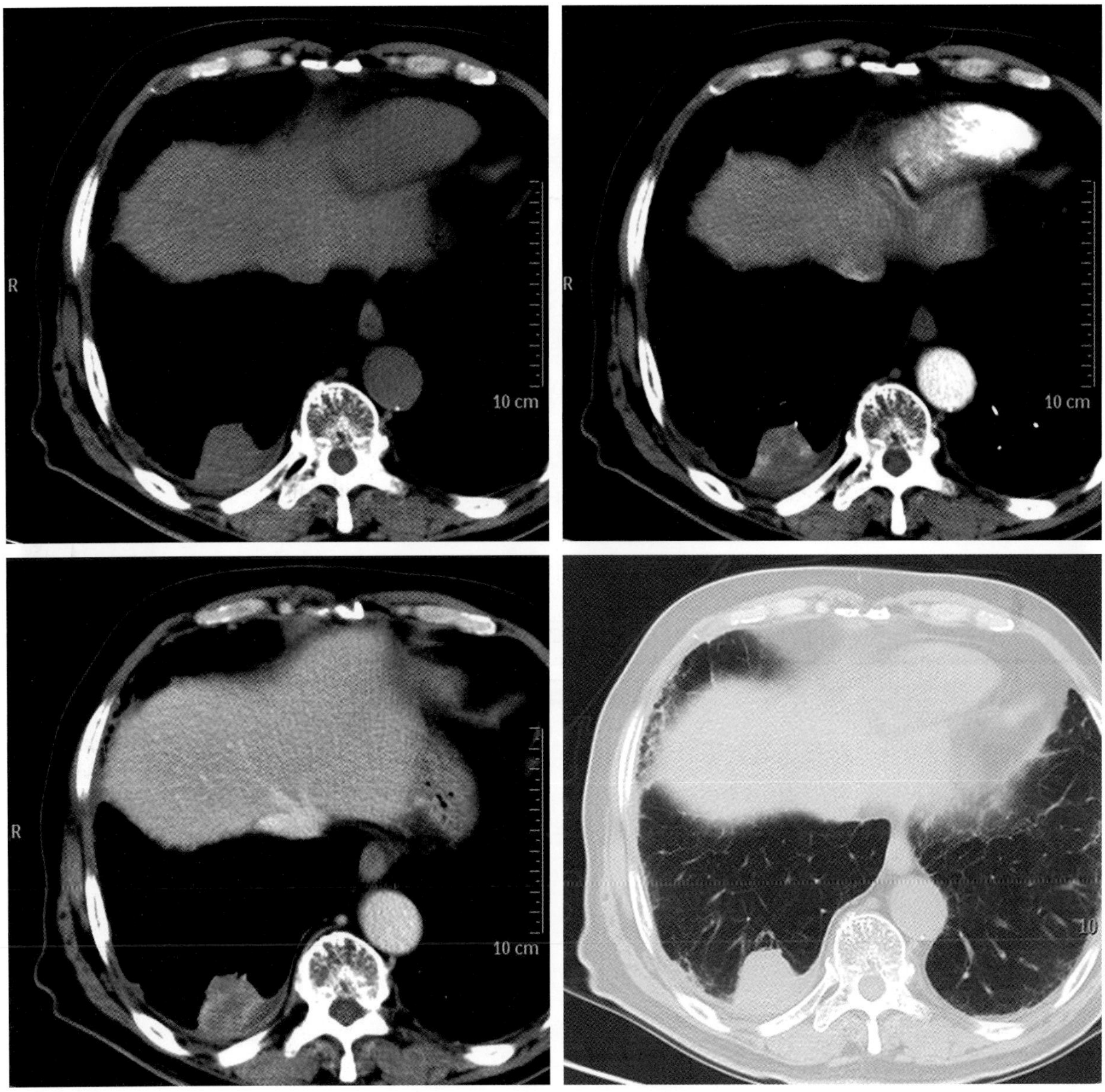

图 3-9-7 肺鳞癌——胸腹受累

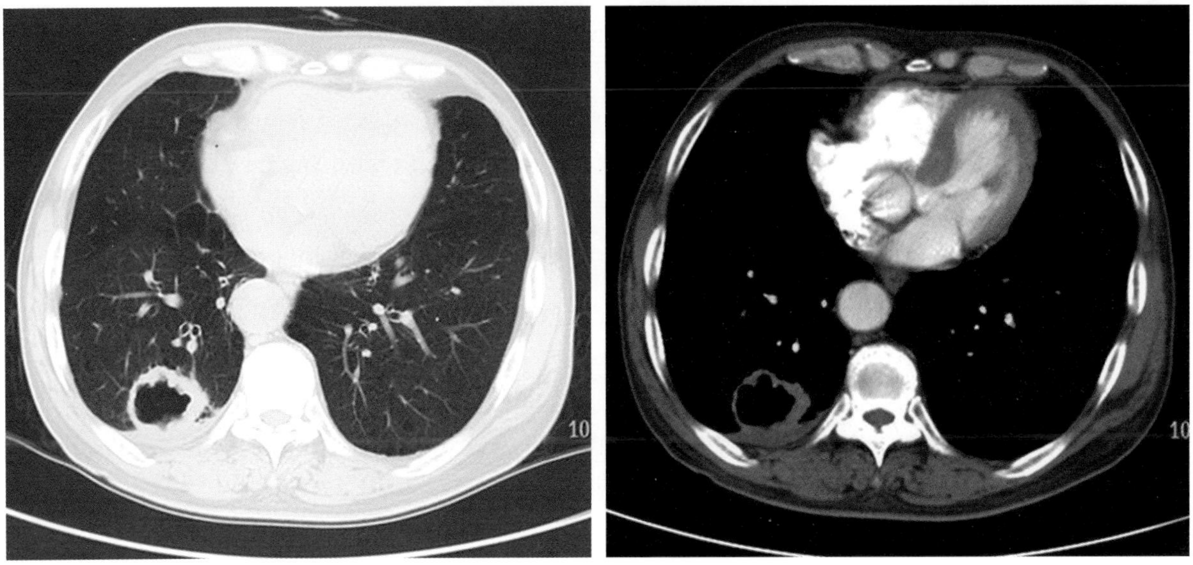

图 3-9-8 肺鳞癌——空洞表现

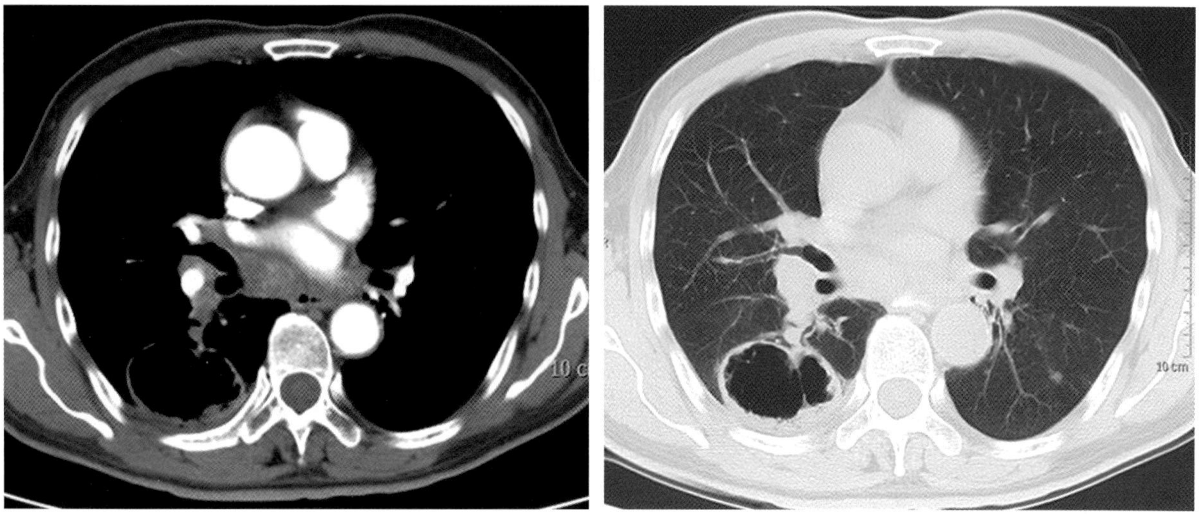

图 3-9-9 肺鳞癌——空腔表现

七、要点速记

1．肺鳞状细胞癌是一种起源于支气管黏膜的非小细胞癌。病理上分为原位鳞癌、角化性鳞癌、非角化性鳞癌和基底细胞样鳞癌。

2．90% 以上发生于吸烟患者，不吸烟者诊断鳞癌时需慎重。

3．鳞癌的淋巴道转移较小细胞癌及腺癌少见。

4．影像学特征包括中心型鳞癌常发生阻塞性炎症及肺不张，支气管铸型征相对具有特征性。周围型鳞癌毛刺、胸膜凹陷征及支气管充气征较腺癌相对少见，常伴大片坏死及空洞，易侵犯胸壁。

（罗志兵　杨澄清 编写 / 整理，黄　勇 审校）

参考文献

1．石木兰．肿瘤影像学［M］，2003，北京：科学出版社，235-288．

2．Heist RS，Mino-Kenudson M，Sequist LV，et al．FGFR1 amplification in squamous cell carcinoma of the lung［J］．J Thorac Oncol，2012，7（12）：1775-1780．

3．Hayashi T，Sano H，Egashira R，et al．Difference of morphology and immunophenotype between central and peripheral squamous cell carcinomas of the lung［J］．Biomed Res Int，2013，2013（12）：491-512．

4．Rekhtman N，Paik PK，Arcila ME，et al．Clarifying the spectrum of driver oncogene mutations in biomarker-verified squamous carcinoma of lung：lack of EGFR/KRAS and presence of PIK3CA/AKT1 mutations［J］．Clin Cancer Res，2012，18（4）：1167-1176．

5．GossGD，FelipE，CoboM，et al．3038 Phase III trial of afatinib vs erlotinib in patients with squamous cell carcinoma（SCC）of the lung（LUX-Lung 8）：EGFR molecular aberrations and survival outcomes［J］．To be presented at European．Cancer Congress，2015，51（9）：135-135．

6．Rizvi NA，Mazieres J，Planchard D，et al．Activity and safety of nivolumab，an anti-PD-1 immune checkpoint inhibitor，for patients with advanced，refractory squamous non-small-cell lung cancer．

CheckMate (063): a phase 2, single-arm trial [J]. Lancet Oncol, 2015, 16 (3): 257-265.
7. Brahmer J, Reckamp KL, Baas P, et al. Nivolumab versus docetaxel in advanced squamous-cell non-small-cell lung cancer [J]. N Engl J Med, 2015, 373 (2): 123-135.
8. Koenigkam SM, Muley T, Warth A, et al. Morphological computed tomography features of surgically resectable pulmonary squamous cell carcinomas: impact on prognosis and comparison with adenocarcinomas [J]. Eur J Radiol, 2014, 83 (7): 1275-1281.
9. Jiang B, Takashima S, Miyake C, et al. Thin-section CT findings in peripheral lung cancer of 3 cm or smaller: are there any characteristic features for predicting tumor histology or do they depend only on tumor size? [J]. Acta Radiol, 2014, 55 (3): 302-308.

病例 10 咳嗽、咳痰，右上叶肺实变

一、病例特点

（一）简要病史

男性，85 岁。主诉：咳嗽、咳痰 1 个月。1 月前无明显诱因出现咳嗽，咳白黏痰，无畏寒、发热。于当地医院行胸部 CT 检查显示右上肺实变影，右肺下叶呈空洞样改变，诊断为肺部感染，予左氧氟沙星 + 氨曲南治疗 2 周，复查 CT 病变未见明显吸收。收入院进一步诊治。

（二）既往史

30 年前确诊 2 型糖尿病，血糖控制不佳，晨起空腹血糖为 8.2 ~ 9.7 mmol/L。20 年前诊断为肺结核，经异烟肼、利福平、吡嗪酰胺联合治疗 6 个月，治愈停药。

（三）体格检查

右上肺听诊呼吸音减弱，局部可闻及少许水泡音。

（四）辅助检查

1．实验室检查

（1）血常规：白细胞（WBC）7.4×10^9/L、中性粒细胞（N）0.74 ↑，其余各项均正常。

（2）空腹血糖（GLU）8.1 mmol/L ↑，糖化血红蛋白（HbA1c）6.9% ↑。

（3）感染相关：结核感染 T 淋巴细胞斑点试验（T-SPOT.TB）阳性；痰涂片抗酸染色阴性（3 次）；痰培养示白色念珠菌生长。

（4）肿瘤检查：糖链抗原 242（CA242）：47.43 U/ml、糖链抗原 199（CA199）25 IU/ml；血清癌胚抗原（CEA）3.76 ng/ml、神经元特异性烯醇化酶（NSE）10.76 μg/L。

2．心电图 未见异常。

3．气管镜检查 右上叶、中叶支气管通畅，右下叶基底段开口见新生物阻塞，表面光滑，黏膜规整，触之不易出血。活检病理：支气管黏膜上皮局灶性坏死和鳞状上皮化生，纤毛上皮细胞有程度不等损坏，纤毛变短，参差不齐或稀疏脱落。诊断：黏膜慢性炎症。灌洗液抗酸染色（3 次）阴性，细

菌培养未见致病菌生长。

4. 胸部 CT 平扫　右肺上叶大片实变，肺叶体积缩小，纵隔右移。实变区内见含气空泡征。右肺下叶囊实性病变，右肺门见钙化灶（图 3-10-1）。

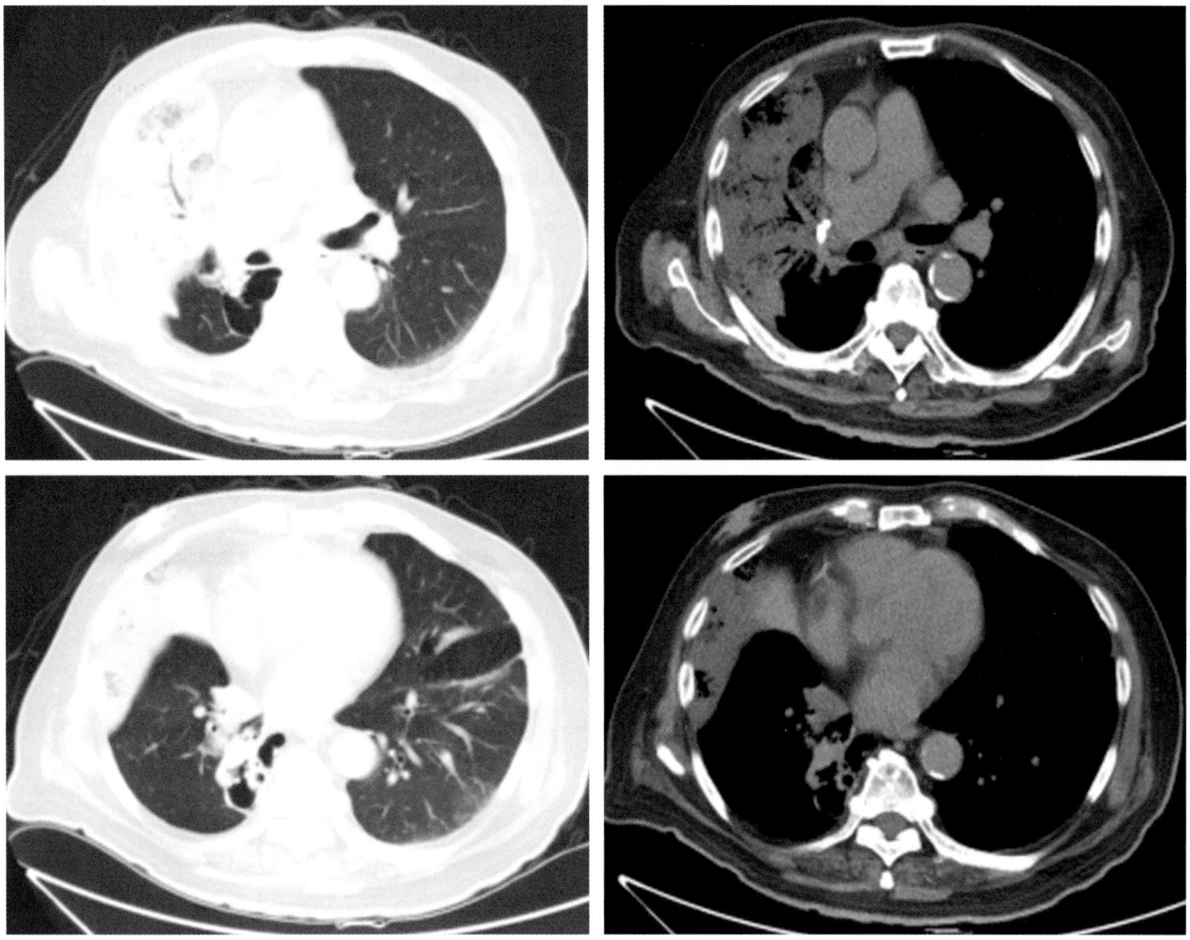

图 3-10-1　胸部 CT（2014-09-23）

诊治经过

初步诊断：肺部感染，肺白色念珠菌肺炎？予哌拉西林钠他唑巴坦钠联合氟康唑治疗 5 天，患者咳嗽症状减轻出院。3 周后随访 CT：病变无明显变化，再次入院。复查痰抗酸菌涂片阳性（1 次），结合 TSPOT.TB 阳性，考虑活动性肺结核，予异烟肼（H）、利福平（R）、吡嗪酰胺（Z）和乙胺丁醇（E）抗结核验性治疗 2 周后，症状无明显改善，复查 CT，提示右上叶实变无明显改变，但含气支气管征减少，右下叶及左肺新增斑片状肺实变影（图 3-10-2）。

二、多学科会诊

● 呼吸科（赵亚东　大连医科大学附属第一医院）

老年男性，反复咳嗽咳痰 1 月。既往患肺结核已治愈，糖尿病病史 30 年，血糖控制不满意。入院检查 CA242：47.43 U/ml ↑、T-SPOT.TB 阳性。先后给予左氧氟沙星 + 氨曲南，特治星 + 氟康唑抗感染，病变未见吸收。后因痰抗酸菌涂片阳性，诊断为肺结核，予 HRZE 抗结核治疗后肺内病变较

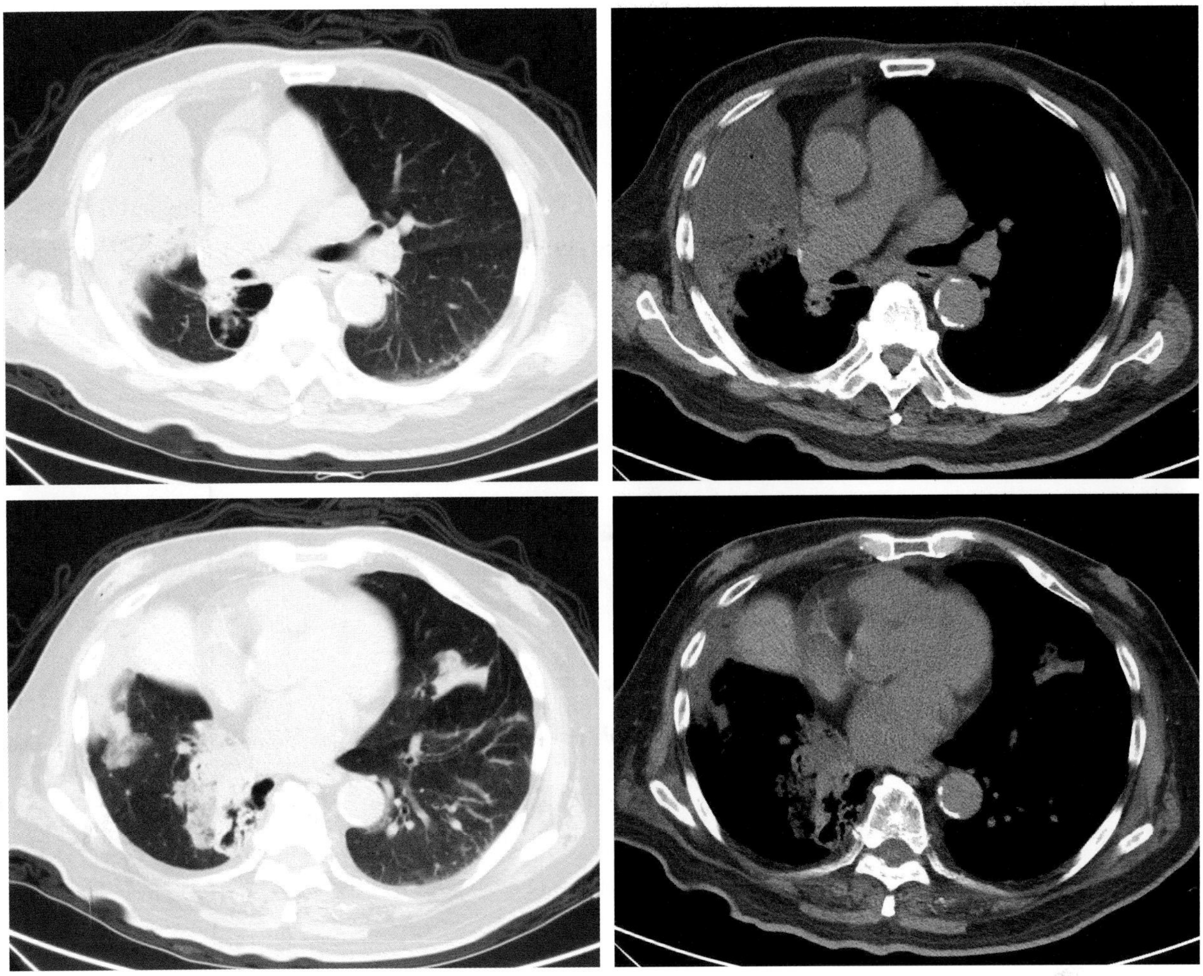

图 3-10-2　胸部 CT（2014-10-28）

前进展。诊断：①耐多药结核（MDR-TB）或非结核分枝杆菌（NTM）肺病？患者痰中找到抗酸菌，T-SPOT.TB 阳性，且肺结核为糖尿病的易患因素，肺结核需重点考虑，但抗痨效果不佳，故须考虑 MDR-TB 与 NTM 肺病可能性，二者均对多种抗结核药物产生耐药，治疗效果较差。该患者还需行痰抗酸菌培养、菌型鉴定及耐药检测进一步证实；②其他肺部感染？患者老年男性、有糖尿病等慢性病史、长期应用抗生素治疗，存在真菌及其他条件致病菌感染的高危因素，但患者无发热，白细胞总数不高，肺内未见脓肿和坏死形成。虽然支气管镜提示右下叶基底段支气管新生物，但病理仅提示慢性炎症，分泌物培养也无细菌生长，感染性疾病诊断证据不足；③肺癌？双肺多发实变影（右肺为主），及右下叶背段的不规则薄壁空腔影，抗感染、抗结核治疗后病变仍缓慢进展，患者咳白色黏液痰，临床需谨慎除外黏液型腺癌可能，但 CEA 不高，存疑。目前患者诊断还未能明确。由于支气管镜检无特异性发现，可尝试经皮肺穿刺活检。

- 放射科（石艳玲　大庆市第二医院）

右肺上叶大片实变影，肺叶体积缩小，纵隔右偏。实变区内见含气空泡征及含气支气管征，支气管走形略显僵硬，管腔欠通畅；右肺下叶囊实性病变，内可见分隔；右侧肺门见钙化。抗细菌、真菌及抗结核治疗后右上肺实变影含气减少，支气管充气征消失。右下肺囊腔周围实变影增大，左肺新增斑片状实变影。诊断分析：①肺结核：糖尿病患者易合并肺结核，且易发生干酪性肺炎和空洞，本病例病变以右上叶大面积实变为主，密度相对较均匀，无空洞形成，未见树芽征等呼吸道播散征象，且抗痨治疗无效，存疑。②肺炎：该患者以大叶性肺实变为主要表现，右上肺体积缩小，纵隔向患侧移位，符合慢性肺炎表现，但患者无肺炎病史，近期病变虽有进展但一直未出现感染症状，所以肺炎诊断尚难确定。③肺 MALT 淋巴瘤：MALT 淋巴瘤常无明显症状，进展缓慢，影像学多表现为肺实变和团块影，多见支气管充气征，本病特点与之类似，但也存在不符合之处：MALT 淋巴瘤为淋巴细胞增生性病变，通常不会出现显著肺叶体积缩小、纵隔患侧移位的容积性改变，另外近 1 月来肺实变区的含气肺组织和支气管充气征消失，肺内病变有蔓延趋势，与 MALT 淋巴瘤的病程不符。④肺癌：右肺上叶实变，下肺背段空腔样改变，形态不规则，与周围实变形成混杂性囊实性结构，符合腺癌影像表现。另外气管镜检查提示右下叶基底段开口见新生物阻塞，也需考虑肿瘤可能。结合上述，肺癌、肺结核诊断需重点考虑，或二者合并的可能性也存在。同意行支气管镜肺活检（TBLB）或经皮肺穿刺获得病理学依据。

- 结核科（路希维　大连市结核病医院）

同意各位的分析思路。有两个问题需要进一步澄清：一是关于痰涂片阳性与肺结核诊断问题。该患者临床特点：①无结核中毒症状。②虽为大片肺实变，但在长达 2 月余病程内没有发生干酪样坏死和呼吸道播散，与干酪性肺炎的病程演变不符。③虽然痰涂片 1 次阳性，但气管镜刷片和活检均未找到结核病有力证据。参照《肺结核诊断标准》（WS 288-2017）：如 1 份痰涂片抗酸菌阳性，在无确切影像学依据的情况下，需要增加一次痰涂片检测阳性或分枝杆菌培养阳性（菌种鉴定为结核分枝杆菌复合群）方可确诊，显然本例还未达到肺结核确诊标准。抗酸菌假阳性除与实验室操作和判读误差有关，还与实验室自来水管非结核分枝杆菌（NTM）污染、口腔和呼吸道 NTM 定殖等有关。目前支气管镜检查还没有获得结核病的病原学和病理学证据，也提示这些可能。二是关于念珠菌肺炎的诊断。该患者只有 1 次痰培养发现白色念珠菌，而支气管深部标本检测也没有获得证据支持。肺真菌感染诊断同样证据不足。

肺实变的演变过程有以下特点：①患者呈慢性病程，症状较轻，与肺内病变严重程度不成比例。②随着病情进展，肺实变区的肺泡含气和支气管充气征消失，但肺实质密度仍较低，实变肺叶体积并未进行性缩小。③右下叶背侧新出现的病变表现为肺实变和肺泡含气征，与右上叶实变在形态学上颇为类似。以上提示右上叶气腔的消失可能为黏液填充的结果，推测黏液流注到下叶造成肺实变。这些特点可能与肿瘤的特殊病理类型（黏液性腺癌）有关。④右下叶不规则囊性变，壁厚薄不均。结合上述特点应考虑肺癌可能。建议：一是反复多次行痰抗酸菌涂片检查、结核分枝杆菌 PCR 检测和 NTM 菌种鉴定，力求找到切实依据诊断或排除结核；二是行肺组织活检明确肺癌的组织类型，对下一步治疗提供依据。

后续进展

按照多学科会诊意见，完善检查如下：

（一）经皮肺穿刺活检病理

镜下显示可见含细胞黏液的肿瘤细胞沿肺泡壁蔓延性生长，细胞排列密集（图 3-10-3，彩图 3-10-3）。免疫组化结果：甲状腺转录因子 -1（TTF1）（–），细胞角蛋白 7（CK7）（+），细胞角蛋白 20（CK20）（–），VILLIIN（–），癌胚抗原（CEA）（+），肠道上皮特异性基因（CDX2）（部分 +），Ⅳ型胶原（+），KI67（+3%）。未见结核特征性表现。表皮生长因子受体（EGFR）突变基因阴性。

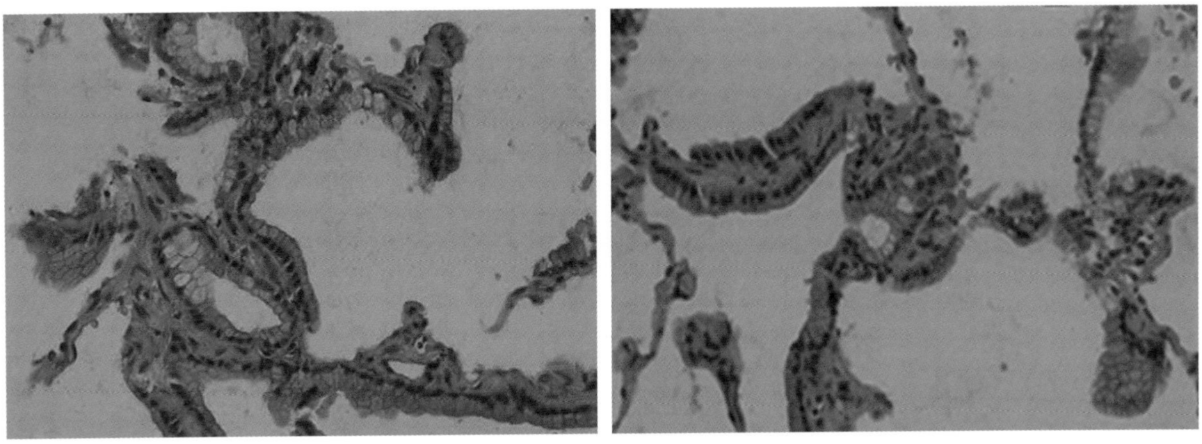

图 3-10-3　肺穿刺活检——黏液性贴壁生长型腺癌（HE）

（二）痰涂片阴性（3 次）

结核分枝杆菌 PCR 阴性（1 次）。经会诊排除肺结核诊断。

终止抗结核治疗，转入肿瘤科化疗。随访未见结核复发。

三、最终诊断

黏液性贴壁生长型腺癌。

四、治疗与转归

患者放弃化疗，自行服盐酸厄洛替尼片 1 个月。后因腹泻，肺部病变进展自行终止治疗，9 个月后病故于家中。

五、专家点评

● 病理科（蔡毅然　上海交通大学医学院）

本例镜下显示含细胞黏液的细胞沿肺泡壁蔓延性生长，细胞排列密集，免疫组化结果：TTF1（–），CK7（+），CK20（–），VILLIIN（–），CEA（+），CDX2（部分 +），Ⅳ型胶原（+），KI67（+3%）。考虑黏液腺癌诊断成立。鉴别诊断：对于黏液腺癌重点需要鉴别肺部病灶是原发性还是转移性。大量研究发现，甲状腺转录因子 -1（thyroid transcription factor-1，TTF-1）、细胞角蛋白 -7（cytokeratin-7，CK7）、细胞角蛋白 -20（CK20）有助于原发肺腺癌与转移性腺癌的鉴别。黏液腺癌具有独特的免疫表型：高表达 CK7，部分表达 TTF-1、CK20，而转移性胃肠道腺癌高表达 CK20、CDX2，而不表达 CK7 和 TTF-1。结合上述结果，基本可以鉴别出肿瘤的原发部位，尤其是对于不表达 TTF-1 的黏液腺癌，CK7 的阳性表达有助于鉴别诊断，而 CK20 有一定局限性。按照 2015 版 WHO 肺癌分类，本例符合黏液腺癌（2004 版为黏液型细支气管肺泡癌）。

黏液腺癌是肺腺癌的一种特殊类型，黏液腺癌起源于柱状上皮细胞或杯状细胞可分泌大量黏液导致肺泡内黏液增多，在影像学上孤立性病灶可以表现为磨玻璃影（非黏液型或黏液分泌较少时且有间质反应时）和类肺炎型（黏液分泌较多，集聚在肺泡腔内，影像学上类似于炎性渗出物），后者虽然影像学特征类似肺炎实变影，但缺乏肺炎的全身反应，如发热、白细胞升高等。黏液腺癌伴随着黏液分泌的增加、范围扩大，可影响肺通气 - 血流比值，导致患者换气障碍；另外，黏液增多和癌细胞自肺泡壁脱落，此型肿瘤的肺内气腔播散颇为常见，表现为肺内多发病灶和弥漫病变。本例因患者 T-SPOT.TB 阳性，痰抗酸杆菌阳性，以及痰培养示白色念珠菌生长，故而增加了临床诊断难度。

六、关联知识点——黏液腺癌

黏液腺癌是肺腺癌的一种特殊类型，起源于柱状上皮细胞或杯状细胞，可分泌大量黏液导致肺泡内黏液增多，易发生 KRAS 突变，CK20 多呈阳性，TTF-1 多为阴性，因其起源于杯状细胞故可表达 MUC2-5-6。不同患者或同一患者在不同疾病阶段的临床表现、影像学特点、病理改变可有显著差异，因而早期诊断比较困难。

（一）临床特点

主要表现为咳嗽、咳白痰，进行性气促加重。早期症状可不明显，但随病情进展，肺泡壁增厚，通气 / 血流比例失常和弥散功能障碍，气促往往成为突出表现，而发热、胸痛少见，几乎无盗汗现象，可伴有红细胞沉降率增快，部分患者可出现胸腔积液。黏液性腺癌的临床表现无特异性且常与影像学表现不相符——影像学表现较重而临床症状相对轻微。因其分化好发展缓慢，故临床症状多出现较晚且病程长，临床症状迁延不愈。黏液腺癌常分泌大量黏液导致肺泡内黏液增多，患者可咳出大量白色黏痰及支气管黏液分泌增多（> 100 ml/24 h），在一定程度上可提示诊断。

（二）影像学特点

影像学上黏液腺癌在影像学上可分为孤立型、弥漫型和肺炎型。

1. 孤立型 黏液腺癌表现为单发结节，常发生于肺周边部位或胸膜下，可伴有胸膜凹陷征。典型的孤立性黏液腺癌 CT 常表现为实性或部分实性结节，少数为纯磨玻璃影。与其他类型肺癌相比，更易出现假空洞征或空泡征，其病理学基础为肿瘤细胞沿管壁浸润性生长，使管腔形成单向的“活瓣”，导致进入的气体多而排出的气体少，从而形成空泡征或假空洞征，另外肿瘤细胞所分泌的黏液充满肺泡腔在 CT 上呈现低于肌肉组织的实性密度影。结节内可见空泡征或空气支气管征；结节分叶并可见“星芒状”毛刺征，但毛刺征及胸膜凹陷征的发生率低于普通的腺癌（腺泡状及乳头状腺癌）。临床症状以干咳、咯血为主。病理上磨玻璃影相当于分泌到肺泡腔的黏液或肺泡壁被肿瘤细胞替代而肺泡间隙未被完全填充，溢出的黏液是随机的、边界不清，因此磨玻璃影的边界也是不清晰的。

2. 弥漫型黏液腺癌 包括粟粒型和多发结节型。影像学上粟粒分布以中下肺为多，常伴单侧或双侧胸腔积液，抗痨治疗无效；多发广泛结节型主要影像学表现为两肺广泛大小不等结节病灶，可伴有空泡样改变。

3. 肺炎型黏液腺癌 临床症状主要为低热、咳嗽、咳血痰或白色黏液痰。影像学常表现为单侧或双侧分布的肺实变。常伴有①支气管充气征：支气管壁不规则，凹凸不平，普遍性狭窄，支气管僵硬、扭曲，主要是较大的支气管显影，较小的支气管多不能显示，呈枯枝状；而炎性病变的支气管充气征一般走行较自然，无僵硬、狭窄及扭曲；②磨玻璃征：部分受累肺组织呈近似水样密度的网格状结构；③蜂房征：病变区内密度不均，呈蜂房状气腔。④气腔内播散：常表现为同侧或对侧肺簇状分布的小叶中心结节，常位于肺的下垂部位，或与患者的体位有关（如患者习惯右侧卧位睡眠，则播散灶易位于右肺）。病理基础为含有肿瘤细胞的黏液沿呼吸道播散所致。⑤血管造影征：增强扫描见均匀一致的低密度区内树枝状血管增强影，原因为病灶内低密度的黏液与显著强化的血管对比所致。2000 年 Gaeta 等首次提出 MRI 检查的“白肺征（white lung sign）”这一术语，随后进行更深入的研究，专家认为白肺征是由于肿瘤内黏液成分高而导致，此征象对此型黏液腺癌的诊断有特异性。

（三）病理学特点

大体上，肿瘤分界不清，有些表现为广泛播散的结节或弥漫性肺炎样小叶实变，切面实性、质软，凝胶状。镜下，肿瘤细胞质内富含黏液，呈杯状或柱状，细胞核位于基底，异型性不明显；最常见的结构为贴壁型，腺泡、乳头、微乳头、实性结构亦可见。肺泡腔内常充填黏液。免疫表型与非粘液腺癌不同，仅有 15% 左右的病例为 TTF1 阳性，而 CK20 阳性病例则可占到 50% 左右。最常见的基因突变为 *KRAS* 突变。理论上根据肿瘤的大小及浸润灶的大小，可分为原位黏液腺癌、微浸润性黏液腺癌和浸润性黏液腺癌，但实际工作中，原位黏液腺癌和微浸润性黏液腺癌是非常罕见的。当同一病例中既有黏液腺癌又有非黏液腺癌时，如果每一种成分的比例都大于 10%，则该病例应诊断为混合性浸润性黏液和非黏液腺癌，并标注每种成分所占的比例。

（四）预后

黏液腺癌的整体预后常较其他亚型肺腺癌差，可能的原因是该病有更高的转移率，包括气道播散转移、血行转移和淋巴转移等。与普通型肺腺癌相比，该疾病具有潜在多灶性生物学特性，即使是孤立结节，也容易通过呼吸道播散出现肺内转移，术后易复发，预后也更差。此外，部分影像学特征也与预后有关，患者的胸部 CT 上若出现小叶中心结节，则提示肺内转移可能，与无此表现的患者相比预后更差。

参考病例

病例 1（图 3-10-4）：男，50 岁。咳嗽、气短 2 月。肺 CT 示双肺弥漫分布磨玻璃影，并见小叶间隔增厚，形成典型铺路石征表现。局部可见含气蜂房征。余肺叶散在结节影。诊断：肺浸润性黏液腺癌。

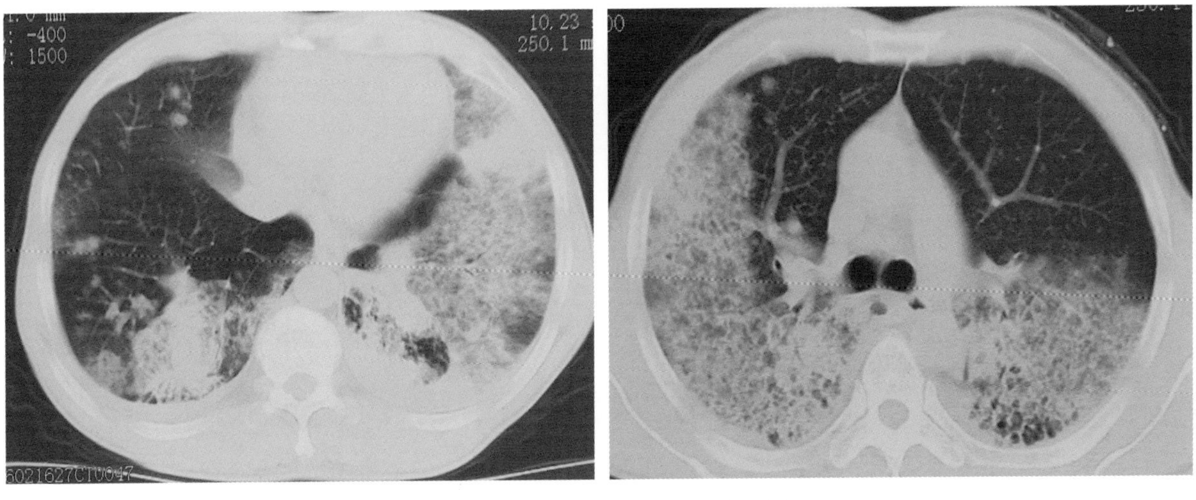

图 3-10-4 肺黏液腺癌——铺路石征

病例 2（图 3-10-5）：女性，72 岁。左侧胸痛 2 月。胸部 CT 示左肺下叶背段不规则软组织密度肿块，边缘未见毛刺及胸膜凹陷征。增强扫描病变呈不均匀强化，中心密度较低。（图 3-10-5）手术病理：肺浸润性黏液腺癌，伴大量坏死，未侵犯脏层胸膜。本例为孤立性黏液腺癌，与普通类型的周围型腺癌不易区分。

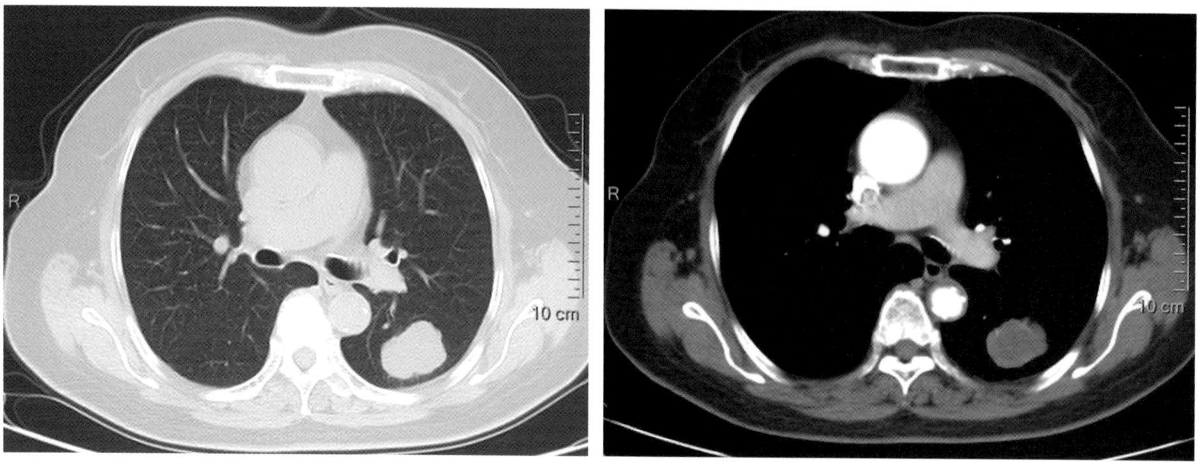

图 3-10-5 肺黏液性腺癌——肿块

病例 3（图 3-10-6）：女，40 岁，右肺中叶细支气管肺泡癌术后 4 年，憋气伴咳白色黏液痰 6 月。双肺内见片状肺组织实变区及片状磨玻璃影，肺窗见“枯树枝征”及“假性空洞征”。左肺上叶及下叶见沿呼吸道分布的斑片状播散灶，部分沿小叶中心分布。增强后右肺病变见“血管造影征”。穿刺示肺黏液腺癌（图 3-10-6）。

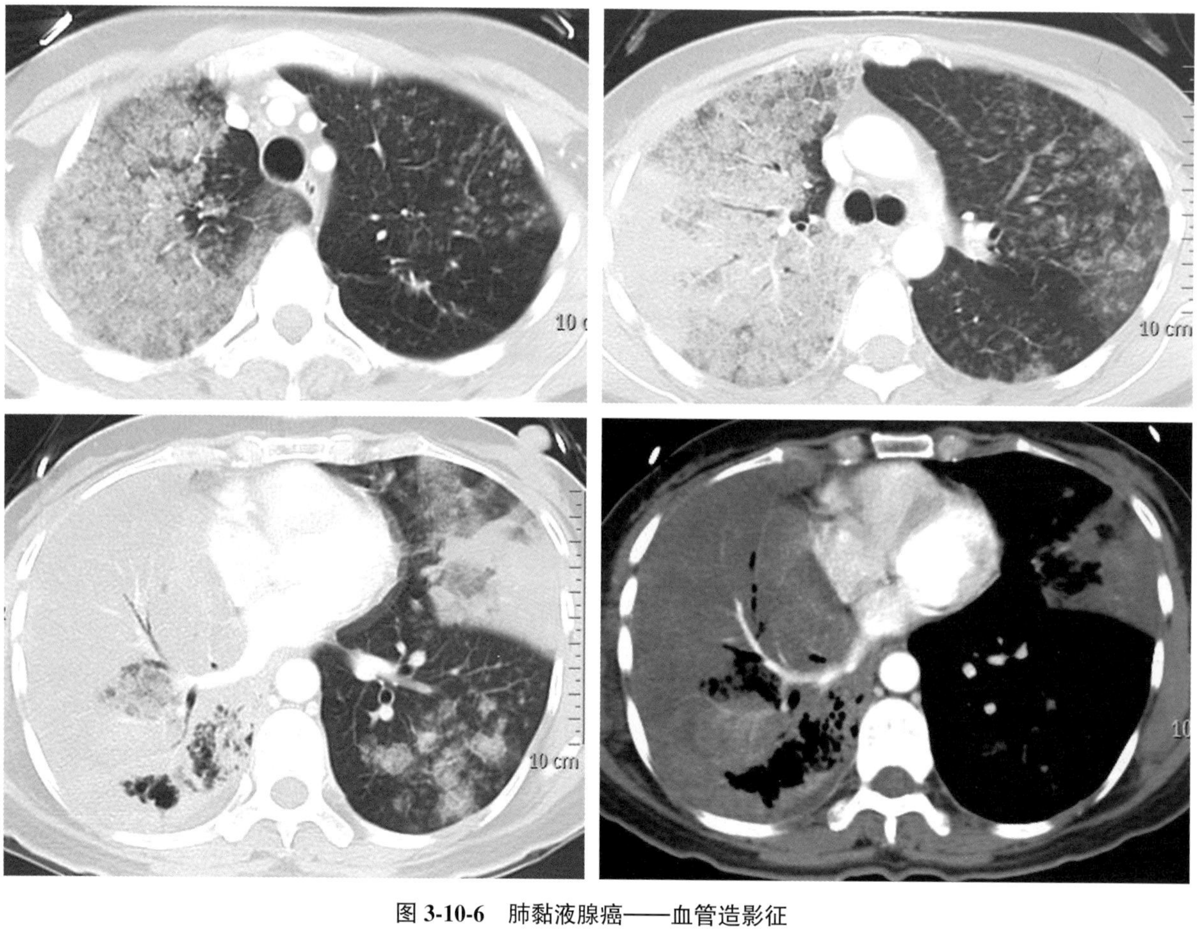

图 3-10-6 肺黏液腺癌——血管造影征

病例 4（图 3-10-7）：女，69 岁，咳嗽、咳痰 1 年余。右肺上叶后端见单发片状混合性磨玻璃影，边缘较清晰，内见支气管充气征及血管影，并见不规则实性成分（见图 3-10-7）。穿刺病理：肺黏液腺癌。

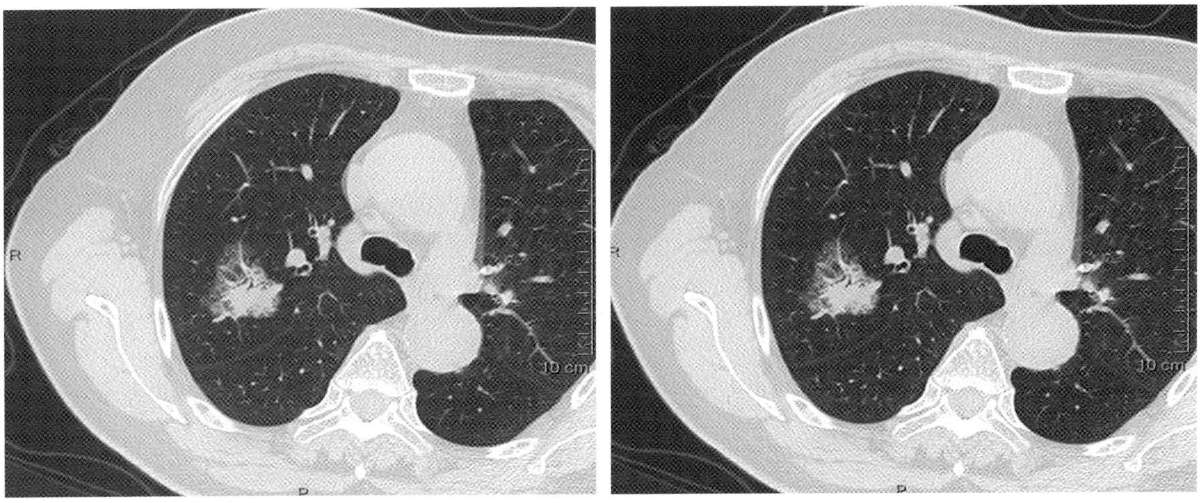

图 3-10-7　肺黏液性腺癌——磨玻璃灶

病例 5（图 3-10-8）：女，62 岁。体检发现左下叶背段胸膜下小空洞形成。抗炎治疗 2 周后病灶无明显变化。经皮肺穿刺病理提示少许肠腺样腺体增生，轻度异型，局部纤维组织增生（图 3-10-8）。手术证实：肺黏液腺癌。

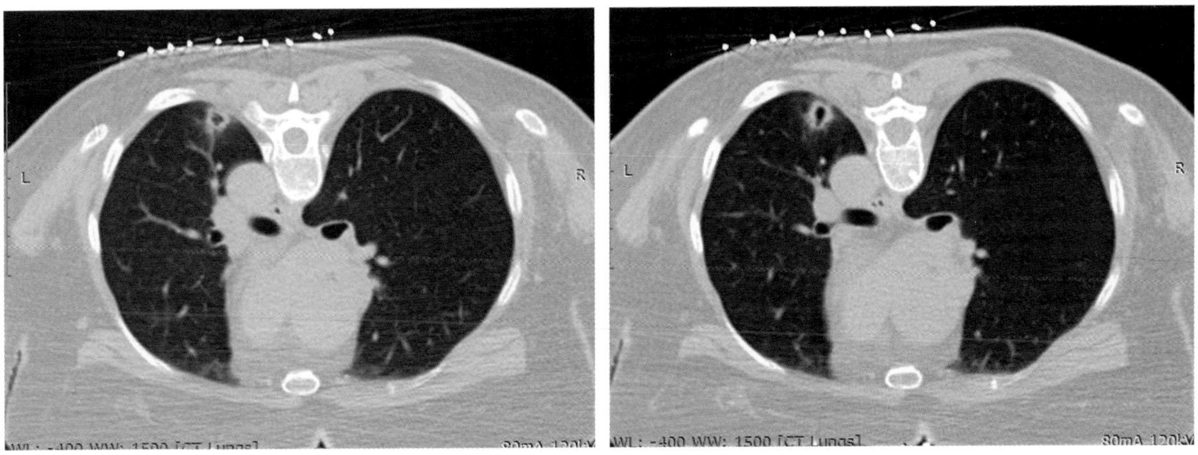

图 3-10-8　肺黏液腺癌——空洞征

七、要点速记

1．黏液腺癌是肺腺癌的一种特殊类型，起源于柱状上皮细胞或杯状细胞，可分泌大量黏液。

2．咳大量白色泡沫样痰为黏液腺癌较特征性临床表现，临床与影像学表现不一致性是其显著特点。

3．影像学分类分为单发结节型、弥漫型和肺炎型。

4．黏液腺癌的肺炎型影像学表现为肺实变伴支气管充气征、蜂房征、枯树枝征及血管造影征等，可伴磨玻璃密度影，易发生呼吸道播散。

（杨　玲　刘　恒　黄　勇　路希维 编写/整理，黄　勇 审校）

参考文献

1．Tang Y，He Z，Zhu Q，et al．The 2011 IASLC/ATS/ERS pulmonary adenocarcinoma classification：

a landmark in personalized medicine for lung cancer managemente [J]. J Thorac Dis, 2014, 6 (5): 589-596.

2. Cha SI, Shin KM, Lee JW, et al. The clinical course of respiratory tuberculosis in lung cancer patients [J]. Int J Tuberc Lung Dis, 2009, 13 (8): 1002-1073.

3. Varol Y, Varol U, Unlu M, et al. Primary lung cancer coexisting with active pulmonary tuberculosis [J]. Int J Tuberc Lung Dis, 2014, 18 (9): 1121-1125.

4. Cicėnas S, Vencevicius V. Lung cancer in patients with tuberculosis[J]. World J Surg Oncol, 2007, 5(1): 1-5.

5. Patsios D, Roberts HC, Paul NS, et al. Pictorial review of the many faces of bronchiolealveolar cell carcinoma [J]. Br J Radiol, 2007, 80 (960): 1015-1023.

6. Lee KS, Kim Y, Han J, et al. Bronchioloalveolar carcinoma: clinical, histopathologic and radiologic findings [J]. Radiographics 1997, 17 (6): 1345–1357.

7. Morichika D, Miyahara N, Hotta K, et al. Invasive mucinous adenocarcinoma mimicking organizing pneumonia associated with Mycobacterium fortuitum infection [J]. Intern Med, 2014, 53 (24): 2795-2799.

8. Balogova S, Huchet V, Kerrou K, et al. Detection of bronchioloalveolar cancer by means of PET/CT and 18F-fluorocholine, and comparison with 18F-fluorodeoxyglucose [J]. Nucl Med Commun, 2010, 31 (5): 389–397.

9. Shiels MS, Albanes D, Virtamo J, et al. Increased risk of lung cancer in men with tuberculosis in the α-tocopherol, β-carotene cancer prevention study [J]. Cancer Epidemiol Biomarkers Prev, 2011, 20 (4): 672-678.

10. Brenner DR, McLaughlin JR, Hung RJ. Previous lung diseases and lung cancer risk: a systematic review and meta-analysis [J]. PLoS One, 2011, 6 (3): 174-179.

11. Falagas ME, Kouranos VD, Athanassa Z, et al. Tuberculosis and malignancy [J]. QJM, 2010, 103 (7): 461-487.

12. Kim YI, Goo JM, Kim HY, et al. Coexisting bronchogenic carcinoma and pulmonary tuberculosis in the same lobe: radiologic findings and clinical significance [J]. Korean J Radiol, 2001, 2 (3): 138–144.

13. Luo YH, Wu CH, Wu WS, et al. Association between tumor epidermal growth factor receptor mutation and pulmonary tuberculosis in patients with adenocarcinoma of the lungs [J]. J Thorac Oncol, 2012, 7 (2): 299-305.

14. Blons H, Côté JF, Le Corre D, et al. Epidermal growth factor receptor mutation in lung cancer are linked to bronchioloalveolar differentiation [J]. Am J Surg Pathol, 2006, 30 (10): 1309–1315.

15. Yoshizawa A, Motoi N, Riely GJ, et al. Impact of proposed IASLC/ATS/ERS classification of lung adenocarcinoma: prognostic subgroups and implications for further revision of staging based on analysis of 514 stage I cases [J]. Mod Pathol, 2011, 24 (5): 653-664.

16. Travis WD, Rekhtman N. Pathological diagnosis and classification of lung cancer in small biopsies and cytology: strategic management of tissue for molecular testing [J]. Semin Respir Crit Care Med, 2011, 32 (1): 22-31.

17. Travis WD, Brambilla E, Noguchi M, et al. International association for the study of lung cancer/american thoracic society/european respiratory society international multidisciplinary classification of

lung adenocarcinoma [J]. J Thorac Oncol, 2011, 6 (2): 244-285.
18. Gaeta M, Blandino A, Scribano E, et al. Magnetic resonance imaging of bronchioloalveolar carcinoma [J]. J Thorac Imaging, 2000, 15 (1): 41-47.
19. Gaeta M, Ascenti G, Mazziotti S, et al. MRI differentiation of pneumonia-like mucinous adenocarcinoma and infectious pneumonia [J]. Eur J Radiol, 2012, doi. org/10. 1016/j. ejrad. 2011. 12. 022.

病例 11　体检发现右上肺球形病变

一、病例特点

（一）简要病史

女性，29 岁。无不良主诉，1 周前健康体检行胸部 CT 检查发现右肺上叶肿块影，大小 4.1 cm×3.9 cm，倾向恶性收入院治疗。病来精神及体力状况良好，体重无明显变化。既往体健，无特殊病史。体格检查：无阳性体征。

（二）辅助检查

1. 实验室检查

（1）血常规：白细胞（WBC）6.24×10^9/L、中性粒细胞（N）0.56、淋巴细胞（L）0.32、单核细胞（M）0.09、嗜酸性粒细胞（E）0.03、血红蛋白（Hb）131 g/L、血小板（Plt）232×10^9/L。

（2）尿常规沉渣：潜血 +1 ↑、红细胞计数 29.00/μl ↑、白细胞计数 5.80/μl、上皮细胞计数 6.50/μl、管型计数 0.27/μl、细菌计数 76.80/μl、病理管型 0.13/μl。

（3）结核相关检查：全血γ干扰素释放试验（QFT-GIT）阴性；结核菌素试验试验（PPD）10 mm×10 mm；结核抗体（TB-IgG）阳性；痰涂片抗酸染色阴性（3 次）。

（4）肝炎、梅毒、HIV 均为阴性。

（5）肿瘤相关检查：癌胚抗原（CEA）1.32 ng/ml、细胞角蛋白 19 片段（CK19）1.44 ng/ml、神经元特异性烯醇化酶（NSE）9.92 ng/ml、鳞癌抗原（SCC）0.77 ng/ml。

2. 肺功能检查报告　肺通气功能基本正常。

3. 胸部 CT 平扫　右上叶前段肿块最大截面径约 4.1 cm×3.9 cm，平扫密度均匀，CT 值约为 28 HU，边缘见浅分叶且较清晰锐利，肿块远端见条索状及小片状密度增高影（图 3-11-1）。增强扫描动脉期（CT 值为 58 HU）、静脉期（CT 值为 61 HU）、延迟期（CT 值为 60 HU）呈中度强化（图 3-11-2～图 3-11-4），在肿块边缘区见稍低强化区（白箭头）。

二、多学科会诊

- 影像科（李智勇　大连医科大学附属第一医院）

对该患者影像学特征总结分析如下：年轻女性，右上叶前段类圆形肿块影，贴近纵隔，但与纵隔之间可见脂肪层，定位肺内病变。肿块见浅分叶，边界清晰，无毛刺，密度均匀，无明显坏死、空洞、

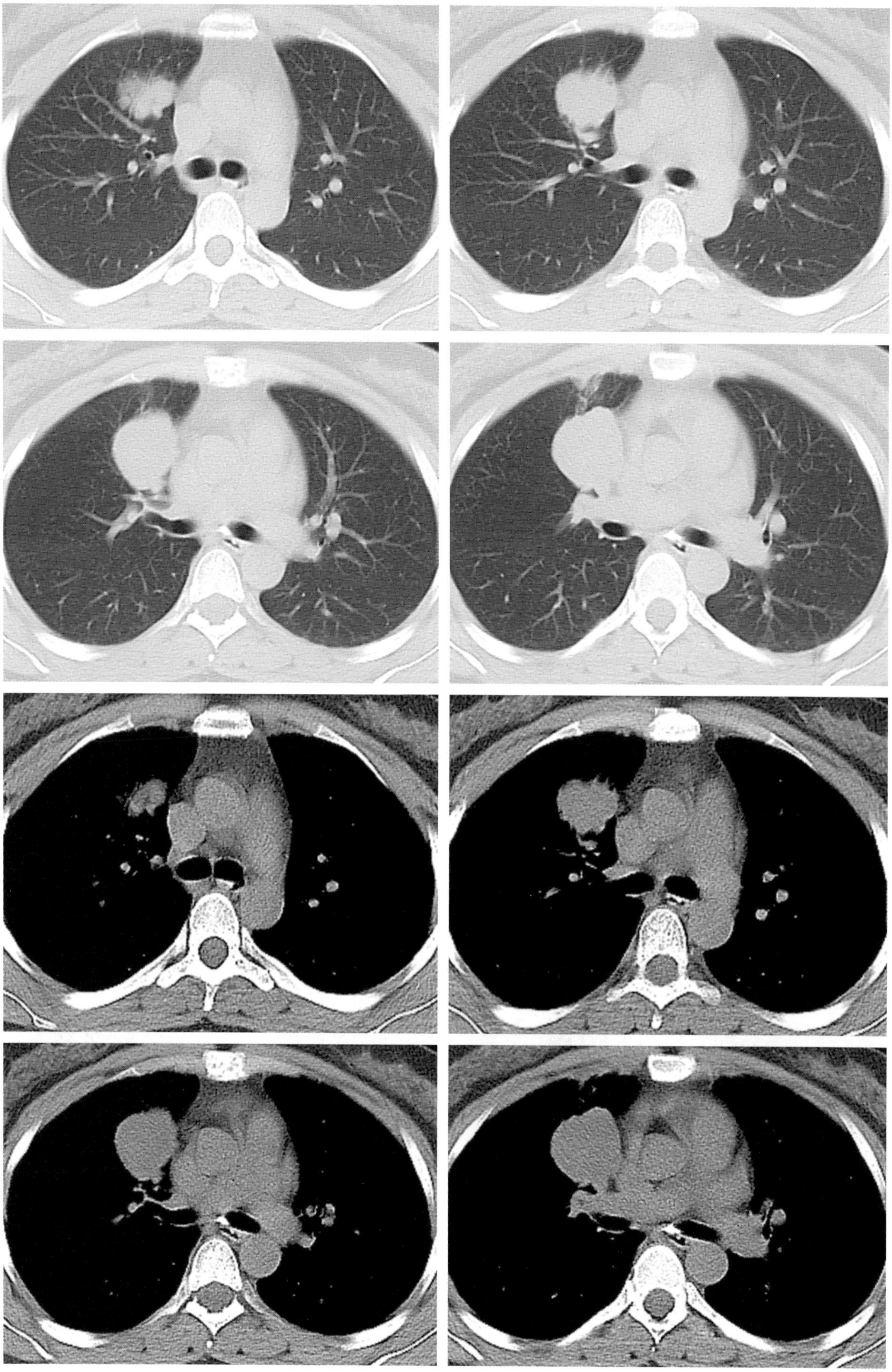

图 3-11-1　胸部 CT 平扫

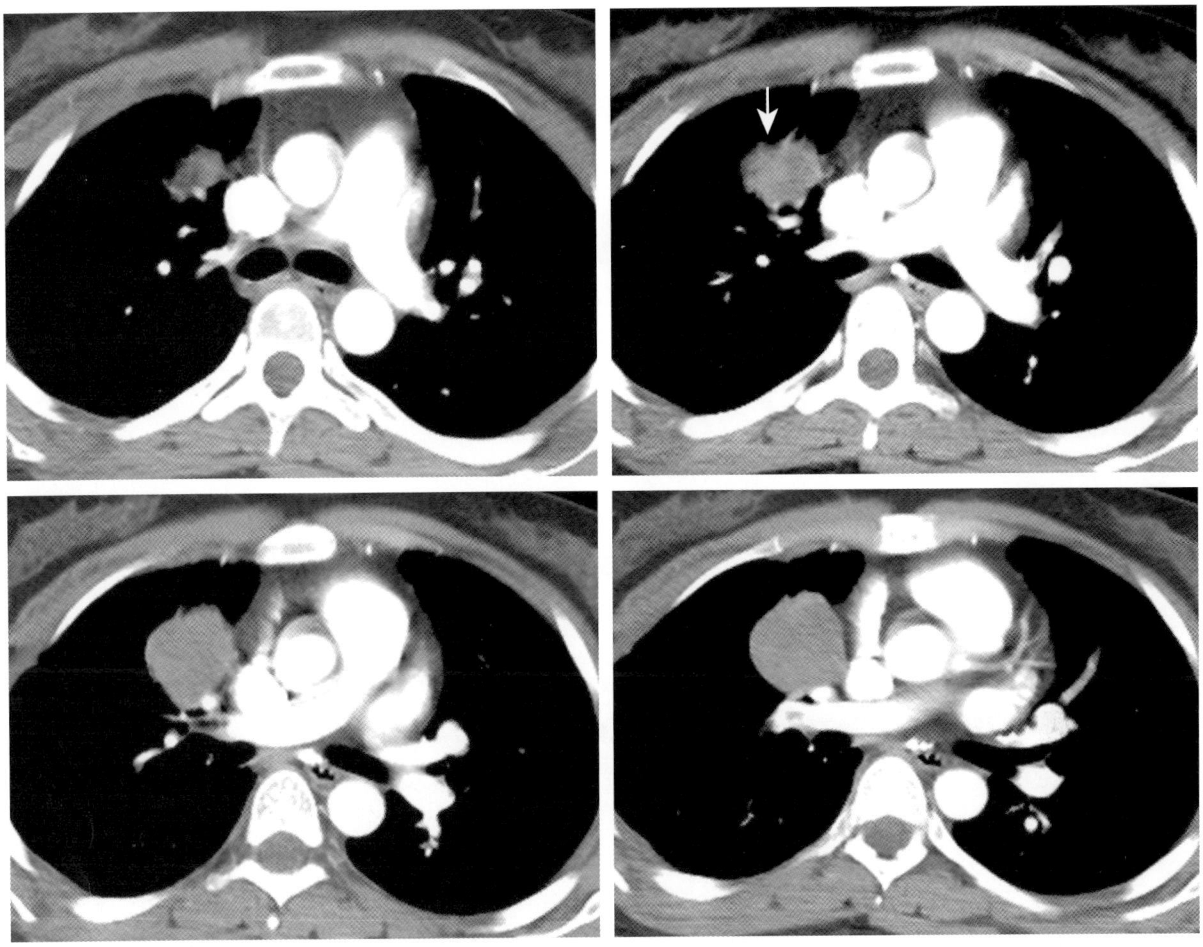

图 3-11-2 增强 CT- 动脉期

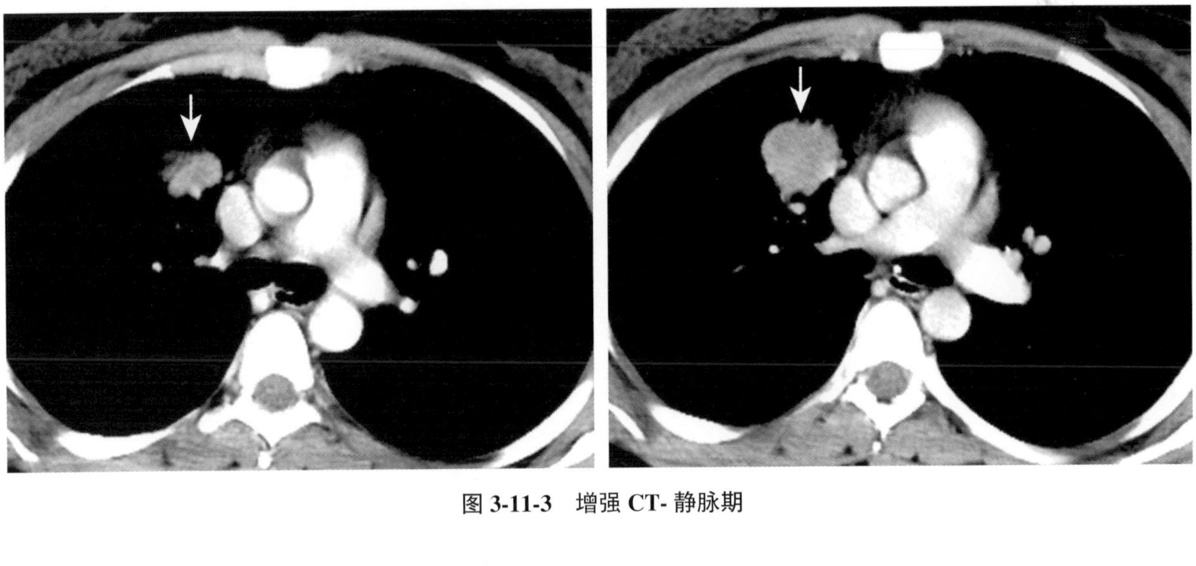

图 3-11-3 增强 CT- 静脉期

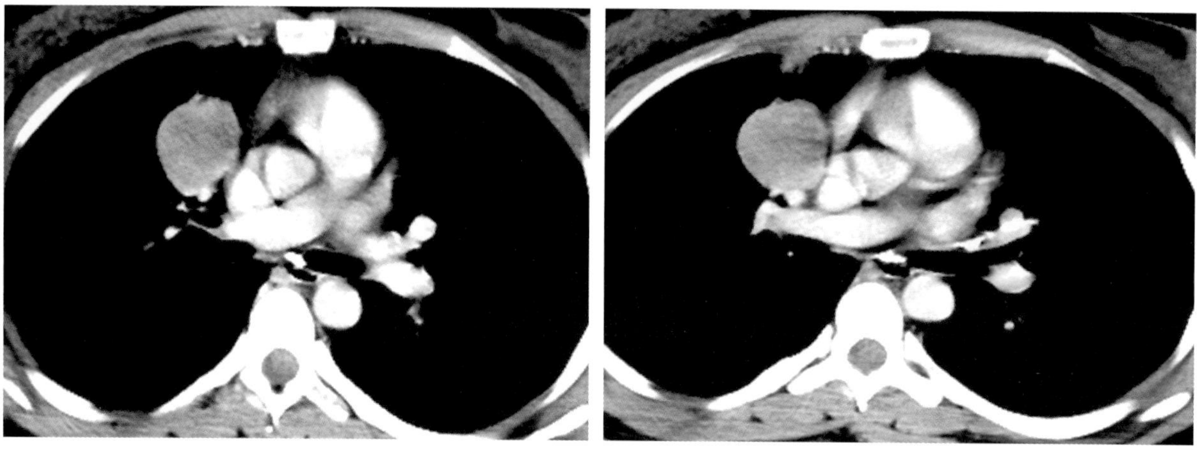

图 3-11-3 续　增强 CT- 静脉期

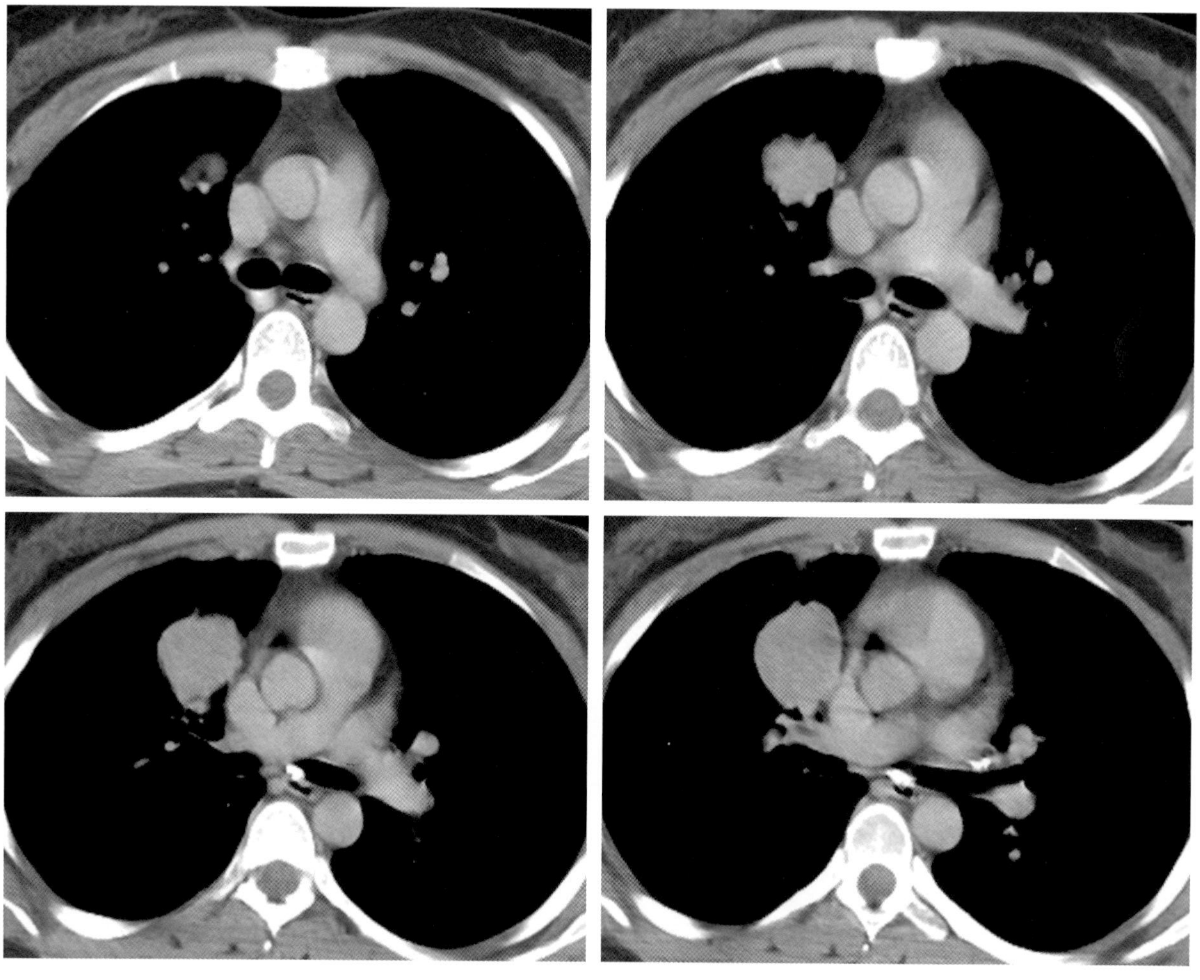

图 3-11-4　增强 CT——延迟期

空泡等征象，中度不均匀强化。肿块远端可见斑片状实变影及少量条索状影，其临近胸膜稍厚。体检发现，无临床表现，实验室检查无明确指向性，影像学表现亦特异性不强，炎症性、结核性及肿瘤性病变均有可能，具体分析：①结核球，虽肿块远端见斑片状及条索状密度增高影，但肿块不具备结核瘤的典型征象，虽增强扫描呈欠均匀强化，未见环形强化，无空洞，肿块内部及周围无钙化，病灶边缘清晰，光整，结核支持点不多。②错构瘤，肺内良性肿瘤中比较常见的一种，常见典型征象脂肪与钙化成分的存在，较大的错构瘤形态多不规则，分叶常见，错构瘤一般血液供应较差，增强后弱强化。

本例肿块呈类圆形，分叶少，无脂肪成分，未见钙化灶，呈中度强化，缺乏依据。③硬化性肺泡细胞瘤（PSP），这也是中年女性比较常见的疾病之一，其血液供应多非常丰富，因此，增强后显著强化是其典型征象，本例强化幅度稍显不足，而当病灶体积较大时，PSP 内部组织成分的异质性显著，本例缺乏这一特征。瘤周征象“贴边血管征”在 PSP 也多见，而本例也未见显示，“晕征”“空气新月征”均可见于 PSP 瘤体周围，而本例肿块远端肺组织可见斑片影，邻近胸膜略有增厚，为炎性表现，PSP 证据不多。④隐球菌病，这是近年来比较常见的真菌疾病，也常于健康人群无意中发现，肺隐球菌病倾向于双侧中下肺分布，多位于肺野外带或胸膜下区域，而且，免疫正常人群肺隐球菌病多表现为孤立性或簇状分布多发结节，形态规则或不规则，可见含气支气管与小空洞形成，可伴有毛刺、胸膜凹陷与分叶，有时与肺癌难以鉴别，总体上讲，本例不支持点居多。⑤肺恶性肿瘤，本病例不符合常见周围型腺癌、鳞癌及小细胞癌典型特点，其他如类癌、肉瘤等可为较大肿块，形态规整，类癌与肉瘤一般血液供应比较丰富，增强后显著强化居多，较大者，其内异质性明显，增强时不均匀性增加，本例需要谨慎除外；⑥肺炎性肌纤维母细胞瘤（inflammatory myofibroblastic tumor，IMT），比较少见的肺间叶性肿瘤，年轻人多见，90% 为单发结节和肿块，常同时具有炎症与肿瘤的影像学特点，但其影像学表现多样，缺乏特异性，确诊须依靠病理。总之，该患者的征象无明显特异性，但倾向良性或低度恶性病变，诊断需要获取组织证据。建议先行经皮肺穿刺活检或支气管镜检查。

- 结核科（宋晓东　大连市结核病医院）

青年女性，无症状，也无体重下降，行健康体检发现肺内肿块。化验检查：白细胞不高，肿瘤标志物未见异常，考虑良性瘤的可能性大。①结核瘤。支持点：青年女性，肿块形态规整，类圆形。不支持点：患者无结核中毒症状，γ- 干扰素释放试验（QFT-GIT）阴性，痰抗酸菌涂片阴性；结核瘤多呈圆形或类圆形，多伴钙化和卫星病灶，本例瘤体远端斑片状影提示炎性反应，不应判读为结核卫星灶；结核瘤干酪样坏死多发生在瘤体中心区域，增强 CT 呈典型的周围性强化或环形强化，而中心坏死区一般不强化。本例肿块增强后瘤体总体呈中度强化，仔细观察可见局灶性稍低强化区，位于肿块边缘区。结合上述，认为结核瘤的诊断依据不足。②其他良性肿瘤（包括错构瘤、PSP、IMT 等），由于未检出钙化和脂肪密度，错构瘤可首先排除。而 PSP 和 IMT 的病理组织成分构成均有多样性的特点，CT 增强也表现出多样性，有时在影像学上难以甄别。经皮肺穿刺活检时由于组织标本量不足，也难以甄别，建议手术切除明确诊断。

后续进展

该患者最终行胸腔镜下右肺上叶切除术 + 淋巴结清除术。病理：肺叶大小约为 11 cm × 8 cm × 3 cm，周边见大小为 4 cm × 4 cm × 3.5 cm 的灰黄色质地细腻结节状肿物，无包膜，界尚清。周围肺灰红色，质地软，各级细支气管黏膜光滑。镜下病理诊断（图 3-11-5，彩图 3-11-5）：右肺上叶病变符合炎性肌纤维母细胞瘤。支气管淋巴结 1 枚示反应性增生。

- 病理科（李国生　大连医科大学附属第一医院）

肺炎性肌纤维母细胞瘤（IMT）好发于儿童和青少年，女性略多见，大体形态为结节状或分叶状，直径范围为 1 ～ 20 cm，多数病例在 5 ～ 10 cm 间。切面为灰白色或灰黄色，质地坚韧，漩涡状，可伴黏液变性、灶状出血和坏死，少数可伴有钙化。组织形态由增生的梭形成纤维细胞和肌纤维母细胞组成，呈束状或漩涡状排列，间质有大量的炎症细胞，多为浆细胞、淋巴细胞和嗜酸性粒细胞，尚可见组织细胞样细胞。细胞异型性依病例而异，核分裂象在不同区域数量不等，可见坏死灶。多数病例

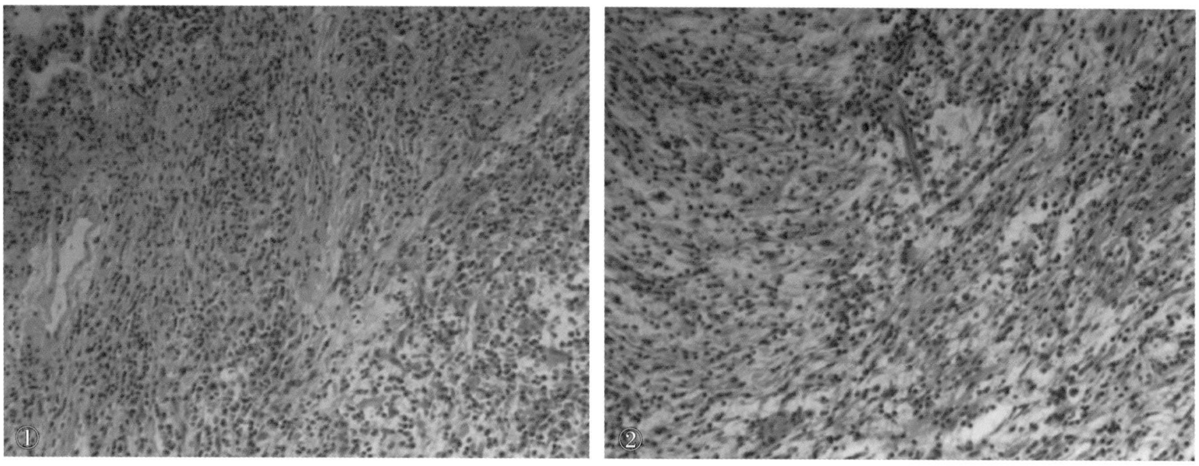

图 3-11-5 右肺上叶炎性肌纤维母细胞瘤（HE）

图①：镜下见由增生的梭形成纤维细胞和肌成纤维细胞组成，细胞呈长梭形，胞浆粉染，核圆形或梭形，呈束状或漩涡状排列，疏密不一，间质内伴有大量炎症细胞浸润，多为成熟的浆细胞、淋巴细胞和嗜酸性粒细胞。图②：高倍放大。部分区域肿瘤间质黏液水肿样，瘤细胞稀疏。免疫组化：ACTIN：(–)，ALK：(–)，CD20：(B 淋巴细胞 +)，CD3：(T 淋巴细胞 +)，CD30（Ki-1）：(T 淋巴细胞 +)，CD68：(NS)，CK：(–)，Desmin：(–)，SMA：(–)，ki-67：(+3%)

表达平滑肌肌动蛋白（SMA）、血清抗纺锤体抗体（MSA）或结果自（desmin），约 50% 的病例表达 ALK，约 33% 的病例表达 CK，25% 的病例表达 KP-1，TP53 多为阴性。本例为年轻女性，健康体检时发现，无特殊病史和症状。切除标本大体形态为结节状，镜下见由增生的梭形成纤维细胞和肌成纤维细胞组成，细胞呈长梭形，胞浆粉染，核圆形或梭形，呈束状或漩涡状排列，疏密不一，间质内伴有大量炎症细胞浸润，多为成熟的浆细胞、淋巴细胞和嗜酸性粒细胞，部分区域肿瘤间质黏液水肿样，符合 IMT 诊断。但免疫表型为 Desmin（–）、SMA（–）、ALK（–）、CK（–），并未表现常规免疫表型，增加了本病例的诊断难度。另外，结合病理特点及免疫组化排除了伴有大量淋巴细胞的多形性未分化肉瘤、炎性纤维性息肉、IgG4 相关性硬化性疾病、结外滤泡树突状细胞肉瘤、平滑肌肉瘤、间质瘤、结节性筋膜炎和霍奇金淋巴瘤等疾病。综上所述，本例符合炎性肌纤维母细胞瘤诊断。

- 影像科（李智勇　大连医科大学附属第一医院）

IMT 是由分化的肌纤维母细胞性梭形细胞组成，常伴大量浆细胞和（或）淋巴细胞的一种间叶性肿瘤，但具有一定恶变倾向，建议手术切除。炎性肌纤维母细胞瘤本身并无特异性影像学表现，由于内部组织成分构成比不同而表现出不同的强化方式，这给诊断增加了难度。大多数病例只有依靠组织病理才能做出诊断。本例回顾性分析：① IMT 该病多发于青年和儿童，本例为年轻女性。②肿块远端肺组织内可见小片状实变影，邻近胸膜略有增厚，为炎性过程呈现，此与 IMT 炎症反应具有关联。③肿块局灶性稍低强化区可能与 IMT 的组织的黏液变性分布不均有关。

三、最终诊断

右上叶炎性肌纤维母细胞性瘤（IMT）。

四、治疗与转归

确诊后行手术治疗，随访无复发。

五、专家点评

● 放射科（陈起航　北京医院）

本例所示为孤立性肺肿块，这类病变的诊断和鉴别诊断是日常工作中相当常见的问题，但是如何正确诊断仍然具有很高的挑战性。本例 CT 显示肿块位于右上叶前段，紧贴右纵隔，所示肺窗图像右上叶前段内亚支气管未见明确受累，病灶边缘清楚，比较规则，没有明确毛刺和分叶状改变；纵隔窗平扫显示肿块密度均匀，增强后呈均匀强化，约增加 30 HU，纵隔窗每次检查（平扫、动脉期、静脉期和延迟期）所示的最后一幅可见肿块与纵隔之间分界清楚，有明确的脂肪带存在，局部纵隔血管结构平直且略向内凹。肺内孤立肿块的鉴别诊断需考虑相当多的疾病，前面几位专家已经有很好的阐述，在此不重复。从本例所示图像的这些影像学特点认为良性的可能性大，除了肿块边缘较光滑整齐外，肿块与纵隔之间的关系比较有诊断价值，局部脂肪带存在和血管结构平直略内凹提示病变层非侵袭性生长，且病变生长速度比较缓慢，因此首先考虑良性病变。另外感染性肿块的可能性也比较小，肿块边缘清楚，增强未见明显低密度液化性坏死区，有助于除外如结核瘤、脓肿或寄生虫等感染性病变。综合影像学特征考虑良性肿瘤的可能性比较大，结合年轻女性且为偶然发现，更增加了这种诊断信心。对于这一病例能否诊断到炎性肌纤维母细胞瘤，我个人认为可将其列入有可能的诊断中，可能无法做到第一诊断就考虑到这种疾病，毕竟这种疾病罕见，而且无明确的影像学特征可供诊断。

肺炎性肌纤维母细胞瘤并非新疾病，首次报告于 1937 年，但相当长时间都被诊断为炎性假瘤。炎性假瘤是比较传统且为大家熟知的诊断，它所包括范围较广，如浆细胞肉芽肿、肌纤维母细胞瘤、黄色瘤、黄色肉芽肿、肉芽肿型假瘤、浆细胞瘤、硬化性血管瘤、机化性肺炎都曾属于炎性假瘤的范畴，近几年逐渐认识的 IgG4 相关肺病也曾诊断为炎性假瘤。随着病理诊断的进展，分类更新，很多原来诊断炎性假瘤的病例都有各自的分类名称。在 2015 年 WHO 肺部肿瘤分类中该病属于间叶性肿瘤，且是一种罕见的间叶性肿瘤，目前文献上绝大多数为个案报告，缺乏比较系统或较多数量的病例总结，其影像学表现无特异性，表现为孤立结节或肿块，圆形或不规则，边缘较清楚，可有分叶状，少数可有钙化、空洞或充气支气管征等，因此影像学上无法直接诊断。炎性肌纤维母细胞瘤的诊断主要依靠病理诊断。由于本病少数报告局部复发甚至转移，目前的治疗方法仍然是手术完整切除。

六、关联知识——肺炎性肌纤维母细胞瘤

肺炎性肌纤维母细胞瘤是一种多发生于肺的间叶性肿瘤，以往临床将其称为炎性假瘤、浆细胞肉芽肿、炎症性纤维肉瘤或组织细胞炎性假瘤等。2002 年世界卫生组织（WHO）软组织肿瘤国际组织学分类专家组建议将其命名为炎性肌纤维母细胞瘤（inflammatory myofibroblastic tumor，IMT），定义为由分化的肌纤维母细胞性梭形细胞组成的，常伴大量浆细胞和（或）淋巴细胞的一种肿瘤。文献报道 IMT 的发病机制可能与病毒和支原体感染有关，表现为机体对炎症的一种异常或过度反应。最终激活具有增殖潜能的肌纤维母细胞过度增生或失控增长而形成。肺 IMT 较为常见，也可见于头颈、躯干、内脏及四肢软组织。IMT 是 16 岁以下儿童最常见的原发性肺肿瘤，占儿童肺良性肺肿瘤的 50%。大多数报告病例都在 40 岁以下，40 岁以上发病较少。

（一）病理特征

大体病理：肿物切面呈灰红色或灰白色，质地较韧，周围可见纤维包膜。镜下：肿瘤细胞由梭形细胞构成，排列成束状、树状、编织状或席纹状，核居中呈卵圆形，其中可见不同程度胶原化及黏液水肿，以浆细胞、淋巴细胞、嗜酸性粒细胞等炎症细胞浸润为背景。根据组成成分的多少，可分为以下三

个亚型：①黏液血管型：表现为明显的水肿和黏液样改变，伴增生丰富的血管，其间散在梭型细胞，并见浆细胞和组织细胞浸润。②梭形细胞密集型：浆细胞、淋巴细胞穿梭于梭型细胞之间，常聚集成团，排列成人形或螺旋状。③少细胞纤维型：镜下表现为大量嗜酸性胶原纤维，肿瘤细胞稀少，可有浆细胞、淋巴细胞和嗜酸细胞浸润，可有点状或片状钙化。免疫组织化学：Vimentin（22/29）、SMA（28/29）均为强阳性表达，ALK（4/29）及 CD-67（6/29）为部分表达，其他标志物 S-100 等为阴性表达。

（二）临床特征

50% ～ 60% 的患者无症状，肺 IMT 患者常症状轻微，多数肺 IMT 患者最初以咳嗽、咳痰等非特异性症状就诊，少数病例会出现痰中带血症状，经检查后发现肺部占位病变。约 1/3 的 IMT 患者有炎性综合征，表现为发热、贫血，血小板增多，红细胞沉降率加快等。IMT 具有局部侵袭性、复发，甚至远处转移等恶性肿瘤生物学潜能。

（三）影像学特征

IMT 常表现为边缘清晰的周围型结节或肿块，一般体积相对较大。10% ～ 20% 发生于支气管及气管腔内，表现为中央型病变。一般为单发，少数可表现为多灶性病变。影像学上可表现为侵袭性的生物学行为，可侵及相邻的结构如纵隔等。Agrons 等观察 IMT 胸部 CT 显示 90% 为单发结节或肿块，5% 为多发结节。胸腔积液少于 10%，肺不张占 8%。16% 的 IMT 可累及肺门、纵隔、胸膜或膈等。总体来说，IMT 的影像学表现缺乏特异性。部分肿块表现为桃尖征和边缘平直征，界限可清晰有分叶状轮廓，也可界限模糊具有粗长毛刺。肺 IMT 的 CT 表现特征与病理具有相关性，可伴有囊变、局灶性钙化、肺实变和空洞样表现。15% 的病例可见不同形态的钙化（如外周，点状或微小钙化），尤以儿童多见，成人相对罕见。CT 增强呈多样性，强化形态和 CT 值增加幅度呈多样性。黏液血管型增强 CT 显示实性成分呈明显花环样强化，静脉期强化进一步增高，此与毛细血管增生和血管管壁通透性增加有关。囊性低密度无强化区镜下为黏液样变形、炎性渗出或坏死。梭形细胞密集型增强扫描呈渐进性延迟强化特点，但强化程度弱于黏液血管型。少细胞纤维型增强 CT 显示实性成分强化不明显或呈轻中度强化。PET/CT 上 IMT 具有很高的 SUV 值。IMT 高摄取的可能原因可能与激烈炎症导致的代谢活动增加有关，这使得 IMT 与其他恶性肿瘤难以区分。

（四）诊断

通过支气管镜活检、经皮肺穿刺往往不易诊断。因此，开胸肺活检或胸腔镜下取得病理标本是主要的诊断手段。

（五）治疗

肺 IMT 是一种少见的疾病，具有潜在的恶性倾向，手术切除是治疗肺 IMT 的有效手段，由于 IMT 存在局部复发的风险（复发率约为 25%），术后长期的密切随访也是必要的。对于有局部浸润、区域淋巴结侵犯的病例，切除完全仍可获得良好预后。对于不能接受手术的患者，使用放射治疗和皮质类固醇激素。长期生存率通常良好（5 年生存率 91%），偶有演变为肉瘤的报道。术后复发和不良的预后与瘤体大小、手术切除不完全及未进行手术切除等密切相关。

参考病例

病例 1（图 3-11-6）：男性，69 岁。咳嗽伴痰中带血半月余。左肺舌叶肿块，内部可见低密度灶。

同层 CT 值测量：平扫为 33 HU、动脉期为 89 HU、门脉期为 63 HU。病理诊断：炎性肌纤维母细胞肿瘤，第 8、10、11 组淋巴结均为慢性炎症改变。

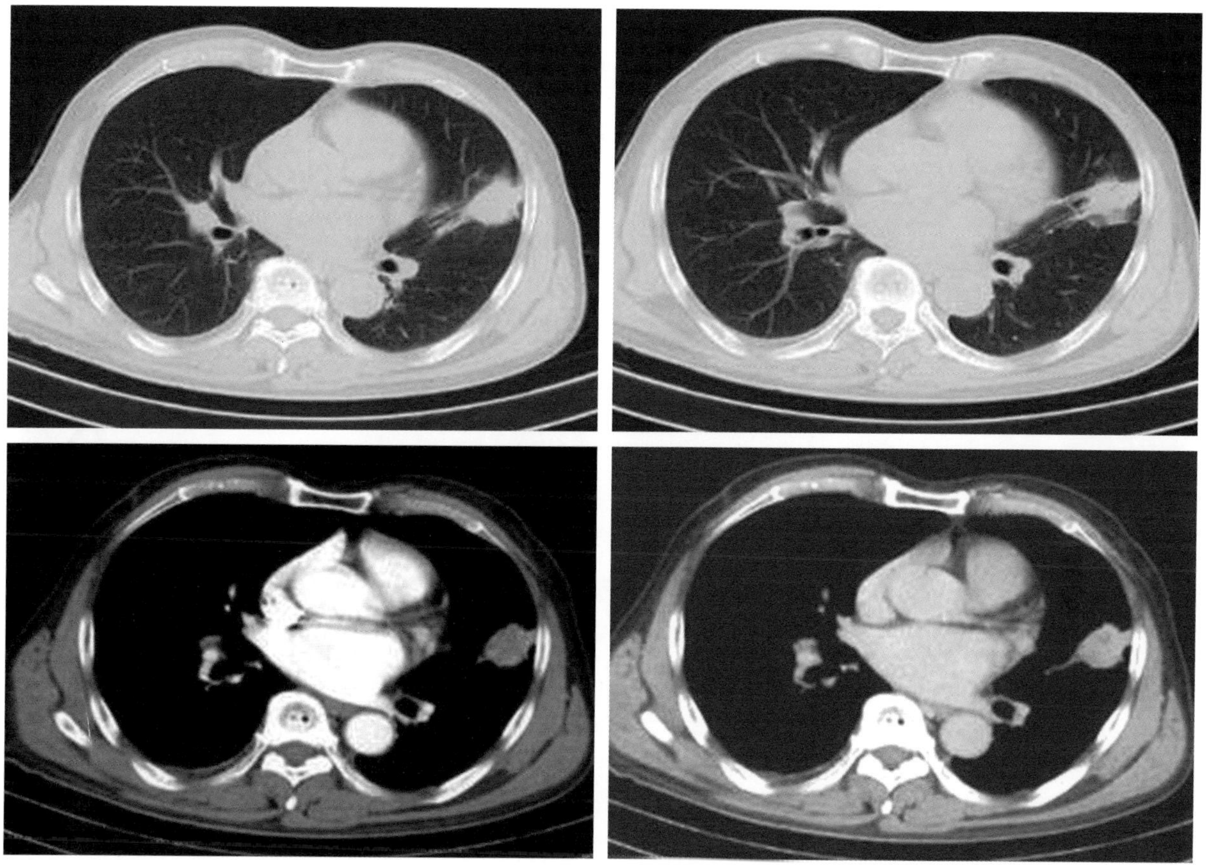

图 3-11-6　肺炎性肌纤维母细胞瘤

病例 2（图 3-11-7）：男性，47 岁。右侧胸痛伴阵发性咳嗽 1 月。CT 表现：右肺上叶纵隔旁见边缘清晰的较大肿块，病变向内侵及纵隔，局部包埋纵隔内血管；增强后病变呈不均匀强化，可见边缘欠清晰的液性低密度区。两次穿刺病理均为炎性肌纤维母细胞瘤。

七、要点速记

1．IMT 是原发性肺间叶性肿瘤，发病年龄常在 40 岁以下。具有一定的潜在的恶性倾向。

2．常无症状或症状轻微，最初以咳嗽、咳痰等非特异性症状就诊。

3．IMT 的影像学表现缺乏特异性。常为肺外周分布的孤立性结节或肿块，也可发生于肺门区，可侵及临近结构，可见钙化及无强化的囊性低密度区。

4．IMT 行 PET/CT 检查可表现为高摄取，与恶性肿瘤鉴别存在困难。

5．肺 IMT 有潜在的恶性倾向，手术切除是治疗肺 IMT 的有效手段。

（李智勇　李国生 编写 / 整理，路希维 审校）

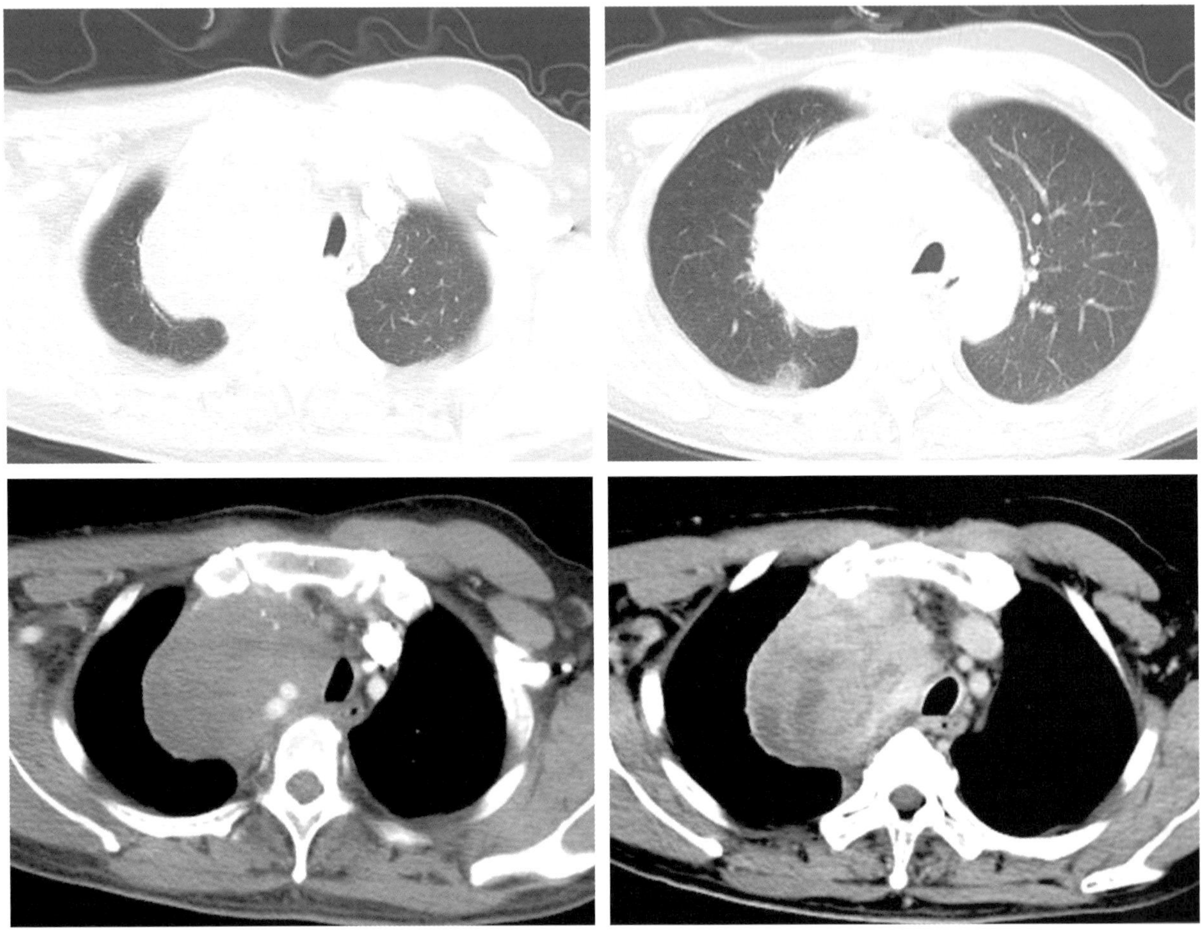

图 3-11-7　肺炎性肌纤维母细胞瘤

参考文献

1. 毛成涛,雷培森. 伴有淋巴结转移的肺炎性肌纤维母细胞瘤 1 例 [J]. 现代肿瘤医学,2010,18 (9):1847 ~ 1848.
2. Cerfolio RJ, Allen MS, Nascimento AG, et al. Inflammatory pseudotumors of the lung [J]. Ann Thorac Surg, 1999, 67: 933-936.
3. Mitsudomi T, Kaneko S, Tateishi M, et al. Benign tumors and tumor-like lesions of the lung [J]. Int Surg, 1990, 75 (3): 155-158.
4. Dehner LP. The enigmatic inflammatory pseudotumors: the current state of our understanding or misunderstanding [J]. J. Pathol, 2000, 192 (3): 277-279.
5. Montgomery EA, SHUster DD, Burkart AL, et al. Inflammatory myofibroblastic tumors of the urinary tract: a clinicopathologic study of 46 cases, including a malignant example inflammatory fibrosarcoma and a subset associated with high-grade urothelial carcinoma [J]. Am J Surg Pathol, 2006, 30 (12): 1502-1512.
6. Biselli R, Ferlini C, Fattorossi A, et al. Inflammatory myofibroblastic tumor (inflammatory pseudotumor): DNAflow cytometric analysis of nine pediatric cases [J]. Cancer, 1996, 77 (4): 778-784.
7. Fabre D, Fadel E, Singhal S, et al. Complete resection of pulmonary inflammatory pseudotumors has

excellent long-term prognosis [J]. J Thorac Cardiovasc Surg，2009，137（2）：435-440.
8. Ozkan Demirhan，Selvinaz Ozkara，Mustafa Yaman，et al. A rare benign tumor of the lung：Inflammatory myofibroblastic tumor-Case report [J]. Respir Med Case Rep，2013，8，（8）：32-35.
9. İçmeli ÖS，Alpay LA，Gündoğuş B，et al. Inflammatory myofibroblastic tumor：a rare tumor of the lung [J]. Eur Clin Respir J，2014，1（94）：385-391.
10. Travis WD，Brambilla E，Burke AP，et al. WHO Classification of Tumours of the lung，pleura，thymus and heart [J]. ARC，2015：121-122.

病例 12 胸闷、气短，伴凝血功能异常、肺动脉高压

一、病例特点

（一）简要病史

男性，75 岁。主诉：食欲缺乏、胸闷、气短 2 月余。2 月余前无明显诱因出现纳差、乏力，开始未在意，渐出现胸闷、气短，以心前区闷胀感为主，每次持续约 10 min，快步行走时加重，休息后可自行缓解。无咳嗽、咳痰、咯血、发热等，无夜间阵发性呼吸困难，无双下肢水肿等症状。当地医院 CT 检查提示双侧胸腔积液，抽取左侧胸腔积液约 50 ml，呈淡红色，具体检查结果不详。给予抗感染治疗 1 周，症状无明显缓解。再次就诊于当地医院，拟诊"心肌病"（具体检查结果不详），给予硝酸甘油静脉滴注及营养心肌等治疗，症状无明显缓解。近 1 周出现咳嗽、咳少量白色痰，胸闷、气短加重，并出现腰背部疼痛，为持续性钝痛，难以忍受。发病以来，体重下降 3 kg。

（二）既往史

无高血压、糖尿病、冠心病病史。吸烟指数 40 包年。

（三）体格检查

BMI 16.0 kg/m^2。轻度贫血貌，可见多处皮肤瘀斑，形状多不规则，大小 1 ~ 2 cm，以下肢及上肢静脉穿刺部位为主，躯干少见。颈静脉无怒张。右肩胛线第 9 肋间以下、左侧肩胛线第 8 肋间以下叩诊浊音，呼吸音减弱，以左下为著，未闻及干、湿啰音及胸膜摩擦音；心尖冲动位于左侧第 5 肋间锁骨中线上，叩诊心界稍大，心率 80 次 / 分，律齐，$P_2 > A_2$，各瓣膜区未闻及杂音；腹平坦，软，肝、脾肋下均未触及，移动性浊音（–），双下肢无水肿。

（四）辅助检查

1．实验室检查

（1）血常规：白细胞（WBC）6.84×10^9/L、中性粒细胞（N）0.62、淋巴细胞（L）0.24、单核细胞（M）0.12 ↑、血红蛋白（Hb）89 g/L ↓、红细胞（RBC）2.83×10^{12}/L ↓、血小板（Plt）56×10^9/L ↓；血沉（ESR）19 mm/h、C 反应蛋白（CRP）42.2 mg/L ↑；尿常规、粪常规均未见异常。

（2）生化常规：谷氨酰转肽酶（GGT）65.2 U/L ↑、总蛋白（TP）48.7 g/L ↓、白蛋白（Alb）27.7 g/L↓、碱性磷酸酶（ALP）153.9 U/L ↑、尿素氮（BUN）8.93 mmol/L ↑、肌酐（Cr）52.2 μmol/L ↓、钙离

子 2.62 mmol/L ↑，余正常。

（3）动脉血气分析：pH 7.47、$PaCO_2$ 32 mmHg、PaO_2 57 mmHg ↓、HCO_3^- 24 mmol/L。

（4）凝血功能：凝血酶原时间（PT）15.9 s ↑、凝血酶时间（TT）18.4 s、活化部分凝血活酶时间（APTT）36.0 s、血浆纤维蛋白原（Fib）1.36 g/L ↓、纤维蛋白降解产物（FDP）135.4 mg/L ↑；D-二聚体（D-Dimer）45.6 mg/L ↑。

（5）肺癌标志物：癌胚抗原（CEA）3.36 ng/ml、神经元特异性烯醇化酶（NSE）15.08 ng/ml、细胞角蛋白 19 片段（CYFRA21-1）1.81 ng/ml。

（6）风湿免疫检查：ANA、ENA 均阴性；类风湿因子阴性。

（7）结核相关检查：结核抗体阳性、痰涂片抗酸染色阴性（3 次）、血清 TB-DNA 阴性。

（8）血清蛋白电泳未见异常，尿本 - 周蛋白（–）。

2．心电图　电轴右偏，余大致正常。

3．肺功能检查　肺通气功能大致正常。

4．B 超及胸腔积液检查　右侧胸腔可探及液性暗区，深度约 20 mm，左侧胸腔可探及液性暗区，深度约 37 mm，可见漂浮肺组织。胸腔积液诊断性穿刺：左侧胸腔抽取 20 ml 洗肉水样胸腔积液；胸腔积液常规检查：淡红色，有凝块，细胞总数 1.3×10^{12}/L、白细胞 0.98×10^9/L、多核细胞 0.16、单个核细胞 0.84；胸水生化检查：总蛋白 39.8 g/L、乳酸脱氢酶（LDH）428 U/L ↑、葡萄糖（Glu）5.8 mmol/L、腺苷脱氢酶（ADA）12 U/L；胸腔积液肺癌肿瘤标志物均未见异常；胸腔积液脱落细胞检查（–）。

5．心脏超声　三尖瓣中度反流，肺动脉高压，估测肺动脉收缩压 56 mmHg（中度），左室舒张功能减低。左房增大 48 mm × 64 mm，右室前后内径 19 mm（图 3-12-1，彩图 3-12-1）。

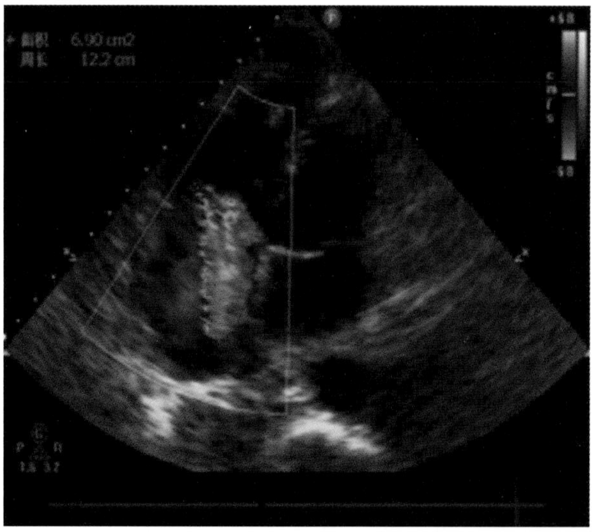

图 3-12-1　超声心动图

6．CT 肺动脉造影术（CTPA）　未见肺动脉栓塞。双侧胸腔积液，左侧积液量较多，左下肺压缩性不张（图 3-12-2）。

二、多学科会诊

● 呼吸科（李丹　西安交通大学第一附属医院）

病例特点：老年男性，病程 2 月余，表现为纳差、胸闷、逐渐加重的气短，伴难以忍受的腰背部疼痛。查体可见患者明显消瘦，贫血貌，皮肤多发瘀斑。辅助检查：Ⅰ型呼吸衰竭，贫血，低蛋白血

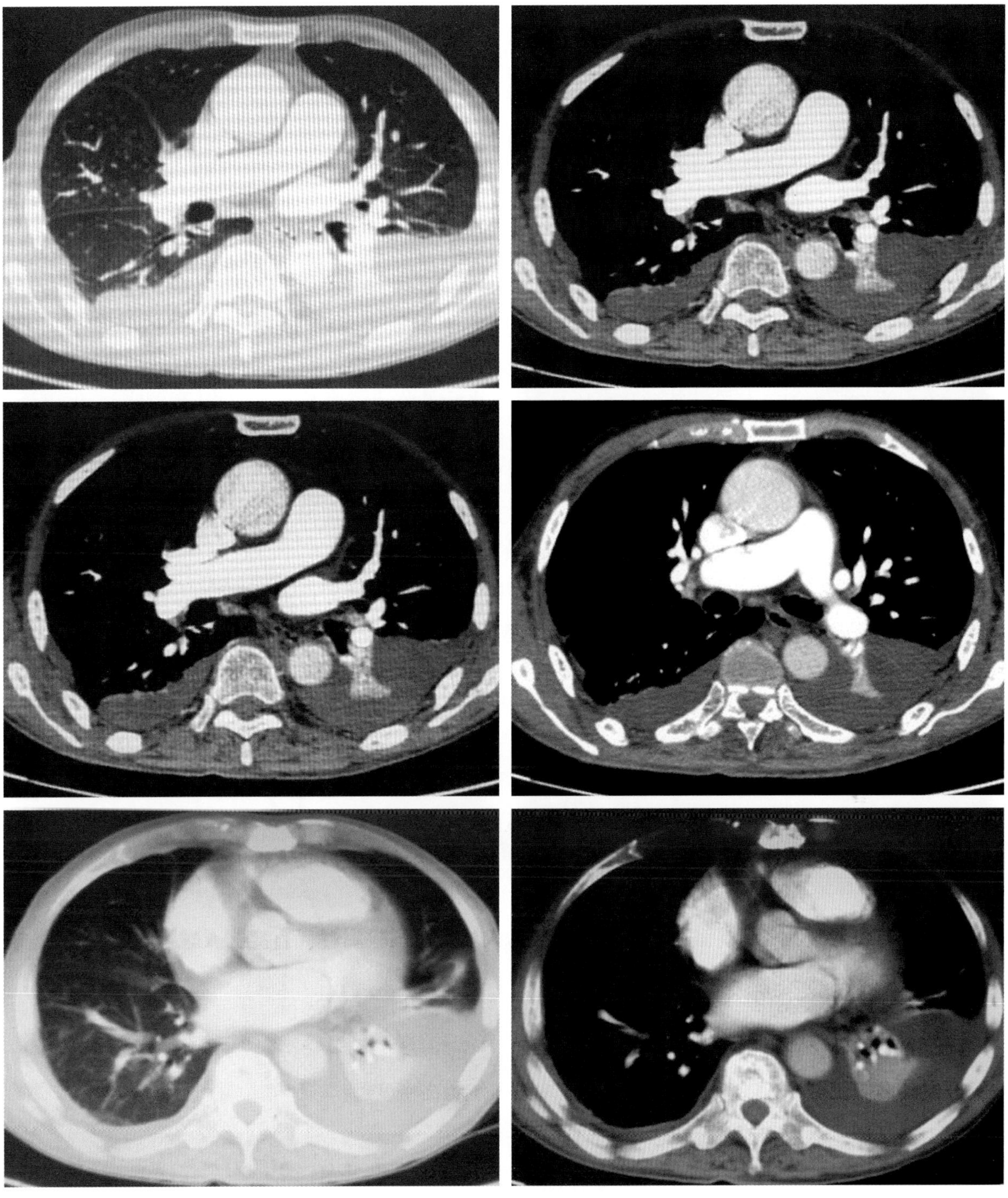

图 3-12-2　CT 肺动脉造影术

症；凝血指标异常，血小板减少，D- 二聚体显著升高；左侧中等量积液，右侧少量，为血性胸腔积液，单核细胞为主；心脏超声（图 3-12-1）提示三尖瓣中度反流，肺动脉高压，估测肺动脉收缩压 56 mmHg（中度）。患者病情复杂，为多器官和多系统受累疾病。该患者诊断困难，主要表现在：① I 型呼吸衰竭及肺动脉高压的病因，患者胸腔积液量不多，无肺实质病变，所以 I 型呼吸衰竭的病因需要考虑到肺血管疾病所致，患者有肺动脉高压支持该判断。患者出现肺动脉高压的同时，伴随 D- 二聚体和 FDP 显著增高，通常见于急性肺栓塞，但 CTPA 排除了该可能。因此，目前肺动脉高压的病因不明，需要进一步检查。② Fib 降低、Plt 减少，FDP 和 D-Dimer 显著升高和皮肤瘀斑提示患者发生了

DIC，但目前引起严重微循环障碍的病因不明。造成 DIC 的病因很多，其中感染最常见，恶性肿瘤次之。患者无发热、症状及辅助检查也无明显的感染性疾病表现，可暂不考虑。恶性肿瘤可以引起凝血、抗凝和纤溶机制失衡，乃至 DIC 的发生。患者目前肿瘤的直接依据不足，但患者进行性消瘦、有腰背部难以忍受的疼痛、双侧血性胸腔积液等表现都提示不能排除恶性肿瘤的可能，可行 PET/CT 或骨扫描等检查寻找恶性肿瘤的线索。

- 血管科（乌宇亮　西安交通大学第一附属医院）

目前诊断暂无明确线索，可继续围绕肺动脉高压寻找病因。不明原因的肺动脉高压包含了血液疾病（慢性溶血性贫血、骨髓增殖性疾病、脾切除）、全身性疾病（结节病、肺朗格汉斯细胞组织细胞增生症、淋巴管肌瘤病）、代谢性疾病（糖原储积病、Gaucher 病等），以及其他（肿瘤性梗阻、纤维性纵隔炎、慢性肾衰竭、节段性肺动脉高压）。从该患者的临床资料基本可以排除结节病、淋巴管肌瘤病等疾病和 Gaucher 等代谢性疾病。患者也无慢性肾衰竭、慢性心力衰竭病史，无家族性肺动脉高压家族史。建议行 PET/CT 检查明确有无肿瘤的可能等。

- 血液科（吴迪　西安交通大学第一附属医院）

患者老年男性，表现贫血、腰背部严重疼痛、碱性磷酸酶升高等，需要排除多发性骨髓瘤，但血清蛋白电泳检查正常，尿本 - 周蛋白检查（–），基本可除外多发性骨髓瘤。另外，患者有皮肤瘀斑，血性胸腔积液，实验室检查可见 D- 二聚体显著升高、血小板降低、凝血指标异常，需进一步排查血液系统相关疾病，可行溶血性贫血相关检查、血小板抗体，以及骨髓穿刺等，寻找原因。目前尚无法明确血液系统异常与肺动脉高压的关系。

后续进展

（一）完善血液系统相关检查

溶血性贫血检查：蔗糖溶血试验阴性、间接抗人球蛋白试验阴性、直接抗人球蛋白试验阴性、酸化血清溶血试验、血小板抗体阴性。

（二）完善上腹部、盆腔 CT

肝左叶内侧段可见低密度小结节影，肝区多发斑点状高密度影。

（三）完善肿瘤标志物系列

糖类抗原 125（CA125）290 U/mL ↑；铁蛋白 1255 ng/mL ↑；总前列腺特异性抗原（PSA）> 5000 ng/mL ↑；游离前列腺抗原（FPSA）> 50 ng/mL ↑。

（四）PET/CT 检查（图 3-12-3）

- PET/CT 科（段小艺　西安交通大学第一附属医院）

双肺未见明显结节及肿块影，未见核素异常浓聚灶。纵隔及两肺门可见数枚淋巴结影，核素不同程度浓聚，SUV 最大值为 3.2 ~ 4.8。双侧胸腔积液，胸膜未见异常核素浓聚。盆腔：前列腺位于膀胱后下方，体积明显增大，外周带核素分布不均匀性增高，左后部可见一核素异常浓聚灶略凸出于腺体轮廓之外，密度与前列腺相似，SUV 最大值为 4.7。膀胱充盈可，左后部可见一囊性低密度影突出

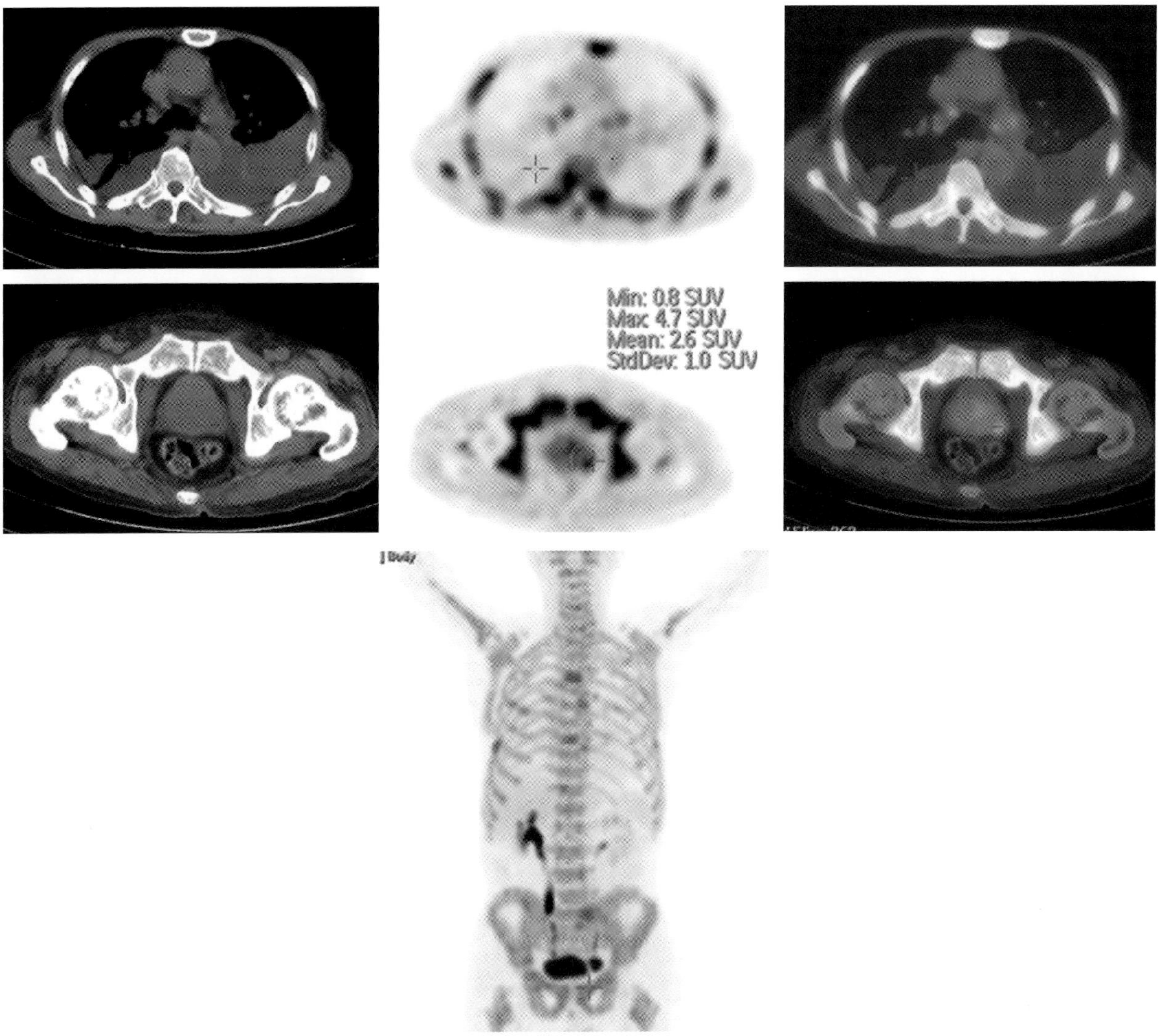

图 3-12-3　PET/CT 检查

于膀胱轮廓外，密度与核素浓聚程度均与膀胱一致。肌肉骨骼系统：所扫层面顶骨、双侧颞骨岩部、枕骨斜坡、颈、胸、腰椎、双侧肋骨、骨盆、四肢骨核素分布呈广泛不均匀性增浓，SUV 最大值为 3.5 ~ 9.5，同机 CT 显示相应部位骨质密度不均匀性增高，其中胸 5、9、12 椎体、右侧第 6 侧肋、左侧骶骨翼局部核素浓聚更为明显。PET/CT 诊断：①前列腺体积增大，葡萄糖代谢不均匀性增高；骨骼葡萄糖代谢广泛不均匀性增高，综合考虑前列腺癌，并广泛骨转移；②两侧肾上腺结节样增粗，葡萄糖代谢活性增高，不排除转移可能；③纵隔及两肺门多发趋于钙化之淋巴结，葡萄糖代谢增高，多考虑良性淋巴结。④双侧胸腔积液，双下肺外压性不张，双肺多发炎性改变。

- 泌尿外科（贺大林　西安交通大学第一附属医院）

该患者为老年男性，以“纳差、胸闷 2 月余”之主诉入院，逐渐出现胸闷、气短、咳嗽，无尿急、尿频、排尿困难等症状。通过肿瘤标志物的检查，总前列腺特异性抗原、游离前列腺抗原出现明显的增高，高度怀疑前列腺癌，结合 PET/CT 的结果，前列腺癌诊断基本明确。前列腺癌常易发生骨转移，引起全身疼痛。但患者泌尿系统的表现很少，推测与肿瘤发生的部位距离尿路相对较远有关。该患者目前全身情况较差，严重呼吸困难、Ⅰ型呼吸衰竭，恐难承受活检等进一步检查。该患者目前没有手术机会，可以考虑药物去势治疗。

● 呼吸科（石志红 西安交通大学第一附属医院）

根据该患者的肿瘤标志物检查、PET/CT 检查结果，并结合泌尿外科医师会诊意见，前列腺癌诊断明确。进一步探究患者持续加重的呼吸困难、肺动脉高压、D- 二聚体升高的原因，则考虑为肿瘤相关的肺动脉高压。临床上肿瘤所致肺动脉高压常见于：①栓塞：肿瘤相关的高凝状态导致血栓形成，进而发生肺栓塞（常见），或少见情况下瘤栓栓塞引起；②肿瘤通过释放缩血管物质引起肺血管痉挛，或通过其他机制引起血管病变，进而造成肺血管阻力增加，如肺肿瘤血栓性微血管病（PTTM）。该患者经增强扫描至少排除了发生在亚段以上的肺栓塞，其肺动脉高压考虑与 PTTM 有关。PTTM 为肿瘤患者严重而少见的并发症，表现为进行性加重的肺动脉高压、Ⅰ型呼吸衰竭、持续升高的 D- 二聚体或 FDP，而无肺栓塞的依据。因该病临床表现特异性不强，生前诊断十分困难。

三、最终诊断

前列腺癌，多发骨转移，肿瘤血栓性微血管病，Ⅰ型呼吸衰竭。

四、治疗及转归

入院第五天后，患者出现非阵发性室上性心动过速，心室率为 120 ～ 150 次 / 分，血压降低至 80 ～ 90/50 ～ 60 mmHg，呼吸困难加重，SaO_2 93%（吸氧 5 ～ 7 L/min），平卧困难。根据初步诊断，给予对症治疗，并请泌尿外科会诊，因无法耐受前列腺病变活检，建议加用康士得（比卡鲁胺）治疗。入院后第六天，因低氧血症持续加重，全身状况恶化，患者家属要求出院。出院 1 周后患者死亡。

五、专家点评

● 呼吸科（杨岚 西安交通大学第一附属医院）

该患者为老年男性，临床表现为逐渐加重的气短和全身疼痛，辅助检查 D- 二聚体显著升高，肺动脉高压，胸部影像学主要表现为双侧胸腔积液。入院后首先从胸腔积液的原因入手，明确了胸腔积液的性质为渗出液，接下来探究其病因。围绕恶性胸腔积液，完成了血清、胸腔积液有关肺癌的三项肿瘤标志物检查及胸腔积液脱落细胞学检查，结果未见异常；良性胸腔积液、抗核抗体谱等均（–），自身免疫病所致胸腔积液的依据欠充分。随着对疾病的不断认识，针对累及肺、胸膜、肺血管、血液系统等多器官改变的问题，综合考虑系统性疾病所致肺动脉高压。肺动脉高压的可能病因包括血液疾病、代谢性疾病等（如肿瘤样梗阻、纤维性纵隔炎）。围绕引起肺动脉高压的原因，排除了血液系统疾病等。肿瘤标志物系列检查为诊断提供了重要的线索，总前列腺特异性抗原、游离前列腺抗原出现明显增高，高度怀疑前列腺癌，PET/CT 证实肿瘤已经广泛转移，再结合临床 D- 二聚体和 FDP 显著增高，以及对肺栓塞的排查，考虑肺动脉高压与肿瘤相关。

总结患者的诊断过程，分别从胸腔积液和肺动脉高压的病因入手进行排查，血清肿瘤标志物的特异性升高及 PET/CT 发现肿瘤原发部位和广泛转移的证据，结合临床病情演变、D- 二聚体及 FDP 升高，CTPA 排除肺栓塞，最终明确诊断前列腺癌、肺肿瘤血栓性微血管病的诊断。

六、关联知识点——肺肿瘤血栓性微血管病

肺肿瘤血栓性微血管病（pulmonary tumor thrombotic microangiopathy，PTTM）是肿瘤患者一种

严重而少见的并发症，以进行性加重的呼吸困难为主要表现，病情凶险，病死率高。最早于1990年由Von Herbay等最先提出，迄今为止共报道200多例肿瘤患者合并PTTM，虽然因肿瘤死亡的患者中PTTM占0.9%～3.3%，但仅有少数患者死前确诊合并PTTM，大部分患者于尸检后明确诊断。PTTM的发病机制暂不明确，但有证据表示肿瘤患者在进行化疗、放疗或手术治疗时，易导致肿瘤团块碎裂，增加肿瘤栓塞在肺动脉的风险。

（一）临床表现

临床表现具有多样性，全身症状包括虚弱、体重减轻、全身疼痛、发热等，还可表现出相对应器官恶性肿瘤的症状。主要体征和肺源性心脏病相似，表现为呼吸急促，听诊为双肺呼吸音粗，肺动脉瓣区第二心音亢进甚至分裂，三尖瓣区心音增加或出现收缩期杂音等。常表现为呼吸困难症状逐渐加重，病情进展较快，患者在短期内死亡。PTTM主要发生在腺癌患者中，腺癌尸检病例中发生率为33%。据研究，大约有60%的PTTM起源于胃癌，少量患者源于食管癌、结肠直肠癌、胰腺癌、肺癌，罕见于乳腺癌、膀胱癌和卵巢癌，而在胃腺癌患者中的PTTM发生率为26%。

（二）病理学特征

PTTM的主要组织学特点为非闭塞性的微小肿瘤栓子、小血管内膜的成纤维细胞增生及肺血管的重塑。肿瘤细胞在血管内侵袭从而激活凝血系统，继发血栓形成，内膜纤维细胞增殖致管腔狭窄引起肺动脉高压。Hironori Uruga等对19例PTTM患者肺组织病理研究发现：引起这一系列改变的主要原因可能与大量生长因子及血管活性因子的释放有关。损伤后的血管内皮可以进一步分泌血小板衍生生长因子和骨桥蛋白，以及许多血管活性因子，从而诱导血管内膜增殖重塑。

（三）影像学特征

PTTM的影像学表现缺乏特异性，早期的PTTM在影像学上难以发现，随着病情进展可伴随出现小动脉栓塞，此时胸部X片可表现为双侧浸润性阴影及结节，胸部CT可表现为磨玻璃样影、小叶样实变、多发小结节（可呈树芽征表现）、胸腔积液、肺动脉增宽和纵隔淋巴结肿大。肺灌注显像在少数患者中可见多发低灌注区，而PET/CT可能发现肿瘤细胞栓塞部位高摄取，但这些均应是PTTM的间接或继发性征象，对诊断有提示作用。

（四）诊断

由于PTTM的临床及影像学表现缺乏特异性，所以不易被临床医生认识和诊断。目前CT引导下行肺穿刺活检或经支气管镜肺活检取得病理仍然是诊断的金标准，但通常不易获得。如发生急性加重的呼吸困难，低氧血症伴随D–二聚体或FDP的上升，肺动脉压升高，CT肺动脉造影未见明显异常，肺灌注显像出现远端灌注异常，伴体重下降时需高度警惕PTTM可能。此时需要积极从胃、肠道、肝、乳腺及胰腺等方面寻找原发肿瘤证据。

（五）治疗及预后

目前缺乏有效治疗，预后差。PTTM主要症状为进行性加重的呼吸困难，需要进行氧疗的患者其中位生存时间仅9天。PTTM几乎均为致命性，预后极差的原因与进行性肺动脉高压所致的心肺功能衰竭快速恶化有关。

参考病例

女性，59 岁。进行性呼吸困难 1 月余。活动后明显，休息后缓解，夜间可平卧，无咳嗽、咳痰，无胸痛。5 年前发现右乳腺肿块，未诊治。半年前行右乳腺肿块穿刺活检，诊断“乳腺浸润性导管癌，淋巴结转移骨转移”，术后给予化疗及放疗治疗。查体：T 36.6 ℃，P 110 次 / 分，24 次 / 分，BP 105/82 mmHg。口唇稍绀，颈静脉怒张，双肺呼吸音清，双肺未闻及湿啰音。心率 110 次 / 分，律齐，心音减弱，P2 ＞ A2，三尖瓣听诊区可闻及收缩期吹风样 2/6 级杂音。双下肢轻度水肿。血气分析（FiO2 45%）pH 7.49 ↑，PCO_2 24 mmHg ↓，PO_2 75 mmHg ↓，HCO_3^- 18.3 mmol/L ↓，D- 二聚体 1866 μg/L ↑。肺部 CT 双肺散在分布的小叶中心性结节，肺动脉增宽，右侧少量胸腔积液。CTPA：肺动脉明显增宽，主干及分支均未见充盈缺损，右房右室增大（图 3-12-4）。结合病史、临床表现及影像学特征诊断 PTTM。患者于确诊后 1 周突发呼吸困难、顽固性低氧血症，经气管插管、机械通气等治疗无效死亡，因病情急剧进展未行 PET/CT 检查。

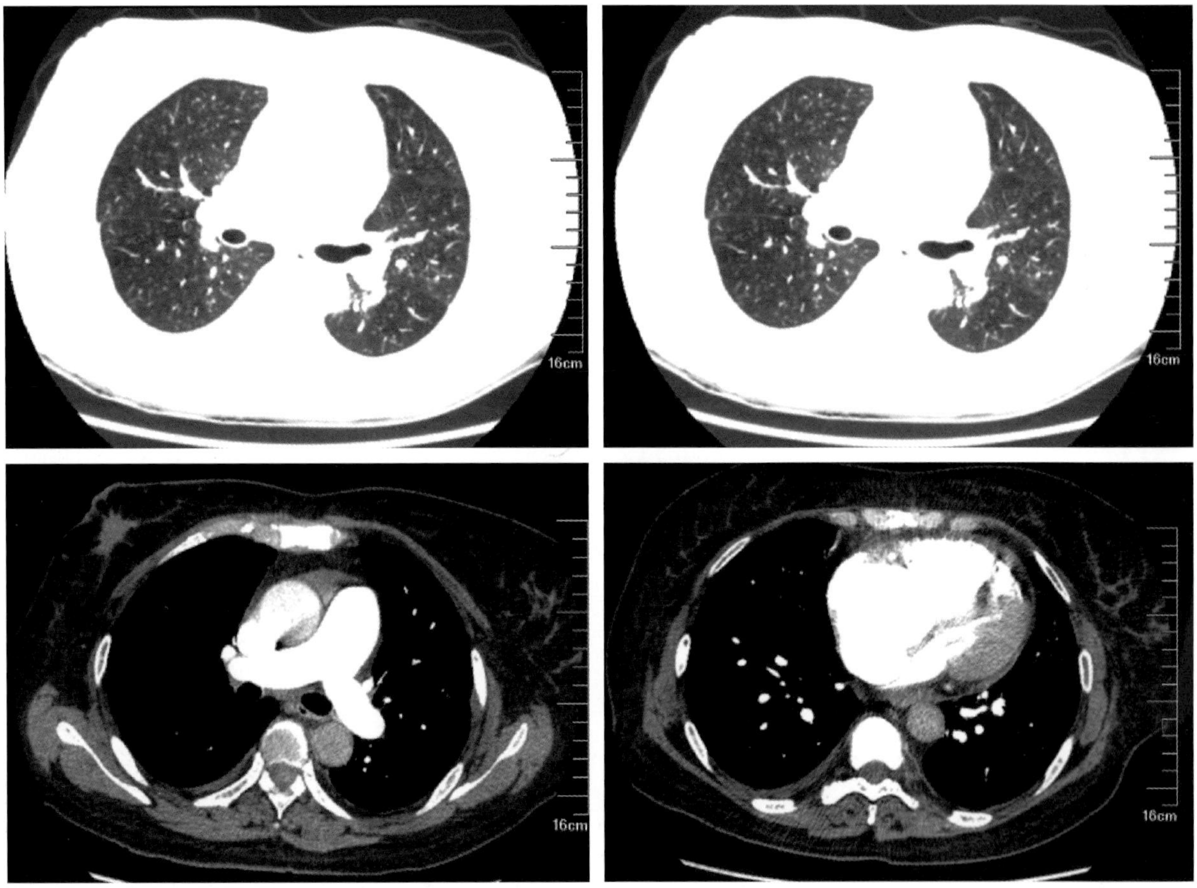

图 3-12-4　乳腺浸润性导管癌，PTTM

七、要点速记

1．肿瘤患者如果表现出急性加重的呼吸困难，低氧血症伴随 D- 二聚体或 FDP 的上升，肺动脉压升高，CT 肺动脉造影未见明显异常，需高度警惕 PTTM 可能。

2．PTTM 影像学表现可见多发磨玻璃影、多发小结节、树芽征等，可有肺动脉高压和胸腔积液。肺灌注扫描可见外周多发低灌注区。

3．PET/CT 对于发现 PTTM 隐匿的原发恶性肿瘤具有重要的诊断价值。

（石志红　孙皎琳　赵运涛 编写/整理，黄　勇 审校）

参考文献

1．桂贤华，蔡后荣．肺肿瘤血栓性微血管病［J］．中华结核和呼吸杂志，2016，39（7）：546-547.

2．Von HA，Illes A，Waldherr R，et al．Pulmonary tumor thrombotic microangiopathy with pulmonary hypertension［J］．Cancer，1990，66（3）：587-592.

3．Kayatani H，Matsuo K，Ueda Y，et al．Pulmonary tumor thrombotic microangiopathy diagnosed antemortem and treated with combination chemotherapy［J］．Internal Medicine，2012，51（19）：2767.

4．Okubo Y，Wakayama M，Kitahara K，et al．Pulmonary tumor thrombotic microangiopathy induced by gastric carcinama：Morphometric and immunohistochemica analysis of six autopsy cases［J］．Diagnostic Pathology，2011，6（1）：1-9.

5．Gui XH，Cai HR．Pulmonary tumor thrombotic microangiopathy［J］．Chinese journal of tuberculosis and respiratory diseases，2016，39（7）：547.

6．Miyano S，Izumi S，Takeda Y，et al．Pulmonary tumor thrombotic microangiopathy［J］．American Journal of Emergency Medicine，2011，29（2）：3-4.

7．Uruga H，Fujii T，Kurosaki A，et al．Pulmonary tumor thrombotic microangiopathy：a clinical analysis of 30 autopsy cases［J］．Internal Medicine，2013，52（12）：1317.

8．Godbole R，Ghatol A，Betancourt J，et al．Pulmonary tumor thrombotic microangiopathy：clinical，radiologic and histologic correlation［J］．Journal of clinical imaging science，2015，5（1）：44.

9．Gavin MC，Morse D，Partridge AH，Levy BD，Loscalzo J．Clinical problem-solving．Breathless．New England Journal of Medicine．2012，366（1）：75-81.

病例 13　吸毒，双肺多发磨玻璃影及肺气囊

一、病例特点

（一）简要病史

男性，47 岁，无业。咳嗽，痰血 1 个月，加重伴胸痛、气促 1 周。1 月前无明显诱因出现咳嗽、咳痰，痰中带暗红色血，无发热，自服抗菌药物（具体不详）无缓解。1 周前突发右侧胸痛及活动后明显气促，于外院查胸部 CT 示“右侧自发性气胸”，住院行胸腔闭式引流术后气胸吸收。为进一步治疗，转我院。发病来体重稍有下降。

（二）既往史

幼时外伤性肝破裂，行手术修补。有吸毒史，静脉或肌肉注射海洛因 10 年，至今未戒。近 1 年来右臀部出现硬结，后逐渐增大形成包块，近期伴有疼痛，注射毒品后疼痛可缓解，未重视。吸烟指数

30 ~ 60 包 / 年。

（三）体格检查

T 36.7 ℃，P 90 次 / 分，R 28 次 / 分，BP 126/80 mmHg。贫血貌。皮肤黏膜未见出血点。双肺呼吸音减弱，可闻及散在细湿啰音。心腹未见异常。右臀部肌肉肿胀，皮肤未见异常，其深部可触及大小约 18 cm × 20 cm 包块，质地坚硬、活动度差，有触痛。右侧腹股沟可触及多个蚕豆大小的肿大淋巴结，质稍硬、无压痛。

（四）辅助检查

1．实验室检查

（1）血常规：白细胞（WBC）7.43×10^9/L、红细胞（RBC）1.79×10^{12}/L、血红蛋白（Hb）44.20 g/L ↓、平均红细胞体积（MCV）81.02 fL、平均红细胞血红蛋白含量（MCH）23.52 pg、平均红细胞血红蛋白浓度（MCHC）292.2 g/L、血小板（Plt）274×10^9/L；血沉（ESR）100 mm/h ↑。

（2）生化及常规：尿酸（UA）912.00 μmol/L ↑、谷丙转氨酶（ALT）43.00 IU/L ↑、碱性磷酸酶（ALP）36.00 IU/L ↓、谷草转氨酶（AST）42.00 IU/L ↑、白蛋白（A）26.7 g/L ↓、白球比（A/G）0.83 ↓；肾功能未见异常；C 反应蛋白（CRP）29.70 mg/L ↑；尿、便常规（–）。

（3）凝血功能：血浆 D- 二聚体（D-dimer）5.74 mg/L ↑；血浆凝血酶原时间（PT）及活化的部分凝血酶原时间（APTT）正常。

（4）动脉血气分析：pH 7.40、$PaCO_2$ 41.00 mmHg、PaO_2 70.00 mmHg ↓、HCO_3^- 26.00 mmol/L。

（5）感染相关：HIV 及梅毒抗体检测均阴性、丙肝病毒抗体（HCV-Ab）阳性；降钙素原（PCT）0.56 ↑；G 试验及 GM 试验均阴性；痰涂片抗酸染色阴性（3 次）；结核感染 T 细胞斑点试验（T-SPOT.TB）阴性；结核蛋白芯片：16 kDa（–）、LAM（±）、38 kDa（±）。

（6）cANCA、pANCA 均阴性。

（7）肿瘤标志物：细胞角蛋白 19 片段（CK19）7.89 ng/ml ↑、癌糖类抗原 CA125：197.40 U/ml ↑，其余未见异常。超敏 C 反应蛋白（hCRP）13.30 mg/L ↑。

2．腹部彩超　肝质地不均；双肾未见异常，余未见明显异常。

3．心电图　窦性心动过速。

4．心脏彩超　三尖瓣反流，左心室舒张功能减低。

5．胸部 HRCT　入院时 CT 显示肺部弥漫分布磨玻璃影，夹杂多发气囊影、考虑肺耶氏孢子菌肺炎可能性大（PJP），细菌性肺炎不除外（图 3-13-1）。

（五）诊治及病情变化

初步诊断：耶氏肺孢子菌病（PJP），予左氧氟沙星及复方新诺明治疗 2 周，痰中带血及气促症状无明显改善。复查血常规：WBC 8.12×10^9/L、Hb 35.20 g/L ↓、Plt 201×10^9/L。血红蛋白进行性下降。

二、多学科会诊

● 呼吸科（马志明　广州胸科医院）

中年男性，以咳嗽、痰中带血 1 个月，加重伴活动后气促 1 周为主诉。近期发生自发性气胸，有静脉注射毒品史。实验室检查提示有重度贫血且进行性加重。血浆 D- 二聚体、PCT、CRP 升高，肿瘤标志物细胞角蛋白 19 片段及 CA125 升高。胸部 CT 表现为双肺多发斑片状磨玻璃影（GGO）伴多

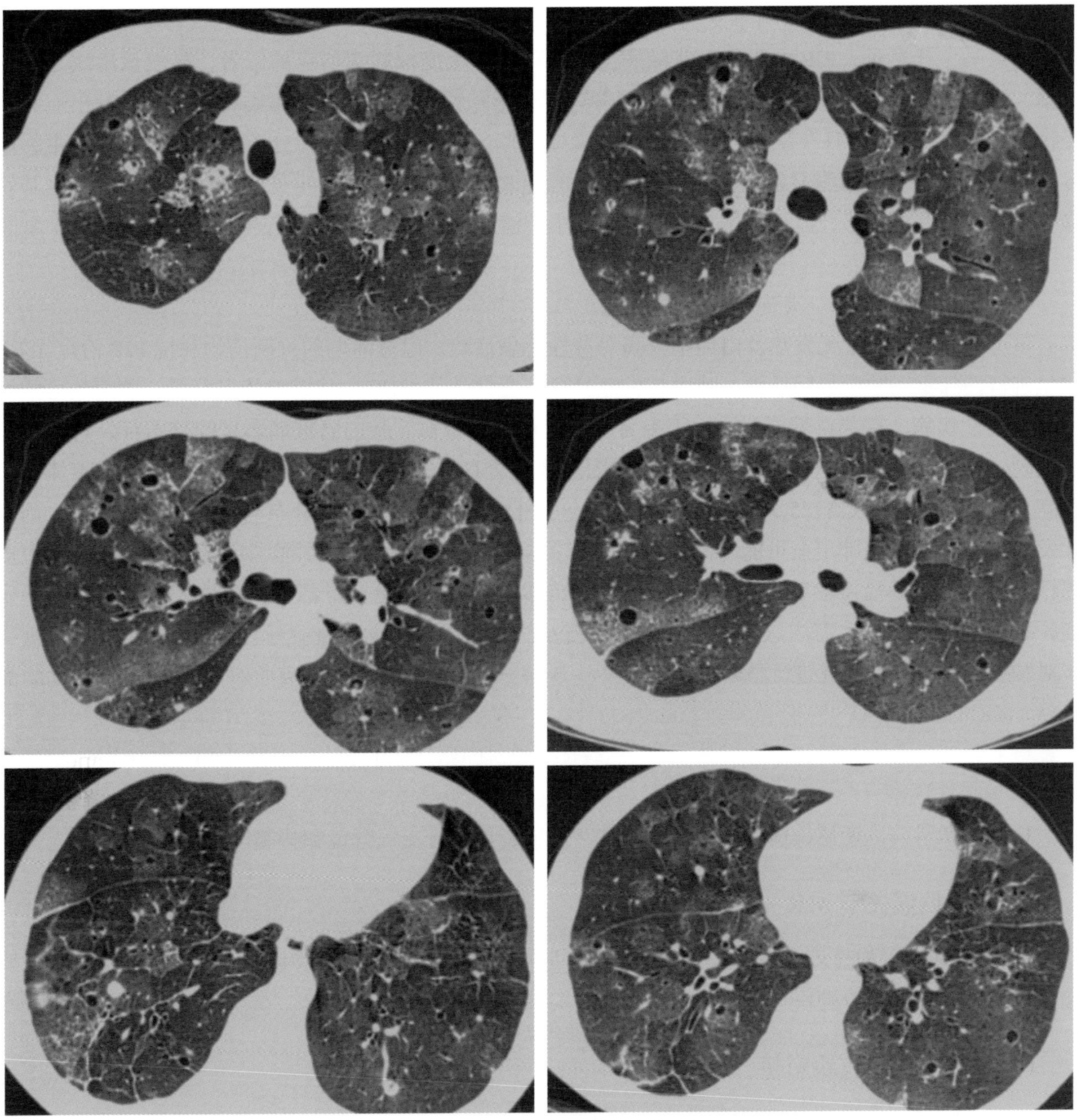

图 3-13-1　胸部 HRCT

发囊性病变，可见散在分布结节影。未见纵隔及肺门淋巴结肿大。目前的诊断与鉴别诊断为：①肺孢子菌病（PJP）：患者有吸毒史，肺部表现为弥漫分布 GGO 和多发囊性病变，需考虑到 PJP 可能，但 HIV 阴性，且经复方新诺明治疗症状未见改善，不太支持。②细菌感染或真菌感染：患者 PCT 升高，肺内多发囊性病变和渗出影，血源性肺脓肿，脓毒症？金葡菌肺炎需要考虑。但患者起病缓，无发热，血象不高，临床表现不支持。③转移癌：肺部囊性病变是否为恶性肿瘤肺转移？肺内多发大小不一含气囊腔，周围伴磨玻璃影，小叶间隔光滑增厚，小叶结构显示完整，符合肺出血表现。多囊性变合并肺出血提示为高度恶性肿瘤，需进一步获得组织学依据。④肺朗格汉斯细胞组织细胞增生症（PLCH）：患者长期大量吸烟史，需鉴别。PLCH 的囊多发生于中上肺，壁厚或薄，形态不规则且大小不一。本例的囊性病变虽然在中上肺较多，但形态规整，弥漫分布的磨玻璃影难以用 PLCH 解释。目前尚难以确诊。建议行支气管镜检查，围绕感染性疾病与肿瘤展开排查。

- 影像科（卜学勇 深圳市龙岗区妇幼保健院）

同意马主任意见，PJP 主要见于艾滋病、器官移植和免疫抑制剂治疗的患者，显然该患缺乏这些证据；脓毒性肺栓塞多以外周分布为主，多伴有实变影和脓胸等，本例无感染特点，且以肺出血为主要特点，可排除；PLCH 早期多以结节为主，囊壁较厚，形态多不规则，分布主要以上中肺为主。而本例多发气囊的分布无明显趋向性，同时引起弥漫性肺泡出血在 PLCH 罕见，也可以排除。肿瘤肺转移可以表现为囊样转移，但很少见。目前诊断困难，需通过病理组织学等检查明确病变性质。

- 结核科（路希维 大连市结核病医院）

该患者起病较缓，无发热及白细胞升高等急性感染症状。经过前期的抗菌药物和抗 PJP 治疗无效，贫血进行性加重，肿瘤指标异常，肺内多发随机分布囊性灶伴 GGO。从以上特点分析，肿瘤的可能性大于感染性疾病。有几点需要关注：①患者有持续性痰中带血，肺内磨玻璃影呈铺路石征，符合肺出血表现，而且是血色素进行性下降的主要原因。②是否存在恶性肿瘤肺转移？该患者 D- 二聚体显著升高，细胞角蛋白和 CA125 升高具有提示意义。肺部多发结节和囊性变分布与肺血管关系密切，周围伴发磨玻璃影，推测肺出血可能与微血管损伤有关。囊性转移和出血在肿瘤性疾病多见于肉瘤、上皮源性恶性肿瘤、肿瘤微血管栓塞病（PTTM）等转移性肺肿瘤。患者臀部巨大包块表现为肌肉弥漫病变，且逐渐出现疼痛，需注意原发肉瘤可能，需及时行活体组织学检查。建议行 PET/CT 检查，进一步对肿瘤特点及转移情况进行整体评价。

后续进展

根据多学科会诊意见，预备完善相关检查，但患者拒绝行支气管镜和骨髓活检。

（一）双侧髋关节 MR 平扫

髋关节 MRI 平扫显示右臀部巨大肿块，位于肌肉组织或肌间隙内，肿块界限不清楚，局部正常肌肉组织显示不清，提示肿块与骨骼肌或附属结构关系密切（图 3-13-2）。

（二）右侧臀部包块彩超

右臀部混合性包块内可见彩色血流信号，为动脉频谱。

（三）右侧腹股沟淋巴结活检

病理回报：镜下见淋巴结结构被破坏，其内可见单一形态梭形瘤细胞巢浸润，瘤细胞异型性不明显，胞质丰富嗜酸性，核圆形或卵圆形，核分裂象可见。部分瘤细胞围绕血管生长伴出血，似血管肉瘤样改变。免疫组化 PCK（+）、EMA（+）、K903（+）、Ck5/6（–）、CD31（–）、CD34（–）、S-100（–）、CD68（局灶 +）、Des（–）、SMA（–）、Ki67 > 60%。病理诊断意见：(右侧腹股沟）淋巴结转移性恶性肿瘤。考虑低分化癌，组织来源不明确。第二次免疫组化检查结果：TLE-1（–）、Bcl-2（–）、CK19（+）、SYT Fish（–），同时增加了针对滑膜肉瘤的分子病理检测，结果：SYT（–）、FISH（–）。结合上述检查考虑为：腹股沟淋巴结转移性肉瘤，组织类型不明，上皮样肉瘤可能性存在。

（四）胸腔镜肺活检（外院）

由于肉瘤的组织来源仍不明确，最终行胸腔镜肺活检。病理见图 3-13-3（彩图 3-13-3）。

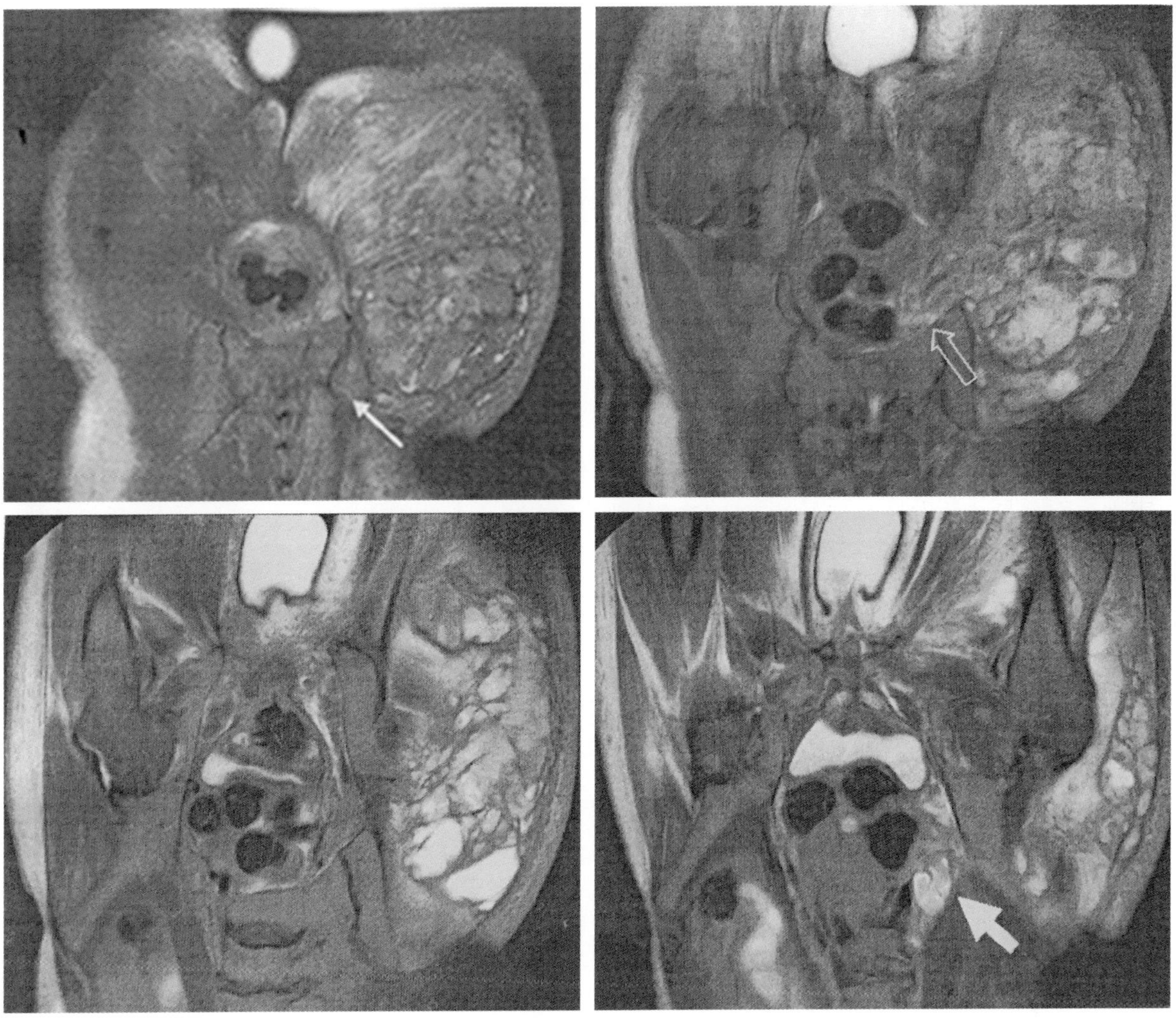

图 3-13-2　双侧髋关节 MR 平扫

- 影像科（苗延巍　大连医科大学附属第一医院）

此例患者髋关节 MRI 平扫显示右臀部巨大肿块，位于肌肉组织或肌间隙内，肿块界限不清楚，局部正常肌肉组织显示不清，提示肿块与骨骼肌或附属结构关系密切。肿块内部信号极其不均，在 T1WI 以稍低信号为主，混杂点条状稍高信号，而 T2WI 上可见瘤内大小不一的囊腔，囊内可见上高下低的液 - 液平面，上述信号改变提示肿瘤存在明显的出血、囊变坏死；肿瘤有不完整的包膜，瘤周肌肉组织可见 T1 低、T2 高信号水肿区。肿瘤向盆腔侵犯（空箭头），有骨质侵犯（箭头）（图 3-13-2）。虽未做增强，但结合彩超检查提示肿瘤血液供应丰富。右腹股沟及盆腔内可见 2 枚球形结节（白箭头）（图 3-13-2），呈 T2 高、T1 低信号，其内信号也欠均匀，与臀部包块信号相似。综合上述表现，首先确定病灶位置很可能为右臀部肌层或肌肉间结构。病灶巨大，信号极不均匀，有出血、囊变，周围界限不清，进展迅速（1 年内数倍增长），强烈提示病变为恶性，肉瘤可能性大，骨骼肌或筋膜组织来源可能。此部位与关节有一定距离，骨骼及滑膜组织来源恶性肿瘤不首先考虑。此外，血管源性或神经源性肉瘤也有可能，但 MRI 平扫鉴别困难。患者长期吸毒，由免疫力低下而继发的恶性肿瘤也需要考虑。右腹股沟及盆腔内 2 枚球形结节，按照一元论，先考虑转移淋巴结，需要 MRI 增强或活检穿刺进一步证实。

- 病理科（蔡毅然　上海交大医学院）

此例患者表现为进行性贫血、持续性痰中带血、右臀部深部巨大包块、质地坚硬、活动度差。右

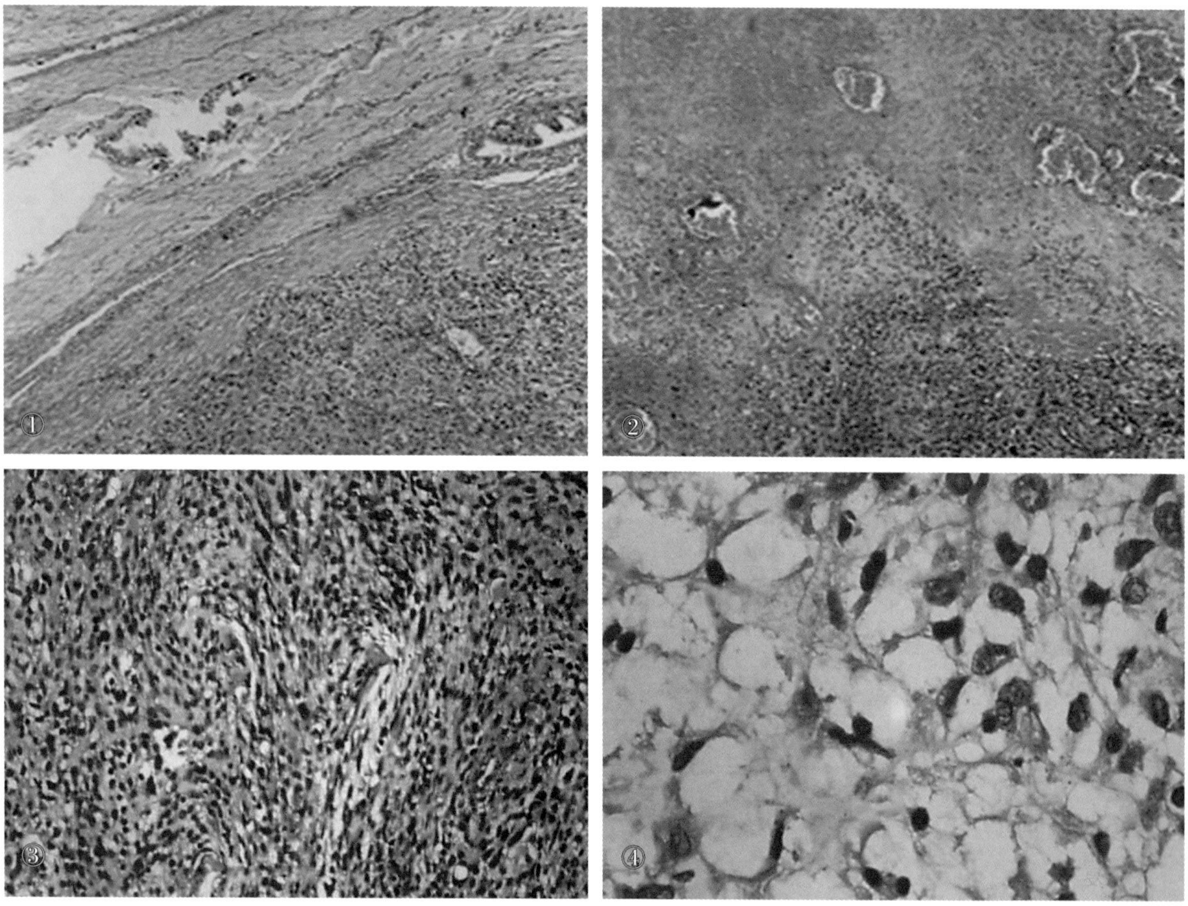

图 3-13-3 肺活检病理

图①可以见到多道长条状的纤维性包膜。图②可见多处红白色的出血坏死灶。图③肉瘤性的肿瘤细胞核呈旋漏性的分布。图④可见到大量的脂肪细胞。大量的恶性肉瘤细胞核周围见到较多的纤维组织增生成分。组织内有 4 种成分的肉瘤：少许上皮样肉瘤性结构，大量脂肪性肉瘤样结构，中大量淋巴样肉瘤样结构，少许滑膜性肉瘤样结构。诊断为：混合性肉瘤

侧腹股沟多发淋巴结肿大，质稍硬、无压痛。右侧臀部包块彩超：右臀部混合性包块内可见血供丰富。淋巴结病理形态改变：淋巴结结构破坏代之以梭形细胞恶性肿瘤，伴明显坏死、血管丰富（病理图像显示），免疫组化示上皮标记物表达（PCK、K903、CK19 及 EMA 阳性），而不表达血管及肌源性标志物（CD31、CD34、Des 及 SMA），结合形态考虑为转移性肉瘤（分化差），上皮样肉瘤可能性大。肺活检病理显示：条状的纤维性包膜，可见多处出血坏死灶，梭形肿瘤细胞核呈旋涡样排列，可见胞浆空泡样；本例肺内病变可见组织内多种形态的肿瘤成分：上皮样肉瘤性结构、脂肪性肉瘤样及少许滑膜肉瘤样结构，因此诊断为分化差的肉瘤（混合性肉瘤）。推测本例患者的多处病变的相关性，考虑臀部为其原发部位。分化差的肉瘤（混合性肉瘤）生长速度较快（Ki67 > 60%），可发生出血及坏死囊性变，血液循环丰富易发生淋巴道及血道转移，患者肺内病变极有可能为转移所致。肿瘤易坏死、亲血管性和本身血液循环丰富，故而极易引起肺内转移病灶出血而致患者持续痰中带血。肿瘤转移至肺并发生坏死，可导致薄壁空洞形成，这也可以解释肺内多发磨玻璃影及囊样影。结合患者肿瘤标志物升高等特征，可用右臀部原发恶性肿瘤“一元论”来解释。

三、最终诊断

臀部混合性肉瘤伴肺内转移。

四、治疗及转归

患者拒绝有关肿瘤的检查和治疗，经多次成分输血及对症治疗后自行出院。出院后 1 月复查 CT（图 3-13-4），示肺内磨玻璃影及气囊较前明显增多。2 月后，再次出现气促加重，诊断为“右侧自发性气胸”，予胸腔闭式引流术、头孢噻肟抗感染，气胸基本吸收。以后气胸反复发作（附第 2、3 次发生气胸时 DR），不久猝死于家中（图 3-13-5）。

五、专家点评

● 放射科（伍建林　大连大学附属中山医院）

该患者中年男性，长期吸毒史，从临床到影像学表现以及病情演变均具复杂性，多学科会诊十分必要。临床上，以咳嗽、痰中带血伴活动后气促为主诉，实验室检查提示重度贫血、细胞角蛋白 19 片段及 CA125 升高。影像学上，CT 示双肺弥漫大小不一磨玻璃影（GGO）伴多发囊腔样病变，呈快速进行性发展并多次继发气胸；MRI 示右臀部巨大不规则混合信号肿块，定位于肌肉或肌间隙，界限不清，向周围侵犯（同侧腹股沟见淋巴结转移），内部见大量坏死液化及出血性囊腔，未做增强扫描，但结合彩超提示为血液供应丰富的肿瘤，上述表现高度提示臀部骨骼肌或筋膜组织肉瘤的可能性大。病理上，腹股沟淋巴结活检的镜下与免疫组化支持上皮样肉瘤，臀部恰为其好发部位，该肿瘤生长快、侵袭性强、血液供应丰富易转移；肺部为较常见的转移器官，且转移灶易出血、生长迅速、易出现囊腔和气胸，而肺组织活检提示为“混合性肉瘤”，其中包含上皮样肉瘤。总之，本病例病情和有关表现十分复杂，通过多学科专家深入讨论和充分梳理，尤其进行多次动态复查和淋巴结及肺组织活检，

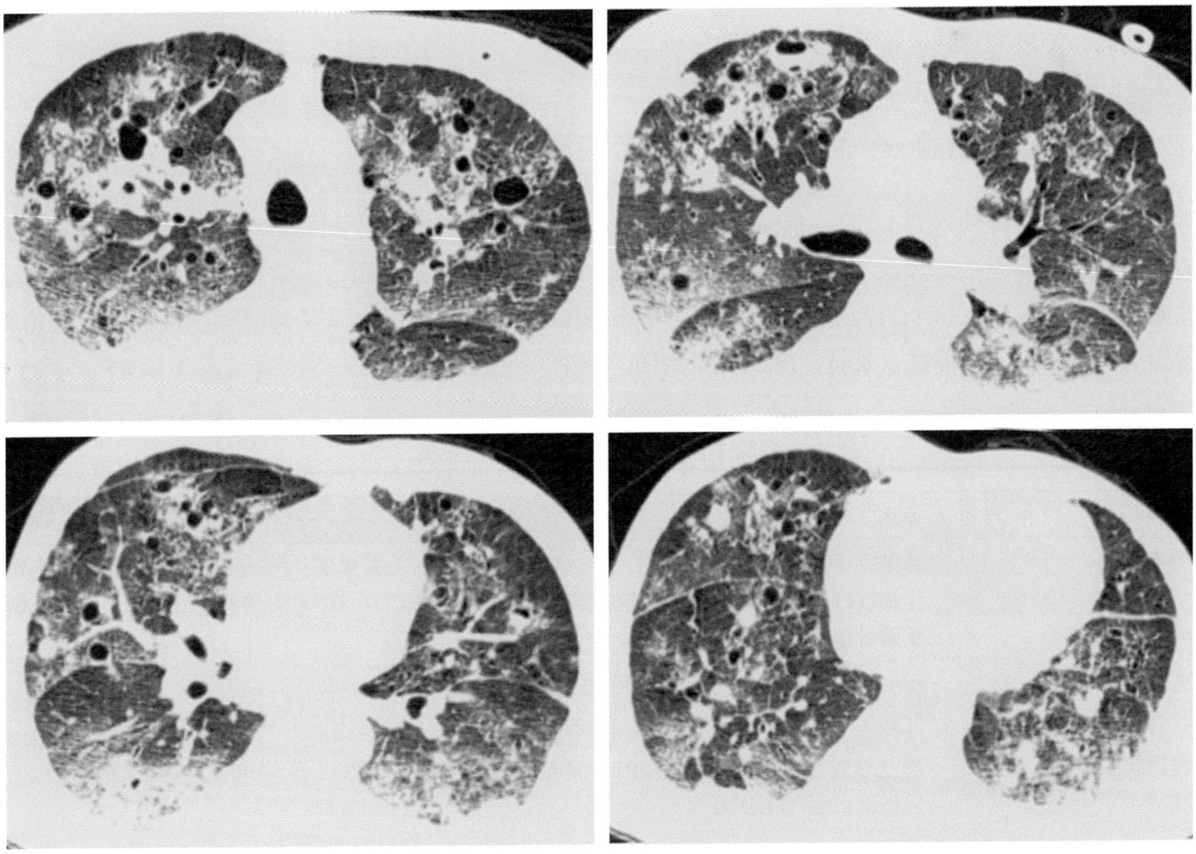

图 3-13-4　肺 CT 随访

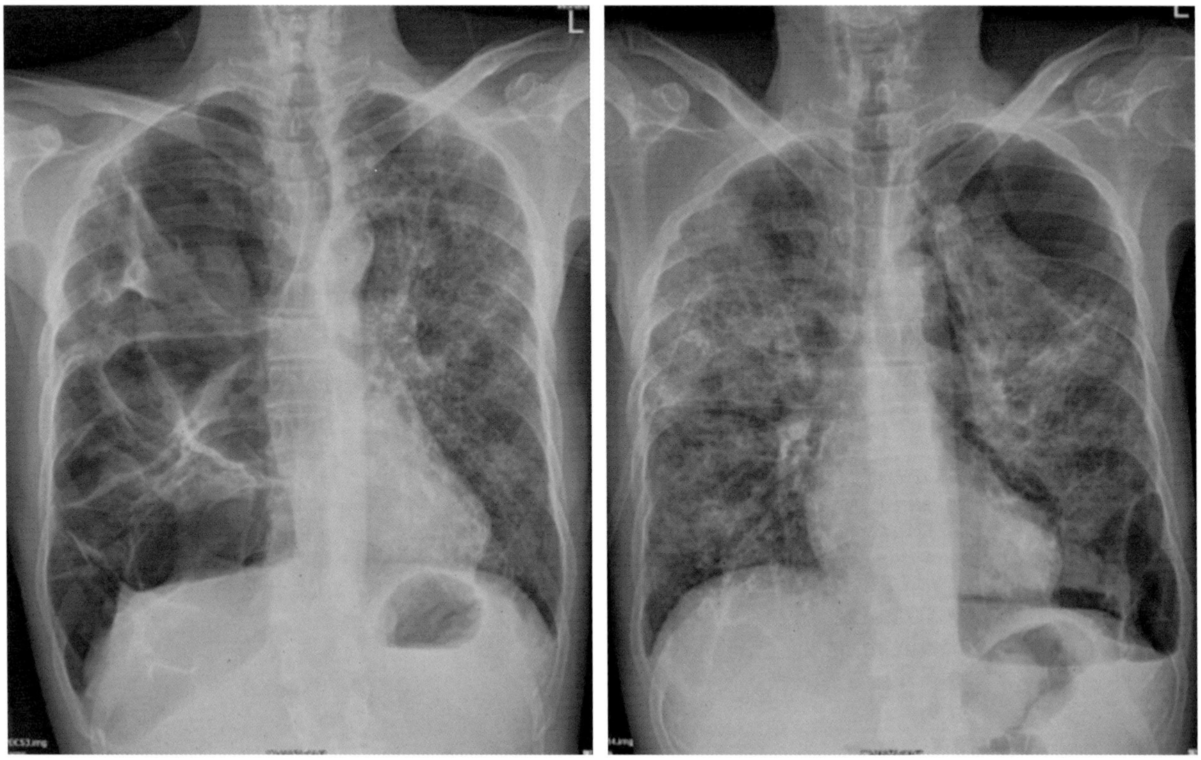

第 2 次气胸　　　　第 3 次气胸

图 3-13-5　DR 随访（气胸）

最终获得较为充分的证据，高度提示为原发于臀部的混合型肉瘤伴双肺弥漫出血性及囊腔样转移，该病例特殊复杂的影像学表现既少见又珍贵，有助于同道们借此梳理思路、提高诊断水平；有关其鉴别诊断问题，笔者同意其他相关学科专家的分析与见解。

六、关联知识点——肿瘤相关的弥漫性囊性肺疾病

弥漫性囊性肺疾病（diffuse cystic lung diseases，DCLDs）是一组异源的病理生理过程，其特征为肺实质内出现多发的球形或不规则的薄壁含气腔隙，有边界清晰的界面与正常肺组织相隔，囊壁厚度一般小于 2 mm。DCLCs 的鉴别诊断包括很多种疾病，疾病的分类依据于基础病理生理机制，包括肿瘤相关、先天性、遗传性、发育、淋巴组织增生、感染、炎症或吸烟相关等因素（表 3-13-1）。

表3-13-1　弥漫性囊性肺疾病的分类

分类	疾病
肿瘤相关	肺淋巴管平滑肌瘤病（LAM）- 与结节性硬化症相关的疾病、肺朗格汉斯细胞组织细胞增生症（PLCH）、非朗格罕细胞组织细胞增生症（ECD）、原发和转移瘤（肉瘤、腺癌、胸膜肺母细胞瘤等）
遗传 / 发育 / 先天性	Birt-Hogg-Dube 综合征、神经纤维瘤病、Ehlers-Danlos 综合征、先天性肺气道畸形、支气管肺发育不良等
淋巴组织增生疾病相关	淋巴细胞性间质性肺炎（LIP）、滤泡性细支气管炎（FB）、干燥综合征、淀粉样变性病、轻链沉积病（LCDD）
感染相关	耶氏肺孢子虫病（PJP）、金黄色葡萄球菌性肺炎、复发性呼吸系乳头状瘤病、球孢子菌病等

续表

分类	疾病
间质性肺疾病相关	过敏性肺炎、脱屑性间质性肺炎（DIP）
吸烟相关	PLCH、DIP、呼吸性细支气管炎（RB）
其他	创伤后假性囊肿、吞火者肺、高 IgE 综合征
与 DCLD 相似的疾病	肺气肿、α1 抗胰蛋白酶缺乏症、支气管扩张、蜂窝征

DCLDs 可发生于原发性肺肿瘤，也可发生于恶性肿瘤肺转移。原发性肿瘤的囊性病变多为局灶性，但也可以弥漫多发。主要见于肺腺癌、间充质囊性错构瘤、胸膜肺母细胞瘤、淋巴瘤等。恶性肿瘤转移性 DCLDs 多见于肉瘤和上皮源性恶性肿瘤的转移，其中以肉瘤及其他间叶肿瘤多见。囊性变多呈随机分布，肺气囊位于胸膜附近，可并发气胸，预后不良。肿瘤所致囊性病变的可能机制包括：①原发性肿瘤或转移性肿瘤坏死排空形成空洞并进一步廓清引起囊肿样变。②肿瘤细胞浸润已经存在的大疱性肺组织，形成囊性病变。③肿瘤包绕或侵犯小气道，造成气道单向阀阻塞效应，形成肺气囊。④肿瘤细胞增殖形成囊状病变等。目前在区分肿瘤囊性病变和空洞时采取的标准不统一，导致肿瘤相关性囊性病变的发生率报道差异较大。肿瘤相关性肺囊性病变临床少见，由于囊性病变缺少实质性组织，往往需要外科肺活检，给明确诊断带来挑战。

（一）上皮源性恶性肿瘤相关 DCLDs

上皮源性恶性肿瘤可发生肺转移，呈弥漫性囊性病变，但较少见。主要见于腺癌，如子宫内膜癌、胰腺癌、结肠癌、直肠癌、泌尿系统腺癌等，上皮源性恶性肿瘤的弥漫性肺囊性病变可同时伴有实变、结节、空洞和磨玻璃影等。鳞状细胞癌，尤其是头颈部鳞状细胞癌较多引起空洞性肺转移病变。鳞状细胞乳头状瘤是气道鳞状上皮良性肿瘤，具有潜在恶性，尤其是复发性乳头状瘤，可经喉部下行侵犯、手术后误吸或多中心起源等机制最终累积到肺，形成结节、实变或囊性病变，囊性病变的形成与呼吸道阻塞导致的单向通气阀机制有关，也可以由乳头瘤样病变出现坏死后形成。

（二）肉瘤和其他间叶肿瘤相关 DCLDs

DCLDs 是肉瘤及其他间叶肿瘤的肺转移的影像学特征之一。Hoag 等报道了 153 例各种类型的肉瘤，其中 25% 的病例出现气胸、囊性病变或空洞改变，其进展和播散具有一定特点。国外学者指出，弥漫性肺气囊或大泡征象已成为肉瘤肺转移的一个特殊 CT 征象。对于肿瘤相关的气胸和多发性囊性病变，组织来源上需考虑到肉瘤的可能。

综合文献报道，肺多囊性病变可发生于转移性骨肉瘤、平滑肌肉瘤、滑膜肉瘤、血管肉瘤、尤文氏肉瘤、平滑肌肉瘤、横纹肌肉瘤、子宫内膜间质肉瘤、肾母细胞瘤、间充质囊性错构瘤、胸膜肺母细胞瘤，血管周上皮样细胞瘤等。Tateishi 等在 24 例转移性肺血管肉瘤胸部 CT 发现 21%（5/24）患者有多发的薄壁囊性病变，其平均直径为 46 mm（范围 8 ~ 71 mm），这 5 例囊性肺疾病患者全部并发气胸，随访中发现囊性病变的大小和壁的厚度在增加。此外，恶性血管内皮瘤患者肺囊性结节中出现气 - 液平面提示出血，急性出血时，囊性病变可突然增大。子宫内膜间质肉瘤可导致肺转移性囊性病变，影像学表现与 LAM 类似。胸膜肺母细胞瘤（pleuropulmonary blastoma，PPB）是最常见的儿童原发性肺肿瘤，通常发生在 6 岁以下儿童，可表现为多房性囊性肿瘤（Ⅰ型）、混合实性囊性肿瘤（Ⅱ型）或实质性肿瘤，以及高级别肉瘤（Ⅲ型）。滑膜肉瘤也有报道可引起肺转移性囊性病变。

（三）肿瘤相关 DCLDs 与气胸

自发性气胸是恶性肿瘤（包括各种类型肉瘤）的严重并发症，容易复发，预后不良。胸膜处的囊性病变和空洞破溃是发生气胸的主要原因。一项研究显示，15% 的气胸是被偶然发现的，在这些气胸患者中发现了潜在的恶性肿瘤。文献报道肉瘤的自发性气胸总发生率为 1.9%，虽然发生率低，但为主要的致死性因素。不同类型的肉瘤气胸发生率有所不同，Bergin 等报道骨肉瘤出现自发性气胸的发生率为 5%。Moskovic 等观察子宫肉瘤转移引起自发性气胸的发生率为 2.63%。成骨性肉瘤、血管肉瘤及滑膜细胞肉瘤的气胸复发率高达 46%。肉瘤相关性气胸预后差，1 年生存率约为 20%。文献报道肉瘤患者化疗后，气胸发生率高达 9.7%，可能与使用阿霉素为主的化疗方案相关，因此肉瘤发生气胸还存在病变以外的其他因素。其他肿瘤如 Erdheim-Chester 病、胸膜肺母细胞瘤、间质性囊性错构瘤、腺癌、肺鳞癌在其肿瘤形成过程中则较少发生气胸。

参考病例

病例 1（图 3-13-6）：男性，57 岁。双肺弥漫性囊性结节影，直径为 2 ~ 18 mm。左肺后内基底段囊较大直径 18 mm，囊壁厚薄不均，可见壁结节。病理证实为肺腺癌。

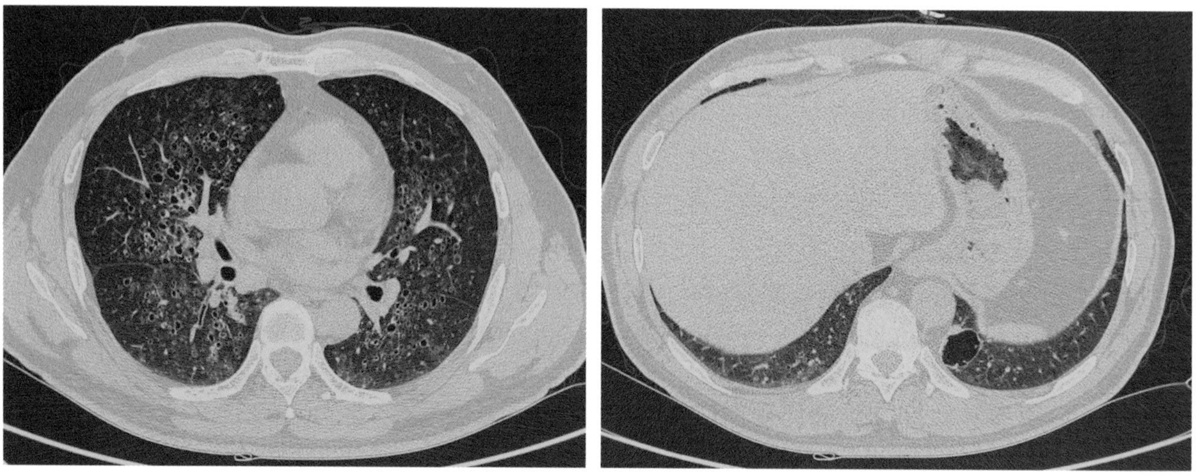

图 3-13-6　肺腺癌囊性转移

病例 2（图 3-13-7）：男，65 岁。诊断：头皮血管肉瘤。主诉：咳痰带血 2 周。肺部 CT 示弥漫性囊样变，部分囊内见气 - 液平面，提示囊内出血。

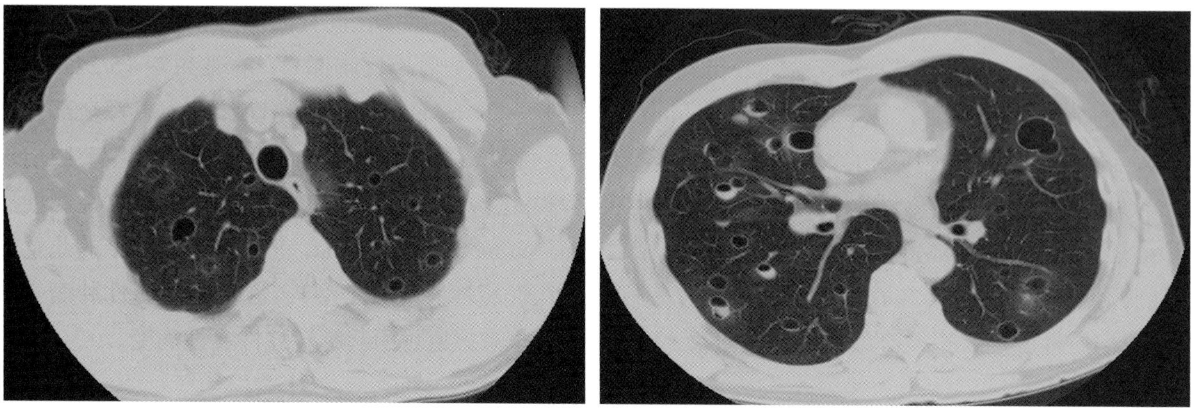

图 3-13-7　头皮血管肉瘤肺转移

七、要点速记

1．肉瘤和上皮源性恶性肿瘤可发生肺弥漫性囊性肺转移，其中以肉瘤多见，可并发气胸，且易复发，预后不良。

2．混合型肉瘤是一种罕见间质性恶性肿瘤，可同时表现为间质和上皮标志物，易扩散到淋巴结。病程以局部复发和最终转移扩散为特征，可发生弥漫性肺囊性转移。

3．肿瘤相关弥漫性肺囊性病变缺少实质性组织，往往需要外科肺活检，给明确诊断带来挑战。

（邱 鸣 余辉山 吴晓华 黄 勇 编写/整理，路希维 审校）

参考文献

1．Gupta N，Vassallo R，Wikenheiser-Brokamp KA，et al．Diffuse cystic lung disease．Part II［J］．Am J Respir Crit Care Med，2015，192（1）：17–29．

2．Tateishi U，Hasegawa T，Kusumoto M，et al．Metastatic angiosarcoma of the lung：spectrum of CT findings［J］．AJR Am J Roentgenol，2003，180：1671-1674．

3．Boddu P，Parimi V，Taddonio M，et al．Pathologic and radiologic correlation of adult cystic lung disease：a comprehensive review［J］．Pathology Research International，2017，2017：3502438．

4．Baldi BG，Carvalho CRR，Dias OM，et al．Diffuse cystic lung diseases：differential diagnosis［J］．J Bras Pneumol．2017，43（2）：140-149．

5．Gupta N，Vassallo R，Wikenheiser-Brokamp KA，et al．Diffuse cystic lung disease．Part I［J］．Am J Respir Crit Care Med．2015，191（12）：1354-1366．

6．Ryu JH，Tian X，Baqir M，et al．Diffuse cystic lung diseases［J］．Front Med．2013，7（3）：316-327．

7．Hoag JB，Sherman M，Fasihuddin Q，et al．A comprehensive review of spontaneous pneumothorax complicating sarcoma［J］．Chest，2010，138（3）：510-518．

第四章　非感染非肿瘤性疾病

病例 1　反复气喘、咯血，伴双肺广泛磨玻璃影

一、病例特点

（一）简要病史

男性，73 岁。主诉“反复咳嗽、咳痰 30 年，气喘伴间断咯血 4 年，加重伴发热 10 天”。30 年前无明显诱因出现咳嗽、咳痰，多为白黏痰，每年持续超过 2 个月。4 年前逐渐出现气喘，尤以活动后为著，并出现咯血，每年咯血 2 ～ 3 次，每次持续 3 ～ 5 天，量约 20 ml/d。当时曾行肺功能检查：吸入支气管舒张剂后第 1 秒钟用力呼气容积 / 用力肺活量（FEV_1/FVC）为 63%，第一秒用力呼气容积实测值与预计值比（FEV_1 实测值 /FEV_1 预计值）为 56%，改善率为 10%，诊断为慢性阻塞性肺疾病（COPD）、支气管扩张症。予抗感染、止血、平喘治疗后症状好转，出院后仍反复发作。10 天前又因咳嗽、咯血行胸部 CT 检查（图 4-1-1）提示：双肺弥漫分布磨玻璃影（GGO）和肺实变，考虑双肺感染？肺泡出血？给予头孢地嗪和左氧氟沙星治疗 3 天，复查 CT（图 4-1-2）提示肺部病变增多。为进一步明确诊断，转入我院。

（二）既往史

甲状腺功能亢进病史 30 年，服用丙巯氧嘧啶（PTU）治疗，4 年前更换为甲巯咪唑（MMI）10 mg/d（更换原因不详）。1 年前因“胃癌”行“胃大部切除术”。

（三）体格检查

T 37.4 ℃，P 88 次 / 分，R24 次 / 分，BP127/50 mmHg。口唇轻度发绀，双侧呼吸动度减低，叩诊过清音，双肺呼吸音低，双肺可闻及哮鸣音，心脏、腹部查体未见明显异常，双下肢轻度凹陷性水肿。

（四）辅助检查：

1．实验室检查

（1）血常规：白细胞（WBC）6.2×10^9/L、中性粒细胞（N）0.72、淋巴细胞（L）0.23、嗜酸性粒细胞（E）0.01、血小板（Plt）121×10^9/L、血红蛋白（Hb）113.0 g/L ↓、血沉 25 mm/h、C 反应蛋白 244.40 mg/L ↑。

（2）凝血功能：凝血酶原时间 27.0 s ↑、国际标准化比值 1.91 ↑、活化部分凝血活酶时间 48.2 s ↑、纤维蛋白原含量 2.21 g/L、凝血酶时间 27.6 s ↑、D- 二聚体（D-dimer）0.28 mg/L。

（3）感染相关：痰细菌培养阴性、肺炎支原体抗体 IgM 阳性、细菌内毒素定量鲎试验、G 试验、GM 试验均正常。

（4）总 IgE：150.4 U/ml。

（5）肝、肾功能及尿常规均正常；空腹血糖 10.60 mmol/L ↑。

（6）ANA、ANAs 均未见异常；抗肾小球基底膜抗体阴性。

（7）血气分析（吸氧 2 L/min）：pH 7.46、$PaCO_2$ 37.0 mmHg、PaO_2 55.0 mmHg ↓、HCO_3^- 26.3 mmol/L、钾 3.60 mmol/L、钠 138.00 mmol/L、钙 1.15 mmol/L、乳酸 1.70 mmol/L、剩余碱 2.40 mmol/L。

2．甲状腺　①甲状腺 B 超：甲状腺两侧切面形态正常，体积不大，表面光滑，包膜完整，内部回声不均，其内可见数个低回声区，大小不等，最大为 0.4 cm × 0.5 cm，位于左侧叶，形状呈圆形。②甲状腺功能测定：三碘甲状腺原氨酸 0.78 nmol/L ↓、甲状腺素 53.31 nmol/L ↓、游离三碘甲状腺原氨酸 2.63 pmol/L ↓、游离甲状腺素 13 pmol/L、促甲状腺激素 2.160 uIU/ml、抗甲状腺球蛋白抗体 11.83 IU/ml、抗甲状腺过氧化物酶抗体 21.85 IU/ml。

3．心脏　①心脏超声：各房室腔内径正常，室壁厚度正常，室壁运动分析未见明显异常。左室收缩功能正常，左室射血分数（LVEF）65%，舒张功能减退。②心电图：窦性心率，心电图大致正常。③ N 端 B 型脑钠肽前体（NT-proBNP）> 15000.00 pg/ml ↑。

4．影像学检查　10 天前在外院行 CT 检查，双肺支气管血管束增粗，并见沿其分布形态、大小不等斑片状磨玻璃影（GGO），边缘模糊（图 4-1-1）。外院治疗 3 天后复查 CT，见双肺沿支气管血管束分布的 GGO 明显较前加重，并出现结节状或斑片状实变影，右下肺后基底段胸膜下区更显著（图 4-1-2）。

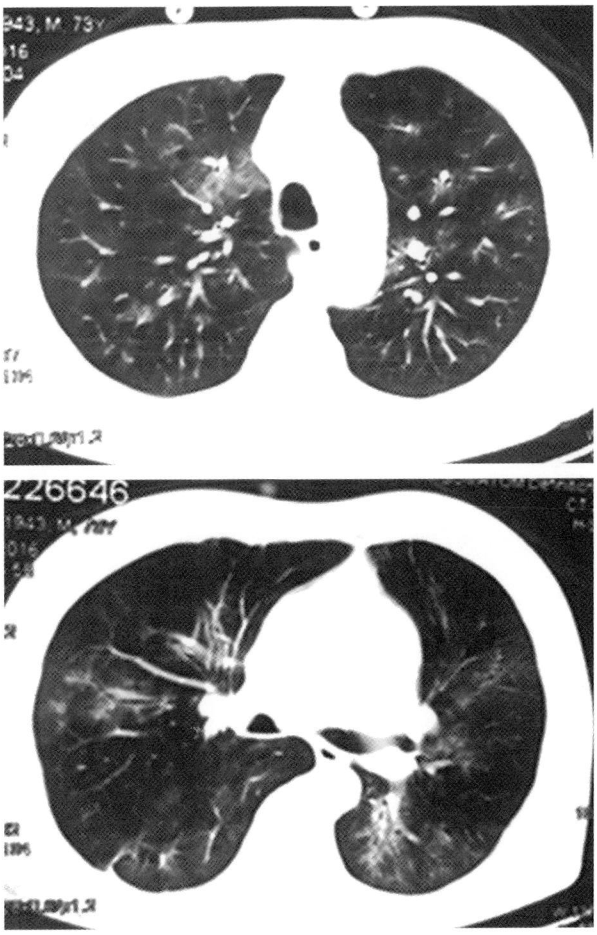

图 4-1-1　肺 CT（2016-06-05）

诊治经过

初步诊断：1. 双肺病变性质待查：感染？肺泡出血？ 2. 慢性阻塞性肺疾病急性加重期，Ⅰ型呼吸衰竭；3. 甲状腺功能亢进继发甲减；4. 胃癌术后。

入院后予莫西沙星 0.4 qd 静脉滴注，甲泼尼龙 40 mg qd，布地奈德 2 mg tid 雾化吸入，复方异丙托溴铵 2.5 ml tid 雾化吸入，治疗 4 天后（2016-06-12）体温恢复正常，但咯血量增多，气喘无缓解，呈进行性呼吸困难，双肺呼气相哮鸣音较前明显。复查胸部 CT（图 4-1-3）提示：双肺弥漫性磨玻璃影，右上肺分布为主。急行床边气管镜，镜下多个肺段吸出血性液体，考虑弥漫性肺泡出血（DAH）。复查肾功能：肌酐 73 μmol/L，尿素氮 9.9 mmol/L，尿常规未见异常。

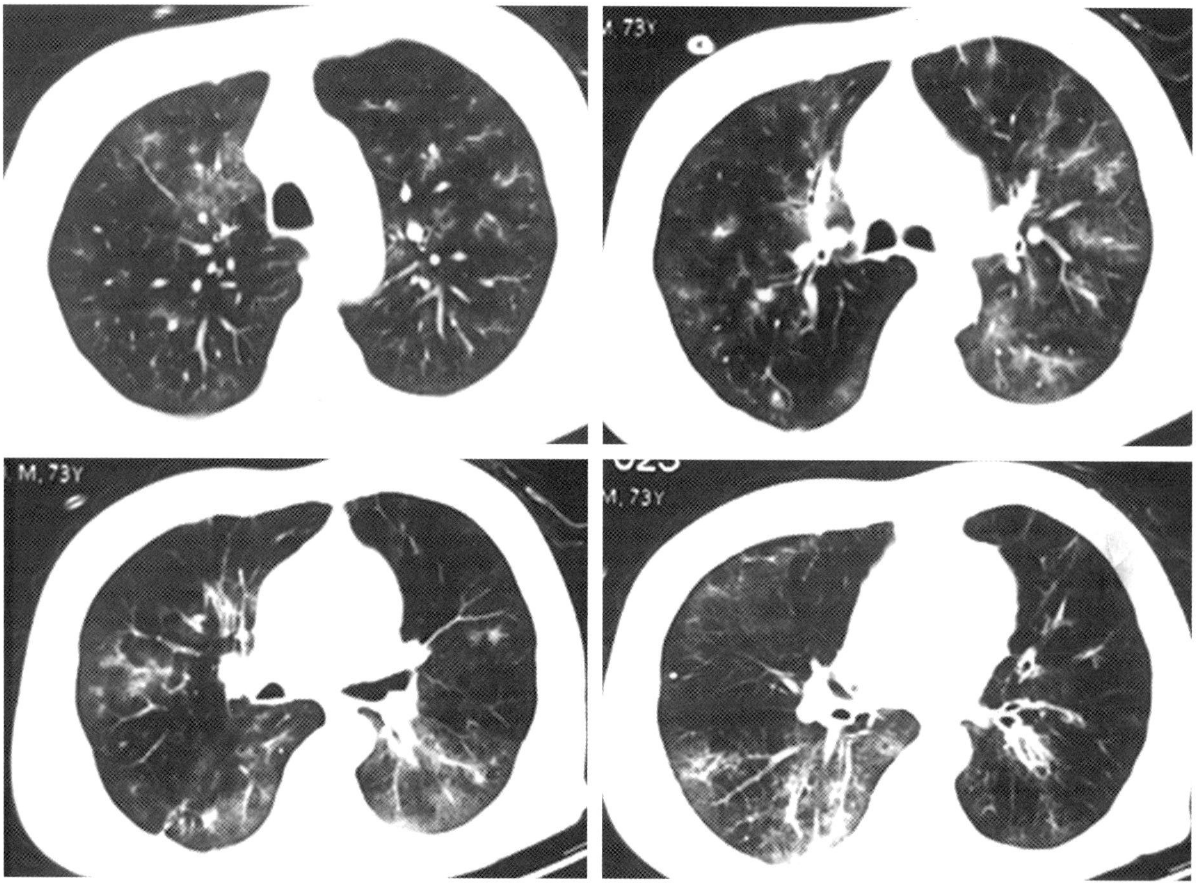

图 4-1-2　肺 CT（2016-06-08）

二、多学科会诊

● 结核内科（路希维　大连市结核病医院）

影像学表现：双肺弥漫、多发的沿着支气管血管束走行分布的斑片影和磨玻璃影；支气管壁稍厚，管腔不规整，部分支气管轻度扩张，符合慢性呼吸道病变；入院后病情显著进展，呈弥漫大片状 GGO，部分区域小叶内间隔增厚呈铺路石征改变；主肺动脉主干局部增粗，左肺动脉干未显示，在右肺动脉水平测量主肺动脉直径达 3.9 cm。心脏超声：各房室腔内径正常，室壁厚度正常。

病变表现为沿支气管血管束分布的多发斑片影和磨玻璃影，呈快速进展。结合咯血、血红蛋白下降，需考虑弥漫性肺泡出血（DAH）。患者支气管扩张普遍程度较轻，唯有右中叶支气管扩张稍重，出血区并不能与扩张支气管建立联系，支气管扩张咯血可排除。DAH 多继发于自身免疫病（血管炎、红斑狼疮、抗肾小球基底膜抗体病等）、凝血障碍（血小板减少、弥散性血管内凝血等）、药物性肺损伤、细菌感染，以及特发性肺含铁血黄素沉着征等。该患肺 CT 显示多发支气管血管束呈节段性增粗，提示血管炎相关疾病可能性大，其他原因请结合临床。该患支气管壁增厚和扩张结合病史应与慢性阻

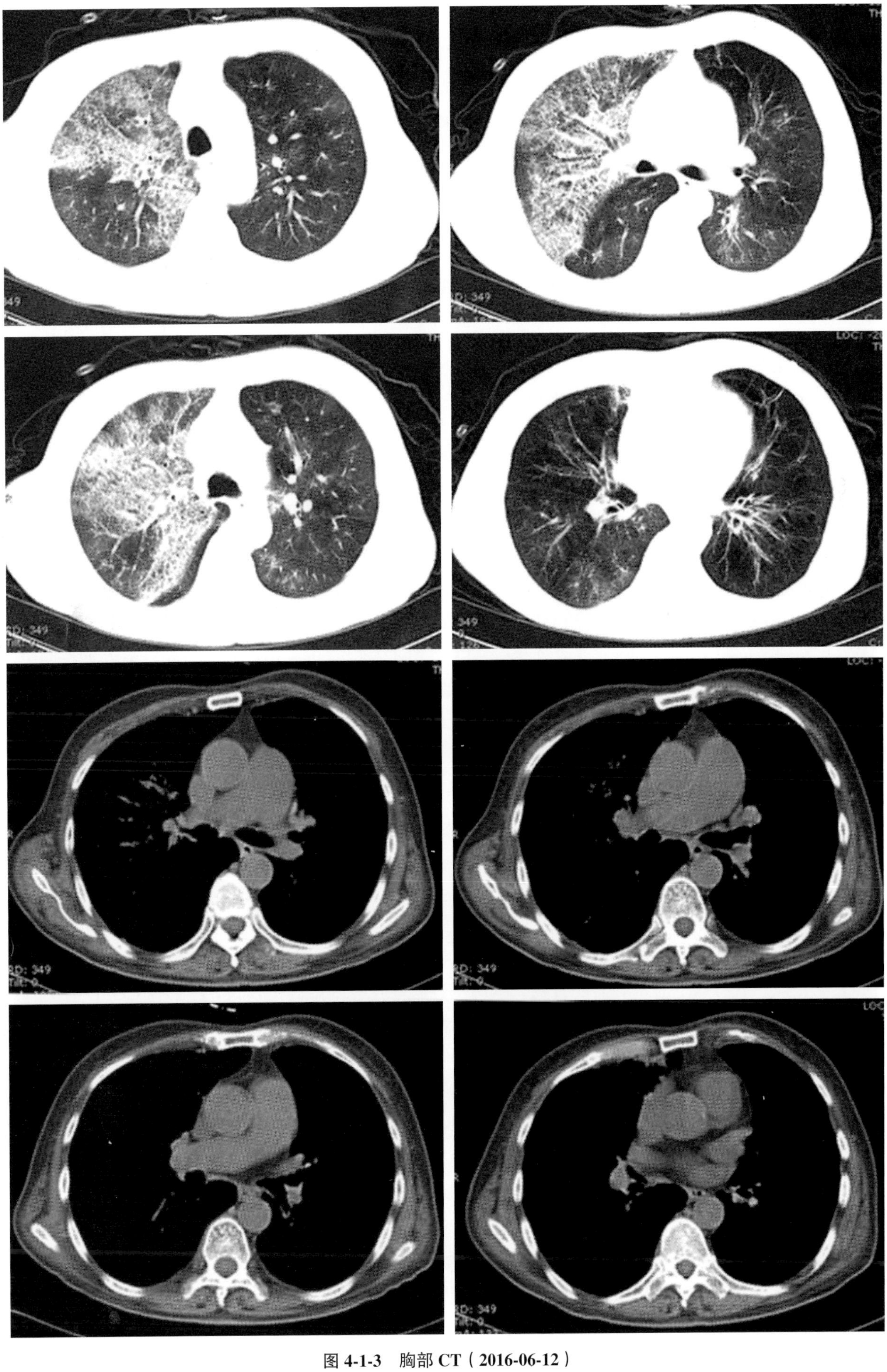

图 4-1-3　胸部 CT（2016-06-12）

塞性肺病相关。但文献报道小气道病变可见于 ANCA 相关血管炎（MPA 较为常见），需要甄别。本例主肺动脉明显增宽，但双侧肺动脉分支未见增粗。但从连续层面观察：主肺动脉根部直径正常，而只是在其延续部扩张。心脏彩超也未见肺动脉瓣反流及右心室结构异常，这种情况也可见于主肺动脉发育异常或解剖学变异等因素。目前肺动脉高压证据还不充分，CTA 三维重建可更直观显示肺动脉形态，最终确诊需要进行右心导管检查。

• 呼吸科（孙思庆　南京胸科医院）

该患者临床特征：老年男性，反复咳嗽、咳痰 30 年，气喘伴反复咯血 4 年，抗感染、止喘疗效不佳。查体：双肺呼吸音减低，双肺可闻及哮鸣音。双下肢轻度凹陷性水肿。既往有甲亢病史 30 年，长期服用丙巯氧嘧啶（PTU）、甲巯咪唑（MMI）药物史。检查提示Ⅰ型呼吸衰竭和凝血功能异常。影像学表现：胸部 CT 见双肺多发斑片状 GGO，右上叶、右中叶、左下叶背段支气管轻度扩张。经抗感染等治疗后病情进展，气喘加重，影像学显示肺病变快速进展。结合上述特征考虑诊断：①慢性阻塞性肺疾病急性加重期（AECOPD）：患者咳、痰 30 年余、气喘 4 年，每年症状持续超过 2 个月、肺功能呈阻塞性通气障碍，近期气喘加重，双肺哮鸣音；患者 NT-proBNP 显著升高，双下肢水肿，不排除 COPD 合并右心衰竭可能；②心源性肺水肿：患者有咯血，肺内病变快速进展，以磨玻璃影为主要表现，不除外左心衰竭导致急性肺水肿可能。但该患者左心室收缩功能正常，舒张功能减退，左心室射血分数（LVEF）正常，急性左心衰竭证据不足。③ ANCA 相关血管炎（AAV）：患者有贫血，支气管镜检查提示多肺段出血，考虑存在弥漫性肺泡出血（DAH），需警惕 AAV 可能。患者虽有哮喘但外周血嗜酸性粒细胞不高，总 IgE 正常，EGPA 可排除；肉芽肿性多血管炎（GPA）和显微镜下多血管炎（MPA）鉴别需依赖于鼻窦、呼吸道或肾活检，以及 ANCA 检查进一步证实。另外，患者有长期应用 PTU、MMI 药物史，近年来陆续报道了 PTU 导致的 ANCA 相关性血管炎（MPA 多见），MMI 虽相对少见但也会诱发。患者改用甲巯咪唑后渐出现间断发热、咯血、气喘等症状需警惕药源性因素。④自身免疫病：系统性红斑狼疮、肺出血肾炎综合征等可引起 DAH，该患 ENA 系列均阴性，抗肾小球基底膜抗体阴性，肾功能正常，缺乏依据。结合上述，AECOPD 及抗甲状腺药物诱发 ANCA 相关性血管炎需重点考虑，尽快完善 ANCA 及 MPO、PR3 相关检测。

• 呼吸科（李海潮　北京大学第一医院）

该患者表现为劳力性呼吸困难，近 4 年明显。本次发病后 NT-proBNP 明显升高，应除外心力衰竭所致呼吸困难的可能。与此相关的可能因素包括：① COPD，可以引起肺心病，急性加重时可以出现右心衰竭，该患者有双下肢水肿需要警惕。本例呈劳力性呼吸困难病史较长，考虑与 COPD 有关。患者既往偶有气喘，肺功能为中度阻塞（FEV_1 占预计值＞ 50%），COPD 程度相对较轻，且血气分析为Ⅰ型呼吸衰竭。本次加重虽有低热，但 WBC 及中性粒细胞分类没有明显升高，缺少感染加重的依据，同时心脏超声检查未见右心房室扩大，因此，感染所致 COPD 急性加重，肺心病恶化的依据不充分。双下肢水肿可能和右心衰竭无关；②该患者既往甲亢病史 30 年，甲亢导致的心力衰竭多为右心衰竭，也可为左心衰竭。但是，该患无房室扩大或心律失常的表现，仅左心室舒张功能减退，并无卧位呼吸困难，胸部 CT 不符合肺水肿表现，因此，缺乏甲亢引起心衰的诊断依据。并且，该患者除呼吸困难和双下肢水肿提示有可能存在心力衰竭外，其他的临床表现（包括症状的特征和体征）均不支持存在心力衰竭。目前该患者 NT-proBNP 非常高，这在肾功能正常的患者很少出现，如果肾功能正常，而此数值又非常高，其心功能将严重受损，这和患者的临床、超声情况显然不符合。因此，最大的可能性是该患者因为低氧血症、心脏舒张功能障碍，导致肾灌注下降，NT-proBNP 清除障碍。

后续进展

本例中患者既往有“甲状腺功能亢进”病史 30 年，服用 PTU 治疗，4 年前更换为甲巯咪唑 10 mg/d，随后出现反复咯血。根据会诊意见，不排除 MMI 导致血管炎的可能。完善检查：

（一）抗中性粒细胞胞浆抗体

核周型（pANCA）阳性，抗 MPO 抗体阳性。

（二）肾功能复查

尿素氮：13.6 mmol/L，肌酐：71 μmol/L；尿常规未见异常。

三、最终诊断

抗甲状腺药物（MMI）所致 ANCA 相关性血管炎，COPD。

四、治疗及转归

嘱患者暂停使用甲巯咪唑。将甲泼尼龙加量至 240 mg Bid。治疗 5 天后，患者症状好转。肺部 CT（图 4-1-4）显示肺部病变显著吸收。甲泼尼龙逐渐减量至泼尼松 30 mg，每日 1 次口服，约 1 周减半

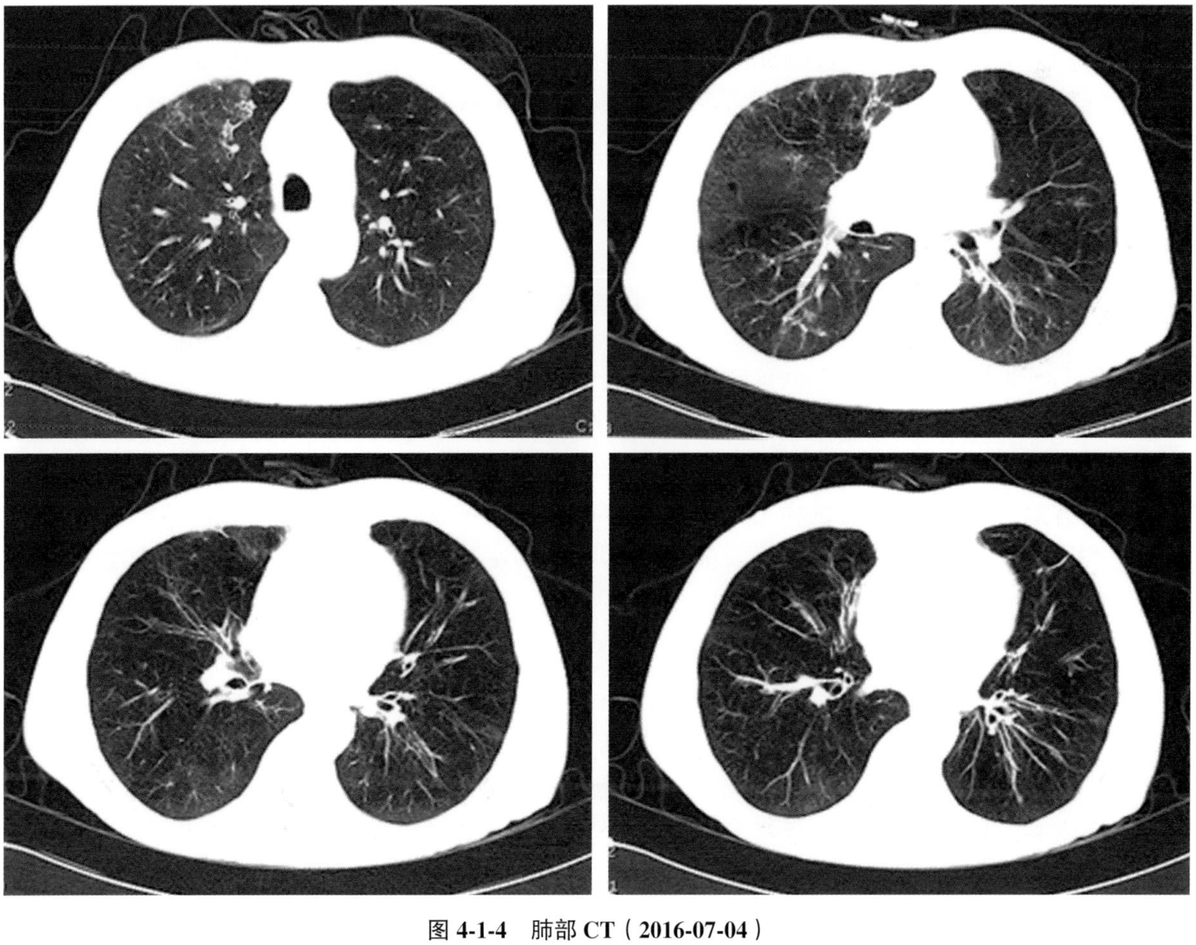

图 4-1-4 肺部 CT（2016-07-04）

量。1 月后随访复查胸部 CT 显示肺内病变基本吸收，仍可见支气管扩张和管壁增厚。患者出院后口服泼尼松并缓慢减量至 5 mg/d，维持时间半年，症状未再发作，肺部病灶未再复发。

五、专家点评

● 呼吸科（李海潮　北京大学第一医院）

该患者临床特点为老年男性，具有典型的慢性阻塞性肺疾病和支气管扩张的临床表现和特征，慢性咳痰、喘息病史、肺气肿体征，以及阻塞性通气功能障碍等均支持 COPD 的诊断。结合间断少量咯血病史和影像学表现，支气管扩张的诊断成立，但病情轻微。但本次发作与以往不同，以发热、明显咯血和进行性呼吸困难为特征，且胸部影像学表现开始为边缘模糊的多发斑片状影，此后为弥漫分布的磨玻璃影，右上肺近似实变影，密度不均匀，肺内多发结节影，伴晕征影，考虑到患者有明显咯血的表现，需要考虑 DAH 的鉴别，用单纯感染或支气管扩张合并出血难以解释。此时及时进行支气管镜检查，对明确诊断起到重要作用。结合支气管镜下多叶段活动性出血的表现，DAH 的诊断成立。因此本次症状加重的原因应围绕 DAH 进行诊断和鉴别诊断。在 DAH 众多病因的鉴别中，旧称的“肺肾综合征”的系列疾病病因也应作为重点考虑对象，包括抗中性粒细胞胞质抗体（ANCA）相关性血管炎、SLE、抗肾小球基底膜抗体病等，应首先进行排查。该患者有甲亢病史，长期服用 PTU、MMI 治疗，药物所致 ANCA 阳性血管炎应首先被考虑。该患者随即查 ANCA 阳性，诊断明确，如若 ANCA 滴度显著增加，则更确定为药物诱发 ANCA 相关性血管炎。ANCA 相关性血管炎患者的临床表现和 DAH 的影像学表现对临床诊断具有重要的提示作用，应注意其多系统损害的临床表现，以及对 DAH 的影像学特征识别。DAH 本身一般无需病理诊断证实，但血管炎累及肾或上呼吸道时应考虑病理活检以指导诊断和治疗。

药物诱发 ANCA 相关性血管炎的治疗首先需要停用相关药物，其次，应该根据器官受损情况（如肾功能下降程度、有无 DAH 等重要器官受累表现）、ANCA 是否阳性等，对病情进行分级，然后采用相关的治疗措施，包括是否需要血浆置换、激素冲击治疗，是否需要使用环磷酰胺（CTX）治疗等。一般经治疗病情缓解后，不再使用相关药物，则病情基本无复发。

六、关联知识点——药物诱发抗中性粒细胞胞质抗体（ANCA）相关性血管炎

抗中性粒细胞胞质抗体（anti-neutrophil cytoplasmic antibody，ANCA）相关性血管炎（ANCA-associated systemic vasculitis，AAV）是由 ANCA 介导的以寡免疫复合物沉积的坏死性小血管炎为特征的一组疾病。药物诱发 AAV 在严重情况下会导致器官、组织损伤，甚至死亡。研究表明，多种药物与 AAV 的发病密切相关，到目前为止，可能诱发血管炎的药物（表 4-1-1）中，抗甲状腺药物较常见，尤其见于长期治疗的患者。国外报道，超过 20% 的丙巯氧嘧啶（PTU）治疗甲亢者可出现血清 ANCA 阳性，而其中 10% ～ 20% 可出现小血管炎样表现。通过对抗甲状腺药物的比较观察发现，PTU 治疗组 25% 的患者 MPO-ANCA 阳性，而在甲巯咪唑（MMI）组 MPO-ANCA 仅 3.4%。PTU 引起显微镜下多血管炎（MPA）和弥漫性肺泡出血（DAH）的概率明显高于甲巯咪唑（MMI）。卡比马唑、苄硫尿嘧啶等亦有发生血管炎的报道。

表4-1-1　可诱发血管炎的药物

药物分类	具体药物
抗生素	头孢噻肟、米诺环素
抗甲状腺药物	苄硫尿嘧啶、卡比马唑、甲巯咪唑、丙巯氧嘧啶
抗 TNF-α 药物	阿达木单抗、依那西普、英夫利昔单抗
抗精神失常药物	氯氮平、硫利达嗪
其他药物	别嘌醇、青霉胺、肼屈嗪、左旋咪唑、苯妥英钠、柳氮磺吡啶

（一）药物性 AAV 发病机制

1993 年 Dolman 等首次报道 PTU 可诱导 ANCA 相关性血管炎。还有报道发现 PTU 可引起狼疮样综合征，现认为其病理基础就是 ANCA 相关性血管炎。PTU 导致 ANCA 相关血管炎多有 MPO-ANCA 阳性，约占 87%，具体发生机制尚不明确。研究表明 PTU 可诱发 MPO 抗体 IgG 亚型的差异分布及药物相关性自身免疫反应，由激活 T 细胞、诱导自身抗体产生等共同参与所致。Harper 等报道卡比马唑和甲巯咪唑也可引起小血管炎。因 PTU 与卡比马唑、甲巯咪唑的杂环内都有硫代基团，结构相似，易有交叉反应。因此 PTU 致 ANCA 相关性血管炎的患者不宜换用卡比马唑和 MMI 等抗甲状腺药。赵静等报道过 1 例患者，甲状腺功能异常，确诊甲状腺功能亢进症 3 年余，长期口服 PTU 诱导的 ANCA 相关性血管炎，在换用 MMI 治疗甲亢后血管炎复发并进行性加重，停用 MMI 加用激素抗感染治疗后缓解，进一步支持此结论。

（二）临床特征

药物性血管炎的临床表现与原发性血管炎相似。可表现为小血管（小动脉、毛细血管、静脉）受累，也可累及小 - 中等动脉。严重程度可以从仅局限于皮肤轻微疾病到多器官受累。药物性血管炎最常影响到皮肤，皮肤典型表现包括可触及性紫癜、瘀斑、多形红斑样皮疹、荨麻疹、伴发出血的水疱等。虽然大多数药物性血管炎的病例往往累及皮肤，但也可伴有全身症状，如发烧、不适、体重减轻和关节痛等。其他器官如大脑、肾、肺、心脏和肝也可受累。肾是最常受影响的内脏器官，患者表现为血尿和蛋白尿，以及肾小球肾炎或间质性肾炎。肺受累往往发生在更严重的病例中，通常与 DAH 和 ARDS 有关。

抗甲状腺药所致 DAH 与服药疗程、发病时间，以及病情的凶险程度方面并无显著规律，临床表现为进行性加重的呼吸困难，伴有或不伴有咯血，短期内出现的正细胞性贫血，进行性加重的低氧血症伴过度通气，重症者出现弥漫性肺出血（DAH）、呼吸衰竭。肺功能以限制性通气障碍为主。气管镜下可见多个肺段连续吸出血性液体是 DAH 特征性的改变。血管炎导致 DAH 的病理基础为肺毛细血管炎，呈急性过程。病理上表现为肺实质和间质性水肿伴 Ⅰ 型肺泡上皮细胞损伤、弥漫性炎症、肺泡腔出血、透明膜形成和成纤维细胞增殖为基本病变，慢性和反复性肺泡出血则将引起肺泡间隔增厚、胶原沉积及肺间质纤维化。DAH 的 CT 显示为双肺斑片样磨玻璃影；小叶中心动脉的出血常表现为结节影伴晕征。CT 和气管镜有助于 DAH 诊断。

药物是诱发血管炎和 DAH 不可忽视的因素之一，临床医生必须全面了解患者的用药史，根据以下特点做出 PTU 致 ANCA 相关性血管炎的诊断诊断：①症状与用药之间存在时间相关性，停药之后症状有所缓解；②可检测到血清 ANCA 的表达，其特点为高滴度的 ANCA，且多为抗 MPO 抗体阳性；③能够排除其他病理状态引发的症状相似的血管炎，例如感染或恶性肿瘤导致的血管炎等。

（三）治疗原则

本病若及早发现治疗，预后良好。治疗原则为首先要停用诱发药物，应避免再次使用同类药物。

对于症状较轻的患者，停用诱发药物即可；对于累及器官的患者，可应用类固醇药物和（或）免疫抑制剂；对于器官严重受损的患者（如进行性坏死性肾小球肾炎、DAH），应视情况给予血浆置换。观察发现：ANCA相关血管炎多需要强化免疫抑制治疗，并有较高的复发率，而这种特点并没有在药物相关血管炎中观察到。对于后者疗程可适当缩短，且无需长期维持治疗。

参考病例

女性，18岁。甲亢病史2年，一直服PTU治疗。本次以“咳嗽、气促3天”入院。入院后发生大咯血，血常规检查提示血红蛋白进行性下降。经支气管镜肺泡灌洗出暗红色血液。肺部CT（图4-1-5）：双肺弥漫性磨玻璃影和肺实变影，符合DAH。PR3-ANCA阳性。临床排除了其他出血原因，最终诊断为PTU导致的ANCA相关性血管炎。处置：停用PTU。予甲强龙500mg冲击，治疗5天后复查CT示肺实变和磨玻璃影显著吸收，双肺弥漫性结节影，网状影和小叶间隔增厚（图4-1-6）。后激素逐渐减量，维持治疗中。

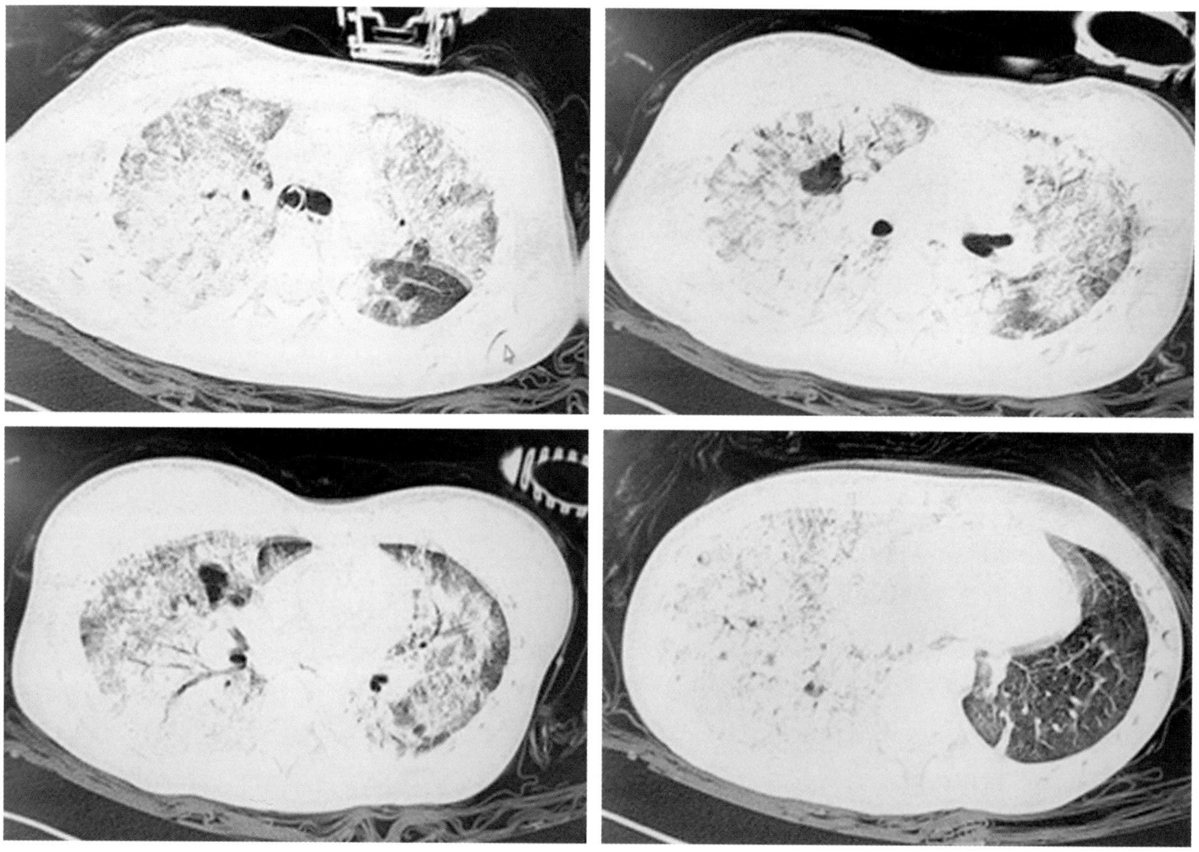

图4-1-5 胸部CT

七、要点速记

1. 药物与ANCA相关性血管炎发病有关联，其中抗甲状腺药物最多见。

2. 抗甲状腺药物治疗甲亢者可出现血清ANCA阳性，但并非都有血管炎发生。抗甲状腺药物导致ANCA相关血管炎多为MPO-ANCA阳性，PR3-ANCA少见。

3. 丙巯氧嘧啶、卡比马唑、甲巯咪唑化学结构相似，易有交叉反应。丙巯氧嘧啶引起的ANCA

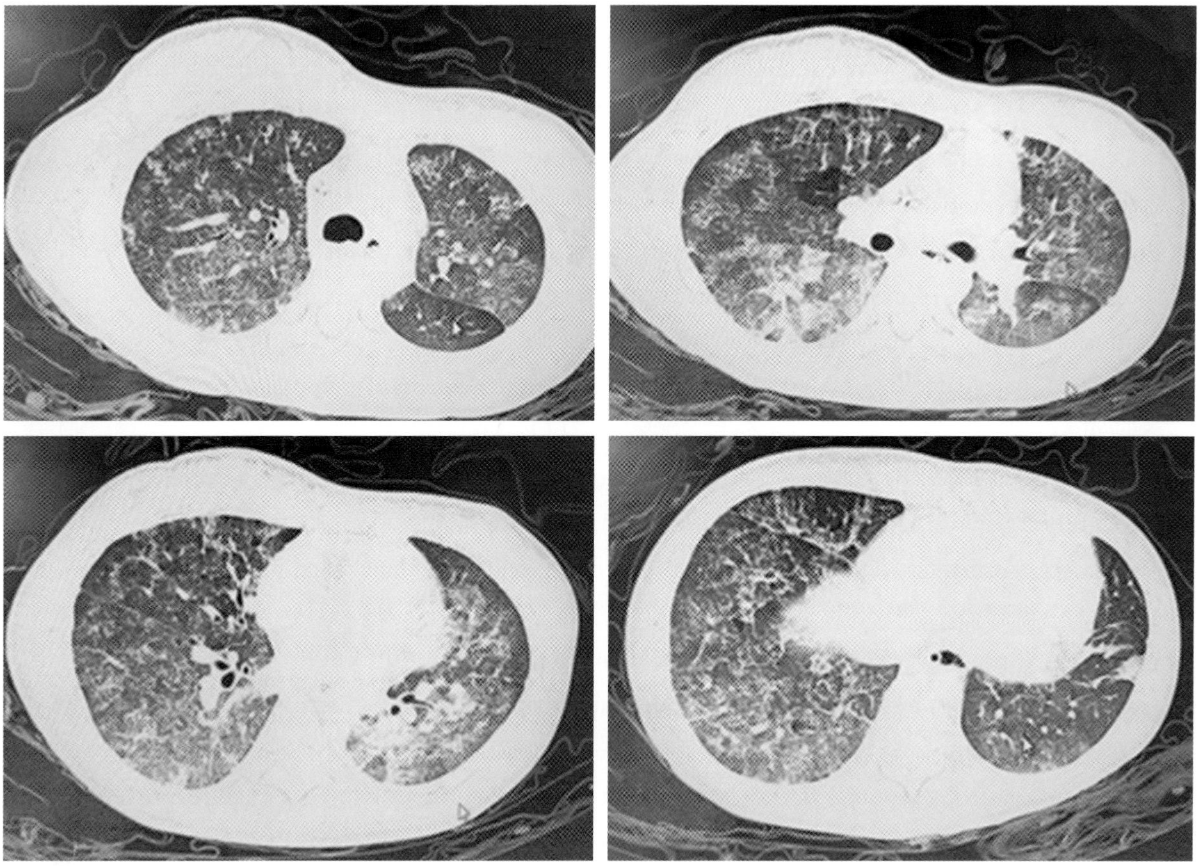

图 4-1-6　胸部 CT（治疗后）

相关性血管炎不推荐换用卡比马唑和甲巯咪唑等。

4．药物所致 ANCA 阳性小血管炎需要停用相关药物，病情基本无复发，一般呈良性过程。

（孙思庆　徐　婷　刘　斌 编写/整理，兰学立 审校）

参考文献

1．徐善超，高跃进，方达飞．药物性血管炎研究进展［J］．中国新药与临床杂志，2014，33（06）：401-405．

2．刘超，蒋琳．抗甲状腺药物不良反应的再认识［J］．中华内分泌代谢杂志，2011，27（6）：529-532．

3．李欣，陈楠．丙硫氧嘧啶诱发抗中性粒细胞胞质抗体相关性血管炎机制［J］．药物不良反应杂志，2015，17（2）：95-97．

4．李欣，陈楠．抗甲状腺药物诱导的抗中性粒细胞胞质抗体相关性小血管炎［J］．肾脏病与透析肾移植杂志，2011，20（01）：67-71．

5．方芳，李燕明，胡松涛，等．弥漫性肺泡出血的临床和病理学特征［J］．中华医学杂志，2016，96（2）：108-112．

6．赵静，李婷，包军，等．丙基硫氧嘧啶诱导的 ANCA 相关性血管炎换用他巴唑后血管炎复发 1 例报告［J］．第二军医大学学报，2012，33（3）：347-348．

7．Nakamura H，Noh JY，Itoh K，et al．Comparison of methimazole and propylthiouracil in patients with hyperthyroidism caused by Graves' disease［J］．J Clin Endocrinol Metab，2007，92（6）：2157-2162．

8. Noh JY, Yasuda S, Sato S, et al. Clinical characteristics of myeloperoxidase antineutrophil cytoplasmic antibody-associated vasculitis caused by antithyroid drugs [J]. J Clin Endocrinol Metab, 2009, 94 (8): 2806-2811.
9. Dolman KM, Gans RO, Vervaat TJ, et al. Vasculitis and antineutrophil cytoplasmic autoantibodies associated with propylthiouracil therapy [J]. Lancet, 1993, 342 (8872): 651-652.
10. Choi HK, Merkel PA, Walker AM, et al. Drug-associated antineutrophil cytoplasmic Antibody-positive vasculitis: prevalence among patients with high titers of antimyeloperoxidase antibodies [J]. Arthritis Rheum, 2000, 43 (2): 405-413.
11. Gao Y, Zhao MH. Review article: Drug-induced anti-neutrophil cytoplasmic antiody-associated vasculitis [J]. Nephrology (Carlton), 2009, 14 (1): 33-41.
12. Harper L, Cockwell P, Savage CO. Case of propylthiouracil-induced ANCA associated small vessel vasculitis. Nephrol Dial Transplant, 1998, 13 (2): 455-458.
13. Radić M, Martinović KD, Radić J. Drug-induced vasculitis: a clinical and pathological review [J]. Neth J Med, 2012, 70 (1): 12-17.
14. Mull JL, Solus JF, Mutizwa MM, et al. Atypical propylthiouracil-induced ANCA-positive vasculitis: report of a case with unusual clinical and histopathologic findings [J]. Dermatol Online J, 2015, 21 (8).
15. Tu YL, Tsai YC, Huang JL, et al. Occult pulmonary hemorrhage as a rare presentation of propylthiouracil-induced vasculitis [J]. Pediatrics, 2011, 127 (1): 245-249.
16. Wiik A. Drug-induced vasculitis [J]. Curr Opin Rheumatol, 2008, 20 (1): 35-39.
17. Krause ML, Cartin-Ceba R, Specks U, et al. Update on diffuse alveolar hemorrhage and pulmonary vasculitis [J]. Immunol Allergy Clin North Am, 2012, 32 (4): 587-600.
18. Harper L, Chin L, Daykin J, et al. Propylthiouracil and carbimazole associated-antineutrophil cytoplasmic antibodies (ANCA) in patients with Graves' disease [J]. Clin Endocrinol (Oxf), 2004, 60: 671-675.

病例 2 发热、咯血，伴双肺门区球形影

一、病例特点

（一）简要病史

男性，40 岁。主诉：反复发热伴咯血 1 年，加重 4 天。患者于 1 年前无明显诱因出现寒战、发热，最高体温 40 ℃，可自行缓解，间隔数日到 1 月发热反复出现，无明显规律，伴间断咯血，每日 3 ～ 5 口后自行停止。8 月前再次发热，时测最高体温 38.5 ℃，于当地医院行胸部 CT 检查发现双肺近胸膜处多发实变影，考虑“肺部炎症”（图 4-2-1），给予莫西沙星抗感染治疗 7 天，症状无明显好转，疑诊“肺结核”，予异烟肼 0.3 g/d、利福平 0.6 g/d、吡嗪酰胺 1.5 g/d、乙胺丁醇 0.75 g/d 抗结核治疗 1 月余，仍间断发热，自行停药。之后一直服用中药治疗（具体不详），寒战、发热及咯血次数逐渐减少，近半年未再出现。4 天前无明显诱因再次出现咯血，为鲜红色血块，每日 6 ～ 7 口，无发热，于当地医

院复查胸片提示双肺门影增大，遂来我院。病来无咳嗽、咳痰、胸闷、气短、无胸痛及呼吸困难，精神食欲尚可，睡眠尚可，大小便正常，体重无下降。

（二）既往史

近3年间断出现口腔复发性溃疡，多位于唇部和舌部，溃疡面呈黄豆大小，有疼痛，每年发作3～5次，持续2周左右可自行消退。无外阴溃疡，眼部不适等。否认肝炎及结核病史，否认高血压、心脏病、糖尿病史，无手术及外伤史，无药物及食物过敏史，否认输血史。吸烟20余年，约10支/日，无饮酒史。务农，无粉尘接触史。家族史：父母均体健。否认家族遗传病史。

（三）体格检查

T 37.1 ℃，P 94次/分，R 21次/分，BP 115/73 mmHg。未见口腔溃疡，浅表淋巴结未触及肿大，头面部及背部可见少量痤疮样结节。双肺呼吸动度、触觉语颤一致，叩诊呈清音，听诊双肺呼吸音清晰，未闻及干、湿啰音。心界不大，心率94次/分，心律齐，P2 ＞ A2，各瓣膜听诊区未闻及杂音。腹平软，肝脾肋下未触及，双下肢无水肿，未见杵状指。

（四）辅助检查

1．实验室检查

（1）血常规：白细胞计数（WBC）11.2 × 10^9/L ↑、中性粒细胞（N）0.73 ↑、血红蛋白（Hb）110 g/L ↓、平均红细胞血红蛋白浓度（MCHC）306 g/L ↓、平均红细胞容积（MCV）79.1 fL ↓、平均红细胞血红蛋白量（MCH）24.2 pg ↓；血沉（ESR）55 mm/h ↑。

（2）感染相关：G试验及GM试验阴性；T-SPOT.TB阳性；血培养、骨髓培养阴性；梅毒抗体阴性、HIV抗体阴性。

（3）自身免疫抗体检查：ANA、ENA均阴性；ANCA阴性。

（4）其他：尿蛋白 +；凝血检查正常；D-二聚体测定91 ng/ml。

2．心电图　正常。

3．支气管镜　支气管管腔基本正常。灌洗液抗酸染色：阴性。灌洗液细菌、真菌培养：阴性。

4．CT引导下经皮肺穿刺获得右肺中叶实变区组织。病理：送检少许肺组织，肺泡腔内有出血，肺泡隔内富于毛细血管，抗酸杆菌染色阴性。

5．PET/CT检查　右上颌窦炎；右肺上叶、中叶外侧段及双肺下叶前基底段高密度影，气管隆嵴下及双肺下叶支气管旁小淋巴结，上述病变葡萄糖代谢轻度增高，SUV_{MAX} : 1.5，考虑感染性病变。

6．影像学检查　入院前8个月胸部CT：双肺下叶外侧基底段胸膜下可见楔形实变影；双肺下叶前基底段见条索状影；右上叶见斑片状实变影，内见含气支气管征（图4-2-1）。入院后胸部CT检查，双肺门呈球形增大，肺门区支气管通畅；右中叶内侧段见球形结节影，其远端可见楔形实变影；左上叶前段见小片状实变影；左下叶外侧基底段见条带状致密影（图4-2-2），CT肺动脉造影（造影剂自左上肢静脉注入）：左侧胸壁、前上纵隔见侧支静脉显影，左头臂静脉未显影。主肺动脉、左右肺动脉增宽，右中叶、双下叶肺动脉呈囊状扩张伴附壁血栓（箭）。右心室腔内见类圆形充盈缺损（图4-2-3）。

二、多学科会诊

● 呼吸科（马志明　广州胸科医院）

中年男性，慢性病程，反复发热、咯血，抗感染、抗结核治疗效果欠佳。血常规示轻度贫血，为

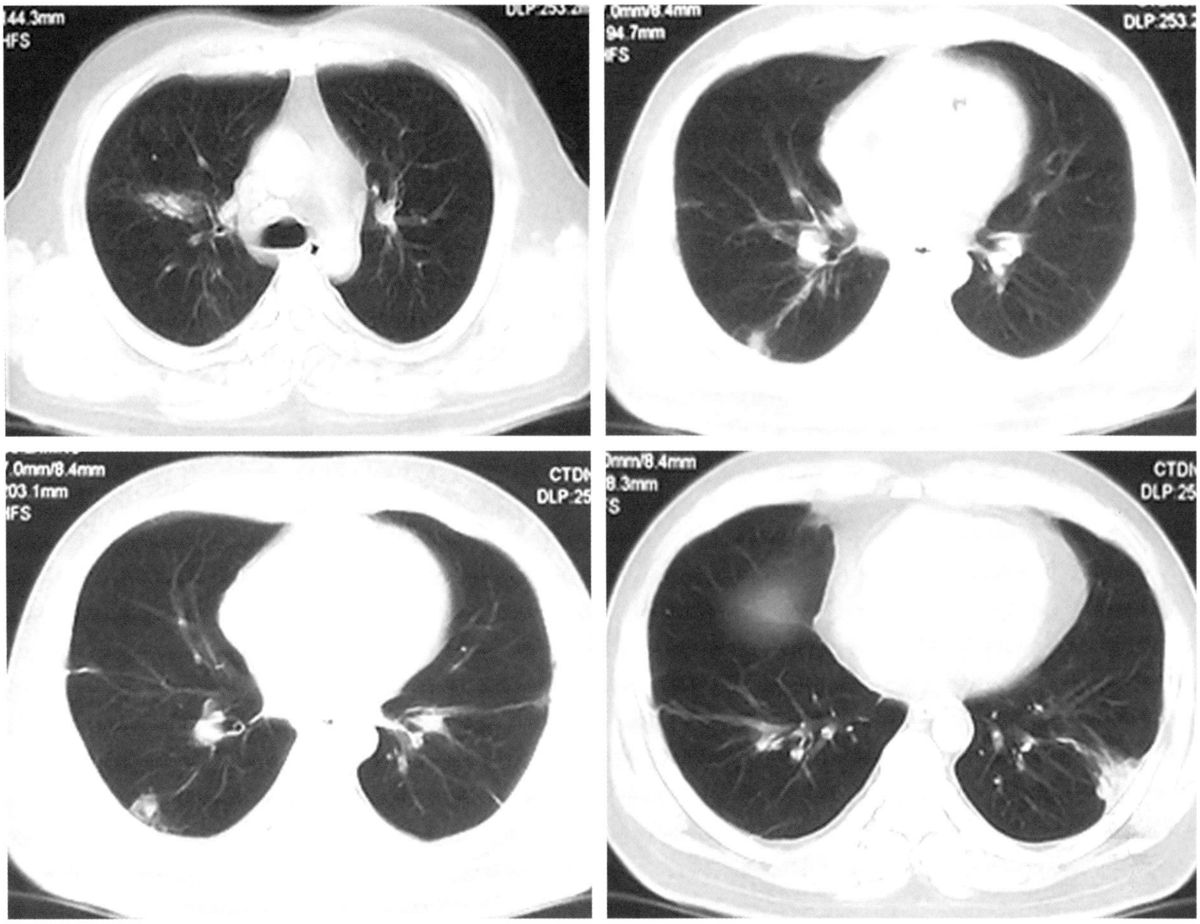

图 4-2-1　胸部 CT 平扫（入院前 8 月）

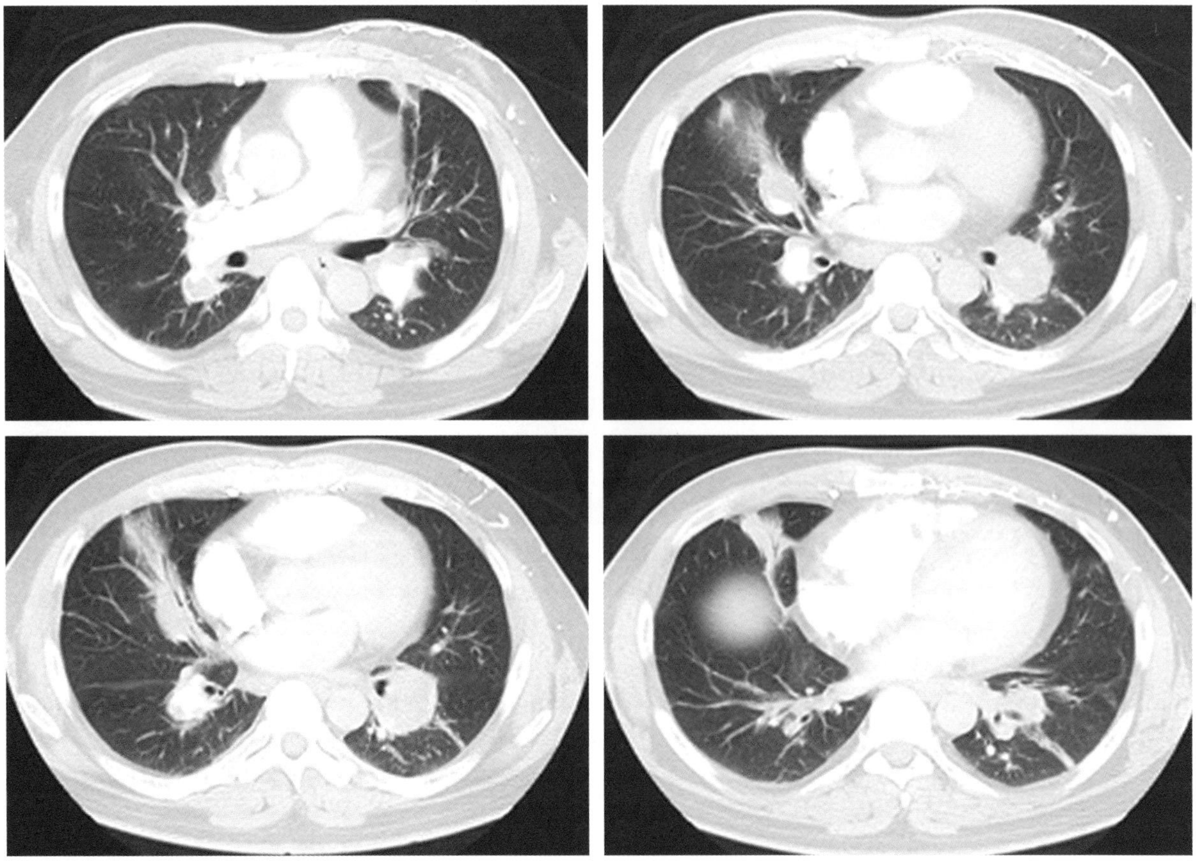

图 4-2-2　入院后 CT 扫描（肺窗）

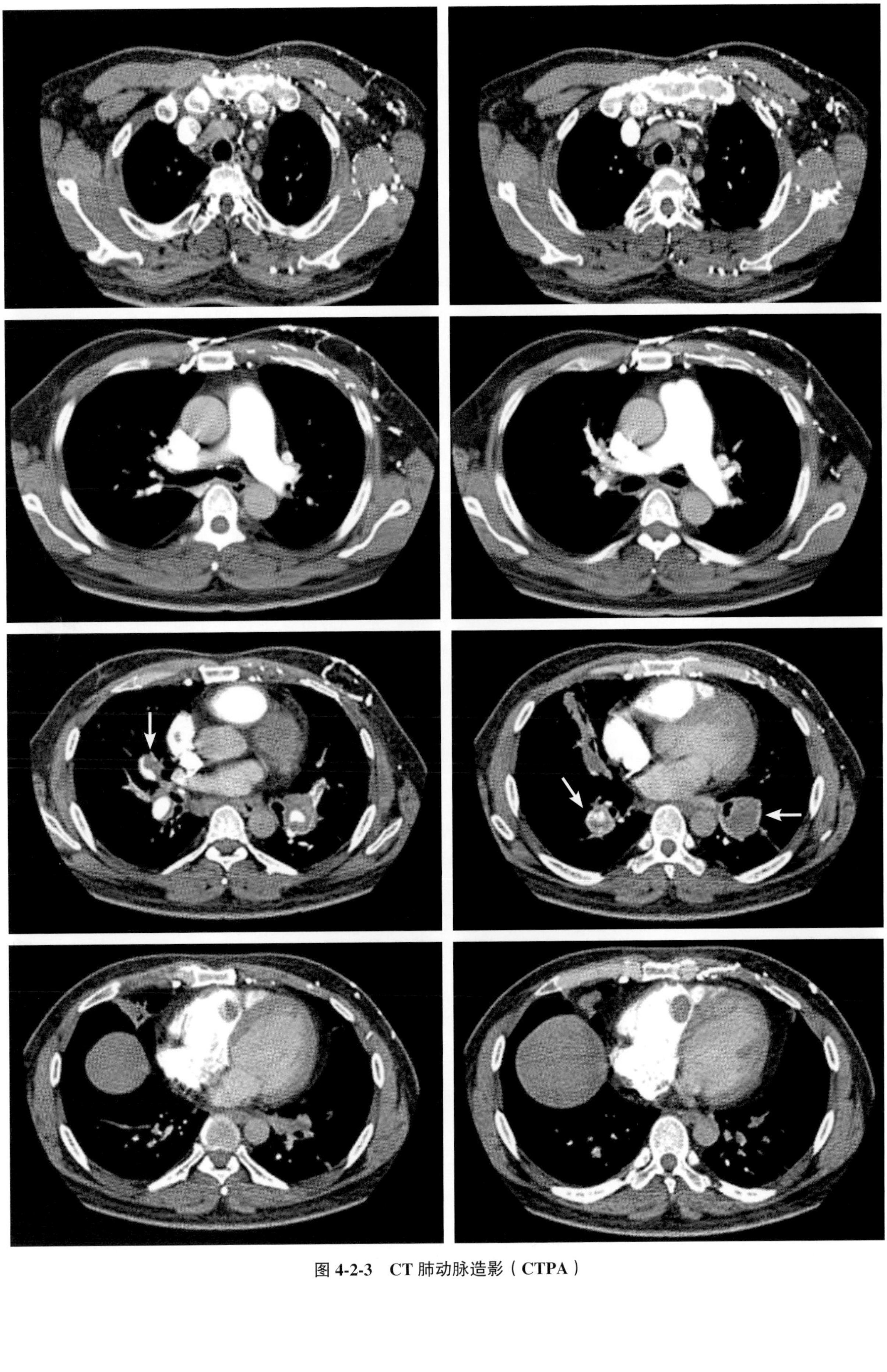

图 4-2-3　CT 肺动脉造影（CTPA）

小细胞低色素性贫血，尿蛋白阳性，T-SPOT.TB 阳性。CT 可见肺动脉主干增宽，左右肺动脉主干多处瘤样扩张伴附壁血栓。右肺可见斑片实变及左肺胸膜下楔形阴影考虑肺小动脉梗死可能。结合上述特征，需要鉴别的情况有：①感染性疾病。梅毒和肺结核均可引起的肺动脉瘤。梅毒肺动脉瘤（PAA）形成多位于直径较大的肺动脉。但该患者梅毒抗体阴性，可排除之。结核分枝杆菌导致的多发肺动脉瘤临床极为罕见。②血管型白塞病。血管型白塞病表现为动、静脉受累，动脉受累多表现为动脉瘤、动脉闭塞和动脉血栓，肺动脉瘤是典型表现。静脉血栓内发病率最高，下肢深静脉血栓最常见，其他如腔静脉、颅内静脉窦血栓等。该患者口腔反复溃疡，肺动脉瘤伴附壁血栓形成，故应考虑该病可能。③慢性血栓栓塞性肺动脉高压（CTEPH）。CTEPH 也是 PAA 相对常见的病因，CTEPH 导致的 PAA 瘤壁较薄或附壁血栓形成钙化。这个患者没有超声心动检查结果，但是其心电图正常，CT 显示心脏不大，没有肺动脉高压的依据。故不考虑。④血管肿瘤。原发于肺动脉的血管肉瘤、肺部转移瘤可累及肺动脉，导致动脉瘤形成。肺动脉肉瘤多发于主肺动脉干，具有侵袭性。但本例 PET/CT 检查 SUV_{MAX} 仅为 1.5 不支持恶性肿瘤的诊断。结合上述分析，白塞病合并肺动脉瘤可能性大。为进一步明确诊断，完善针刺试验，行眼底检查有无视网膜出血、角膜溃疡、虹膜睫状体炎等，并请风湿免疫科医生会诊。

• 结核科（段慧萍　太原市第四人民院）

该病例为中年患者，慢性发热、反复咯血，T-SPOT.TB 阳性，结核需要鉴别。但本例以多发性肺动脉瘤和肺内多发肺动脉栓塞为特征，与结核影像学特征不符。肺结核多在空洞和干酪性病变内形成假性肺动脉瘤（rasmussen aneurysm），多累及小及中等肺动脉分支，发生于肺动脉干的极为罕见。另外，患者病史长达 1 年，肺内无空洞、支气管播散等结核进展性证据，痰结核菌阴性。虽该患者 T-SPOT 阳性，仅能说明存在潜伏性结核感染，但肺部病变不符合肺结核的表现。

• 影像科（卜学勇　深圳市龙岗区妇幼保健院）

影像学特征：8 个月前胸部 CT 示双肺胸膜下多处楔形实变影。本次入院后 CT 肺动脉造影(CTPA)示：主肺动脉及左右肺动脉增宽，双侧肺动脉分支动脉瘤伴附壁血栓；右肺中叶及左肺上叶舌段胸膜下见不规则实变影，考虑肺梗死的可能。左侧头臂静脉未显影，而前上纵隔、左侧胸壁静脉显影，提示造影剂经侧支静脉循环回流至上腔静脉，并证明左头臂静脉闭塞。右心室腔内见充盈缺损，亦考虑血栓，遗憾的是没有行心脏超声检查。从目前的资料看，慢性血栓栓塞性肺动脉高压（CTEPH）、栓塞性静脉炎、大动脉炎等需要被考虑。但从患者以心脏、肺动脉、左头臂静脉受累为主要表现，须重点考虑白塞病（Behcet′s disease，BD）可能性。白塞病累及全身大中动脉和（或）静脉者较常见，可表现为动静脉血栓形成、管腔狭窄与闭塞、动脉瘤等。下一步需完善双下肢、腹部、头颈部动脉与静脉的相关检查，了解有无胸外血管疾病存在。还需要排除其他能导致血管损害的感染或非感染疾病，为进一步确诊白塞病提供依据。

后续进展

补充病史和查体：头面部及背部可见少量痤疮样结节；行皮肤针刺试验反应为阳性，追问病史患者在既往抽血或者受伤后常有皮肤小脓包出现。结合患者临床表现和影像学动静脉均受累的特点，符合白塞病分类诊断标准（国际白塞病研究组 1989），临床诊断为白塞病。

三、最终诊断

白塞病（Behcet’s disease，BD）。

四、治疗及转归

治疗上予泼尼松 60 mg/d，硫唑嘌呤 150 mg/d。1 周后发热及咯血症状好转，激素逐渐减量至第 3 周停药。继续服用硫唑嘌呤，治疗 3 月后患者症状减轻，复查 CT 示肺动脉瘤缩小，目前随访中。

五、专家点评

● 风湿免疫科（杨岫岩　中山大学附属第一医院）

本例以复发性口腔溃疡、皮肤痤疮样结节、针刺试验阳性，多发性肺动脉瘤和头臂静脉血栓性静脉炎为突出表现，符合血管白塞病表现。咯血可以归咎于肺动脉血栓和动脉瘤导致的肺梗死。患者有发热，先后经历抗感染、抗结核治疗，发热无明显缓解，确诊白塞病后使用激素和硫唑嘌呤后热退，推测发热与白塞病相关。患者 T-SPOT.TB 阳性，需警惕结核潜伏性感染（latent tuberculosis infection，LTBI），必要时可预防性使用抗结核药物。

肺动脉血栓、肺动脉瘤、左侧头臂静脉栓塞导致的左侧胸背部和纵隔见大量静脉的侧支循环、右心室充盈缺损也可能为心室壁血栓形成，这种血栓多为肉芽肿性血栓，因为抗凝溶栓只能去除凝血机制所导致的血栓，不能消除肉芽肿性病变，仍需要免疫干预。所幸的是患者确诊后使用激素和硫唑嘌呤症状改善。下一步治疗建议：继续使用硫唑嘌呤，激素可以开始缓慢减量。建议加用抗 TNF-α 融合蛋白（益赛普或强克），虽然该药非白塞病适应证用药，还没有循证医学证据，但其对肉芽肿性血栓的疗效非常显著。沙利度胺可以联合使用。如果 D- 二聚体还高，给予适当的抗凝（低分子肝素或华法林的水平依旧很高）。治疗 3 个月后复查 CT，如果血栓改善不明显，或仍有肺高压，则建议把硫唑嘌呤改为环磷酰胺，后者对白塞病的肉芽肿性血栓治疗效果更强，但要密切监测血常规，警惕感染为前提。另外，白塞病的血管瘤，如果不是危及生命（如存在夹层破裂危险），尽量不要做血管支架之类的手术，因为白塞病对异物的反应很明显，支架将导致局部更严重的炎症和血栓，往往导致“手术很成功，结局很不好”的结果。血管白塞病如果没有采取免疫干预治疗，死亡是可预见的；免疫抑制过程中所带来的致死性感染和超适应证用药的问题同样需谨慎对待，并与患者做好充分沟通。

六、关联知识点——白塞病胸部受累的临床表现

白塞病（Behcet’s disease，BD）是一种可累及全身多个系统的血管炎性疾病，以反复发作的口腔和（或）生殖器溃疡、皮肤病变以及眼、神经、胃肠道表现等为主要临床特点。白塞病组织病理学特点：以血管炎为特征，可累及大中小血管，其中以小静脉受累最常见。早期类似白细胞破碎性血管炎，或者呈嗜中性粒细胞性血管炎反应。晚期显示为淋巴细胞性血管周围炎，血管周围淋巴细胞、单核细胞浸润，血管壁可有 IgG、IgM 和 C3 沉积。大静脉血栓形成，大动脉可由于血管壁变性、坏死形成动脉瘤。血管炎有渗出和增生两种改变。渗出性改变表现为管腔充血、管壁水肿，内皮细胞肿胀，纤维蛋白沉积等。增生性改变为内皮细胞和外膜细胞增生，管壁增厚，有时有肉芽肿形成。

男性多于女性，平均发病年龄 30 岁（10 岁～59 岁）。白塞病发病具有一定的地域特点，在古丝绸之路沿线国家发病率较高。据统计我国 BD 患病率为 1.4/ 万。目前 BD 发病机制还不清楚。感染因

素（病原微生物）、遗传学因素（HLA-B5/B51）、免疫学因素、内皮细胞功能及雌激素水平等可能与BD发生存在关联。目前较多采用国际白塞病研究组于1989年制定的分类诊断标准：①反复口腔溃疡：1年内反复发作3次。②反复外阴溃疡：外阴部有阿弗他溃疡或瘢痕。③眼病变：白塞病发前和（或）后葡萄膜炎、视网膜血管炎。④皮肤病变：结节性红斑、假性毛囊炎或丘疹性脓疱；或未服用糖皮质激素的非青春期患者出现痤疮样结节。⑤针刺试验阳性：试验后24 ～ 48 h皮肤可出现丘疹和脓疱等。有反复口腔溃疡合并其他4项中2项以上者，在除外其他疾病后，可诊断为本病。其他与本病密切相关并有利于诊断的临床症状或疾病有关节痛或关节炎、皮下血栓性静脉炎、深部静脉血栓形成、动脉栓塞和（或）动脉瘤、中枢神经病变、消化道溃疡、附睾炎和家族史。白塞病全身各部小至大的动静脉均可受累，可累及肺、心、脑、腹腔和四肢血管，但以下肢血栓性静脉炎最多见。

（一）心脏及血管病变

1．肺动脉瘤 肺动脉瘤（PAA）是BD肺血管疾病常见的临床表现类型，约有50%的BD肺血管病变表现为PAA。通常为主肺动脉及其分支受累，可单发或多发，发生于一侧或双侧肺叶。中青年男性多发。病理改变为动脉壁全层炎症，导致动脉呈瘤样扩张或闭塞，有发生缺血坏死和破裂出血的危险；动脉内膜增生和血栓形成可造成肺血管闭塞，导致肺动脉高压。咯血发生率约为93%，咯血量一般较大，偶见反复大咯血导致死亡的病例。PAA经常合并附壁血栓，可全部或部分阻塞肺动脉分支，与普通肺栓塞不同，BD大血管内血栓牢固地附着在血管壁上，不易脱落。由于采取抗凝治疗不当可引起严重出血、栓塞甚至死亡，治疗的重点需放在免疫治疗而非抗凝。血管内介入诊疗技术需谨慎使用，以免造成肺动脉瘤的破裂和出血。PAA的CT表现为肺门旁球形肿块，实为左、右肺动脉干扩张，据统计78%的PAA患者伴有瘤内血栓形成。PAA可以单发或多发，单侧或双侧，可以表现为真性或假性动脉瘤两种形式，可并发支气管动脉-肺动脉瘘。PAA患者突出的临床特点是合并广泛的肺外血管病变，包括深层和浅层静脉血栓、动脉瘤和（或）闭塞。研究发现：肺外血管损伤的频率在合并PAA的BD患者明显高于没有PAA的患者。

2．心脏受累 心脏受累在BD中较少出现，往往代表预后不良，常见的表现是侵犯心脏和冠状动脉的大血管、传导系统、瓣膜、心肌和心包等。冠状动脉性疾病更多见于男性和40岁以下的BD患者，可表现为隐匿性心肌缺血、心肌梗死、心绞痛、充血性心力衰竭。冠状动脉血管的损害还包括冠状动脉瘤、狭窄和动脉炎。心脏传导系统的损害可表现为持续性或一过性的房室传导阻滞，为晕厥前期；或难治性的晕厥。心内膜的病变限于瓣膜和心内膜表面等，包括二尖瓣脱垂、主动脉瓣脱垂、二尖瓣和（或）主动脉瓣关闭不全和心内膜炎等。心包损害包括急性心包炎、出血性心包填塞、缩窄性心包炎、复发性心包炎等，心包受累的表现可孤立存在。心内血栓形成是罕见的。右心是受累最常见的部位，心内血栓紧贴心内膜和心肌，有时与感染性心内膜炎和心房黏液瘤难以区分。

3．胸部其他血管受累表现 BD的胸部大血管病变可以同时累及动静脉。动脉瘤除好发于肺动脉外，还易累及主动脉、颈总动脉、颈外动脉和冠状动脉。其中主动脉受累最为常见，病变多位于主动脉根部附近，可出现心悸气短、胸痛、刺激性干咳、平卧位呼吸困难和声嘶等表现。静脉血栓形成为BD另一常见胸部病变，其发病因素有：①血管损伤：启动凝血机制，激活血小板，引起血栓形成。②BD常合并高凝状态。③纤维蛋白溶解功能低下。胸部大静脉血栓形成多见于上腔静脉，CT增强可见上腔静脉及邻近血管内血栓形成，受累血管狭窄及闭塞，闭塞血管周围多有侧支循环形成。

（二）肺部受累

由于肺中小肺动脉和肺静脉的炎症与栓塞可导致肺灌注不良、肺梗死、灶性或弥漫性出血、局限性肺不张等肺实质改变。CT可表现为“马赛克”征、多发小结节、肺野透亮度不均匀、大片状或楔形实变灶；肺小动、静脉栓塞致肺血管纹理稀少、紊乱，肺野透亮度增高，CT 增强可见肺血管截断现象，也可发生梗死，表现为贴近胸膜面的楔形实变。由于炎症细胞的浸润造成肺血管内皮细胞增生、肺泡毛细血管周围炎可引起间质广泛纤维化，肺内可出现网格状改变；胸膜下小静脉和毛细血管也可发生炎症，影响胸膜腔内液体的重吸收而造成胸腔积液，胸腔积液的性质多为渗出液。但这些肺内的征象多不具特征性。

由于白塞病可同时累及动静脉系统，具有多发性的特点。需建立系统评估的工作流程。对于胸部血管损伤可借助多种技术手段，对于肺动脉瘤和肺栓塞可使用 CT 增强和肺动脉 CT 血管造影（CTPA），同时应对胸部体循环静脉系统受累情况进行评估。评价诊断心脏受累的常用方法有：①心脏超声：可以评价心脏结构、功能、心腔内血栓形成以及心内膜有无病变。②选择性冠状动脉造影可以明确冠状动脉有无狭窄、阻塞及有无动脉瘤形成等。③血管彩超可对头臂静脉、颈动脉、锁骨下动脉等进行观察。④ MR 成像：心脏 MR 成像是心脏结构、功能评价的金标准，同时，对于大血管壁的成像也有助于血管炎的准确诊断，增强 MR 血管成像可见炎性血管壁的增强特点，这是诊断大血管炎最直接的影像学证据。

参考病例

男，41 岁。间断咳嗽咳痰 7 月余，痰中带血丝 3 天入院。反复口腔溃疡 5 年。17 岁时患“肺结核”，当时行规律抗结核治疗，具体不详。查体：可见口腔溃疡（图 4-2-4，图①；彩图 4-2-4，①），全身多发皮疹，有丘疹及丘疹性脓疱（图 4-2-4，图②）；针刺试验可疑阳性（激素治疗中），针刺实验后 24 小时出现红色斑丘疹（图 4-2-4，③～④；彩图 4-2-4 ③～④）。实验室检查：Hb 129.0 g/L ↓、D- 二聚体 1.3 mg/L ↑；ESR 120 mm/ H ↑；免疫球蛋白：IgA 8.01 g/L ↑，IgE 150 IU/mL ↑，IgG 26.3 g/L ↑，抗心磷脂总抗体弱阳性；风湿免疫系列：RF、ENA、ANCA、抗线粒体抗体、抗双链 DNA 均阴性；尿常规：隐血（++），余正常。入院后胸部 CT 平扫（图 4-2-5）：双肺散在分布多发结节影，右侧肺门增大；增强扫描（图 4-2-6）：双肺多发肺动脉瘤伴附壁血栓形成，10R 淋巴结肿大。临床诊断白塞病。予甲强龙 80 mg qd × 3 天，后改为 40 mg qd，加上秋水仙碱口服，对症支持治疗。治疗后口腔溃疡逐渐愈合，皮疹消退，呼吸道症状逐渐缓解，治疗 10 天后复查增强 CT（图 4-2-7），肺动脉瘤及 10R 淋巴结均明显缩小。

七、要点速记

1．BD 是一种全身慢性疾病，基本病理改变为血管炎，大、中、小血管均可受累。临床以复发性口腔溃疡、生殖器溃疡、皮肤和眼部病变最为常见，但全身各脏器均可受累。以大血管受累为主要表现称之为血管型白塞病。

2．PAA 是常见的肺部表现，主要发生于肺动脉干，表现为肺门旁球形肿块，增强可见附壁血栓形成。肺内可伴中小肺动脉血栓引起肺梗死和出血。

3．血栓性大静脉炎增强 CT 表现为低密度充盈缺损及管腔狭窄和闭塞，闭塞可导致周围属支血管形成丰富的侧支循环。

（段慧萍　路希维　曾　谊　罗志兵 编写 / 整理，兰学立 审校）

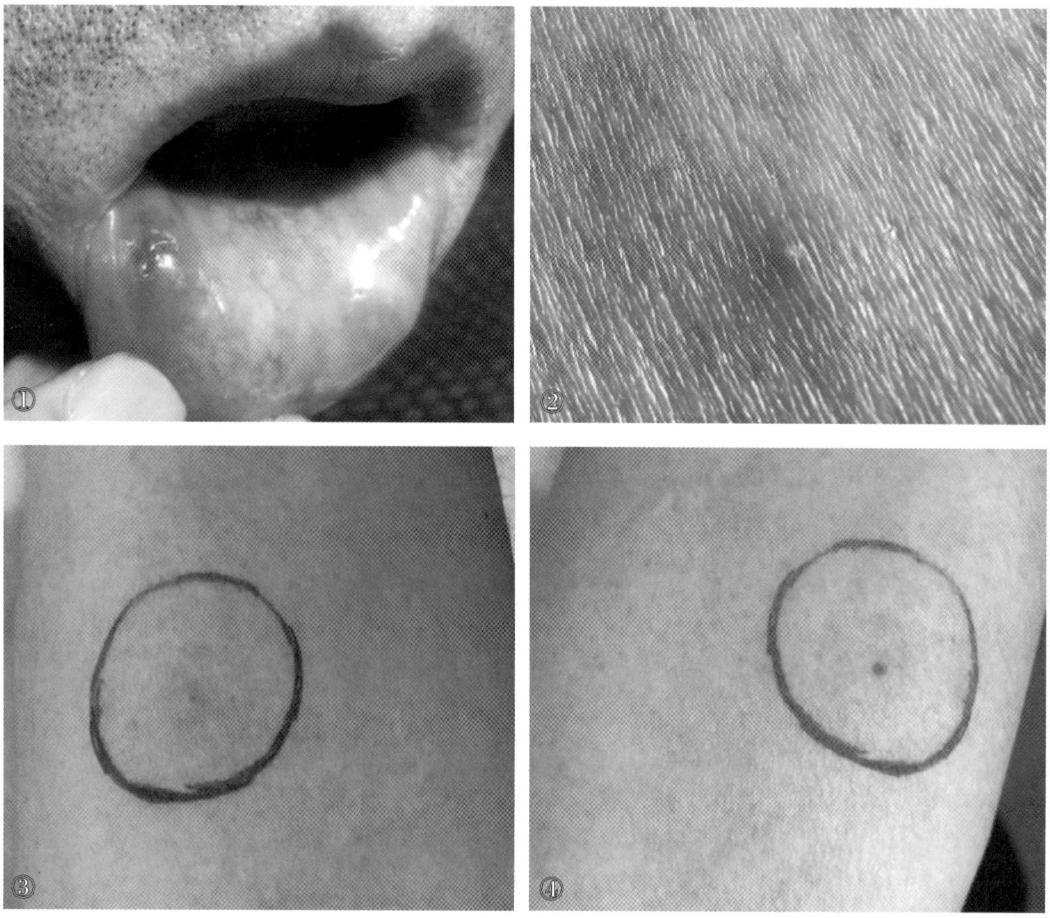

图 **4-2-4** 白塞病的口腔黏膜及皮肤病变

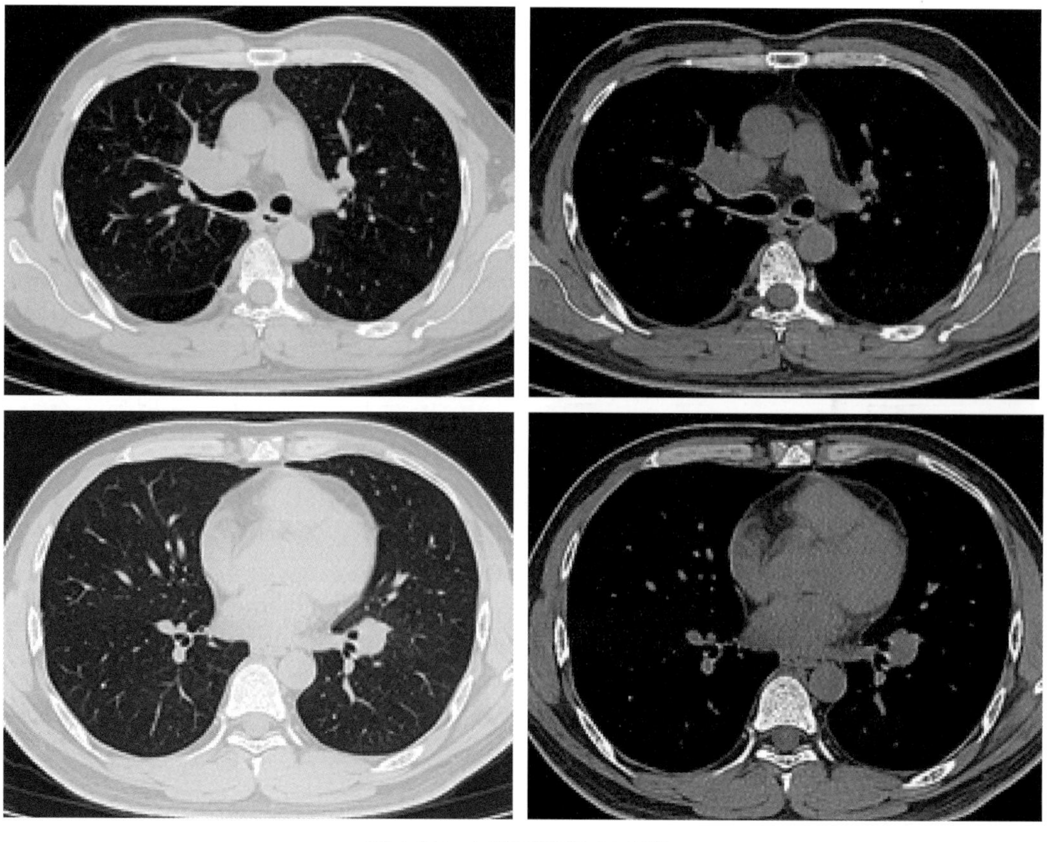

图 **4-2-5** 入院后胸部 **CT** 平扫

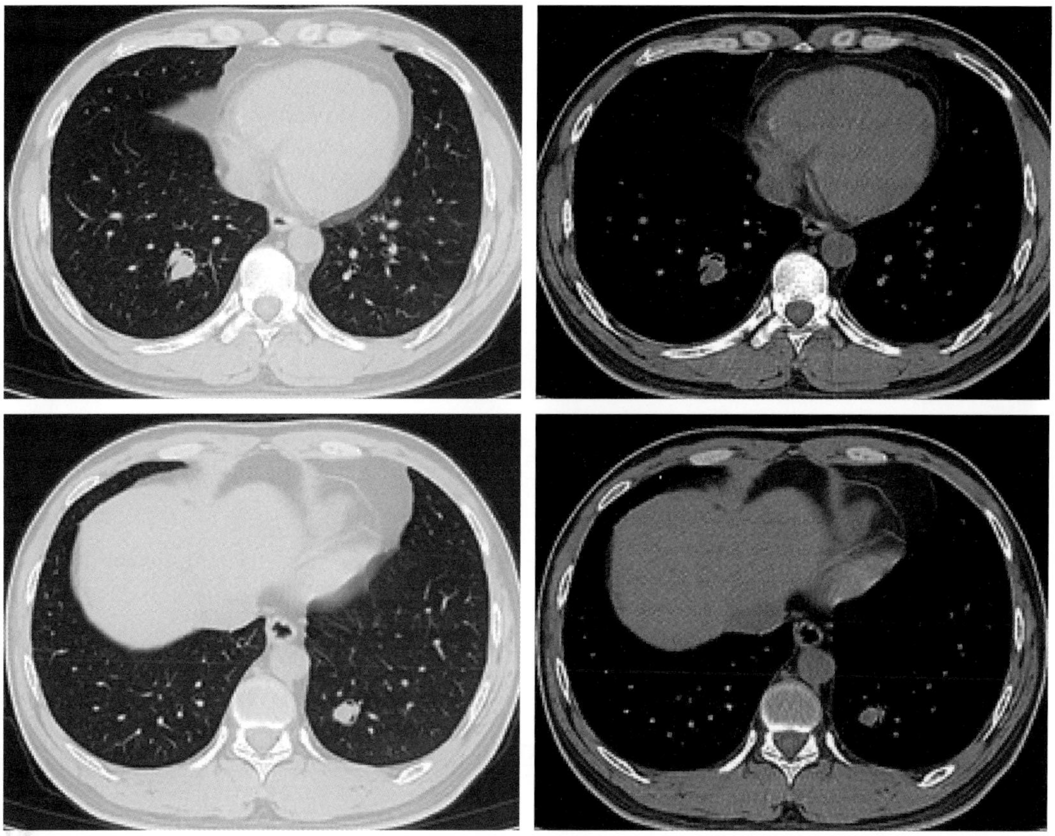

图 4-2-5 续　入院后胸部 CT 平扫

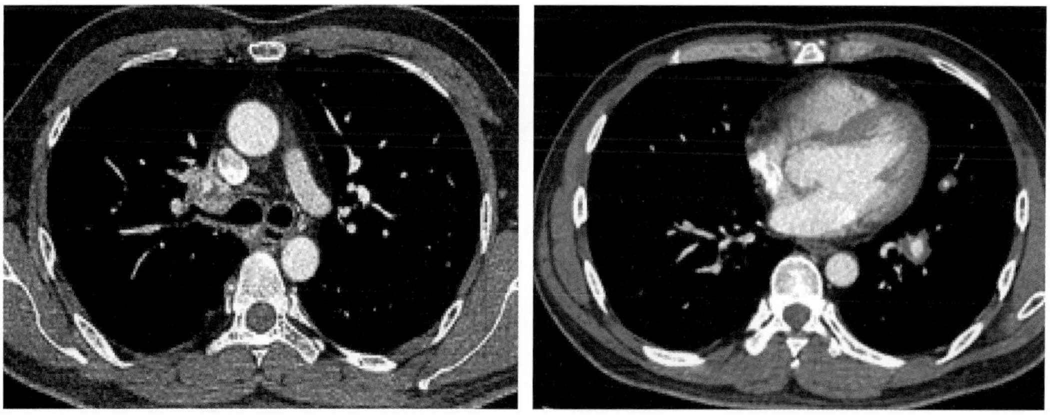

图 4-2-6　胸部 CT 增强扫描

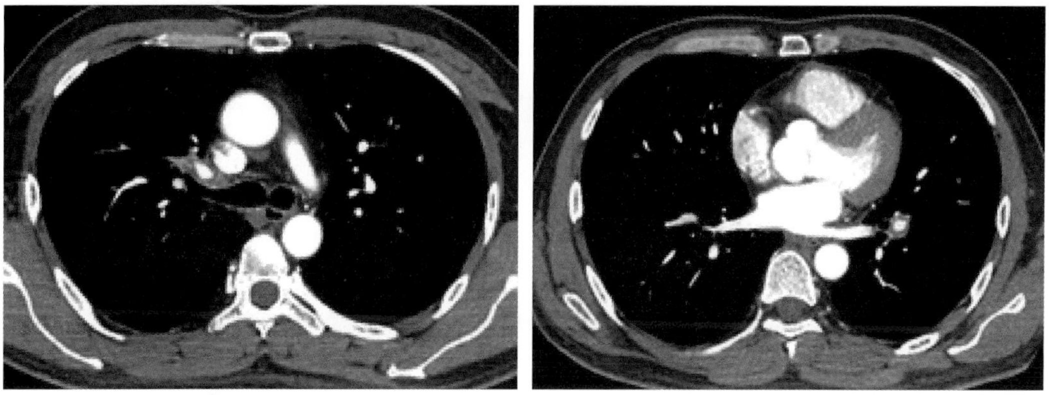

图 4-2-7　治疗 10 天后增强扫描

参考文献

1. 王岚，姜蓉，赵勤华，等。白塞病合并肺血管疾病临床特点分析 [J]. 中华结核和呼吸杂志，2017，40（5）：343-347.

2. 候小萌，张卓莉，董怡. 中国白塞病患者的临床特点 [J]. 中华全科医师杂志，2005，11（4）：666-667.

3. Uzun O，AkpolatT，Erkan L. Pulmonary vasculitis in behcet disease：a cumulative analysis [J]. Chest，2005，127（6）：2243-2253 .

4. Ng M Y，Boutet A，Carette S，et al. Behcet disease presenting with cardiac and pulmonary masses. [J]. Canadian Journal of Cardiology，2015，31（9）：1204. e5-1204. e7.

5. Demirelli S，Degirmenci H，Inci S，et al. Cardiac manifestations in Behcet’s disease [J]. Intractable Rare Dis Res，2015，4（2）：70-75.

6. AkpolatT，AkkoyunluM，Akpolat I，et al. RenalBehçet’s disease：a cumulative analysis [J]. Semin in Arthritis & Rheumatism，2002，31（5）：317-337.

病例 3　前纵隔占位伴胸膜下多发结节

一、病例特点

（一）简要病史

女性，65 岁。因“体检发现前纵隔占位 3 天”入院。3 天前健康体检，胸片（侧位片）发现前纵隔结节影，无咳嗽、咳痰、痰中带血，无发热、寒战等伴随症状，进一步行胸部 CT 检查提示前纵隔肿块影，伴胸膜下多发小结节影。

（二）既往史

2 型糖尿病史 7 年，使用二甲双胍、阿卡波糖治疗，血糖控制佳。无粉尘及毒物、放射线等接触史。

（三）体格检查

未见阳性体征。

（四）辅助检查

1. 实验室检查

（1）血常规：白细胞（WBC）9.88×10^9/L、中性粒细胞（N）0.60、淋巴细胞（L）0.40、血红蛋白（Hb）134 g/L。

（2）血生化：肝、肾功能，血糖，电解质（包括血钙、血磷）均正常。

（3）感染相关：结核菌素试验（PPD）10 mm × 10 mm。T-SPOT.TB 阴性。

乙型及丙型肝炎病毒、HIV 及梅毒免疫学检测均阴性。

（4）ANA、ENA 均阴性。

(5) 肿瘤标志物：癌胚抗原（CEA）5.57 ng/ml ↑，细胞角蛋白 19 片段（CYFRA21-1）、神经元特异性烯醇化酶（NSE）、糖类抗原（CA125、CA19-9）、甲胎蛋白（AFP）均正常。

2．腹部超声检查 肝、胆、脾、胰、双肾未见异常。

3．胸部 CT 前纵隔区见大小约 2.4 cm × 2.0 cm 的结节影，其两侧缘平直，前、后缘呈分叶状（图 4-3-1）。平扫密度不均匀（CT 值为 9 ~ 28 HU），增强扫描结节中央见低密度区，其周边无明显强化。双侧中下肺肋胸膜下及叶间裂旁见多个小结节影。

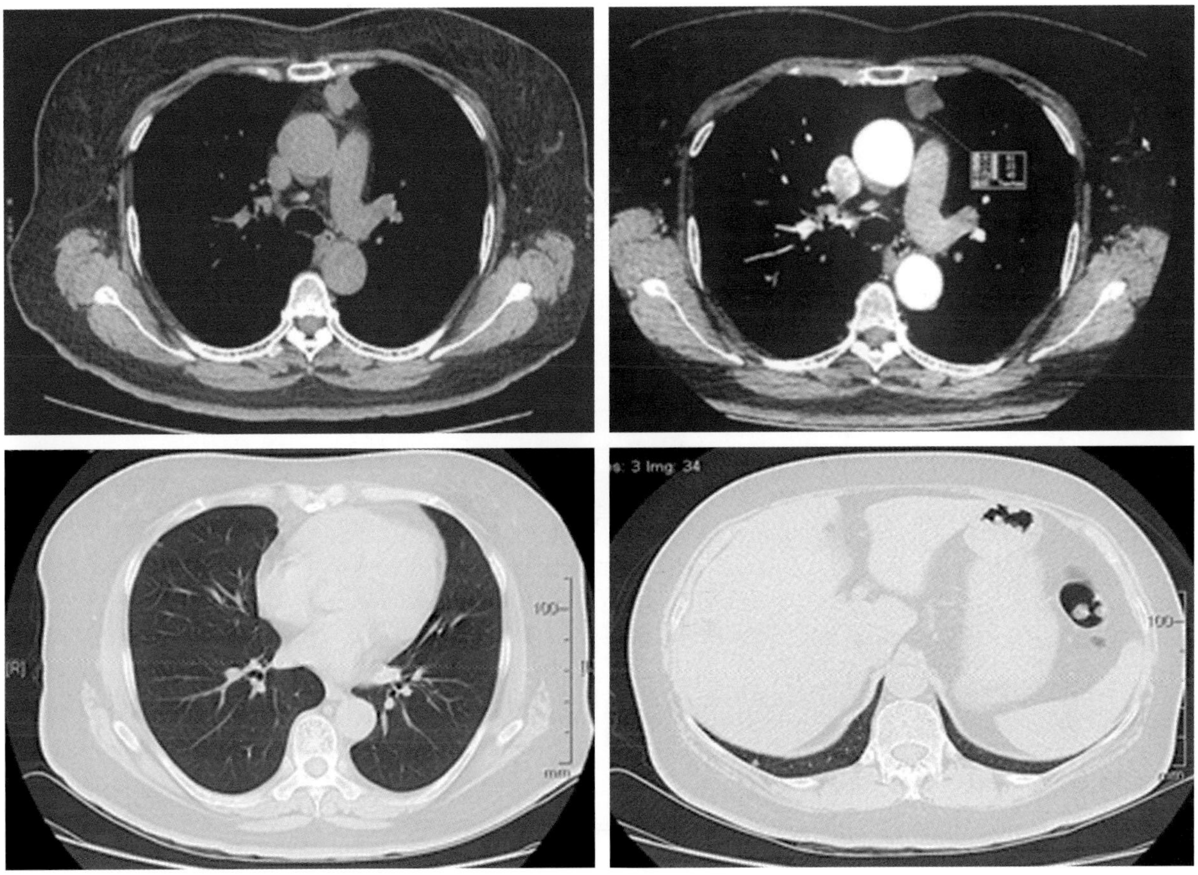

图 4-3-1 胸部 CT

采用多平面重组（MPR）与最大密度投影（MIP）后处理，示上述小结节呈条状，豌豆状或三角形，比邻或紧贴肋胸膜和叶间裂分布（图 4-3-2）。

二、多学科会诊

● 影像科（张国庆 大连市结核病医院）

该病例 CT 呈现两种特征：①前上纵隔血管前胸骨后间隙可见直径约 2 cm 的软组织密度结节影，有分叶，边界较为规整，界限清楚，增强后未见明显强化。②双肺胸膜下、叶间裂胸膜旁均可见多发小结节灶，直径 2 ~ 4 mm，较致密。目前，诊断需要从两个方面进行考虑，一方面，前上纵隔乏血供病灶，倾向良性可能，囊肿类病变可能大，必要时可以行胸部 MR 检查，进一步观察病灶成分与性质。另一方面，双肺多发小结节均位于胸膜下、叶间胸膜旁，非随机分布特点，肿瘤转移可能性不大。建议随诊观察。

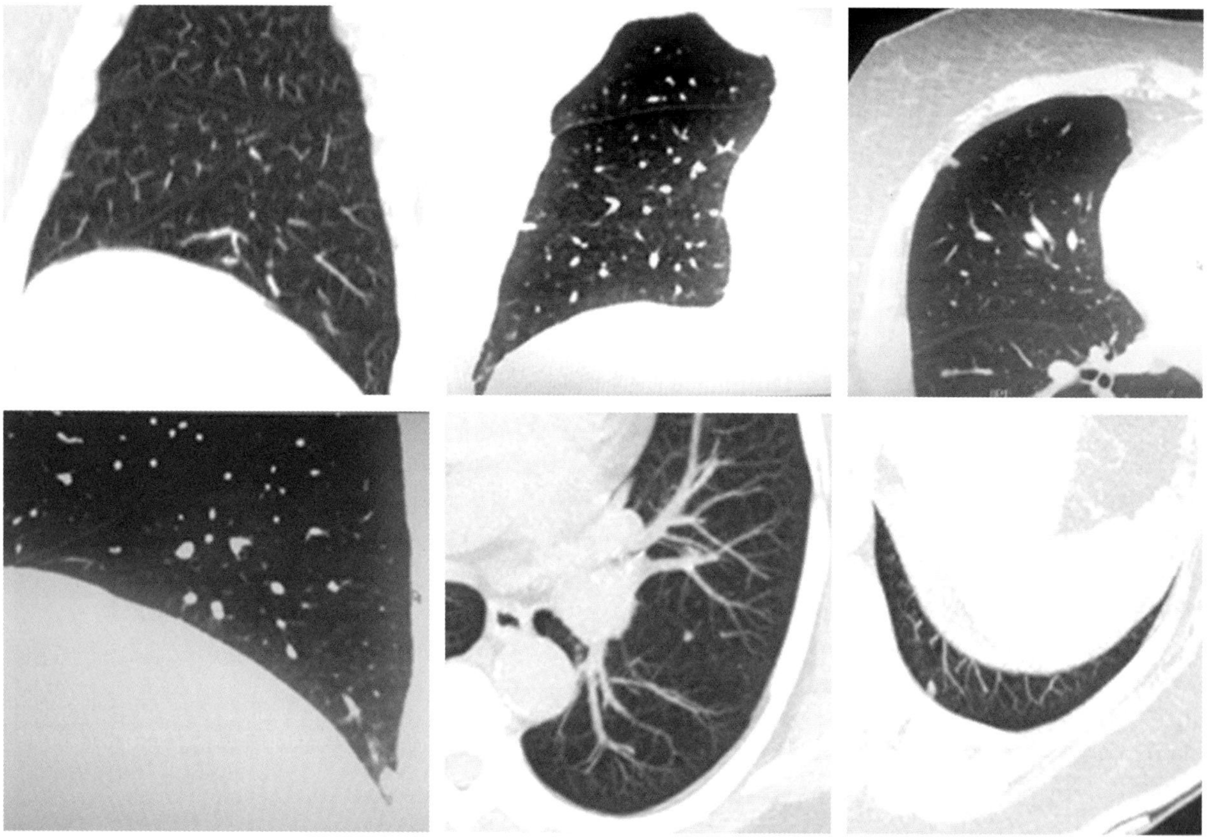

图 4-3-2 MPR 及 MIP

- 结核科（路希维 大连市结核病医院）

基本上同意影像科医生的分析观点，客观地讲，从 CT 平扫图像尚无法明确前纵隔结节以及胸膜下多发小结节的性质。HRCT 及后处理技术对胸膜下结节观察提供了更多信息，清晰地显示结节形态的多样性，三角形、椭圆形、豌豆状和条状，这些都符合典型肺裂旁结节的特点，提示肺内淋巴结的可能性大。前上纵隔结节影，界限清晰，乏血供病灶，倾向于良性病变尤其是囊肿类疾病可能，该区域首先需考虑胸腺囊肿的可能性。

- 胸外科（汪洋 大连市中心医院）

该患者增强 CT 显示前上纵隔结节影，强化不明显，但无确切的囊性变结构，考虑前纵隔良性肿瘤可能性大，但 CEA 略升高，恶性尚不能除外，最终确诊依靠病理表现。经皮穿刺活检适用于前纵隔占位，而胸膜下结节体积小，离大血管较近，穿刺活检恐难获得阳性结果，宜行胸腹镜探查并取活检。

后续进展

经与患者及家属协商，患者同意手术探查。手术过程：全麻双腔插管，患者右侧垫高，取右腋后线第五肋间为观察孔，以腋前线第三、第五肋间为操作孔。打开胸骨后纵隔胸膜，沿胸骨后向对侧游离，见薄壁囊性肿物，包膜完整，界限清晰。沿囊壁钝性剥离，完整切除肿瘤。探查右肺上、中、下叶胸膜下多发扁平状黑色结节，形态多样（图 4-3-3，彩图 4-3-3）。与高分辨 CT 所示右肺胸膜下小结节可一一对应。前纵隔囊性肿物送检病理，胸膜下小结节活检送病理。

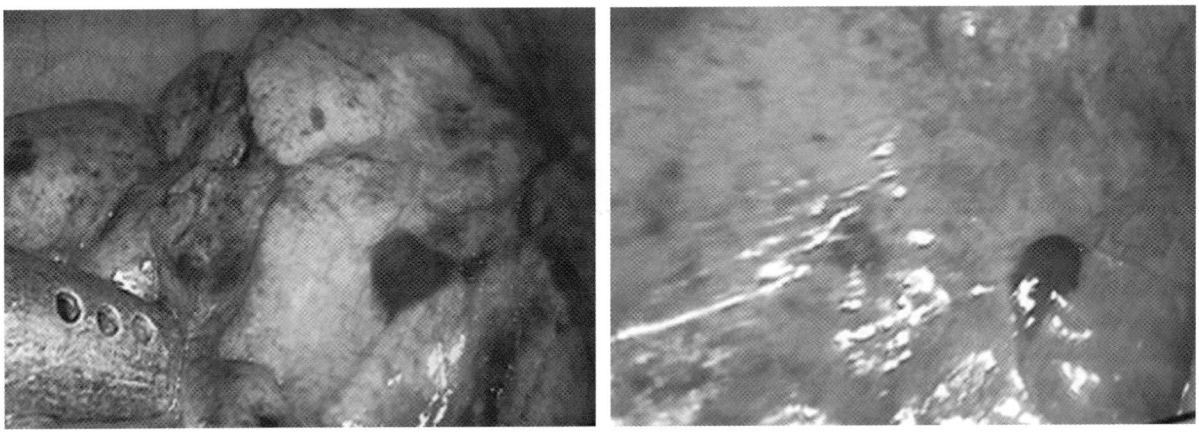

图 4-3-3　胸腔镜下胸膜外观

三、最终诊断

前纵隔肿块病理（图 4-3-4，彩图 4-3-4）见灰白色肿块一枚，大小为 4 cm × 2 cm × 2 cm，呈囊性，内见灰白色胶样物，壁菲薄，囊壁为纤维结缔组织，囊肿壁内衬纤毛柱状上皮或假复层柱状上皮。诊断：支气管源性囊肿。胸膜下结节病理（图 4-3-5，彩图 4-3-5）：肺组织表面见境界清楚的成熟淋巴组织增生，可见生发中心、炭末沉积，符合淋巴结表现。

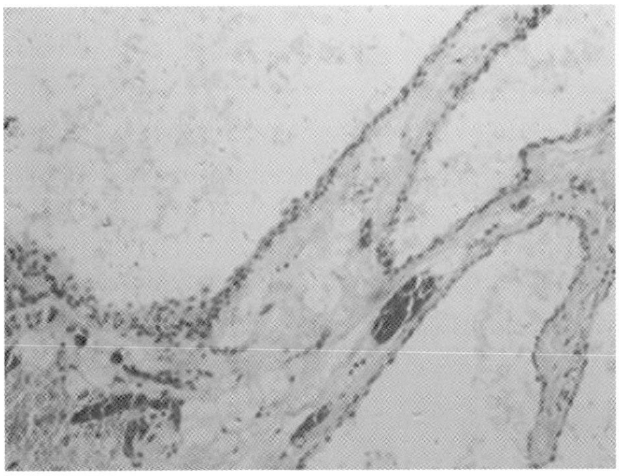

图 4-3-4　前纵隔气管囊肿病理（低倍）

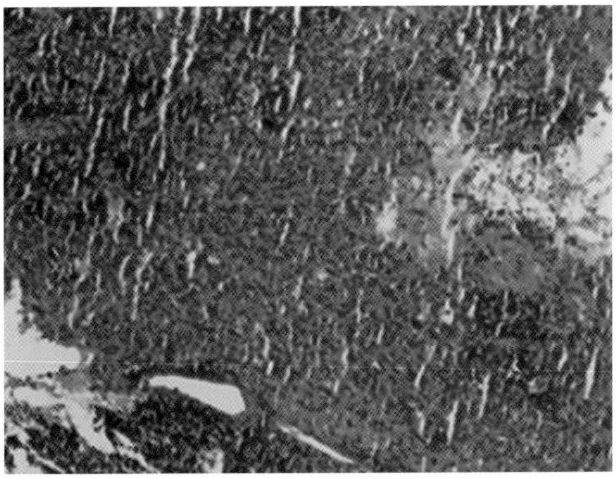

图 4-3-5　肺内淋巴结病理（低倍）

最终诊断：前纵隔支气管源性囊肿，胸膜下多发淋巴结。

四、治疗与转归

手术切除病灶，术后恢复良好。良性病变，无需后续治疗。

五、专家点评

- 影像科（伍建林　大连大学附属中山医院）

本病例影像学表现具有一定复杂性，体现在前纵隔分叶状占位性病变及双肺内多发小结节，按照惯性诊断思维或缺乏经验的医生，容易考虑为“前纵隔恶性肿瘤伴发两肺转移”。但仔细观察和分析该病例的 CT 征象，还是有许多不支持之处。首先，前纵隔肿物密度很低（平扫 CT 值为 9 ~ 28 HU），增强后未见明显强化，提示为乏血供病变；另外，与纵隔大血管之间的脂肪间隙清晰，综合考虑，恶性肿瘤可能性较小。其次，双肺内多发小结节均分布在胸膜下及叶间裂处，缺乏随机分布的特点，尤其是形态上多呈三角形、长条形、椭圆形，密度很高，边缘锐利，这些特点均提示为良性结节。综上所述，本例经过认真解读 CT 征象和综合分析，最终能够做出正确的判断。本例患者配合度很好，最终得到组织病理学诊断，其特殊之处：一是“支气管囊肿”发生在前纵隔十分少见，且形态上呈明显分叶；二是双肺多发小结节为肺内淋巴结，后者是肺裂旁结节的特殊类型，具有相对特异的病理与 CT 表现特点，①病理：可见炭末沉着、玻璃样变性及纤维化等；②部位：多位于隆突以下水平的叶间裂或胸膜下；③大小：直径多不超过 1 cm（以 5 ~ 6 mm 多见）；④形态：多呈三角形、棱形、椭圆形等；⑤密度：多呈质地均匀实性结节，钙化少见；⑥边缘：光滑锐利，周边可见细线影；⑦增强，基本无强化，长期随访多无变化。掌握以上 CT 表现特点，大多数肺内淋巴结是可以做出正确诊断并避免手术的。

六、关联知识点——肺内淋巴结与肺裂旁结节

肺内淋巴结（intrapulmonary lymph node，IPLN）和肺裂旁结节（pulmonary perifissural nodules，PFNs）是密切关联但又存在交差的两个术语。典型 PFNs 最常见为肺内淋巴结，但也可以为其他良性病变。反之，肺内淋巴结多位于肺裂旁，但也可以发生在肺裂以远的部位。

（一）IPLN

IPLN 是指发生在肺实质内的淋巴结，大多在体检或肺癌筛查时被发现。IPLN 主要好发于中老年男性，少数儿童也可发生。研究发现长期吸烟史是 IPLN 病因。组织病理学观察 IPLN 均有炭末沉着，部分研究认为 IPLN 是由于吸烟和吸入性粉尘等抗原刺激产生。粉尘颗粒通过肺淋巴系统清除，其中巨噬细胞发挥主要作用，其在吞噬和分解粉尘过程中，释放多种细胞因子，参与局部炎症反应及免疫反应，从而形成淋巴结。IPLN 病理改变除见淋巴结结构外，还包括玻璃样变性、炭末沉着、纤维化等，其中炭末沉着为特征性改变。

IPLN 常分布在隆突水平以下的肺叶区，主要包括肺裂旁、胸膜及胸膜下等区域。胸膜下 IPLN 直接贴在胸膜面或距胸膜数毫米，并见细线影自结节与胸膜相连（图 4-3-6）。这些细线影在病理上为扩张的淋巴管。LPIN 单发常见，也可多发。IPLN 可呈椭圆形、圆形、条状、三角形或梯形，具有清晰的边界。观察显示 IPLN 近半数紧贴叶间裂，邻近叶间裂可能是 IPLN 的好发部位。

（二）PFNs

肺裂旁结节为附着于肺裂隙（胸膜、叶间裂和副裂）的结节。按形态分布，肺结节分为典型 PFNs、非典型 PFNs 和非 PFNs（图 4-3-7）。典型 PFNs 多为肺内淋巴结，表现为附着肺裂、均质的、实质结节，且边缘平滑，呈椭圆形、扁豆形或三角形（图 4-3-8 ①、②）。非典型 PFNs 则为除没有明显附着于肺裂外，其余特征均符合典型 PFNs 的表现，肺裂可能缺如或者太细无法在 CT 片上观察到。还有一种肺裂附着结节，呈“凸透镜”样，提示它们可能不受裂隙影响，也定义为非典型 PFNs。非 PFNs 包括具备典型恶性特征的结节，如毛刺、球形结节等。这些结节的生长不受肺裂结构的影响。推荐 HRCT 及后处理技术观察肺裂旁结节形态，尤其是位于水平裂的“饼状”结节，普通扫描会误认为磨玻璃结节（图 4-3-8 ③、④）。

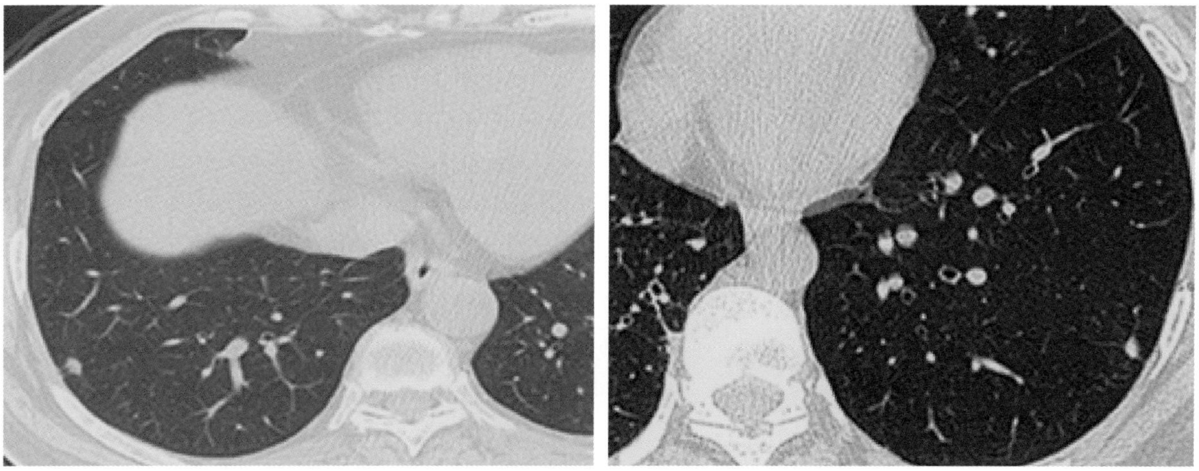

图 4-3-6　肺内淋巴结（IPLN）

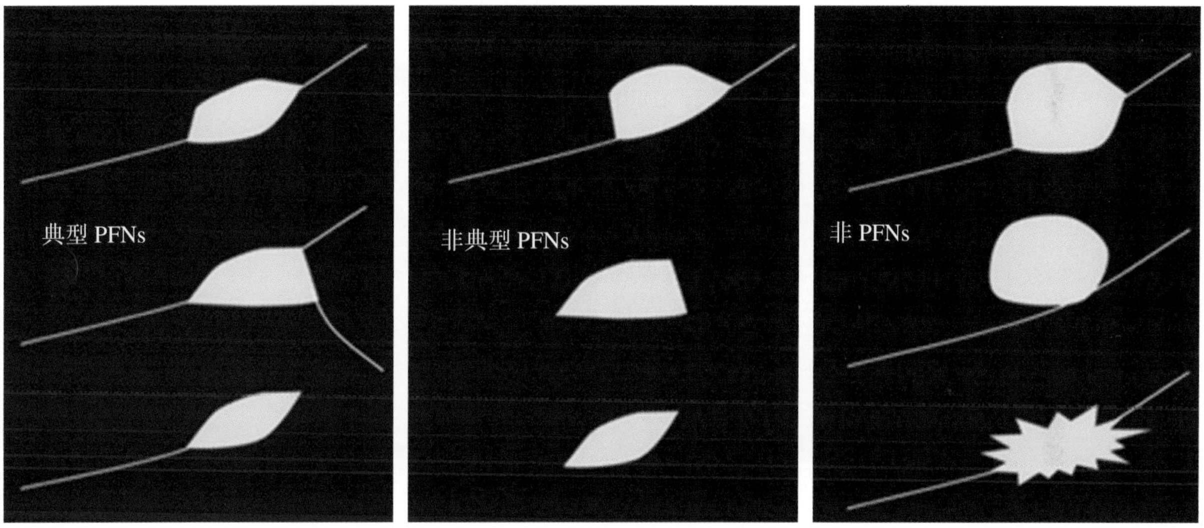

图 4-3-7　PFNs 分类示意图

病理研究表明，大多数的 PFNs 确实代表淋巴结。表现与肺裂隙连接，结节的形态多受裂隙影响，是良性结节的特点。恶性结节多为非 PFNs，具有典型的恶性特征，如毛刺、球型，这些结节不受裂隙的影响甚至跨肺裂生长。

（三）PFNs 的临床处理及意义

具有典型 PFNs 特征者通常无须随访。在 De Hoop 的一项研究中，919 例典型或不典型 PFNs 经过 5.5 年随访均未发生恶性肿瘤。符合典型 PFNs 特征的结节多为良性淋巴结，通常无须随访。有时良性 PFNs 的体积倍增时间可达到恶性结节的增长速度，但并不意味着恶变。对于不典型 PFNs 和非 PFNs 需密切观察，定期随访，必要时通过活检明确诊断。

（无参考病例）。

七、要点速记

1．IPLN 病理改变为具有典型的淋巴结特征，且多伴玻璃样变性、炭末沉着、纤维化等，其中炭

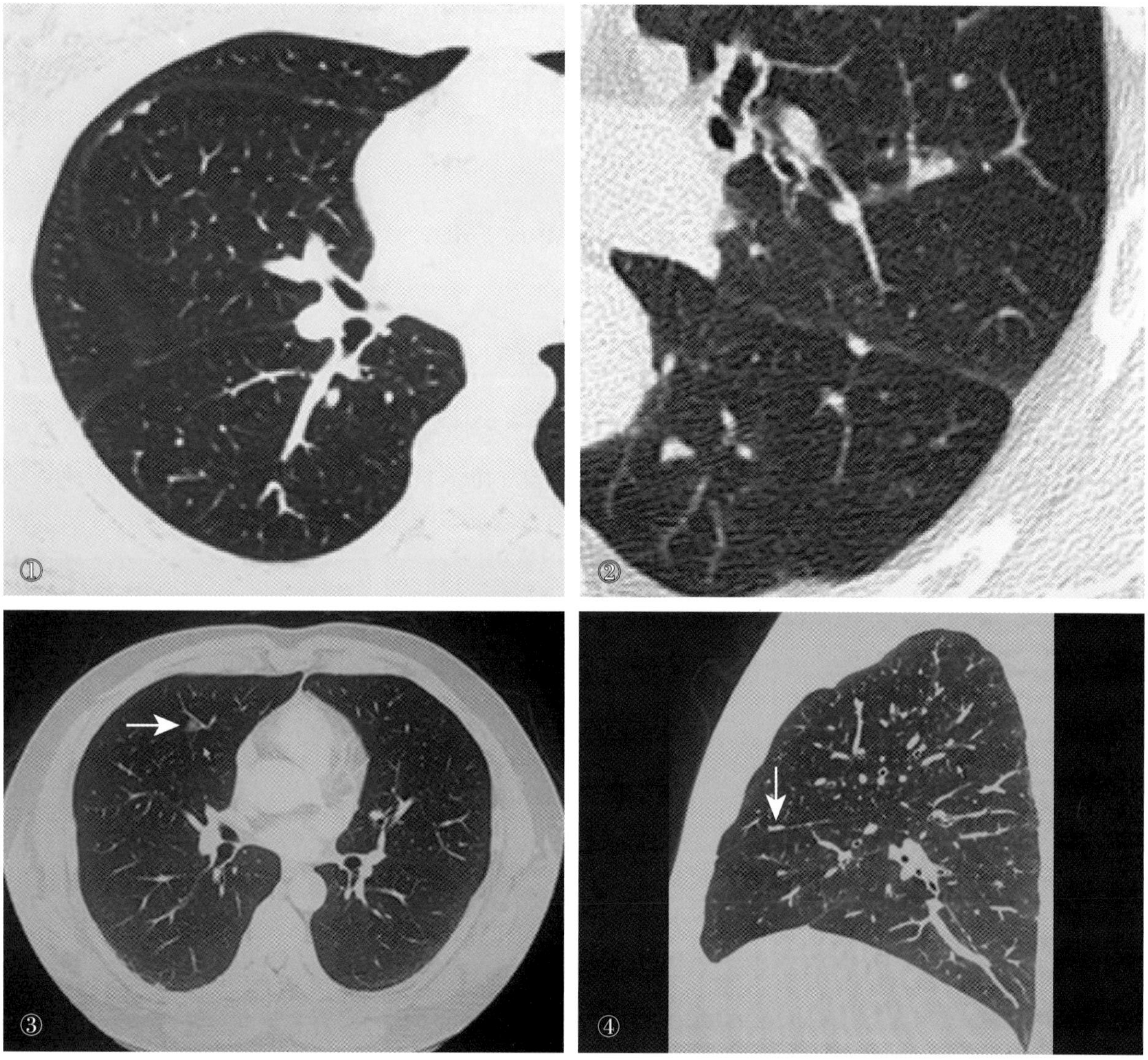

图 4-3-8　肺裂旁结节（PFNs）

末沉着为特征改变。

2．IPLN 多表现为典型 PFNs，结节多呈椭圆形、圆形、三角形，或梯形，具有清晰的边界，多分布在胸膜中下野、胸膜下区和叶间裂区。

3．PFNs 的增长有时可以达到恶性结节的增长速度，但并不意味着恶变。

（路希维　汪　洋　黄　勇　编写 / 整理，兰学立　审校）

参考文献

1．唐丽萍，伍建林．肺内淋巴结的临床与影像表现［J］．中国临床医学影像杂志，2016，27（11）：826-828．

2．Hochhegger B, Hochhegger DQ, Irion K, et al. Intrapulmonary lymph node：a common and underrecognized tomography finding［J］．J Bras Pneumol，2013，39（6）：757-758．

3．Hoop B de，Ginneken B van，Gietema H，Prokop M．Pulmonary perifissural nodules on CT scans：

rapid growth is not a predictor of malignancy [J]. Radiology，2012，265（2）：611–616.

4. Wang CW，Teng YH，Huang CC，et al. Intrapulmonary lymph nodes：computed tomography findings with histopathologic correlations [J]. Clin Imaging，2013，37（3）：487-492.

5. Shahama D，Vazquez M，Bogot NR，et al. CT features of intrapulmonary lymph nodes confirmed by cytology [J]. Clin Imaging，2010，34（3）：185-190.

6. Bartjan de Hoop，Bram van Ginneken，Hester Gietema，MD，et al. Pulmonary Perifissural Nodules on CT Scans：Rapid Growth Is Not a Predictor of Malignancy [J]. Radiology，2012，265（2）：611-616.

病例 4 咳嗽、发热，双肺向心性分布实变影

一、病例特点

（一）简要病史

男性，44 岁。“间断咳嗽、咳痰伴发热 2 周，加重 3 天”入院。患者 2 周前无明显诱因出现咳嗽、咳大量绿脓痰，咳嗽呈间断发作，伴夜间低热，体温最高不超过 38 ℃，伴胸部牵扯痛，无畏寒、盗汗、胸闷、乏力纳差，无心慌、气喘，于当地医院抗感染治疗 7 天（具体药物不详），体温恢复正常，咳嗽、咯痰较前减轻，未再治疗。3 天前再次出现上述症状，胸部 CT 示两肺弥漫性病变，为进一步诊治入院。

（二）既往史

既往体健。否认食物、药物过敏史。吸烟史：400 支 / 年。

（三）体格检查

T 38.3 ℃。两肺呼吸音减弱，未闻及干、湿啰音。

（四）辅助检查

1. 实验室检查

（1）血常规：白细胞（WBC）10.46 × 10^9/L ↑、中性粒细胞（N）0.69、血红蛋白（Hb）143.00 g/L，血沉 45.0 mm/h。

（2）生化及常规：谷丙转氨酶（ALT）61 U/L ↑、谷草转氨酶（AST）158 U/L ↑、乳酸脱氢酶（LDH）350 U/L ↑，余未见异常。尿液分析全套（–），便常规（–）。

（3）凝血功能：活化部分凝血活酶时间（APTT）22.10 s ↓，血浆 D- 二聚体（D-dimer）0.45 mg/L，余正常。

（4）心肌梗死三联检测：肌钙蛋白 T、肌红蛋白、肌酸磷酸激酶 MB 同工酶（CK-MB）均正常，N 末端 - 前脑利钠肽（NT-proBNP）130 pg/ml，高敏 C 反应蛋白（hs-CRP）8.02 mg/L。

（5）血气分析：pH 7.42、$PaCO_2$ 37.00 mmHg、PaO_2 65.00 mmHg ↓、HCO_3^- 24.70 mol/L、TCO_2 25.10 mol/L、SO_2 93.00% ↓。

（6）肿瘤检查：细胞角蛋白19片段（CYFRA21-1）4.81 ng/ml ↑、癌胚抗原（CEA）35.48 ng/ml ↑，余阴性。

（7）抗中性粒细胞胞浆抗体（ANCA）阴性。

（8）感染系列检测：结核感染T细胞斑点试验（T-SPOT.TB）阳性，结核菌素试验（PPD）14 mm×15 mm，痰涂片抗酸染色阳性（3次），痰结核分枝杆菌快速培养阴性，痰TB-DNA阴性；痰普通菌培养和真菌培养均为阴性；内毒素（+）；HIV抗体检测阴性。

2．心电图未见异常。

3．影像学检查 双肺见对称性、向心性分布不均匀实变影，呈“蝶翼征”，中上肺分布优势，其周围见磨玻璃影，内可见细网格影，呈“铺路石征”。纵隔窗未见上述蝶翼状病变，心影无增大，未见胸腔积液（图4-4-1）。

二、多学科会诊

● 影像科（余辉山　武汉市肺科医院）

该患影像学表现：①分布上以双肺向心性分布为主，呈“蝶翼状”，肺外周受累较轻；②以肺实变影为主，可见含气支气管征，其内密度不均，见多个肺泡充气区。实变区周边可见网格影和磨玻璃影（GGO），部分区域呈“铺路石征”，实变区于纵隔窗范围明显缩小，且显影较浅淡；③无胸腔积液及纵隔淋巴结肿大；④主动脉、肺动脉、心影结构未见确切异常。

影像学分析：双肺向心性分布实变影，部分区域呈网格状，周边呈GGO，故临床可考虑肺水肿（PE）、耶氏肺孢子菌病（PJP）、病毒性肺炎（VP）、弥漫性肺泡出血（DAH）、浸润性黏液腺癌（IMAC）、肺泡蛋白沉积征（PAP）等。由于没有胸腔积液，心影形态大小正常，肺部病变无明显重力分布特征，PE基本排除。DAH可表现为GGO或实变，也可二者共存，但本例无咯血，血红蛋白正常，暂不予考虑。PJP多呈中心性分布，多以GGO为主要表现，随病程进展可出现实变和纤维化，从影像学角度PJP尚不能排除。VP多有咽痛、高热、关节疼痛、乏力等肺外表现，可发生于单侧或双侧，中心分布少见，可表现为肺实变和（或）GGO，一般间质改变明显，本例VP的证据不多。IMAC亦可表现为实变、GGO，可伴蜂窝征或铺路石征，常难以与肺炎、肺出血等鉴别。由于IMAC可分泌大量黏液，病变常具有“流注性”特点，有一定的重力分布特征，虽本病例此特点不明显，但不能排除。PAP临床上少见，典型表现为铺路石征、地图征等，此例仅右下肺有类似铺路石征。当PAP合并感染时，其典型征象可能被掩盖，难以诊断。总之，仅从影像学角度，诊断很困难，需要结合临床、病理等进一步确诊。

● 呼吸科（杨澄清　武汉市肺科医院）

中年男性，咳嗽、咳大量绿脓痰，伴发热，血气分析呈低氧血症。外周血白细胞升高，抗感染治疗后曾有好转但有反复，提示合并感染。胸部CT显示双侧肺野呈蝶翼状分布的肺实变、GGO伴肺小叶内间隔增厚，不似常见的病原体感染。在诊断分析上，我同意影像学专家的意见，PJP和VP暂不予以考虑。此为非感染性病变。以对称性分布肺实变影和GGO为特征的非感染性疾病主要有PE、PAP和IMAC等。蝶翼样分布实变影是肺泡性肺水肿的影像学特征，但患者既往无心、肾基础疾病，无端坐呼吸等左心衰竭体征，以及液体负荷过大等诱发因素，暂不予考虑；PAP和IMAC均可表现为“症状轻，体征少，影像学表现重”的特点，其中IMAC可表现为咳大量泡沫样痰，影像学上可表现为弥漫性分布的GGO、实变和蜂窝样阴影，本例CEA显著升高，需重点鉴别。从目前的临床与影像学表现看，确诊有一定难度，但无论是何种原发病，合并感染的证据是确切的，应首先行抗感染治疗。同

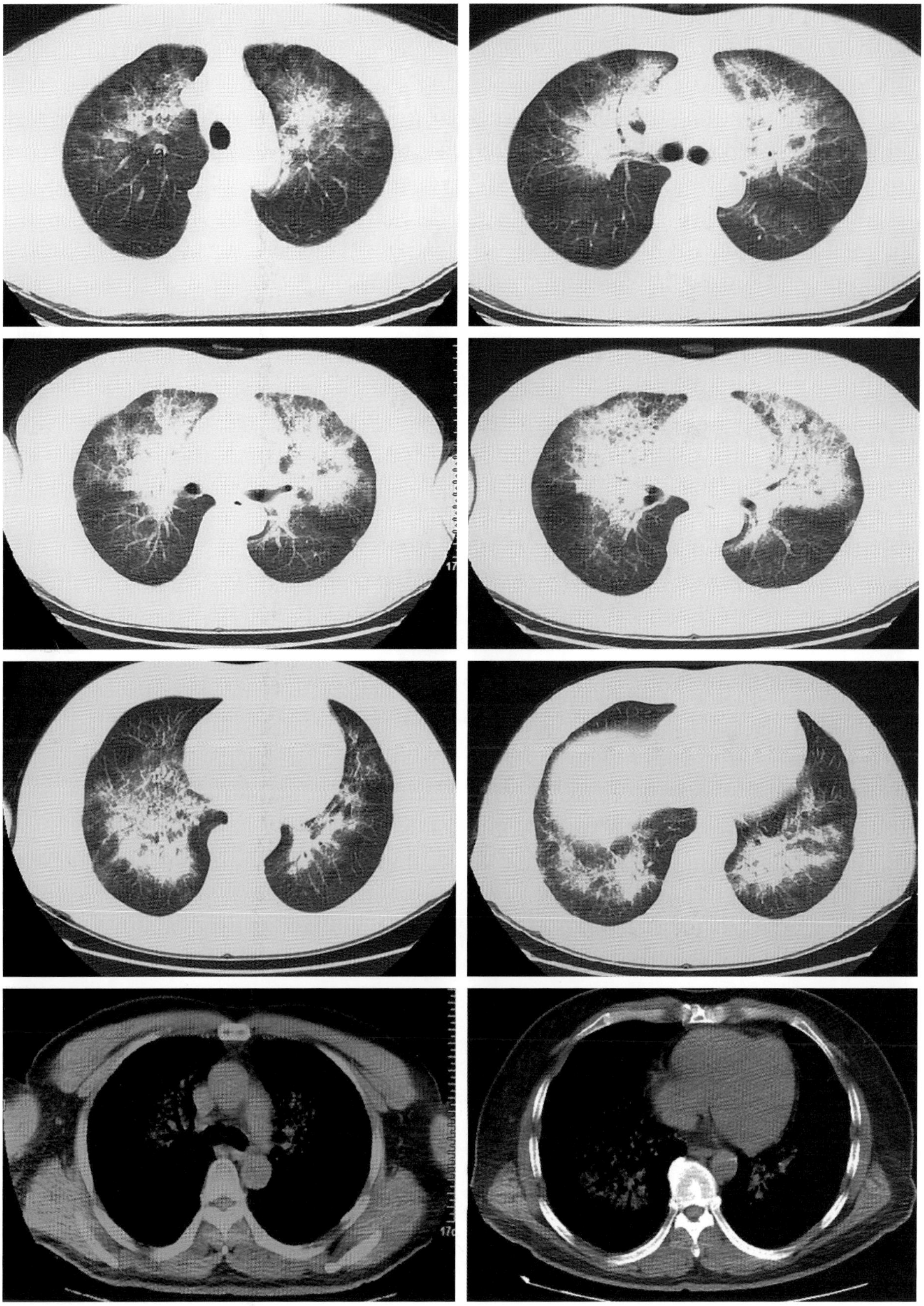

图 4-4-1　肺 CT

时，完善各项有关的检查。建议针对支气管，完善支气管肺泡灌洗、病原学检测、组织病理学等检查。

● 结核科（曾谊　南京市第二医院）

我同意前面专家的分析，需要补充几点：①虽然患者 T-SPOT.TB 阳性，但痰涂片阴性、结核分枝杆菌快速培养、结核分枝杆菌荧光定量 PCR 等检测均为阴性。此外，CT 病变表现为两肺对称性、中心性分布肺实变与 GGO，缺乏肺结核典型特征，故肺结核诊断尚不支持。② ANCA 相关血管炎导致的弥漫性肺泡出血（DAH）在影像学中也可有此表现，但血红蛋白正常，未见咯血等症状，不符合 DAH。

归纳患者的临床特点：①咳嗽、咳脓痰，白细胞水平升高，CRP 升高，内毒素（+）提示合并细菌感染；②低氧血症；③ LDH、CEA 明显升高；④影像学表现为蝶翼状分布的肺实变影与 GGO；⑤肺部感染性体征缺如。IMAC 和 PAP 均需要重点考虑。国内研究，在 52.9% 的 PAP 患者中血清 CEA 明显升高，并与疾病的严重程度相关，另外，PAP 患者中血清 LDH 的水平也可升高，因此 PAP 需要重点被考虑。建议行支气管肺泡灌洗液检查。

后续进展

因诊断不明，经患者同意，行 CT 引导下经皮肺穿刺活检。病理结果（图 4-4-2，彩图 4-4-2）：肺泡腔显著扩张，肺泡腔内充满大量嗜伊红、无定形的颗粒状物，散在胆固醇结晶。局灶肺泡间隔轻度增宽伴少量淋巴间质浸润。特殊染色：抗酸（–），肺泡内容物 PAS（+），六胺银 [真菌（–）]，病理诊断：肺泡蛋白沉积症（PAP）。

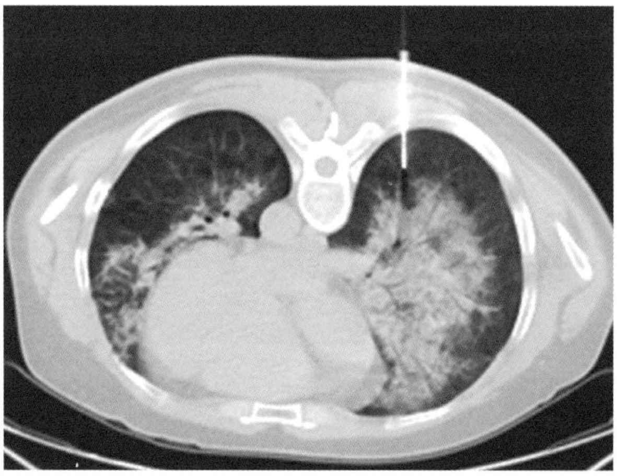

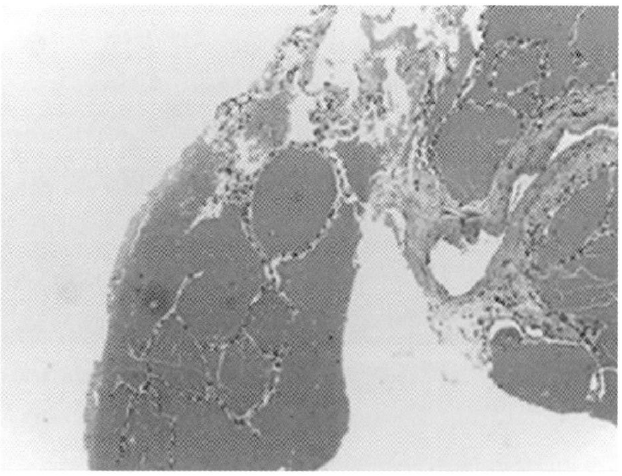

图 4-4-2　经皮肺穿刺活检病理

三、最终诊断

肺泡蛋白沉积症（PAP）合并感染。

四、治疗与转归

全身麻醉下行双肺肺泡灌洗，灌洗液呈乳白色，浑浊，量约 1000 ml。同时行抗感染治疗，患者呼吸道症状明显好转出院，因经济困难拒绝复查 CT，之后失联。

五、专家点评

● 曾谊（主任医师 南京市第二医院）

本病例的诊断过程其实是比较坎坷的，围绕一个影像学征象“双肺向心性分布的实变影”为线索，并结合临床对疾病展开鉴别诊断，但是，由于缺乏足够的典型征象，诊断还是比较困难的。最终通过临床、影像学及病理学合作，明确了 PAP 的诊断。

需要说明的几个问题：①本例是继发性 PAP 还是特发性 PAP，目前还无法确定。患者有吸烟史，在棉纺厂工作多年，文献报道 56% 的 PAP 患者有吸烟史，约 26% 的患者存在有机或无机粉尘接触史，如铝、硅、铟、钛、化肥，还包括花粉和植物纤维素等。但这些因素与本例 PAP 的关联还不明确，检测血清 GM-CSF 自身抗体可提高特发性 PAP 诊断的准确率。② PAP 容易继发肺部感染，该患者有反复发热、咳脓性痰；白细胞升高，内毒素（+）等考虑合并革兰氏阴性菌感染可能。但活检病理并未见大量炎症细胞浸润，听诊未闻及明显干、湿啰音。这种矛盾情况，可能与肺泡大量蛋白质沉着有关。③多项研究显示：PAP 患者血清中的癌胚抗原（CEA）水平可高于健康人群或其他肺部疾病的患者，且血清 CEA 与肺泡 - 动脉氧分压差（A-aD0_2）负相关，提示 CEA 可能代表 PAP 的疾病严重程度。④ 40% ～ 50% 的 PAP 会伴有血清 LDH 的升高，部分学者将 LDH 作为 PAP 的一种非特异性指标，认为它虽不能作为 PAP 诊断标准，但却能间接反映出 PAP 的疾病严重程度。总之，通过多学科会诊，对各种临床特征进行深入分析，力争建立逻辑关系，可增加我们对 PAP 的认识。

六、关联知识点——肺泡蛋白沉积症

肺泡蛋白沉积症（pulmonary alveolar proteinosis，PAP）是一种罕见疾病。其特征为肺泡腔内充满富含蛋白质和脂质的表面活性物质样成分，是肺表面活性物质平衡状态失衡、肺免疫功能受损导致的病理生理学改变的结果。该病于 1958 年由 Rosen 等首次报道。PAP 可保持稳定或自行缓解，亦可进展导致呼吸衰竭。PAP 的临床表现和实验室检查缺乏特征性，影像学表现与鉴别诊断复杂。

（一）病理学及临床分型

PAP 的病理学特点是肺泡腔、终末支气管和巨噬细胞中富含脂质的糖原，经过碘酸雪夫染色（PAS）呈阳性，散在的胆固醇结晶以及增生的Ⅱ型肺泡细胞。肺泡结构保持相对完整，炎症细胞缺失，病变后期可出现肺组织蜂窝样变和纤维化。对支气管肺泡灌洗液（BALF）和肺组织进行电镜检查可见：肺泡内的沉着并不全是无定形物质，还含有大量的嗜锇性板层小体，为Ⅱ型肺泡细胞所特有的分泌颗粒，其内含有平行排列的板层状结构，外包薄膜，内含磷脂、黏多糖、蛋白质，释放后在肺泡表面形成表面活性物质。

目前，PAP 根据发病机制和临床特征分为 3 个亚型：特发性 PAP、继发性 PAP 和先天性 PAP。具体如下：①特发性 PAP，约占全部病例的 90%，为一种自身免疫病，由于出现 GM-CSF 自身中和性抗体，与 GM-CSF 特异性结合，阻断了 GM-CSF 功能的发挥，导致肺泡巨噬细胞功能改变，使肺泡表面活性物质清除率下降所致。血清 GM-CSF 自身抗体对特发性 PAP 诊断准确率达到 90% 以上。②继发性 PAP，指患者有工业粉尘吸入接触史，如二氧化硅颗粒、水泥尘、铝尘、二氧化钛、二氧化氮和玻璃纤维等；或继发于血液系统恶性肿瘤或免疫缺陷疾病（包括细胞毒素治疗或免疫抑制剂治疗及 HIV 感染），占全部病例的 5% ～ 10%。③先天性 PAP，罕见，约占全部病例的 2%，多在婴幼儿或儿童期发病，可有明显的家族史，是一种常染色体隐性遗传病，多由编码表面活性物质蛋白 B（SP-B）或 GM-CSF 受体 B 链基因突变所致，表现为严重的缺氧，预后差。

（二）临床特点

PAP 可发生于各年龄段，以 30 ~ 50 岁多见，约占病例的 80%。PAP 临床表现多种多样，无特异性，甚至 30% 的患者无临床症状，而这种非特异性的临床特征导致了数月至数年的误诊。在临床症状方面，呼吸困难和咳嗽是最常见的症状。从轻度进行性的呼吸困难、低氧血症到呼吸衰竭是一个逐步加重的过程。PAP 易合并感染，常见的病原菌包括：革兰氏阳性和阴性菌、真菌、分枝杆菌等。临床可有发热、咳脓性痰和咯血等。PAP 的体征缺乏，听诊偶可闻及少量捻发音。体征与肺部影像学表现分离是 PAP 显著特点。

特发性 PAP 患者血清中可检测到抗 GM-CSF 自身免疫性抗体，但抗体的滴度与疾病严重程度无相关性，而支气管肺泡灌洗液中的抗体水平与疾病严重程度相关，可用于疾病监测。部分 PAP 患者可有高球蛋白血症和血清乳酸脱氢酶（LDH）的上升。LDH 的升高与动脉氧分压（PaO_2）、肺弥散功能（DLCO）和用力肺活量（FVC）呈负相关，与呼吸困难评分正相关。近年来有研究提示肿瘤标志物 CEA、CYFRA21-1 和 NSE 可能反映 PAP 的严重程度，但机制不清楚；也有研究提示 CEA、CYFRA21-1 和 NSE 都可在肺泡上皮细胞中表达，PAP 导致Ⅱ型肺泡上皮细胞功能受损，激活细胞内的信号传导通路，可能使 CEA、CYFRA21-1 和 NSE 的表达水平升高。

PAP 动脉血气分析表现为动脉氧分压下降、肺泡 - 动脉氧分压差升高；肺功能表现为限制性通气障碍和弥散功能障碍。动脉血气分析和肺功能分析可作为 PAP 诊断及随访疗效的参考指标。

（三）影像学特征

PAP 在 HRCT 上主要有以下特征性表现：①病变分布呈双侧性，其中肺门周围分布占 65%，外周分布少见；②肺内斑片影边缘清楚锐利，呈直线或弧状，有的边缘成角，形成多边形，在正常肺组织的衬托下，呈现地图样外观；病理学基础为肺泡腔内部分充盈较低密度的不溶于水的磷脂蛋白样物质，该物质不能通过肺泡孔流动，被增厚的小叶间隔或间隔内增粗的血管所限制，与肺炎、肺出血、肺水肿引起的 GGO 边缘模糊有明显不同。③双肺多发 GGO 和实质异常区域内小叶间隔增厚是最常见的影像学表现，形成“铺路石”征（crazy-paving pattern）表现。PAP 的 GGO 病理学基础为肺泡腔内部分充盈较低密度的不溶于水的磷脂蛋白样物质，磷脂蛋白密度高于气体，但又低于软组织，肺泡腔内被少量蛋白质样物质充填表现为 GGO，而大量蛋白质样物质充填肺泡腔时则表现为实变影，有时可伴有支气管充气征。PAP 铺路石征是由于小叶间隔或小叶内间隔水肿或伴有细胞浸润，而非纤维组织增生；另外，小叶间或小叶内血管扩张，以及肺泡内的蛋白质样物质呈线样沉着于腺泡和小叶的边缘，均可形成网格状阴影，而且这种网格状阴影始终存在于磨玻璃影或斑片影区域内。当 PAP 合并感染时，肺泡内可充盈炎性渗出物，病灶密度增高，也可形成肺实变。

（四）诊断手段

诊断手段包括支气管肺泡灌洗（BAL）、支气管镜活检和经皮肺穿刺活检。活检组织病理可见肺泡腔、细支气管内充满嗜伊红颗粒物质，PAS 染色阳性可以确诊。BAL 在一定程度上可取代肺活检成为确诊 PAP 的依据。PAP 的 BAL 液外观有特征性改变，呈米汤样，并出现分层沉淀，沉淀细胞学涂片 PAS 染色阳性，也可作为确诊依据。

（五）治疗原则

关于 PAP 的治疗，肺泡内的沉积物质可通过肺灌洗术（包括单肺和全肺灌洗）清除，也可通过应用外源性 GM-CSF（皮下注射或吸入）或减少机体抗 GM-CSF 自身抗体（利妥昔单抗）来修复巨噬细胞功能，从而使机体清除表面活性物质的能力恢复。抗 GM-CSF 自身抗体在 PAP 的发病机制中有重要作用，因此，通过血浆置换清除循环系统中的该抗体也是一种可行方法。若上述治疗方法均无效，可尝试进行肺移植。

参考病例

病例 1（图 4-4-3）：女性，53 岁。以“咳嗽、咳痰伴进行性气促 4 月，加重 2 周”入院。血气分析：Ⅰ型呼吸衰竭。肿瘤标志物 CEA5.9 ng/ng ↑，CA153 为 49.38 Ku/L ↑。CT 表现为双肺散在分布磨玻璃影伴小叶间隔增厚，呈铺路石样表现。支气管镜活检病理诊断：肺泡蛋白沉积症，PAS（+）。经过无创通气下肺大容量灌洗后，患者气促明显好转。

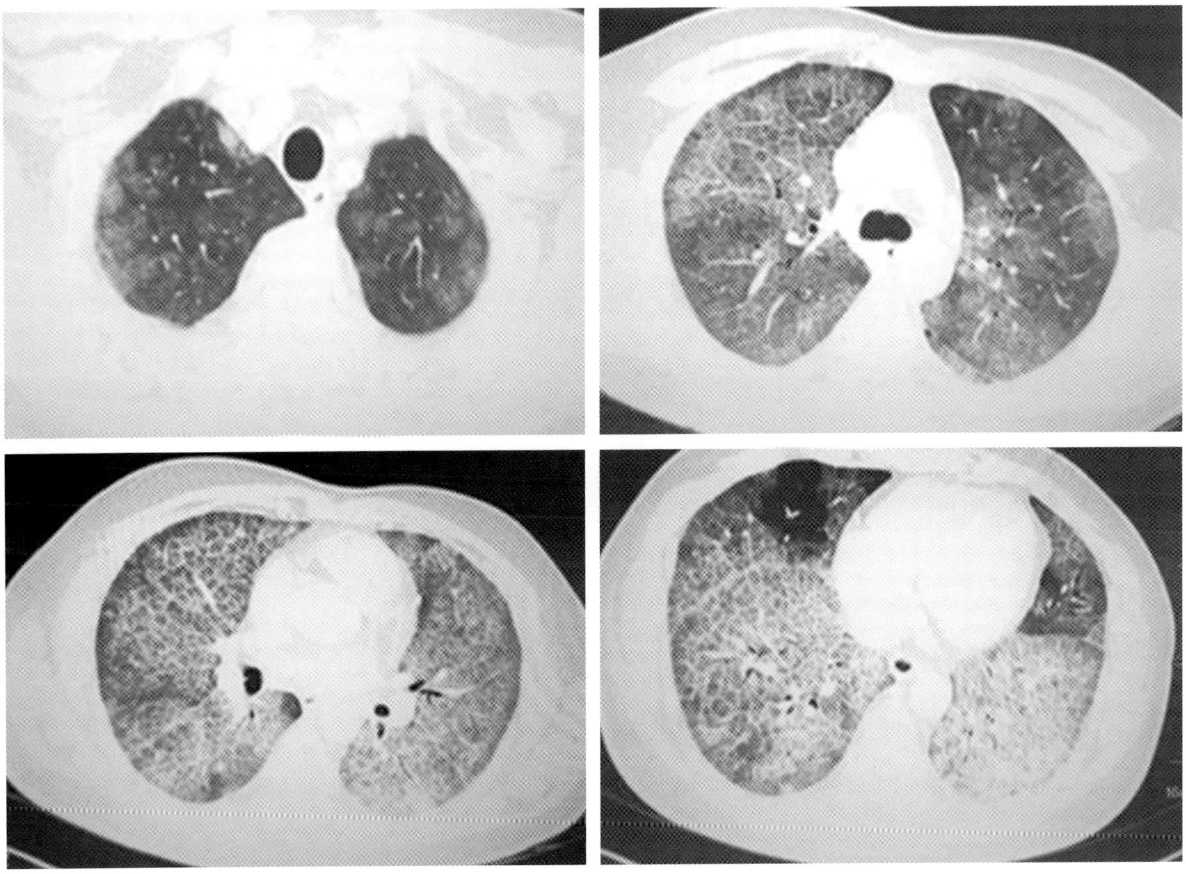

图 4-4-3　PAP 的“铺路石征”

病例 2（图 4-4-4）：女性 44 岁。“反复咳嗽咳痰气喘 8 年，再发一天”入院。查胸部 CT 提示两肺多发片状磨玻璃影及增厚的小叶内间质形成细小网格状改变，以两肺外带为主（图 4-4-4）。询问病史发现患者 3 年前在上级医院确诊 PAP，做两肺灌洗一次，灌洗液提示牛奶样物质。治疗后患者咳嗽气喘反复，此次为症状加重再次就诊。

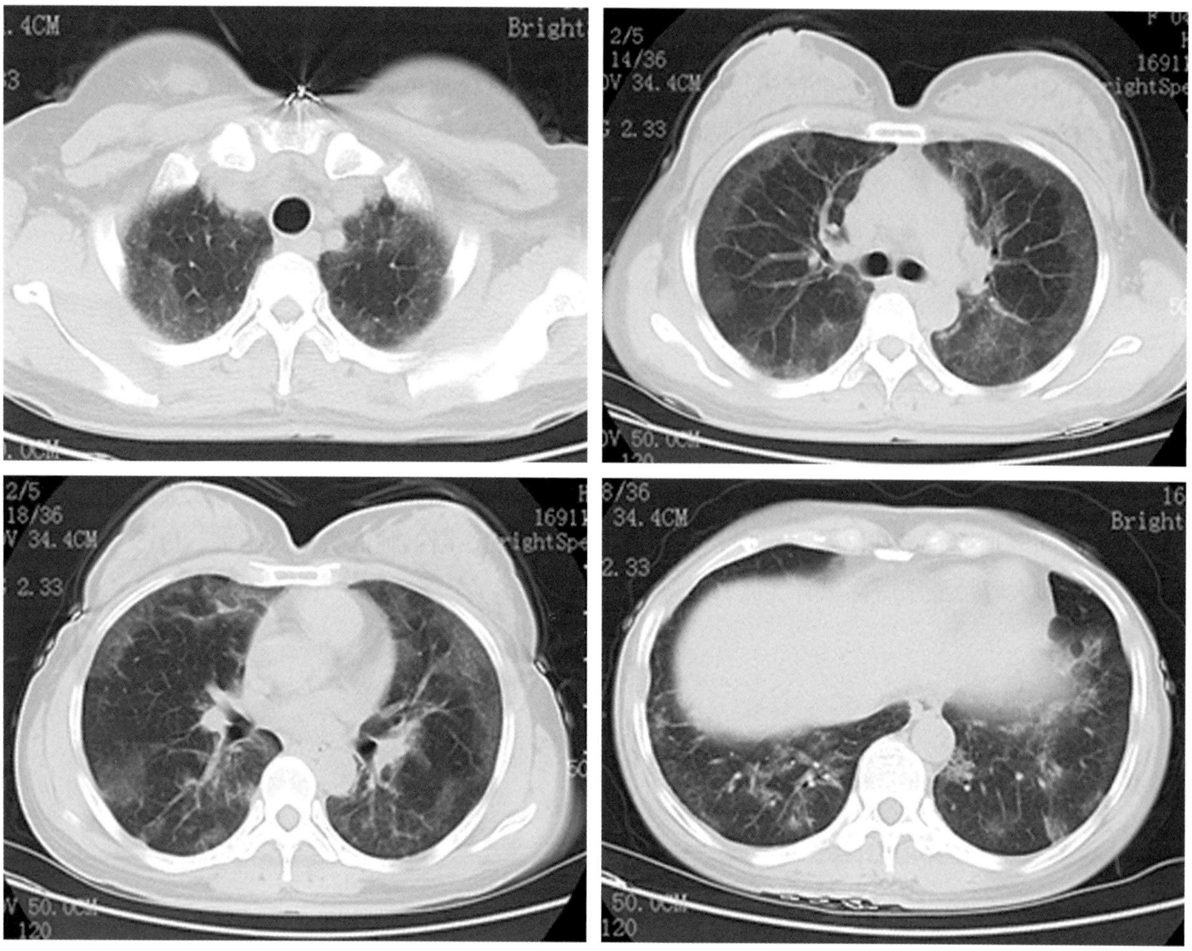

图 4-4-4 PAP 呈肺外周分布优势的 GGO

七、要点速记

1．症状、体征与肺部影像学表现分离是 PAP 显著特点。

2．PAP 的影像学特征表现为肺门周围分布、铺路石征和地图样形态，但其他分布模式也存在。胸腔积液并不常见。

3．PAP 容易合并肺内感染。常见的病原菌包括革兰氏阳性和阴性菌、真菌、分枝杆菌等。

4．PAP 肿瘤标志物 CEA、CYFRA21-1 和 NSE 等可升高，血 LDH 也可升高，在一定程度上可预示 PAP 的严重程度。

5．诊断手段包括支气管肺泡灌洗（BAL）、支气管镜活检和经皮肺穿刺活检。

（余辉山　曾　谊　张国华　魏胜全 编写 / 整理，路希维 审校）

参考文献

1．罗建光，杨东益，范松青，等．肺泡蛋白沉积症所致磨玻璃影的 CT 特点及病理学基础［J］．中南大学学报，2012，37（7）：743-747．

2．罗建光，杨东益，周顺科，等．肺泡蛋白沉积症所致铺路石征的 CT 表现及病理基础研究［J］．中南大学学报，2014，39（9）：924-929．

3. 孟芝兰，刘鸿瑞，梁志勇，等．肺泡蛋白沉积症的病理学特点与诊断［J］．中华病理学杂志，2005，34（9）：575-579．
4. 高文君，张茉沁，李玉茜，等．特发性肺泡蛋白沉积症发病机制研究与治疗进展［J］．中华结核和呼吸杂志，2016,，39（12）：962-965．
5. Carey B，Trapnell B C．The molecular basis of pulmonary alveolar proteinosis［J］．Gin Immunol，2010，135（2）：223-235．
6. XU Z，JING J，WANG H，et a1．Pulmonary alveolar proteinosis in China：A systematic review of 241 cases［J］．Respirology，2009，14（5）：761-766．
7. Uchida K，Nakata K，Suzuki T，et a1．Granulocyte/macrophage-colony-stimulating factor autoantibodies and myeloid cell immune functions in healthy subj ects［J］．Blood，2009，113（11）：2547-2556．
8. Nei T，Urano S，Motoi N，et a1．IgM-type GM-CSF autoantibody is etiologically a bystander but associated with IgG-type autoantibody production in autoimmune pulmonary alveolar proteinosis［J］．Am J Physiol Lung Cell Mol Physiol，2012，302（9）：959-964．
9. Feng Y，Zhao J，Yang Q，et al．Pulmonary melanoma and "crazy paving" patterns in chest images：a case report and literature review［J］．BMC Cancer，2016，16：592．
10. De Wever W，Meersschaert J，Coolen J，et al．The crazy-paving pattern：a radiological-pathological correlation．Insights into Imaging［J］．2011，2（2）：117-132．

病例5　突发呼吸困难，咯血，肺内磨玻璃影快速进展

一、病例特点

（一）简要病史

男性，53岁。以"胸闷、气短伴咯血4天"入院。4天前无明显诱因出现胸闷、气短，伴胸痛，为间断性隐痛，定位欠清晰，可忍受，与体位无明确关系。后胸痛症状加重并持续存在，夜间平卧或活动后疼痛明显，并放射至左侧肩部，不能自行缓解，未行止痛药物处理，伴乏力，无发热、盗汗，间断咯血，约10 ml/d。遂行胸部CT检查提示右上肺结核灶伴肺内出血改变，收住结核科。

（二）既往史

10年前曾患有"肺结核"，规律服药半年治愈。

（三）体格检查

T 36.7 ℃，P 98次/分，R 24次/分，BP 90/60 mmHg。双下肺叩诊呈浊音，双下肺呼吸音略低，未闻及干、湿啰音，各心脏瓣膜区听诊情况不满意。

（四）辅助检查

1．实验室检查

（1）血常规：白细胞（WBC）14.5×10^9/L ↑、中性粒细胞百分比（N）0.85、红细胞（RBC）4.2×10^{12}/L、血红蛋白（Hb）131 g/L、血小板（Plt）146×10^9/L；血沉（ESR）10 mm/h。

（2）肝、肾功能正常。尿、便常规未见异常。

（3）血气分析（不吸氧）：pH 7.44，PaO_2 41 mmHg ↓，$PaCO_2$ 32 mmHg。

（4）凝血功能：凝血酶原时间（PT）11.3 s、纤维蛋白原含量（Fib）3.60 g/L、活化部分凝血活酶时间（APTT）27.0 s；D- 二聚体（D-dimer）59 μg/L。

（5）心肌损伤及心脏功能指标：肌酸激酶（CK）、同工酶（CK-MB）、肌钙蛋白（Tn）均正常；脑钠肽（BNP）778 pg/ml ↑、N 末端脑钠肽前体（NT-proBNP）560 pg/ml ↑。

（6）心电图：QT 间期延长。ST-T 段异常（V_5），左心室呈高电位（V_1、V_5）。

2．影像学检查 双肺大致对称、向心性分布磨玻璃影（GGO）和点片状、结节状实变影，双下肺分布优势。右上叶后段见边缘清晰之高密度结节影（图 4-5-1）。

纵隔窗显示右上肺钙化结节，肺窗所示 GGO 与实变影未见显示（图 4-5-2）。心脏房室不大，双侧胸腔少量积液。

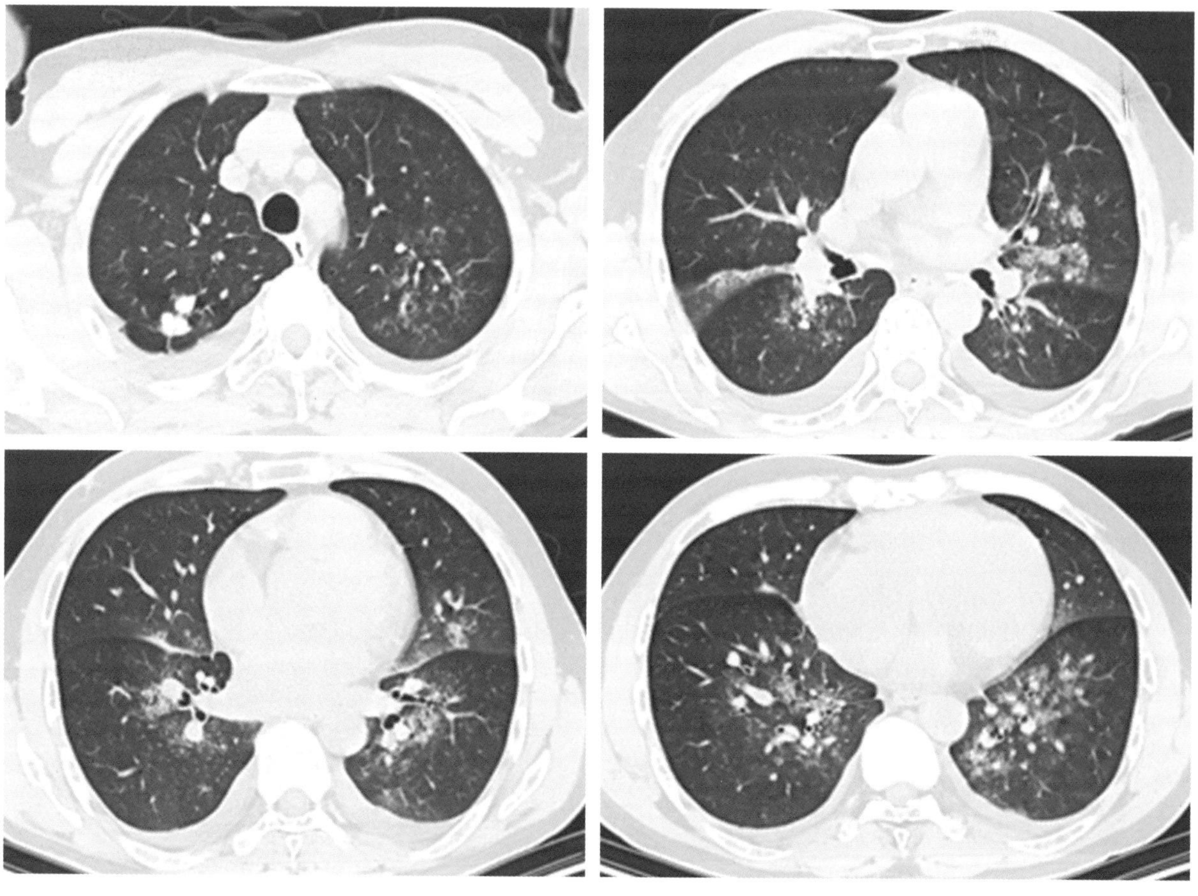

图 4-5-1 胸部 CT（肺窗，2016-08-22）

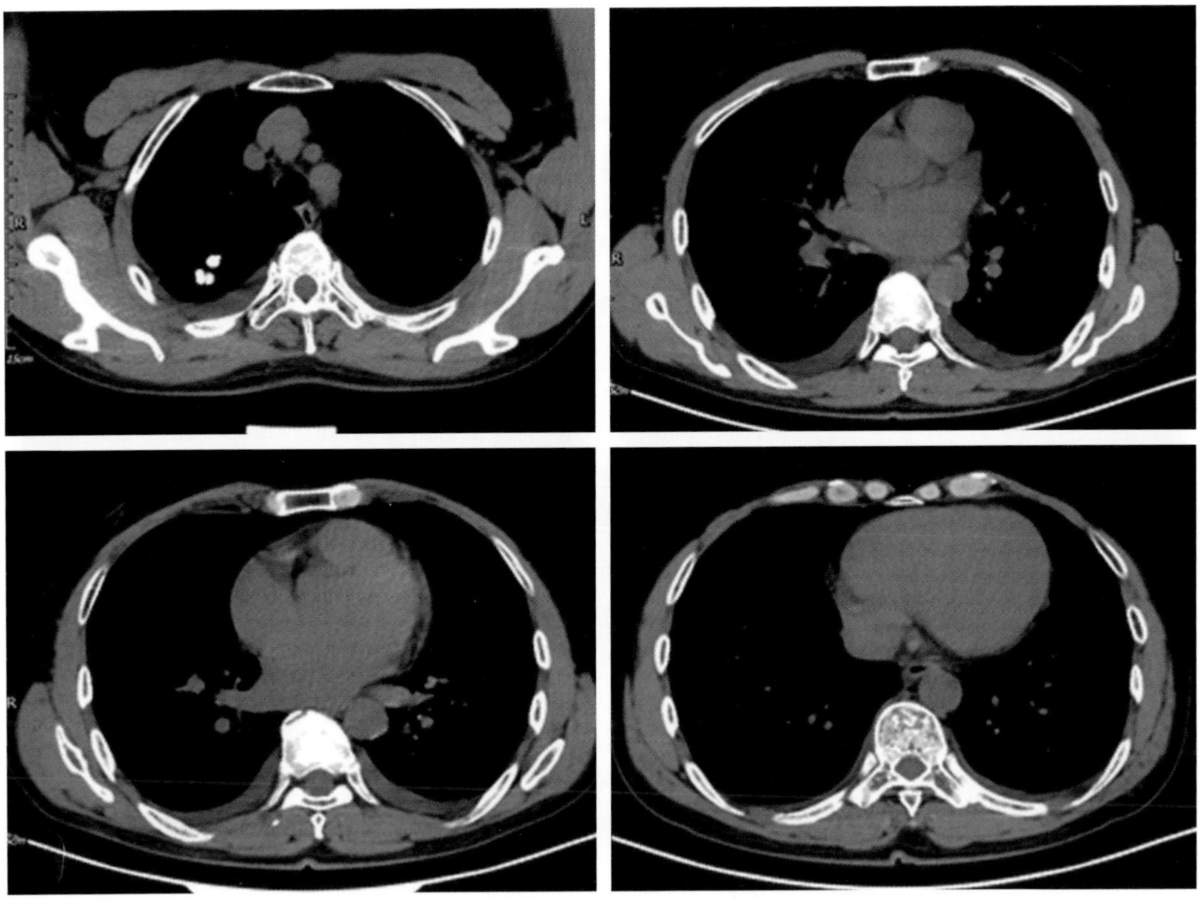

图 4-5-2 胸部 CT（纵隔窗，2016-08-22）

二、多学科会诊

● 呼吸科（马志明 广州市胸科医院）

中年男性，急性起病。咯血、胸痛、呼吸困难为主要临床表现。胸部 CT 表现为以肺门为中心分布的斑片状渗出影，双侧少量胸腔积液，纵隔淋巴结无肿大，右上肺钙化灶。血气分析提示 I 型呼吸衰竭。结合病史与影像学需要考虑以下可能：①急性肺栓塞。患者存在胸痛、咯血、呼吸困难，氧分压下降，需考虑肺栓塞可能。但患者 D- 二聚体不高，病变呈向心性对称性分布，缺乏肺栓塞的典型影像学特征。②肺水肿。患者表现为胸痛、呼吸困难，胸部 CT 为双肺以肺门为中心的斑片状磨玻璃影，双侧少量胸腔积液，BNP 和 NT-proBNP 均升高，不除外急性左心衰竭。患者肌酸激酶（CK）、同工酶（CK-MB）、肌钙蛋白（Tn）均正常，心电图也无确切心肌梗死证据，需要行心脏彩超检查明确有无心肌病和心瓣膜病证据。③弥漫性肺泡出血（DAH）。主要表现为呼吸困难伴咯血，需警惕，DAH 通常继发于系统性小血管炎、抗肾小球基底膜抗体病、系统性红斑狼疮等疾病，临床需要关注呼吸困难严重程度和血红蛋白的变化，需完善 ANCA、ANA、ENA 和抗肾小球基底膜（GBM）抗体检查。

● 结核科（路希维 大连市结核病医院）

该患者胸闷、气短伴咯血，肺内钙化、双肺磨玻璃影，门诊以肺结核继发出血收入院，但通过对病史、实验室检查和影像学资料的分析，这种逻辑关系不成立。首先，右上叶病灶钙化，提示既往患过肺结核。但周围无渗出、浸润及支气管扩张，缺乏其导致肺出血的依据。其次，突发胸闷气短，夜间平卧或劳累性胸痛、咯血及 BNP、NT-proBNP 升高均提示急性左心衰竭。影像学上可提供更多的证据：①双肺对称性向心分布的磨玻璃影和腺泡样结节影；②左心房和左心室增大；③双下肺动脉分支较同级支气管管径增粗，中心气道可见支气管壁轻度增厚，气管断面显影增多。提示存在左心传导性肺动脉压力升高和早期间质性肺水肿可能；④双侧胸腔少量积液。以上征象提示心源性肺水肿发生。急性左心衰竭、肺水肿多见于心肌梗死，其他原因导致急性心肌损伤，瓣膜（二尖瓣和主动脉瓣）性疾病，容量负荷过大和心律失常等因素。患者无输液过多、无慢性心脏病史，心肌酶谱正常，无心律失常。重点考虑急性心瓣膜疾病。需进一步完善心脏检查。

后续进展

入院翌日晨，患者胸闷、气短症状持续加重，不能平卧，咯鲜血 30 ml。查体：BP 90/50 mmHg、心率 94 次 / 分，听诊：双肺满布湿啰音，心尖区闻及 4/6 级收缩期杂音。完善下述检查。

（1）急查肺 CT：双肺弥漫分布的肺实变和磨玻璃影，伴小叶间隔增厚，形成"铺路石征"，双侧胸腔积液，均较 1 天前病变显著进展（图 4-5-3，图 4-5-4）。

（2）超声心动图：左心室增大；二尖瓣后叶腱索断裂；二尖瓣后叶（P3 区累及部分 P2 区）脱垂；二尖瓣关闭不全（重度）。

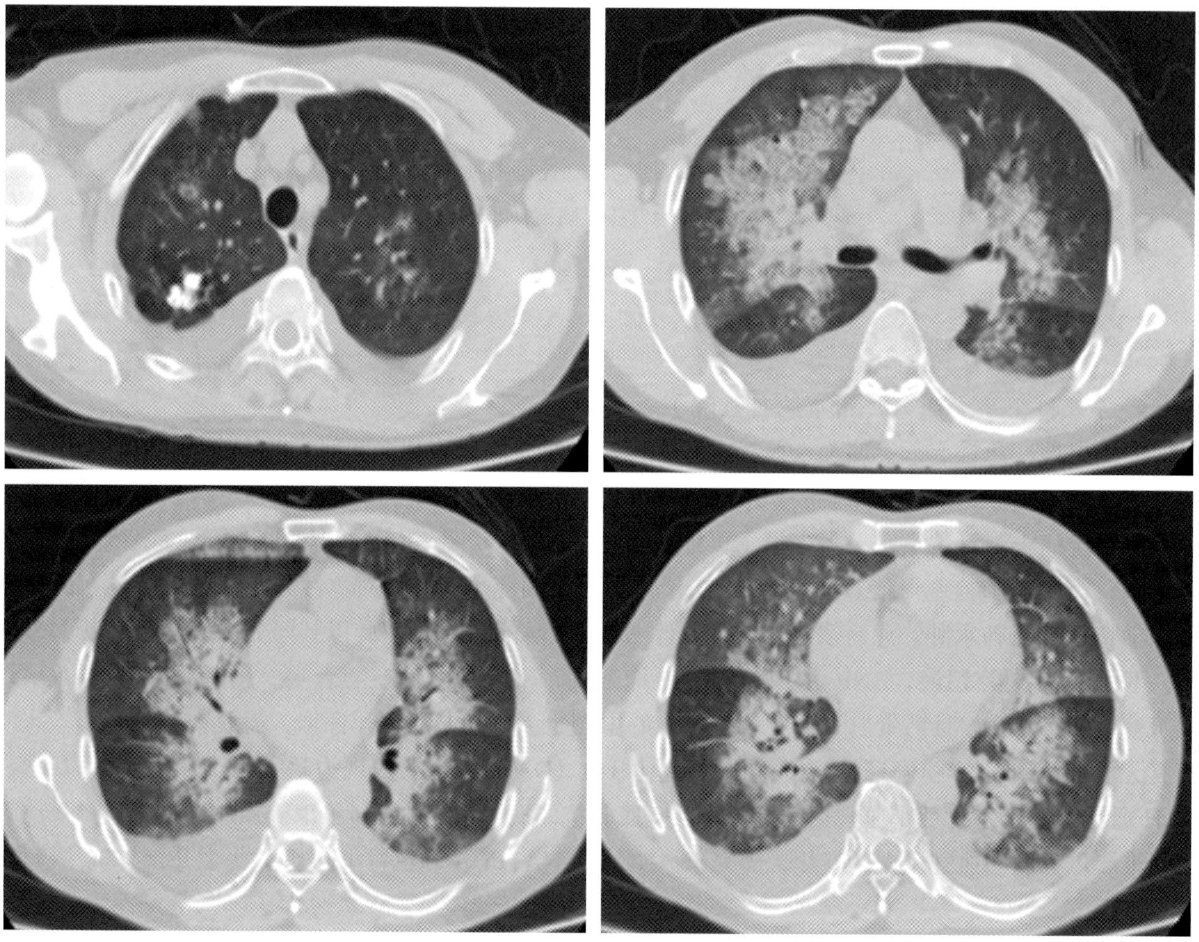

图 4-5-3　肺部 CT（肺窗，2016-08-23）

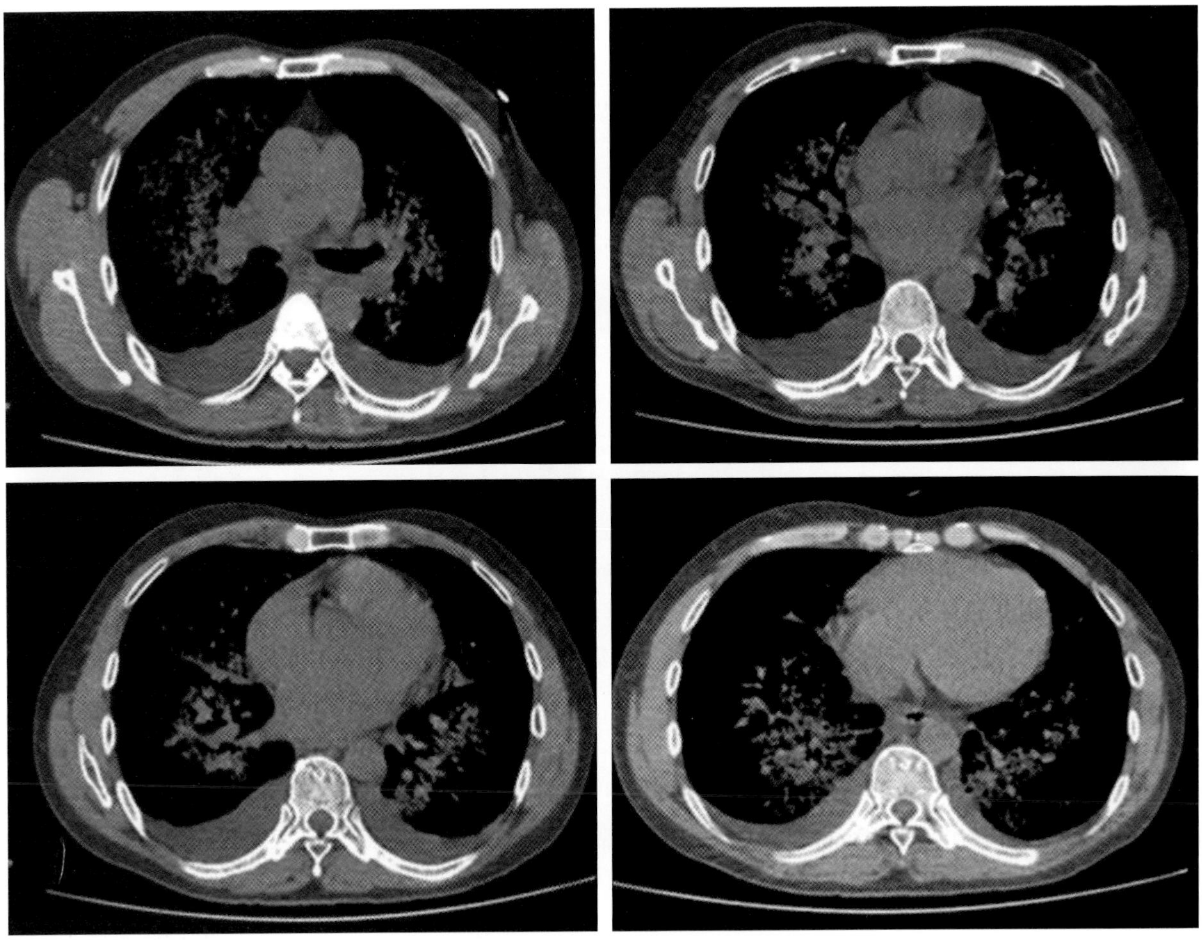

图 4-5-4　肺部 CT（纵隔窗，2016-08-23）

三、最终诊断

急性肺水肿，急性心力衰竭，二尖瓣后叶腱索断裂伴脱垂，二尖瓣中 - 重度关闭不全。

四、治疗及转归

经心外科行二尖瓣人工瓣膜置换术，手术后第 3 天复查 CT（图 4-5-5）：肺水肿消退，双侧胸腔积液。患者症状明显改善。

五、专家点评

● 心内科（林海龙　大连中心医院）

中年男性，曾患肺结核，无确切心血管系统疾病史，本次突然起病，主要症状是胸闷、气短、咯血、胸痛，气短明显时不能平卧，无发热、盗汗。查体：血压偏低、心率增快、双肺满布湿啰音、心尖区闻及收缩期杂音。生化检查示，血氧分压和二氧化碳分压降低、血 BNP 和 NT-proBNP 升高。双肺 CT 示典型肺水肿表现。超声心动图示左心室增大，二尖瓣后叶腱索断裂脱垂合并二尖瓣重度关闭不全。据此，二尖瓣腱索断裂合并关闭不全，急性左心衰竭肺水肿诊断成立。

二尖瓣腱索断裂是心血管病急症。腱索断裂可以是自发的，也可以是因风湿热、感染性心内膜炎、

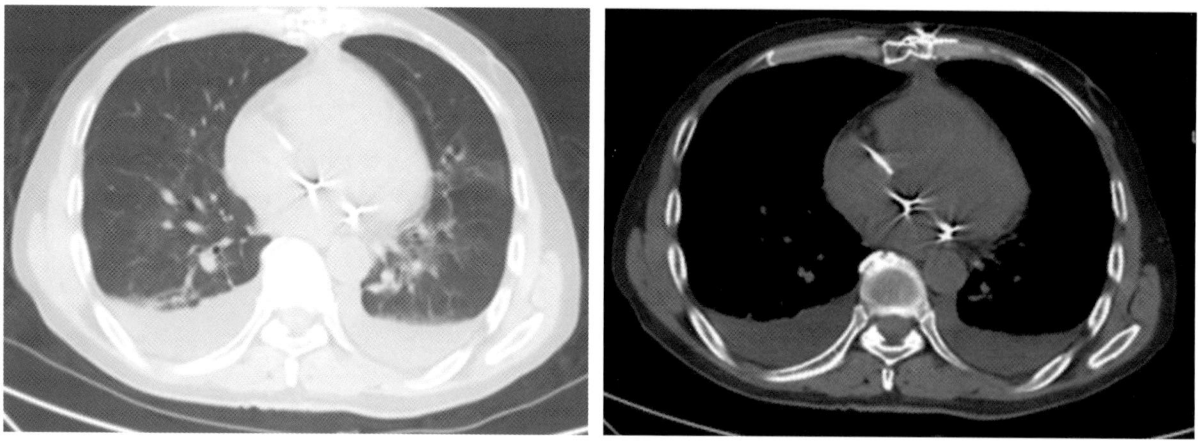

图 4-5-5　二尖瓣置换术后 CT 复查

创伤等引起。后叶腱索断裂多于前叶。若腱索断裂前二尖瓣功能正常，腱索突然断裂将导致急性二尖瓣关闭不全，引起急性左心衰竭、肺水肿。患者往往表现为突然出现明显的呼吸困难、不能平卧等急性左心衰竭表现，严重者可咳粉红色泡沫样痰，少数可咯血和胸痛。主要体征是呼吸急促、脉搏加快，严重者出现端坐呼吸，通常血压尤其是收缩压下降，双肺大量湿啰音，部分患者为大量哮鸣音，类似支气管哮喘，以前又称为心源性哮喘。心尖部可闻及响亮的收缩期杂音或海鸥鸣是其特点。肺部 X 线检查主要表现为肺内血流再分布、间质性肺水肿和肺泡肺水肿的表现。心脏超声可发现腱索断裂的特征性变化。生化检查可发现 BNP 和 NT-proBNP 升高。二尖瓣腱索断裂的早期诊断的关键点是，突发气短伴肺湿啰音和心前区杂音。

二尖瓣腱索断裂引起的急性左心衰竭肺水肿的治疗，主要措施首先是降低心脏前后负荷，尤其是后负荷；其次是增加心肌收缩力；再者是利尿。主要药物是硝普钠持续静脉输入、洋地黄类强心药物和呋塞米的静脉推注等。当然最根本的治疗方法是病情许可后尽快行瓣膜置换术治疗。

六、关联知识——急性心源性肺水肿

心源性肺水肿（cardiac pulmonary edema，CPE）属于血流动力性肺水肿。各种原因导致的左心房压力升高，经肺静脉传至肺毛细血管，使其静水压升高，促使血管内液体进入肺间质，进而从间质进入肺泡，形成心源性肺水肿。心源性肺水肿的常见原因有二尖瓣病变和各种原因所致的左心衰竭等。

（一）心源性肺水肿的产生机制

心源性肺水肿的主要病理生理变化是肺水增多。肺水增多分三期：一期是肺静脉压升高，致肺血流重新分布，肺下部肺小动静脉收缩，血流减少，肺上部小动静脉扩张且原本关闭的小动静脉也重新开放，致功能血管及血流均增多；二期是肺静脉压进一步增高，液体自毛细血管漏出至肺间质，形成间质性肺水肿。由于自肺门至外周支气管血管周围组织疏松程度逐步递减，而间隙的组织压力逐步递增，毛细血管漏出的液体首先积聚在肺门，其后再由肺门逐步向组织压力最高的肺泡间隔扩散，结果使肺泡间隔水肿。三期是随着肺静脉压的持续进一步增高，胸腔积液由肺间质向肺泡扩散，形成肺泡肺水肿。液体自毛细血管外溢时依肺静脉压和毛细血管通透性变化可伴有血细胞和胶体渗出。当肺间质中的积液增多时，肺间质的淋巴管扩张，以加速间隙的胸腔积液和胶体回流，减轻肺水肿。胸腔积液除积聚在肺间质和肺泡外，还可渗出至胸膜腔和叶间裂，支气管黏膜也会出现水肿。肺水肿的三期变化没有绝对分界线，可以重叠出现。这三期变化可随着治疗后肺静脉压恢复而迅速逆转。肺间质和肺泡水肿可导致弥散功能下降，发生低氧血症。同时间质水肿还可刺激肺间质张力感受器。二者均可导致呼吸增强，使患者出现呼吸困难和急促。严重时患者常被迫采取端坐位呼吸，以通过①增加呼吸肌和膈肌活动度；②减少静脉回流，降低肺水总量；③使肺内液体依重力向下部转移，使肺上部扩张更充分等三种方式增加通气。过度通气可致低碳酸血症。支气管黏膜渗出和肺泡积液可导致咳嗽。若红细胞和胶体渗出至肺泡，则可咳粉红色泡沫痰。若静脉压过高致支气管黏膜毛细血管或小血管破裂则可出现咯鲜血。急性肺水肿时因适应性差，交感神经过度兴奋可致焦虑、大汗、皮肤湿冷苍白等。肺泡水肿时双肺可闻及对称性湿啰音，且啰音随体位变化而不同是其特有的体征。心源性肺水肿的主要实验室检查是反映心腔充盈压升高的血 BNP 和 NT-proBNP 升高、换气障碍和过度通气所致的血氧分压及二氧化碳分压降低。

（二）肺水肿的影像学表现

肺水肿一期主要是肺上部血管扩张、开放产生的纹理增多增粗的“鹿角征”和肺下部的肺纹理减少变细；肺水肿二期主要是肺间质水肿和淋巴管扩张产生的征象。首先是肺门扩大、模糊，支气管周围水肿造成的支气管“袖套征”。其次是肺泡间隔水肿导致的小叶间隔增厚。全肺支气管、血管周围模糊。肺淋巴管扩张和间隔水肿形成的 Kerley A、B 和 C 线，其中 kerley B 线最具特征性；肺水肿三期主要是肺泡水肿。主要表现为以肺门为中心的蝶翼状磨玻璃影（蝶翼征），中间可见含气支气管。需注意的是三期变化可重叠。

急、慢性肺水肿的影像学表现可以不同。首先是急性肺水肿通常心脏变化不明显，除非是在慢性左心衰竭的基础上发生了急性左心衰竭，而慢性肺水肿则常有较明显的心脏扩大表现；其次是慢性肺水肿常伴有因长期肺动脉高压所致的肺动脉，尤其是右下肺动脉扩张增粗，以及上腔静脉与奇静脉扩张的表现，而急性肺水肿则少有；再者是慢性肺水肿主要表现为肺间质水肿和淋巴管扩张，少有肺泡水肿的表现，而急性肺水肿常常有典型的肺泡水肿表现；最后是慢性肺水肿常因代偿性淋巴回流和毛细血管通透性的区域性差异，导致渗出呈非对称性分布，形成非对称性的局部肺间质或肺泡水肿表现，而急性肺水肿的渗出表现通常为对称性的。

（三）心源性肺水肿诊断和鉴别诊断

心源性肺水肿患者，因咯血、呼吸困难伴肺部阴影临床常常被误诊为“间质性肺炎、肺部感染”等。如何在呼吸困难伴肺部阴影的病例中鉴别出肺水肿，有以下建议：①关注病史：心源性肺水肿呼吸困难特点常表现为夜间阵发性呼吸困难、端坐呼吸，需关注与心功能受损相关的病史，如高血压、冠心病、瓣膜病、糖尿病等；②关注查体：受重力作用影响，肺水肿在听诊时表现为对称但可随体位的改变而发生变化的湿啰音。心脏大小和形态、杂音等对于器质性心脏病的诊断非常重要；③关注影像学特征：肺门对称分布的实变影、小叶间隔增厚、双侧胸腔积液、心影增大等表现需要考虑肺水肿的可能；④关注血 BNP 和 NT-ProBNP：肺水肿时二者常明显升高；⑤鉴别诊断：根据临床表现、影像特征，需要鉴别的非感染疾病包括：弥漫性肺泡出血（DAH）、急性呼吸窘迫综合征（ARDS）、过敏性肺炎（HP）、肺泡蛋白沉积症（PAP）、药物性肺损伤等；感染性疾病包括：耶氏肺孢子菌肺炎（PJP）、病毒性肺炎等。除了临床影像学的特征外，与上述疾病相比，肺水肿在得到有效治疗后病变可以在短期内完全吸收。

参考病例

病例（图 4-5-6）：女性，57 岁。突然喘憋伴咳粉红色泡沫痰 2 h，既往高血压病史 10 年。查体：

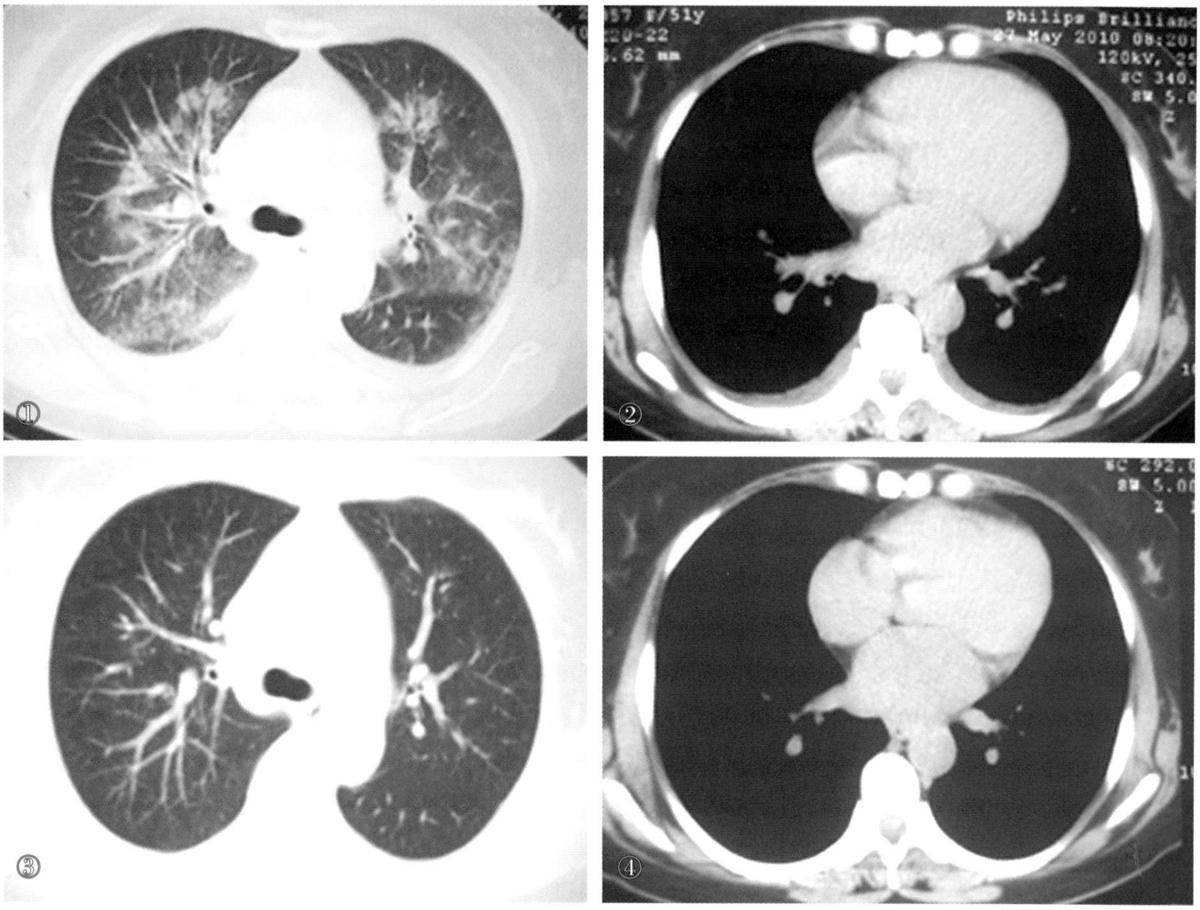

图 4-5-6 急性左心衰竭治疗前、后肺部 CT 对比

图①、②为治疗前。CT 表现为典型的以肺门为中心的蝶翼状磨玻璃影，双侧胸腔积液；图③、④为治疗后 3 天肺水肿完全消失

P 120 次 / 分，R 26 次 / 分，BP 200/120 mmHg。端坐呼吸，脸色苍白，大汗淋漓，双肺满布湿啰音，心界不大，律齐，未闻及杂音。血 NT-ProBNP：5000 pg/ml。诊断：嗜铬细胞瘤，继发性高血压，高血压危象，急性左心衰竭。通过利尿和控制血压等治疗后痊愈。

七、要点速记

1．心源性肺水肿主要见于左心衰竭，临床特征为端坐呼吸、对称，且可随体位改变而发生变化的湿啰音。

2．心源性肺水肿分为间质性肺水肿和肺泡性肺水肿，前者影像学表现为支气管“袖口征”、小叶间隔光滑增厚、Kerley 线；后者表现为以肺门为中心分布的边缘模糊的斑片状影。胸腔积液，尤其是对称性的胸腔积液多见。

3．急性肺水肿在有效治疗后，肺部阴影及积液等常在短期迅速吸收。

（陈　志　林海龙 编辑 / 整理，兰学立 审校）

参考文献

1. Mutlu G M, Sznajder J. Mechanisms of pulmonary edema clearance [J]. American Journal of Physiology Lung Cellular & Molecular Physiology, 2005, 289 (5): 685-695.
2. Lorraine B, Ware, M. D, Michael A, et al. Clinical practice. Acute pulmonary edema [J]. The New England journal of medicine, 2005, 353 (26): 2788-2796.
3. Headley C M, Wall B M. Flash pulmonary edema in patients with chronic kidney disease and end stage renal disease [J]. Nephrology Nursing Journal, 2007, 34 (1): 15-26.

病例 6 发热、呼吸困难，双肺胸膜下坏死性结节

一、病例特点

（一）简要病史

男性，48 岁。主诉：间断发热伴气促 4 月余。4 月前无明显诱因出现发热，体温最高达 39.2 ℃，伴头痛，无咳嗽、咳痰，逐渐出现活动后气促。伴双膝关节疼痛，无皮疹。行 CT（图 4-6-1）检查示肺内多发结节，考虑肺感染可能，给予“哌拉西林 + 他巴唑坦”抗感染治疗 1 周，效果不显著。于外院行经皮肺穿刺活检病理提示：慢性炎性，结核不除外。予“异烟肼、利福平、吡嗪酰胺、乙胺丁醇”抗结核观察 1 月余，症状无好转。病来乏力纳差明显，体重下降约 3.5kg。

（二）既往史

慢性鼻窦炎多年，于入院前行鼻内镜鼻中隔偏曲矫正，鼻窦开放术，双中鼻甲部分切除术。近 1 年来反复发作“中耳炎”，致听力下降。

（三）体格检查

T 37.8℃。双侧球结膜充血。双侧上颌窦轻压痛。双肺呼吸音粗，未闻及啰音。余无明显异常。

（四）辅助检查

1．实验室检查

（1）血常规：白细胞计数（WBC）6.72×10^9/L、中性粒细胞（N）0.63、血红蛋白（Hb）114.0 g/L ↓、红细胞平均容积（MCV）86.9 fL、血小板（Plt）324.0×10^9/L ↑、ESR 80 mm/h ↑。

（2）血生化及常规：肝、肾功能均正常；尿常规：红细胞（RBC）16/HPF ↑、潜血（++）。尿微量蛋白＞ 0.15 g/L。

（3）类风湿因子阳性，C 反应蛋白（CRP）118.6 mg/L ↑。

（4）感染相关检查：降钙素原（PCT）0.12 ng/ml；痰涂片革兰氏染色、痰培养 + 药敏均阴性；痰抗酸菌涂片阴性，结核感染 T 淋巴细胞斑点试验（T-SPOT.TB）阳性，结核菌素试验（PPD）13 mm × 16 mm，结核抗体（+），G 试验：372.00 pg/ml ↑，隐球菌荚膜抗原（-）。

（5）查双耳纯音听阈：左侧混合性聋，右耳感音神经聋。

（6）肿瘤标志物：均未见异常。

2．影像学检查 双侧中、下肺见多个形态大小不等结节影，主要沿肺外周、支气管血管束分布，部分结节周围伴晕征。最大者位于右下肺，其中央见小空洞（图 4-6-1）。双肺中、下肺外周、胸膜下见新月形、斑片状和肿块状不均匀突变影，内见低密度区和小空洞影。隐约见右侧少量胸腔积液（图 4-6-2）。增强扫描，示双肺病灶内见广泛低密度无强化区（图 4-6-3）。右侧胸腔见少量积液，近四个月以来病变逐渐进展。

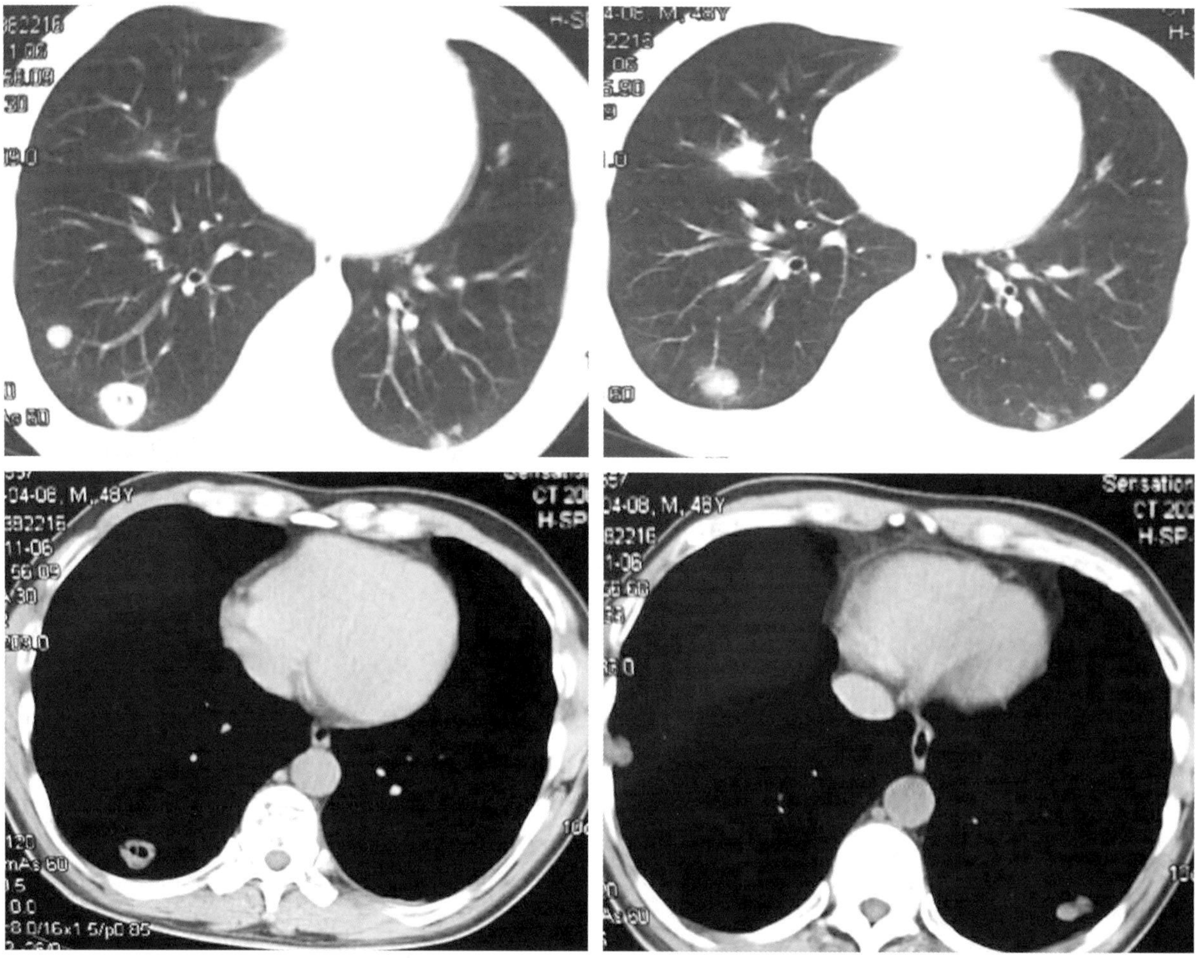

图 4-6-1　胸部 CT（2014-11-06 入院前）

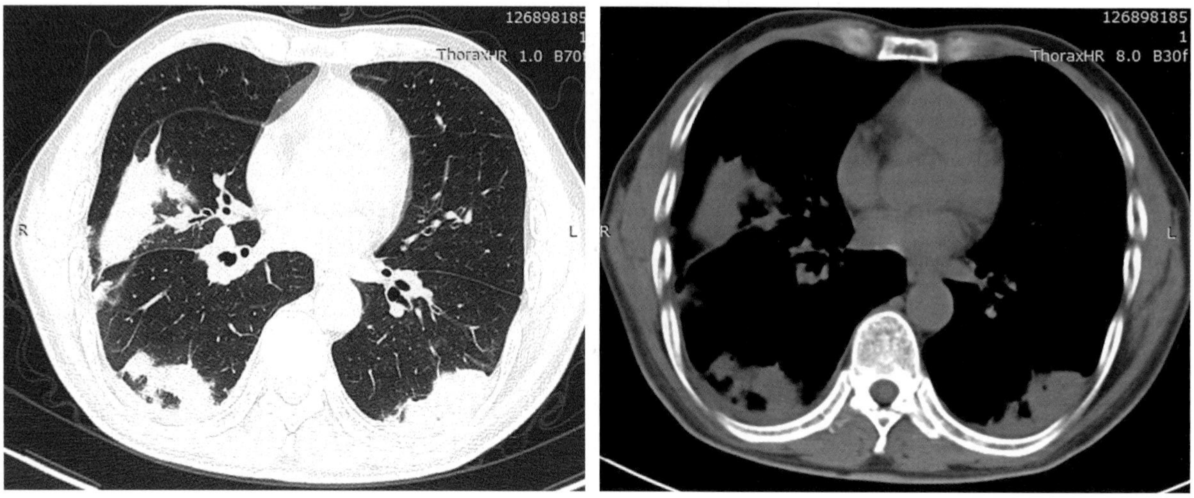

图 4-6-2　胸部 CT（2015-03-22 入院时）

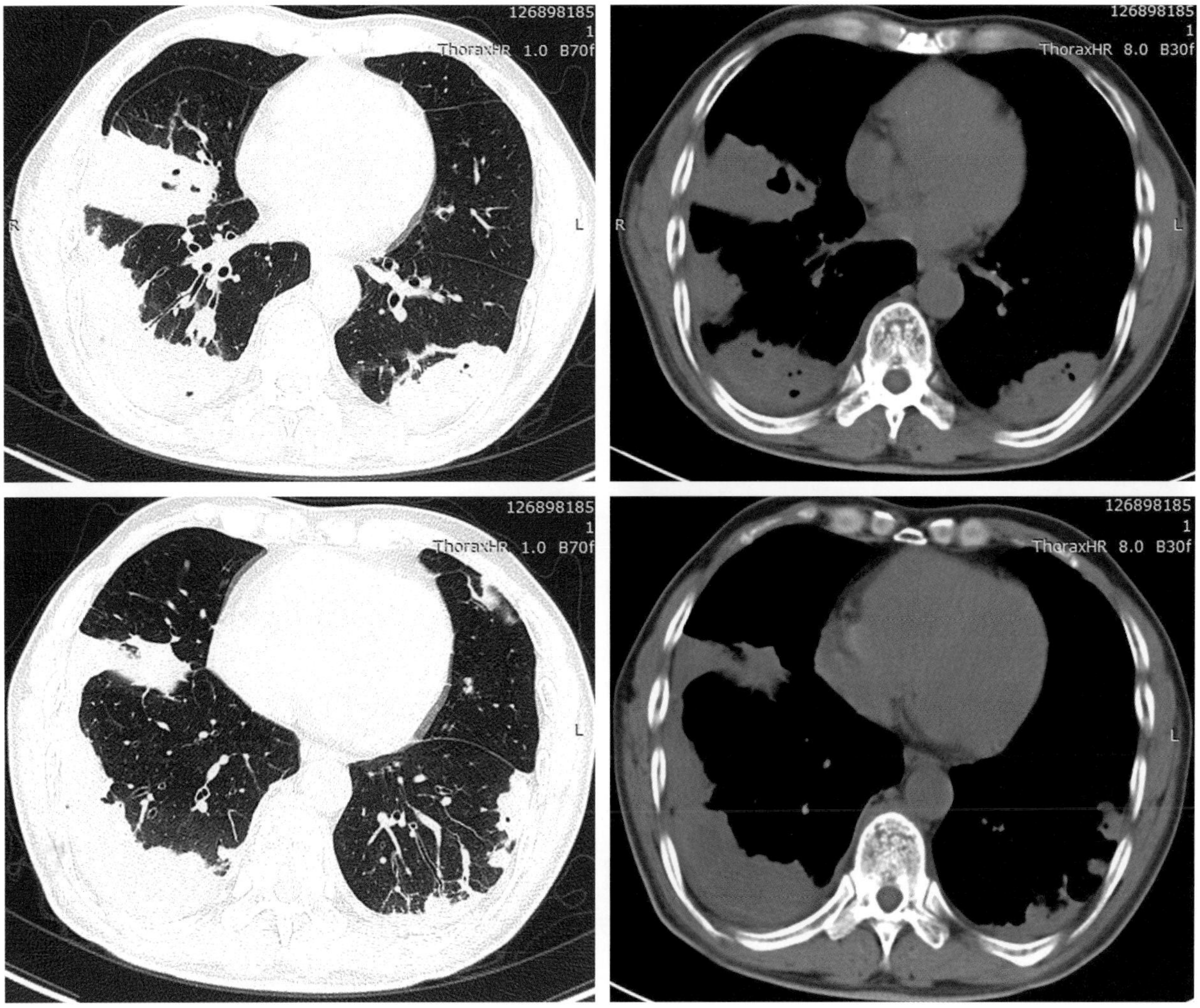

图 4-6-2 续　胸部 CT（2015-03-22 入院时）

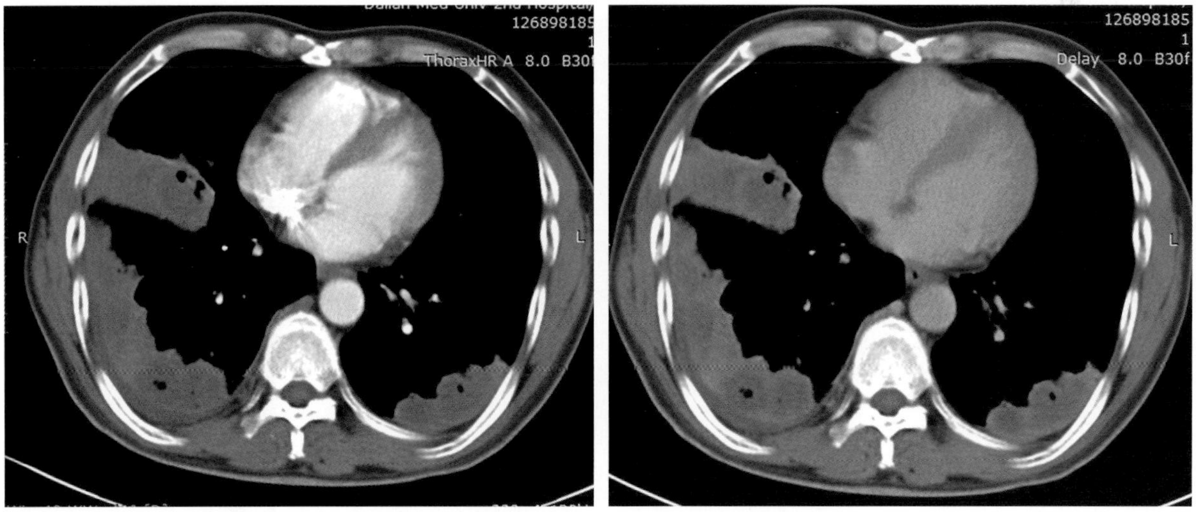

图 4-6-3　胸部 CT（2015-03-25，增强扫描）

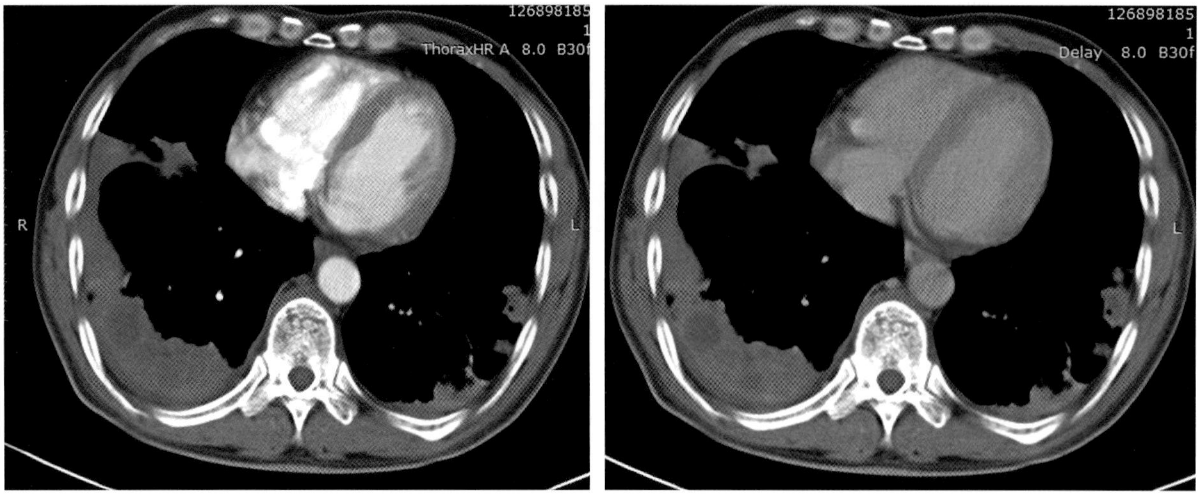

图 4-6-3 续 胸部 CT（2015-03-25，增强扫描）

二、多学科会诊

● 呼吸科（赵亚东 大连医科大学附属第一医院）

中年男性，间断发热伴呼吸困难进行性加重 4 月，伴有双膝关节疼痛。既往有慢性鼻窦炎、中耳炎等病史。实验室检查：WBC、PCT 不高，T-SPOT.TB（+），G 试验（+）。尿潜血（++），尿微量蛋白＞ 0.15g/L。胸部 CT 示双肺下叶外周多个结节影，逐渐增多进展，并融合形成非节段性肺实变，内见多灶性坏死和空泡状含气腔。抗感染、抗结核治疗后，症状无明显改善，肺内病变进展。考虑诊断：①肉芽肿性多血管炎（GPA）。该患者有鼻窦炎、中耳炎病史、结膜炎、贫血、血尿，尿蛋白阳性等，提示患者多系统受累，GPA 支持点较多。②类风湿关节炎（RA）。本例有关节疼痛，C 反应蛋白升高，肺部病变可有单发或多发结节，为渐进性坏死结节，因此 RA 不除外，但多部位受累（肾、结膜、鼻和耳）难以用 RA 解释，需行风湿免疫方面相关检查。③感染性疾病。该患者临床表现为多器官、多系统性受累，需排除脓毒症（sepsis），但患者慢性过程，WBC 和 PCT 不高，感染性疾病依据不足。另外，该患者经抗结核试验性治疗后病情仍缓慢进展，结节增大发生坏死，沿胸膜面融合呈非叶段性分布特点，缺乏肺结核典型特征，多器官、多系统受累用结核病难以解释，结核可排除。④肿瘤类疾病。呈胸膜或肺周围分布，且容易发生坏死的恶性肿瘤包括胸膜间皮瘤、鳞癌、肉瘤样癌、恶性肿瘤肺转移等，该患者病变始发于肺内，逐渐向胸膜面浸润，胸膜间皮瘤可首先除外。鳞癌和肉瘤样癌容易发生液化性坏死，但双侧、多发罕见。病变均位于胸膜下，病变呈融合、坏死和脓肿样表现，缺乏随机分布特点，转移瘤也不支持。结合上述，GPA 应首先考虑，但需完善 ANCA、鼻窦 CT 等检查，并行肺、肾活检进一步明确诊断。

● 放射科（孙传恕 大连医科大学附属第二医院）

首次 CT 示双侧中下肺多发形态大小不一的结节影，呈圆形或类圆形，边缘规整，未见卫星病灶，呈周围性分布，直径较大的结节出现小空洞。4 月后复查，原病变区结节增大融合形成胸膜下区实变，无肺段分布特点。CT 增强可见多发低密度区和小空洞，提示发生广泛坏死。未见含气支气管征。病变的进展方式呈缓慢、融合坏死、非肺段分布等特点。慢性肺脓肿一般多见于上肺，且多发少见。结核发病部位多为双上肺、呼吸道播散为其主要进展方式，本例不符合。侵袭性肺曲霉病多见于免疫力低下患者，一般发展迅速，病变周围多伴有晕征，空洞多呈分隔状，本例进展相对较慢，界限清楚，融合实变区呈多发脓肿样改变，缺乏侵袭性肺曲霉病证据。结合鼻窦炎、血尿和肺部影像学表现，首先考虑 GPA 可能，建议完善血管炎相关检查。

后续进展

根据多学科会诊意见，补充询问病史和完善检查如下：

（一）c-ANCA（+）、PR3-ANCA（+）。

（二）肺活检

经胸腔镜行左肺下叶病变部分肺组织楔形切除。病理（图 4-6-4，彩图 4-6-4）：肺组织内见坏死灶及上皮样肉芽肿，肉芽肿中央由大量中性粒细胞伴小脓肿形成，部分区域肺泡间隔纤维化，伴肺泡腔内纤维素样渗出，部分中 - 小血管壁增厚，可见纤维化或纤维素样坏死。结核杆菌 DNA 检测阴性，AB-PAS 特殊染色未见真菌及细菌。考虑 ANCA 相关血管炎（AAV），GPA 可能性大。

三、最终诊断

肉芽肿性多血管炎（GPA）。

四、治疗及转归

给予甲基泼尼松龙 1000 mg/d，同时加用环磷酰胺 0.4/ 周，静脉滴注。甲基泼尼松龙连用 3 天，后改为泼尼松 1 mg/（kg · d）口服。治疗 1 月后患者临床症状显著缓解，复查 CT（图 4-6-5）显示病变显著吸收。泼尼松渐减量，环磷酰胺改为 1.0/ 月，静脉滴注。诱导缓解期 6 个月后进入巩固治疗阶段：泼尼松 10 mg/d，环磷酰胺每 3 月一次，同时加用硫唑嘌呤 100 mg/d。整个治疗过程中加用复方磺胺甲恶唑 0.48 g/d 口服。总疗程 18 个月。随访至今未见复发。

五、专家点评

● 放射科（陈起航　北京医院）

该病例很有临床指导价值，目前的影像学资料显示一种疾病的两个阶段，日常工作中往往遇到的是其中的一种，不同阶段的影像改变可能有不同的考虑，而结合两种病变不同时期变化后的考虑可能又有明显的不同，通过对本病例的学习，大有益处。

中年男性，发热伴进行性呼吸困难。首次胸部 CT 显示两肺多发结节影，大小不等，大多数结节影边界较光滑，以两下肺胸膜下分布为主，最大病灶位于右下叶，内可见小空洞影。另于右中叶外侧段斜裂胸膜下可见一斑状实变影。以两肺多发结节影为主的鉴别诊断主要包括转移瘤、结核、真菌、脓毒栓塞、GPA、结节病、RA 等。当一个肺部影像表现为多发结节影时均需首先考虑转移瘤的可能，尤其在本例结节影边界较清楚光滑，部分可见小空洞形成，唯一不典型的表现是病变多呈胸膜下分布，而非随机分布；肺结核可呈多发结节影并空洞形成，但本例的病灶分布特点也非典型的结核好发部位，未出现支气管播散征象；真菌感染同样可呈结节影，尤其是隐球菌感染，可见于非免疫抑制患者，且有胸膜下分布倾向，但通常边界较模糊；结节病表现为多发结节影较少见，出现明显坏死、空洞者少

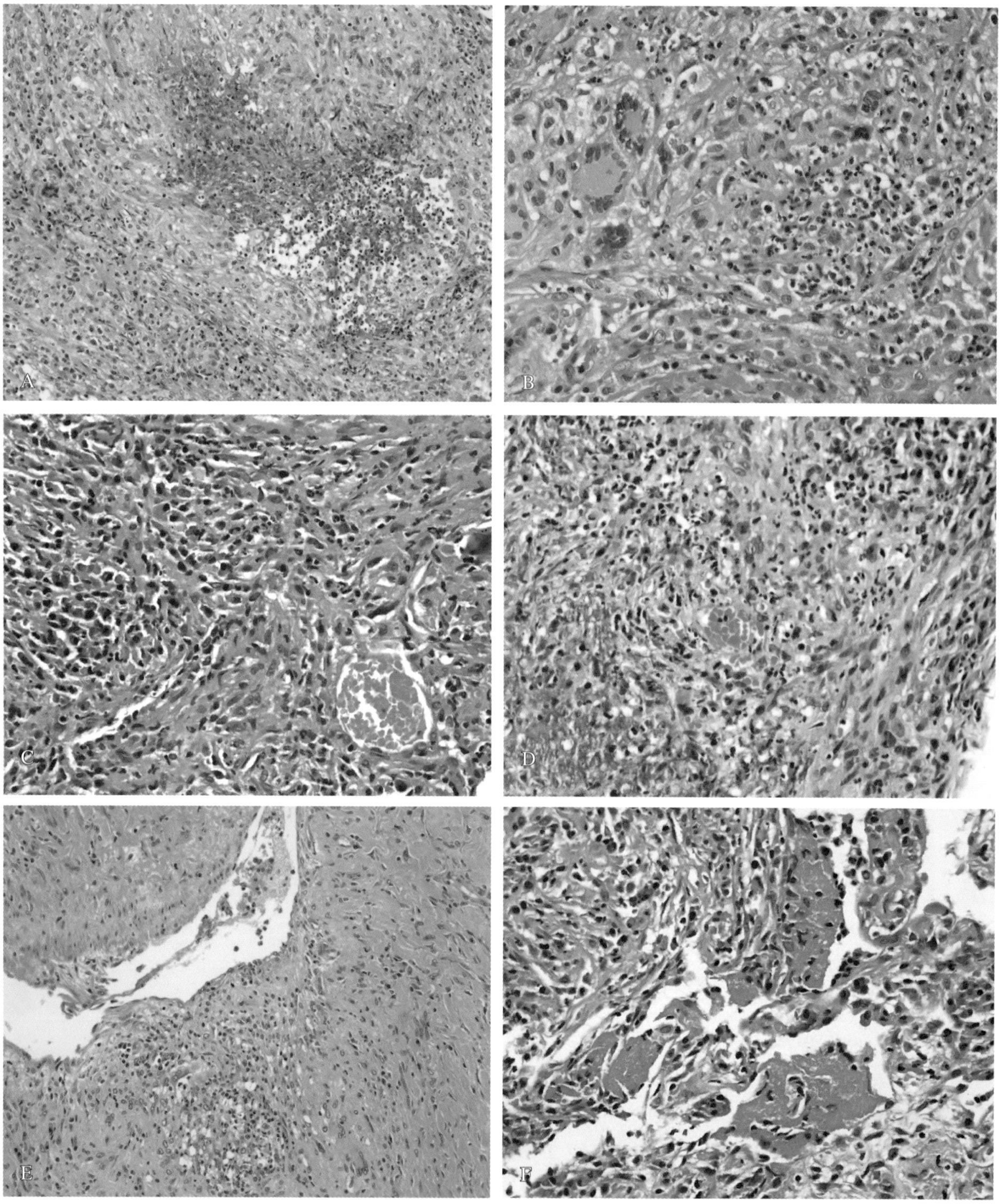

图 4-6-4 肉芽肿性病变

肉芽肿中央见中性粒细胞浸润及微小脓肿，其旁见多核巨细胞（A、B），中 - 小血管壁可见炎细胞浸润（C、D、E），肺泡腔内纤维素样渗出物（F）

见，肺内活动性病变多伴肺门、纵隔淋巴结肿大等改变；脓毒性肺栓塞（SPE）可表现为胸膜下分布的结节影，伴或不伴空洞形成，同时还可见胸膜下楔形实变影（梗死）、脓胸；AAV 中的 GPA 可以表现为多发结节影，较大结节可出现空洞。单纯根据影像学表现，本病例首次检查可考虑隐球菌病、SPE 或 GPA，但单纯 CT 检查无法直接诊断，必须结合临床相关检查与病理。

第 2 次 CT 检查表现为两下肺胸膜下实变影，增强扫描病变内见明显的坏死灶，并含多发小空洞。

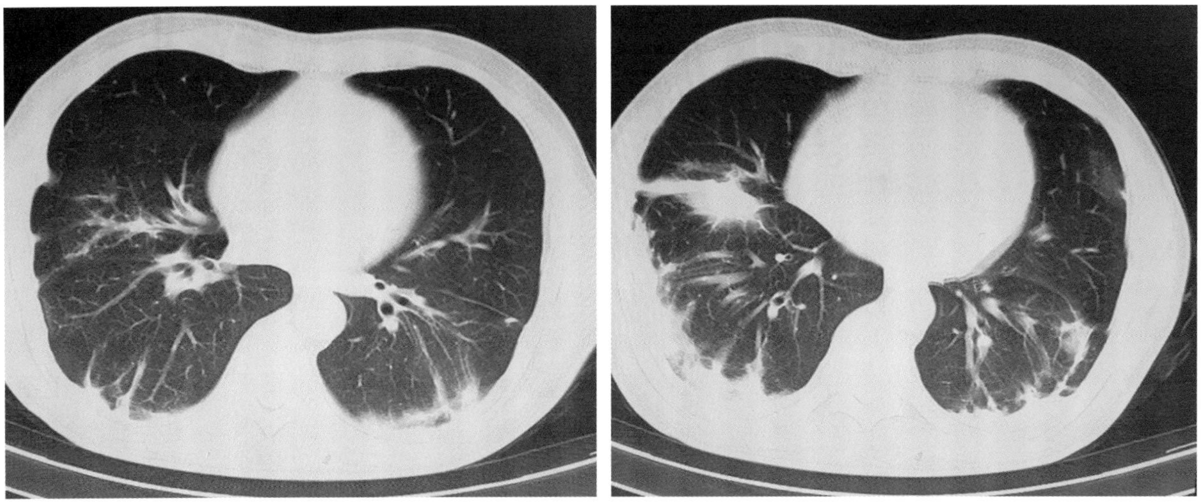

图 4-6-5　胸部 CT（2015-04-30）

该次影像表现主要见于坏死性炎症，如 SAP、军团菌肺炎，其他包括 GPA 等；肺梗死和机化性肺炎（OP）虽然可表现为两下肺胸膜下实变影，但通常病灶内无明显坏死；肺癌或淋巴瘤虽然可呈两下肺实变影，但极少表现为两下肺胸膜下分布且较为对称，同时有明显坏死。

综合上述两次影像学检查所见的考虑，结合间隔为 4 个月这一相对慢性进程，鼻窦炎病史和血尿、蛋白尿，GPA 可能性最大，临床上 ANCA 阳性有助于本病的诊断，当然最后的确诊还是需进一步病理诊断，肺穿刺或肾穿刺均可选择。

六、关联知识点——肉芽肿性多血管炎（GPA）

肉芽肿性多血管炎（granulomatosis with polyangiitis，GPA）原称为 Wegener 肉芽肿，后来强调命名时关注疾病特征，并因 Wegener 为纳粹，不建议使用其命名，在 2012 年血管炎命名会议上更名为现名。同时还将同属 ANCA 相关血管炎（AAV）的原称为过敏性血管炎和肺肉芽肿病（Churg-Strauss 综合征）的疾病改名为嗜酸性肉芽肿性多血管炎（EGPA）。GPA 常累及小动脉、静脉及毛细血管，也可累及中等血管。其典型病理表现为坏死性肉芽肿和血管炎，可以见到微脓肿（常伴嗜酸细胞浸润），主要累及上、下呼吸道和肾。

（一）GPA 累及肺组织的病理特点

典型的 GPA 病理改变包括坏死、肉芽肿形成和血管炎三联征。主要病变部位包括小动脉、静脉及毛细血管，偶亦可累及中等动脉，表现为多种细胞浸润的异质性炎性反应，其中常存在血管壁纤维素样坏死，血管周围以中性粒细胞聚集为主，伴有单核细胞浸润，并有上皮样细胞、多核巨细胞及成纤维细胞增生，细胞聚集较多时，即形成肉芽肿性结节。坏死往往呈典型的地图样坏死，中性粒细胞微脓肿可能是坏死的早期形式，呈针状或斑点状；地图样坏死中央为嗜碱性、颗粒状，伴有不规则边界，坏死结节周围是栅栏状排列的组织细胞和多核巨细胞。除典型的病理特征外，亦可出现间质纤维组织增生、淋巴细胞聚集及嗜酸性粒细胞浸润，可有机化性肺炎、弥漫性肺泡出血、内源性脂质性肺炎等病理改变。

（二）临床表现

男性略多于女性，好发于 40 ～ 50 岁，但各年龄段均有发病。临床常表现为鼻炎和鼻窦炎、肺部病变和肾损害。文献统计：GPA 几乎都有上呼吸道和肺受累，肾受累相对少见。还可累及眼、耳、皮肤、神经系统、消化道等。无肾受累者称为局限性 GPA，累及肾时则称为系统性 GPA。常见症状有咳嗽、胸痛、呼吸困难和咯血等。气管支气管受累狭窄时可出现呼吸困难及喘鸣音。上呼吸道受累的常见的表现为流涕、鼻出血、鼻窦炎（可有骨破坏）、中耳炎（可有听力损害）。

（三）GPA 常见肺部影像学表现

1．结节和团块　结节和肿块是 GPA 最常见的影像表现，发生在 40% ～ 70% 的患者。病变可以是单发或多发（通常小于 10 个病灶），大小不等，直径多在几毫米到 10 cm 以上（图 4-6-6）。磨玻璃影围绕在实性结节周围，称为“晕征”，提示出血。多发结节类似随机分布，但支气管血管束周围、血管中心、胸膜下和小叶中心分布模式也可被检出。随着病情进展，结节可增大、融合并出现坏死，周围伴发毛刺和分叶征，需与肺癌鉴别。小叶中心结节和树芽征模式，与肿块和空洞共同出现时，常被误诊为肺结核，需要引起注意。

2．坏死与空洞　直径≥ 2 cm 的结节或肿块中 25% ～ 50% 发生坏死和空洞。空洞是 GPA 主要表现之一，空洞形态多样，表现为薄壁、厚壁或不规则形态，内壁可光滑，也可呈不规则增厚（图 4-6-7，图 4-6-8），有时需与结核、曲霉病和肿瘤鉴别。空洞内可见液气平面，通常与合并感染有关。有时结节中心发生液化性坏死，增强 CT 可见病变中心无强化低密度区。经治疗后空洞壁可逐渐变薄。

3．磨玻璃影和肺实变　30% ～ 50% 的 GPA 出现磨玻璃影，多与病灶出血有关。弥漫性肺泡出血（DAH）发生率约为 10%。DAH 的 CT 表现为双侧的磨玻璃影和肺实变，虽然分布差异较大，但双侧肺门区和支气管血管束周围分布最为常见，胸膜下区相对较少累及。出血区为磨玻璃影伴发小叶间隔增厚，呈铺路石征表现。出血区可形成肺实变区，内见支气管充气征。肺外周可见楔形实变和坏死，提示肺梗死发生。反晕征也可见到，但较为罕见（图 4-6-9）。需要注意的是 GPA 合并感染不少见，对于肺实变难以确定性质时，需结合临床，必要时行抗感染治疗观察甄别。

4．小血管病变　GPA 多累及肺中、小血管，表现为节段性支气管血管束增粗表现。局灶性磨玻璃影中心可以见“点状”密度增高影，提示小血管增粗伴出血。肺小动脉受累也可呈树芽征样表现，或表现为局灶性马赛克灌注征象。

5．呼吸道病变　声门下气管狭窄最常见，常表现为渐进性呼吸困难和喘鸣。黏膜可以发生溃疡，出现咯血。CT 表现为节段性的气管壁增厚和狭窄，累及范围多在呼吸道长轴 2 ～ 4 cm 距离。气管壁可呈环形增厚（膜部同时受累），也可发生于一侧。有时需与呼吸道内肿瘤、支气管结核和淀粉样变鉴别。

6．胸膜病变　10% ～ 25% 的病例出现胸腔积液，可以是单侧的，也可以是双侧的。

（四）GPA 诊断

美国风湿病学会（ACR）在 1990 年制定了肉芽肿多血管炎诊断标准：①鼻或口腔炎症；②胸部 X 线摄影显示有肺结节、固定位置的肺浸润和空洞存在；③尿沉渣异常（镜下血尿＞ 5 个红细胞 /HP）或有红细胞管型；④组织活检有肉芽肿性炎症：动脉壁、动脉周围或血管外部区域有肉芽肿性炎症。其中有 2 项阳性即可诊断，其诊断敏感性 88%，特异性 92%。2017 年 ACR/EULAR 肉芽肿性多血管炎分类标准（草稿）如下表，在该标准中涵盖临床表现、影像学、病理学、血清学等多个 GPA 特征，较 1990 年 ACR 诊断标准更为全面。

须注意的是，上述分类诊断标准是欧美国家制定的，其中 c-ANCA/PR3-ANCA 评分占很大权重。但国内陈旻等报道一组中国人的 GPA 病例（89 例），其中 54 例（60.7%）MPO-ANCA 阳性，34 例（38.2%）PR3-ANCA 阳性，1 例（1.1%）二者同时阳性；且女性 GPA 患者的 MPO-ANCA 阳性率显著高于 PR3-ANCA；MPO-ANCA 阳性的 GPA 患者关节痛、皮疹、眼炎和耳部受累显著少于 PR3-ANCA 阳性者，其机制尚不完全明确。国人 MPO-ANCA 阳性的 GPA 在肾病理表现上比 PR3-ANCA 阳性者有更少见的细胞性新月体、更多见的纤维性新月体和更常见、更严重的肾间质纤维化和肾小管萎缩。故国人 GPA 的 MPO-ANCA 阳性并非少见，与欧美有较大差别，不能简单地照搬欧美标准，需要紧密结合临床、病理和影像，多学科会诊是必要的。

表4-6-1 ACR/EULAR（暂定）2017年GPA分类标准

临床标准	鼻腔血性分泌物、溃疡、鼻痂或鼻窦 - 鼻腔充血 / 不通畅	3 分
	鼻息肉	–4 分
	听力丧失或下降	1 分
	软骨受累	2 分
	眼红或眼痛	1 分
实验室检查	c-ANCA 或 PR3-ANCA 抗体阳性	5 分
	嗜酸细胞计数≥ 1×10^9/L	–3 分
	胸部影像学检查提示结节、团块或空洞形成	2 分
	活检见到肉芽肿表现	3 分

注：以上 9 项评分总和≥ 5 分的患者可以分类诊断为 GPA

参考病例

病例 1（图 4-6-6）：男性，福建人，29 岁。头痛、鼻塞、脓涕 2 个月。当地医院诊断为“鼻窦炎”。鼻内镜下鼻腔肿物活检术，病理回报符合血管炎导致的组织大面积坏死，肺 CT 示：双肺多发，大小不一结节影，以周围分布为主，同时 PR3-ANCA 阳性，确诊为 GPA。

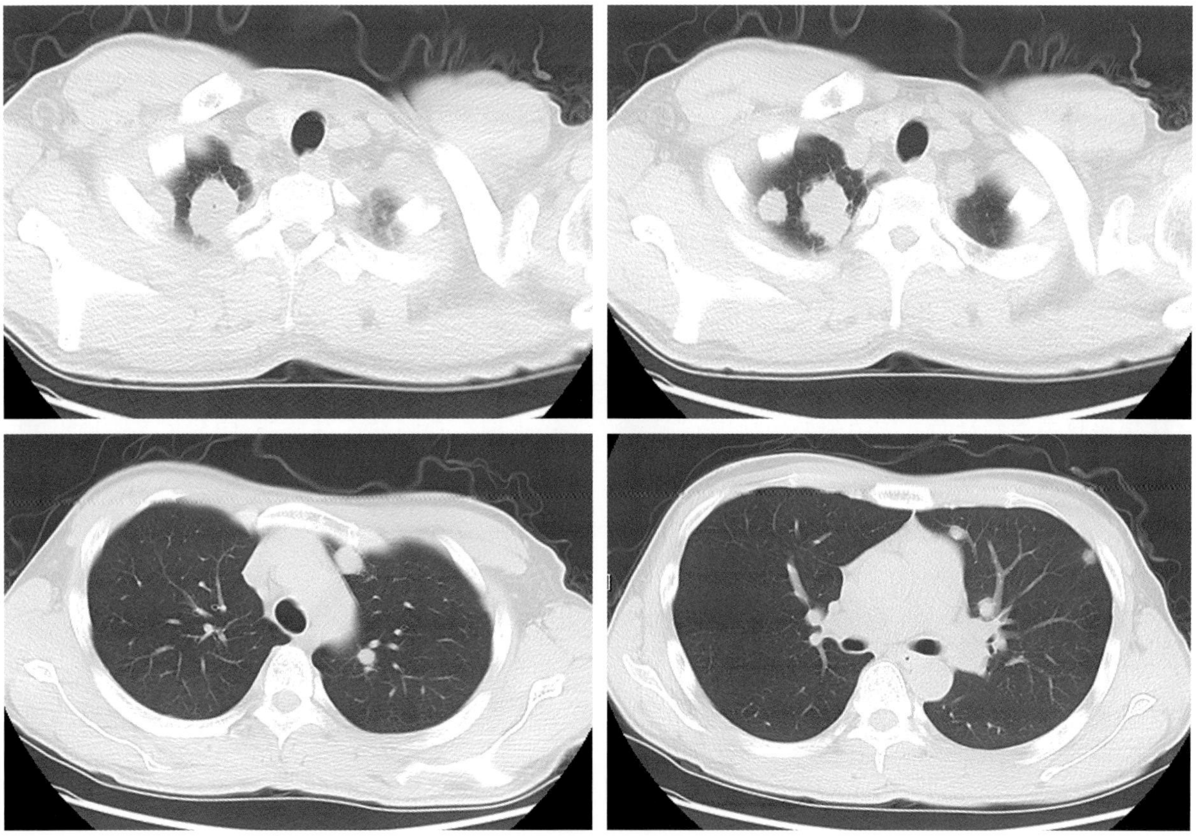

图 4-6-6 胸部 CT（肺窗）

病例 2（图 4-6-7）：男性，17 岁。间断咳痰带血 2 月，发热 7 天。肺 CT：双肺多发结节影，结节内见空洞形成，cANCA 阳性，诊断：GPA。

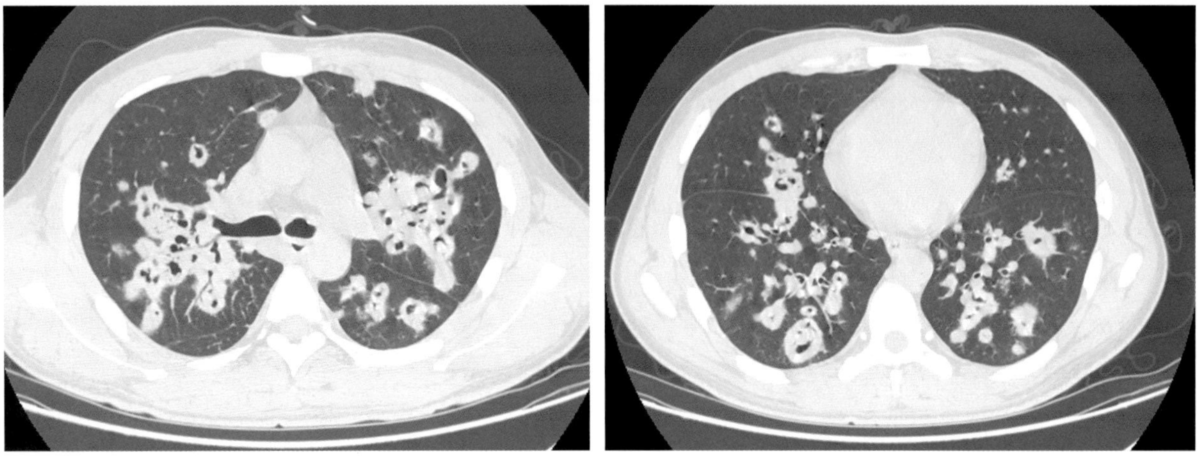

图 4-6-7　胸部 CT（肺窗）

病例 3（图 4-6-8）：男性，29 岁。间断发热，咳痰 1 个月，咳痰带血 3 天。肺 CT：双肺多发结节状、团块状影，以双肺下野为主，可见空洞形成。最后诊断：GPA。

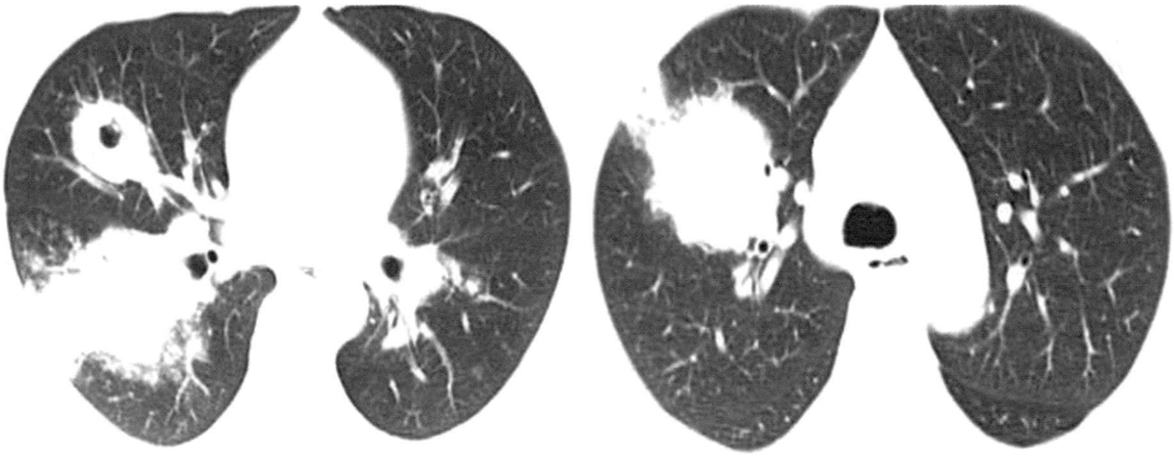

图 4-6-8　胸部 CT（肺窗）

病例 4（图 4-6-9）：女性，18 岁。咳嗽、咳痰伴发热 1 个月。肺 CT：双肺多发实变影，主要沿支气管血管束节段性分布，右肺病变形成“反晕征”样表现。余肺散在结节影。cANCA 阳性，PR3-ANCA 阳性，最终诊断：GPA。

七、要点速记

1．GPA 的主要临床表现为上呼吸道、肺等多系统受累，可有肾损害。

2．肺部典型的影像学表现为单发或多发的结节或团块，可有空洞形成。DAH 少见。呼吸道受累的常见表现为声门下狭窄。

3．PR3-ANCA 阳性对 GPA 具有诊断提示作用，MPO-ANCA 阳性并不能除外 GPA。

4．病理检查对 GPA 的诊断具有重要价值，典型的病理特征为：地图样坏死、肉芽肿和小血管炎

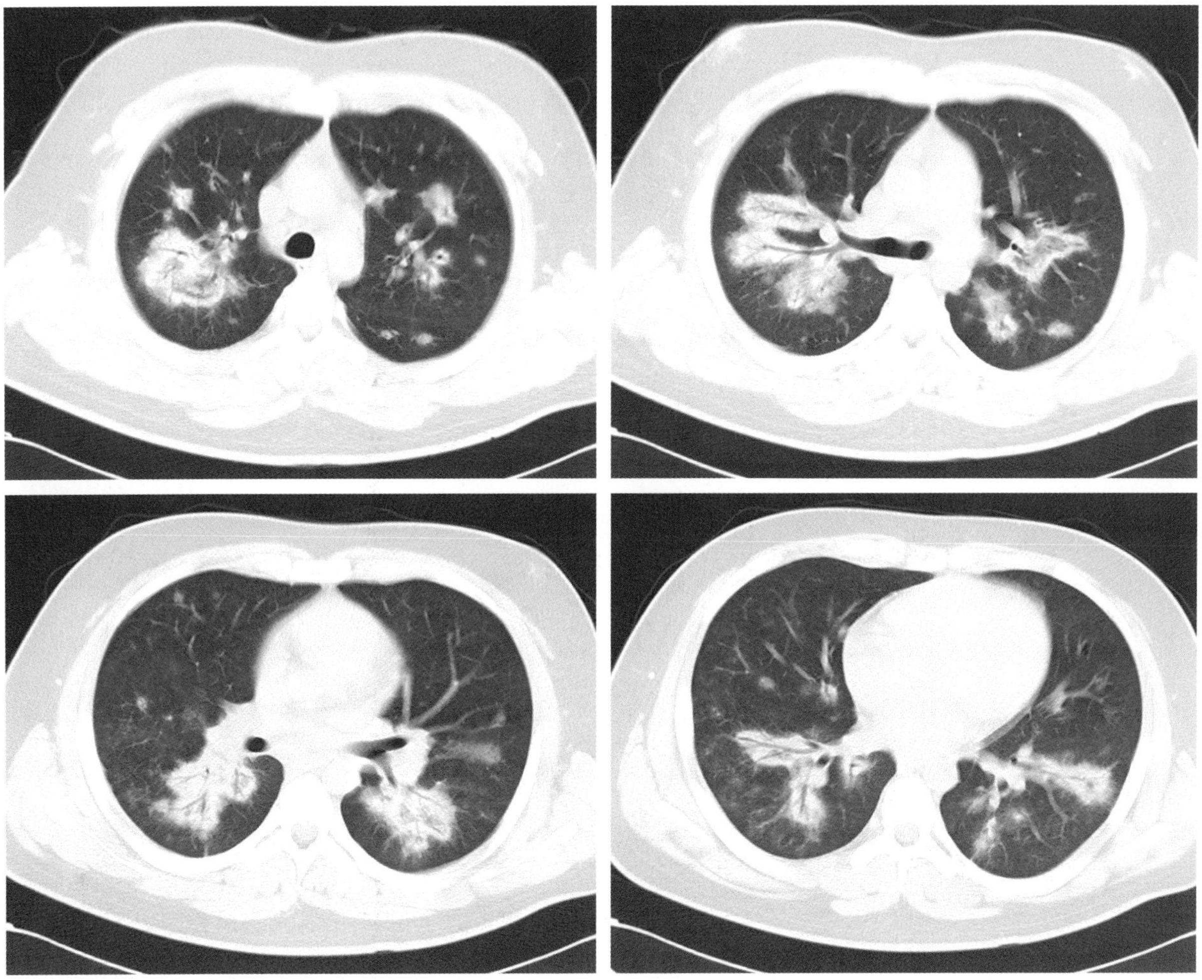

图 4-6-9 胸部 CT（肺窗）

三联征。

（宋晓东 孙传恕 路 明 吴晓华 郑朝晖 编写/整理，路希维 审校）

参考文献

1. Castañer E，Alguersuari A，Gallardo X，et al. When to suspect pulmonary vasculitis：radiologic and clinical clues [J]. Radiographics A Review Publication of the Radiological Society of North America Inc，2010，30（1）：33-53.
2. Ananthakrishnan L，Sharma N J. Wegener' s granulomatosis in the chest：high-resolution CT findings [J]. Ajr American Journal of Roentgenology，2009，192（3）：676-682.
3. Levine D，Akikusa J，Manson D，et al. Chest CT findings in pediatric Wegener' s granulomatosis [J]. Pediatric Radiology，2007，37（1）：57-62.
4. Feragalli B，Mantini C，Sperandeo M，et al. The Lung in Systemic Vasculitis：Radiological Patterns and Differential Diagnosis [J]. British Journal of Radiology，2016，89（1061）：20150992.
5. Travis W D，Hoffman G S，Leavitt R Y，et al. Surgical pathology of the lung in Wegener' s granulomatosis. Review of 87 open lung biopsies from 67 patients [J]. American Journal of Surgical

Pathology，1991，15（4）：315-333.
6. Lee K，Kim T，Fujimoto K，et al. Thoracic manifestation of Wegener’s granulomatosis：CT findings in 30 patients [J]. European Radiology，2003，13（1）：43-51.
7. Lohrmann C，Uhl M，Kotter E，et al. Pulmonary manifestations of wegener granulomatosis：CT findings in 57 patients and a review of the literature [J]. European Journal of Radiology，2005，53（3）：471-477.
8. Chen M，Yu F，Zhang Y，et al. Characteristics of Chinese patients with Wegener’s granulomatosis with anti-myeloperoxidase autoantibodies [J]. Kidney International，2005，68：2225-2229.
9. Chen M，Yu F，Wang SX，et al. Renal histology in Chinese patients with anti-myeloperoxidase autoantibody-positive Wegener’s granulomatosis [J]. Nephrol Dial Transplant，2007，22（1）：139-145.

病例 7　发热、胸痛，肺实变灶内伴囊状低密度区

一、病例特点

（一）简要病史

女性，26 岁。主诉：咳嗽、咳痰 1 年余，加重伴发热 1 周。该患 1 年前无明显诱因出现咳嗽、咳痰，为黄痰，无臭味，无发热及胸痛。自行服用抗生素（具体不详）症状好转，以后咳嗽、咳痰反复发作，服用抗生素（左氧氟沙星、头孢克洛等）均有效，一直未就医。一周前发热，体温波动于 38 ℃，午后和夜间较重，伴有咳嗽、咳黄痰，左胸痛，尤以深呼吸和咳嗽时明显，行肺 CT 发现左下肺实变，门诊以左下肺炎收入院。

（二）既往史

既往体健，无特殊病史。

（三）体格检查

T39.5℃。左下肺叩诊浊音，听诊呼吸音减低，局部可闻及湿啰音。

（四）辅助检查

1. 实验室检查

（1）血常规：白细胞（WBC）12.42 $\times 10^9$/L ↑、中性粒细胞（N）0.83 ↑、淋巴细胞（L）0.15、血红蛋白（Hb）130.0 g/L。

（2）ESR 86 mm/h ↑；C 反应蛋白（CRP）45 mg/L ↑。

（3）生化常规：肝、肾功能，血糖未见异常。

（4）感染相关：痰涂片抗酸染色阴性（3 次）。结核感染 T 细胞斑点试验（T-SPOT.TB）阳性，血清结核 LAM 抗体阳性。

（5）风湿免疫相关检查：ANA、ENA 均为阴性，ANCA 阴性，类风湿因子阴性。

（6）肿瘤相关检查：①肿瘤标志物：癌胚抗原（CEA）、神经元特异性烯醇化酶（NSE）、细胞角蛋白 19 片段（Cyfra21-1）均处正常范围。②痰脱落细胞学：可见少量柱状上皮细胞，未查到肿瘤细胞。

2．影像学检查　左下叶大片肺实变区，近脊柱侧实变区内可见椭圆形低密度区，CT 值为 12 ~ 20 HU，左侧胸腔少量积液（图 4-7-1）。

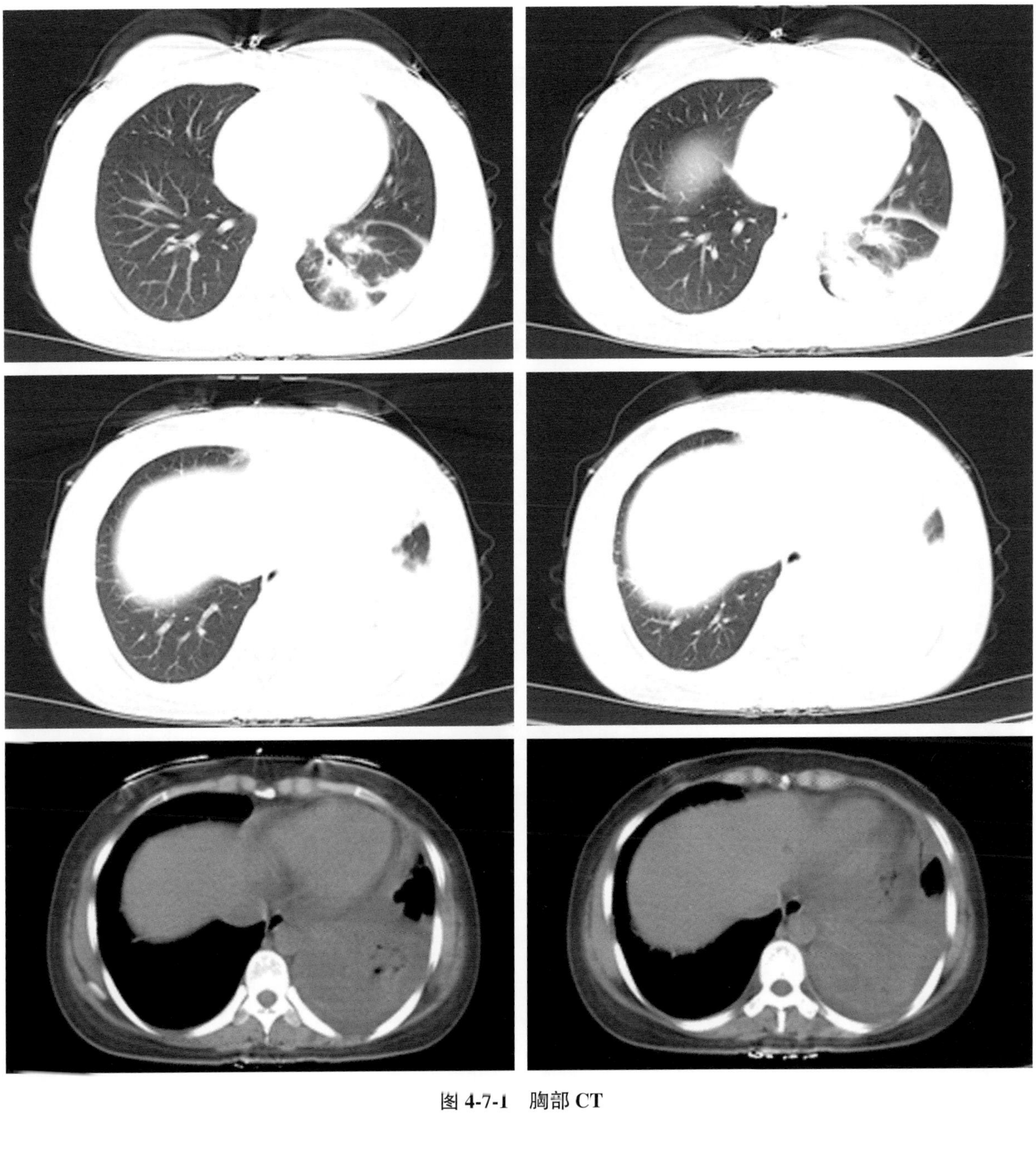

图 4-7-1　胸部 CT

二、多学科会诊

● 结核科（于学威　辽阳市结核病医院）

该患者咳嗽、咳痰 1 年余，服用抗生素病情好转，但反复发作。本次呼吸症状加重伴发热入院。白细胞与中性粒细胞、CRP 增高。影像学见左下叶肺实变，内见低密度区。T-SpoT・TB 与血清结核 LAM 抗体阳性。目前倾向于左下肺炎症，伴肺坏死，但下肺结核不排除。建议先抗感染治疗，观察疗效。

● 影像科（卜学勇　深圳市龙岗区妇幼保健院）

该患左下肺体积缩小，内见大面积实变区，实变区脊柱侧见近似囊状低密度区，CT 值提示液性。左侧胸腔少量积液，叶间裂增厚。结合病史、临床表现和实验室检查，考虑左下肺化脓性炎症的可能性大，但需排除肺结核。同时，患者为年轻女性，病程 1 年余，反复发作，左下肺实变内低密度影形态较规则，需排除先天性或肿瘤性疾病合并感染可能性，如支气管肺囊肿、肺隔离症、肺囊性肿瘤等，强烈建议增强扫描协助诊断。

后续进展

初步诊断：左下肺炎。予头孢他啶 2.0，2 次 / 日，静脉滴注。抗感染治疗 1 周，体温恢复正常，咳嗽、咳痰较前好转。复查胸部 CT（图 4-7-2）见左肺下叶部分肺组织不张，其内见支气管聚拢。脊柱旁低密度区形态无明显变化，左侧胸腔积液较前略增多。继续抗感染治疗 1 周后复查胸部 CT（图 4-7-3），左下肺复张，肺实变进一步吸收、消散。原实变区内椭圆形低密度影周围环绕实变带，形态无明显改变。遂行增强 CT 扫描（图 4-7-4）：左下叶脊柱旁见边缘清晰之囊状低密度影，内壁较光滑，其周围见强化的肺实变环绕。多平面重组（MPR）与容积重建（VR）显示左下肺有来自降主动脉的分支提供血液循环。

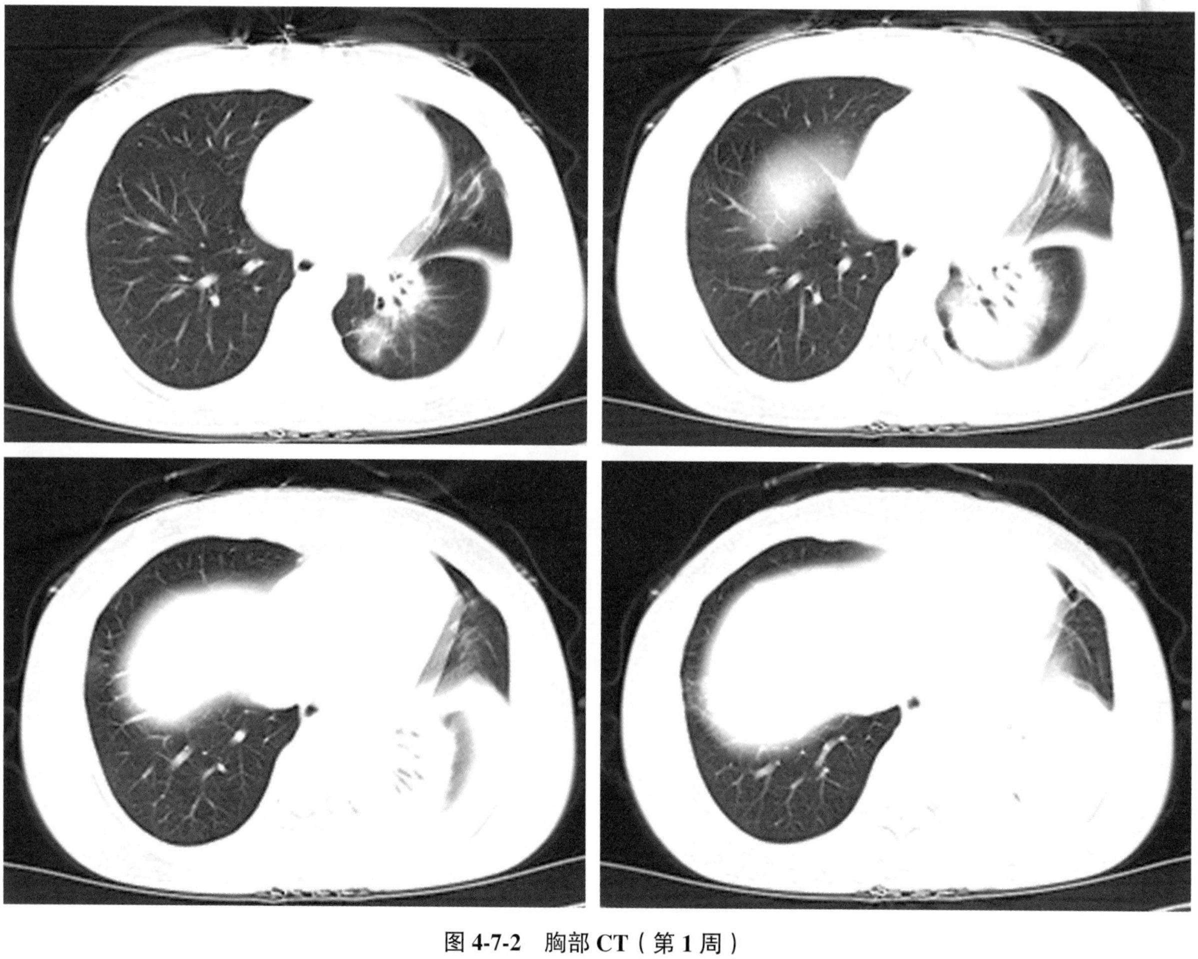

图 4-7-2　胸部 CT（第 1 周）

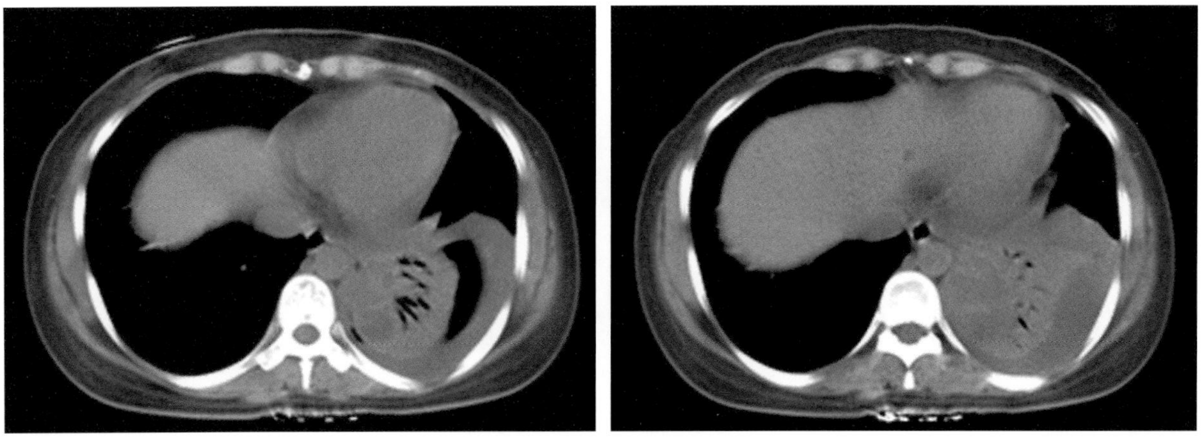

图 4-7-2 续　胸部 CT（第 1 周）

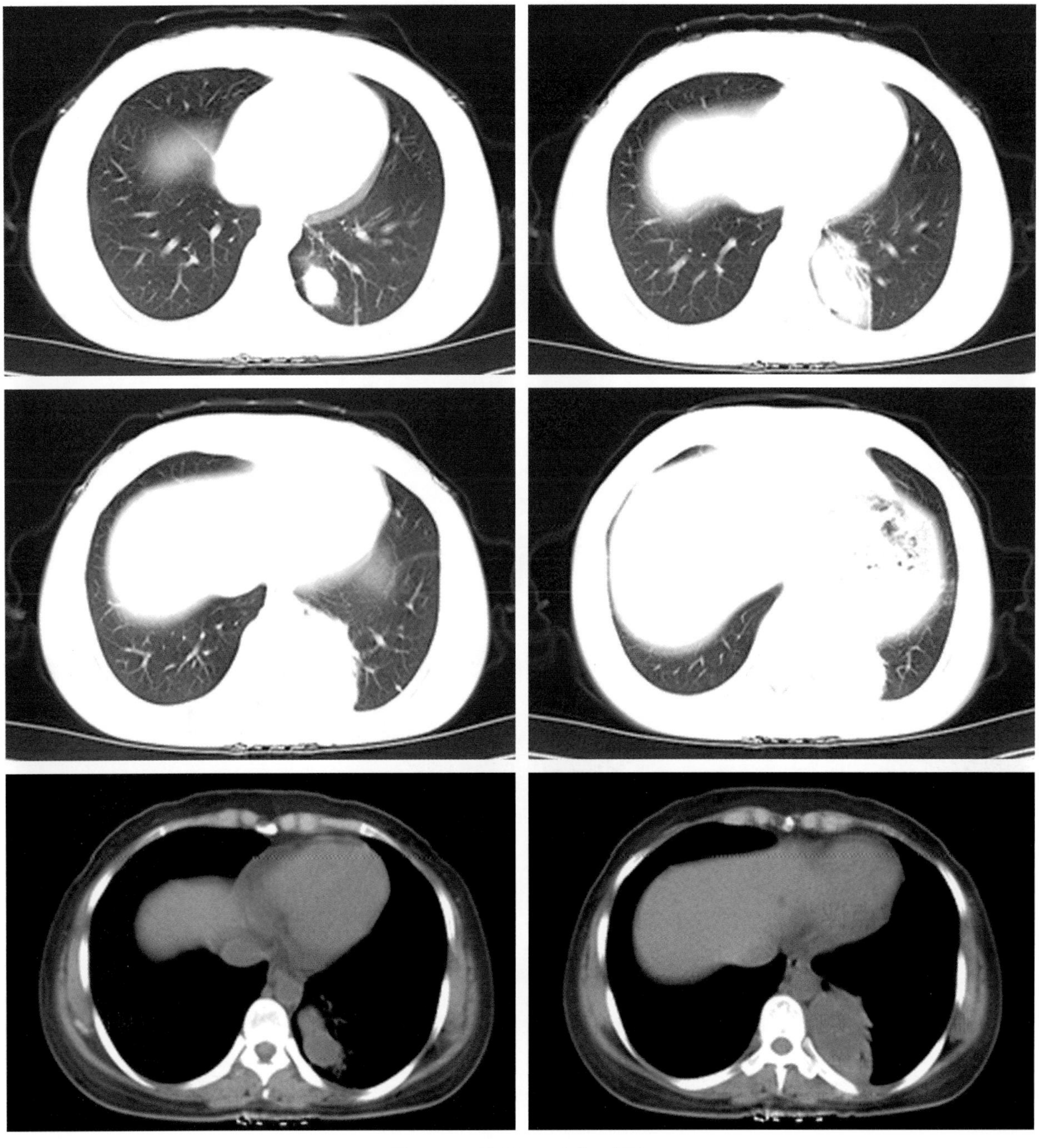

图 4-7-3　胸部 CT（第 2 周）

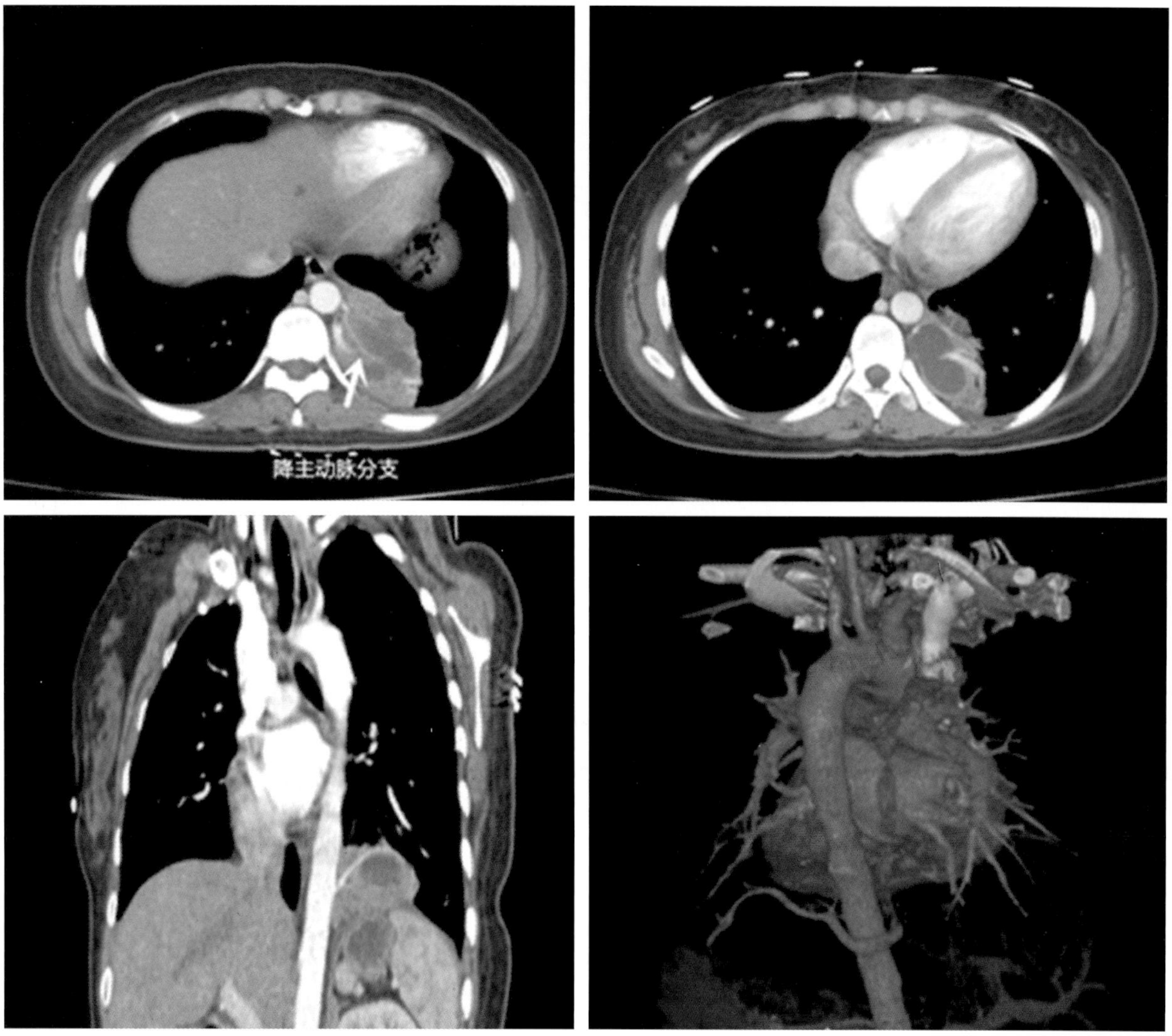

图 4-7-4　增强扫描，MPR 与 VR

三、最终诊断

基于典型的影像学表现，确诊肺隔离症（叶内型）。

四、治疗与转归

转入胸外科，行左下叶肺切除术，术后恢复良好出院。

五、专家点评

- 呼吸科（张嵩　山东省立医院）

从临床表现、实验室检查和对抗感染治疗的反应来看，本病例诊断左下肺炎症没有异议。但在治疗过程中，左下叶实变病灶范围整体上明显缩小，而实变内的低密度区形态大小却无明显变化，而且仔细观察，低密度区形态较规则，呈椭圆形，边界较清晰。以此为切入点，理应怀疑肺内原本存在囊性病变，多为支气管源性囊肿、支气管闭锁、肺囊腺瘤畸形、肺隔离症等。加上特殊的发病部位（左下肺脊柱旁)，肺隔离症首当其冲。经增强扫描及三维重组，清晰显示了实变区内囊性病变和异常体动脉供血。整个诊治过程思路清晰、明了，及时准确地得出了结论：肺内型肺隔离症。

除体循环供血这一特征性表现之外，叶内型隔离症的肺内表现也有规律可循，其常表现为左下叶后内基底段的囊性、囊实性和实性肿块，有时在病变周围可见气肿区。由于其与周围肺组织没有明确界限，肺隔离症可发生反复感染，感染导致的肺实变常可掩盖原肺隔离症肿块而难以识别。因此，对反复的下肺感染，尤其是位于脊柱旁的复发性炎症，须警惕肺叶内型隔离症。

六、关联知识点——肺隔离症

肺隔离症（pulmonary sequestration）也称为有异常动脉供血的肺囊肿症，是临床上相对多见的先天性肺发育畸形，占肺部疾病的 0.15% ～ 6.4%，占肺切除的 1.1% ～ 1.8%。为胚胎时期一部分肺组织与正常肺主体分离，单独发育并接受体循环动脉的异常动脉供血，形成无呼吸功能囊性包块。肺隔离症多于青少年时期发病，年龄跨度在 10 ～ 40 岁，男性多于女性，叶内型多于叶外型，左侧多于右侧。由于肺隔离症分型不同，临床表现不同。

（一）病理解剖学

以有无完整脏层胸膜分隔为标准，分为叶内型肺隔离症（intralobar pulmonary sequestration，ILS）和叶外型肺隔离症（extralobar pulmonary sequestration，ELS），少数为混合型。绝大部分位于下叶后基底段，尤以左下叶后基底段多见，偶尔也会发生在其他肺野或肺外区域，多为单发，偶可多发。ILS 与正常肺组织被同一胸膜包裹，可与支气管相通或不相通，约占 75%。ELS 有独立的脏层胸膜包裹，与正常肺组织完全隔开，与支气管不相通，较 ILS 少见。ILS 的异常供血动脉大部分来自胸主动脉，少数为腹主动脉及其分支，供血动脉一般较粗，95% 经同侧肺静脉引流至左心房，有 5% 的病例经半奇静脉 - 奇静脉系统引流至肋间静脉或上腔静脉达右心房。ELS 的供血动脉来自于腹主动脉，也有来自于胃左动脉、脾动脉等，通常较细，回流通过下腔静脉、门静脉、奇静脉或半奇静脉进入循环系统。

（二）临床表现及影像学特点

1．叶内型肺隔离症（ILS） 多位于双下肺基底段和脊柱旁沟内，左右侧比例为 1.5∶1 ～ 2∶1，多位于下叶的内、后基底段，很少合并其他先天性畸形。ILS 病变组织无胸膜与正常肺组织的隔离，可发生反复感染。ILS 的肺内影像学表现多样：常见为囊性或囊实性肿块。囊肿多呈圆形，椭圆形或分叶状。可单发也可多发。如合并感染则表现为囊壁增厚，周围可见实变区，形成囊实性肿块（图 4-7-5）；实性病变表现为肿块样、索条或结节样病变，增强可见强化。部分病变周围可见肺气肿和空气潴留（图 4-7-6）。在有些病例肺内病变轻微而仅表现为肺血管影增多。下肺静脉因为回流异常而表现为血管充盈扩张。由于反复感染可使固有特征消失，如单发空洞、肺实变等表现，极易导致误诊。

2．叶外型肺隔离症（ELS） 多位于下叶膈底部与膈肌之间，邻近正常肺组织，也可位于膈下、膈肌内或纵隔。多合并其他先天性畸形，以先天性膈疝最为常见，约占 30%。其他合并症有先天性支气管囊肿、先天性食管支气管瘘、肺不发育、先天性心脏病、异位胰腺及心包、结肠等脏器畸形等。ELS 因有完整胸膜，犹如分离的肺叶，可视为副肺叶。因其不与支气管相通，合并感染机会较少，故质地柔韧，内含大小不等的多发囊肿。一般无临床症状。

（三）诊断与治疗

无论是叶内型还是叶外型，肺隔离症都是体循环供血。DSA、MRI 和增强 CT 对观察病变供血血管均可提供帮助。主动脉造影或选择性动脉造影可以观察到异常体动脉分支供应病变部位肺组织从而明确诊断，但因为有创性限制了其临床应用。MRI 能检测出胸内边界清楚的团块及其内部结构，在各角度断面尤其横断面上能清楚显示，异常的团块和异常血管相连。增强 CT 和三维重建可以较清楚地显示病变的形态，还可筛查异常供血动脉，是目前应用最普遍的无创检查。

ILS 可反复继发感染，故均应手术治疗，多采用肺叶切除。因其常合并严重感染，胸膜粘连严重，异常动脉多存在于肺韧带中，偶尔有来自腹主动脉的异常动脉，处理不当可造成术中及术后的致命大出血。ELS 如无症状，可不予治疗，但多因不能明确诊断或合并先天畸形而手术切除。手术当中要特别注意寻找和处理异常血管，尤其是在处理下肺韧带时更要小心，一旦异常血管损伤退缩回腹腔或纵隔内，就会造成大出血，处理也较困难。

参考病例

病例 1（图 4-7-5）：女性，27 岁。反复左下肺感染。CT 表现为左下肺后基底段磨玻璃密度影，内见含气囊肿，血管三维重建显示降主动脉分支供血左下肺后基底段，符合肺隔离症。

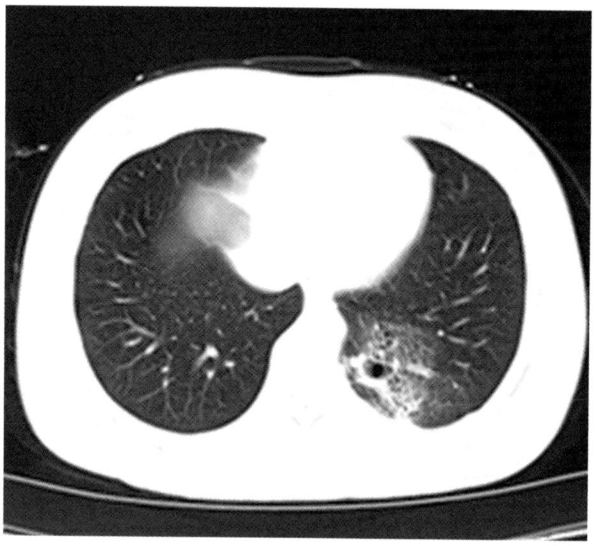

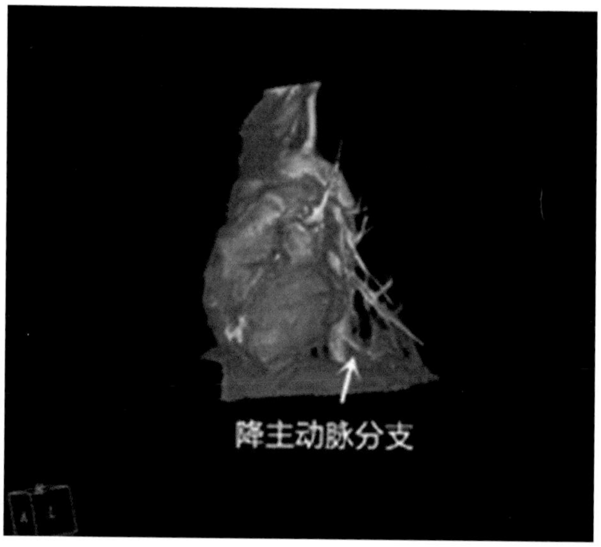

图 4-7-5　增强 CT+VR

病例 2（图 4-7-6）：男性，22 岁。反复发生左下肺感染 1 年。CT 表现为左下肺后内基底段（脊柱旁）不规则空洞样表现。增强后冠状平面重建显示胸主动脉分支供应左下肺。

七、要点速记

1．肺隔离症为有异常动脉供血的肺囊肿症，病变多数位于双肺下叶的脊柱旁沟附近，左侧多见。

2．ILS 常出现反复肺部感染、咳血等症状。ELS 呼吸道症状不明显，但常伴有其他脏器先天畸形。

3．DSA、MRI 和增强 CT 对观察病变供血血管均可提供帮助。肺部 CT 增强以及血管重建是最简洁、直观的确诊方法。

4．对于反复继发感染的 ILS，手术切除是治愈的最佳方式。

（于学威　张　嵩　卜学勇　纪　青 编写/整理，路希维 审校）

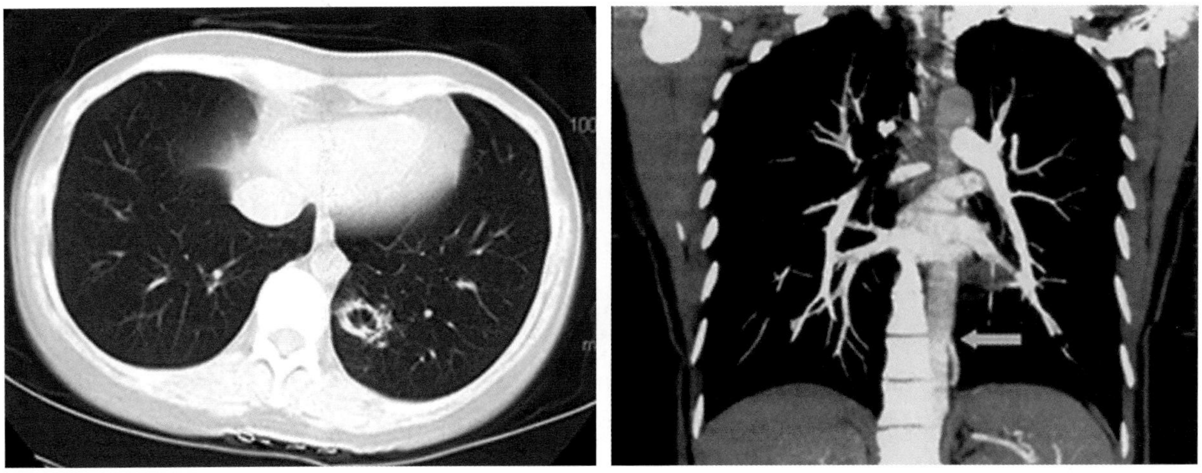

图 4-7-6 增强 CT+MIP

参考文献

1. 林之枫，居潮强，黄海龙，等. 肺隔离症的诊断与外科治疗 [J]. 中国胸心血管外科临床杂志，2010，17（2）：119-123.
2. Stover LB，Marchese SM，Saenz NC，et al. Torsion of an extralobar pulmonary sequestration：A rare cause of acute chest & flank pain in an adolescent [J]. Journal of Pediatric Surgery Case Reports，2014，2（6）：322-324.
3. Lima M，Gargano T，Ruggeri G，et al. Clinical spectrum and management of congenital pulmonary cystic lesions [J]. Pediatr Med Chir，2008，30（2）：79 -88.
4. Clements B，Warner JO. Pulmonary sequestration and related congenital bronchopulmonary-vascular malformations：nomenclature and classification based on anatomical and embryological considerations. [J]. Thorax，1987，42（6）：401-408.
5. Gonzalez D，Garcia J，Fieira E，et al. Video-assisted thoracoscopic lobectomy in the treatment of intralobar pulmonary sequestration [J]. Interactive Cardiovascular & Thoracic Surgery，2011，12（1）：77-79.

病例 8 慢性咳嗽、咳痰、气短、肺部“蝶翼征”

一、病例特点

（一）简要病史

女性，52 岁。主诉：反复咳嗽、咳痰伴气短 10 月，加重 10 余天。患者于 10 个月前无明显诱因出现咳嗽，咳痰，为黄色黏痰，伴气短。于当地医院予“抗炎、化痰”治疗（具体不详），症状未见明显好转。5 个月前查胸部 CT 示“肺部感染”，予“头孢哌酮舒巴坦、左氧氟沙星、多索茶碱及痰热清”抗炎对症治疗，症状未见好转，复查 CT 提示肺部影像无明显变化。此后多次就诊，均考虑肺部炎症不除外，先后予“阿莫西林、莫西沙星、胸腺喷丁”及中药治疗，症状无明显缓解。10 余天前自觉上述症状加重伴咳白色黏痰量增多。

（二）既往史

患慢性粒细胞性白血病（CML）8 年，予羟基脲及中药治疗，病情控制可。3 年前出现四肢散在圆形皮疹，无明显瘙痒，未予特殊治疗。1 年半前病情进展为慢性粒细胞性白血病急变期，改口服药为伊马替尼 300 mg/d 治疗，病情控制可，服药 7 个月后复查骨髓涂片示慢性粒细胞性白血病缓解期。

（三）体格检查

双肺呼吸音清，双下肺散在少许湿啰音，心率 90 次 / 分，律齐。腹软，肝肋下未及，脾未及肿大。腹部皮肤可见脱屑，四肢可见散在圆形红色皮疹，双下肢可见散在瘀斑（图 4-8-1，彩图 4-8-1）。余未见异常。

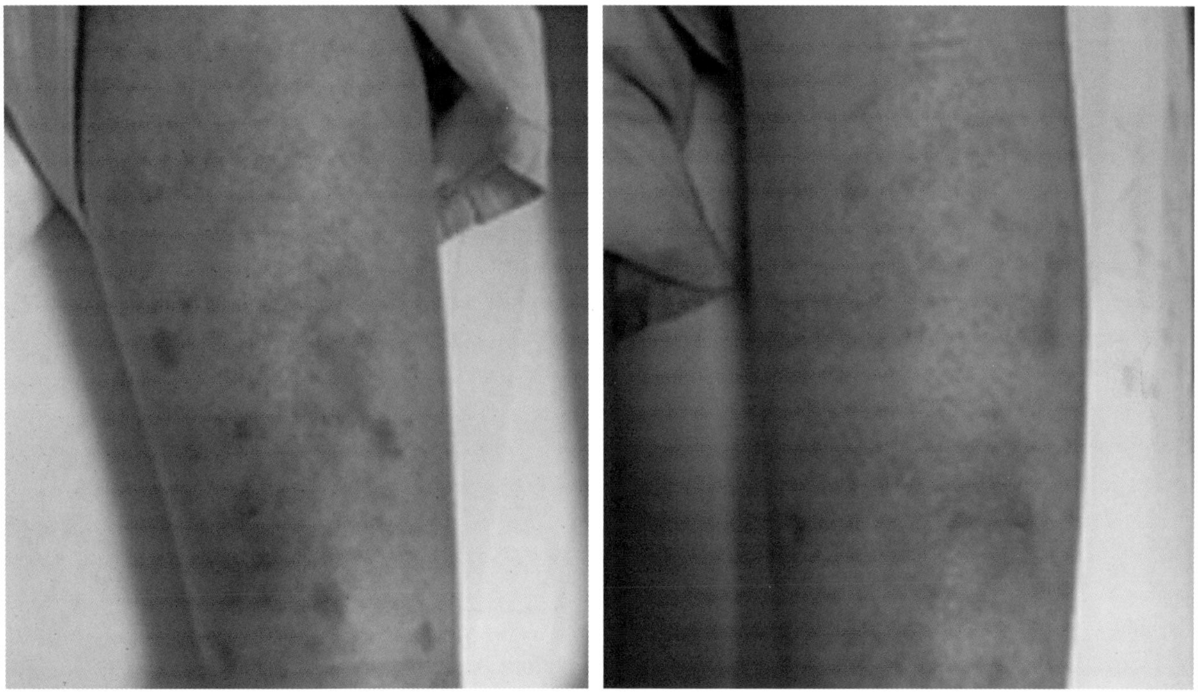

图 4-8-1　双下肢皮肤瘀斑

（四）辅助检查

1．实验室检查

（1）血常规：白细胞计数（WBC）5.62 × 10^9/L、嗜酸性粒细胞（E）百分比 0.11 ↑、嗜酸性粒细胞计数（E）0.6 × 10^9/L ↑、嗜碱性粒细胞比率（BAS）2.1% ↑、血红蛋白（Hb）103 g/L ↓、血小板（Plt）198 × 10^9/L。

（2）免疫相关检查：抗核抗体（ANA）1∶320，ENA 均阴性；抗中性粒细胞胞质抗体（ANCA）阴性；T 细胞亚群：CD3 与 CD4 双阳性细胞占 63.23% ↑，CD3 与 CD8 双阳性细胞占 19.60% ↓，$CD3^+CD4^+$ 与 $CD3^+CD8^+$ 比值为 3.2 ↑。

（3）感染相关检查：降钙素原（PCT）＜ 0.02 ng/ml；G 试验 222.2 pg/ml ↑，GM 试验 0.037。

（4）动脉血气分析（未吸氧）：pH 7.44、$PaCO_2$ 43 mmHg、PaO_2 67 mmHg ↓、钾 2.6 mmol/L HCO_3^- 29.2 mmol/L。经补钾和吸氧后复查，动脉血气（吸氧 2 L/min）：pH 7.43、pCO_2 42 mmHg、PaO_2 94 mmHg、钾 3.0 mmol/L、HCO_3^- 27.9 mmol/L。

（5）骨髓涂片：取材涂片染色满意，骨髓增生明显活跃，M/E=5.78/1。粒系细胞占 81.0%，其中原早幼粒细胞占 2.5%，中幼粒细胞以下阶段为主，部分细胞胞浆中含数量不等的中毒颗粒，嗜酸性粒细胞易见占 3.0%；红系细胞占 14.0%，中晚幼粒细胞为主，成熟红细胞大小略不等；巨核细胞可见，可见亚小巨核、双圆巨及多圆巨。血小板成堆聚集；淋巴细胞占 4.0%，网浆吞噬细胞可见；铁染色：细胞内铁为 28%，细胞外铁（++++）。诊断：粒系细胞占 81%，红系细胞占 14%，巨核细胞可见。符合 CML 治疗后骨髓象。

2．影像学检查　双肺对称性、向心性分布蝶翼状实变影，边缘呈弓形收缩，与周围肺组织分界清晰，内见走形僵直、扭曲并轻度扩张含气支气管（图 4-8-2）。4 个月后，原双肺蝶翼状实变影演变为“反晕征”，病变范围稍缩小（图 4-8-3）。

3．患者未能配合肺功能检查。

4．心脏超声　三尖瓣轻度关闭不全。

5．腹部超声　肝大，肝实质弥漫性病变；脾不大。

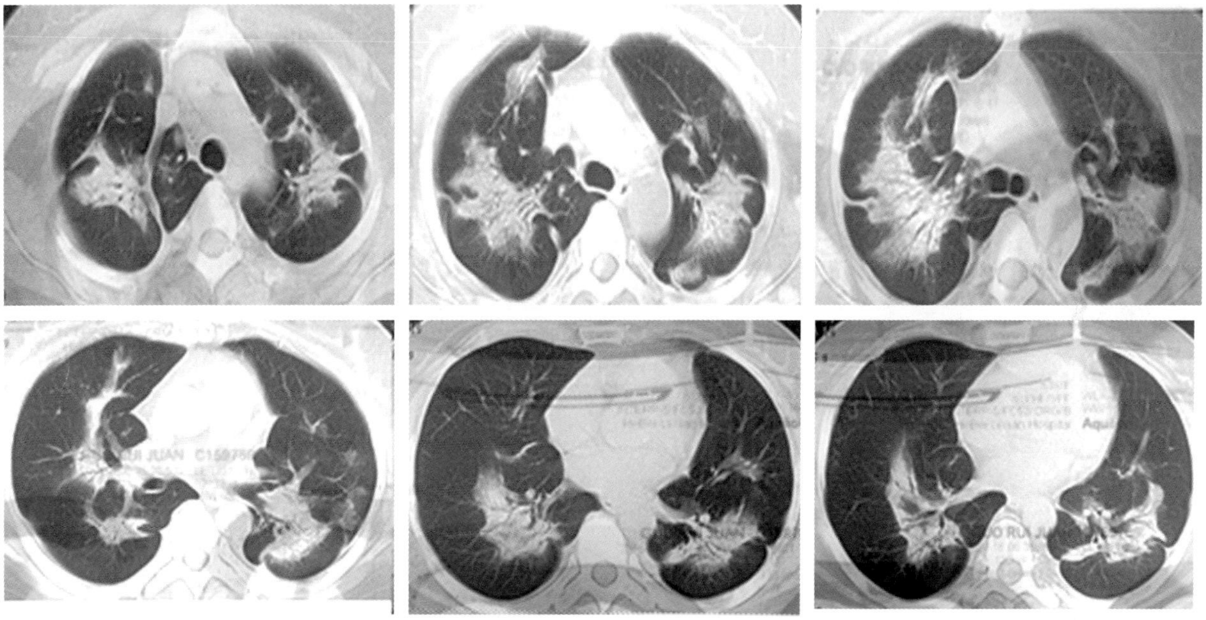

图 4-8-2　胸部 CT（入院前 5 月）

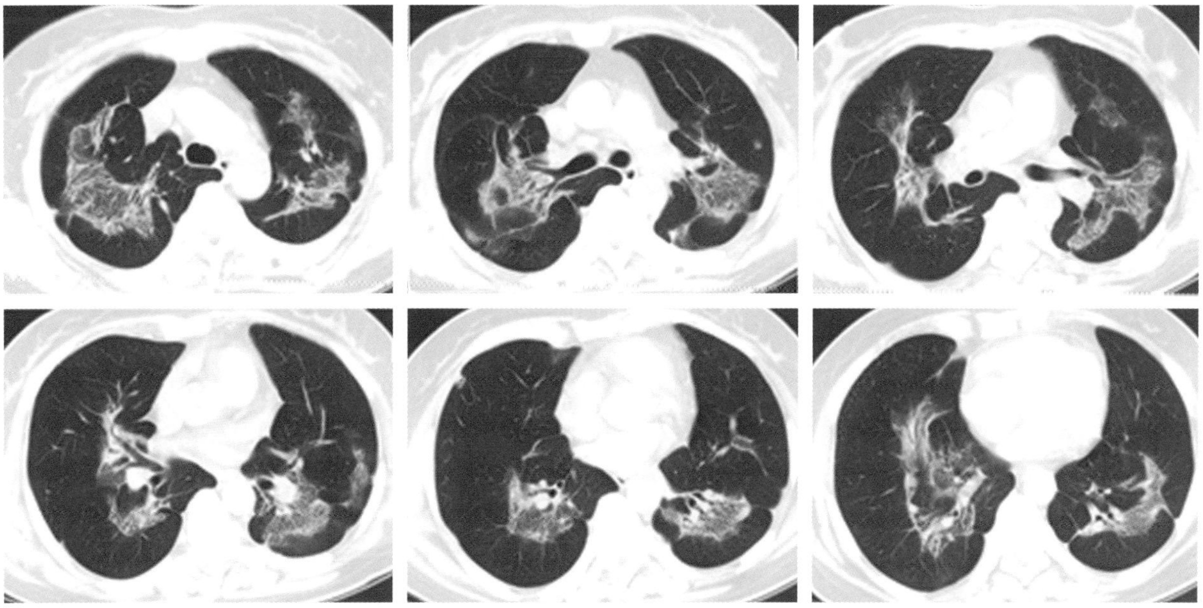

图 4-8-3　胸部 CT（入院）

6. 腮腺动态显像 提示摄锝功能及分泌功能减低。

7. 支气管镜检查 各级呼吸道通畅，黏膜光滑，略充血，考虑炎性改变。①灌洗液细胞计数及分类：回收量为 45 ml，外观性状清亮。细胞分类计数阴性（注释：细胞数少，无法分类计数）。灌洗液病原学（2015-12-14）阴性，PAS 染色（–）；②气管黏膜病理活检：(气管黏膜）支气管黏膜非特异性慢性炎。支气管镜透壁肺活检（TBLB）病理：活检取材失败，仅取到黏膜和软骨组织，未见肺组织（图 4-8-4，彩图 4-8-4）。

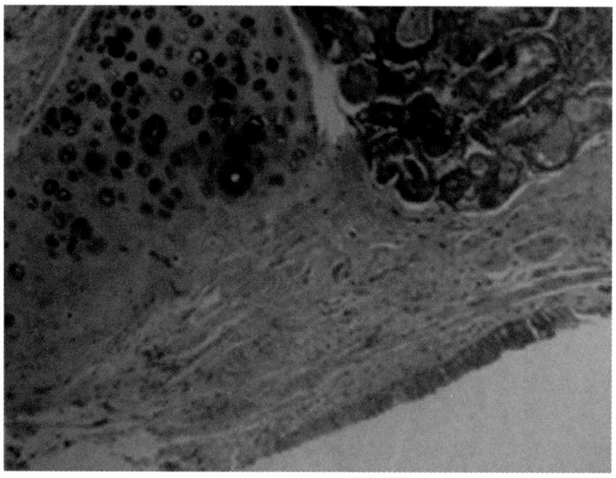

图 4-8-4 肺活检病理（HE）低倍

二、多学科会诊

● 影像科（卜学勇 深圳市龙岗区妇幼保健院）

中年女性，慢性病程。此患者影像学表现特点如下：双肺对称性“蝶翼样”肺实变影。病灶与正常肺组织界限清晰，部分边缘呈弓形凹陷，邻近胸膜也有粘连凹陷，病灶内部气支气管走形扭曲，管腔扩张，上述均提示病变内纤维化倾向明显，收缩特征显著，可基本排除心源性肺水肿。4 月后随访病灶范围较前略缩小，密度较前略减低，实变影转变为磨玻璃影，磨玻璃影与周围高密度实变环形成“反晕征”。由此可见，磨玻璃影不是渗出为主，而是间质性改变为主。

反晕征不具有特异性，可见于机化性肺炎（OP）、肺结核、肺真菌病、结缔组织病（CTD）、结节病、肺栓塞、肺腺癌和血管炎等。该患者总体病程呈慢性过程、自限倾向，抗感染治疗效果不佳，可将上述大部分疾病排除在外。因病变双侧对称性分布实变影，以支气管血管束周围分布为主，随访出现反晕征，影像学上高度提示 OP 可能，但 TBLB 病理取材未成功，未提示 OP 病理特征，有些遗憾。目前患者确诊 CML，但肺内表现不符合肺浸润性特点。其他如结缔组织病（CTD）间质性肺损害、白血病化疗药物肺损害等可能性还不清楚，需请临床医师进行甄别。

● 血液肿瘤科（吴垠 首都医科大学附属北京朝阳医院）

患者因干咳气短、肺部阴影入院，既往 CML 病史，曾急变过一次，因此加用伊马替尼，至今服用 18 个月。此次入院骨髓象提示 CML 治疗后改变，为缓解期。皮疹考虑陈旧性皮损，并非典型白血病皮疹的表现。CML 是侵袭性肺真菌病（IPM）的高危人群，IPM 可表现为反晕征，与真菌导致的肺梗死有关。该患者胸部 CT 显示肺部弥漫阴影，伴低氧血症，但临床上呈自限性，也无侵袭性肺真菌病的发热、痰中带血等感染中毒表现，考虑 G 试验阳性为试验误差导致假阳性，建议重新复查。白血病可在急变期或进展期可出现肺浸润，影像学多表现为小叶间隔增厚和沿支气管血管束分布的浸润影、肺部结节影、磨玻璃影和肺实变，以及胸腔积液等，多呈弥漫性分布，且具有淋巴管间质浸润倾向。另外，白血病肺浸润患者一般有进展期的各种临床表现，而本患者一般情况较好，仅有咳嗽及低氧血症，无发热，骨髓象提示 CML 缓解期，故不支持。

● 呼吸科（詹曦　首都医科大学附属北京朝阳医院）

患者为中年女性，慢性病程，以咳嗽及活动后气短为主要表现，CML 病史，换用伊马替尼治疗 18 个月，骨髓穿刺提示白血病缓解期。3 年前曾出现皮疹，CT 符合 OP 样改变。气管镜检查未见有诊断意义的线索。患者感染征象不重，不考虑感染引起的 OP，血 G 试验增高考虑假阳性，追溯病史时患者平时每日均进食较多香菇及菌类食物（所谓“食疗”），考虑由此所致；为除外结缔组织病相关的肺改变，行 ANA 及 ENA 检查均为阴性，亦无关节症状、脱发、光过敏等系统受累的表现。有价值的线索是患者有伊马替尼用药史 18 个月，结合皮疹与血 EOS 增高需要考虑药物肺损伤可能，四肢皮疹亦考虑药物反应。而文献报道应用伊马替尼可导致药源性肺损伤，日剂量在 100 mg 以上，中位发病时间为 49 天（范围 10 ~ 282 天），影像学表现包括 OP、非特异性间质性肺炎（NSIP）、弥漫性结节影等，支气管活检可显示肺泡蛋白沉积症、间质炎症和纤维化、肺泡炎等病理表现。从分布特点及反晕征特点来看更倾向于机化性肺炎。综上所述，考虑伊马替尼导致肺损伤可能性大。

三、最终诊断

经多学科讨论，排除了白血病复发、白血病肺浸润及结缔组织病相关间质性肺炎可能，首先考虑药源性肺病的可能。并查阅文献已有伊马替尼相关间质性肺炎的报道，临床考虑为伊马替尼相关肺损伤，机化性肺炎可能性大。

四、治疗与转归

予以停药并给予泼尼松 30 mg qd，嘱其随诊。1 月后复查肺 CT 显示双肺病灶较前明显吸收（图 4-8-5）。

五、专家点评

● 放射科（陈起航　北京医院）

本例为 52 岁女性患者，临床症状为反复咳嗽、咳痰伴气短 10 月，加重 10 余天，所提供的影像学检查分别为发病 5 个月和 10 个月后，虽然未能获得病理诊断的支持，但经多学科讨论考虑为伊马替尼相关肺损伤，机化性肺炎可能性大，这个诊断在一定程度上符合患者的临床过程，且经激素治疗获得明显缓解，作为临床诊断是合理的。本例所看到的首次胸部 CT 检查已是出现症状 5 个月后，因此无法了解患者在病变早期的影像学改变，是否有过急性阶段的影像学改变，还是缓慢出现形成所示的影像学表现。本例有基础疾病，而且病程较长，最终结果和过程其实仍存在一些疑问可供大家思考。比如：①患者是否有过急性反应，其影像学表现与现在显示的有什么关联？②作为伊马替尼引起的肺损伤，在持续用药的情况下，入院前的 CT 表现比五个月前的 CT 显示病变密度变淡，范围缩小，应该是改善的表现，是一种什么机制，如何解释？③该病例的病理改变是什么，用 OP 能否完全解释，有无可能是其他病理改变？

本例的影像学特点并无特异性，具体表现上述专家已经做充分阐述，需要鉴别诊断的疾病也比较

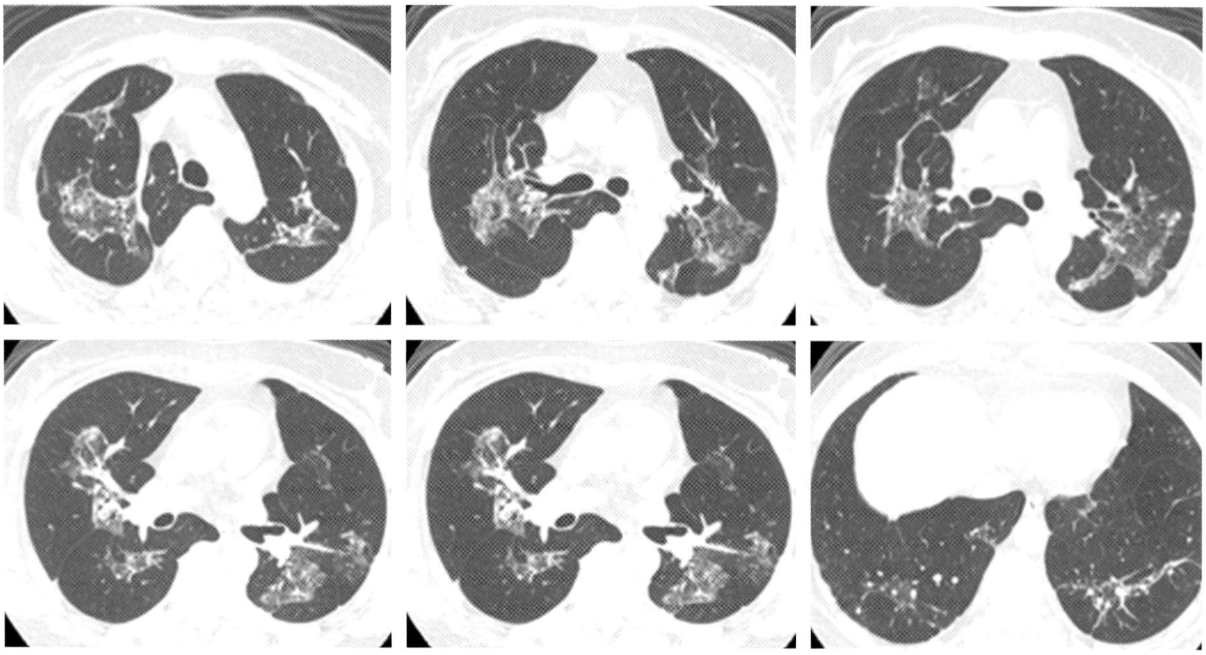

图 4-8-5 泼尼松治疗 1 月复查 CT

多。从首次 CT 影像学特点看病变虽然为实变影，但边界较清楚，呼吸道有扭曲征象，应该是慢性病变，且有纤维化或机化的倾向，5 个月后复查病变有所吸收，密度变淡，进一步说明本例为慢性且缓慢改善的病变，结合临床共 10 个月的病程，考虑 OP 改变是合理的。但从病变的分布看并非 OP 的典型表现，因为机化性肺炎可以是原发的（即 COP），也可以继发于其他多种疾病包括感染、毒性吸入、结缔组织疾病、放疗反应，甚至过敏性肺炎或肿瘤等。因此影像学检查并不能直接诊断药物性肺损伤，但影像学检查尤其是 HRCT 检查能判断是否有肺部病变，什么类型的病变，进一步提示临床可能与药物损伤相关，再结合临床、实验室检查甚至病理结果进行综合判断。

从病历看患者并无明确急性发病史，但由于从伊马替尼开始使用至出现症状已有 7 ~ 8 个月的时间，尽管这个时间段仍然在药物性肺损伤的范围内，但也无法确定这种药物与本病的特定联系，是否可能是其他原因（或诱因）引起的，需要临床医生做更为细致的工作。毕竟药物性肺损伤的诊断目前仍然依靠临床诊断（排他性诊断），即使病理活检也只是提示病变的病理类型，不能直接做出药物性肺损伤的诊断。从两次 CT 检查看病变的位置和范围比较固定，只是密度变淡，范围变小，因此可以推测病变属于慢性过程，而且初始影像学表现的位置应该跟首次 CT 相似，但可能范围更大一些，边界更模糊一些。如果按照这样推论，初始的影像学表现为两侧肺门周围对称性实变影（或磨玻璃影），类似蝶翼征。影像学上出现蝶翼征常见于肺水肿、非典型病原体肺炎和肺出血；其他还见于各种肺损伤（淹溺、烟雾或有害气体吸入、弥漫性肺泡损伤等）；罕见的有肺泡蛋白沉积症和急性间质性肺炎等。上述原因中除肺泡蛋白沉积症外都是急性病程，所以如果非急性起病不易解释后来的影像学表现。

药物所致肺损伤出现急性反应相对容易明确药物与肺内病变的关系。但如果是隐匿或慢性发病则困难很多。本例在持续用药且无针对性治疗的情况下，病变并无明显进展且密度变淡范围缩小，似乎有改善的倾向，貌似难以肯定伊马替尼与本病的关系，但也有文献报告药物性肺损伤在持续药物的情况下病变可以缓慢好转，只是所报告的病例中肺内病变较轻。因此如何解释这一现象有待大家集思广益。

目前，药物性肺损伤的发病机制不明，病理改变多种多样，且多数也是非特异性，包括弥漫性肺损伤、NSIP、UIP、HP 或嗜酸性粒细胞肺炎、OP、弥漫性肺泡出血、肺水肿（心脏毒性所致）、肺动脉栓塞等。从本例影像学表现看可能的病理改变中 OP 的可能性比较大，因为上述病变中多数为急性改变，而相对慢性的 NSIP、UIP，由于病变分布明显不同（外周及下肺分布）可以除外。但是 OP 典型表现为胸膜下、外周性分布的实变影，而表现为类似本例的蝶翼征并不常见，因此推测是否本例的 OP 样改变是继发于其他病变的结果，而不一定起始即为 OP 改变。当然这样扩展起来要搞清楚本病的真相就更复杂了。

尽管本例病变不典型且比较复杂，但通过多学科讨论，临床诊断伊马替尼所致的慢性肺部损伤，且经过激素治疗后明显改变，很有启示作用。提醒大家在工作中需注意药物引起的肺损伤并不少见，且影像学改变多种多样，对于一些难以用常见疾病进行解释或治疗效果不佳的情况应考虑有无该病的可能，总之，对于肺部弥漫性病变的诊断，多学科协作相当重要。

六、关联知识点——药物相关肺毒性

药物相关肺毒性（drug induced pulmonary toxicity，DIPT）是药物不良反应的一种，指在正常使用药物进行诊断、治疗、预防疾病时，由所用药物直接或间接引起的肺部疾病。DIPT 呈多样性，可导致药物性肺炎、肺纤维化、哮喘、肺水肿、肺栓塞、肺出血、肺癌、肺动脉高压、肺血管炎等疾病。可表现为用药数天、数周后即有明显临床表现的急性或亚急性病程，也可以慢性隐匿发病，逐步进展至呼吸衰竭，发现时已到不可逆转阶段。肺部药物反应的组织学特征往往无特异性，最常见的组织学类型包括弥漫性肺泡损伤（DAD）、弥漫性肺泡出血（DAH）、非特异性间质性肺炎（NSIP）、过敏性肺炎（HP）、机化性肺炎（OP），以及嗜酸性粒细胞性肺炎（EP）等。

多种药物均可引起肺损伤，如抗癌药物、抗菌药物、心血管药物、靶向药物等。最早报道的有肺损伤副作用的药物为治疗慢性粒细胞性白血病的白消安（马利兰）；抗菌药物中报道较多的为呋喃类药物；心血管药物最常见的是胺碘酮。笔者经检索 1995 年至 2015 年 CNKI 及 Pubmed 文献发生，中国国内最常见的发生肺损伤的 5 种药物依次为① γ- 干扰素（64 例），②利妥昔单抗（25 例），③胺碘酮（20 例），④吉非替尼（19 例），⑤来氟米特（11 例）；其中吉非替尼相关肺损伤的死亡率最高，可能与原发病（肺癌）相关。随着靶向药物的广泛应用，已有越来越多的有关靶向药物相关肺损伤的报道。伊马替尼是 Bcr-Abl 酪氨酸激酶抑制剂，被用于治疗慢性粒细胞白血病和胃肠道基质肿瘤，同类药物包括尼洛替尼及达沙替尼，均有肺损伤的相关报道，形式包括：①胸腔积液，相对常见，78% 为渗出液，其中 19% 需要引流；②间质性肺炎，多为个案报道，所有患者在停药和应用激素后均得以好转。对伊马替尼耐药而换用达沙替尼的患者，17.5% 出现间质性肺炎，亦有伊马替尼引起肺部急性 HP 的报道，停药后肺部阴影吸收。

DIPT 的具体表现与药物的剂量和疗程有关，总的来说表现为量效依赖。干扰素的肺损伤多在应用 1 ～ 20 周后出现（发生率为 1.3%），以肺磨玻璃影为主要表现，极少数出现胸腔积液；利妥昔单抗多为应用 2 个周期时出现（发生率为 8.3%）；胺碘酮肺损害可发生于起始治疗的第二天至若干年后（发生率为 4.2% ～ 17%，与患者年龄、用药疗程、剂量有关），包括间质性肺炎、OP、急性呼吸窘迫综合征（ARDS）、DAH、肺结节、胸腔积液等；伊马替尼相关肺损伤的报道多见于亚洲人群，多在用药 2 周至 4 年时发生，量效依赖关系似乎不明显，200 mg qd 或 600 mg qd 均有发生肺损伤的报道。

诊断 DIPT 较难，需要除外原发病的肺浸润及感染，方可做出相应诊断。获得病理诊断最有提示作用，但实际上绝大多数病例难以获得，使得 DIPT 的诊断较难。并且治疗策略需以患者利益为第一考虑，在将 DIPT 作为第一诊断考虑的情况下，可尝试经验性停药（加用 / 不加用激素）后观察病变吸收的情况，并做好严密随访工作。

参考病例

病例 1（图 4-8-6）：男性，67 岁。行 PTCA+ 支架植入术，术后因心房颤动长期口服胺碘酮 0.2 g qd。胸部 CT 提示双肺野多发磨玻璃影，胸膜下区多发微囊影及少量蜂窝影，伴小叶间隔增厚。停用胺碘酮，予激素治疗后缓解。

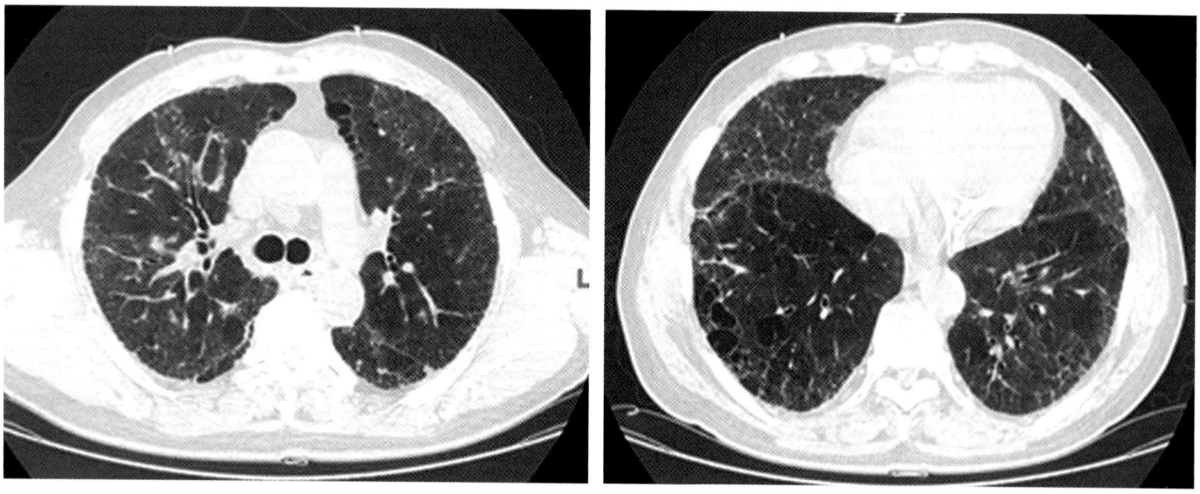

图 4-8-6　胺碘酮导致间质性肺病

病例 2（图 4-8-7）：女性 72 岁。心房颤动，使用胺碘酮治疗。因乏力、气短行肺 CT 检查，显示双肺胸膜下、支气管血管束周围的实变影与 GGO，病变与周围肺组织界限清楚，经呼吸、影像科会诊考虑为 OP 可能。

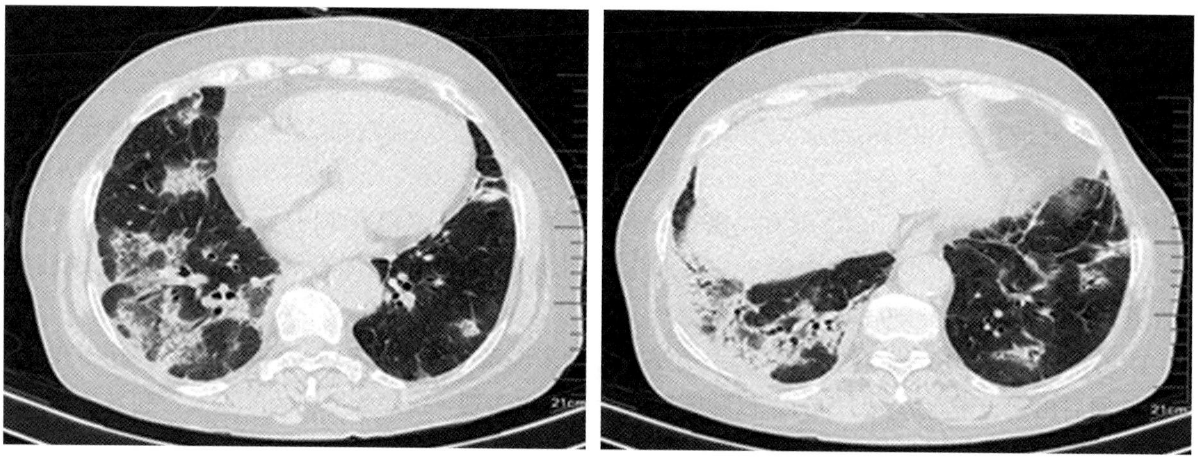

图 4-8-7　胺碘酮导致 OP

病例 3（图 4-8-8）：男性，73 岁。主诉“反复咳嗽、咳痰 30 年，气喘伴间断咯血 4 年，加重伴发热 10 天”甲状腺功能亢进病史 30 年，服用丙硫氧嘧啶治疗，4 年前更换为甲巯咪唑 10 mg/d。核周型（pANCA）阳性，抗 MPO 弱阳性。诊断为药物性血管炎、弥漫性肺泡出血（DAH）（病例详见本章病例 1）。

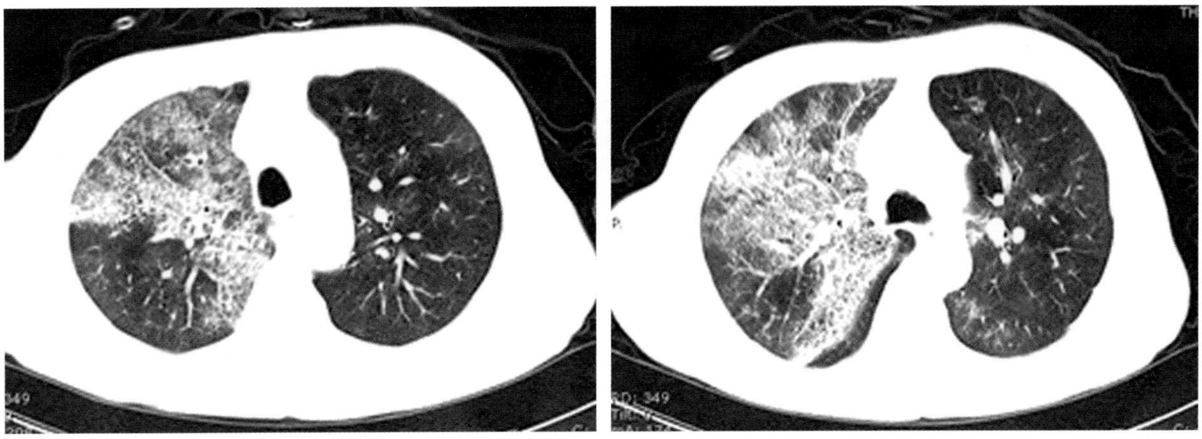

图 4-8-8 甲巯咪唑导致的 DAH

七、要点速记

1．药物性肺毒性呈多样性，可导致药物性肺炎、肺纤维化、哮喘、肺水肿、肺栓塞、肺出血、肺癌、肺动脉高压、肺血管炎等疾病。

2．药物性肺损伤可表现为急性或慢性病程，最常见的组织学类型包括 DAD、DAH、NSIP、HP、OP 和 EP 等。

3．药物性肺损伤诊断困难，属于排除性诊断，须除外原发病的肺浸润、感染等疾病，方可做出诊断。

（詹 曦 王玉光 张 嵩 编写/整理，路希维 审校）

参考文献

1. Schwaiblmair M，Behr W，Haeckel T，et al. Drug induced interstitial lung disease [J] .The Open Respiratory Medicine Journal，2012，6：63-74.
2. Ozkan M，Dweik RA，Ahmad M. Drug-induced lung disease [J]. Cleve Clin J Med，2001，68（9）：782-785.
3. Nebeker JR，Barach P，Samore MH. Clarifying adverse drug events：a clinician' s guide to terminology，documentation，and reporting [J]. Ann Intern Med，2004，140（10）：795-801.
4. Vahid B，Marik PE. Pulmonary complications of novel antineoplastic agents for solid tumors [J]. Chest，2008，133（2）：528-538.
5. Limper AH. Chemotherapy-induced lung disease [J]. Clin Chest Med，2004，25（1）：53-64.
6. O' Driscoll BR，Hasleton PS，Taylor PM，et al. Active lung fibrosis up to 17 years after chemotherapy with carmustine（BCNU）in childhood [J]. N Engl J Med，1990，323（6）：378-382.
7. Dimopoulou I，Efstathiou E，Samakovli A，et al. A prospective study on lung toxicity in patients treated with gemcitabine and carboplatin：clinical，radiological and functional assessment [J]. Ann Oncol，2004，15（8）：1250-1255..
8. Cleverley JR，Screaton NJ，Hiorns MP，et al. Drug-induced lung disease：high-resolution CT and histological findings [J]. Clin Radiol，2002，57（4）：292-299.

9. Torrisi JM, Schwartz LH, Gollub MJ, et al. CT findings of chemotherapy-induced toxicity: what radiologists need to know about the clinical and radiologic manifestations of chemotherapy toxicity [J]. International Journal of Medical Radiology, 2011, 258 (1): 41.
10. Buchler T, Bomanji J, Lee SM. FDG-PET in bleomycin-induced pneumonitis following ABVD chemotherapy for Hodgkin' s disease-a useful tool for monitoring pulmonary toxicity and disease activity [J]. Haematologica, 2007, 92 (11): e120.
11. Goldsby R, Pulsipher M, Adams R, et al. Unexpected pleural effusions in 3 pediatric patients treated with STI-571 [J]. J Pediatr Hematol Oncol, 2002, 24 (8): 694-695.
12. Ishii Y, Shoji N, Kimura Y, et al. Prominent pleural effusion possibly due to imatinib mesylate in adult Philadelphia chromosome-positive acute lymphoblastic leukemia [J]. Intern Med, 2006, 45 (5): 339.
13. Breccia M, D' Elia GM, D' Andrea M, et al. Pleural-pericardic effusion as uncommon complication in CML patients treated with Imatinib [J]. Eur J Haematol, 2005, 74 (1): 89-90.
14. Rosado MF, Donna E, Ahn YS. Challenging problems in advanced malignancy: Case 3. Imatinib mesylate-induced interstitial pneumonitis [J]. J Clin Oncol, 2003, 21 (6): 3171-3173.
15. Yokoyama T, Miyazawa K, Kurakawa E, et al. [J]. Leukemia, 2004, 18 (3): 645-646.
16. Lin JT, Yeh KT, Fang HY, et al. Fulminant, but reversible interstitial pneumonitis associated with imatinib mesylate [J]. Leuk Lymphoma, 2006, 47 (8): 1693-1695.
17. Ma CX, Hobday TJ, Jett JR. Imatinib mesylate-induced interstitial pneumonitis [J]. Mayo Clin Proc, 2003, 78 (12): 1578-1579.
18. Bergeron A, Bergot E, Vilela G, et al. Hypersensitivity pneumonitis related to imatinib mesylate [J]. J Clin Oncol, 2002, 20 (20): 4271-4272.
19. Ohnishi KF, Kudoh S, Ohno R, et al. Twenty-seven cases of drug-induced interstitial lung disease associated with imatinib mesylate [J]. Leukemia, 2006, 20 (6): 1162-1164.

病例 9 反复咳嗽、咳痰，双肺弥漫性病变

一、病例特点

（一）简要病史

女性，40 岁，因“咳嗽、咳痰 1 年”入院。1 年前患者无诱因出现咳嗽、咳白痰，病初有发热，体温最高 38.0℃，无畏寒、寒战，病程中曾有反复腕关节、膝关节丘疹史，曾行胸片提示“双肺炎症”，外院予抗感染治疗（具体不详）后，体温恢复正常，但仍有咳嗽、少量白黏痰，持续至今，不伴发热、气短和胸痛，无皮疹与关节肿痛，未再诊治。

（二）既往史

从事车工 10 年，接触铁、铜等金属。无吸烟史。

（三）体格检查

体格检查未见异常。

（四）辅助检查

1．实验室检查

（1）常规检查：血常规，尿常规，肝、肾功能，空腹血糖，电解质（包括血钙、血磷）均正常。

（2）免疫学检查：类风湿因子（RF）阴性；抗核抗体谱（ANAs）均为阴性；抗中性粒细胞胞浆抗体（ANCA）阴性。

（3）肿瘤标志物：癌胚抗原（CEA）、神经元特异性烯醇化酶（NSE）、甲胎蛋白（AFP）、糖类抗原 C211、CA125、CA199 均正常。

（4）感染相关：痰培养阴性、痰抗酸菌涂片阴性（3 次）、痰结核菌培养阴性，PPD 试验阴性。G 试验、GM 试验阴性。。

（5）血气分析：pH 7.432、$PaCO_2$ 38.8 mmHg、PaO_2 77.1 mmHg ↓、HCO_3^- 23 mmHg、$AaDO_2$ 26.6 mmHg。

2．肺功能 FEV_1 占预计值 100%，FEV_1 3.08，FVC 3.56L，FEV_1/FVC 105%，VC 占预计值 87%，MVV 占预计值 123% ↑，DLCO 占预计值 86%。

3．腹部超声检查 肝、胆、脾、胰、双肾未见异常。

4．影像学检查 双肺中上肺分布的磨玻璃影与实变影，病灶似由微结节融合而成，未见空洞。胸膜下区病灶较少（图 4-9-1）。

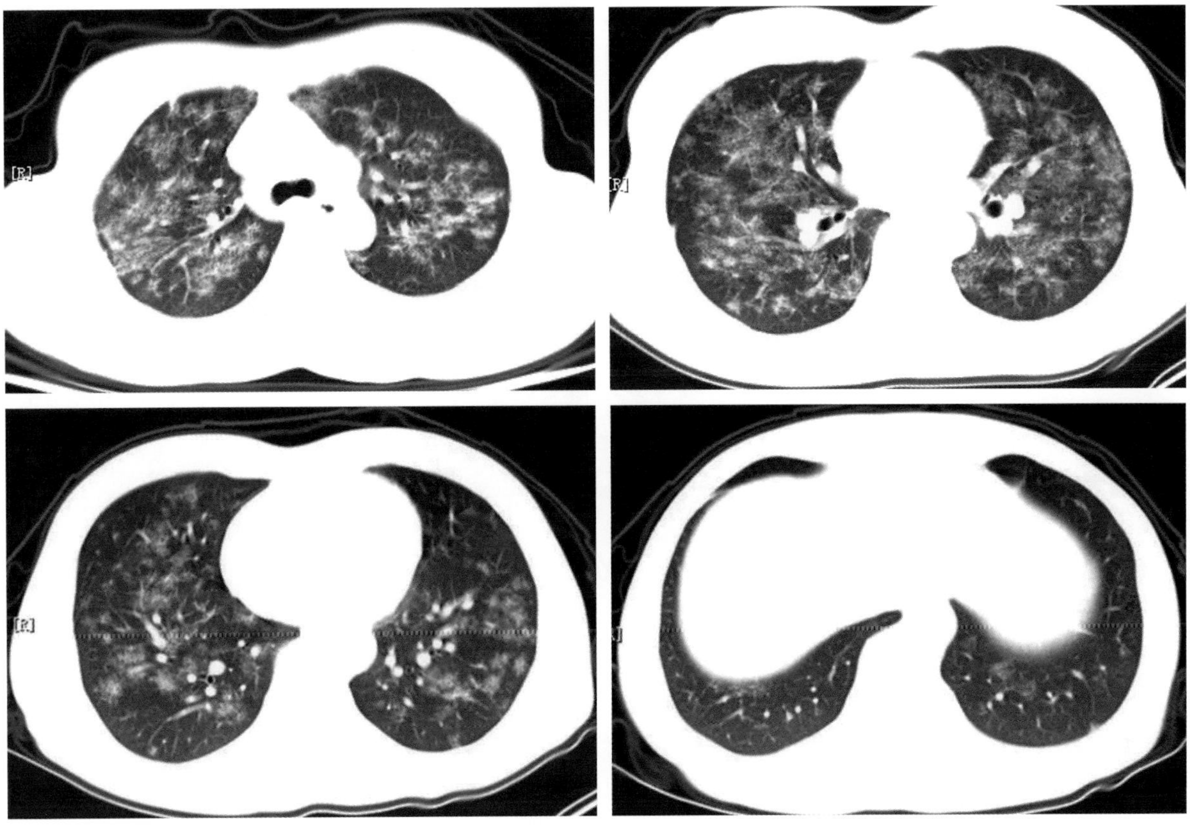

图 4-9-1 厚层 CT

薄层 CT 示双肺浓密、成簇分布的微结节融合形成磨玻璃影与实变影。其内隐约见细网格影，支气管血管束增粗，可见轻度支气管扩张。4R 与第 5 组淋巴结肿大，平扫密度均匀（图 4-9-2）。

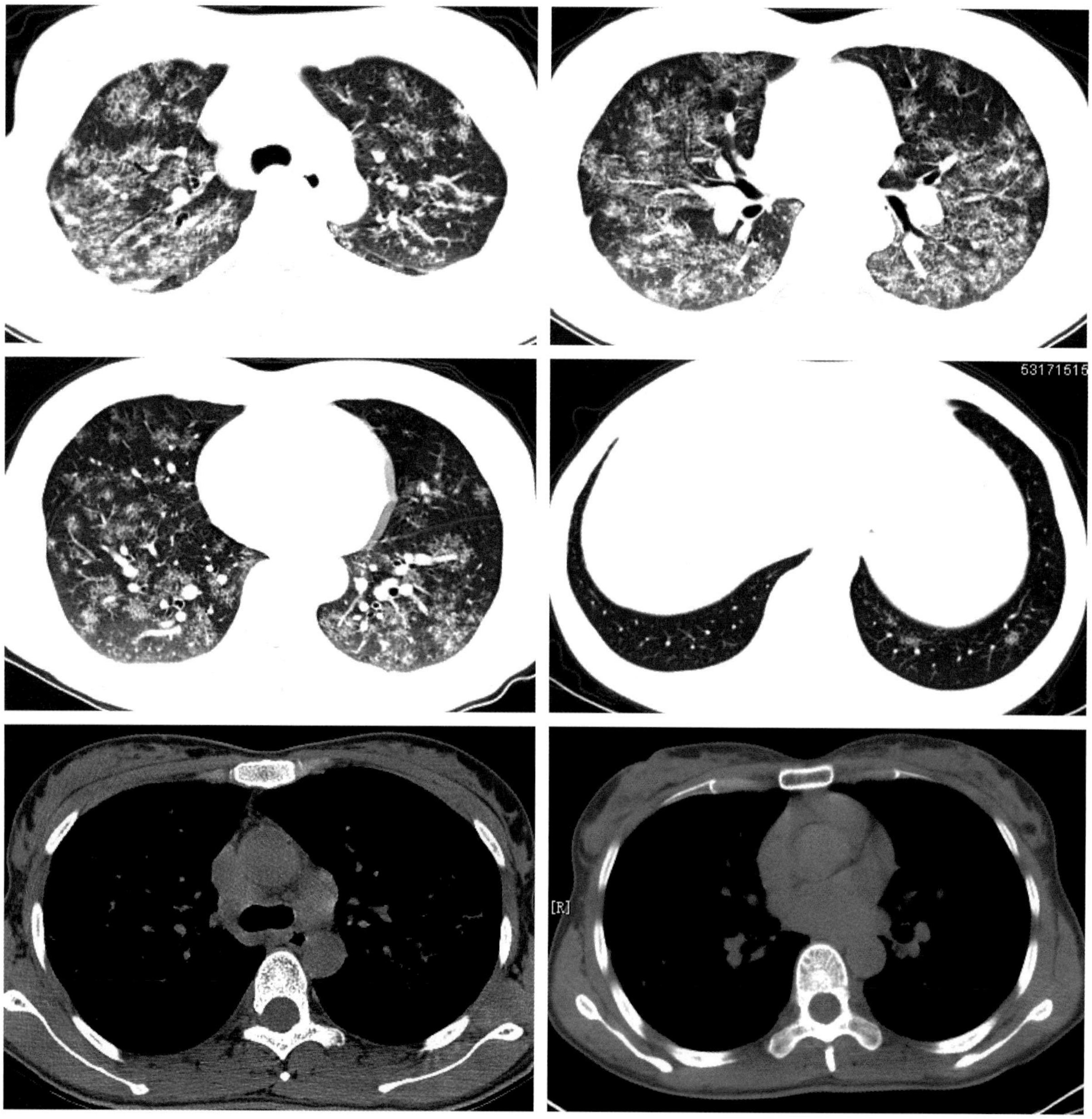

图 4-9-2 薄层 CT

二、多学科会诊

第一次会诊

● 呼吸科（赵亚东 大连医科大学附属第一医院）

中年女性，慢性病程，咳嗽长达 1 年。期间有反复腕、膝关节丘疹病史，职业为车工，有粉尘接触史，查体无阳性体征。肺功能检查显示通气和弥散功能正常，有轻度的低氧血症。影像学表现为两肺弥漫性分布微结节影，呈多簇状聚集，伴细网织样阴影和磨玻璃影，病变呈双侧中上肺分布优势，部分区域具有纤维化倾向，纵隔可见数枚轻度肿大淋巴结。入院检查：各项指标均正常。该患者肺部病变影像学表现较为严重，而症状、体征相对较轻，主要考虑为非感染性疾病：①职业性尘肺。硬金属尘肺可表现为巨细胞间质肺炎，可有磨玻璃影、结节及间质纤维化表现，该患者无硬金属接触史，暂不考虑。②结节病。该患者临床症状轻微，肺病变较重，有膝腕关节附近反复皮疹病史，肺部病变呈中上肺分布优势，纵隔与肺门淋巴结肿大。但因结节细小分布特点难以辨认，磨玻璃影较多，叶间裂和胸膜下结节分布不明显，结节病诊断依据不足。③肺结核。文献报道肺结核也可表现为弥漫间质样改变，表现为微结节、磨玻璃影和小叶内间质异常，本例缺少结核的临床表现，辅助检查结果亦不支持，可能性不大。④肺腺癌。肺腺癌可表现为弥漫性分布，尤多见于浸润性黏液腺癌。也具有“症状 - 影像”分离的特点，该患症状逍遥，但肺内病变弥漫同时伴有淋巴结肿大。需要排除肺癌可能。不支持点：病史长达 1 年不似恶性肿瘤病程，肿瘤标志物正常，该患者病变以中上分布为主，缺乏实变、枯树枝征、蜂窝征等弥漫性肺腺癌影像学特点。肺癌也不支持。结合上述分析，本病诊断尚不能明确，需要完善纤维支气管镜检查，获得病理学依据。

● 放射科（李智勇　大连医科大学附属第一医院）

患者 CT 表现为双肺弥漫分布的微结节和磨玻璃影，呈簇集样分布，分布以中上肺为主，而胸膜下及肺底部较少受累。HRCT 显示其内主要由不规则细网格线影、浓密的微结节和磨玻璃影构成。病变区内支气管血管束增粗，走形迂曲，伴轻度支气管扩张，提示存在间质纤维化。诊断考虑：①肺结核。以“结节簇集征”为主要表现的肺结核临床少见，但具有一定特征性。HRCT 多表现为微结节簇集、伴小叶内间质异常、磨玻璃影，具有上中肺分布优势。结节通常为小叶中心分布，在病变边缘可检出树芽征。本例具有上述表现，肺结核不除外。②结节病。“结节簇集征”也是结节病的影像学特征。该患者结节聚集区肺间质纤维化明显，支气管血管束增厚，肺门及纵隔淋巴结肿大，结节病需要重点考虑。③肺朗格汉斯细胞组织细胞增生症（PLCH）。PLCH 与吸烟关系密切。早期 CT 表现为中上野分布的小叶中心结节影，可进展为网织结节和（或）囊性病变。该患者无吸烟史，小叶中心结节与囊状阴影不足，因此，本病证据不充分。综合上述分析，结核病和结节病可能性较大，可请结核病学专家进一步分析。

● 结核科（路希维　大连市结核病医院）

该患者的肺结核诊断依据不足。主要依据：①从发病学上分析，病史长达 1 年的肺结核肺内病灶多表现为新老交替，病灶具有多态性的特点。该患者肺内既未检出肺实变、空洞等活动性征象，也未检出结节、斑块、纤维索条影和钙化灶等稳定性征象。与肺结核的慢性病程不符。②在影像学上，以“结节簇集征”为肺结核不典型征象。笔者观察发现肺结核的“结节簇集征”与结节病有所不同，前者以微结节为主要表现，结节呈小叶中心分布，结节排列规则，肺间质受累程度较轻，随着病情进展结节聚集区内发生融合实变、干酪样坏死和空洞形成。本例以间质受累为主，微结节更细小不易辨认。不支持结核特点较多。③结核可合并结节性红斑，多位于小腿伸侧，可触及皮下结节，但不突出皮肤表面，皮肤可见色素沉着，偶有伴反应性关节炎。该患者以反复腕、膝关节丘疹为表现，与结核所致的皮下结节有明显不同。结合患者 PPD 试验阴性，痰结核菌涂片及培养均为阴性，肺结核可基本排除。建议经皮肺穿刺活检进一步明确诊断。

后续进展

完善检查：

（一）支气管镜检查

双侧各叶段支气管通畅，黏膜光滑，未见结节及新生物；于右肺中叶外侧段行支气管肺泡灌洗，回收液似“牛奶样”，PAS 染色阴性；右肺上叶后段行 TBLB，病理提示“类上皮细胞结节”

（图 4-9-3，彩图 4-9-3）。

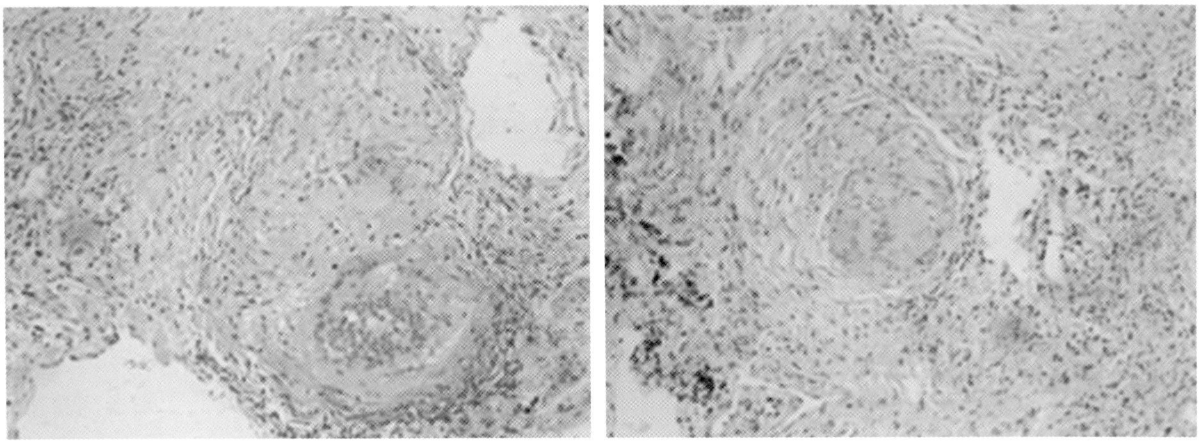

图 4-9-3　纤维支气管镜肺活检病理（HE）

（二）开胸肺活检

由于诊断尚存诸多疑点，征得患者及家属同意行胸腔镜肺活检。于左肺下叶背段取病变肺组织，病理检查显示：肺间质中见多发非干酪样肉芽肿，其内可见上皮样细胞、多核巨细胞，周围为成纤维细胞和慢性炎症细胞，未见坏死、抗酸染色阴性，结节大小基本一致，少有融合。结节界限清楚。肺活检组织结核杆菌 PCR 检查为阴性、真菌和结核菌培养均为阴性，符合结节病改变（图 4-9-4，彩图 4-9-4）。

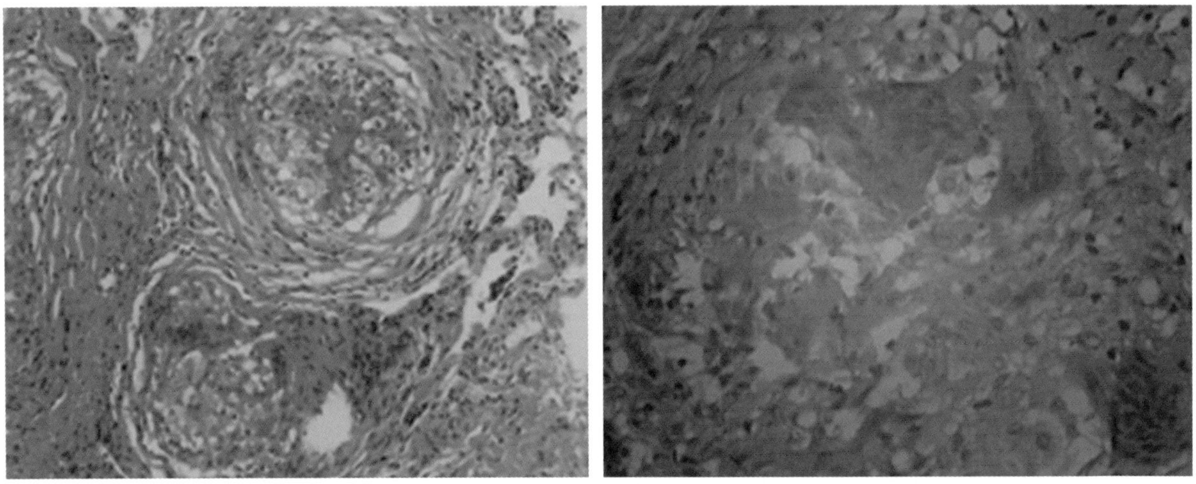

图 4-9-4　胸腔镜肺活检病理（HE）

第二次会诊

● 病理科（玄基泽　大连医科大学附属第一医院）

本例病理特点为肺内多发非干酪样肉芽肿，镜下可见结节中心多核巨细胞（朗汉斯巨细胞），周围见上皮样细胞、淋巴细胞，肉芽肿组织周围见轻重不一的纤维组织增生，未见干酪样坏死，抗酸染色阴性，符合非干酪样肉芽肿改变，病理方面主要考虑非干酪性肉芽肿疾病，主要考虑结节病。依据是：青年女性，无特殊职业接触史，如金属铍，无感染中毒症状，肺内多发非干酪样肉芽肿改变，抗酸染色阴性。鉴别诊断首先应与增殖型结核鉴别，一般结核结节中心为干酪样坏死，周围为上皮样细胞，上皮样细胞以干酪样坏死为中心，向外呈放射状散在排列，并可见朗汉斯巨细胞掺杂其中，外层为淋巴细胞浸润，结节周围可见纤维结缔组织包围，而增殖型结核组织形态与结节病相似，但结核病其上皮样细胞结节常大小不一，并有融合结节形成。部分病例抗酸染色找到抗酸杆菌，TB-DNA 检测阳性。值得注意的是由于我国结核病较常见，所以在做出结节病诊断时，一定要从病理和临床上全面检查除外结核。

● 呼吸科（赵亚东　大连医科大学附属第一医院）

本例临床特点是慢性经过，症状体征轻而影像学表现重；无感染中毒症状；肺功能几乎无受损。病理特点为广泛性肺间质的非干酪性肉芽肿，倾向于结节病，肉芽肿性炎可能是影像学上磨玻璃影形成的机制。本病例肺部病变显著，而纵隔、肺门淋巴结增大、增多并不明显，故倾向于结节病Ⅲ期。本病例支气管肺泡灌洗液呈“似牛奶样”，此多见于原发或继发肺泡蛋白沉积症，但 PAS 染色阴性，是否合并淋巴管损伤导致乳糜液渗出或漏出？文献报道结节病肉芽肿可累及肺内毛细淋巴管、集合淋巴管、微小动静脉、从理论上可以造成肺内淋巴管损伤，但极为少见。本病例病理上未见淋巴管扩张、破裂依据，但结节病造成淋巴管破裂还无法完全排除。

三、最终诊断

结节病Ⅲ期。

四、治疗及转归

针对结节病给予糖皮质激素（泼尼松）40 mg/d［0.75 mg/（kg・d）］治疗，咳嗽、咳痰好转，腕、膝关节丘疹消退。3 月后复查胸部 CT，提示双肺病变明显吸收变淡，纵隔淋巴结缩小（图 4-9-5）。逐渐规律减量至停用，总疗程为 18 个月。

五、专家点评

● 呼吸科（李海潮　北京大学第一医院）

本病例为中年女性，慢性病程，临床症状轻微，主要表现为咳嗽。影像学特征为广泛微结节融合成片成簇伴 GGO，肺间质纤维化改变，以中上肺分布为主。虽然病变弥漫，但仅有轻度的低氧血症，而肺功能检查则显示通气和弥散功能均正常。因此，该患者临床诊断考虑的切入点首先是对影像学特征的详细分析。从 HRCT 看，最主要的特征是病变分布以中上肺为主，弥漫性微结节、细网格和局灶性 GGO 叠加、混杂在一起的形态，总体上可归属于间质性疾病，但因为病变太弥漫，具体累及部位是以淋巴管周、小叶间隔还是小叶核心为主，不是很明确。大家从分布特征上对病变的可能病因进行了详细地分析，重点集中在结节病、结核、尘肺、PLCH 上，还有一类肺病需要考虑，就是过敏性肺炎（HP），结合形态学上病变性质的多样性，结节病可首先考虑，HP 的可能性较小。从患者病变分布较为弥漫，但肺通气和弥散功能基本没有明显受损的情况看，也更符合结节病的特征。但是，无论是分布特征、病变形态，还是肺功能表现，该患者均为非典型的结节病表现，病变性质的明确，需要依赖其他检查，主要是肺组织病理。该患者最后的诊断主要依赖病理学资料，是比较典型的结节病的类上皮样肉芽肿，没有坏死，且抗酸染色为阴性。后续的治疗反应也符合结节病。

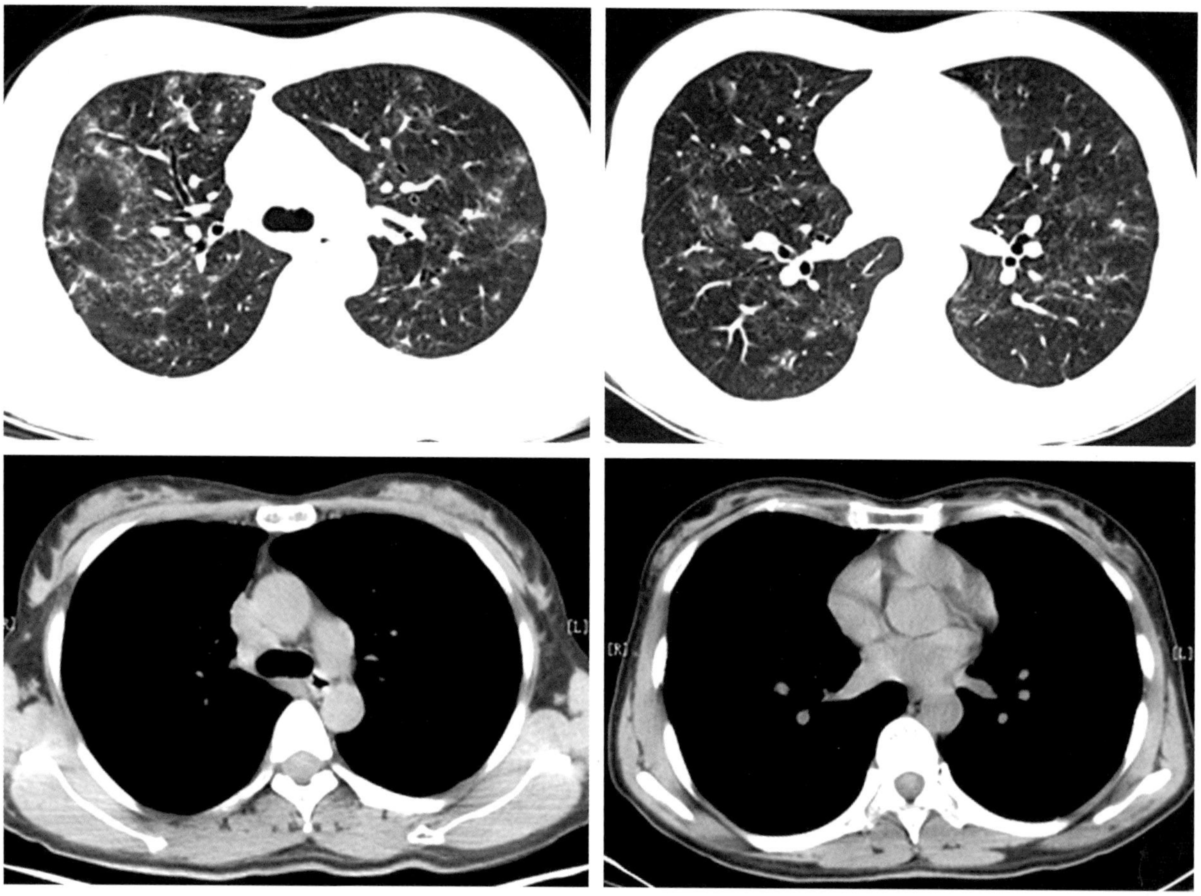

图 4-9-5　激素治疗 3 个月后复查 CT

该患者在诊断方面仍有值得讨论的地方：①关于关节周围的皮损，是否为结节病的皮肤表现，因为缺少皮肤科的会诊及提供可能的病理结果，所以没有为诊断提供更为有力的依据。对于诊断困难的肺部弥漫性病变，因为部分疾病的症状为全身疾病的肺部表现，部分疾病的症状以肺部表现为主，但是也可以有肺外表现，对肺外病变性质的详细追寻有助于明确诊断；②该患者灌洗液外观描述为“牛奶样”，PAS 染色阴性。该结果如何解释目前缺少明确的论据，遗憾的是该患者没有做 BALF 的细胞分类 + 计数、淋巴细胞亚群，否则可为判断其性质提供更好的参考依据。比如，淋巴细胞数量显著增加可能提示淋巴液外漏，或者可以进行甘油三酯等的测定协助诊断。另外，因为该患者进行了开胸肺活检，可以进行更为详细的检查和观察以确定这些不典型表现的发生机制。

六、关联知识点——结节病不典型肺部影像学表现

结节病（sarcoidosis）是一种累及多系统的病因未明的肉芽肿性疾病，肺及胸内淋巴结受累最为常见。其病理特征是非干酪性坏死的类上皮细胞性肉芽肿。发病高峰在 20 ~ 29 岁。女性略高于男性，女性发病有两个高峰：第一高峰为 20 ~ 29 岁；第二高峰为 50 岁以上。结节病的症状轻微，可出现干咳、气促、胸闷、胸痛等。结节患者中 1/3 ~ 1/2 有肺功能障碍，主要表现为限制性通气功能障碍和弥散量功能下降。影像学在胸内结节病的诊断中起着决定性的作用，当影像学表现具有典型特征时，通常不需要组织学诊断。结节病根据胸部 X 线特征分为五期：0 期，胸部 X 线检查未见异常。Ⅰ期，双侧肺门淋巴结对称性增大，可伴纵隔淋巴结亦增大。Ⅱ期，肺门淋巴结增大，同时肺内有浸润。Ⅲ期，肺内浸润，肺门淋巴结正常。Ⅳ期，肺纤维化改变。CT 对淋巴结肿大和肺内病变特征的识别较胸片更

为敏感。典型的结节病 CT 表现为肺门淋巴结对称分布，纵隔右气管旁和主动脉弓下淋巴结肿大常见，纵隔淋巴结肿大而无肺门淋巴结肿大的情况并不多见。淋巴结极少发生坏死，偶可伴钙化。CT 增强淋巴结呈均匀强化。HRCT 上微结节呈双肺上叶分布，直径大多小于 3 mm，主要位于支气管血管鞘内，表现为结节状增厚；少部分位于小叶间隔、胸膜和叶间裂胸膜区，呈围绕淋巴管周分布的特点。结节随着时间推移可消退，但仍有部分病例会发生纤维化，形成不规则的网状阴影，包括间隔间质和外围间质不规则增厚，进展性纤维化可导致支气管周围形成纤维组织团块。蜂窝样改变通常位于中上肺野，肺基底部较少累及。

然而，结节病表现出的多样性和不典型性给临床诊断带来诸多挑战。Park 等人研究了肺结节病的不典型 X 线表现。其中 25% ～ 30% 是不典型的。这些不典型表现包括单侧或不对称淋巴结肿大、结节和团块、空洞、肺实变、结节聚集、磨玻璃影和胸膜异常。建立临床、影像学以及病理等多学科诊断模式对明确诊断很有帮助。下面介绍几种结节病的不典型表现。

（一）单侧或不对称淋巴结肿大

结节病单侧肺门淋巴结肿大较为少见，一般不超过 5%。单侧肺门淋巴结肿大以右侧多见，可单独发生，也可伴随右侧气管旁淋巴结肿大。需要注意的是，纵隔淋巴结肿大而无肺门淋巴结肿大在结节病少见。尤其是孤立的气管旁或主动脉弓下淋巴结病很少发生在结节病。这些特点有利于不典型淋巴结病变的鉴别诊断。

（二）结节和团块影

结节病患者中 10% ～ 20% 可表现为团块状影。这些结节和肿块可单侧，也可双侧分布，位于肺门周围或肺周边区域。通常周围有小卫星结节围绕着这些肿块，称为“星系征”。星系征首先在结节病中描述，是指许多微小结节汇集形成大的实性结节、肿块或实变影，边缘不规则，外周环绕较稀疏的小结节，形如星系。病理上，星系征表现为大量聚集的非干酪性肉芽肿性病变。

（三）肺实变

肺实变也是结节病的少见征象，形态多不规则，可见含气支气管征。实际上结节病所致的肺实变并非真正意义上的肺泡实变，由于间质结节稠密，增多，挤压肺泡腔，形成类似实变样表现，病变实际仍然是在间质。

（四）空洞性病变

非坏死肉芽肿是结节病的特征，因此坏死、空洞罕见。文献统计小于 1%。空洞被认为是由于肉芽肿聚集区内的缺血性坏死或缺血透明纤维组织挤压所致。可表现为厚壁或薄壁空洞，一般呈不规则形态（图 4-9-6）。另外部分病例的空洞形成与肺感染有关，应在排除感染、肺大疱、囊性变和蜂窝的基础上才能考虑结节病相关空洞。

（五）结节簇集征

结节聚集征最早由 Ortega 等报道。在结节病中“结节簇集征”约占 10%。HRCT 表现为小结节聚集形成圆形或长条形。与星系征不同的是，小结节彼此接近，但不融合。结节呈淋巴管周分布，可伴有淋巴结肿大。“结节簇集征”也可见于活动性肺结核（图 4-9-7），但结节多呈小叶中心分布，排列规则。伴间隔间质异常，CT 表现为细网格样影，早期小叶间隔光滑增厚，而使病变具有清晰的边缘，纵隔淋巴结少见。

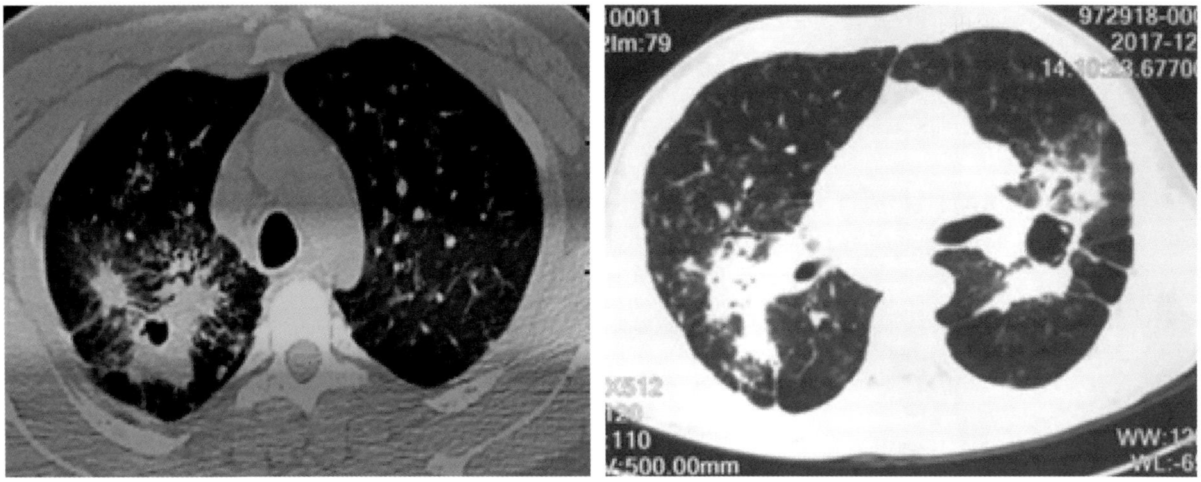

图 4-9-6　空洞型结节病

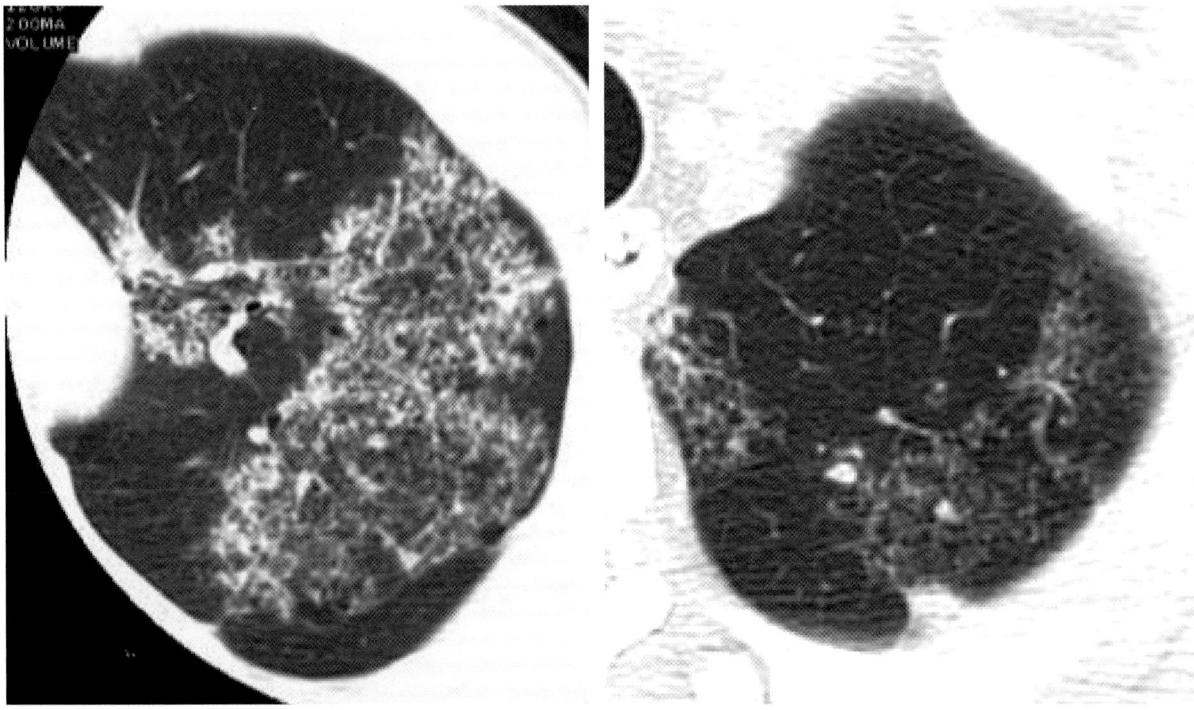

图 4-9-7　肺结核的“结节簇集征”

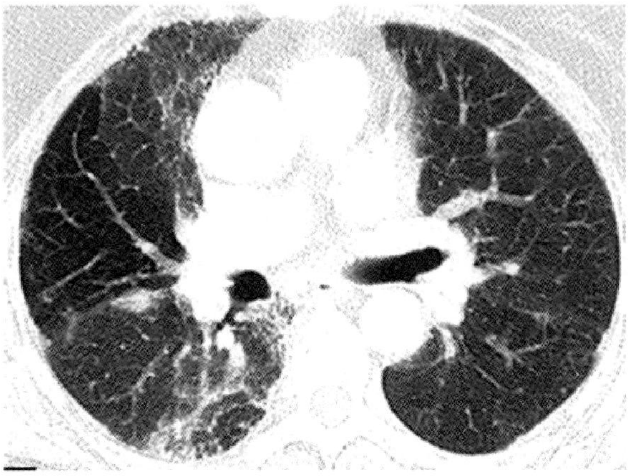

图 4-9-8　表现为磨玻璃影的结节病

（六）磨玻璃影

结节病在 HRCT 图像上显示片状的磨玻璃影（图 4-9-8）。病理上，磨玻璃影为广泛的间质性肉芽肿或纤维化，而非肺泡炎。

（七）胸腔积液

研究显示，肺结节病患者合并胸腔积液的发病率只有 2.8% ～ 3.0%，但仅有 1.1% 与结节病相关。肺结节病加重不是结节病相关胸腔积液的独立危险因素。结节病导致的胸腔积液在影像学上无特异性，需结合肺及纵隔病变进行分析，在排除感染、结核和肿瘤情况方可诊断。

参考病例

病例 1（图 4-9-9），男，32 岁。结节病。咳嗽 3 周。肺 CT：双肺多发团片状肺实变。实变内区周围多发结节聚集。纵隔淋巴结肿大。

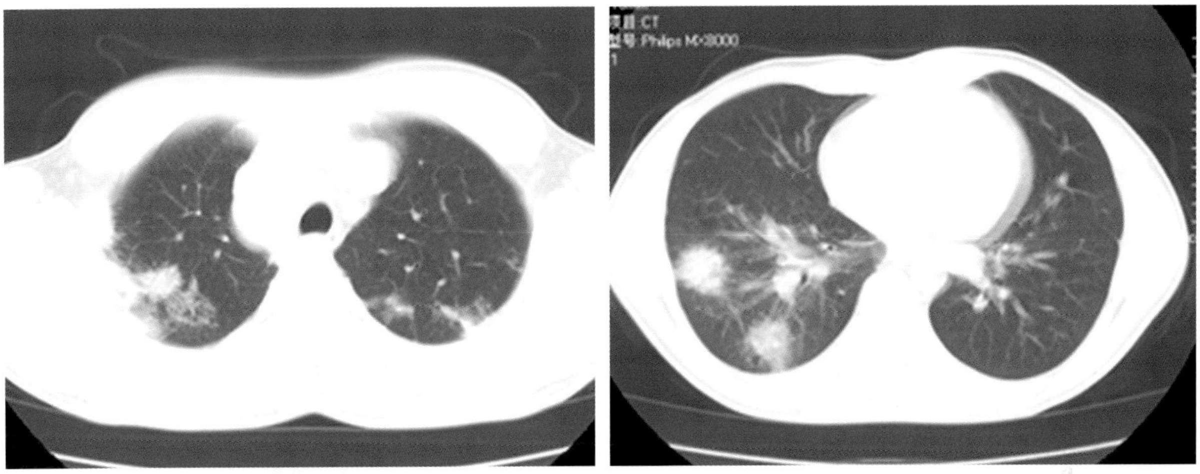

图 4-9-9　突变型结节病

病例 2（图 4-9-10），女，49 岁。低热咳嗽半个月。PPD 阴性。CT 表现：纵隔及肺门多发淋巴结肿大，右中叶肺实变，可见支气管充气征。右侧胸腔积液。胸腔镜：胸膜增厚粘连，脏层胸膜、心

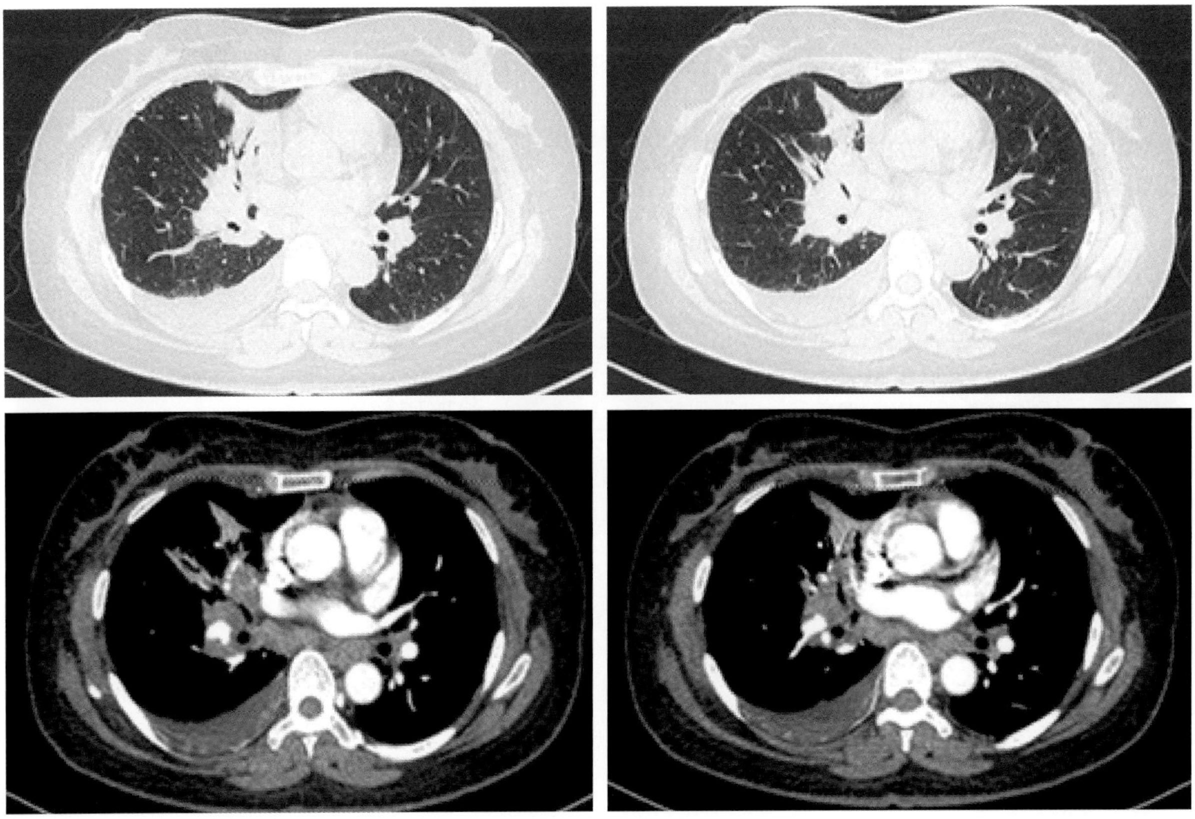

图 4-9-10　胸膜型结节病

包表面多发小结节。胸膜结节病理回报：类上皮肉芽肿，未见干酪样坏死。诊断：结节病。激素治疗后病变完全吸收。

病例 3（图 4-9-11），男，36 岁。体检发现肺部阴影。CT 表现：右肺上叶簇集状分布的微结节影，结节细小不易辨认，伴细网织样影、磨玻璃影和牵拉支气管扩张。肺门及纵隔淋巴结肿大。确诊为结节病。

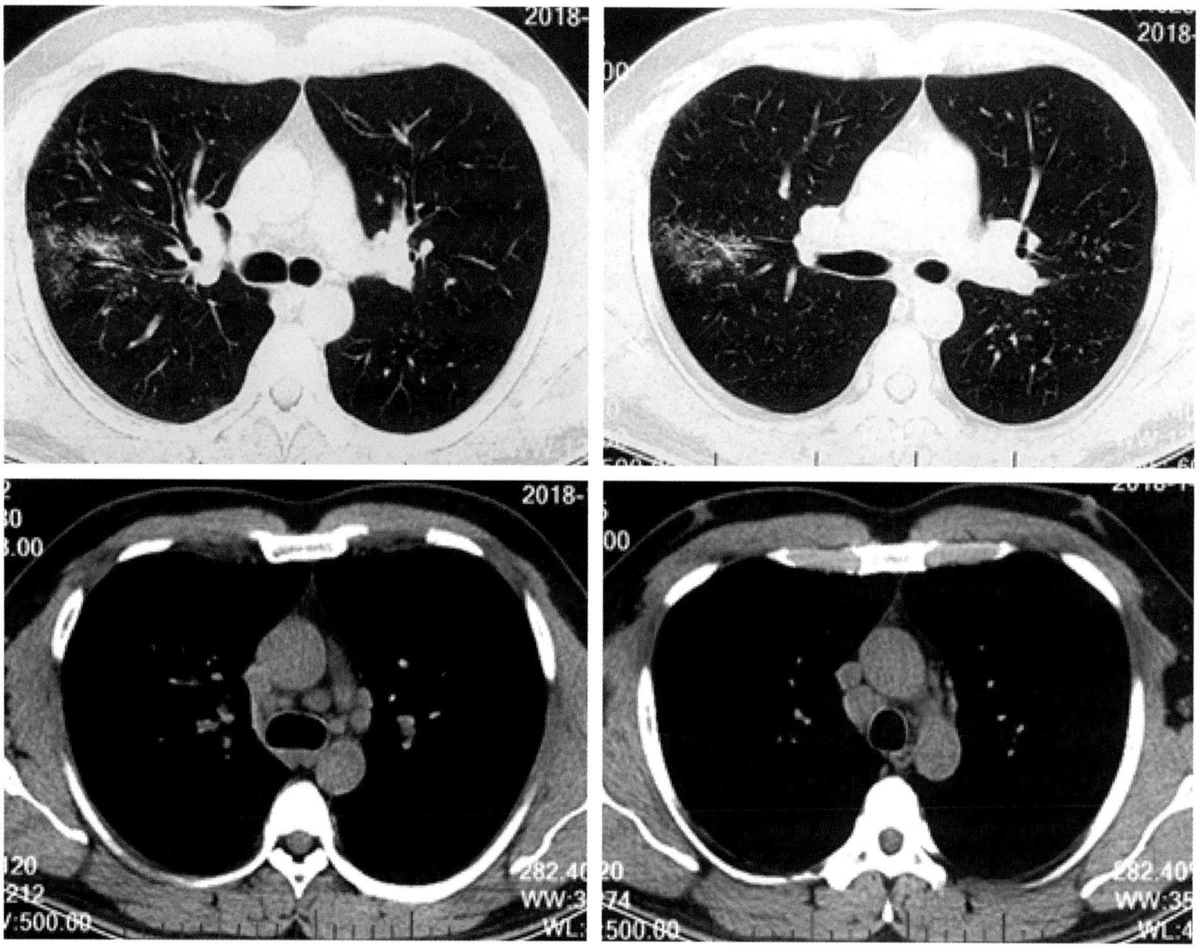

图 4-9-11 结节簇集征

七、要点速记

1. 结节病属病因不明、累及多系统的非干酪性肉芽肿性疾病。

2. 结节病肺内影像学的典型表现为肺门淋巴结对称性肿大，常伴纵隔淋巴结肿大。肺内病变的典型表现为沿支气管血管束和淋巴管周分布的结节影。

3. 结节病不典型表现包括单侧或不对称淋巴结肿大、结节和团块、空洞、肺实变、结节簇集、磨玻璃影和胸膜异常等。

（赵亚东 曾 谊 路 明 路希维 于 晶 编写/整理 路希维 审校）

参考文献

1. 徐作军. 结节病临床诊断方法的评价 [J]. 中华结核和呼吸杂志，2011，34（7）：484-485.
2. 蔡柏蔷. 协和呼吸病学 [M]. 北京：中国协和医科大学出版社，2005：1628-1655.
3. 候显明. 间质性肺病学 [M]. 北京：人民卫生出版社，2003：236-248.
4. 丁新民，段蕴铀，周筠，等. 结节病有无支气管黏膜受累病例的临床特征对比分析 [J] . 解放军医学杂志，2010，35（7）：823-825.
5. Giovinale M，Fonnesu C，Soriano A，et al. Atypical sarcoidosis：cases reports and review of the literature [J]. Eur Re Med，2009，13（1）：37-44.
6. Nakatsu M，Hatabu H，Morikawa K et-al. Large coalescent parenchymal nodules in pulmonary sarcoidosis："sarcoid galaxy" sign [J]. AJR Am J Roentgenol，2002，178（6）：1389-1393.
7. Brent P. Little，MD. Sarcoidosis：overview of pulmonary manifestations and imaging [J]. Seminars in Roentgenology，2015，50（1）：52-64.
8. Polychronopoulos VS，Prakash UBS. Airway involvement in sarcoidosis [J]. Chest，2009，136（5）：1371-1380.
9. Huggins JT，Doelken P，Sahn SA，et al. Pleural effusions in a series of 181 outpatients with sarcoidosis [J]. Chest，2006，129（6）：1599-1604.

病例 10　肾功能异常，肺部快速进展的磨玻璃影

一、病例特点

（一）简要病史

女性，68 岁。主诉“咽痛、咳嗽伴发热 1 月余”入院。患者 2016 年 1 月无明显诱因出现咽部、下颌疼痛，随后出现咳嗽、咳少量黄白痰、喘息，偶有痰中带血，伴畏寒、发热、盗汗，午后及夜间明显，体温于 37 ~ 39 ℃，无胸痛。于外院行胸片检查提示双肺斑片状阴影，诊断“肺部感染”，先后予“哌拉西林他唑巴坦、左氧氟沙星”抗感染治疗 10 天，症状无明显缓解，并出现乏力、活动后气促，考虑肺结核可能，予 HRZE 方案抗结核试验性治疗 1 周，仍未见好转。于 2 月 3 日转入我院治疗。

（二）既往史

慢性支气管炎病史 10 余年，冬季好发，咳嗽咳痰为主。20 年前诊断“甲亢”予碘 131 治疗后继发“甲减”，长期服用“优甲乐”治疗。半月前诊断“高血压”，服用“苯磺酸左旋氨氯地平片”，血压控制可，140 ~ 150/85 ~ 95 mmHg。对“磺胺”过敏，用药后出现双侧手部皮疹。否认吸烟史。

（三）体格检查

T 38.7 ℃，P 102 次 / 分，R 24 次 / 分，BP 170/80 mmHg。双眼睑水肿，球结膜充血，口唇发绀。双下肺可闻及细湿啰音，双下肢凹陷性水肿。

（四）辅助检查

1．实验室检查

（1）血常规：白细胞升高，伴血红蛋白进行性下降（表 4-10-1）：

表4-10-1 住院期间血常规变化

血常规	2月3日	2月11日	2月16日	参考值范围
白细胞（WBC）	12.66	12.03	8.18	（4 ～ 10）$\times 10^9$/L
血红蛋白（Hb）	89	64	55	113 ～ 152g/L
红细胞压积（Hct）	27.2	19.5	22.1	33.5% ～ 45.0%
血小板（Plt）	95	328	248	（101 ～ 320）$\times 10^9$/L
中性粒 %（N %）	89.2	90.7	82.2	60% ～ 80%

（2）肝、肾功能：尿素氮、肌酐持续增高（表 4-10-2）；尿常规：尿蛋白（++）、尿隐血（++）红细胞 25/HP ↑。

表4-10-2 住院期间肝肾功能变化

肝肾功	2月3日	2月11日	2月19日	参考值范围
白蛋白	29	29	32	35 ～ 55g/L
谷丙转氨酶	11	27	17	0 ～ 40μ/L
谷草转氨酶	26	46	45	0 ～ 40μ/L
尿素氮	11.4	10.5	12.8	2.9 ～ 8.2mmol/L
肌酐	192	205	159	45 ～ 84μmol/L
尿酸	623.8	343.4	448.4	208 ～ 428μmol/L

（3）抗核抗体谱系阴性；类风湿因子为 119 IU/ml ↑；C 反应蛋白为 183 mg/L ↑。

（4）肿瘤标志物检测：阴性。

（5）感染相关：G 试验与 GM 试验阴性；肺炎支原体抗体阴性；痰细菌培养阴性；结核相关检查：结核抗体阴性、PPD 皮试阴性、痰抗酸染色阴性（3 次）。

（6）血气分析：pH7.41、PCO_2 42 mmHg、PO_2 65 mmHg ↓。

2．超声 双肾彩超：双肾动脉阻力指数稍高，余未见异常；超声心动图未见异常。

3．影像学检查 双肺支气管血管束增粗，并见沿支气管血管束分布的多发形态、大小不等点片状、结节状实变影与弥漫性磨玻璃影（图 4-10-1）。

诊治经过

初步诊断：双肺结核可能性大。继续予 HRZE 联合抗结核治疗。期间畏寒、发热，白细胞升高，考虑合并混合感染，予静脉滴注莫西沙星 400 mg qd，治疗 7 天，患者发热、咳嗽、气喘症状有所缓解。2 月 16 日突发咯血，咯出数口鲜血，血红蛋白降至 55 g/L，急查胸部 CT（图 4-10-2）：双肺多发大片状磨玻璃影。

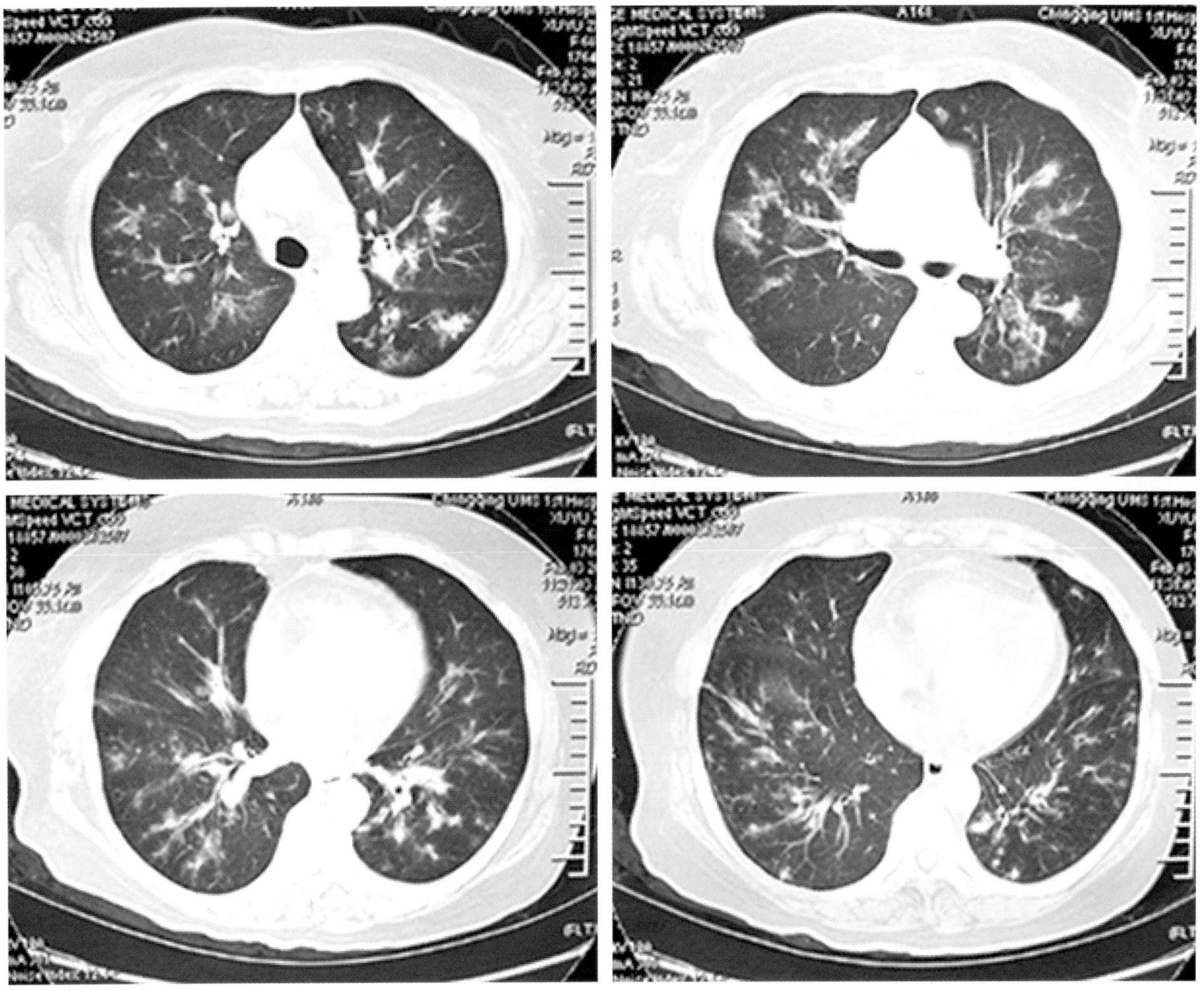

图 4-10-1　胸部 CT（2 月 3 日）

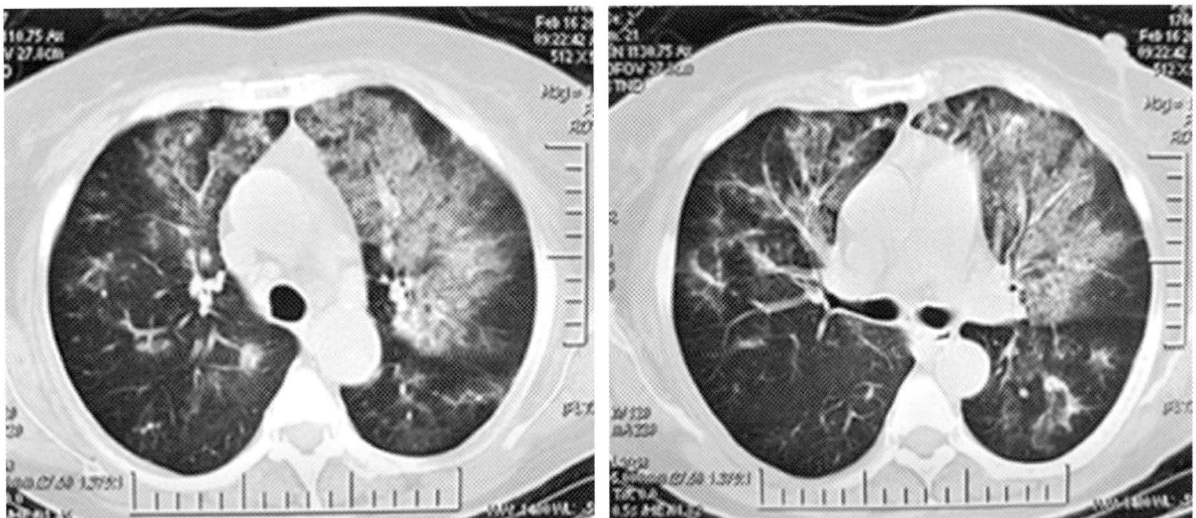

图 4-10-2　肺 CT（2 月 16 日）

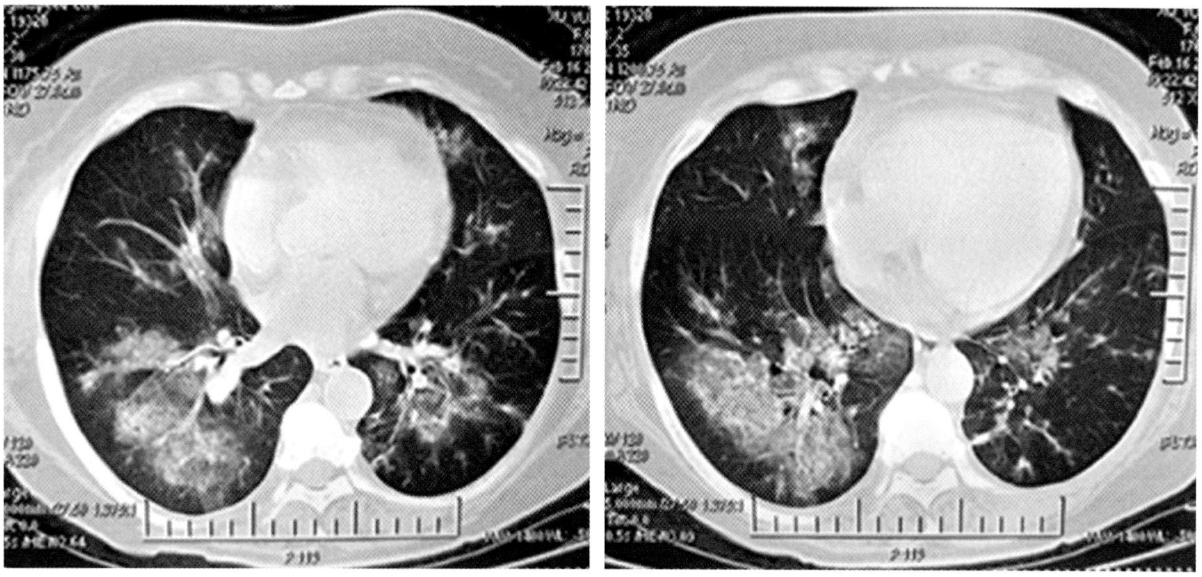

图 4-10-2 续 肺 CT（2 月 16 日）

二、多学科会诊

第一次会诊

● 影像科（李琦 重庆医科大学附属第一医院）

患者咽痛、咳嗽、喘息伴发热 1 个月，白细胞升高，住院期间突发咯血。影像学特点：①双肺多发支气管管壁增厚伴轻度扩张，直达外带；②双肺沿支气管血管束分布斑片状肺实变和磨玻璃影（GGO）；③结节呈小叶中心分布；④迅速进展为双肺弥漫性分布的 GGO（内中带分布为主），可见铺路石征。诊断主要从感染和非感染疾病两方面考虑。感染性病变：①病毒性肺炎。可表现为间质性肺炎，且进展迅速，故病毒感染不除外。②真菌感染。该患者合并甲亢继发甲减、肾病，抗感染及抗结核均未奏效，病情进展迅速，支气管壁增厚直达中外带，合并肺渗出性实变，需考虑到侵袭性支气管曲霉病的可能。③慢性支气管炎急性加重。患者具有咳嗽、咳痰和喘息症状，支气管管壁增厚伴斑片和结节影，近期病变迅速进展，不除外感染导致急性加重的可能；非感染性疾病：①心源性肺水肿。急性左心衰竭导致的肺水肿，多呈对称性，中心性分布、左心室增大及双侧胸腔积液等，该患者既往没有心脏基础疾病，心影正常，磨玻璃影呈肺段分布，缺乏肺水肿依据。②弥漫性肺泡出血（DAH）。该患者突发咯血。肺内出现多肺段分布的磨玻璃影和肺实变影，且血红蛋白进行性下降，需要高度关注 DAH 可能。请呼吸科专家结合临床进一步分析。

● 呼吸科（王璞 重庆医科大学附属第一医院）

归纳病例特点：老年女性，亚急性病程。存在肾损害，肾性水肿、肺部病变、贫血、充血性结膜炎等多器官系统受累表现，肺部病变较为突出。近 1 月来咳嗽咳痰、痰中带血，伴发热，呼吸困难逐渐加重，抗菌药物治疗，症状未见好转。2 周前突发咯血，肺部病变快速进展，表现为弥漫分布磨玻璃影，实验室检查呈低氧血症，血红蛋白进行性下降，弥漫性肺泡出血（DAH）的诊断成立。遵循一元论原则分析 DAH 病因：①结缔组织病。SLE 可表现为 DAH，可表现为快速进展。但抗核抗体谱系均为阴性，缺乏颊部红斑、盘状狼疮等特征性表现，本例不支持。该患者类风湿因子阳性，但缺乏多关节炎症状表现，肺内也无间质性纤维化特征，类风湿肺诊断依据不足。②系统性血管炎。是肺肾综合征的常见原因之一，其中以MPA最常见。弥漫性肺泡出血（DAH）可表现为快速进展的磨玻璃影和实变。需完善ANCA相关检查。③抗肾小球基底膜抗体病（anti-glomerular basement membrane disease，抗GBM病）。该病可表现为急进性肾炎及肺泡出血。通过检测外周血抗GBM抗体，以及肾活检有抗GBM抗体沉积获得诊断。④感染性心内膜炎。该患者有发热、贫血、肺部病变、肾损害，还需除外感染性心内膜炎，该患者未闻及心脏杂音、超声心动图检查也未提示心脏瓣膜病变，还需行血培养检查。综合上述分析，从一元论分析首先考虑系统性疾病导致弥漫性肺泡出血（DAH），需完善ANCA、抗GBM抗体、肾活检等相关检查。

后续进展

结合多学科会诊意见，进一步完善检查：

1. pANCA（+），抗MPO-ANCA阳性1∶32。
2. 抗GBM抗体阴性。
3. 支气管镜检查，双侧支气管多支有新鲜血涌出，终止操作，未取病理。
4. 因家属拒绝，未行肾活检。

第二次会诊

● 风湿免疫科（郑朝晖 空军军医大学西京医院）

该患者为老年女性，病程1月，主要表现为发热，血白细胞和中性粒细胞百分比明显升高，肺部CT提示双肺炎性改变。先后给予抗感染、抗结核治疗，肺部病变快速进展。患者近期出现血压升高，尿蛋白（+）、镜下血尿、尿素氮、肌酐，以及尿酸水平明显升高，均提示肾损害。患者咯血，并有血红蛋白进行性下降，经支气管镜检查高度提示DAH。结合患者年龄，发热、贫血、肺部病变进展迅速、肾损害等临床表现，抗核抗体阴性，pANCA阳性，MPO-ANCA阳性1∶32，MPA基本诊断明确。并非所有MPA患者均出现pANCA和抗MPO-ANCA阳性。但一旦出现抗MPO抗体阳性，就要高度考虑ANCA相关性血管炎的可能。另外，ANCA在感染、肿瘤等疾病时pANCA也可有阳性，但多不是抗MPO抗体阳性。该患者也缺乏结核、肿瘤的依据，感染不能完全解释患者疾病进程，因此可以考虑MPA。可积极动员家属行肾穿检查（MPA肾病理表现为寡免疫复合物性局灶节段性坏死性肾小球肾炎），病理结果对诊断和治疗有重要价值。治疗方面，结合患者表现为DAH，肾功能进行性损害，属于病情重度活动。首选治疗应该为糖皮质激素冲击联合环磷酰胺。其他治疗如利妥昔单抗（抗CD20单抗）和血浆置换治疗均可采用。

● 呼吸科（兰学立 航天中心医院）

该患显微镜下多血管炎（microscopic polyangiitis，MPA）诊断成立，回顾分析患者发病过程，梳理几点学习体会：① MPA与DAH。MPA肺部受累主要表现为肺毛细血管炎，也是发生DAH的主要原因。病理特点是肺泡间隔内中性粒细胞浸润、肺泡毛细血管损伤，红细胞溢出进入肺泡腔和间质。有些MPA患者虽然发生DAH，但咯血症状轻或无，容易造成误诊。② MPA与感染。ANCA相关血管炎是肺内感染的危险因素之一，MPA发生肺内感染机会高于GPA和EGPA。该患者有明确的畏寒、发热和白细胞升高，经莫西沙星抗感染治疗有效，提示感染的存在。③ MPA与呼吸道病变。文献报道呼吸道病变也是MPA常见影像表现，主要表现为支气管壁增厚和支气管扩张。该患者肺内多发支气管壁增厚，远端呼吸道扩张，与慢性支气管炎有关，还是与MPA有关，尚需明确。

三、最终诊断

显微镜下多血管炎（MPA）。

四、治疗及转归

予甲泼尼龙 80 mg 静脉滴注 q12 h+ 环磷酰胺治疗［环磷酰胺 200 mg 静注 1 次，以后改为口服 200 mg 每周 3 次（tiw）］，20 天后复查胸部 CT，提示双肺磨玻璃影明显吸收好转（图 4-10-3）。

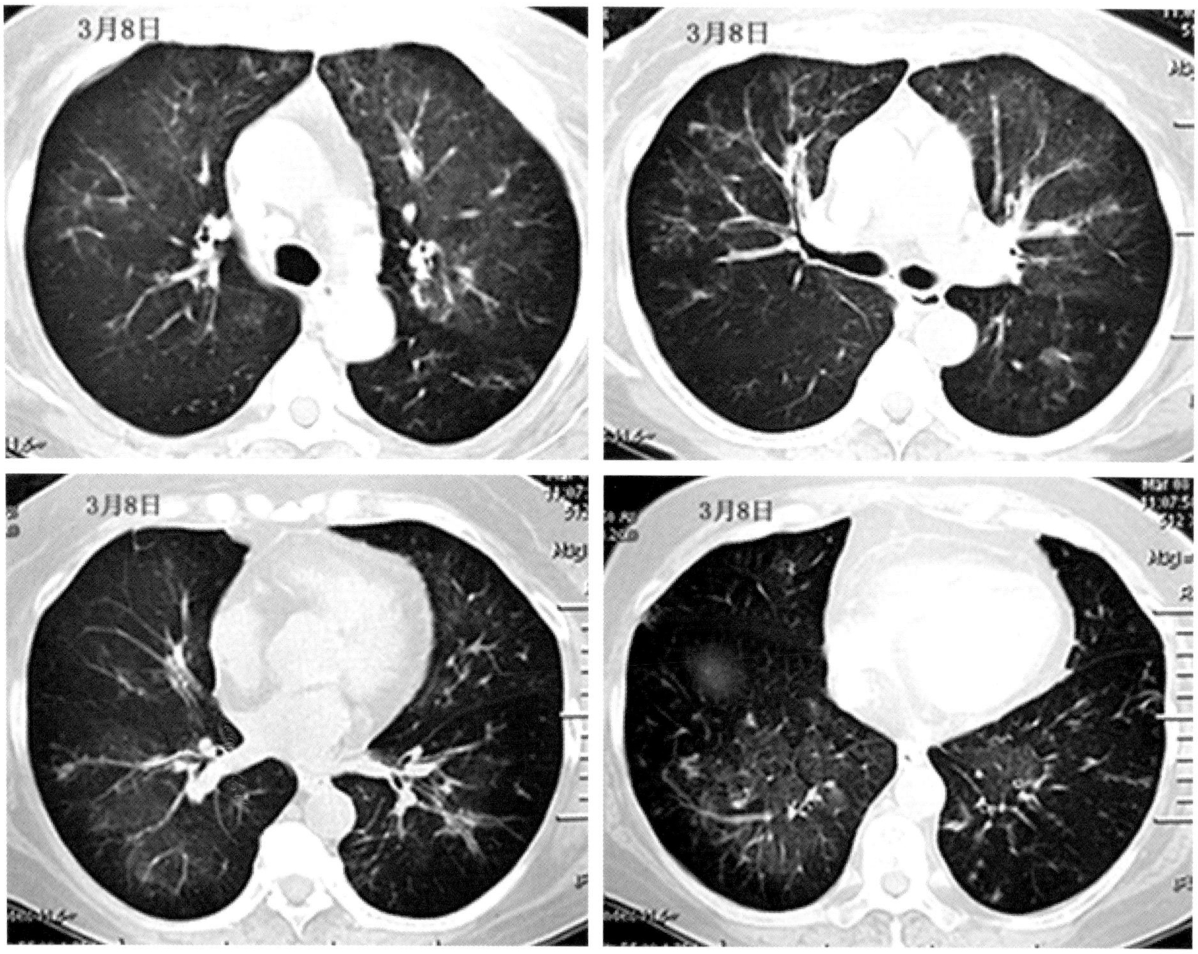

图 4-10-3　胸部 CT（3 月 8 日）

五、专家点评

- 呼吸科（李海潮　北京大学第一医院）

该患者开始表现为发热、咳嗽、咳痰和肺部斑片状阴影，临床诊断“社区获得性肺炎（CAP）”可以成立。但按照 CAP 给予标准治疗方案 10 天症状无好转，3 天即应判断为初始治疗失败，其原因可能有病原耐药、少见病原未覆盖、出现感染并发症和初始诊断有误等可能。此时，即应开始积极寻找可能的原因。但后续因诊断不明确并未放弃抗感染治疗。诊断的明确主要源于患者突然出现咯血、呼吸困难加重，且血红蛋白快速下降，伴随胸部 CT 出现典型的表现，及气管镜下多部位活动出血的表现，高度怀疑 DAH 的诊断。结合患者伴随镜下血尿和肾功能减退，符合传统的肺出血 - 肾炎综合征的表现（即原 Goodpasture 综合征）。后经系统的相关自身抗体筛查，因 ANCA（+）及抗 MPO（+）确诊为 MPA，并经治疗好转。

回顾该患者的诊断过程，需要讨论的情况有以下几点：①关于 CAP 的诊断和治疗效果判定，应该遵照 CAP 初始治疗疗效判断标准，这样对于初始治疗失败的情况能更为及时地开始原因的寻找，包括可能诊断错误的情况。肺部感染的病因中，军团菌常常是引起多系统损害的重要原因，使用氟喹诺酮类经严格的治疗无效后，对于除外军团菌有重要意义。②对于老年人的试验性抗结核治疗，应尽量获得病原学诊断，或必要时的组织病理学诊断，抗结核试验性治疗应作为最后不得已的选项。③对于治疗失败的“CAP”，除继续寻找感染相关的原因外，诊断错误需要考虑，仔细搜寻有关线索。该患者有“红眼病”- 球结膜充血的表现、有镜下血尿，这些情况的存在对于考虑患者可能存在系统性疾病具有重要的提示意义，对于老年患者，ANCA 相关性血管炎应在首先考虑之列。因为肾是血管炎最常受累的器官，镜下血尿是重要线索，应行红细胞位相检查，变形红细胞尿强烈提示合并肾小球病变，应持续追踪血尿的变化及肾功能的变化情况，直至明确或排除诊断，不应轻易用感染所致高热等原因解释。头面部器官应特别注意观察：眼（结膜炎等）、耳（听力下降）、鼻（鼻出血、鼻窦炎等），也是血管炎经常累及的部位。患者 WBC 升高、贫血，除外感染后，应注意血管炎的可能性，在结缔组织病中，表现为 WBC 和 Plt 升高、贫血的情况也需要注意 ANCA 相关性血管炎的可能。④ HRCT 对 DAH 具有重要的提示作用，是诊断的重要线索，疑诊 DAH 时应行 HRCT 检查。⑤关于 MPA 的诊断，不像 GPA 和 EGPA 很早就有明确的分类诊断标准，这与早年 MPA 和结节性动脉炎（PAN）混在一起有关。ANCA 的出现为 MPA 诊断提供了有力的手段，但仍需结合临床表现进行诊断。

六、关联知识点——显微镜下多血管炎（MPA）

显微镜下多血管炎（microscopic polyangiitis，MPA）属于 ANCA 相关性系统性血管炎（ANCA associated systemic vasculitides，AASV）的一种，为坏死性血管炎，主要累及小血管（毛细血管、小静脉、小动脉），不伴肉芽肿形成。MPA 在我国的发病率尚不明。陈旻等报道中国的 AASV 患者中，79.1% 是 MPA，GPA 仅占 20.4%，EGPA 罕见（0.5%）。MPA 常累及多个器官，表现为肾、肺、眼、皮肤、关节、肌肉、消化道和中枢神经系统的病变。病理上的典型表现为坏死性肾小球肾炎与肺毛细血管炎。ANCA 在 MPA 的发病机制中具有重要意义，中性粒细胞暴露于低水平的促炎细胞因子，如白细胞介素 -1 和肿瘤坏死因子 -α。这一过程导致髓过氧化物酶表面表达，中性粒细胞黏附于血管内皮细胞表面，通过与抗髓过氧化物酶抗体（抗 MPO 抗体）的相互作用被激活，或者通过其底物或与中性粒细胞的 Fc 受体结合。研究表明：抗 MPO 抗体足以引起肺毛细血管和肾小球肾炎，MPA 主要与抗 MPO 抗体（免疫荧光为 pANCA）相关，但在我国，少部分患者可以是抗 PR3 抗体阳性（免疫荧光为 cANCA）。AAV 中，MPA 患者 ANCA 的阳性率最高，一般大于 70%，可高达 90%。但 ANCA 阴性不能完全除外 MPA。

（一）MPA 的临床特点

MPA 平均发病年龄为 50 ～ 60 岁。男 : 女比例为 1.8 : 1。由于 MPA 累及多个器官系统，可以出现多种不同症状。超过 70% 的患者在诊断之前有全身症状，如发热、流感样表现、体重减轻等。病情可急性进展，或缓慢加重。主要临床表现如下：①肾受累，表现为急进性肾小球肾炎。最常见的临床表现是蛋白尿、镜下血尿或红细胞管型，以及肾功能的快速下降。肾活检病理特征为局灶节段性坏死性肾小球肾炎，新月体形成可见于约 90% 的患者，免疫荧光检查为寡免疫复合物沉积。随着疾病进展，绝大部分患者肾功能进行性恶化，出现急性肾衰竭。②肺部受累，占 25% ~ 55%。为仅次于肾的最易受累的器官，临床上表现为咳嗽、咯血。严重者可出现弥漫性肺泡出血（DAH）等。DAH 病理基础为肺毛细血管炎，支气管镜检查可发现多叶段活动性出血，发生在 12% ~ 29% 的 MPA 患者。肺间质病变常见，肺功能检查主要为限制型通气功能障碍，一氧化碳弥散量（DLco）下降。肺泡出血期间 DLco 可假性升高。③皮肤病变，15% ~ 30% 的患者起病初可表现为皮肤病变。以紫癜最为常见，多数突出于皮面。其他表现包括网状青斑、皮肤坏死溃疡等。皮肤表现也与 MPA 患者关节痛有关。④神经系统受累，占 37% ~ 72%。周围神经系统病变较中枢神经系统受累更多见，表现为下肢为主的多发性单神经炎，可累及感觉和（或）运动神经。腓肠神经活检可见血管炎病理表现。⑤胃肠道受累，约占 30% ~ 58%，主要症状为腹痛，高达 21% ~ 29% 的患者发生消化道出血，大出血相对少见。MPA 早期可有 ESR、CRP 升高及白细胞增多的表现。另外，60% 以上的患者有贫血，多数为轻 - 中度贫血。ANCA 阴性，而临床表现又高度怀疑 MPA 的情况，需要结合临床、影像，尤其是肾、皮肤活检病理等结果开展 MDT 会诊制定诊治方案。

（二）MPA 的肺部影像学特征

MPA 患者绝大多数都有肺部影像学改变，主要肺部表现包括肺出血、呼吸道炎症、间质性炎症和肺纤维化。MPA 的影像表现复杂多样，缺乏特异性。靳建军等归纳 37 例 MPA 患者的主要 CT 表现：双肺为主、散在多发、胸膜下多见、下肺为主的磨玻璃影和斑片样实变。其中影像学改变符合肺间质纤维化占 43.2%（16/37），其中 5 例符合寻常型间质性肺炎并以肺间质纤维化为首发表现。日本学者 Ikeda 等对 150 例 MPA 研究显示：肺间质病变是活动期和重度 MPA 患者的常见 CT 表现。CT 征象的检出率依次是：磨玻璃影（41%）、网状阴影（41%）、小叶间隔增厚（41%）、肺实变（23%）和蜂窝肺（23%），结节和肺块少见。尽管间质性肺病变的发病率很高，但只有少数患者显示出与特发性间质性肺炎的某些类型相似（如 UIP 等）。除肺间质病变外，如呼吸道病变也较常见（细支气管炎 55%、支气管壁增厚 44%、支气管扩张 32%）；胸膜病变（胸膜增厚 34%，胸腔积液 26%）。治疗后观察：细支气管炎和支气管壁增厚的情况可以明显改善，提示其为反映 MPA 活动性的征象。Takahashi 等认为间质性肺炎、支气管扩张和弥漫性肺泡出血（DAH）是 MPA 的常见影像学表现。MPO-ANCA 与呼吸道病变具有相关性，可能是 MPA 的并发症之一。但 MPA 的呼吸道病变机制还不清楚。

（三）MPA 的治疗原则

对于 MPA 的最新治疗来自于 2016 年 EULAR/ERA-EDTA 关于 ANCA 相关性小血管炎（AAV）的治疗推荐。首先评价患者的器官受累程度，并据此制订治疗方案。①对于新发的危及器官和生命的 AAV 患者诱导缓解，推荐使用糖皮质激素联合环磷酰胺或者利妥昔单抗。鼓励使用甲氧苄啶 / 磺胺甲恶唑（800/160 mg 隔日或 400/80 mg 每日）预防耶氏肺孢子菌肺炎。②对于无器官累及的 AAV 患者诱导缓解，推荐使用糖皮质激素联合甲氨蝶呤或者吗替麦考酚酯。③对于新发和复发的 AAV 患者，一旦出现快速进展性肾小球肾炎，血肌酐水平 ≥ 500 μmol/L（5.7 mg/dL），或出现肺泡出血，可考虑使用血浆置换。④维持 AAV 患者的缓解，推荐使用小剂量糖皮质激素联合硫唑嘌呤或利妥昔单抗，或甲氨蝶呤或吗替麦考酚酯。⑤对没有缓解的患者和有持续低活动性的患者，静脉注射大剂量免疫球蛋白（IVIG）对部分患者有效。但治疗前，必须测量血清免疫球蛋白水平，因为选择性 IgA 缺乏的患者注射免疫球蛋白时可能会发生过敏反应或者已经存在的高球蛋白血症可能进一步加重导致超高黏度状态。

参考病例

病例 1（图 4-10-4）：男性，48 岁。发热干咳 2 周入院。肺部 CT 可见弥漫性分布磨玻璃影、结节和斑片实变。检查：pANCA 和 MPO-ANCA 阳性，ESR 115 mm/h，尿蛋白阴性，血肌酐不高，血嗜酸性粒细胞不高。诊断显微镜下多血管炎。

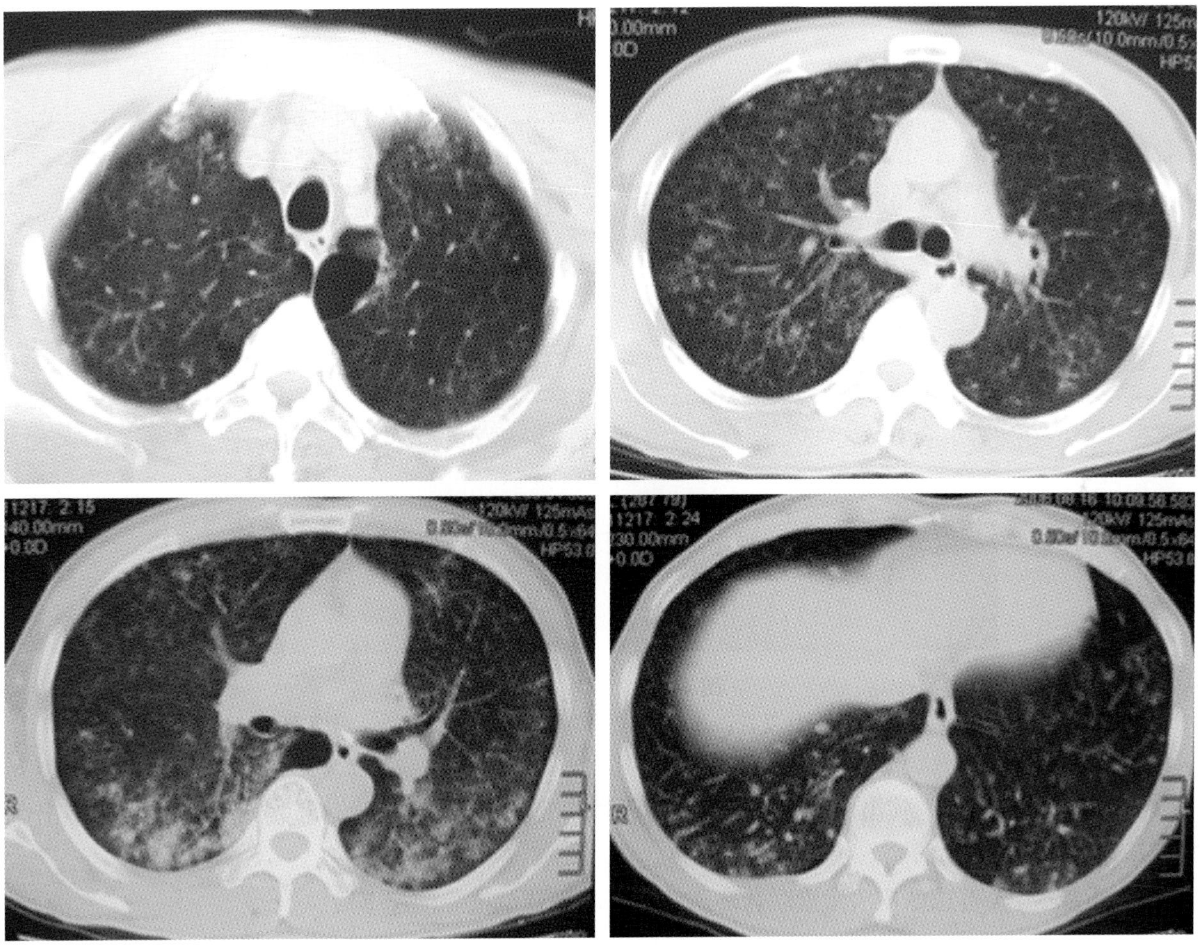

图 4-10-4　MPA 肺部表现

病例 2（图 4-10-5）：男性，48 岁。因“肾衰竭并血液透析 3 个月，低热 2 周，咯血半日”入院。4 月 10 日胸片见右下肺斑片状阴影，迅速扩展至右全肺。抗核抗体谱均为阴性，抗肾小球基底膜抗体（–），MPO-ANCA（+），PR3-ANCA（–）。经多科室（包括风湿科、肾脏科、呼吸科等）会诊，考虑显微镜下多血管炎。给予：静脉滴注甲基泼尼松龙 1000 mg/d，连续 3 日；静脉注射环磷酰胺，首剂 600 mg，然后 200 mg，隔日 1 次；静脉输注人体免疫球蛋白 20 g/d，连续 5 日。4 月 12 日—4 月 18 日胸片显著好转，4 月 30 日完全吸收。

七、要点速记

1．MPA 属于 ANCA 相关性血管炎，病理为无肉芽肿形成的系统性坏死性血管炎。

2．临床上只有 50% ~ 75% 的 MPA 患者 ANCA 阳性，主要为 MPO-ANCA 阳性。

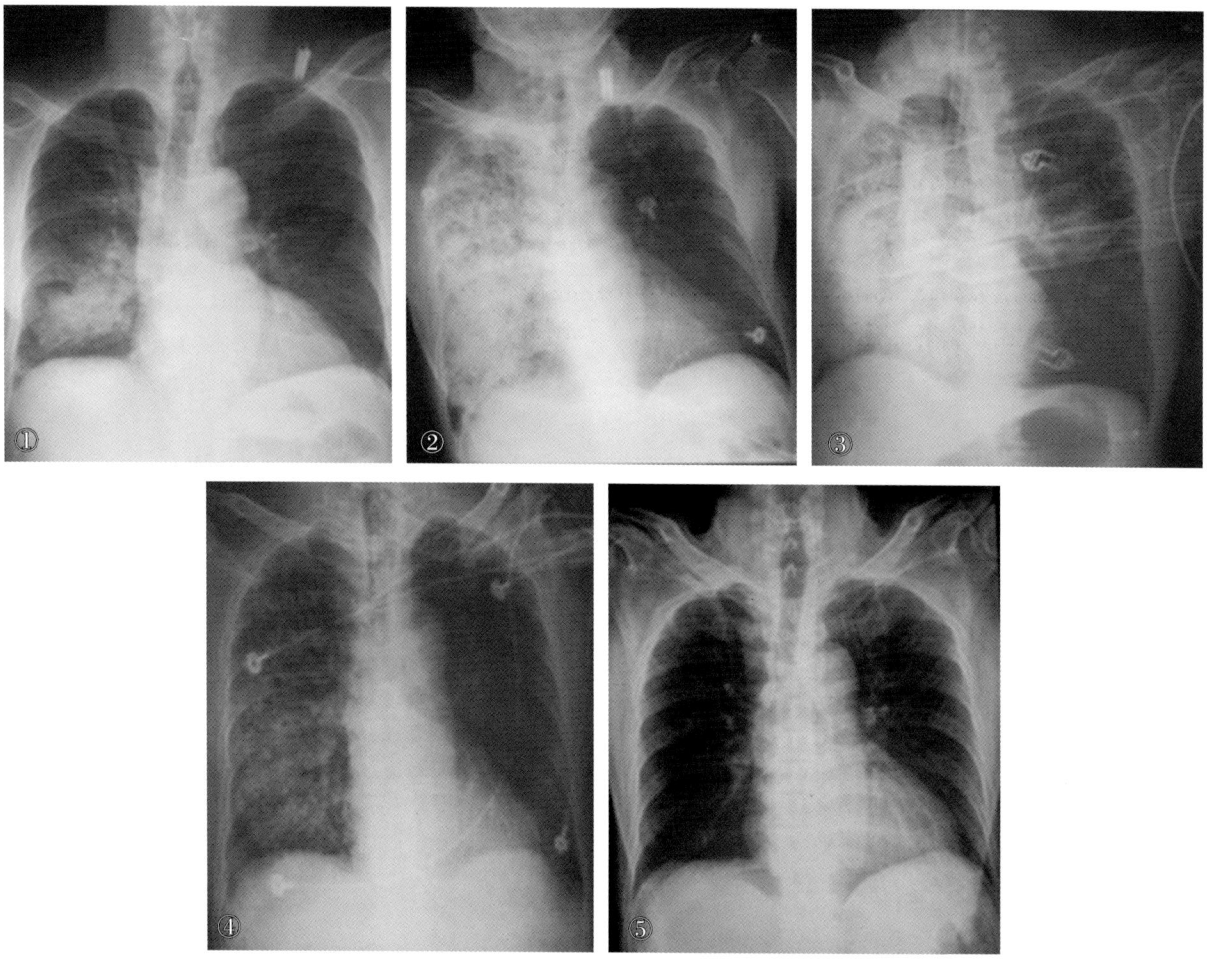

图 4-10-5 胸片（DR）

①4 月 10 日；②4 月 10 日床旁片复查；③4 月 12 日，治疗后复查床旁片；④4 月 18 日；⑤4 月 30 日

3．MPA 肺部表现为肺出血、间质病变和呼吸道病变。MPA 最典型的肺部表现是弥漫性肺泡出血，病理基础为肺泡毛细血管炎，多提示预后不良。

4．重症 MPA 首选糖皮质激素联合环磷酰胺或利妥昔单抗等治疗手段。

（王　璞　郑朝晖　杨岫岩 编写 / 整理，路希维 审校）

参考文献

1．邹芬芳，高红梅，张健明．以不明原因发热为表现的抗中性粒细胞胞浆抗体相关性小血管炎 23 例［J］．武警医学，2016，10（27）：1032-1035．

2．周静．ANCA 相关性小血管炎患者以不明原因发热为主要表现的临床分析［J］．中西医结 合心血管病杂志，2015，3（21）：120-121．

3．王晓华，胡惠民，高翔，等．显微镜下多血管炎 22 例临床病理分析［J］．中国中西医结合肾病杂志，2009，10（4）：323-325．

4．陈涛，黄建安，衡伟，等．肺脏受累的显微镜下多血管炎临床分析［J］．江苏医药，2015，41（12）：1436-1437．

5．中华医学会风湿病学分会．显微镜下多血管炎诊断及治疗指南［J］．中华风湿病学杂志．2011，15

（4）：259-261．
6．靳建军，施举红，陆慰萱，等．显微镜下多血管炎肺部病变的临床特点［J］．中华结核和呼吸杂志，2011，35（5）：339-343．
7．张娟，杨程德．抗中性粒细胞胞质抗体相关性血管炎肺部感染的危险因素分析［J］．中华风湿学杂志，2014，18（5）：321-323．
8．Ando Y，Okada F，Matsumoto S，et a1．Thoracic manifestation of myeloperoxidase-antineutrophil cytoplasmic antibody（MPO-ANCA）-related disease：CT findings in 51 patients［J］．J Comput Assist Tomogr，2004，28（5）：710-716．
9．Tashiro H，Takahashi K，Tanaka M，et al．Characteristics and prognosis of microscopic polyangiitis with bronchiectasis［J］．Journal of Thoracic Disease，2017，9（2）：303-309．
10．Yamagata M，Ikeda K，Tsushima K，et al．Prevalence and Responsiveness to Treatment of Lung Abnormalities on Chest Computed Tomography in Patients With Microscopic Polyangiitis［J］．Arthritis & Rheumatology，2016，68（3）：713-723．
11．Chung SA，Seo P．Microscopic Polyangiitis［J］．Rheum Dis Clin North Am，2010，36（3）：545-558．
12．Yates M，Watts RA，Bajema IM，et al．EULAR/ERA-EDTA recommendations for the management of ANCA-associated vasculitis［J］．Ann Rheum Dis，2016，75（9）：1583-1594．
13．M Chen，F Yu，Y Zhang，et al．Clinical and pathological characteristics of Chinese patients with antineutrophil cytoplasmic autoantibody associated systemic vasculitides：a study of 426 patients from a single centre．Postgrad Med J 2005，81:723-727.

病例 11　反复咳嗽、咳痰，经久不愈的右下肺实变与磨玻璃影

一、病例特点

（一）简要病史

女性，57 岁。以“反复咳嗽、咳痰 9 月余”为主诉。患者 9 月前无明显诱因出现咳嗽、白痰，无发热及气短。胸部 CT（图 4-11-1）示双肺渗出性病变，给予抗感染治疗（用药不详）及抗结核 HRE 治疗 3 周无好转，复查胸部 CT（图 4-11-2）显示右肺实变未见明显吸收，自行中断治疗。6 月前后因咳嗽、咳痰加重至上级医院会诊仍考虑肺炎可能性大，予抗感染治疗（美洛西林钠 + 舒巴坦）半个月，患者自觉症状减轻，复查胸部 CT（图 4-11-3）见右肺阴影较前有所吸收，但停止治疗后症状反复，口服抗生素治疗效果不显著。2 月前患者再次出现咳嗽、咳白色黏稠痰，症状较前加重，伴气短，爬 2 层楼即需休息，无发热。复查胸部 CT（图 4-11-4）示肺内阴影范围较前增大，给予抗炎（美洛西林钠 + 舒巴坦）及对症治疗半月，未见明显好转。患者自发病以来无口干、眼干，无关节肿痛，无光过敏，无牙齿片状脱落，无雷诺现象，无脱发，无尿频、尿急，无腹痛腹泻，夜间睡眠差，食欲尚可，近一年体重减轻约 1 公斤。

（二）既往史

无慢性病及传染病病史，无过敏史等。从事个体经营20年，销售牛奶、豆浆、生鱼、蔬菜等食品。

（三）体格检查

T 36.4 ℃，P80 次 / 分，R22 次 / 分，BP130/70 mmHg。深吸气末右下肺闻及少许爆裂音，心脏、腹部查体未见明显异常。

（四）辅助检查

1．实验室检查

（1）血常规：白细胞（WBC）4.29×10^9/L、中性粒细胞（N）0.73、淋巴细胞（L）0.17、血红蛋白（Hb）139 g/L、血小板（Plt）264×10^9/L。

（2）尿、便常规；生化全项；凝血功能均正常。

（3）感染相关检查：痰细菌、真菌培养阴性，痰涂片抗酸杆菌染色阴性；G 试验阴性；降钙素原（PCT）正常；EB 病毒抗体 IgG 阴性、巨细胞病毒抗体 IgG 阴性、肺炎支原体抗体 IgG 阴性、HIV、梅毒、乙肝均阴性；结核菌素试验（PPD）8 mm × 10 mm，结核感染 T 细胞斑点试验（T-SPOT.TB）阳性 A 100，B 60。

（4）免疫学检查：抗核抗体谱（ANAs）均阴性；抗中性粒细胞胞浆抗体（ANCA）均阴性；体液免疫：IgM、IgG、IgA、C3、C4、RF、ASO 正常；血蛋白电泳：α1 球蛋白 4.8% ↑，余正常范围。外周血 T 细胞检测：CD3 阳性细胞（T 细胞）占 51.47% ↓、CD3 阳性细胞（T 细胞）255 个 /μL ↓；CD3 与 CD4 双阳性细胞 114 个 /μL ↓、CD3 与 CD8 双阳性细胞 136 个 /μL ↓。

（5）肿瘤检查：痰脱落细胞阴性；肺癌标志物（6 项）正常。

（6）血气分析（未吸氧）：pH7.39，$PaCO_2$ 37.7 mmHg，PaO_2 58 mmHg ↓。

2．肺功能 肺通气功能正常，$TLCO_{SB}$ 49.5%，TLCO/VA 57.9%。

3．胸部 CT（图 4-11-1 ~ 图 4-11-4） 右上叶后段见界限清晰结节影，已钙化，属陈旧性病变。右肺下叶、中叶大片肺实变和磨玻璃影，持续存在，曾有吸收好转，但整体上呈进展扩散趋势。

二、多学科讨论

- 放射科（翟晓力 首都医科大学附属北京朝阳医院）

患者慢性病程，反复发作，病来无发热，血象不高。肺内以肺实变和磨玻璃影为主要表现，近来右下肺病变范围扩大（图 3-11-4），呈铺路石征，对侧也出现磨玻璃影，总体呈弥漫扩散进展趋势。肺内弥漫性磨玻璃影伴铺路石征可见于多种疾病：肺泡蛋白沉着症（PAP）、肺炎（细菌性、病毒性、肺孢子菌病等）、类脂性肺炎、肺出血、肺水肿、急性呼吸窘迫综合征（ARDS）、急性间质性肺炎（AIP），嗜酸性粒细胞肺炎、放射性肺炎、药物性相关肺损伤和黏液性腺癌等。其中，肺出血、肺水肿、ARDS、AIP 通常呈现急性病程，比较容易排除；耶氏肺孢子菌肺炎（PJP）和肺癌可呈亚急性和慢性经过。PJP 在 HIV（+）或器官移植患者多见，未经治疗死亡率较高。黏液性腺癌也会有“铺路石样”表现，二者的共同特点为症状进行性加重，而该患者肺部病变时好时坏，不支持上述诊断；嗜酸性粒细胞性肺炎、放射性肺炎和药物性肺炎分别有明确外周血嗜酸性粒细胞升高、放射治疗史和特殊药物用药史，本例均缺乏证据。吸入性肺炎、PAP、脂质性肺炎可呈慢性或亚急性病程，均可出现肺

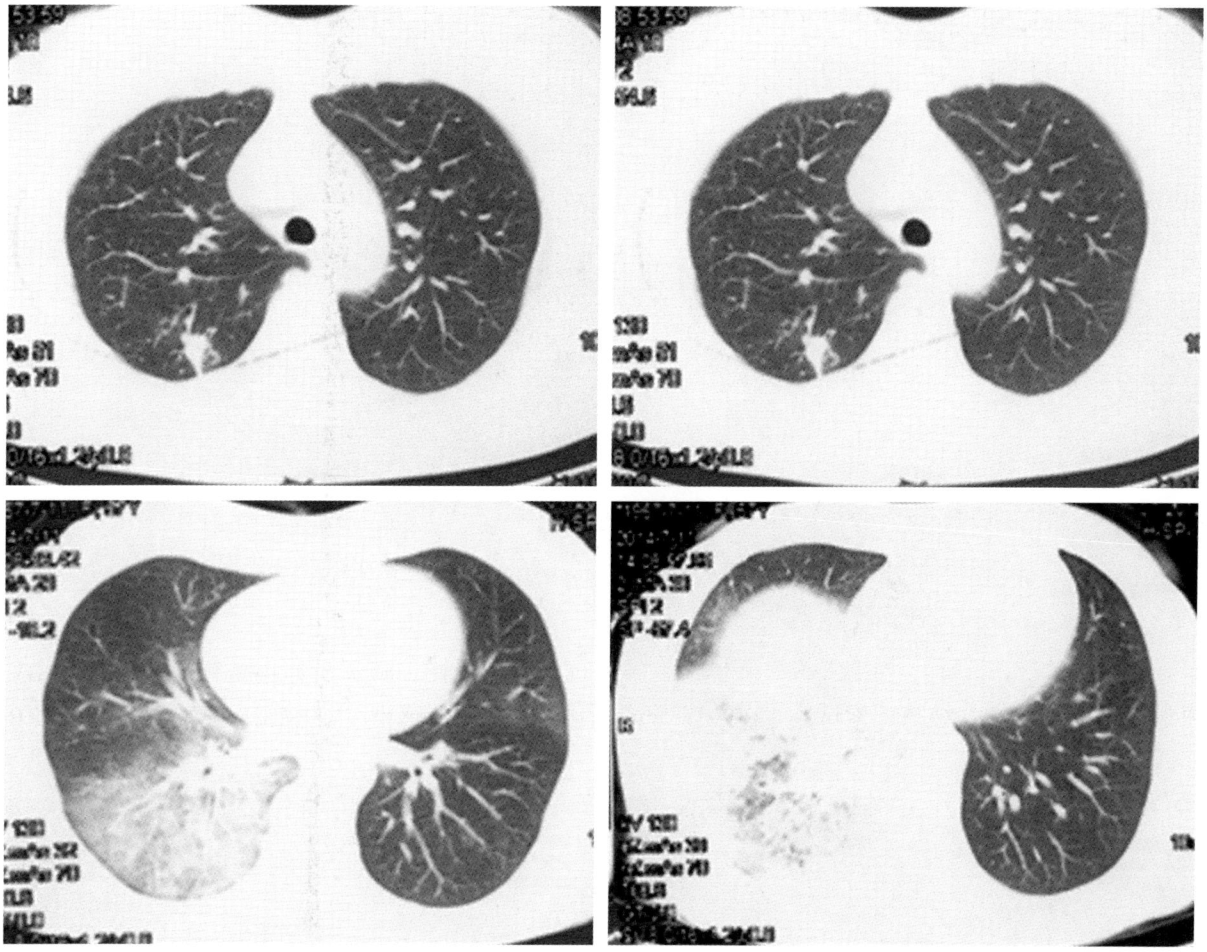

图 4-11-1 肺 CT（2014-07-10）

内铺路石征，需要重点鉴别。从分布来看：吸入性肺炎多以背侧分布为主，下叶较多见；脂质性肺炎常累及右肺中下叶；约 30% 的 PAP 患者发生于下叶。目前这 3 种疾病均需鉴别，但只凭影像学难以一锤定音，请结合临床。

- 呼吸与危重症医学科（王臻　首都医科大学附属北京朝阳医院）

患者为中年女性，既往健康。慢性病程达 9 个多月，临床表现为咳嗽、咳痰和气短，无发热、盗汗及体重减轻；血气分析为Ⅰ型呼吸衰竭。多次肺部 CT 显示右下肺为主的双肺多发性磨玻璃阴影。需要鉴别以下疾病：一是感染：①患者始终无发热，抗生素治疗后临床症状虽一度改善，但肺部阴影有进展，不支持细菌性肺炎的诊断。影像学以磨玻璃影为主，而临床表现相对轻微，病程较长且无基础疾病，相关病毒抗体及非典型病原体抗体检测为阴性，亦不支持病毒性肺炎、支原体肺炎和 PJP。②吸入性肺炎（细菌性）：影像学表现为以右侧为主双下肺、中肺、舌叶分布，符合重力分布，且具有反复发作的特点，需要考虑吸入性肺炎的可能，但该患者无中枢神经系统疾病等危险因素。但约有 1/3 的老年吸入性肺炎患者无明确误吸史，因此，不能完全排除；二是非感染非肿瘤性疾病：① PAP：该患者影像学表现为多发磨玻璃影，部分可见“铺路石征”，但 PAP 的肺部病变与正常肺组织边界清晰，而本例磨玻璃影与周围肺组织边界不清，不似典型的 PAP 的影像学表现。进一步可采用肺泡灌洗液和 TBLB 肺组织 PAS 染色等进行鉴别。②弥漫性肺泡出血（DAH）：DAH 可表现为双肺磨玻璃影，但临床常伴咯血和贫血，与本病例不符。可完善相关自身抗体等检查，以及行肺泡灌洗液铁染色等进行鉴别。③脂质性肺炎：外源性脂质性肺炎是由于误吸动物性、植物性及矿物性油脂所致肺炎，影像学

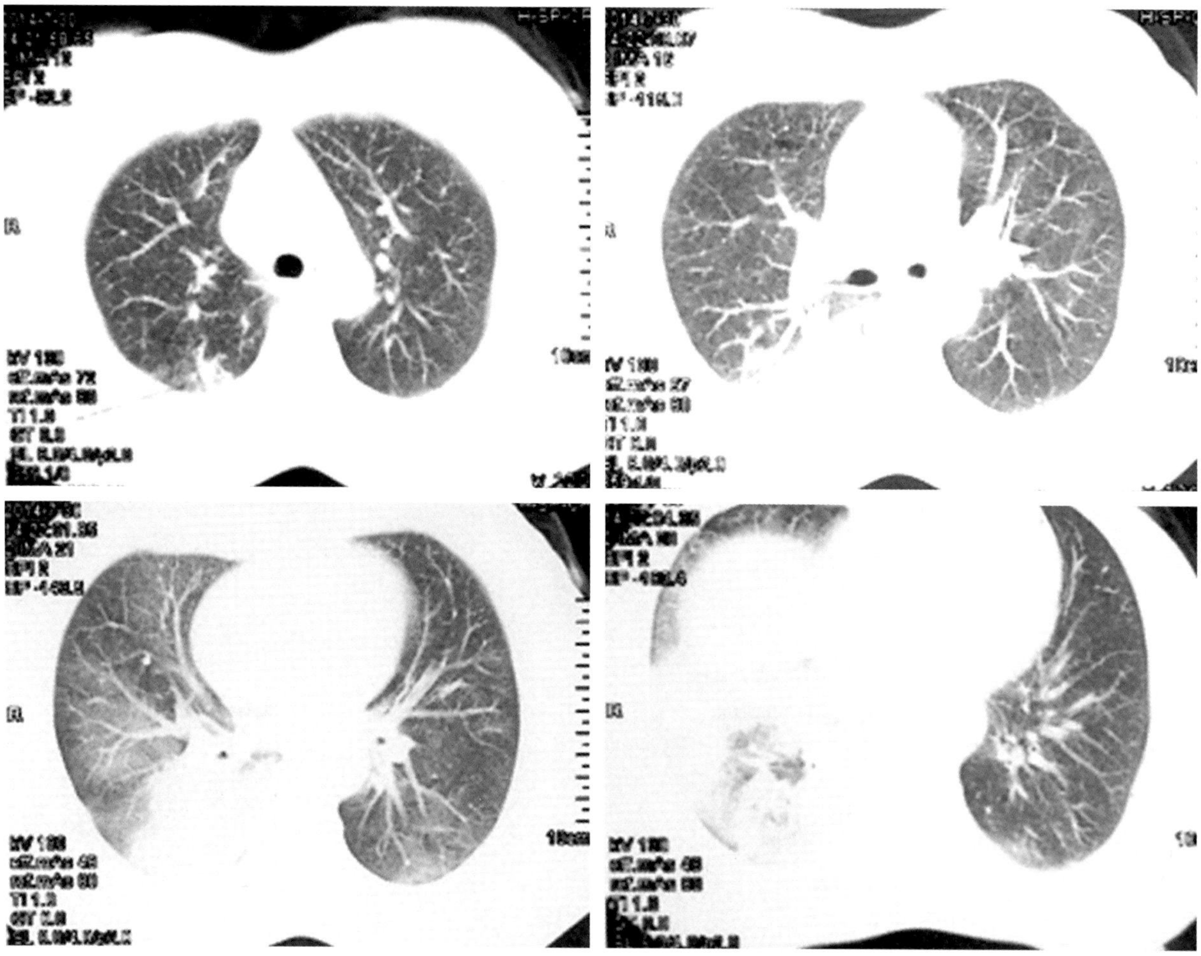

图 4-11-2　肺 CT（2014-08-01）

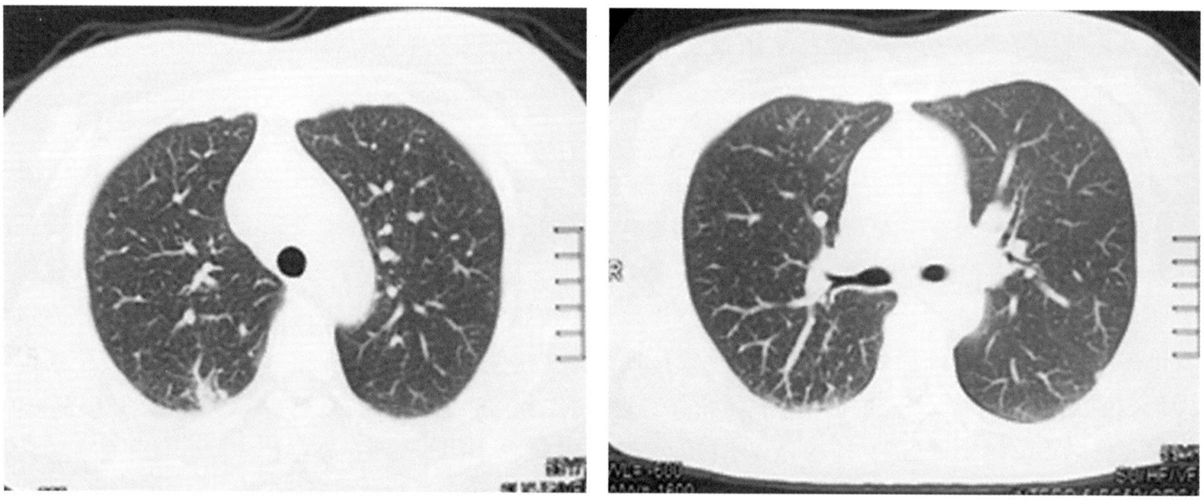

图 4-11-3　肺 CT（2014-10-16）

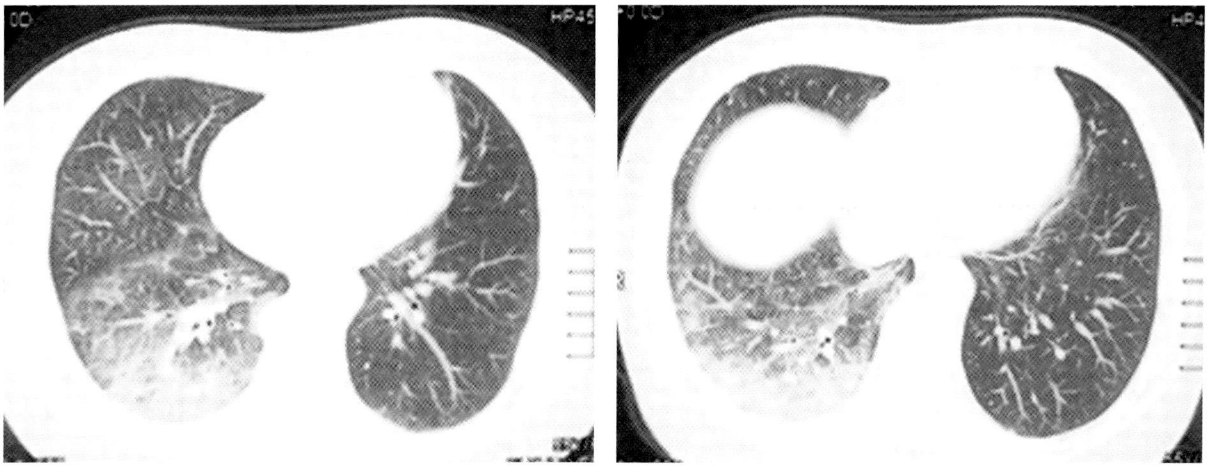

图 4-11-3 续　肺 CT（2014-10-16）

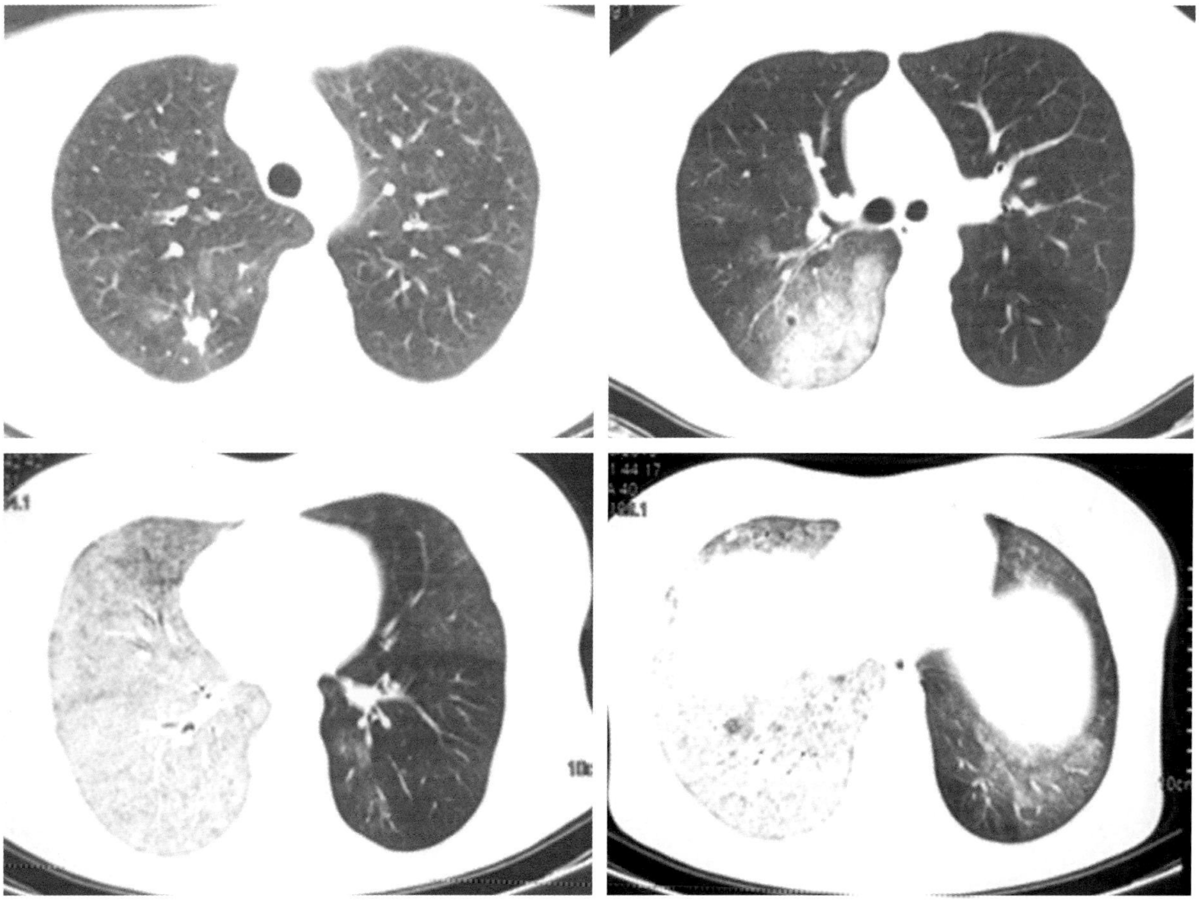

图 4-11-4　肺 CT（2015-03-03）

表现为常见实变及磨玻璃样改变，需鉴别。但本患者无基础疾病，无胃管、鼻滴药物等吸入因素，需进一步询问病史，行气管镜及病理检查明确。④非特异性间质肺炎（NSIP）：临床表现主要为咳嗽和渐进性呼吸困难，NSIP可为特发性，但也可见于结缔组织病、过敏性肺炎、药源性肺病，以及急性肺损伤的缓解期，可慢性进展。细胞性NSIP影像学表现为对称性肺下区分布磨玻璃影及网格影，具有周围分布趋势。而本例在病变分布特点上与NSIP不符；三是恶性肿瘤疾病：如浸润性黏液腺癌等。虽然从病灶的演变过程上不支持，但缓慢进展的磨玻璃影和肺实变，应重点排除该病。结合上述分析，吸入性肺炎（隐性误吸）、类脂性肺炎、黏液腺癌需要重点鉴别。下一步需要仔细补充询问病史，并行支气管肺泡灌洗或肺活检进一步明确诊断。

后续进展

（一）补充询问病史

患者诉有睡眠右侧卧位和睡前饮牛奶习惯，曾于夜间咳出过白色液体，未予注意。

（二）支气管镜检查

右肺各叶段支气管开口正常，黏膜光滑，可见大量黄色分泌物，其间有块状物吸出。左肺各叶段支气管开口正常，黏膜光滑，可见较多黄色水样分泌物。①灌洗液检查：BALF细胞计数分类：细胞总数为20.63×10^6/L。巨噬细胞46%，淋巴细胞31%，中性粒细胞22%，嗜酸细胞1%。含铁血黄素细胞阴性。BALF及刷片未见肿瘤细胞；病原学检查阴性。②右下叶基底段透壁肺活检病理：小块肺组织，肺间质纤维组织轻度增生。免疫组化：TTF（–），KI-67（–），GMS（–），PAS（–），抗酸染色（–），网状纤维染色（–）。诊断尚不能明确，建议外科肺活检。

（三）外科胸腔镜活检病理

楔形切除肺组织，切面灰黄油腻，肺泡结构存在，肺泡腔可见较多渗出液，并见大小不等空泡形成，较多泡沫样组织聚集。部分肺泡呈气肿样改变。免疫组化染色：GMSII（–），PAS（–），ELASTIC（–），PATH（–）。诊断首先考虑脂质性肺炎（图4-11-5，彩图4-11-5）。

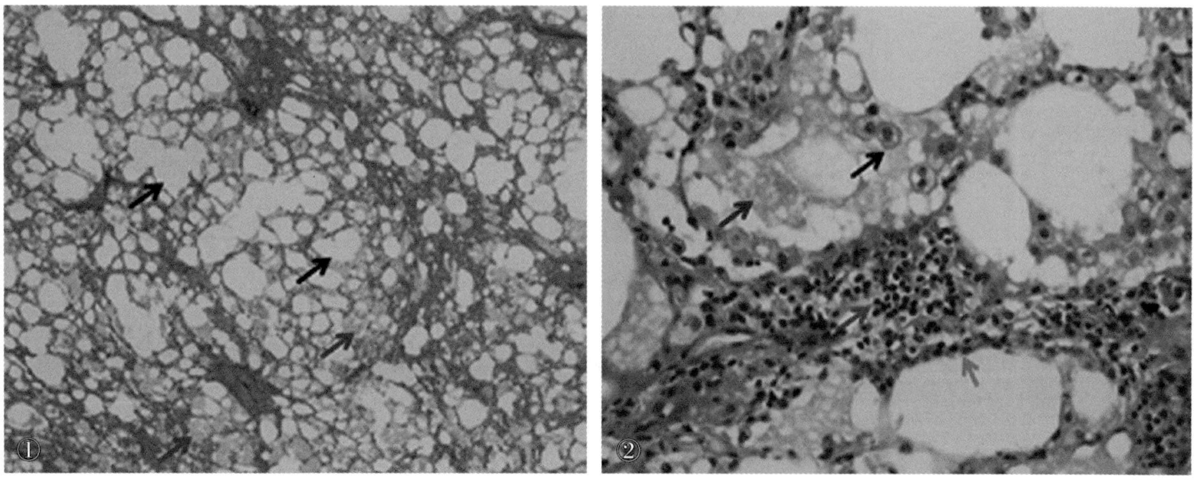

图 4-11-5　肺组织病理（HE）

图① HE染色。低倍显示病变呈弥漫分布，肺泡腔呈囊性扩张（黑箭头所示），腔内可见粉染渗出物（红箭头所示）。图②肺泡腔内渗出物呈空泡状（蓝箭头），周围见较多泡沫细胞及少量炎症细胞（黑箭头）。部分肺泡间隔内淋巴细胞增生、聚集成灶（红箭头）。病变区Ⅱ型肺泡上皮增生（绿箭头）

● 病理科（金木兰 首都医科大学附属北京朝阳医院）

该例患者楔形切除肺组织的镜下所见：①肺泡腔内充满了嗜酸性的颗粒状物质，处处可见泡沫细胞和针状裂隙混合存在；②大部分肺泡间隔正常，局灶肺泡间隔内淋巴细胞浸润、聚集成灶；③病变区Ⅱ型肺泡上皮增生，肺泡扩张；④本例患者的肺泡腔内可见较多渗液和大小不等的空泡形成，考虑为制片中肺泡腔脂滴被有机溶剂溶解而形成；⑤新鲜标本苏丹Ⅲ染色（+）。根据以上病理学改变，考虑为类脂性肺炎。类脂性肺炎分为内源性和外源性。内源性脂性肺炎光镜下肺泡腔内有吞噬细胞聚集而较少扩展到间质，含有泡沫细胞或吞噬细胞质呈细小泡状（外源性脂性肺炎吞噬细胞质内含有较大空泡），在肺泡腔内可见胆固醇针形裂隙及多核巨细胞，而无脂滴周围异物巨细胞。而外源性脂质性肺炎有吸入类脂质病史，光镜下表现在肺泡内和间质有许多巨噬细胞，细胞大，胞质空泡状，围绕在脂滴周围可见多核异物巨细胞，伴有间质慢性炎症，冰冻切片苏丹Ⅲ或油红 O 染色呈阳性反应。本例肺泡间隔内淋巴细胞增生聚集形成间质慢性炎症，外源性因素不能除外。另外本例抗酸染色及 PAS 染色均为阴性，不典型分枝杆菌感染或肺泡蛋白沉积症导致的内源性脂性肺炎证据不足，同时也缺乏易继发内源性脂质性肺炎的其他慢性感染和肿瘤性因素。结合患者可能存在牛奶误吸的病史，总体倾向于外源性。

三、最终诊断

脂质性肺炎（外源性可能性大）。

四、治疗及转归

嘱患者调整起居和饮食习惯，并给予止咳化痰治疗，50 余天后复查胸部 CT（图 4-11-6）：双肺磨玻璃影及右下实变影较前有所吸收。1 年后随访，胸部病变完全吸收，未再复发。

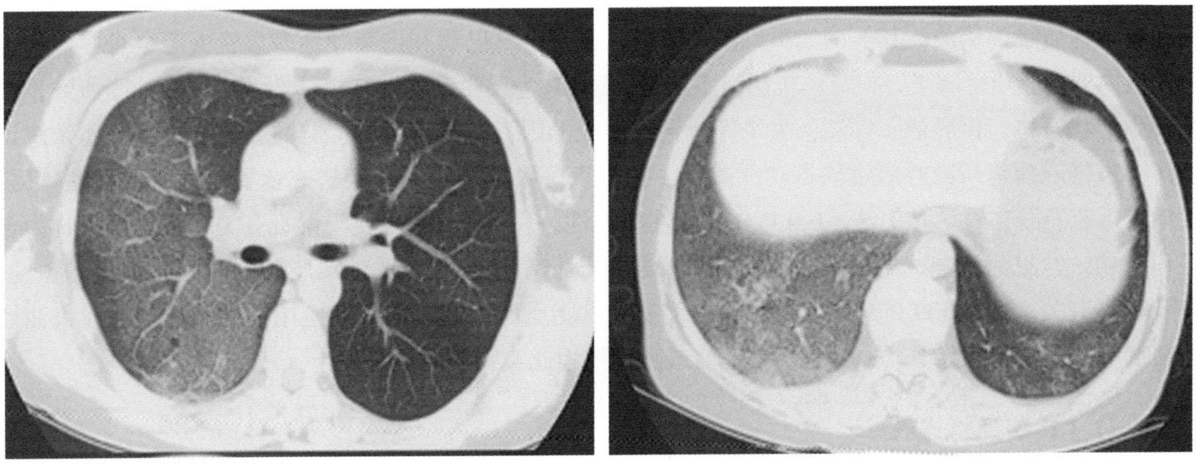

图 4-11-6 肺部 CT（2015-04-27）

五、专家点评

● 呼吸与危重症医学科（王臻 首都医科大学附属北京朝阳医院）

本例患者至确诊病程达 9 月余，临床表现相对轻微，仅有咳嗽、咳痰、气短，突出特点为持续不吸收的双肺磨玻璃影伴右下肺高密度影，而纵隔窗多不显示。感染与非感染因素的病原学及病因学检查均为阴性，曾经考虑到吸入因素所致疾病，但反复询问患者否认误吸因素，因而导致延误诊断并最终进行了外科肺活检才得以确诊。

本患者无肺部慢性基础疾病，暂不考虑内源性脂质性肺炎。而外源性脂质性肺炎与吸入含脂质类物质有关。该患者无长期应用油性滴鼻剂、成人油性通便剂的病史，但有睡前饮用牛奶的习惯，而牛奶的误吸是外源性脂质性肺炎的少见因素。引起误吸的因素通常有：全麻、醉酒、药物过量等所致意识障碍、声带麻痹等所致呼吸道防御功能减低、帕金森等中枢神经系统疾病或食管疾病所致吞咽障碍、胃食管反流等。该患者无手术麻醉史；也无意识障碍、声带麻痹、中风、吞咽困难、喉部重建等因素；因此，胃食管反流可能为本例的病因，且影像学显示右下阴影明显，可能与患者睡眠右侧卧位有关。如进一步确诊需进行 24 h 食管 pH 值 - 多通道阻抗监测。

当考虑吸入因素所致肺炎时不要遗漏脂质性肺炎，全面询问误吸因素和吸入物相关病史可能获得诊断线索；部分病例病变区域可有脂肪密度影，进行 CT 值的测定有助于鉴别诊断；气管镜检查中肺泡灌洗液油红 O 染色呈阳性反应，以及 TBLB 组织病理进行苏丹Ⅲ染色可诊断，积极完善支气管镜检查对部分患者可能免于外科肺活检。

六、关联知识点——脂质性肺炎

脂质性肺炎（lipoid pneumonia，LP）是由于内源性或外源性脂质的积累，导致肺实质、间质受累的慢性炎症，包括外源性脂质性肺炎（exogenous lipoid pneumonia，ExLP）和内源性脂质性肺炎（endogenous lipoid pneumonia，EnLP）。EnLP 可继发于肺癌、结核、真菌感染、阻塞性肺炎、放射性肺炎、硬皮病、尘肺等，具体机制不明。最新研究表明，持续性肺部炎症可导致呼吸道闭塞、肺泡上皮损伤和组织缺氧。缺氧的组织损伤可刺激磷脂酶和单氧化酶，进而增加肺组织中修饰的低密度脂蛋白，这些低密度脂蛋白能增强肺泡巨噬细胞的脂质摄取，造成肺泡壁和肺泡腔泡沫细胞沉积。因此，感染和缺氧是 EnLP 的危险因素，而 EnLP 又是感染或炎症反应的一种延续。EnLp 还与代谢紊乱、肺癌和有害物质吸入相关，其他诸如类风湿关节炎，霍奇金淋巴瘤和肉芽肿性多血管炎等全身性疾病也会发生内源性脂质性肺炎，但具体机制尚不清楚。ExLP 为误吸动物性、植物性及矿物性油脂所致，常见者为液状石蜡、鱼肝油、汽油、牛奶等。导致误吸的因素有全身麻醉、醉酒、药物过量等所致意识障碍、声带麻痹等所致呼吸道防御功能减低、帕金森等中枢神经系统疾病或食管疾病所致吞咽障碍、胃食管反流及既往胃切除史等。ExLP 分为急性与慢性。急性 ExLP 主要与误吸有关，常见误吸物为含烃化合物，常见为汽油、柴油等。脂质性肺炎的肺损伤程度与吸入的油或脂肪的时间、剂量、频度，以及种类有关。慢性 ExLP 是在较长时间内反复吸入脂质所引起，如长期应用油性滴鼻剂、成人油性通便剂等。通常起病隐匿，尤其是经常睡前或卧位使用此类物质时更易发生。

（一）LP 病理特点

LP 多见于双肺，但也有仅发生于单侧肺的情况。在病理学上是以肺泡腔内充满嗜酸性细颗粒状物质伴泡沫细胞混合存在的气腔性肺炎，嗜酸性细颗粒的成分是蛋白质、胆固醇和磷脂。上述镜下特点存在于在肺内很多小叶中是病理学诊断的重要依据。当上述所见仅见于 1 ～ 2 个肺小叶时应考虑为非特异性改变，炎症性病灶和肿瘤性病灶周围可发生类似的组织学改变。LP 本质是肺对一些脂类物质的慢性炎症反应，随着 LP 的进展，大小不等的脂滴被局限在细胞外，其周围被多核异物巨细胞包绕，支气管肺活检的标本显示肺泡腔内的肉芽肿病变，内有成簇的泡沫样巨噬细胞。

内源性和外源性脂质性肺炎在病理上有些区别：内源性 LP 在大体上以黄色实性改变。又被称作“金色肺炎”。支气管梗阻远端肺泡内存在大量脂质填充的巨噬细胞和嗜酸性蛋白物质，这些物质来源于退化细胞。用硫酸和醋酸染色后的偏振光显微镜（Schultz 染色）通常显示胆固醇晶体，是诊断内源性类脂性肺炎的一种方法。与外源性类脂性肺炎不同，富含脂质的细胞碎片的积聚在 CT 上常不表现为脂性低密度。对于 EnLP 和 ExLP 来说，苏丹 III 染色具有诊断意义。此外，EnLP 的四氧化锇（OsO4）脂质染色可阳性，ExLP 可见细胞外较大脂质小体，而 EnLP 脂肪几乎完全存在于巨噬细胞胞质内，胆固醇结晶除外。

（二）LP 的临床特征

LP 可发生于任何年龄，以 40 ～ 60 岁多见，男性多于女性。病程可呈急性、亚急性和慢性经过，临床表现缺乏特异性。EnLP 一般无特异性临床症状，往往是偶然发现的。EnLP 无油脂类的特殊暴露史，一般有慢性基础性疾病史，如肿瘤、真菌感染、分枝杆菌感染（包括结核分枝杆菌）等。临床表现多与原发病对应。ExLP 的症状差异较大。大量油脂吸入可导致患者发生呼吸道梗阻、痉挛而迅速死亡。长期接触和使用含油类药物制剂的患者早期可无症状，或表现为慢性咳嗽、咳痰等，容易延误诊断，逐渐加重可出现呼吸困难、胸痛、咯血、胸腔积液、发热等症状，活动后可出现低氧血症。矿物油（从石油中提取的惰性、长链饱和烃混合物）和植物油容易引起轻微的炎症反应，症状较轻。动物脂肪被肺脂肪酶水解成游离脂肪酸，引起严重的炎症反应，表现为发热、咳嗽和咯血等。ExLP 的主要并发症包括感染、呼吸衰竭、ARDS、肺动脉高压和慢性肺心病等。

（三）LP 的影像表现

大多数的脂质性肺炎病例在影像学和临床表现之间存在严重程度的差异。通常表现为症状轻但影像学表现较重，在常规胸片上偶然发现。EnLP 与 ExLP 在影像学上并无区别。由于 EnLP 多与感染、肿瘤、代谢基础病变有关，难以单独归纳，本文主要介绍 ExLP 的影像学特征。

急性 ExLP 影像学表现：患者出现误吸后 30 分钟会出现急性 ExLP 的影像学表现，典型的 CT 表现包括均匀致密的实变影、磨玻璃影、铺路石征、气腔结节影和小叶间隔增厚。可呈弥漫性或局限性，可单侧或双侧分布，但总体上以单侧、下叶多见。初期可呈“铺路石征”表现，需注意与 PCP、黏液腺癌、PAP、DAH 鉴别。随着病情进展可形成肺实变，密度通常均匀，CT 值为 –30 ～ –150 HU 是脂质性肺炎的特征性表现，需要注意的是病变内无脂肪密度，不能排除脂质性肺炎的诊断。由于合并炎症和感染往往使病变密度升高，通常 CT 值≤ 20 Hu 时有一定的指示意义。其他影像学表现包括肺气囊、纵隔气肿、气胸和胸腔积液，偶尔会出现空洞。肺气囊通常发生在磨玻璃样病变或实变区域，通常在吸入 2 ～ 30 天出现，在大量接触矿物油的患者中多见。气胸和纵隔气肿则较罕见。在停止脂质暴露后，急性 ExLP 通常会逐渐吸收，磨玻璃影在 2 周至 8 个月逐渐消退。然而个别病例即使在停止暴露和症状改善的情况下，也会进展或呈静止状态，导致阴影长期存在。

慢性 ExLP 最常见影像学表现为团块影、磨玻璃影和实变影。纤维化和油脂积聚导致结节和团块影形态不规则，可伴毛刺征，团块内脂质样密度有利于与肺癌和其他炎性肉芽肿性疾病鉴别。脂质物质进入淋巴结可同时伴有纵隔、肺门淋巴结肿大。慢性 ExLP 还可表现为肺实变或不张，可有斑点状钙化，周围肺野见条索状阴影、斑片影和肺大泡，邻近胸膜增厚粘连，与炎症、结核、真菌感染、PAP 等鉴别困难。结合临床病程长，抗生素和抗结核治疗效果不佳，症状反复，特别是老年患者，应想到本病可能。肺内病变会随时间改变而逐渐吸收，但一些患者即使停止蔬菜油、矿物油或动物脂肪暴露，也会继续进展发生纤维化，导致慢性肺心病。

（四）脂质性肺炎诊断

需结合脂类物质的吸入史、影像学表现和组织学特点做出 LP 诊断。由于一些油剂只是药物制剂的次要成分，患者往往不能主动提供脂质类物质接触史，需要医生仔细询问和甄别，CT 具有辅助诊断价值，尤其是实变区检出脂肪密度，在排除错构瘤、脂肪肉瘤和畸胎瘤后则应考虑 LP 可能。痰、支气管肺泡灌洗液或肺部病变细针抽吸细胞学 / 活检是主要的确诊手段。支气管镜检查结合支气管肺泡灌洗（BAL）在 LP 诊断中有重要价值。支气管镜检查可发现含油物质堵塞呼吸道。BAL 显示白色或浑浊的液体，液体表面有脂肪球。新鲜标本苏丹Ⅲ染色可呈阳性。

（五）治疗原则

目前 LP 尚无明确的最佳治疗方案，仍以预防为主。查明并停止含油脂类药物的使用和接触是预防 LP 的重要措施。接触油类作业场所应采取必要的防护措施，防止油类物质气雾吸入和不当操作引发的误吸。

急性 ExLP 的主要治疗措施有保持呼吸道通畅、维持氧合、取出异物和肺泡灌洗等。但慢性 ExLP 由于脂质多位于细胞内，肺灌洗效果不理想。糖皮质激素可保持细胞线粒体膜的稳定性、减轻炎症反应、减轻组织水肿，可能有助于 LP 的治疗，但激素使用存在争议，一般建议对重症患者试用。慢性 ExLP 经长期内科治疗无效可采取手术治疗。并发症的治疗包括抗感染、呼吸支持治疗等。

参考病例

病例（图 4-11-7，彩图 4-11-7）：女，51 岁。咳嗽、咳黄褐色黏痰伴发热 22 天。发病前 5 天曾行胃大部切除术，术后 3 天因腹胀，予以液体石蜡 20 ml 鼻饲。肺组织活检提示脂质性肺炎，结核病史考虑为 ExLP。

七、要点速记

1．脂质性肺炎的 HRCT 表现多样，可有肺实变、磨玻璃影、铺路石征、团块影、气腔结节等。实变区检出脂肪密度对诊断具有重要提示意义。

2．典型类脂质肺炎的病理特点为肺泡腔内见较多泡沫细胞及少量炎症细胞。新鲜标本苏丹Ⅲ染色可呈阳性。

3．慢性 ExLP 是较长时间内反复吸入脂质所致，详细询问病史，探明导致误吸的潜在因素对诊断有需要意义。

（王　臻　翟晓力　张　黎　马志明　编写 / 整理，路希维　审校）

参考文献

1．周作人，李园园，杨华平，等．外源性脂质性肺炎一例［J］．中华结核和呼吸杂志，37（8）：619-620．

2．Hu XW，Lee JS，Pianosi PT，et al．Aspiration-related pulmonary syndromes［J］．Chest，2015；147（3）：815-823．

3．Nakashima S，Ishimatsu Y，Hara S，et al．Exogenous lipoid pneumonia successfully treated with bronchoscopic segmental lavage therapy［J］．Respir Care，2015，60（1）：e1-5

4．Rea G，Perna F，Calabrese G，et al．Exogenous lipoid pneumonia（ELP）：when radiologist makes the difference［J］．Translational Medicine，2016，14（10）：64-68．

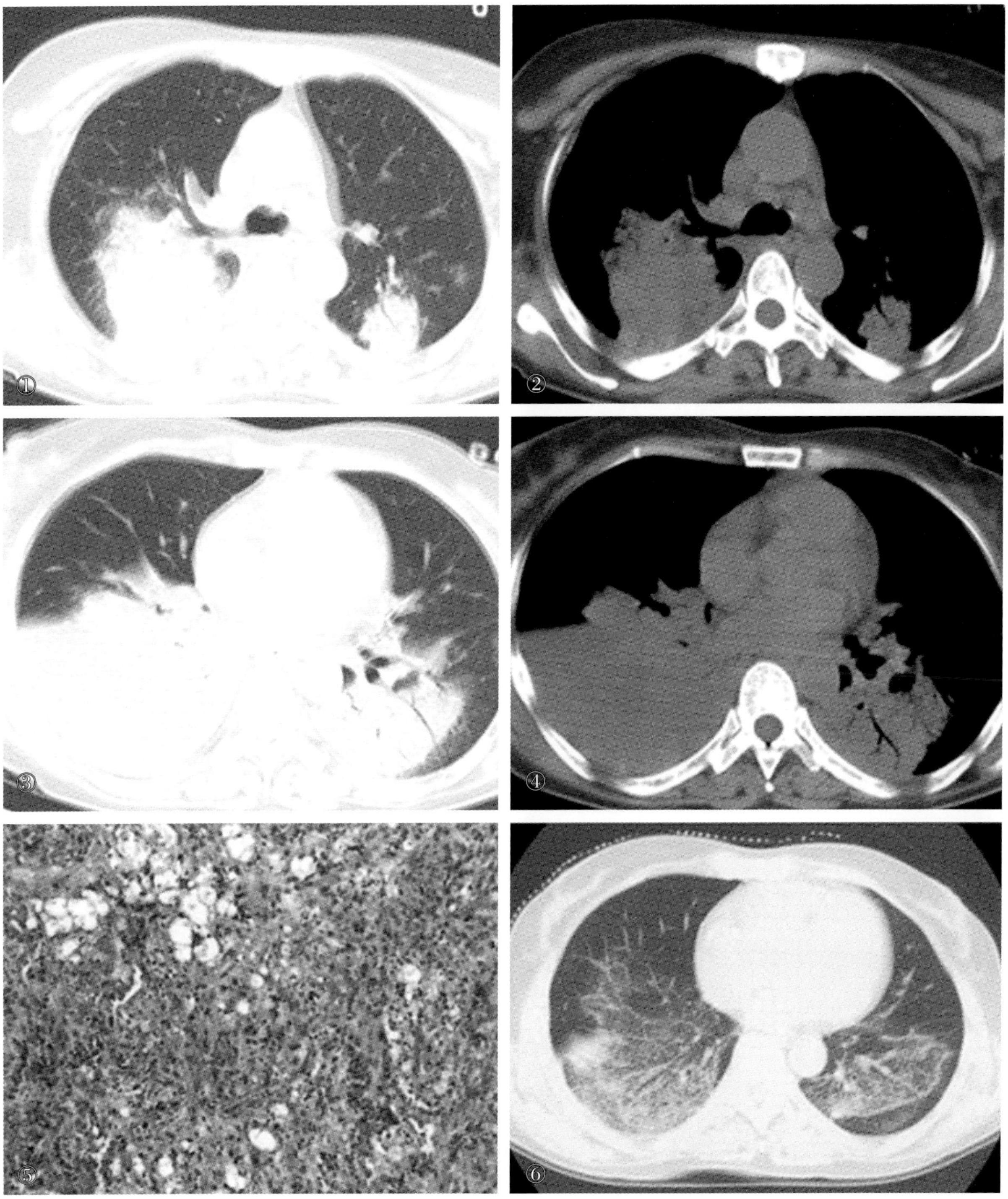

图 4 11-7 ExLP 影像与病理

胸部 CT 示双肺中下叶背侧实变，可见含气支气管征（图①～④）。肺组织活检病理（图⑤）示肺泡内可见泡沫样组织细胞聚集及少量脱落上皮细胞，部分脱落细胞胞浆可见较大空泡。经对症和支持治疗 3 周后，病变显著吸收（图⑥）

5. Kilaru H，Prasad S，Radha S，et al. Nasal application of petrolatum ointment - A silent cause of exogenous lipoid pneumonia：Successfully treated with prednisolone [J]. Respir Med Case Rep，2017，22：98-100.

6. Hadda V1，Khilnani GC. Lipoid pneumonia：an overview [J]. Expert Rev Respir Med，2010，4（6）：799-807.

7. Harris K, Chalhoub M, Maroun R, et al. Lipoid pneumonia: a challenging diagnosis [J]. Heart & Lung, 2011, 40 (6): 580-584.
8. Sharma A, Ohri S, Bambery P, et al. Idiopathic endogenous lipoid pneumonia [J]. Indian J Chest Dis Allied Sci, 2006, 48 (2): 143-145.
9. Lee JY, Lee KS, Kim TS, et al. Squalene-induced extrinsic lipoid pneumonia: serial radiologic findings in nine patients [J]. J Comput Assist Tomogr, 1999, 23 (5): 730-735.
10. Simmons A, Rouf E, Whittle J. Not your typical pneumonia: a case of exogenous lipoid pneumonia [J]. J Gen Intern Med, 2007, 22 (11): 1613-1616.
11. Barta Z, Szabo GG, Bruckner G, et al. Endogenous lipoid pneumonia associated with undifferentiated connective tissue disease (UCTD) [J]. Med Sci Monit, 2001, 7 (1): 134-736.
12. Marchiori E, Zanetti G, Mano CM, et al. Lipoid pneumonia in 53 patients after aspiration of mineral oil: comparison of highresolution computed tomography findings in adults and children [J]. J Comput. Assist. Tomogr, 2010, 34 (1): 9-12.
13. Haas C, Lebas FX, Le JC, et al. Pneumopathies caused by inhalation of hydrocarbons: apropos of 3 cases [J]. Ann Med Interne (Paris), 2000, 151 (6), 438-447.
14. Weinberg I, Fridlender ZG. Exogenous lipoid pneumonia caused by paraffin in an amateur fire breather. Occup [J]. Occup Med (Lond), 2010, 60 (3), 234-235.
15. Antico A, Gabrielli M, D' Aversa C, et al. Lipoid pneumonia: a case of cavitary bilateral nodular opacity [J]. Monaldi Arch Chest Dis, 1996, 51 (4), 296-298.
16. Betancourt SL, Martinez-Jimenez S, Rossi SE, et al. Lipoid pneumonia: spectrum of clinical and radiologic manifestations [J]. AJR Am J Roentgenol, 2010, 194 (1): 103-109.

病例 12　咳嗽、气促，伴肺部游走性实变影

一、病例特点

（一）简要病史

男性，57 岁。2011 年 5 月出现咳嗽、咳少量白色黏痰，伴活动后气促，无发热、胸痛。肺部 CT 可见右下肺斑片状阴影，抗感染治疗无效。疑诊肺结核，予试验性抗结核治疗（HRZE），治疗过程中出现低热。2011 年 7 月复查胸片提示病变进展（图 4-12-1），经皮肺穿刺活检病理（图 4-12-4）提示肺间质病变，给予泼尼松 30 mg/d，症状改善，病变逐渐吸收，激素维持治疗 1 年，于 2012 年 7 月停药。2012 年 8 月又渐出现咳嗽、咳痰，半年后伴眼干、口干、鼻部异物感、流涕。复查 CT(图 4-12-2)：右上肺、左下肺实变，再次予泼尼松治疗 30 mg/d，症状较前好转，逐渐减量为 10 mg/d 维持。2014 年 5 月又因咳嗽、咳痰，呼吸困难加重再次入院。

（二）既往史

2 型糖尿病 13 年；高血压病史 10 年。

（三）体格检查

泪腺区无结节及压痛，眼下睑内侧无红肿。双颌下腺肿大，腮腺区无压痛及肿胀。双肺呼吸音粗，双肺底可闻及湿啰音，可见杵状指。

（四）辅助检查

1．实验室检查

（1）血常规：白细胞（WBC）7.48×10^{9}/L、中性粒细胞（N）0.79、淋巴细胞（L）0.17、红细胞（RBC）4.89×10^{12}/L、血红蛋白（Hb）141.0 g/L；ESR 25 mm/h。

（2）尿常规正常，肝肾功能正常。

（3）感染相关：痰培养未见致病菌生长；结核感染T细胞斑点试验（T-SPOT.TB）阴性，痰涂片抗酸染色阴性（3次），结核菌素试验（PPD）10 mm×10 mm；G试验及GM试验阴性；新型隐球菌荚膜抗原阴性。

（4）风湿免疫指标：ANA、ENA均为阴性，抗中性粒细胞胞浆抗体（ANCA）为阴性。

（5）肿瘤标志物：癌胚抗原（CEA）、糖类抗原（CA125）、神经元特异烯醇化酶（NSE）、胃泌素释放肽前体（ProGRP）、组织多肽特异性抗原（TPA）均未见异常；痰细胞学检查阴性。

2．肺功能　FEV_1 76.2%、FVC 76.6%、FEV_1/FVC 78.29%、TLC 66.1%↓、DLCO 59.7%↓。

3．影像学检查（图4-12-1～图4-12-3）　图4-12-1：图①，双肺实变影与磨玻璃影大致对称，以双肺中、外带分布为主；图②经激素治疗后，双肺阴影明显吸收消散。图4-12-2：右上叶、左下叶斑片状实变影伴含气支气管征，实变灶周围见磨玻璃影。图4-12-3：双肺上叶肺门侧、右下叶新出现实变影伴含气支气管征，双肺支气管血管束增粗。原片（图4-12-2）所示肺部病灶已吸收消散，病灶呈游走性。

4．病理学检查

（1）2011年7月行经皮肺穿刺取标本（图4-12-4，彩图4-12-4）。

（2）2012年8月发现双侧颌下肿物，入院后先行左颌下肿物切除，病理（图4-12-5，彩图4-12-5）诊断为慢性硬化性涎腺炎（也称为Kuttner病）；后行唇腺活检（图4-12-6，彩图4-12-6），考虑干燥综合征不除外。

二、多学科会诊

● 病理科（孙振柱　新疆维吾尔自治区人民医院）

经皮肺穿刺标本提示：肺泡隔增宽，纤维组织增生，可见淋巴细胞、浆细胞及散在嗜中性粒细胞浸润。肺泡腔狭窄或闭塞，部分肺泡腔内可见粉染的渗出物；肺泡上皮细胞肿胀，泡沫样组织细胞聚集（图4-12-4①～③）。Masson染色阳性（图4-12-4④）提示发生间质纤维化和胶原纤维增生。镜下无肉芽肿性病变及干酪样坏死，可排除结核，提示间质病变，请结合临床。

左颌下涎腺活检标本：涎腺小叶结构尚存，腺泡萎缩，小叶间隔纤维组织增生，纤维分割形成，小叶和间质大量慢性炎症细胞浸润，淋巴滤泡形成；炎症细胞为淋巴细胞和浆细胞，小叶内导管周围硬化，胶原纤维鞘形成，整体印象为炎症性病变，符合慢性硬化性涎腺炎（也称为Kuttner病）病理表现。唇腺活检标本：涎腺小叶结构完整，个别腺泡萎缩，腺泡数量未见明显减少，导管扩张，导管周围可见多灶状淋巴细胞、浆细胞浸润，淋巴细胞数＞50个/灶，需结合临床除外干燥综合征。

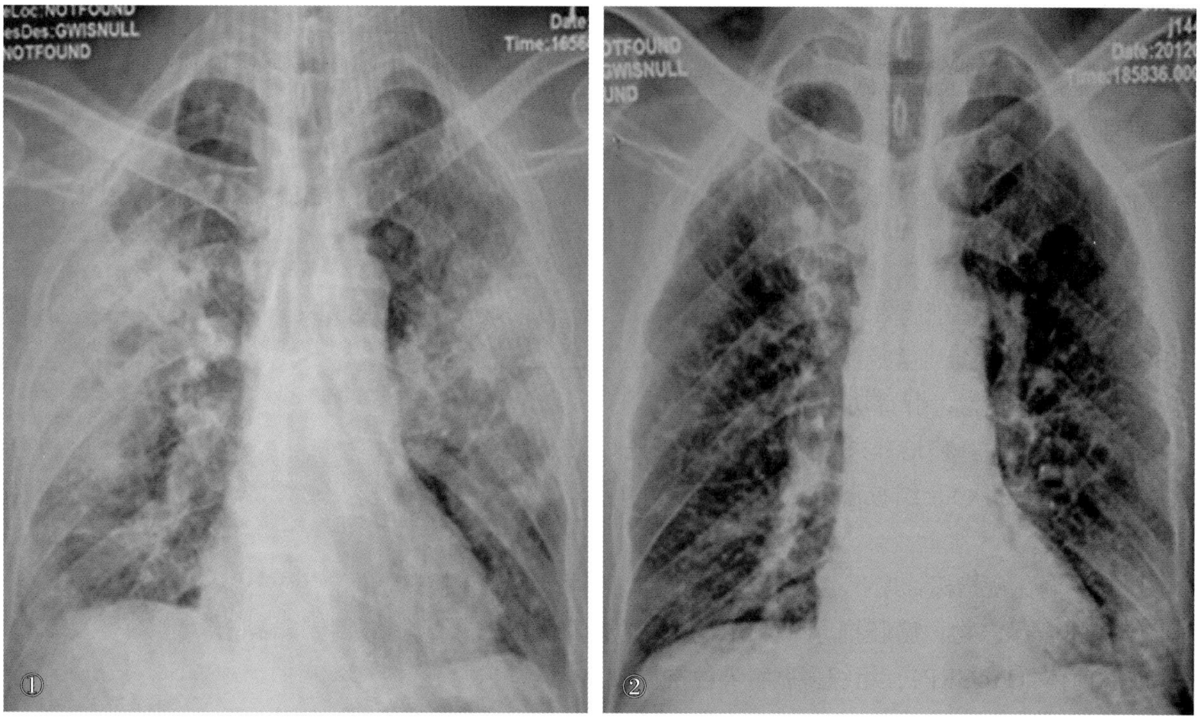

图 4-12-1　胸部 DR

图①：2011 年 7 月；图②：激素治疗后

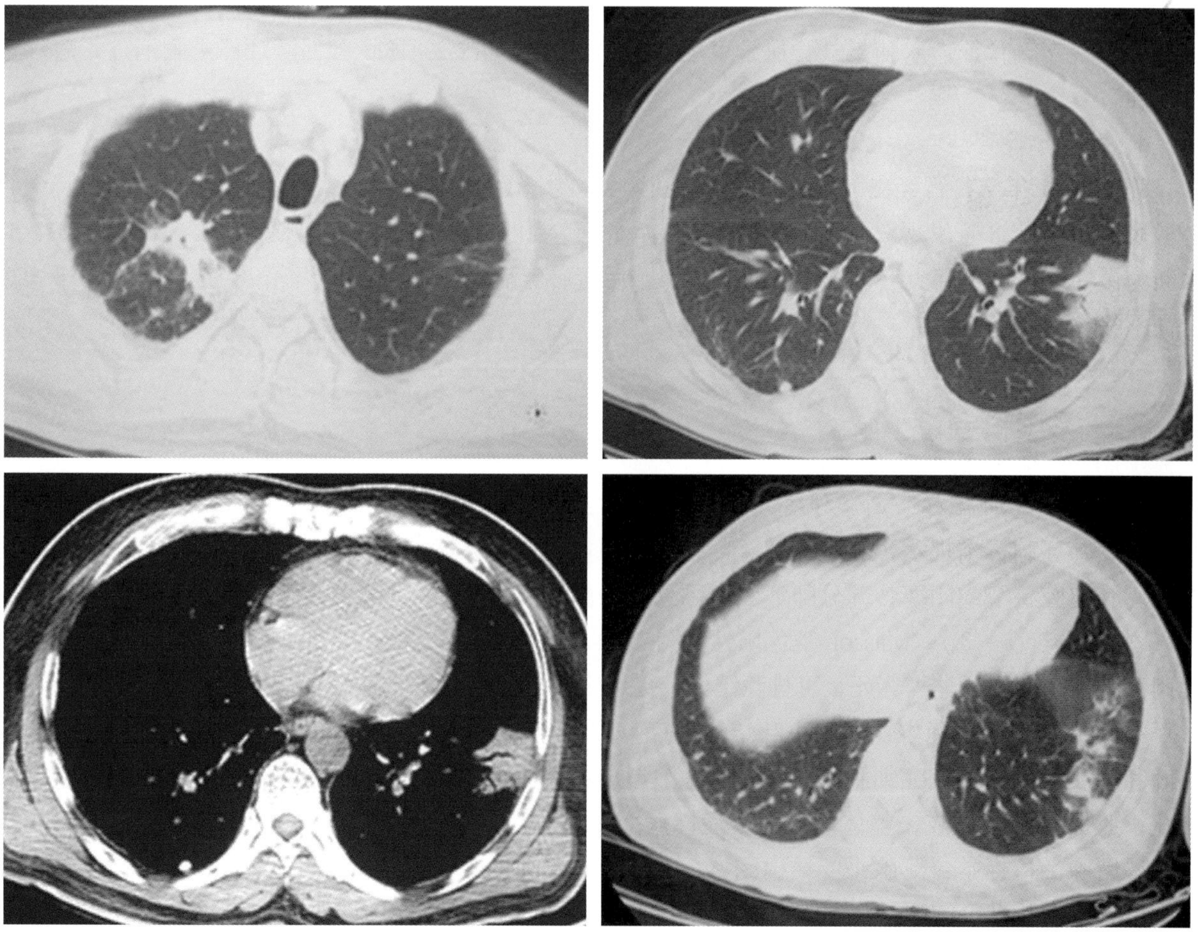

图 4-12-2　胸部 CT（2012-08-13）

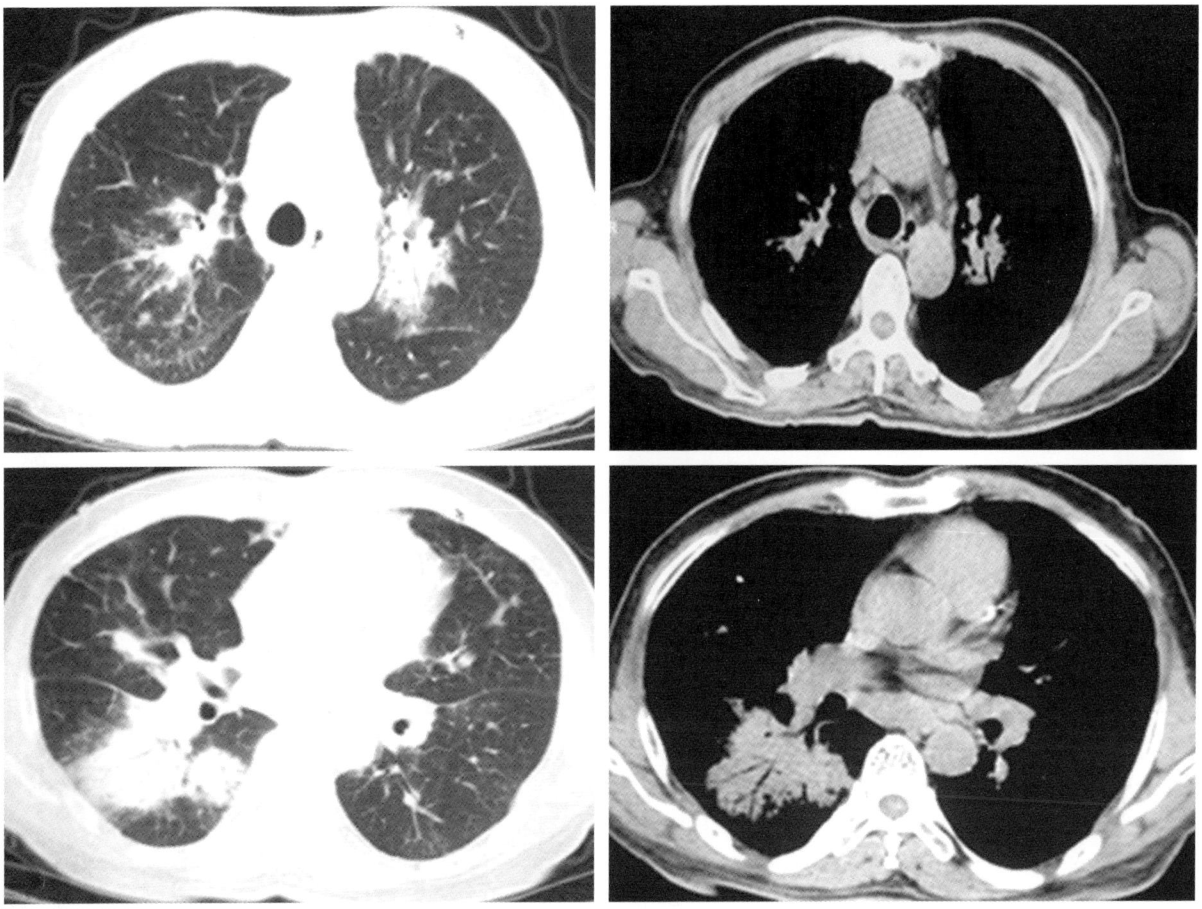

图 4-12-3 胸部 CT（2014-05-27）

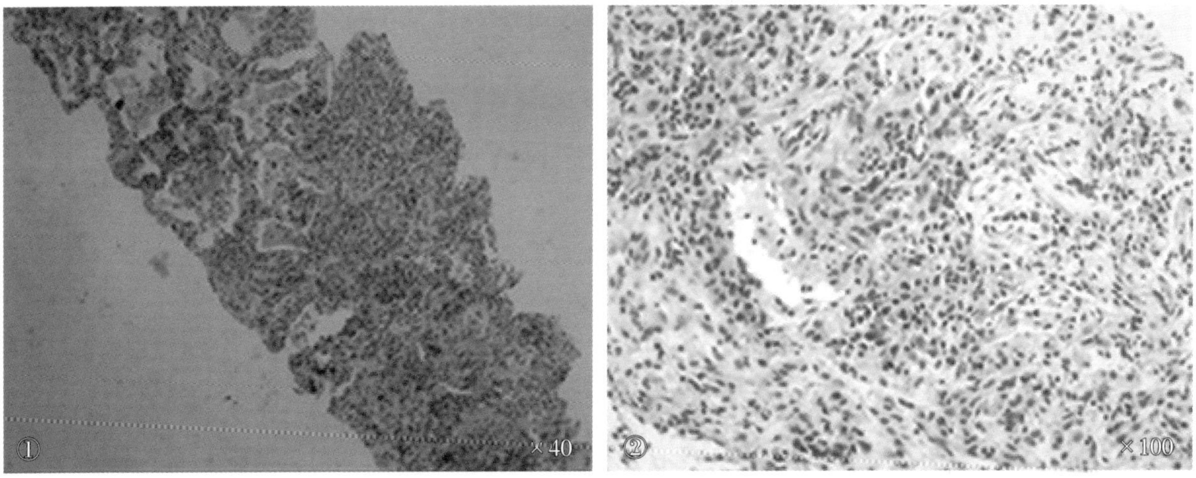

图 4-12-4 经皮肺穿刺活检病理

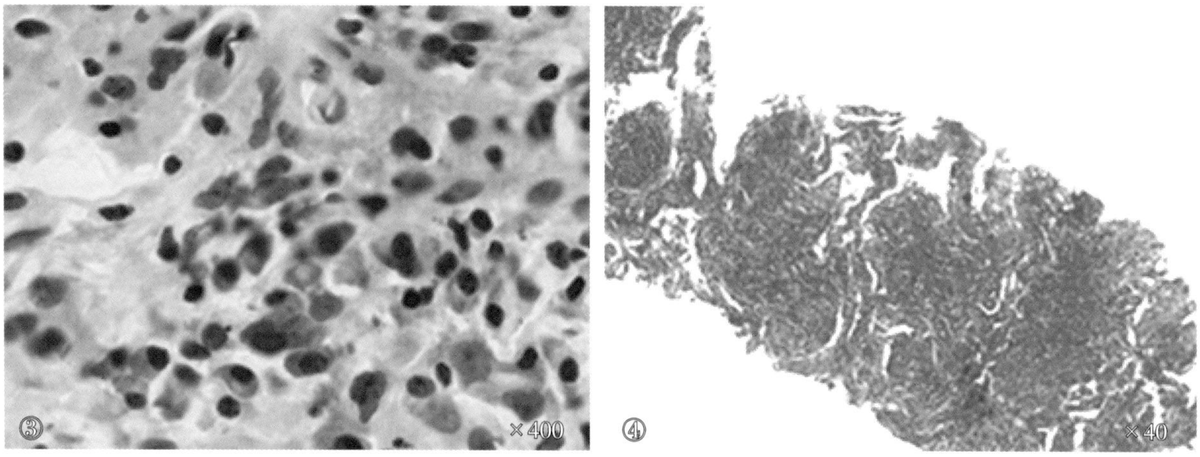

图 4-12-4 续 （肺组织病理）

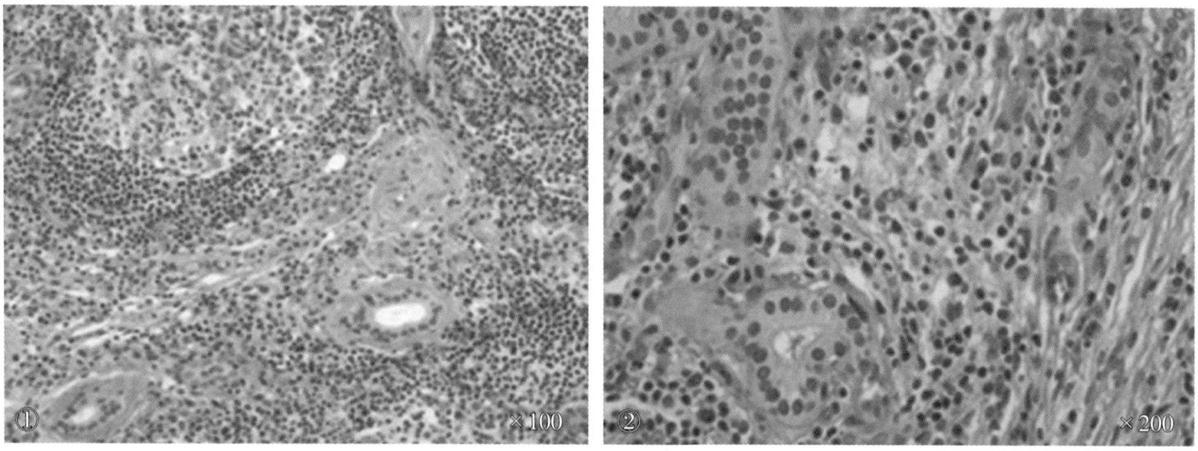

图 4-12-5　左颌下涎腺病理（HE）

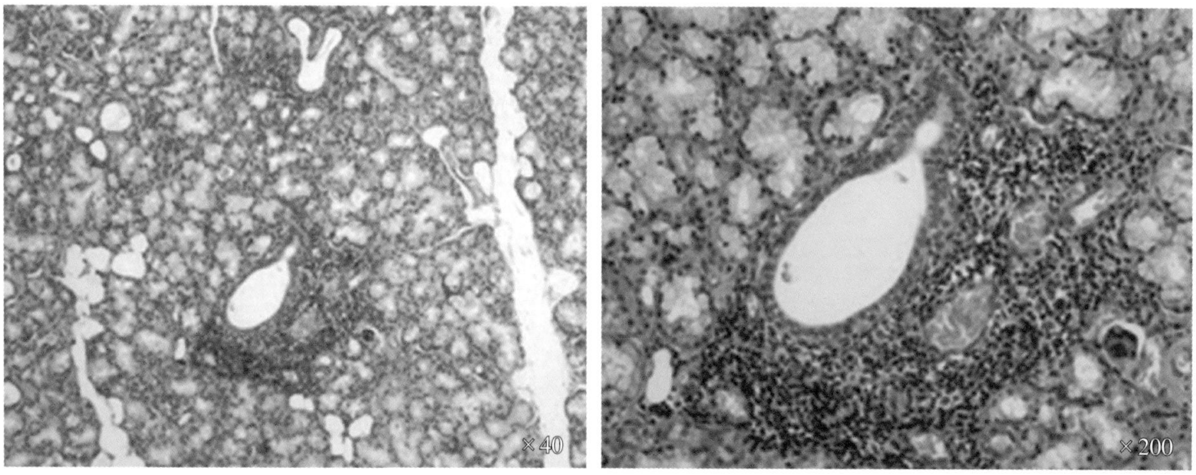

图 4-12-6　唇腺活检病理（HE）

● 影像科（任永芳　新疆维吾尔自治区人民医院）

中年男性，慢性病程，长达 3 年。病初表现为咳嗽、咳痰，右下肺斑片状阴影，虽经抗感染、抗结核治疗，病变仍持续进展，CT 显示双肺对称分布的斑片状实变影。病理提示间质性改变，3 年来病变反复发作，期间经激素治疗有效。影像学特点如下：CT 病变表现为双侧分布的不规则斑片状实变影，可见含气支气管征。病变反复于不同部位出现、消失、再现，具有游走性。激素治疗有效。纵隔、肺门可见多枚稍大淋巴结。

患者无感染临床表现，激素治疗均有效，感染性疾病可除外。病程长达 3 年，呈游走性病变，肿瘤性病变也可排除。因此，重点考虑非感染非肿瘤性疾病。具体情况如下所述：①机化性肺炎（OP）。主要依据：双肺弥漫性分布倾向、病变呈游走性、具有沿支气管血管束分布的特点，且激素治疗有效，但活检病理不支持 OP。② IgG_4 相关性肺病（IgG_4-RLD）。患者病史漫长，以反复发作的肺实变为主要特点，激素治疗有效，病理以淋巴细胞和浆细胞浸润为主，IgG_4-RLD 不除外，但是，该病的影像学表现缺乏特异性，单凭影像学表现难以明确诊断。③游走性肺实变还可见于嗜酸性粒细胞性肺病（ELD）。如特发性单纯型嗜酸性粒细胞肺炎、变应性支气管肺曲霉菌病（ABPA）、嗜酸性肉芽肿性多血管炎（EGPA）等。该患者外周血无嗜酸性粒细胞升高，也无哮喘表现，ANCA 为阴性，上述疾病暂不予考虑。④干燥综合征（SS）。SS 肺部病变包括非特异性间质肺炎（NSIP）、淋巴细胞性间质肺炎（LIP）和机化性肺炎（OP），其中 LIP 最为典型，多表现为磨玻璃影、囊性变和结节影，虽然唇腺活检提示 SS，但是 ANA 谱系均阴性，影像学表现也不支持。该病例可考虑为非感染非肿瘤疾病，但通过像学定性较为困难，可供临床参考。

● 风湿免疫科（武丽君　新疆维吾尔自治区人民医院）

根据肺活检病理特点排除了感染和肿瘤疾病，masson 胶原纤维染色（+），考虑存在间质性纤维化，但本病以实变和团块为主要表现，不符合 IPF、NSIP、DIP、AIP 等特发性间质肺炎的影像学表现，也缺乏 COP 的典型病理学特征。诊断应重点考虑非感染非肿瘤疾病导致的继发性间质性肺病。由于该患者 ANA、ENA 均为阴性，结缔组织疾病相关肺病因素也无从考虑。

患者有眼干、口干，颌下腺肿大，唇腺活检提示腺泡萎缩和淋巴细胞浸润，但患者抗 SSA 及抗 SSB 抗体检查呈阴性，无法用干燥综合征解释。多个腺体受累需考虑到米库利兹病（MD）可能，另外患者左颌下涎腺活检确诊为慢性硬化性涎腺炎（也称为 Kuttner 病），这两种疾病均为 IgG_4 相关疾病。结合患者多系统受累特点，需重点考虑 IgG_4 相关性疾病可能。故需完善 IgG、IgG_4 检查，并补充免疫组化检查，明确 IgG_4 阳性细胞占浆细胞的比例等。

后续进展

完善检查：

1．血清 IgG_4 > 4280 mg/L（80 ～ 1400）；

2．颌下腺免疫组化（图 4-12-7，彩图 4-12-7）：IgG（+）、IgG_4（+）；IgG_4^+/IgG^+ > 60%。

● 病理科（冯瑞娥　北京协和医院）

本例中年男性，主诉咳嗽、气促，胸部 CT 显示双肺多发斑片状实变，先后做了肺穿刺、颌下腺活检及唇腺活检，加做免疫组化证实为 IgG_4 相关性疾病。本例提示我们需要注意以下几点：①近十多年来 IgG_4 相关性疾病逐渐被认识，作为一个多系统疾病，肺累及可以单独发生或是全身系统性疾病的一部分，也可以是首发表现。因此，肺活检病理提示以纤维化及淋巴细胞、浆细胞浸润为主的病变都应加做 IgG、IgG_4 免疫组化，以提高其诊断准确率。②规范化诊断，其他一些疾病可以引起血清 IgG_4 增高，或 IgG_4 免疫组化数值增高，甚至可达到 IgG_4 相关性疾病的诊断标准，需要特别重视，如，ANCN 相关性血管炎、CTD、炎性肠病、慢性炎症性疾病及脓肿、Rosai-Dorfman 病、Castleman 病浆细胞型、淋巴瘤等。因此，IgG_4 相关疾病的诊断需要结合其基本病理组织改变、免疫组化 IgG_4 绝对值

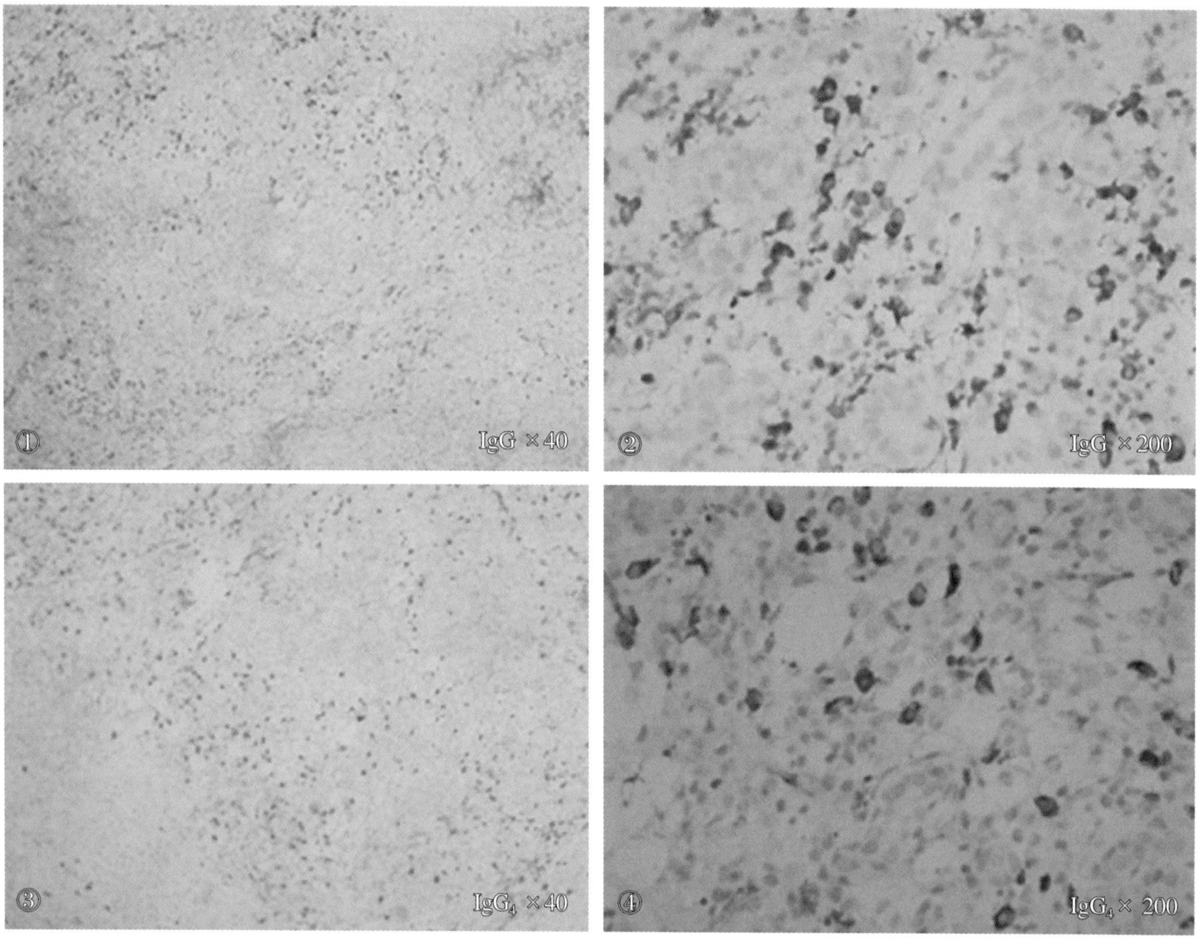

图 4-12-7　颌下腺组织免疫组化

① 颌下腺组织中 IgG 免疫组化染色阳性细胞散在分布；② IgG 免疫组化染色阳性细胞的胞浆呈棕色染色；③ 颌下腺组织中 IgG_4 免疫组化染色阳性细胞散在分布；④ IgG_4 免疫组化染色阳性细胞的胞浆呈棕色染色

及 IgG_4^+/IgG^+ 比值增高，并排除其他疾病才能诊断。③经皮肺穿刺并非间质性肺病变的诊断的金标准，必须要经过临床、影像学和病理学的多学科会诊（CRP）进行综合诊断。另外，间质性肺炎有很多类型，需要临床进一步鉴别诊断，不同类型治疗可能不同，有些需要激素治疗，有些不推荐激素治疗，不应一概而论，这些问题均要经过多学科合作解决。

三、最终诊断

IgG_4 相关肺疾病。

四、治疗与转归

确诊 IgG_4-RD 后，开始行泼尼松治疗 40 mg/d，患者要求出院，此后失联。

五、专家点评

● 风湿免疫科（伍沪生　北京积水潭医院）

本例病史分为 2011 年、2012 年、2014 年三个阶段，疾病呈进行性发展。起病时以呼吸道症状为主，进行了实验室、影像学及病理学检查，经呼吸科、影像科、病理科多学科讨论，除外了感染、肿瘤等，诊断为间质性肺炎；后出现左颌下肿物，病理性检查后复查免疫学指标、唇腺活检及眼科检查，疑诊为干燥综合征，继发性间质性肺炎，左颌下腺炎；经激素等治疗缓解后，呼吸道症状再次加重。再次经多科学讨论，风湿免疫科提出 IgG_4 相关性疾病（IgG_4-RD），后续完善血清 IgG_4 检测，颌下腺组织免疫组化检测，诊断为 IG_4-RD，硬化性涎腺炎。诊断明确无误，可以解释疾病全貌，然而前期肺活检未行肺组织免疫组化染色，是为不足。

IgG_4-RD 首先由日本学者提出，于 2003 年在国际上正式命名。该病是一类原因不明的慢性进行性自身免疫病，可导致一种或多种脏器同时或相继受累，患者血清 IgG_4 水平显著增高，受累组织和器官由于大量淋巴细胞和 IgG_4 阳性浆细胞浸润，同时伴有组织肿胀、纤维化、硬化。主要受累组织和器官非常广泛，包括唾液腺、泪腺、甲状腺、肺、纵隔、胃肠道、肝、胆管、胰腺、肾、腹膜后组织、大动脉、前列腺、乳腺、淋巴结、皮肤，以及中枢神经系统等。根据北京协和医院报导，我国 IgG_4-RD 多见于中老年，男性略多于女性，一半以上患者曾有过敏史，临床表现以多器官受累为主，前 3 位最常见的为米库利奇病、淋巴结病、胰腺炎。

目前应用最广泛的是 2011 年日本科研组公布的 IgG_4-RD 诊断标准，使用该标准时，需充分除外其他类似疾病。本例容易误诊为干燥综合征（SS），二者必须进行鉴别，两者均可出现泪腺、唾液腺肿大和口眼干燥，并均可累及肺，但 IgG_4-RD 患者可有显著的泪腺、唾液腺肿胀增大，但口干症、眼干症及关节痛症状相对较轻；多发生于中老年男性，而 SS 则多见于女性；血清 IgG_4 明显升高，组织中有大量 IgG_4 阳性浆细胞浸润伴大量淋巴滤泡形成，组织具有典型纤维化和硬化性改变，而 ANA、抗 SSA、抗 SSB 抗体阳性发生率较低，对激素治疗反应更为敏感。

治疗方面首选糖皮质激素，推荐剂量为 30 ～ 40 mg/d，可根据体重和病情进行调整，当病情得到控制后，应逐渐减至最小剂量维持。必要时加用免疫抑制剂，包括硫唑嘌呤、霉酚酸酯、甲氨蝶呤、他克莫司、环磷酰胺等，也可试用生物制剂如利妥昔单抗等。本例患者定期复诊，长期随访，不断评估病情变化，适当调整治疗方案至关重要。“IgG_4-RD 管理和治疗的国际共识指南”已于 2015 年公开发表，共有七项声明，供各位同道参考应用。

六、关联知识点——IgG_4 相关胸内疾病（IgG_4-RID）

（一）IgG_4 相关疾病与 IgG_4 相关胸内疾病概述

IgG_4 相关疾病 (IgG_4-related disease，IgG_4-RD）是一种自身免疫介导的慢性炎性纤维化性疾病，可累及全身任何组织与器官。患者血清 IgG_4 浓度升高，基本组织病理学改变包括大量淋巴细胞、浆细胞浸润、IgG_4^+ 浆细胞增多、席纹状纤维化和闭塞性血管炎，常伴轻中度嗜酸性粒细胞（EOS）浸润。受累组织和器官因大量淋巴细胞、浆细胞浸润，同时因组织纤维化而呈局灶性或弥漫性肿大，随纤维化程度的进展可发生组织萎缩。较常受累器官包括颌下腺、泪腺 / 眶周、淋巴结、胰腺、肺、胸膜、纵隔、胆管等，可同时受累或先后受累，最终引起器官功能障碍与衰竭。

IgG_4 相关胸内疾病（IgG_4-related intrathoracic disease，IgG_4-RID）约占 IgG_4-RD 的 35.1%。IgG_4-RID 可同时或先后累及胸内任何组织与器官，可大致分为 6 组疾病：①肺门、纵隔淋巴结肿大；②肺部疾病；③胸膜疾病；④气管支气管疾病；⑤肺与纵隔血管疾病；⑥硬化性纵隔炎。其与不伴胸内疾病的 IgG_4-RD 在年龄、性别无显著差异。IgG_4-RID 血清 IgG_4、CRP 水平显著高于不伴胸内疾病者。IgG_4-RID 可有或无呼吸系统症状。IgG_4 相关肺疾病（IgG_4-related lung disease，IgG_4-RLD）特指肺部受累，是 IgG_4-RID 的重要组成部分。其好发于中老年人，男性居多。可有咳嗽、呼吸困难、胸痛和咯血等表现，近一半患者有发热，部分病例没有症状，往往在体检时偶然发现。IgG_4-RLD 的病理学特征与其他组织和器官有所差别。IgG_4-RID 病理上较少看到席纹状纤维化，而胶原纤维化和成纤维细胞增生活跃更为突出，肉芽肿极为少见。与胰腺组织中仅见到闭塞性静脉炎不同，肺组织往往表现为动脉和静脉同时受累，动脉更常见。与其他系统性血管炎不同的是较少形成血管壁纤维素性坏死和肉芽肿。在肺实质受累的患者中有时可符合机化性肺炎（OP）或非特异性间质性肺炎（NSIP）的病理特点，后者更常见。对临床上不明原因的 NSIP，需要警惕 IgG_4-RLD。

（二）IgG_4-RID 的影像学表现

IgG_4-RID 的影像学表现缺乏特异性，影像学诊断较为困难。

1．肺部表现 2009 年 Inoue 等率先将 IgG_4-RLD 的影像学表现分为 4 个亚型，即实性结节型、肺泡间质型、支气管血管束型和圆形磨玻璃型。但上述 4 型并不能完全反应 IgG_4-RLD 的影像学特点。国内有学者在此基础上将肺部疾病的影像学表现分为 7 个亚型：①实性结节型；②多个圆形 GGO 型；③肺泡间质型；④实变型；⑤支气管血管型；⑥弥漫性结节与斑片影型；⑦肿块型。冯瑞娥等通过与病理对照总结了 IgG_4-RLD 的三种 CT 表现：即炎性假瘤型、间质性肺炎型和小气道分布型。炎性假瘤型呈单发、多发结节状实变影，边界不清，可有毛刺征，常被疑诊为肿瘤性变。间质性肺炎型表现为双肺弥漫性磨玻璃影和索条影，可伴支气管血管束增厚、小叶间隔增厚及蜂窝样影，组织学特点主要表现为 NSIP，而 OP 少见。小气道分布型表现为沿支气管血管束分布的多发小实变影，可伴小囊腔形成。随着观察的不断深入，IgG_4-RLD 更多的征象被检出，如叶、段肺实变（伴或不伴含气支气管征），以及多种征象的混合模式等，使 IgG_4-RLD 的影像学表现呈多样性与复杂性。

2．纵隔、肺门淋巴结肿大 纵隔、肺门淋巴结肿大较常见，约占 IgG_4-RID 的 52.9%。肿大淋巴结数量、形态及大小不一，可融合呈团块状，密度多较均匀，坏死相对少见，多均匀强化。

3．胸膜疾病 胸膜受累约占 IgG_4-RID 的 23.8%。胸膜病变可表现为脏、壁层胸膜充血水肿、血管增生，胸膜结节状或肿块状增厚，胸膜纤维化及胸膜粘连等。影像学可表现为胸腔积液和（或）胸膜不同程度增厚。在壁层胸膜，硬化性炎症可延伸至胸膜外脂肪组织，脏层胸膜病变可累及胸膜下肺组织。

4．气管支气管受累 可累及各级大、小气道，气管、支气管壁与管周淋巴浆细胞浸润，支气管腔可见黏液栓。炎症累及支气管腺体是其特征性表现，有时可不累及支气管上皮。支气管壁结构破坏可导致支气管腔狭窄或扩张。临床上部分支气管哮喘可能与 IgG_4-RD 有关。文献报道一组难治性支气管哮喘，其中血 IgG_4 水平增高组的血 EOS、总 IgE 和 FeNO 水平明显高于 IgG_4 水平不增高者，这些病例可能为 IgG_4-RD，但需要结合临床及病理，因该情况亦可见于 ABPA、EGPA 等。

5．肺与纵隔血管受累 IgG_4-RD 伴血管炎者相当常见，可累及小、中和大血管，包括动脉与静脉，血管壁及管周淋巴浆细胞浸润，EOS 浸润也较常见，中性粒细胞浸润较少或无，较少形成血管壁纤维素性坏死与肉芽肿。IgG_4 相关性血管炎可导致血管壁增厚、管腔狭窄或闭塞，也可因管壁结构破坏致管腔扩张、动脉瘤形成。肺血管受累可导致咯血，还可形成肺动脉高压（PAH），激素治疗后 PAH 可缓解。文献报道少数（6.7%）特发性 / 遗传性 PAH 者出现泪腺、唾液腺肿大，最后确诊 IgG_4-RD，从诊断 PAH 到确诊 IgG_4-RD 的时间间隔为 65 ～ 125 个月。在特发性 / 遗传性 PAH 中，IgG_4-RD 的发病率约 14.3/1000 人年，可能与长期、大剂量使用依前列醇治疗 PAH 有关。所有的胸主动脉疾病中约 4% 由 IgG_4-RD 所致，均表现为胸主动脉壁全层增厚和（或）动脉瘤，多累及主动脉弓，故发生于主动脉弓的动脉瘤应警惕 IgG_4-RD 的可能性。

6．硬化性纵隔炎 硬化性纵隔炎临床上少见，首次报道于 1757 年，也叫纤维性纵隔炎或纵隔纤维化，表现为纵隔内纤维组织增殖，多数患者表现为不明原因食道、呼吸道或上腔静脉阻塞症状。而

2007 年 Inoue 首次报道 IgG_4 相关性硬化性纵隔炎，提示对于不明原因的纵隔纤维化，需要想到 IgG_4-RD 的可能性。影像学表现包括纵隔局灶性或弥漫性软组织密度病变，可包绕、压迫纵隔结构，其发病机制仍不甚明了。

（三）IgG_4-RID 的诊断

诊断 IgG_4-RID 前，首先要进行评估，明确 IgG_4-RID 是全身性 IgG_4-RD 的一部分，还是单独胸内受累，重点排查有无合并泪腺 / 眼眶、颌下腺炎、硬化性胰腺炎、硬化性胆管炎、间质性肾炎、纵隔及腹膜后纤维化等。

IgG_4-RD 至今没有统一的诊断标准，其血清 IgG_4 水平常显著升高，临床上常将血清 IgG_4 浓度 ≥ 1350 mg/L 作为该病的诊断标准之一。然而，血清 IgG_4 升高并非该病特有的血清学指标，IgG_4 升高还可见于干燥综合征（SS）、罗道氏病（RDD）、肺炎性肌纤维母细胞瘤（IMT）、嗜酸性肉芽肿性多血管炎（EGPA）、ABPA、多中心 Castleman 病、结节病、嗜酸性粒细胞肺炎、类风湿关节炎（RA）、系统性硬化症（SSc）、淋巴瘤、慢性肝炎和肝硬化等。Ebbo 等对 1 年内所有 646 例住院患者的研究发现，共 59 例血清 IgG_4 高于 1350 mg/L，其中，25%的患者为感染性疾病，13.5%为自身免疫病，仅 10%为 IgG_4-RD。故事实上，IgG_4-RD 仅占血清 IgG_4 水平增高者的少部分。血清 IgG_4 水平与 IgG_4-RD 的活动性也不成正比。也不能仅通过 IgG_4 升高而诊断 IgG_4-RD。近年来发现通过定量 PCR 技术测量外周血或组织中的 IgG_4/IgG RNA 比率（ratio of IgG_4/IgG RNA）对诊断 IgG4 相关性胆管炎的敏感性与特异性明显高于血清 IgG_4 水平（94%、99% *vs.* 86%、73%），为 IgG_4-RD 的诊断带来前景。另外，通过流式细胞技术，检测血液中浆母细胞浓度对 IgG_4-RD 活动性的判断有更高的价值。

组织病理学仍然是诊断 IgG_4-RLD 的金标准。组织病理学诊断标准：①弥漫性淋巴细胞和浆细胞浸润，伴纤维化；②组织中浸润的 IgG_4^+ 浆细胞与 IgG^+ 浆细胞比值＞ 40%，且每高倍镜视野下 IgG_4^+ 浆细胞＞ 10 个。必须排除良、恶性肿瘤、结缔组织病及其他与 IgG_4-RD 相似的疾病，因为部分其他疾病组织学上也可见到 IgG_4 阳性浆细胞浸润，甚至可达到 IgG_4-RD 的诊断标准，如部分 RDD、IMT、EGPA 和淋巴瘤等。

（四）治疗原则

在无禁忌证的情况下，对于所有活动性、未治疗 IgG_4-RD 患者，糖皮质激素是诱导缓解的一线药物。推荐糖皮质激素初始治疗量为泼尼松 30 ～ 40 mg/d，病情严重者可加大剂量，临床症状较轻者可使用低剂量糖皮质激素。绝大多数患者糖皮质激素治疗反应较好，治疗有效率在 80% 以上。指南推荐初始糖皮质激素剂量应维持 2 ～ 4 周，以后逐渐减量至最小维持量或停药。但由于糖皮质激素剂量递减或停用后，患者疾病复发风险较高，因此推荐使用低剂量糖皮质激素维持数年。

参考病例

病例 1（图 4-12-8）：男性，78 岁。口干，轻度咽干食困难 3 年。肺部 CT：脊柱旁软组织增厚，胸膜增厚，伴右侧胸腔少量包裹性积液（图 4-12-8 ①～②）；肾窦及输尿管上段周围见软组织密度影（图 4-12-8 ③），考虑腹膜后纤维化；胰腺形态略显僵硬（图 4-12-8 ④）。血清 IgG_4：1650 mg/L，胸膜活检病理提示 IgG_4-RD 诊断。

病例 2（图 4-12-9）：男性，18 岁，因“查体发现右肺阴影 1 月”CT 示：右肺上叶不规则实变，右侧胸腔积液（图 4-12-9 ①～②）。血 IgG_4 12600 mg/L，免疫组化示：IgG_4 阳性浆细胞＞ 10 个 / 高倍镜视野，考虑 IgG_4 相关疾病可能。予泼尼松 0.75 mg/(kg · d)，治疗 1 周。复查 CT 显示病变明显吸收（图

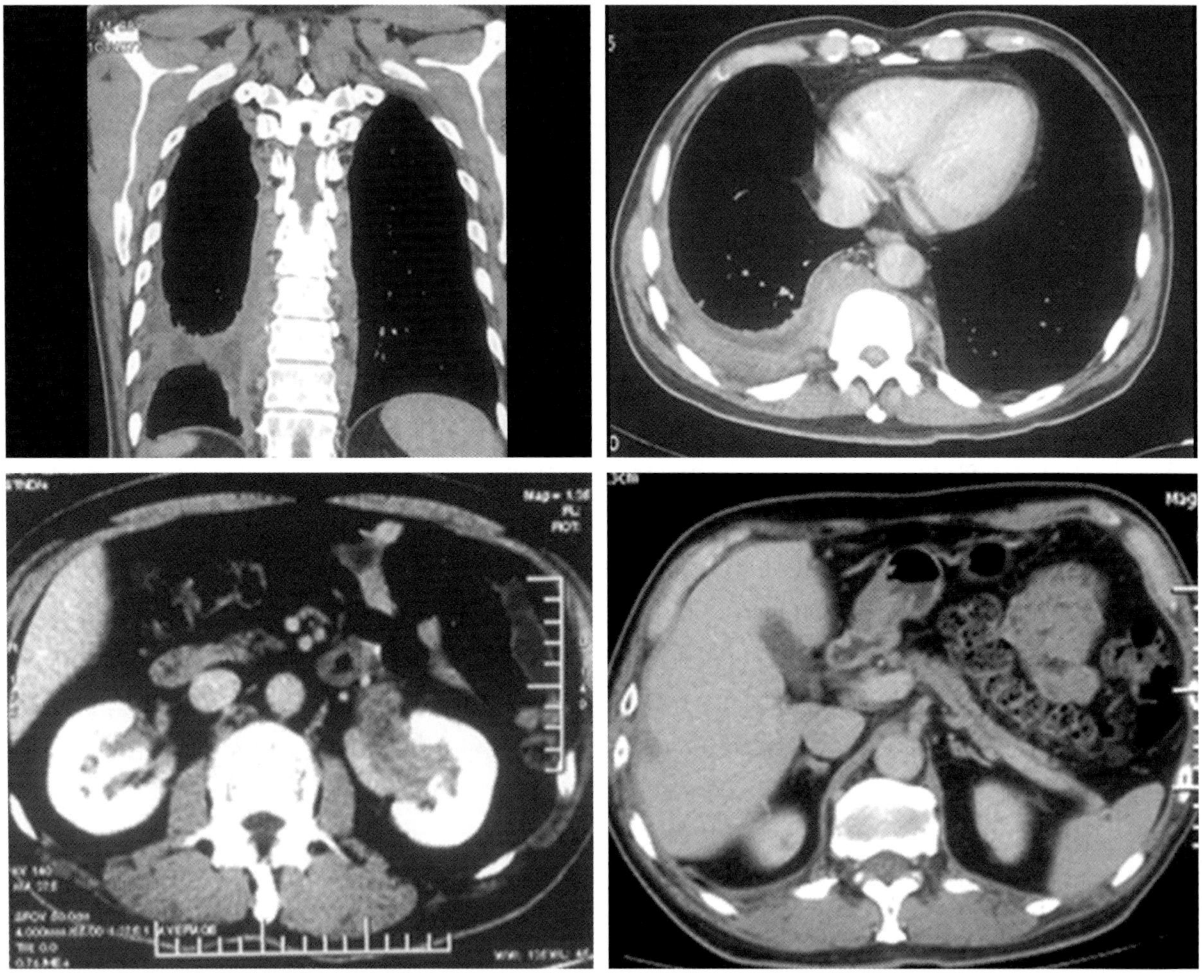

图 4-12-8　胸、腹部增强 CT

4-12-9 ③～④）。

七、要点速记

1．IgG_4-RD 血清 IgG_4 高于 1350 mg/L，且须结合组织病理学诊断：①大量淋巴细胞和浆细胞浸润，伴纤维化；②组织中浸润的 IgG_4^+ 浆细胞与 IgG^+ 浆细胞的比值＞ 40%，且每高倍镜视野下 IgG_4^+ 浆细胞＞ 10 个。

2．血清 IgG_4 升高并非 IgG_4-RD 特有，还可见于 EGPA、多中心 Castleman 病、结节病、嗜酸性粒细胞肺炎、类风湿关节炎、系统性硬化症、慢性肝炎和肝硬化等。

3．IgG_4-RLD 包括①肺门、纵隔淋巴结肿大；②肺部疾病，分 7 个亚型；③胸膜疾病；④气管支气管疾病；⑤肺与纵隔血管疾病；⑥硬化性纵隔炎；其影像学表现缺乏特异性。

4．IgG_4-RD 治疗首选糖皮质激素。

（杨晓红　陈丽萍　杨国儒　路希维 编写 / 整理，兰学立 审校）

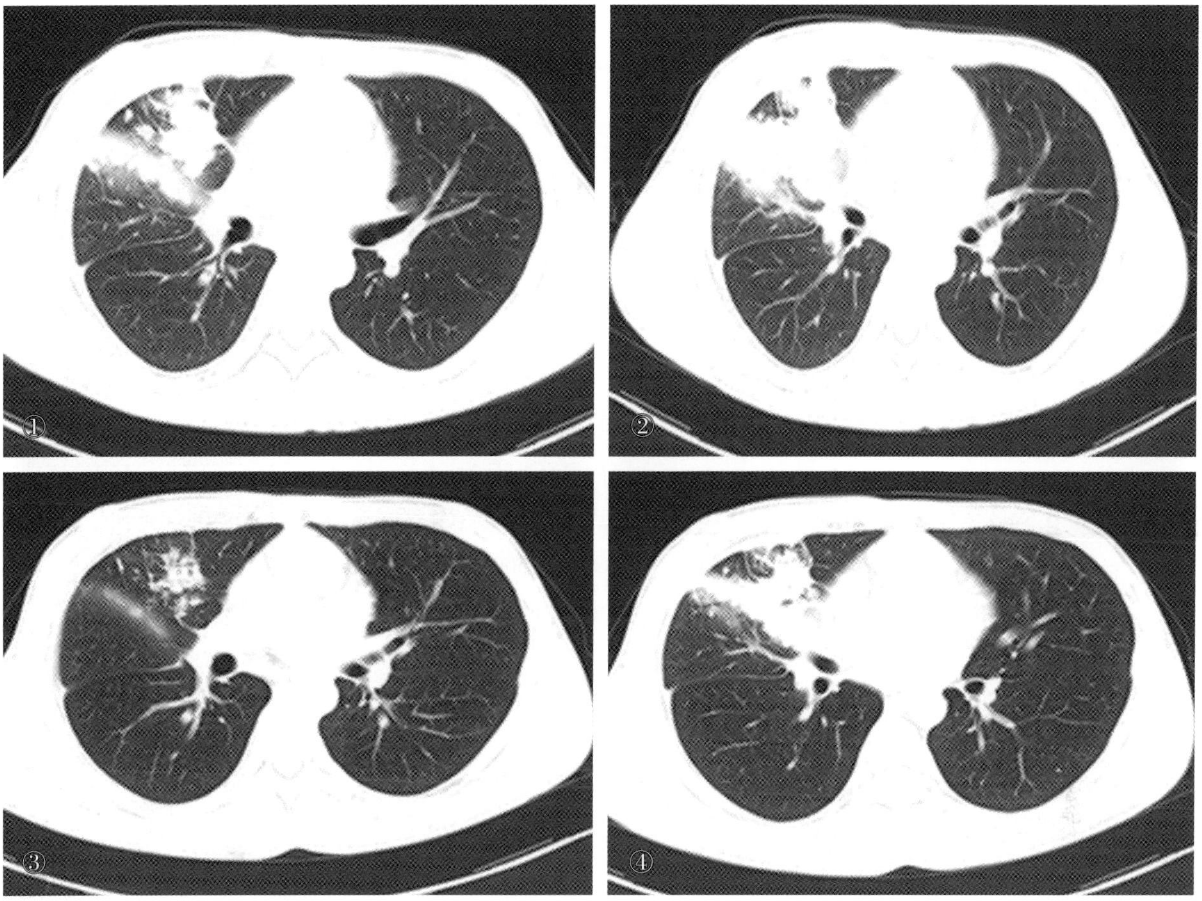

图 4-12-9 胸部 CT

参考文献

1. 陈雨,张文. 解读首个《IgG4 相关疾病管理和治疗的国际共识指南》[J]. 中华临床免疫和变态反应, 2015, 3: 159-162.
2. 梅原久范, 董凌莉, 译. 温故而知新: IgG4 相关性疾病 21 世纪被发现的新的疾病体 [J]. 中华风湿病学杂志 [J], 2012, 16: 848-850.
3. Tsushima K, Tanabe T, Yamamoto H, et al. Pulmonary involvement of autoimmune pancreatitis[J]. Eur J Clin Invest, 2009, 39 (8): 714-722.
4. Inoue D, Zen YH, Gabata T, et al. Immunoglobulin G4-related lung disease: CT findings with pathologic correlations [J]. Radiology, 2009, 251 (1): 260-270.
5. Ohara H, Nakazawa T, Ando T, et al. Systemic extrapancreatic lesions associated with autoimmune pancreatitis [J]. Pancreas, 2005, 31 (3): 232-237.
6. Deshpande V, Zen Y, Chan JK, et al. Consensus statement on the pathology of IgG4-related disease [J]. Mod Pathol, 2012, 25 (9): 1181-1192.
7. Umehara H, Okazaki K, Masaki Y, et al. Comprehensive diagnostic criteria for IgG4-related disease (IgG4-RD), 2011 [J]. Mod Rheumatol, 2012, 22 (1): 21-30.
8. Khosroshahi A, Wallace ZS, Crowe JL, et a1. International consensus guidance statement on the management and treatment of IgG4-related disease [J]. Arthritis & Rheumatology, 2015, 67 (7):

1688-1699.

9. Okazaki K, Umehara H. Current Concept of IgG4-related disease [J]. Curr Top Microbiol Immunol, 2017, 401: 1-17.

10. Umehara H, Okazaki K, Nakamura T, et al. Current approach to the diagnosis of IgG4-related disease combination of comprehensive diagnostic and organ-specific criteria [J]. Mod Rheumatol, 2017, 27 (3): 381-391.

11. Stone JH, Khosroshahi A, Deshpande V, et al. Recommendations for the nomenclature of IgG4-related disease and its individual organ system manifestations [J]. Arthritis Rheum, 2012; 64 (10): 3061-3067

12. Noguchi S, Yatera K, Jinbo M, et al. IgG4-related lung disease associated with autoimmune hemolytic anemia: a case report and a Literature review [J]. Internal Medicine, 2016, 55 (17): 2469-2474.

13. Campbell SN, Rubio E, Loschner AL. Clinical review of pulmonary manifestations of IgG4-related disease [J]. Ann Am Thorac Soc, 2014, 11 (9): 1466-1475.

14. Matsui S, Hebisawa A, Sakai F, et al. Immunoglobulin G4-related lung disease: clinicoradiological and pathological features [J]. Respirology, 2013, 18 (3): 480-487.

15. Fujinagaa Y, Kawa S, Hamano H, et al. Characteristic findings in images of extra-pancreatic lesions associated with autoimmune pancreatitis [J]. Eur J Radiol, 2010, 76 (2): 228-238.

16. Yamamoto H, Yasuo M, Nomura Y, et al. IgG4-related airway involvement which developed in a patient receiving corticosteroid therapy for autoimmune pancreatitis [J]. Intern Med, 2011, 50 (24): 3023-3026.

17. Sekiguchi H, Horie R, Aksamit TR, et al. Immunoglobulin G4-related disease mimicking asthma [J]. Can Respir J, 2013, 20 (4): 87-89.

18. Choi JH, Sim JK, Oh JY, et al. A case of IgG4-related disease presenting as massive pleural effusion and thrombophlebitis [J]. Tuberc Respir Dis, 2014, 76 (4): 179-183.

19. Zen Y, Inoue D, Kitao A, et al. IgG4-related lung and pleural disease: a clinicopathologic study of 21 cases [J]. Am J Surg Pathol, 2009, 33 (12): 1886-1893.

20. Fujimoto M, Yoshizawa A, Sumiyoshi S, et al. Stromal plasma cells expressing immunoglobulin G4 subclass in non-small cell lung cancer [J]. Hum Pathol 2013, 44 (8): 1569-1576.

21. Matsui S, Yamamoto H, Minamoto S, et al. Proposed diagnostic criteria for IgG4-related respiratory disease [J]. Respir Investig, 2016, 54 (2): 130-132.

22. Sato Y, Yoshino T. IgG4-related lymphadenopathy [J]. Int J Rheumatol, 2012; 2012 (1): 572539.

23. Asano N, Sato Y. Rheumatoid lymphadenopathy with abundant IgG4 (1) plasma cells: a case mimicking IgG4-related disease [J]. J Clin Exp Hematop, 2012, 52 (1): 57-61.

24. Chen TD, Lee LY. Rosai-Dorfman disease presenting in the parotid gland with features of IgG4-related sclerosing disease [J]. Arch Otolaryngol Head Neck Surg, 2011, 137 (7): 705-708.

25. Yonglan He, Xuechao Du, Ning Ding, et al. Spectrum of IgG4-releated disease on multi-detector CT: a 5-year study of a single medical center data [J]. Abdom Imaging, 2015, 40 (8): 3104-3116.

26. Yuichiro S, Yuichi T, Hidekata Y, et al. IgG4-releated disease in pulmonary arterial hypertension on long-term epoprostenol treatment [J] . Eur Respir J, 2014, 43 (5): 1516-1519.

27. Mary A, Arezou K. Diagnostic and treatment workup for IgG4-releated disease [J]. Expert Review of Clinical Immunology, 2017, 13 (9): 867-875.

病例 13 咳嗽、气喘、发热，血嗜酸性粒细胞增高，伴肺部阴影

一、病例特点

（一）简要病史

女性，58 岁。以“咳嗽 4 个月，喘憋 2 个月，发热半个月”收入院。于 4 个月前无明显诱因出现咳嗽，咳白黏痰，就诊于当地医院，给予“左氧氟沙星”抗感染，“孟鲁司特、赛庚啶”口服，咳嗽症状较前略有好转。2 个月前出现气喘，予“异丙托溴胺”雾化吸入，症状无明显改善。1 个月前再次住院，复查血常规示嗜酸性粒细胞 1.31×10^9/L ↑，百分比 18.31% ↑。胸部 CT 示双肺多发斑片状及结节状实变影，考虑“肺内感染，过敏性哮喘”，先后给予“莫西沙星、阿莫西林克拉维酸钾”抗感染，“布地奈德”雾化吸入，症状始终无明显改善。半个月前出现畏寒、发热，体温最高 38.5℃。近 2 天皮肤有瘙痒感，抓后可见红色风团。

（二）既往史

糖尿病史 6 年，长期口服“格列齐特、阿卡波糖”，血糖控制可。慢性胃炎、胃溃疡病史 2 年。本次发病前曾连续食用冰冻海蟹 1 周（1 ～ 2 只 / 日）。

（三）体格检查

颜面、双手、双足、臀部多处多个皮肤硬结，大小不等，边缘红，不突出体表，瘙痒明显。双肺呼吸音清，未闻及啰音。

（四）辅助检查

1．实验室检查

（1）血常规：白细胞（WBC）11.10×10^9/L ↑、嗜酸性粒细胞（E）3.90×10^9/L ↑、嗜酸性粒细胞百分比（E）0.35 ↑，其余各项均未见异常。

（2）生化及常规：肝功能、肾功能、尿常规及便常规正常。

（3）蛋白电泳：白蛋白 51.8% ↓、α1 球蛋白 5.5%、γ- 球蛋白 22.7% ↑。

（4）免疫学检测：免疫球蛋白 G 1780.00 mg/dl、免疫球蛋白 E（IgE）1100.00 IU/ml ↑；ANA、ENA 均阴性，类风湿因子阴性；肿瘤标志物：铁蛋白 207.55 ng/ml ↑、神经元烯醇化酶（NSE）28.25 ng/ml ↑，余未见异常。

（5）感染相关检查：痰细菌培养未见致病菌生长、血培养（–）、真菌培养（–）；痰涂片抗酸染色阴性（3 次），结核感染 T 细胞斑点试验（T-SPOT.TB）阳性；G 试验（–）；寄生虫检查（丝虫抗原、肺吸虫 IgG 抗体、旋毛虫 IgG 抗体、弓形虫 IgG 抗体）均阴性，便寄生虫及幼虫鉴定：未见。

（6）过敏原检测：过敏原总 IgE 541 KU/L ↑，嗜酸细胞阳离子蛋白＞ 200 μg/L ↑，真菌组（-）。

（7）骨髓活检：骨髓增生轻度活跃，造血成分约占 60%。嗜酸性粒细胞明显增多，约占 80%，其余粒系及巨核系、红系均增生减低。骨髓免疫分型：嗜酸性粒细胞比例明显增高，未见其他明显异常

免疫表型的细胞。

2．肺功能 混合型通气功能障碍，弥散功能下降。FEV_1 1.91L ↓、FEV_1% 69.9%、FEV_1/FVC 68.56% ↓、残气量正常、TLCOc/VA 1.49L、TLCOc SB 69.4% ↓；可逆试验阴性，呼出气氧化亚氮测定：184 ppb ↑。

3．心电图 窦性心动过速。

4．胸部 HRCT 双肺支气管血管束增粗，部分支气管壁增厚；可见少量沿支气管束分布之小结节状影；右下叶后基底段胸膜下区，左舌叶下段可见斑片状实变影；奇静脉食管隐窝可见斑片状磨玻璃影（图 4-13-1）。

（五）诊疗措施及病情演变

初步诊断为社区获得性肺炎，嗜酸性粒细胞增高原因待查。予左氧氟沙星 0.6 静脉滴注，1 次 / 日，

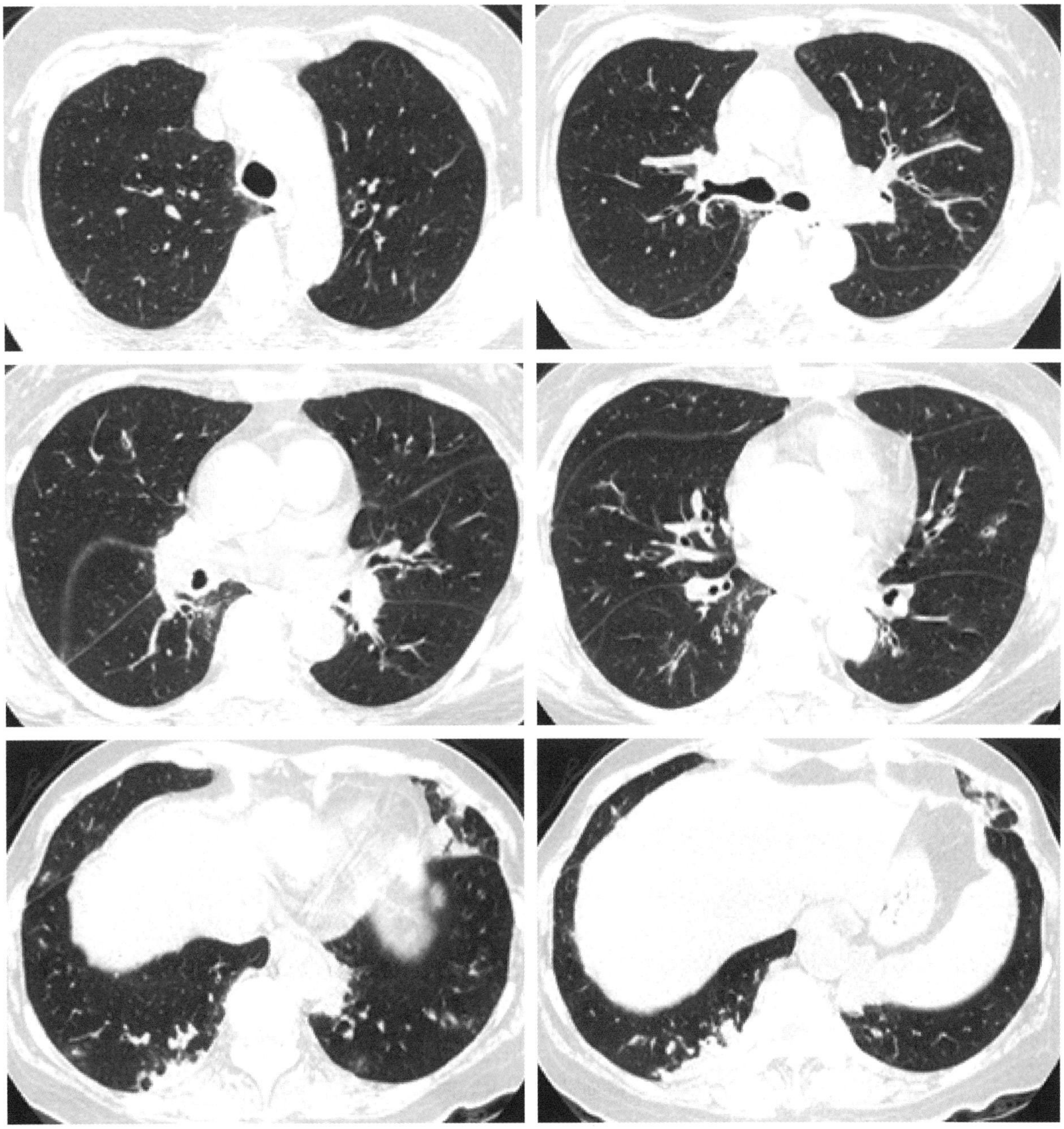

图 4-13-1 肺 HRCT（2015-01-14）

抗感染治疗 8 天，患者仍发热，体温 38.9 ～ 39.5 ℃。患者陆续出现双上肢指端疼痛、麻木，关节游走性疼痛。四肢、臀部见圆形红斑，并逐渐变硬，瘙痒明显。完善检查：

1．血常规　WBC 51.55×10^9 /L ↑，白细胞手工分类：嗜酸性粒细胞 83% ↑。

2．HRCT 复查　双肺散在分布斑片、结节、实变和磨玻璃形，以中下肺分布为主，可见支气管管壁增厚。部分区域病灶吸收减少，但另一部分区域病灶增多，呈一定的游走性（图 4-13-2）。

3．PET/CT（图 4-13-3）显示扫描范围内双肺多发沿支气管走行分布的实变与磨玻璃影，放射性摄取不同程度增高，SUVmax 7.2。双肺上叶少许囊状低密度影。纵隔及双侧肺门可见多发放射性摄取增高的淋巴结，SUVmax 7.5。双肺实变、磨玻璃及类结节影伴代谢活性增高，纵隔及双侧肺门多发代谢活性增高的淋巴结，上述所见考虑炎性病变可能大。

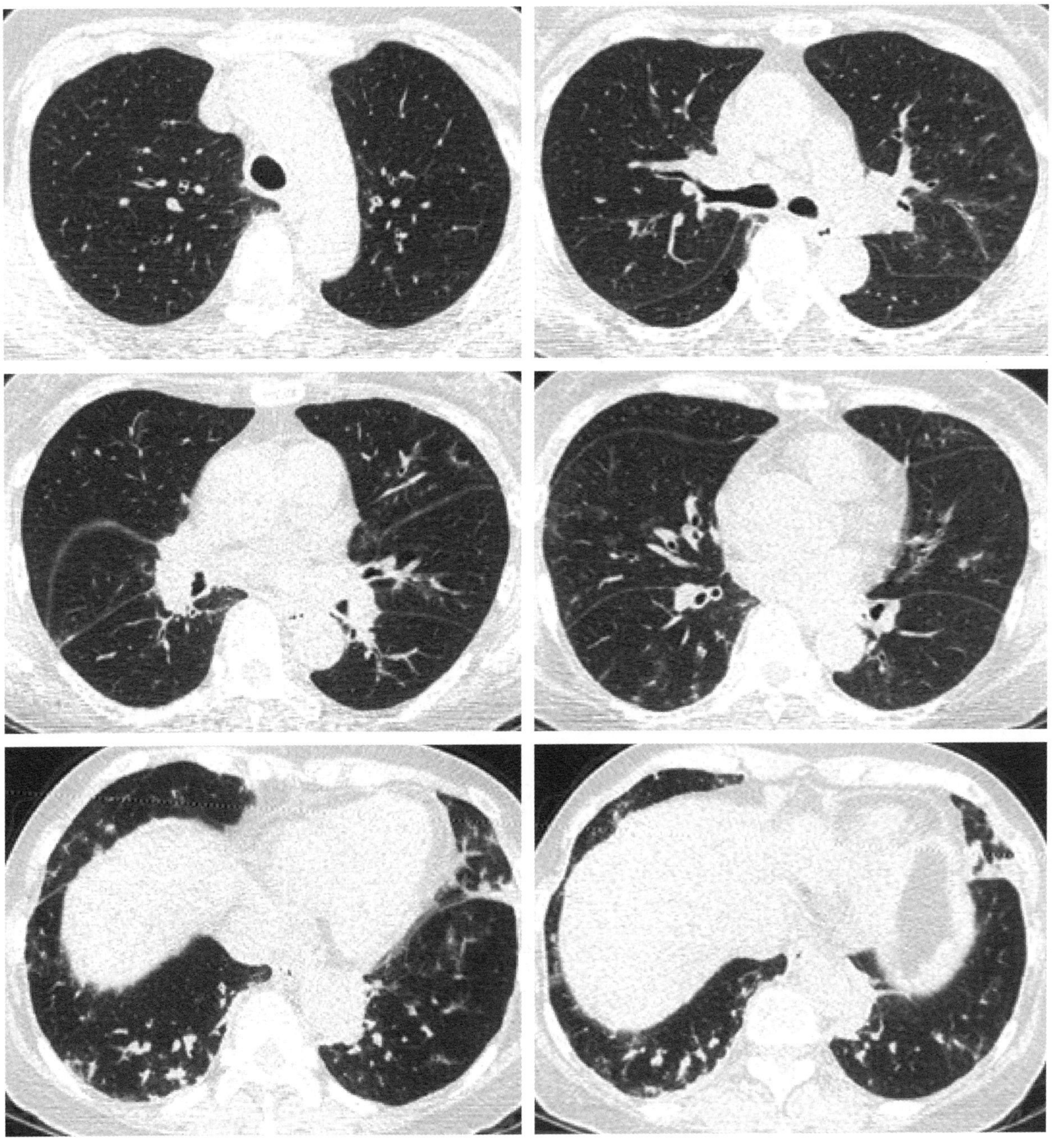

图 4-13-2　肺 HRCT（2015-01-22）

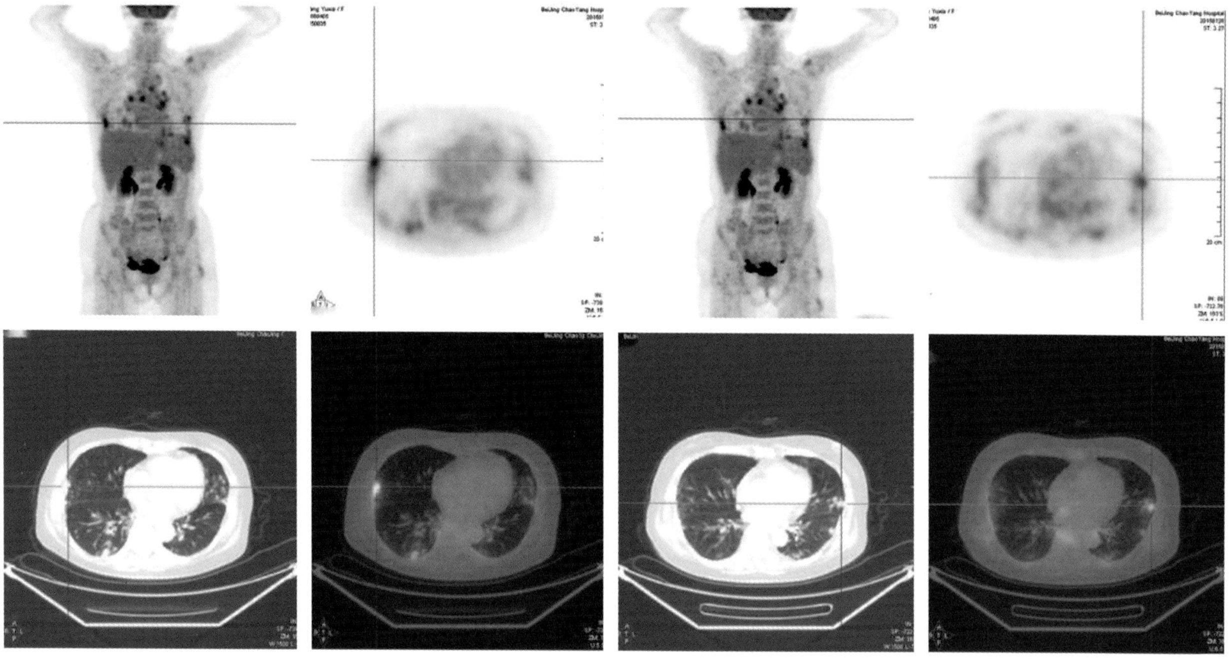

图 4-13-3　PET/CT（2015-01-26）

二、多学科会诊

第一次会诊

● 放射科（翟晓力　首都医科大学附属北京朝阳医院）

中老年女性，慢性病程。咳嗽 4 个月，喘憋 2 个月，发热半个月。胸部 CT：双肺见沿支气管血管束分布多发斑片状实变与磨玻璃影，右下叶后基底段外周实变影，病变呈游走性。PET/CT 检查提示双肺代谢活性增高的多发实变和磨玻璃影，纵隔及双侧肺门多发代谢活性增高的淋巴结。结合外周血嗜酸性粒细胞升高，主要考虑嗜酸性粒细胞增高相关性疾病。结合病变呈游走性特点，需注意与下列疾病相鉴别：①变应性支气管肺曲霉病（ABPA）。ABPA 多合并哮喘，特征性影像学表现为中心性支气管扩张及高密度黏液栓。本例未检出支气管扩张及黏液栓征象。②慢性嗜酸性粒细胞性肺炎（CEP）。CEP 影像学特点为外周浸润，非肺段分布，即“反肺水肿征”，是 CEP 的典型影像学表现，本例病变既有周边分布特点，又有支气管血管束分布的特点，CEP 证据不充分。③寄生虫病。嗜酸性粒细胞升高，肺内游走性阴影，常可见于肺吸虫感染等，患者寄生虫系列检测阴性，不支持。④嗜酸性肉芽肿性多血管炎（EGPA）。EGPA 的肺浸润主要表现为弥漫分布的斑片影，病变呈游走性、复发性。本病也需考虑，请结合临床。

● 呼吸科（兰学立　航天中心医院）

同意影像科专家的分析，在其罗列的疾病中：① ABPA。该病好发于支气管哮喘患者，影像学表现为反复性和游走性肺部浸润影或实变影，中央型支气管扩张，血总 IgE 水平和曲霉菌 IgE 水平升高。该患过敏反应检测真菌组阴性，无中心型支气管扩张和黏液栓，ABPA 可排除。②寄生虫病。寄生虫病多嗜酸性粒细胞升高，肺内游走性阴影，常见于肺吸虫感染，患者曾在发病前食用大量冰冻海蟹，肺吸虫多见于淡水蟹、螺和蝲蛄等中间宿主，海产品相对少见，寄生虫相关检查均为阴性，可排除。③还需考虑伴嗜酸性粒细胞增多和系统症状的药疹（drug rash with eosinophilia and systemic symptoms，DRESS）的可能性。其发病与特殊药物过敏相关，临床表现发热、皮疹、淋巴结肿大和间质性肺炎伴嗜酸性粒细胞升高。易诱发 DRESS 的药物主要有别嘌醇、卡马西平、苯妥英钠、柳氮磺胺吡啶、万古霉素、磺胺甲恶唑等，还需详细询问用药史。④ CEP。大多数 CEP 有嗜酸性粒细胞升高，大约 2/3 的 CEP 有发作性哮喘，影像学特征为外周分布的磨玻璃影和（或）实变影，但肺中心区分布和单肺分布并不少见。⑤ EGPA。结合皮疹、皮肤末梢感觉异常、游走性关节痛等多系统受累的特点，需要考虑 EGPA 的可能。根据美国 1990 年 EGPA 诊断标准，有以下 4 项提示诊断：①哮喘，外周血嗜酸性粒细胞多；②单发或多发神经病变，游走性或一过性肺浸润；③鼻窦 / 鼻旁窦病变；④血管外嗜酸性粒细胞浸润。综合病史、影像学特征，虽无典型哮喘发作，考虑 EGPA 可能性大，需要完善：鼻窦 CT、ANCA、支气管镜 BALF 及 TBLB 病理，同时行肌肉神经活检协助诊断。

后续进展

结合会诊意见，进一步完善检查：

（一）ANCA（第 1 次）

髓过氧化物酶（MPO）48.90 RU/ml ↑、蛋白酶 3（PR3）阴性；ANCA（第 2 次）：MPO 46 RU/ml ↑、ANCA-IgG（+）1∶40 ↑、PR3 阴性。

（二）支气管镜检查

气管管腔黏膜粗糙，充血水肿可见广泛分布的白色小结节，气管隆嵴光滑锐利，右中间段开口略狭窄，双肺各叶支气管黏膜粗糙，充血水肿，气管及双侧支气管管腔出现广泛黏膜病变，右上叶前段、双下叶基底段开口见少量黏膜黑斑。支气管肺泡灌洗液检查：细胞总数 3.99×10^6，细胞活性 85%，巨噬细胞 46%，淋巴细胞 9%，中性粒细胞 43%，嗜酸性粒细胞 2%。气管镜刷片、BALF 细菌、真菌、抗酸染色涂片以及 BALF 真菌、细菌培养均为阴性。经支气管镜肺活检病理（HE × 100）：送检肺组织（右下肺基底）肺泡间隔增宽，Ⅱ型肺泡上皮增生，部分肺泡间隔断裂，间质纤维组织增生，炭末沉积，少量淋巴细胞、嗜酸性粒细胞浸润。病理诊断：支气管黏膜慢性炎，嗜酸性粒细胞增多（图 4-13-4 ①，彩图 4-13-4 ①）。

（三）右前臂尺侧皮肤活检组织病理（HE × 100）

表皮轻度角化，局部变薄。真皮浅层血管及附属器周围较多嗜酸性粒细胞、淋巴细胞、中性粒细胞浸润。局灶出血（图 4-13-4 ②，彩图 4-13-4 ②）。

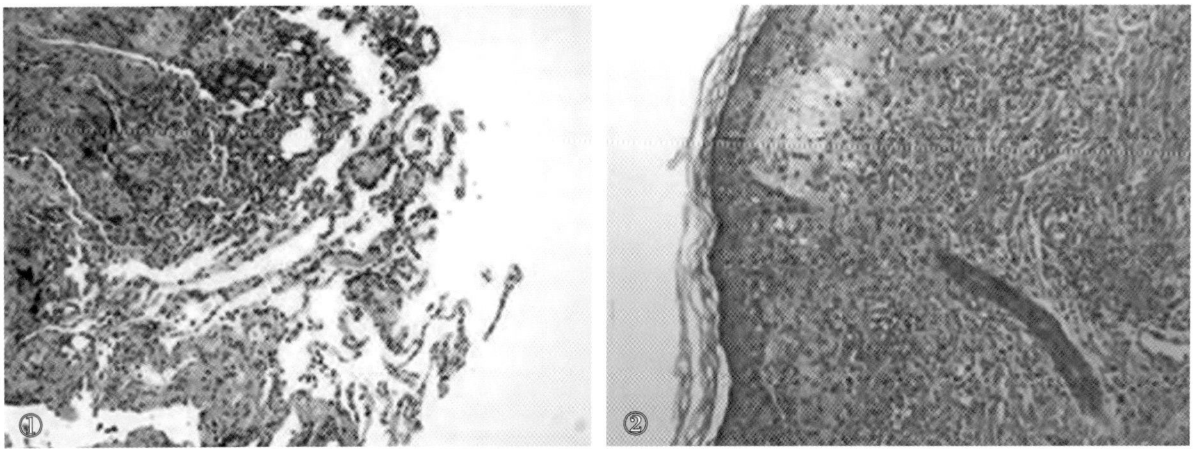

图 4-13-4　病理
① TBLB 病理；② 皮肤活检

（四）鼻窦 CT

鼻窦 CT 显示左侧筛窦、双侧上颌窦、蝶窦黏膜增厚，邻近窦壁骨质未见明显异常。诊断：左侧筛窦、双侧上颌窦、蝶窦轻度炎症（图 4-13-5）。

（五）肌电图

腓肠肌不完全性周围神经损害。神经源性损害。

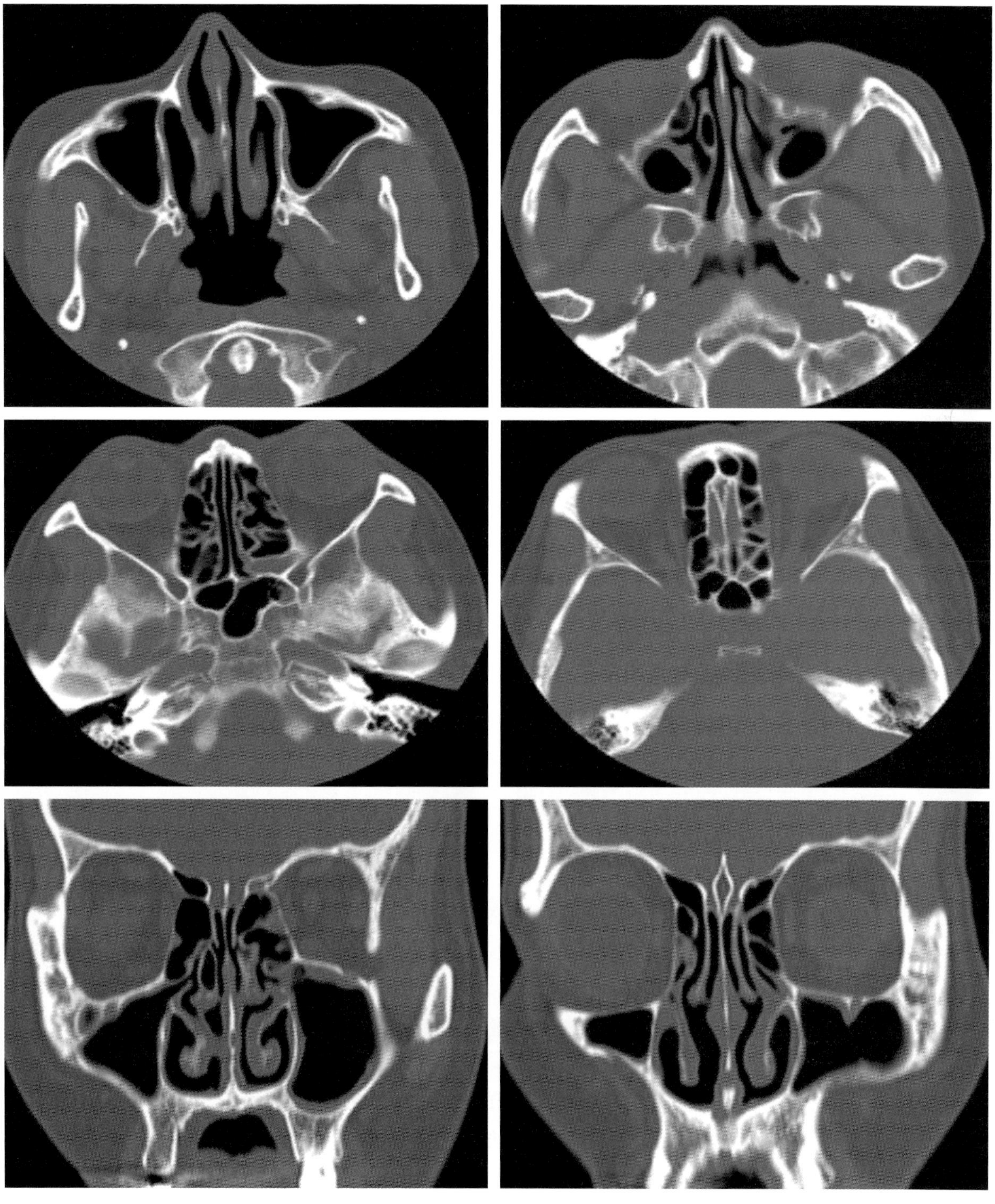

图 4-13-5 鼻窦 CT

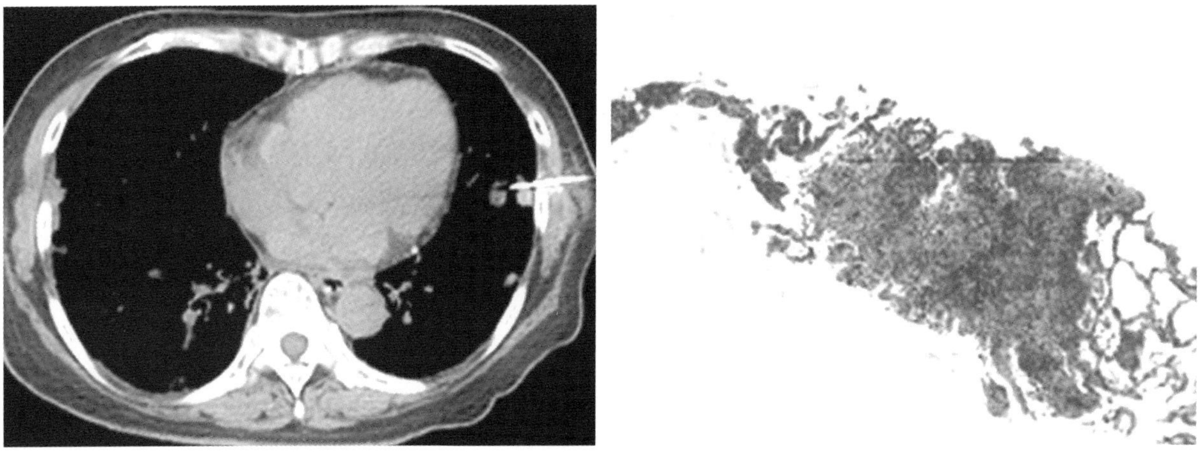

图 4-13-6　经皮肺活检（HE 染色 ×100）

（六）经皮肺穿刺病理

右下基底支气管黏膜上皮增生，基底膜增厚，间质内大量嗜酸性粒细胞、淋巴细胞、浆细胞浸润（图 4-13-6）。

第二次会诊

- 呼吸科（兰学立　航天中心医院）

检查结果回报：外周神经系统损害、鼻窦病变、ANCA 阳性，MPO-ANCA（+），均支持 EGPA 诊断。但仍有以下疑点：① TBLB 病理描述肺泡间隔增宽，Ⅱ型肺泡上皮增生，间质纤维组织增生，非 EGPA 特异性病理表现；② BALF 嗜酸性粒细胞无明显升高，中性粒细胞比例偏高，是否合并细菌感染？③患者有糖尿病病史，外周神经损害能否排除糖尿病神经并发症？

- 病理科（蔡毅然　上海交通大学医学院）

本例患者临床过敏指标检查异常，经支气管镜肺活检显示右下叶基底肺组织肺泡间隔增宽，Ⅱ型肺泡上皮增生，间质纤维组织增生，少量淋巴细胞、嗜酸性粒细胞浸润，表现为一种较特殊的炎症反应。大体观察时可见气管黏膜多发的结节凸起考虑炎症细胞浸润渗出和局灶纤维组织增生所致。皮肤病理检查亦见嗜酸性粒细胞浸润，提示患者罹患一种全身性疾病。再次经皮肺穿刺见右下基底支气管黏膜上皮增生，基底膜增厚，间质多量嗜酸性粒细胞、淋巴细胞、浆细胞浸润。所有组织学检查提示为嗜酸性粒细胞增多性的病变累及肺，请结合临床综合评估。

- 影像科（翟晓力　首都医科大学附属北京朝阳医院）

EGPA 的影像学表现呈多样性。本例血嗜酸性粒细胞升高，以双肺多发的局灶性磨玻璃影和实变影，主体呈外周性分布，且具有游走性，符合嗜酸性粒细胞肺炎的影像特点。小气道壁增厚提示小气道的受累，文献报道 35.3% ～ 77.8% 的 EGPA 出现小气道壁增厚，可能与呼吸道壁的嗜酸性粒细胞浸润及哮喘有关。点状密度增高伴周围晕征（点晕征）和支气管血管束增粗，提示小血管炎性改变。47% ～ 93% 的 EGPA 可出现鼻息肉、过敏性鼻炎和鼻窦炎等表现。另外 EGPA 的肺门及纵隔淋巴结肿大（一般为中小淋巴结）也较为常见，对这些影像学特征没有进行充分的逻辑判断是 EGPA 漏诊的原因。通过影像学分析本例符合 EGPA 诊断。

• 风湿免疫科（郑朝晖 空军军医大学西京医院）

中老年女性，病史4月，病程中出现咳嗽、憋喘、发热，抗感染治疗无效，反复检查血常规嗜酸性粒细胞增多，入院后胸部PET/CT提示：双肺多发斑片状实变影、磨玻璃影及类结节影，且发现纵隔及肺门多发代谢活性增高的淋巴结；骨髓、皮肤、肺结节提示相关组织均出现大量嗜酸性粒细胞浸润；肌电图提示周围神经损害，MPO-ANCA阳性。EGPA目前没有新的分类标准，依据1990年的ACR分类标准，该患者诊断为EGPA的可能性较大，EGPA患者的ANCA阳性率（约为40%）明显低于GPA和MPA。

三、最终诊断

嗜酸性肉芽肿性多血管炎（EGPA）。

四、治疗及转归

给予激素治疗（甲强龙80 mg qd，静脉滴注3日），后改为醋酸泼尼松片50 mg（10片）口服；头孢地尼控制感染及达肝素皮下注射抗凝治疗。治疗后患者发热缓解，皮疹消失，双上肢指端疼痛、麻木，周身关节逐渐减轻。复查血常规：WBC 11.30×10^9/L、EOS% 39.2%，出院继续治疗。4月后随访胸部CT（图4-13-7），显示肺内病变基本吸收，各项指标逐渐趋于正常。

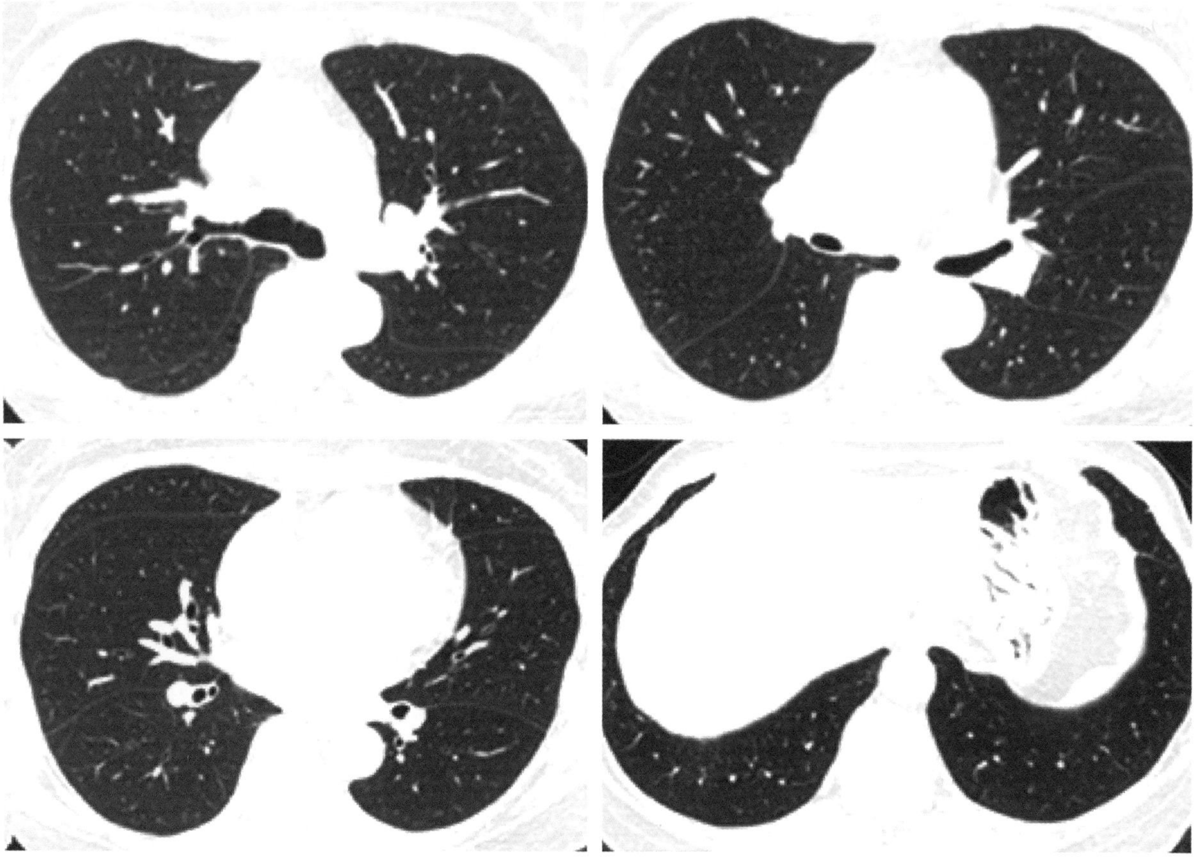

图4-13-7 HRCT随访（2014-05-16）

五、专家点评

● 呼吸科（李海潮　北京大学第一医院）

该患者为老年女性，以喘憋、发热、皮疹、神经系统损害、肺部浸润、鼻窦炎、外周血嗜酸性粒细胞显著升高为特征（远高于 1000/mm^3），需要考虑嗜酸性粒细胞增多症相关疾病的鉴别。因为有喘息和肺部浸润，首先考虑嗜酸细胞肺浸润症中各种类型疾病的鉴别，尤其是 ABPA 和 EGPA，因为两者同时兼具哮喘和肺部阴影的表现。结合该患者 2 次 ANCA，尤其是抗 MPO 阳性，考虑 EGPA（原 CCS）的诊断是成立的，上述多学科的医生都有非常详细的分析。但该患者的临床表现的确有的不典型之处需要考虑其他鉴别诊断：①该患者的临床表现更像是严重过敏的表现，包括嗜酸性粒细胞升高的幅度（典型的 EGPA 多数在 5000 ~ 9000/mm^3）、皮肤损害（瘙痒和风团）和喘息发作等，尤其发热、皮疹和嗜酸性粒细胞显著增高，需要考虑到伴嗜酸性粒细胞增多和系统症状的药疹（DRESS）的可能性；②该患者的喘憋病史只有 2 个月的时间，且肺功能表现程度轻微，一般的 EGPA 患者，均有较长时间的哮喘病史，并且可能需要口服激素维持治疗。当然，也有少部分 EGPA 患者根本没有哮喘病史；③该患者主要表现为游走性实变和磨玻璃影，但是，肺泡灌洗液中嗜酸性粒细胞的比例并无明显增高（$< 10\%$）；④多发性单神经炎是 ANCA 相关性血管炎颇具特征性的临床表现，其主要鉴别疾病就是糖尿病，而该患者有糖尿病史，需要考虑，必要时应进行神经活检以明确诊断；⑤该患者皮肤和肺活检均未发现典型的嗜酸性粒细胞性肉芽肿，该患者的临床表现不是十分典型，且缺少病理学诊断的依据，该患者的 2 次 ANCA 检查结果对诊断具有非常重要的提示意义。目前 ANCA 相关性血管炎不同类型的诊断标准没有更新，ANCA 阳性未被纳入。但是 ANCA，尤其是 MPO 和 PR3 靶抗原 ELISA 的重要性不应被忽视。在英国风湿病学会和协会关于原发性系统性血管炎的诊断标准中，ANCA 阳性、特征性病理表现、高度提示血管炎的辅助检查表现（如血管炎造影、多发性单神经炎）等已经纳入诊断条件之一，可以供参考。目前，对于 ANCA 相关性血管炎的诊断，仍强调病理检查的重要性，尤其是对于表现不典型的患者。

六、关联知识点——嗜酸性肉芽肿性血管炎

嗜酸性肉芽肿性血管炎（eosonophilic granulomatosis with polyangiitis，EGPA）属于 ANCA 相关小血管炎，主要累及全身中小动静脉的系统性血管性炎症，以哮喘、外周血和受累脏器组织中嗜酸性粒细胞增多、嗜酸性粒细胞性坏死性血管炎伴有坏死性肉芽肿为特征。典型的三联征表现为：①呼吸道过敏：过敏性鼻炎、鼻息肉和哮喘。②血嗜酸性粒细胞增高。③组织内嗜酸性粒细胞浸润。EGPA 的发病机制不明。在已获知的致病因素中，涉及不同的过敏原、感染、疫苗接种、药物和二氧化硅暴露。遗传学研究认为 EGPA 是人类白细胞抗原（human leukocyte antigen，HLA）相关疾病，已被证明与 HLA-DRB1*04 和 HLA-DRB4*07 相关。嗜酸性粒细胞在 EGPA 的作用仍然是不确定。但不同研究表明，嗜酸性粒细胞的细胞毒性和促凝剂可能会导致心脑血管并发症。虽然它们通常被认为是效应细胞，但它们可能充当免疫调节细胞。新近研究发现，在 EGPA 患者血清 IL-25 检测浓度较高；嗜酸性粒细胞是 IL-25 的主要来源，诱导 T 细胞产生细胞因子，导致 TH-2 免疫反应。研究表明 T 淋巴细胞在 EGPA 发病机制中也发挥重要作用。

（一）EGPA 病理特点

EGPA 主要病理是血管外肉芽肿，以及中小血管炎（特别是小动脉）和嗜酸性粒细胞浸润。血管外肉芽肿多发生于血管炎相邻的肺实质，可发生纤维素样坏死，坏死灶中可见嗜酸性粒细胞和组织坏

死碎片，周围多核巨细胞、淋巴细胞呈栅栏状排列包绕。肺泡壁和肺间质内也可见非坏死性肉芽肿。血管炎过程主要影响中小型血管（特别是小血管），表现为血管壁的纤维素样坏死，伴有或不伴有肉芽肿和嗜酸性粒细胞浸润。嗜酸性粒细胞浸润及嗜酸性粒细胞增多性肺炎，多早期出现，肺泡内可见大量嗜酸性粒细胞和巨噬细胞聚集，肺泡间隔浸润增厚。这三种病理改变可单独出现，也可同时出现。由于活检组织的血管外周肉芽肿的检出率极低，对 EGPA 的诊断不必强调病理结果。

（二）临床特点及诊断标准

EGPA 各年龄段均可发病，发病高峰年龄 30 ～ 40 岁，男性居多。EGPA 通常发展成三个连续的阶段，第一阶段，也称为前驱或过敏，典型表现为哮喘、过敏性鼻炎，鼻窦炎；第二阶段，嗜酸性粒细胞阶段，表现为外周血嗜酸性粒细胞的计数增加和器官浸润，尤其是肺、心脏和胃肠道；第三阶段，血管炎的最后一个阶段，坏死性血管炎的后果（例如，紫癜、周围神经病变），通常与血管或血管外肉芽肿有关；全身症状表现为发热、全身不适，体重下降。

EGPA 临床表现中哮喘最为常见，患病率约为 95%；其他常见有鼻息肉、变应性鼻 - 鼻窦炎，鼻出血和听力下降等；39.7% 有皮肤损害，其中，皮下结节、紫癜（尤其是腿部）是一种血管炎阶段最常见的皮肤表现。嗜酸性胃肠炎可表现为腹痛、腹泻、肠出血。25% 的患者发生肾损害，从单纯的蛋白尿和血尿发展成为急进性肾小球肾炎，肾受累是 EGPA 患者的不良预后因素。70% ～ 90% 的 EGPA 患者出现神经系统损害，主要表现为周围神经病变，多发生于血管炎阶段，症状包括感觉异常和疼痛（腓，胫骨，尺神经）；中枢神经系统受累较少，可表现为脑血管炎和脑膜肉芽肿炎，脑梗死和脑出血是主要的死亡原因。EGPA 也可累及心脏，发生心肌梗死、心包炎和充血性心力衰竭，这也是导致死亡的主要原因。另外，30% ～ 40% 的患者可出现弥漫性淋巴结病，经常累及腋窝和颈部淋巴结。

嗜酸性粒细胞的显著增多是最常见的实验室结果，嗜酸性粒细胞＞ 10%，ANCA 阳性占 40% ～ 60%，pANCA 阳性常见，以 MPO 抗体特异性较高。参照美国 1990 年分类变应性肉芽肿性血管炎（即 churg-strauss 综合征，CSS）诊断标准：①哮喘；②外周血嗜酸性粒细胞多（＞ 10%）；③单发或多发神经病变；④游走性或一过性肺浸润；⑤鼻窦 / 鼻旁窦病变；⑥血管外嗜酸性粒细胞浸润。符合上述 4 条或 4 条以上可诊断，其敏感性为 85.0%，特异性为 99.7%。鉴别诊断包括高 IgE 综合征，急、慢性嗜酸性粒细胞肺炎，其他 ANCA 相关性肺炎和 IgG_4 相关疾病等。

（三）肺部影像特点

肺是 EGPA 最常累及的器官之一。EGPA 的肺部病变按照前驱期、嗜酸性粒细胞浸润期和血管炎期进展，各阶段影像特点不尽相同。前驱期：肺内表现与哮喘相关，表现为支气管管壁增厚和扩张，小叶中心结节常见。同时可见小叶间隔增厚，网格影，提示嗜酸性粒细胞早期浸润；嗜酸性粒细胞浸润期：肺部呈嗜酸性粒细胞肺炎表现，支气管管壁浸润也更加突出，肺功能与阻塞性通气障碍为主；血管炎期：坏死性肉芽肿累及中小动脉、静脉和毛细血管，可表现为发热、出血，肺内表现为外周分布的实变影，伴或不伴空洞形成。EGPA 发生弥漫性肺泡出血（DAH）少见。在法国一项大样本 EGPA（383 例）随访观察中，DAH 仅占 4.2%

归纳 EGPA 的放射学征象：①游走性肺浸润；② 90% 的患者 HRCT 表现为双侧分布的磨玻璃影和斑片状肺实变，多对称性、非节段性和外周性分布，中下肺野为主，这与嗜酸性粒细胞肺炎相似；③相对常见的表现是呼吸道受累，支气管壁增厚占 35.3% ～ 77.8%，多见于哮喘患者，通常与嗜酸性粒细胞支气管壁浸润有关；④肺结节影占 23.5% ～ 88.9%，以小叶中心结节和支气管周结节为主；⑤小叶间隔增厚，占 22.2% ～ 66.6%。光滑的小叶间隔增厚可能与心肌受损继发肺水肿或嗜酸性粒细胞浸润有关，长期病程也可出现肺间质改变；⑥支气管血管束增粗及血管周围晕征，提示血管炎症和出血。

⑦胸腔积液占 11.8% ～ 57.1%；⑧肺门淋巴结肿大占 30%，通常表现为中小淋巴结肿大。

（四）治疗与预后

EGPA 疾病严重程度的分级可以参照法国血管炎研究组织的 5 个因素评分标准（Five-factor score，FFS）进行判断：以下因素如果存在 1 项计 1 分。①尿蛋白大于 1 g/d；②消化道受累；③肾功不全，肌酐＞ 158 mg/L；④心肌病；⑤中枢神经受累。当 FFS=0，可单用糖皮质激素（glucocor-ticoid，GCS）治疗。FFS ≥ 1，可使用 GCS 加免疫抑制剂治疗。当 FFS 为 0、1、2 时，5 年病死率分别为 12%、26% 和 46%，首位死亡原因是心力衰竭和心肌梗死。GCS 是 EGPA 的基础用药，剂量为 1 ～ 2 mg/kg。对于 FFS=0，单用 GCS 治疗可以获得 93% 的缓解率，但复发率较高。常用的免疫抑制剂有环磷酰胺、甲胺碟呤、硫唑嘌呤等。重症患者可给予 GCS 冲击、静脉注射丙种球蛋白并联合环磷酰胺或其他免疫抑制剂治疗。诱导缓解期维持治疗不少于 18 ～ 24 个月。

参考病例

病例 1（图 4-13-8）：女，52 岁，反复咳嗽、喘 30 年，加重 2 月。胸部 CT：双肺多发斑片状实变、结节和磨玻璃影，下肺分布为主。化验检查：外周血嗜酸性粒细胞百分比显著升高，肾功能异常，pANCA 阳性，MPO-ANCA 阳性。最终诊断：嗜酸性肉芽肿性血管炎。

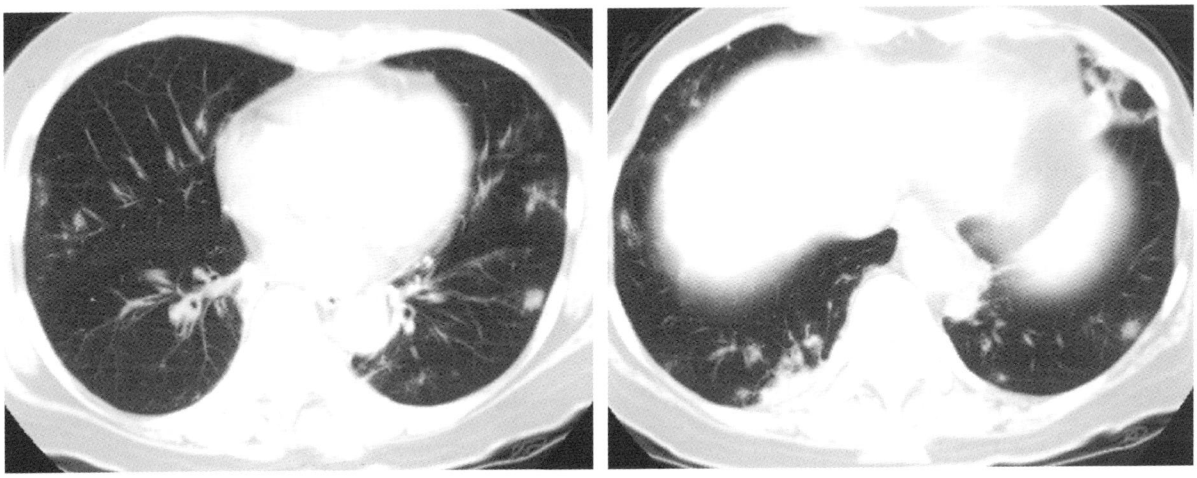

图 4-13-8　肺 CT

病例 2（图 4-13-9）：女性，53 岁，咳嗽、咳痰、鼻塞伴全身皮疹 1 月余。胸部 CT 所见：双肺散在结节、斑片状实变影。外周血嗜酸性粒细胞升高，pANCA 阳性，MPO-ANCA 阳性。最终诊断：嗜酸性肉芽肿性多血管炎。

七、要点速记

1．难治性哮喘合并嗜酸性粒细胞增多的患者需警惕 EGPA。

2．典型的三联征表现为：①呼吸道过敏：过敏性鼻炎、鼻息肉和哮喘；②血嗜酸性粒细胞增高。③组织内嗜酸性粒细胞浸润。

3．EGPA 组织学特点，包括组织嗜酸性粒细胞增多、坏死性血管炎、血管外嗜酸性粒细胞浸润和（或）嗜酸性粒细胞肉芽肿形成。

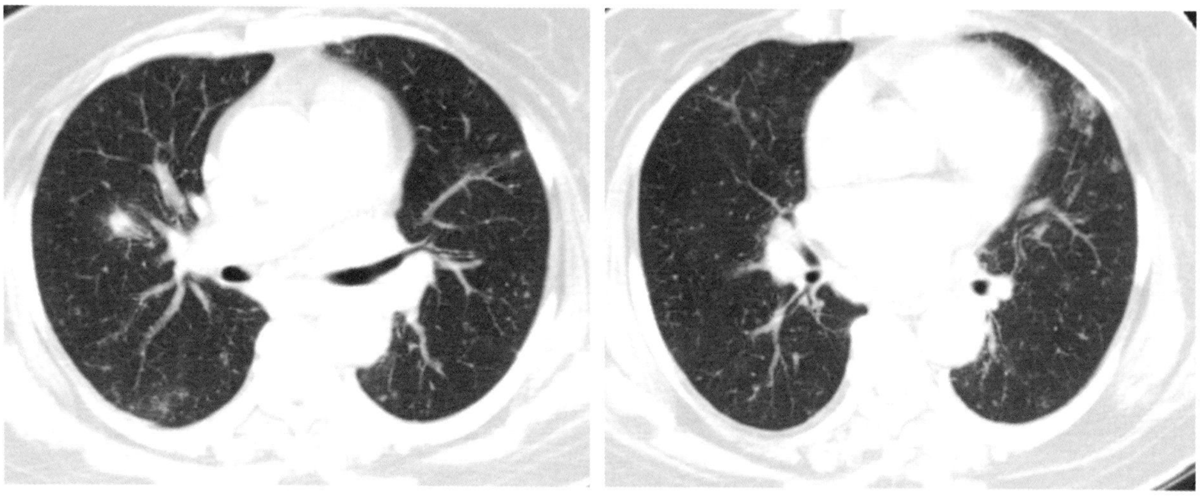

图 4-13-9 肺 CT

4. EGPA 的预后相对良好。肾受累相对少见。早期诊断、根据 FFS 制订治疗方案，可改善疾病预后。

（翟晓力 编写 / 整理，兰学立 审校）

参考文献

1. 徐晓莉，宋伟，隋昕，等. 嗜酸性肉芽肿性多血管炎的临床与胸部影像特征 [J]. 中国医学科学院学报，2016，38（5）：617-620.
2. 侯小萌，肖楚吟，李菁，等. 肺部受累嗜酸性肉芽肿性多血管炎的临床特点 [J]. 中华临床免疫和变态反应杂志，2017，11（3）：253-258.
3. Comarmond C，Pagnoux C，Khellaf M，et al. Eosinophilic granulomatosis with polyangiitis（Churg-Strauss）：clinical characteristics and long-term followup of the 383 patients enrolled in the French Vasculitis Study Group cohort [J]. Arthritis Rheum，2013，65：270-281.
4. Jennette J C，Falk R J，Bacon P A，et al. 2012 Revised international chapel hill consensus conference nomenclature of vasculitides [J]. Arthritis & Rheumatism，2013，65（1）：1-11.
5. Churg J，Strauss L，Allergic granulomatosis，allergic angiitis，and periarteritisnodosa [J]. Am J Pathol，1951，27（2）：277-301.
6. TervaertJW，Limburg PC，Elema JD，el a1. Detection of autoantibodies against myeloid lysosomal enzymes：a useful adjunct to classification of patients with biopsy-proven necrotizing arteritis [J]. Am J Med，1991，91（1）：59-66.
7. Szczeklik W，Grzanka PMastalerz L，et a1. Lunginvolvement in Churg-Strauss syndrome as related to theactivityofthe disease [J]. Allergy，2010，65（11）：1484-1485.
8. Gioffredi A，Maritati F，Oliva E，et al. Eosinophilicgranulomatosis with polyangiitis：an overview [J]. Frontiers in Immunology，2014，5：549.
9. Comarmond C1，Pagnoux C，Khellaf M，et al. Eosinophilic granulomatosis with polyangiitis（Churg-Strauss）：Clinical characteristics and long-term followup of the 383 patients enrolled in the French vasculitis study group cohort [J]. Arthritis & Rheumatology，2013，65（1）：270-281.

10. Pagnoux C. Updates in ANCA-associated vasculitis [J]. European Journal of Rheumatology, 2016, 3 (3): 122.

病例 14　胸闷、气短，双肺弥漫淋巴管周结节，伴肺实变

一、病例特点

（一）简要病史

女性，58 岁。以“胸闷气短 9 月，加重 3 月”为主诉。9 月前无明显诱因出现活动后胸闷气短，偶有咳嗽，咳少量白痰，伴乏力、口干、眼干，无咯血、无低热、盗汗，无关节肿痛等不适。就诊于当地医疗机构，予抗感染、提高免疫力等治疗，症状无缓解。近 3 个月来上述症状进行性加重，为进一步治疗来院。

（二）既往史及接触史

无慢性病史。有甲硝唑过敏史。个人史：30 年前从事油漆工 2 年，现长期从事面粉加工工作。

（三）体格检查

颈部可触及淋巴结、质硬，活动性尚可，有轻压痛。双肺呼吸音粗，双下肺可闻及 Velcro 啰音，其余未见异常。

（四）辅助检查

1．实验室检查

（1）血常规：白细胞（WBC）5.87×10^9/L、中性粒细胞（N）0.84；C 反应蛋白（CRP）99.33 mg/L ↑；ESR 25 mm/h。

（2）生化常规：肝、肾功能正常；总蛋白 44.5 g/L ↓、球蛋白 16.4 g/L ↓、白蛋白 28.1 g/L ↓；肌钙蛋白 0.14 ng/ml；尿常规：尿潜血（+）、尿蛋白（+++）；电解质：钙 2.09 mmol/L、磷 0.76 mmol/L、钾 3.17 mmol/L、钠 136 mmol/L。

（3）自身免疫系列：抗中性粒细胞胞浆抗体（ANCA）阴性；ANA、ENA 阴性；类风湿因子均为阴性。

（4）肿瘤相关检查：肿瘤免疫（6 项）均为阴性；铁蛋白 455.7 ng/ml ↑。

（5）痰涂片：革兰氏阴性球菌（++++）、痰涂片抗酸染色阴性、真菌孢子及菌丝（+++）。

（6）胸腔积液检测：外观黄色微混；胸腔积液常规：瑞氏反应弱阳性，比重 1.016 ↓，有核细胞数 0.57×10^9/L，单核细胞 0.96，多核细胞 0.02，间皮细胞 0.02，嗜酸细胞 0。胸腔积液生化：总蛋白 ＜ 30 g/L，乳酸脱氢酶（LDH）113 U/L，腺苷脱氢酶（ADA）6 U/L。

（7）脑钠肽（BNP）3224 pg/ml ↑。

2．超声　①心脏超声：左心室壁肥厚，左房稍大，三尖瓣反流（中量），肺动脉高压（中度），左心室舒张功能减低。②淋巴结超声：双颈部、腋下、腹股沟可见多发淋巴结肿大。

3．胸部葡萄糖代谢显像　右肺中叶葡萄糖代谢轻度升高，考虑良性病变可能大。

4．胸部 CT 平扫＋增强扫描　双肺支气管血管束增粗，沿支气管血管束分布多发小结节影，小叶

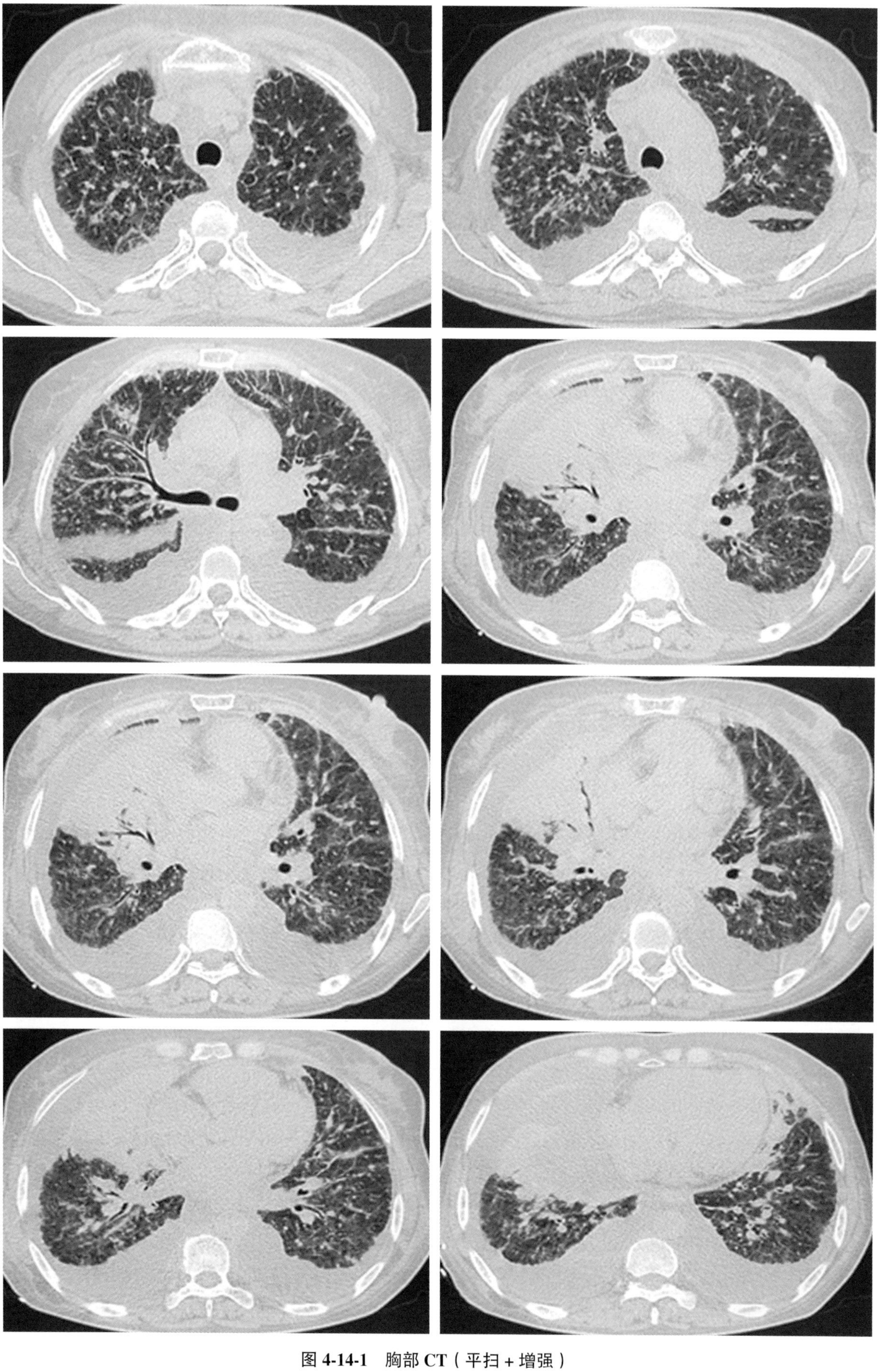

图 4-14-1 胸部 CT（平扫 + 增强）

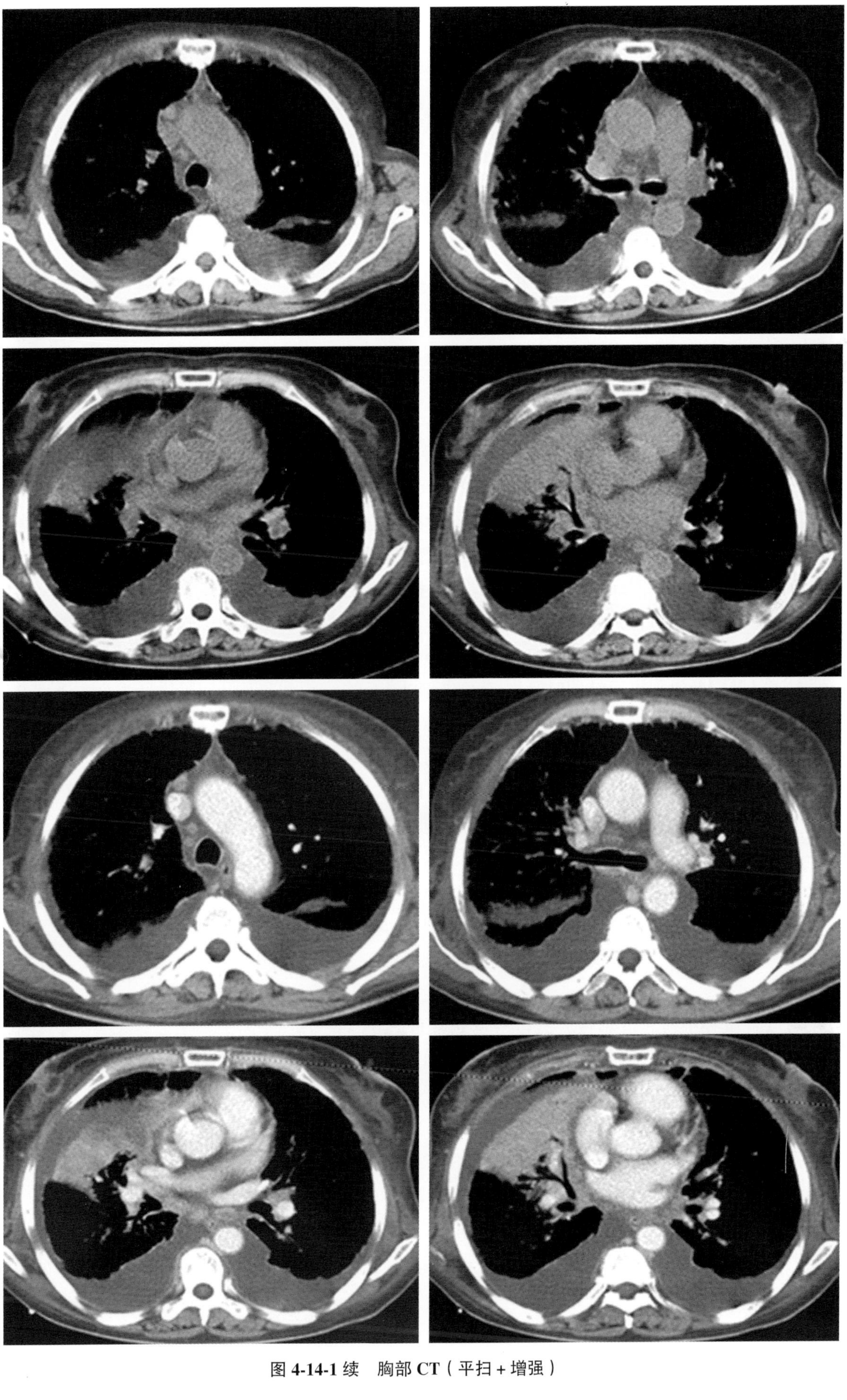

图 4-14-1 续　胸部 CT（平扫 + 增强）

间隔增厚形成网格状影，小叶核心增粗。右中叶呈大叶性实变，中叶内、外侧段支气管扭曲，管腔扩张。增强扫描右中叶实变均匀强化。第 3a、4R、8 和 10 组淋巴结稍肿大，部分中央见小坏死区；双侧胸腔积液（图 4-14-1）。

二、多学科会诊

第一次会诊

● 呼吸科（孙越　首都医科大学附属北京世纪坛医院）

中年女性，咳嗽、呼吸困难进行性加重 9 个月，查体颈部淋巴结肿大，胸部 CT 提示：右中叶实变，弥漫分布微结节，小叶间隔广泛增厚。患者双侧胸腔积液，胸腔积液呈漏出液表现，彩超示左室心肌受累性病变，左室壁肥厚，左房稍大，三尖瓣反流（中量），肺动脉高压（中度），血 BNP 3224 pg/ml（↑），考虑为心肌受累。尿潜血（+），尿蛋白（+++）提示肾受累。根据病史，临床表现，实验室检查及影像学表现主要考虑系统性疾病：①右中叶肺癌伴癌性淋巴管炎？右中叶实变伴支气管树减少，“枯树枝样”改变符合浸润性肺腺癌的特点，其他征象如支气管血管束增粗、小叶间隔增厚及淋巴管周分布结节影、双侧胸腔积液等，均符合癌性淋巴管炎的特征。但患者病程长达 9 个月，临床过程温和，肿瘤标志物检查阴性，不似恶性肿瘤伴淋巴道转移病程。可进一步行支气管镜肺活检，经皮肺穿刺活检，胸腔积液细胞学检查明确诊断。②肺淋巴瘤？患者有多发颈部淋巴结肿大，右肺中叶实变，间质改变，要考虑到该疾病，淋巴瘤影像学表现可为结节肿块型、肺炎型、支气管血管淋巴管型和粟粒型。前 3 型以斑片状肺实变为共同特点，容易鉴别。粟粒型较少见，多边缘模糊，易发生融合性实变，肺门及纵隔淋巴结同时受累。该患者微结节边缘锐利和小叶间隔增厚为主要表现，纵隔淋巴结肿大不突出，临床也没有发热和肝脾大，必要时可以行骨穿及淋巴结活检进一步排除淋巴瘤可能。③结节病？该患者慢性病程，以呼吸道症状为主要表现，有心肌受累和肾受累表现，两肺弥漫性分布肺结节，肺门及纵隔淋巴结轻度肿大，应警惕Ⅲ期结节病可能，建议行支气管镜检查（黏膜活检、TBLB、支气管肺泡灌洗、肺泡灌洗液 T 淋巴细胞亚群分析）、血钙、尿钙、血清血管紧张素转换酶（SACE）、PPD 试验、及超声心动图、Holter 检查，明确有无结节病可能，并进一步评估结节病脏器受累情况。另外，患者长期从事面粉加工工作，且痰涂片可见革兰氏阴性球菌（++++），真菌孢子及菌丝（+++），结合其胸部 CT 检查结果，还需要进一步除外是否合并肺炎（尤其是真菌）、粉尘尘肺等疾病。

● 影像科（孙小丽　首都医科大学附属北京世纪坛医院）

该患者的影像学特点表现为肺间质弥漫受累和结节淋巴管周受累，这一特点除见于癌性淋巴管炎之外还要考虑：①结节病。结节病表现为沿淋巴管周围分布的簇状微小肉芽肿结节。Ⅲ期结节病可表现为沿支气管血管间质、胸膜下间质分布的微小结节，双上肺分布为主。而该患者结节呈弥漫性分布，无上中肺分布优势。②尘肺。一般具有明确无机矿尘接触史和职业史，影像学表现为肺内大小不等高密度结节，结节可融合（尘肺结节），双上肺为主，肺门、纵隔淋巴结肿大常有钙化。面粉虽属有机粉尘，但作业空间的混合型粉尘也是尘肺原因，需详细询问作业史。③肺淀粉样变性。本病罕见，影像学上表现四种类型：结节肿块型、气管支气管型、弥漫间质型和混合型，本例弥漫间质型淀粉样变不能排除，确诊有赖于组织病理学检查。

● 血液肿瘤科（邱志祥 北京大学第一医院）

以活动后胸闷气短起病，病史 9 个月，逐渐加重，无慢性病病史。依据病史和检查结果，患者主要有心、肺、肾三个重要器官出现问题。心脏方面，心脏超声提示左室心肌受累性病变、左室壁肥厚、左房稍大、三尖瓣反流、肺动脉高压、左室舒张功能减低；BNP 明显增高（3224 pg/ml），双侧胸腔积液，核心问题是左室壁肥厚及左室舒张功能降低，我们能想到的原因应该有高血压、肥厚性心肌病、淀粉样变性心肌损害，患者无高血压病史，心脏超声没有典型的肥厚性心肌病表现，需要进一步除外的应该是淀粉样变性。患者 BNP 明显增高，双侧胸腔积液，提示可能有左心衰竭发生，但如果病变确为淀粉样变性，淀粉样变性导致的左心室肥厚也可致 BNP 增高，淀粉样变性侵及胸膜也可导致双侧胸腔积液，胸腔积液常规检查有核细胞数 0.57×10^9/L，单核细胞 0.96，也说明胸腔积液并非左心衰竭单一因素所致。肾方面，患者尿蛋白 +++，要寻找相关病因，其中风湿免疫病和恶性浆细胞病导致的肾损害肯定不能漏掉，此患者 ANCA 阴性，抗核抗体谱系及类风湿因子均阴性，风湿免疫病证据不足，我们进一步需要除外的应该是恶性浆细胞病引发的 AL 型淀粉样变性，尤其要明确有无多发性骨髓瘤。肺方面，胸部影像提示：右中叶实变，双肺间质改变以小叶间隔增厚为主，伴弥漫分布微结节，需考虑肺淀粉样变性可能。

后续进展

完善检查：

（一）化验检查

24 h 尿蛋白浓度 0.35 g/L、24h 尿蛋白总量 0.49 g/L；血清轻链蛋白：β2- 微球蛋白 3.25 mg/L ↑、血 Ig 轻链 kappa 型 0.84 g/L ↓、血 Ig 轻链 Lambda 型 0.9 g/L；尿 Ig 轻链 kappa 型 21.3 mg/L ↑、尿 Ig 轻链 Lambda 型 607 mg/L ↑。肾损伤检查：尿微量白蛋白 172 mg/L ↑、尿 IgG11.4 mg/L ↑、尿 a1- 微球蛋白 22.5 mg/L ↑。血清蛋白电泳：ELP 上见 M 蛋白带，与抗 L 形成特异性反应沉淀带，结果分析示 LAM 单克隆增加。

（二）骨髓穿刺检查

骨髓增生明显活跃，粒系细胞增生各阶段比例形态未见异常，红系细胞增生形态比例未见异常，淋巴细胞、单核细胞比值未见明显增减。浆细胞比值升高，占 3.2%，细胞形态检查浆细胞多见，核浆比例较大，核染色质不凝集，可见双核及多核，胞浆灰蓝色，无泡沫感，嗜碱性不强。

（三）经 CT 引导下肺穿刺活检病理

肺组织、肺泡上皮增生伴轻度非典型增生，肺泡间隔和胸膜下见纤维化和淀粉样变性；灶状炎症细胞浸润，伴吞噬炭末的组织细胞和浆细胞，嗜酸性小体，局灶骨化。外送上级医院病理会诊提示：肺间质及血管壁间见红染无结构物质，伴小灶骨化，特染结果：刚果红（+），高锰酸钾化刚果红（+），结合特殊染色病变符合淀粉样变性（图 4-14-2，彩图 4-14-2）。

第二次会诊

● 病理科（石峰 首都医科大学附属北京世纪坛医院）

镜下显示肺泡间隔及胸膜下广泛致密无结构的嗜酸性物质聚集，局灶骨化，可见浆细胞及 Russell

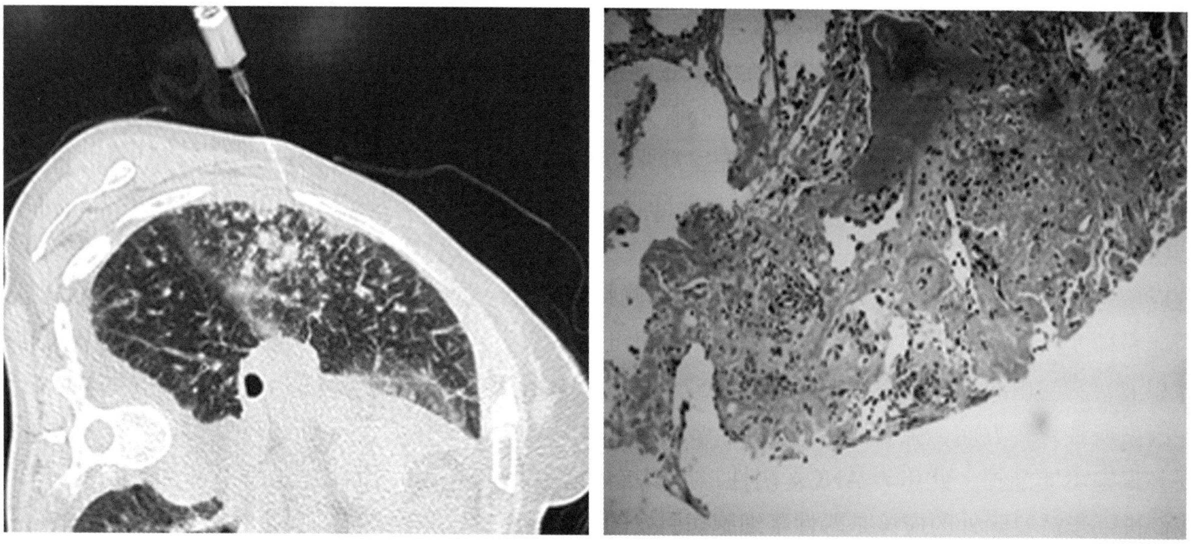

图 4-14-2 经皮肺穿刺及病理图片

小体（浆细胞内黏蛋白球形包涵体），周围肺泡Ⅱ型上皮细胞增生伴散在淋巴细胞浸润，可见吞噬色素的组织细胞。刚果红染色在偏光暗视野下呈苹果绿色，高锰酸钾化刚果红染色（+），病理诊断：符合肺淀粉样物质沉积症（亦称淀粉样变）。淀粉样变分为原发性淀粉样变（包括所有浆细胞病所致的轻链型淀粉样变性）和继发性淀粉样变（常伴发于慢性疾病如结核、结缔组织疾病、肿瘤等）。因此，本例需要除外浆细胞肿瘤、IgG4 相关性疾病等。本例浆细胞成熟并可见 Russell 小体，免疫组化染色显示 Kappa（κ）及 Lambda 轻链比例正常，因此，除外浆细胞肿瘤。免疫组化染色 IgG4 阴性，也除外了 IgG4 相关性疾病。本例活检标本中未见肉芽肿性病变，不支持结核。

- 血液肿瘤科（邱志祥 北京大学第一医院）

综合以上三个主要受累器官的病因分析，诊断重点应该考虑淀粉样变性。患者最终是通过肺活检病理检查，刚果红染色阳性（偏光显微镜下呈苹果绿色双折光），确诊为淀粉样变性。淀粉样变性是由多种原因引起的淀粉样物质在细胞和组织间沉积，导致受累组织器官功能受损甚至衰竭的临床综合征。临床表现多种多样，缺乏特征性表现，确诊往往需要活检证实，当 HE 染色发现粉红色嗜酸性物质，需加做刚果红染色，阳性即可诊断淀粉样变性。淀粉样变性有 31 种，其中，轻链（AL）型淀粉样变性是最常见的类型，约占淀粉样变性的 80% 以上，其次为 AA 型淀粉样变性，还有 ATTR 型、Aβ_2M 型等。明确哪种类型的淀粉样变性，需要对病理标本做免疫组化检查（包括轻链 λ 和 κ，AA 蛋白）。血免疫固定电泳阳性时需考虑恶性浆细胞病可能，恶性浆细胞病包括多发性骨髓瘤（MM）、POEMS 综合征、Castleman 病、意义未明的单克隆丙种球蛋白病（MGUS），以及 AL 型淀粉样变性等，其中，AL 型淀粉样变性既可单独存在，也可是多发性骨髓瘤等恶性浆细胞病的伴发病变。是否存在恶性浆细胞病，要通过病理活检、骨髓或浆膜腔积液流式细胞检测，当 κ/λ 比值＞ 3 : 1 或＜ 0.3 : 1 时，即可确认有恶性浆细胞病存在。该患骨髓病理检测可见成熟浆细胞，免疫组化染色显示 κ 及 λ 比例正常，故不支持恶性浆细胞病。由于没有报告刚果红染色阳性区域的轻链免疫组化结果，所以并不能确诊为 AL 型淀粉样变性，应予补充检测。除了肺活检，此患者还有其他部位的活检可作为选择，如骨髓、腹壁皮下脂肪、肾，甚至是心肌，另外胸腔积液流式细胞检测也是确定有无恶性浆细胞病的方便之选。关于骨髓检查，既然临床分析以及免疫固定电泳的阳性结果都指向恶性浆细胞病，骨髓检查就不能只做骨髓细胞形态学检查，应该同时做流式细胞检测、骨髓活检（刚果红染色加轻链免疫组化）及荧光原位杂交（FISH）。患者两次骨髓穿刺细胞形态学结果均显示浆细胞增多，但未超过 10%，且增多的浆细胞也未做流式细胞检测来证实是否为恶性浆细胞病，因此，不能诊断为多发性骨髓瘤。建议复查骨髓，将骨髓检查项目做全，另外加做胸腔积液流式细胞检测，以明确恶性浆细胞病的诊断。根据患者临床表现及实验室检查，目前考虑诊断：淀粉样变性，AL 型可能性大。

● 影像科（孙小丽　首都医科大学附属北京世纪坛医院）

本例病变以弥漫性分布的肺间质结节为主，符合弥漫间质型淀粉样变类型，实属罕见。弥漫间质型淀粉样变的影像学表现主要是以双肺弥漫小叶间隔和小叶核心增厚为著，网状和网结影为主体表现，可伴有多发微小结节（2 ～ 4 mm 边界清晰的微结节），结节的分布较为弥漫，但以周围部和胸膜下稍多，可发生融合。另外，肺淀粉样变性虽然以间质性改变为主，但肺间质纤维化少见。心脏超声提示左心室心肌受累性病变，左室壁肥厚，故不能排除淀粉样变性累及心脏。对于肺内病变的形态、密度及分布等特征分析，CT 后处理重建会更直观。总之，肺弥漫间质性淀粉样变性在临床及影像学表现均无特异性。当无钙化出现时，单凭影像诊断较为困难，应及时行肺组织活检，通过组织病理学确诊。

三、最终诊断

肺淀粉样变性，AL 型可能性大。

四、治疗与转归

转入血液科，经两个周期 DVD 方案化疗，具体方案为：第 1 天给予长春地辛 4 mg，多柔比星脂质体 20 mg，各 1 次；第 1 ～ 4 天给予地塞米松 20 mg，每日 1 次，并辅以改善循环，碱化尿液，保肝止吐等对症支持治疗，患者病情改善，予以出院，后未再复诊，失联。

五、专家点评

● 影像科（王仁贵　首都医科大学附属北京世纪坛医院）

弥漫肺间质性病变有多种疾病谱，在进行征象分析时需坚持以下评估原则：①淋巴道来源和非淋巴道来源；②是否有间质纤维化；③分布特征，即单肺或双肺、胸膜下、胸膜内、中央性、弥漫广泛等；④合并征象，如钙化、空洞、淋巴结肿大、胸腔积液、呼吸道壁受累情况（管壁和管腔的改变）等。本例的影像学特点：双肺广泛分布的网格、索条、结节、树芽、磨玻璃影，部分斑片状实变影，肺叶背景呈增高的磨玻璃影等，病变分布广泛，多种类型病变共存，累及肺间质是其主要特点。

淀粉样变性临床上分为原发和继发（感染、肿瘤等），常常合并骨髓瘤、淋巴瘤、慢性炎症等。病理上以多系统多器官内细胞外异常蛋白质沉积为特征，淀粉样蛋白沉积物包括三种成分：血清淀粉样蛋白 P、黏多糖和原纤维蛋白，后者表现为特征性刚果红染色阳性，即在显微镜偏振光下呈红绿双折射现象。细胞外沉积的淀粉样蛋白质可分布于血管壁、淋巴系统、肺泡壁、呼吸道和胸壁等广义的间质性区域。特殊的分布决定了其胸部影像学多样性特征。

肺淀粉样变性的 CT 表现以复杂多样性为特征。主要表现为四种类型：多发结节或肿块型、弥漫间质型、气管支气管型和混合型。弥漫间质型是肺淀粉样变性最严重的类型，可伴弥漫斑片或大片样实变阴影，非段、叶分布，内部密度不均，可有钙化，也可有磨玻璃影，极少有空洞和空腔，边缘不清或不规则，常伴有网格、结节影，常伴有胸膜增厚、胸腔积液形成和纵隔淋巴结肿大，偶尔因呼吸道受累可有空气潴留征或马赛克表现。鉴别诊断包括特殊感染如真菌、肿瘤性病变、代谢性病变、过敏性肺炎、药物性肺炎、免疫性疾病等。

心脏淀粉样变（CA）以间质淀粉样蛋白质浸润为特征，可致心壁增厚和舒张功能障碍，并最终引发限制性心肌病。此病例超声已经提示了心脏问题，左心室壁肥厚，BNP也显著增高，因此，不仅需要关注肺部疾病的诊断与鉴别，也应该关注其他受累器官，尤其是心肌情况。目前，心脏核磁成像（CMR）是CA的重要检查手段，CA中晚期延迟强化（LGE）极为常见，由淀粉样蛋白质沉积引起的间质膨胀产生，弥漫性透壁或心内膜下LGE最为常见，相当一部分CA在出现左心室增厚之前就可能显示异常LGE，LGE-CMR具有早期检出心脏浸润的潜力，这对于多层次、多角度的鉴别诊断提供极为重要的信息。

六、关联知识——胸部淀粉样变性的影像学表现

淀粉样变性（amyloidosis）是淀粉样蛋白质沉积在细胞外基质，造成沉积部位组织和器官损伤的一组疾病。大约50%的淀粉样变患者可发生呼吸道累及。胸部淀粉样变性依据其淀粉样物质的沉积部位可分为肺部淀粉样变性、胸膜淀粉样变性、淋巴结淀粉样变性、心肌淀粉样变性等几种类型。

（一）肺部淀粉样变性的影像学表现

肺部淀粉样变性主要包括有三种形式：气管支气管型、肺内结节型、弥漫性肺泡间隔型，三者也可以共存，呈现混合型表现。

1. 气管支气管型 系统性AL淀粉样变累及呼吸道最常见。黏膜下沉积的淀粉样物质导致气管壁呈不同程度的增厚和管腔狭窄，可呈局限、弥漫、结节样、斑块样或环形增厚，部分可出现特征性条形钙化影。支气管黏膜血管淀粉样变性导致脆性增加，回缩力下降，容易造成出血。气管支气管型淀粉样变常累及气管膜部，是本病与复发性多软骨炎鉴别的重要依据。既可以局限于气管，也可延伸至主、叶及段支气管。支气管壁阻塞和狭窄造成肺不张、复发性感染或空气潴留。可伴发肺门及纵隔淋巴结肿大；多平面重组及三维重组成像有利于大气道病变的整体显示，可用于指导支气管镜活检和局部治疗。鉴别诊断包括复发性多软骨炎、气管支气管肿瘤、支气管内膜结核、结节病、骨化性气管支气管病等。

2. 肺内结节型 结节型肺淀粉样变也被称为结节状淀粉样瘤。通常为局限性AL或AL/AH（混合免疫球蛋白轻链/重链）淀粉样变。病理上淀粉样无结构物质呈结节样沉积于肺间质结缔组织中，周围可见纤维包裹。患者通常无症状，偶尔会出现咳嗽、气促和咯血等症状。结节型淀粉样变包括单发型、多发型、粟粒型或融合结节型。通常局限于下叶，外周胸膜下，具有双肺倾向；结节大小不等，直径为0.5 mm～5 cm。边界清楚，轻度分叶，可有毛刺和卫星征，结节中央可见不规则钙化（占50%），可出现空洞。随访观察结节或肿块生长缓慢，甚至数年内无变化。粟粒型可见两肺呈弥漫性粟粒状或小结节状影，亦可呈网状结节影。常伴有淋巴结肿大和钙化，少有胸腔积液；粟粒型约16%合并系统性淀粉样变。病变慢性进展，预后较差。

肺淀粉样变与肺内小囊肿形成的关联机制目前尚不清楚，可能的机制包括炎症细胞浸润导致呼吸道狭窄发生，继而出现活瓣性呼吸道阻塞；淀粉样蛋白沉积使肺泡壁脆性和破坏增加；淀粉样蛋白沉积环绕于毛细血管周围和组织间质中，导致肺泡毛细血管闭塞，组织缺血肺泡壁破坏发生囊性变等。结节型淀粉样变在合并有干燥综合征、淋巴增生疾病患者（黏膜相关淋巴组织淋巴瘤和淋巴细胞间质性肺炎（LIP）时，可表现为肺大泡或薄壁囊肿。HRCT上可表现为磨玻璃影、小叶间隔增厚、小叶中心结节、气腔实变和肺内多发小囊性灶。特别是当结节与囊肿毗邻时，部分结节钙化且依附于囊肿壁，这高度提示淋巴组织增生性疾病和淀粉样变。鉴别诊断包括：肺朗格汉斯细胞组织细胞增生症

(PLCH)、淋巴细胞性间质性肺炎（LIP）和肺淋巴管平滑肌瘤病（PLAM）等。

3. 弥漫性肺泡间隔型　弥漫性肺泡间隔型肺淀粉样变，较为罕见。最常见于全身 AL 淀粉样变性，也有报道全身性 AA 型、全身性野生 ATTR 型和全身性遗传性淀粉样变性导致的弥漫性肺泡间隔淀粉样变。在组织学上淀粉样蛋白出现于小血管壁和肺间质中，在间质中淀粉样蛋白质往往沉积于内皮细胞和上皮细胞的基底膜中。该型病情进展快，患者多死于呼吸衰竭、继发感染或全身衰竭，常合并系统性淀粉样变，心肌可受累。CT 表现为弥漫性分布，双下肺较重，呈广泛的小叶间隔和小叶核心增厚为主，伴发网状影、磨玻璃影、多发小结节（直径 2 ～ 4 mm），结节致密，在外围部和基底部可发生融合，其内可见钙化影。一般无间质纤维化，多伴有淋巴结肿大。鉴别诊断包括：间质性肺炎、癌性淋巴管炎、淋巴增生性或回流障碍性病变、结节病、尘肺等。

也有文献报道，肺内淀粉样变性与其他肺部疾病共存，如机化性肺炎等，导致多种疾病的影像学表现混杂在一起，造成诊断混淆，这时往往需要结合病理学检查做出最终的诊断。

（二）胸膜淀粉样变

淀粉样变引起胸腔积液相对少见，1977 年美国马萨诸塞总医院提供的临床病理讨论病例首次展现了资料完整的胸膜淀粉样变，此后，陆续出现了系统性淀粉样变累及胸膜的个案报道。其可以为渗出液或漏出液，有研究发现约 37% 为渗出液。其引起胸腔积液的机制目前尚不清楚，推测与：①心、肝、肾功能衰竭造成的漏出性胸腔积液。②淀粉样物质引起胸膜弥散性炎症和纤维素性渗出可导致渗出性积液。胸膜淀粉样变性可以为单侧或双侧胸腔积液，胸膜可增厚。

（三）淋巴结淀粉样变

约 20% 的淀粉样变患者可累及淋巴结。淋巴结淀粉样变通常是系统性淀粉样变的一部分，局灶性少见。当肺门或纵隔淋巴结肿大时。一般无临床症状，偶尔会出现气管压迫和上腔静脉阻塞。淋巴结淀粉样变呈多样性，钙化较常见，表现为斑点状钙化，尤其是在冠状面重组显示气管隆嵴上下区域的长段条状及“轨道样”钙化有一定特征性。有时淋巴结也呈低密度影。鉴别诊断包括：结节病、矽肺、煤矿工人的尘肺病、经治疗的淋巴瘤和肉芽肿性病变。

（四）心肌淀粉样变

心肌淀粉样变是淀粉样蛋白质物质沉积在心肌组织内，改变细胞代谢、钙转运、受体调节和细胞水肿等所致的一种限制性心肌病，也称为淀粉样变心肌病（CA）。病理上心肌淀粉样变患者心肌间质增多，极少伴有纤维化。依照不同的蛋白前体可分为原发性（免疫球蛋白）淀粉样变、遗传性淀粉样变、老年性淀粉样变、继发性（反应性）淀粉样变、单纯心房性淀粉样变及透析相关性淀粉样变。原发性轻链型淀粉样变心肌病最为常见，约占 85%，少部分患者可以合并浆细胞增生性疾病（如多发性骨髓瘤）。心内膜心肌活检是诊断心肌淀粉样变性的金标准。

心肌淀粉样变影像学（心脏 MR）表现具有以下特点：多表现为心肌向心性肥厚，主要表现为室间隔增厚和左心室后壁增厚，伴或不伴房间隔和瓣膜增厚；早期增强扫描心肌强化迅速减退，延迟增强扫描可见弥漫性内膜下环形强化，其机制是淀粉样蛋白质沉积于心肌细胞间隙内，细胞外间隙体积增大从而出现延迟强化。69% ～ 80% 的心肌淀粉样变会出现延迟强化。延迟增强扫描（LGE 模式）可以是多样的，可表现为弥漫性、全心、心内膜下延迟强化；弥漫性、透壁性延迟强化；左心室、室间隔不均匀性心内膜、心中膜延迟强化；也可以呈中等程度、斑片状或粗颗粒样的不均匀强化。心脏核磁共振的延迟增强扫描（LGE）是鉴别心肌淀粉样变的重要手段。鉴别诊断包括：肥厚型心肌病、缩窄性心包炎、缺血性心肌病等。

参考病例

病例 1（图 4-14-3）：男，45 岁。发现双肺多发结节 6 年余。CT 表现为双肺多发大小不等的结节和肿块，部分病灶内见多发斑点和索状钙化，增强扫描显示病变无明显强化。肺活检病理证实：结节型肺淀粉样变。

病例 2（图 4-14-4）：男，54 岁。主诉：咳嗽、咳痰半月。自身免疫指标：免疫球蛋白 A：4.34 g/L；抗 SS-A 抗体（+）、抗 SS-B 抗体（+）、抗 RO52 抗体（+）。肺 CT：右肺上空洞性病变，外缘清晰，

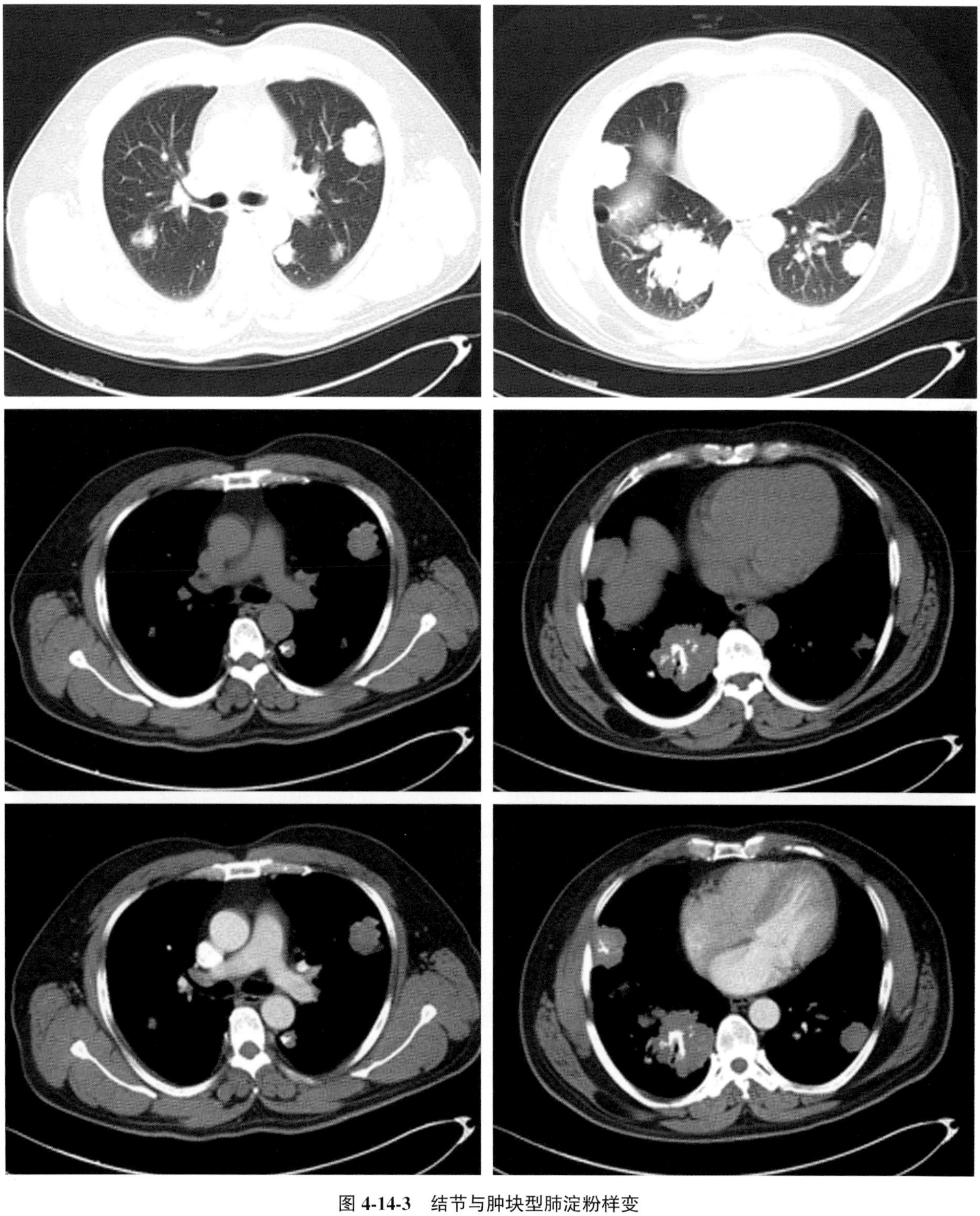

图 4-14-3　结节与肿块型肺淀粉样变

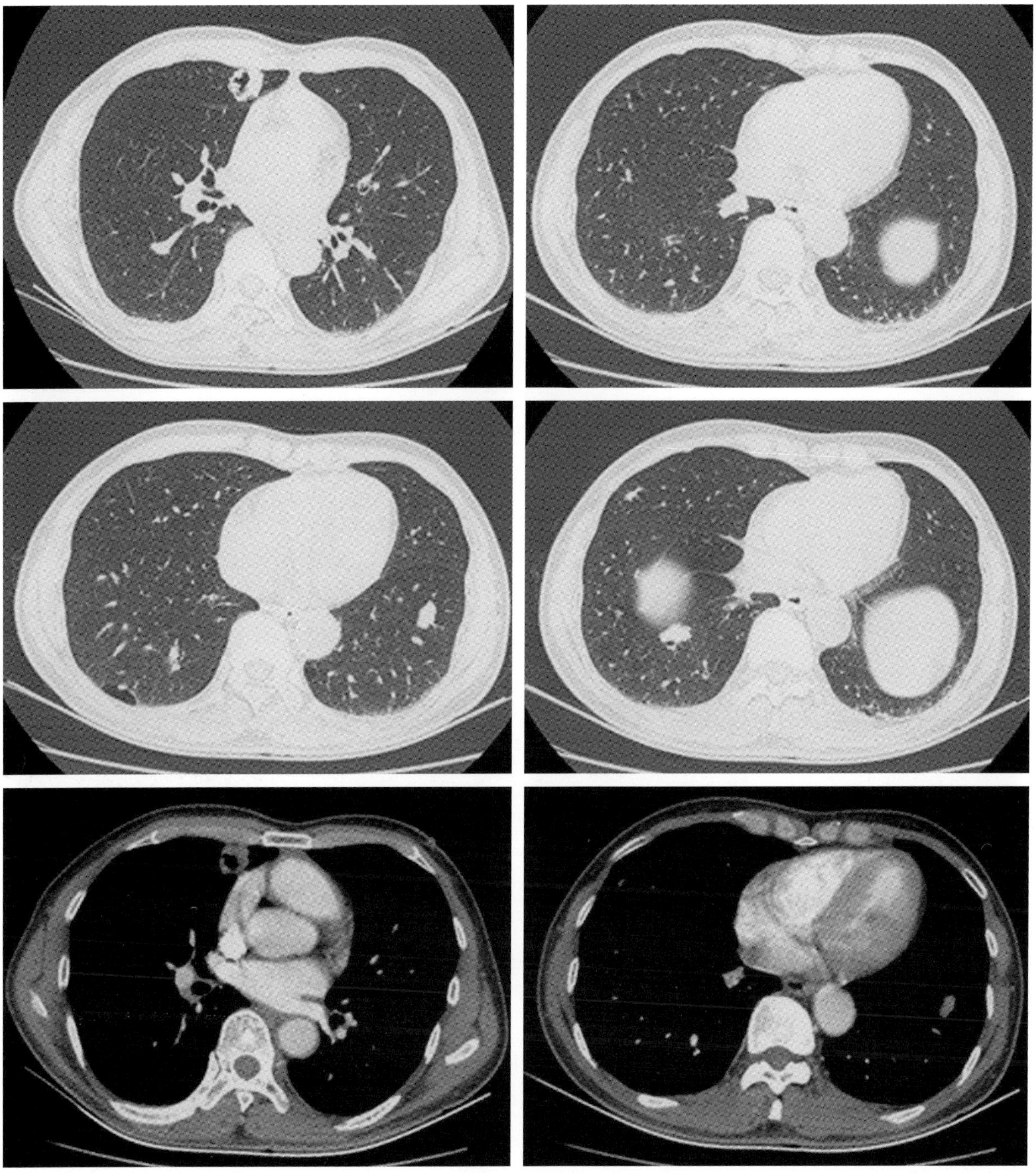

图 4-14-4　干燥综合征继发性肺淀粉样变

内壁不规则，双肺多发结节、斑块病变。双肺检出多个肺囊性变。增强 CT 团块、结节及空洞强化不明显。肺活检病理提示淀粉样变。考虑为干燥综合征继发肺淀粉样变可能。

病例 3（图 4-14-5）：男性，68 岁，活动后胸闷、气短 2 月。胸部 CT 表现为双肺多发囊性病变及弥漫分布的粟粒性结节，小叶间隔增厚，纵隔、肺门淋巴结明显肿大，部分融合并钙化，右侧胸腔积液。诊断：浆细胞病，肺原发性淀粉样变。

病例 4（图 4-14-6）：女性，50 岁。咳嗽，咳痰带血 2 月余。气管弥漫受累，管壁环形增厚，气管膜部受累。气管黏膜活检病理提示淀粉样变。

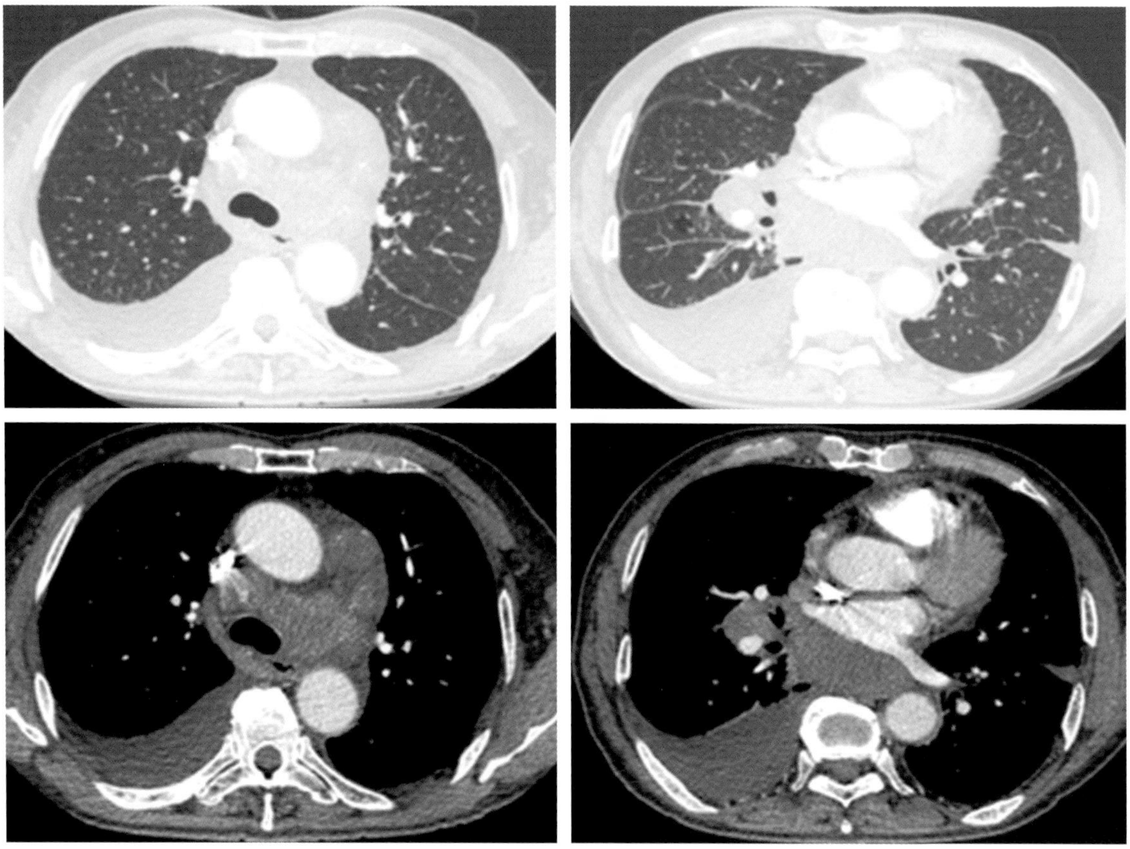

图 4-14-5 浆细胞病淀粉样变

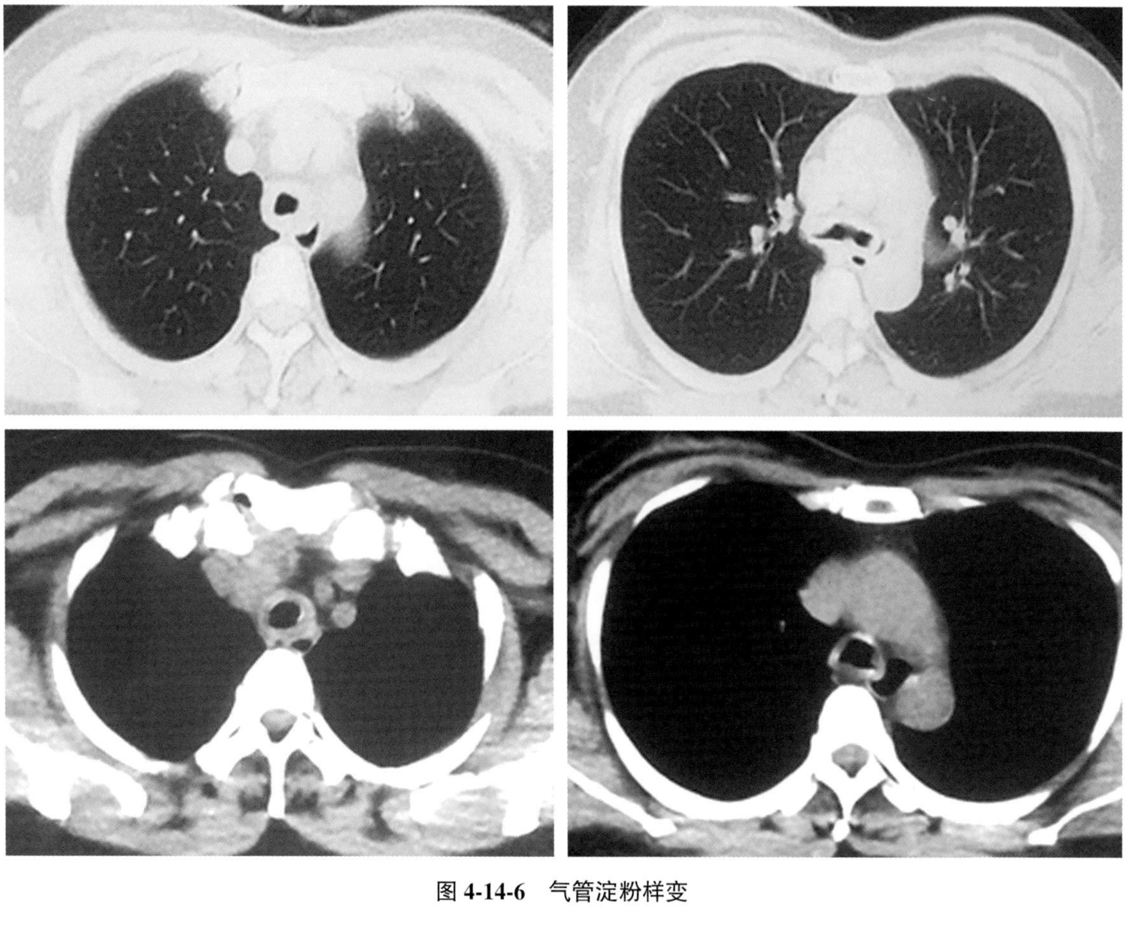

图 4-14-6 气管淀粉样变

七、要点速记

1．50% 的淀粉样变患者会有呼吸道淀粉样蛋白质沉积，系统性淀粉样变患者中更常见。大多数呼吸道淀粉样变是 AL 型。

2．肺淀粉样变的四种主要表现：气管支气管型肺淀粉样变、结节型肺淀粉样变、浸润间质型肺淀粉样变、混合型肺淀粉样变。

3．淀粉样变性发生胸腔积液可呈漏出液和渗出液。前者与心、肾和肝功能不全有关，后者与胸膜淀粉样变相关。

（孙小丽　周　晖　牟向东　路希维　屈世林　编写 / 整理，路希维　审校）

参考文献

1．牟向东，熊焰，陈建，等．呼吸系统淀粉样变性 11 例临床分析[J]．中华结核和呼吸杂志，2013，36(2)：88-93．

2．中国系统性淀粉样变性协作组．系统性轻链型淀粉样变性诊断和治疗指南［J］．中华医学杂志，2016，96（44）：3540-3548.

3．Merlini G，Bellotti V．Molecular mechanisms of amyloidosis［J］．N Engi J Med，2003，349：583-596.

4．Kim HY，Im JG，Song KS，et a1．Localized amyloidosis of the respiratory system：CT Features［J］．J Comput Assist Tomog，1999，23：627-631.

5．Khoor A，Colby TV．Amyloidosis of the Lung［J］．Arch Pathol Lab Med，2017，141（2）：247-254.

6．Costa T，Martins V，Martins Y，et al．Amyloidosis and the respiratory tract［J］Acta Med Port，2009，22（1）：105-112.

7．de Almeida RR，Zanetti G，Pereira E Silva JL，et al．Respiratory tract amyloidosis．State-of-the-Art Review with a Focus on Pulmonary Involvement［J］．Lung，2015，193（6）：875-883.

8．Czeyda-Pommersheim F，Hwang M，Chen SS，et al．Amyloidosis：modern cross-sectional imaging．Radiographics［J］．2015，35（5）：1381-1392.

9．Aylwin AC，Gishen P，Copley SJ．Imaging appearance of thoracic amyloidosis［J］．J Thorac Imaging，2005，20（1）：41-46.

病例 15　肝、脾及骨髓受累，双肺结节、磨玻璃影及囊性变

一、病例特点

（一）简要病史

男性，79 岁。主诉：劳累后出现胸闷、气短 1 个月。1 月前劳累后出现胸闷、气短、心悸，伴咳嗽、咳痰，痰中带血（咖啡色），于当地医院行心电图示快速心房颤动，对症控制心室率（使用胺碘酮，具体用量不详），此后胸闷、气短逐渐加重，伴嗜睡、食欲下降。5 天前出现皮肤及巩膜黄染，腹

部胀痛。胸部 CT 示双肺多发，微结节和磨玻璃影，腹部 CT 示肝大、脾大。经抗感染、保肝支持治疗后无好转，收入院治疗。

（二）既往史

2 型糖尿病病史 5 年，口服格列齐特，血糖控制可；血小板减少症 4 年余（70 ~ 80）$\times 10^9$/L；1 个月前诊断为冠心病、心功能不全。吸烟史 100 包 / 年。

（三）体格检查

T 36.1 ℃，P 90 次 / 分，R 22 次 / 分，BP 140/85 mmHg。神清，肝掌，皮肤巩膜黄染，双肺可闻及细湿啰音，腹部膨隆，移动性浊音阳性，肝肋下 3.5 cm，剑突下 5.5 cm，肝区叩击痛阳性，脾肋下可及，双下肢可凹性水肿。

（四）辅助检查

1．实验室检查

（1）血常规：白细胞（WBC）9.0×10^9/L、中性粒细胞（N）0.63、淋巴细胞（L）0.16 ↓、红细胞计数（RBC）3.1×10^{12}/L ↓、血红蛋白（Hb）94g/L ↓、平均红细胞体积（MCV）91.6 fL、血小板计数（Plt）29×10^9/L ↓；C 反应蛋白（CRP）53.8 mg/L ↑；ESR 18 mm/h。入院前、后血红蛋白和血小板变化见图 4-15-1。

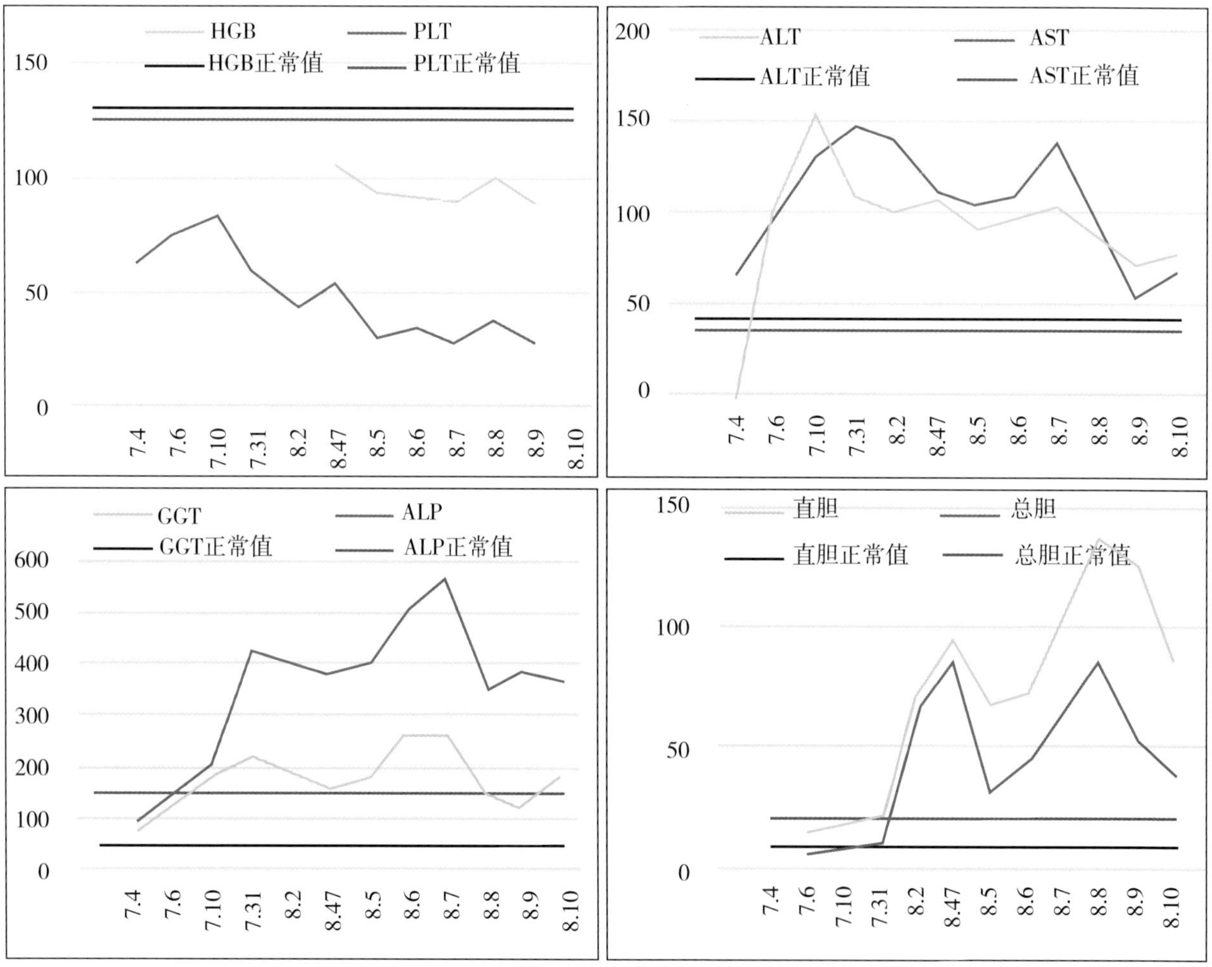

图 4-15-1 HGB、PLT 和肝功能的动态变化（7 月 4 日—8 月 10 日）

（2）肝功生化：直接胆红素（DBIL）46.4 μmol/L ↑、总胆红素（TBIL）73.5 μmol/L ↑、总胆汁酸（TBA）12.8 μmol/L ↑、谷丙转氨酶（ALT）94.1 U/L ↑、谷草转氨酶（AST）103.6 U/L ↑、γ- 谷氨酰转肽酶（GGT）182.8 U/L ↑、碱性磷酸酶（ALP）402.6 U/L ↑、总蛋白（TP）54 g/L ↓、白蛋白（ALB）24.6 g/L ↓。尿素氮（BUN）5.74 mmol/L、肌酐（CRE）47.8 μmol/L ↓。入院前、后谷丙转氨酶、谷草转氨酶和总胆红素变化见图 4-15-1。

（3）尿常规：比重 1.025、尿胆红素（++）、尿胆原（++）。

（4）感染相关检查：降钙素原（PCT）＜ 0.5 μg/L。痰涂片革兰氏染色及痰培养均阴性。

（5）凝血相关检查（入院 1 周，每日复查）：血浆凝血酶原时间（PT）13.5 ～ 15.6 s ↑，凝血酶原活动度（PTA）58% ～ 73% ↓、纤维蛋白原（FIB）3.28 ～ 1.62 g/L ↓、纤维蛋白原降解产物（FDP）5.97 ～ 9.58 mg/L ↑、D- 二聚体（0.71 ～ 1.06）mg/L ↑。

（6）免疫学检查：ANA、ENA 各项均为阴性、ANCA 为阴性；T 淋巴细胞亚群正常；IgG、IgM、IgA、IgE、C3、C4 正常。

（7）血气分析（鼻导管吸氧 2 L/min）：pH 7.549、PaO_2 61 mmHg ↓、$PaCO_2$ 32.4 mmHg、HCO_3^- 26.6 mmol/L、SpO_2 94%。

（8）骨髓穿刺：骨髓象异常，骨髓细胞学检测提示组织样细胞增生，单核 - 巨噬细胞增生。

2．超声检查　①腹部超声：右肝斜径 19 cm，左肝前后径 18 cm，肝实质回声细腻增强，门静脉内径 1.2 cm；脾长径 11 cm，厚径 5.5 cm；双肾略大；腹腔液性暗区，肝周厚约 4.1 cm，下腹部较深处 8.8 cm。提示肝大、门静脉增宽，脾大，腹腔积液。②超声心动：未见明显异常。

3．影像检查　胸部 CT（图 4-15-2）：两肺弥漫性分布微结节、GGO 和细网格状影，无明显分布优势肺叶，胸膜下病灶较少。右上肺见囊状适亮影，双下肺胸膜下区见少量实变影。右侧胸腔微量积液，气管周围见小淋巴结影。腹部 PMRI：肝、脾大，内见斑片状低强化区，门静脉增宽，腹水，双侧肾筋膜增厚。

诊治经过

入院诊断：Ⅰ型呼吸衰竭；肺部阴影性质待查；门脉高压，脾梗死？肝功能异常；血小板减少原因待查？ 2 型糖尿病。住院期间给予对症保肝治疗，输注白蛋白、血小板，给予营养支持，同时给予甲强龙 80 mg 减轻炎症反应，无创正压通气改善氧合。

二、多学科会诊

第一次会诊

- 影像科（袁怀平　安徽医科大学阜阳医院）

肺部病变有以下特点：①双肺多发簇状分布磨玻璃影、囊性病变和微结节影。右上肺磨玻璃密度区内伴不规则网状影及较大囊腔样变，提示累及肺间质，双下肺未见囊性变，提示病变具有上肺优势；②结节分布判断起来较为困难。总体上看，结节分布表现为胸膜下受累较轻，部分表现出小叶中心分布的特点；③合并小气道异常，如支气管扩张、支气管壁增厚等；④纵隔淋巴结肿大及胸膜增厚等表现。结合上述特点，在感染性病变中首先考虑结核、真菌、耶氏肺孢子菌肺炎（PJP）等；在肿瘤病变首先考虑黏液性腺癌；在非感染非肿瘤性病变中重点考虑囊与结节并存的疾病，如淋巴细胞性间质肺炎（LIP）、肺朗格汉斯细胞组织细胞增生症（PLCH）等。由于合并肝、脾和血液系统改变，还需重

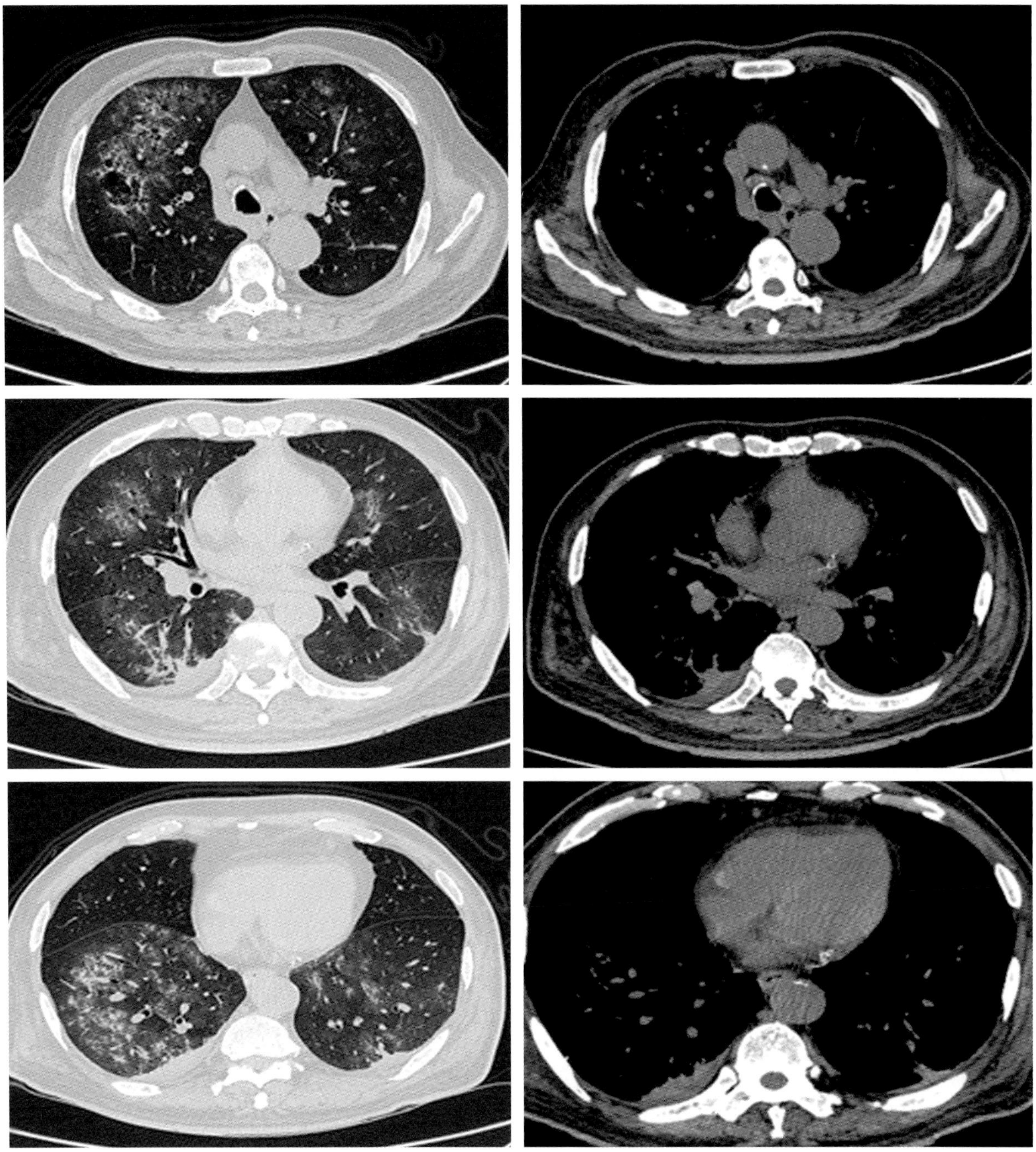

图 4-15-2 胸部 CT

点考虑系统性病变所致。仅依靠影像学资料诊断困难，须请临床专家给予深度分析。

- 感染科（张淑文 首都医科大学附属友谊医院）

患者老年男性，起病缓，以胸闷气短为首发症状，其后出现肺、肝、脾、血液系统等损害表现，氧合指数 210，肝功能进行性恶化，血小板持续降低，输注血小板后无明显上升。多系统性损伤的原因有感染、自身免疫病、肿瘤。①感染方面。无寒战高热，白细胞、PCT 正常，肺部病灶为双侧弥漫分布的磨玻璃影，一般的细菌脓毒症致多系统损伤可能性不大。EB 病毒（EBV）、巨细胞病毒（CMV）等感染可出现多系统损害，但患者既往无免疫受损病史，T 淋巴细胞亚群正常，因此，CMV 可能性不大。而 EBV 以咽炎为表现，伴有发热、淋巴结肿大，下呼吸道累及相对较少，血象以淋巴细胞增高为主，而该患者淋巴细胞降低，因此，EBV 的可能性也不大。PJP 主要发生于免疫系统受损患者，免疫正常者一般不发病，因此，PJP 可排除。②自身免疫病方面：自身免疫全套检查结果为阴性，ESR 正常，无自身免疫病相关症状体征。③肿瘤方面：目前缺乏确切依据。④结合患者特殊用药史以及骨髓象异常，需要考虑药物性因素及血液系统方面的问题。药物致肺、肝及骨髓毒性似乎可以解释，需尽快完善毒物检测。骨髓穿刺示组织样细胞增生，髓系异常，单核 - 巨噬细胞增生可能性大；外周血单核细胞绝对值及百分比均增高。浸润性疾病同样可以解释患者的多系统损伤，但是何种细胞浸润目前尚不清楚。而朗格汉斯细胞组织细胞增生症（LCH）的临床表现多种多样，可以解释患者出现的多系统损害，但也需要完善骨髓检查，明确骨髓组织细胞来源。

● 呼吸科（焦以庆　首都医科大学附属北京中医医院）

患者以胸闷气短为首发症状，伴有双下肢轻度水肿，肝大、肝功能异常，胸腔积液、腹腔积液，既往冠心病、心功能不全，首先要排除心力衰竭。但患者 BNP 正常，心脏超声正常；肺部未见小叶间隔增厚，支气管口无袖套征，难以用心力衰竭解释；直接胆红素显著升高，间接胆红素不高，不符合心力衰竭致肝淤血特点。因此，其肺、肝表现似乎难以用心力衰竭来解释。追溯患者有 4 ～ 5 个月的中药用药史，其中含有明确肝毒性的药物，以及近期胺碘酮用药史，不除外药物毒性肝损害可能；肺部影像学特点不典型，无发热、咳大量痰等，病原学检查阴性，血象轻度升高，细菌感染证据不足；患者间断咳血，肺部磨玻璃影，沿支气管血管束分布，不除外弥漫性肺泡出血（DAH）及非特异性间质肺炎（NSIP）样表现的药物性肺损伤。血小板低，可能是脾大所致血小板扣留，也可以因为药物因素导致的血小板破坏或药物对骨髓的毒性所致。建议：查血小板抗体，完善骨髓活检，明确血小板减少原因；行毒物筛查，明确是否有药物中毒。

后续进展

根据专家会诊意见，完善检查：

1．进一步对毒物检测，毒物检测报告为血铊、锌、砷、镉、铅、汞、铬、硒未超标；尿铊、砷、铅、氟、硫化汞、锰未超标；尿锌、镉、硫化铜增加；血铜正常高限，其他毒物未检测到。

2．骨髓活检回报（图 4-15-3，彩图 4-15-3），骨髓腔内见肿瘤细胞成片及散在浸润，核型不规则，可见核沟，核仁不明显，胞浆丰富，表达 CD68、S-100 及 CD1a；间质 T 淋巴细胞增多。考虑 LCH 可能性大。网织染色（+）。免疫组化示，CD1a（+）、S-100 多克隆（+）、PGM-1（+）、Ki-67（+ $<$ 25%）、KP-1（+）。骨髓细胞形态学报告示，骨髓增生明显活跃，M：E（1.19 : 1）；片中异常细胞占 43%，形态特点为，胞体巨大，核呈圆形、椭圆形及不规则形，可见多核，核染色质粗网状，核仁隐约可见，胞质丰富、蓝紫色或灰蓝色，部分含有颗粒，胞质周围呈泡沫样，部分细胞呈巢出现，可见吞噬有核红、成熟红细胞现象；粒细胞相对减少；红系细胞增生，巨核不少，产板巨减少；未见寄生虫。外周血 NAP 阳性率 96%，NAP 积分 228 分。考虑朗格汉斯细胞组织细胞增生症。

第二次会诊

● 病理科（周小鸽　首都医科大学附属友谊医院）

患者多系统受累且伴有器官增大，骨髓穿刺涂片提示大量异常细胞，病理免疫组化显示：CD1a（+）、S-100 多克隆（+）、PGM-1（+）、Ki-67（$<$ 25%+）、KP-1（+），支持 LCH，但鉴于 Ki-67 难以判断，因此，不能完全除外朗格汉斯细胞组织细胞肉瘤，建议重做 Ki-67 或再取活检，并加做 Langerin 染色。

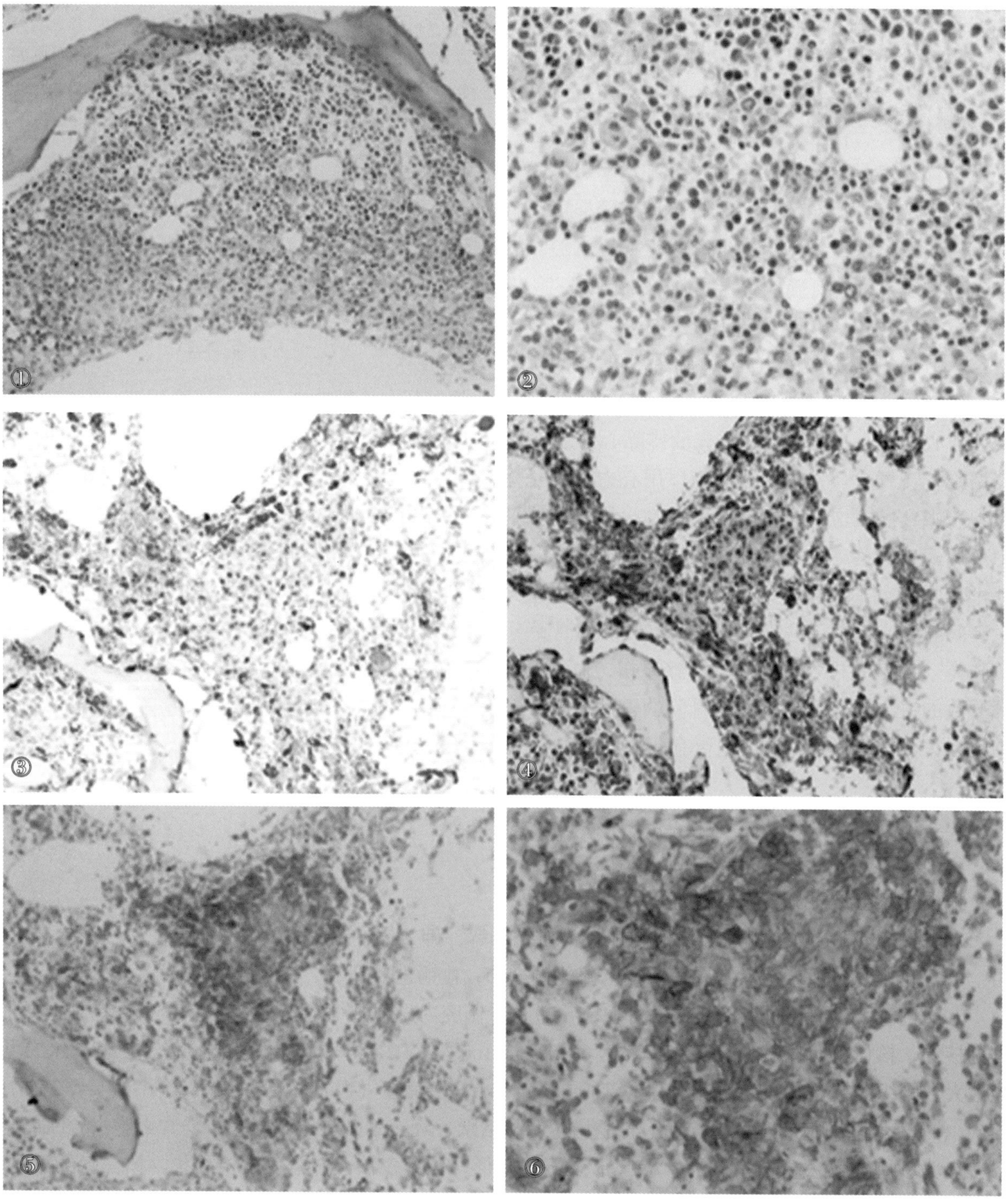

图 4-15-3 骨髓活检病理及免疫组化

病理及免疫组化：① HE 染色，(× 100)；② HE 染色，(× 200)；③ PG-1 （ × 10)；④ KP-1，(× 10)；⑤ CD-1a，(× 10)；⑥ CD-1a，(× 20)

此外，尚需与噬血综合征（HPS）相鉴别。两者都是组织细胞疾病，均可有发热、肝脾淋巴结肿大、外周血多系细胞减少，骨髓象均可出现吞噬细胞，CD68 阳性。但 HPS 来自单核巨噬细胞，骨髓涂片中成熟的组织细胞增多，噬血现象多而明显，CD11c、CD14 等阳性，NK 细胞减少；而 LCH 为朗格汉斯细胞组织细胞浸润，虽可见噬血的组织细胞，但是较少，S-100 和 CD1α 阳性。该患者间断低热，NK 细胞正常，CD14 阴性，故 HPS 诊断暂不考虑。

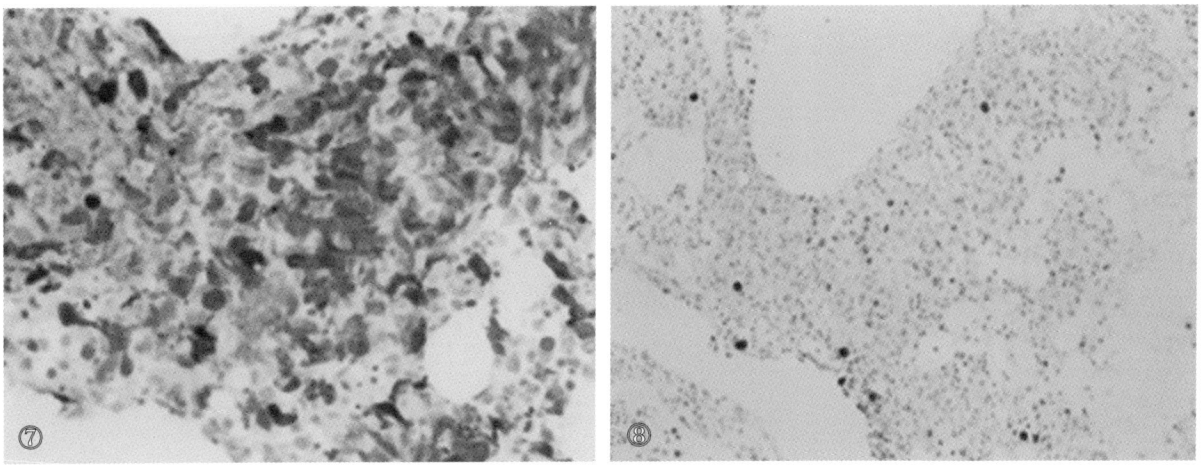

图 4-15-3 续　骨髓活检病理及免疫组化

病理及免疫组化：⑦ S-100 多克隆，（×20）；⑧ Ki-67，（×10）

- 血液科（李剑　北京协和医院）

LCH 累及多系统，以儿童多见，成年人多以单系统受累为主，可累及骨骼、淋巴结、皮肤黏膜、甲状腺、肺、肝、骨髓、消化道等，其中以骨骼受累最为常见，平均年龄在 33 岁左右。该患者 79 岁高龄，肝、脾、肺、骨髓多脏器浸润，临床进展较快，病理支持 LCH。无骨骼、皮肤黏膜受累，单纯以危险器官受累为主，很是少见。该例 LCH 同时累及肝、脾、肺、骨髓、造血系统，根据 2009 年国际组织细胞协会发布的《郎格罕细胞组织细胞增生症评估与治疗指南》，临床属于伴有“危险器官”受累的多系统 LCH（MS-LCH）。对 MS-LCH，不论有无“危险器官”受累，给予长春碱 + 泼尼松 6 周期化疗。有“危险器官”受累，治疗后“较好反应”者，可进行 6 周的第 2 疗程化疗，稳定后每 3 周进行一次长春花碱维持治疗。另外，LCH- Ⅱ研究发现泼尼松与长春碱作为一线化疗，加入依托泊苷，可提高危险组 MS-LCH 诱导治疗反应率。

三、最终诊断

朗格汉斯细胞组织细胞增生症（LCH）。

四、治疗与转归

给予患者予长春花碱 + 泼尼松 6 周期化疗。诱导期第一次化疗后出现口腔白斑，淋巴细胞明显降低，给予威凡抗真菌治疗。肝功能有改善，但仍有痰中带血，颜色较前鲜红，复查 CD4 < 50 cells/μl ↓，口服磺胺甲氧苄啶预防 PJP。第二次化疗中出现一过性骨髓抑制，导致血小板极度降低和粒细胞缺乏，多次痰培养出毛霉菌，复查肺 CT（图 4-15-4）出现空洞性病变，空洞内可见丝状物，未见气液平，在威凡基础上加用两性霉素 B 覆盖毛霉菌，同时调整化疗方案为甲强龙 30 mg bid、长春新碱 2 mg qw 完成后续诱导化疗。6 周期后患者肝脾较前明显回缩，肝功能恢复正常，黄疸消退，食欲渐增，骨髓穿刺示朗格汉斯细胞消失，血常规基本恢复正常；胸部 CT（图 4-15-5）示肺部空洞洞壁变薄，结节、磨玻璃影消退，临床咳嗽咳痰消失，双下肢水肿消退，且保持稳定状态，总体化疗反应较好，抗真菌治疗有效。患者出院，转至当地医院进行第 2 疗程化疗。虽然化疗反应较好，但是由于存在多脏器受累、高龄、继发真菌感染等多重高危因素，患者在当地治疗一个月后还是不幸离世。

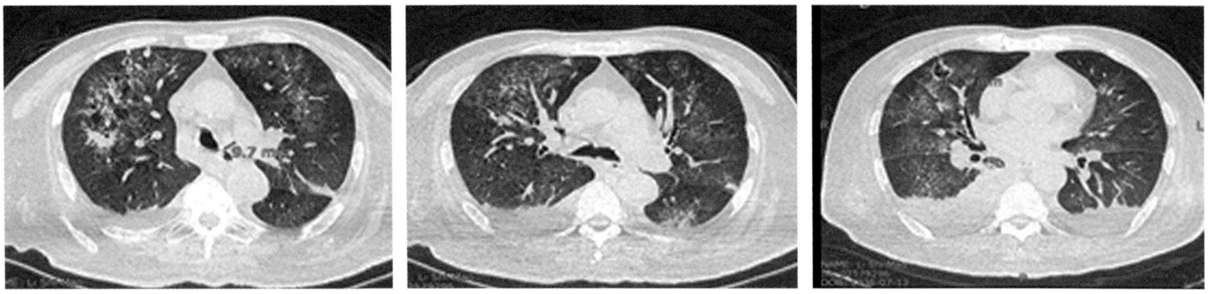

图 4-15-4 治疗随访（第 2 周）

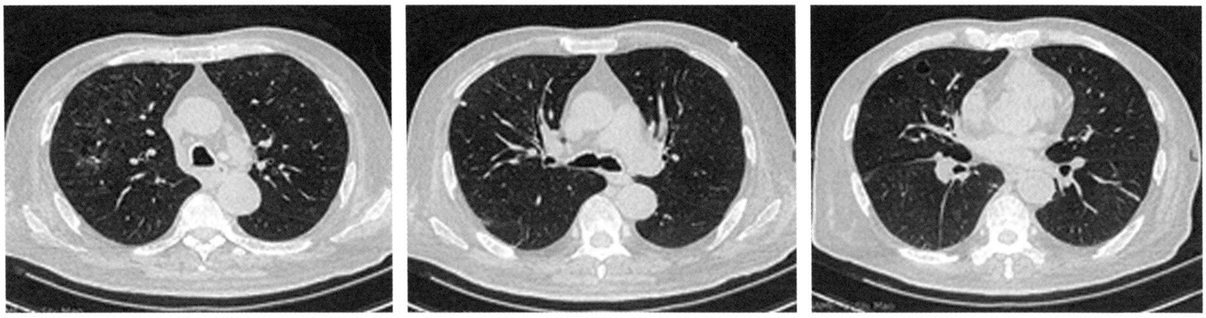

图 4-15-5 治疗随访（第 6 周）

五、专家点评

● 血液科（邱志祥 北京大学第一医院）

以呼吸困难为首发临床表现，突出表现就是多器官系统受累，包括肺、肝、脾、骨髓，且进展快，有经验的临床医生很自然会想到几个方面问题：①感染性疾病，尤其是病毒感染和某些特殊的原虫感染；②风湿免疫病；③肿瘤性疾病。结合病史及检查结果，感染性疾病及风湿免疫病的可能性不大，因此，诊断的重点应该放在肿瘤方面。但一般的实体肿瘤，出现多器官受累的并不多见，且多为肿瘤晚期，基于患者病程短、发展快，且多器官系统受累，故实体肿瘤可能性不大。患者有肝大、脾大、纵隔淋巴结大、肝功能异常、贫血、血小板减少等表现，不论最终的诊断是什么，都应该做进一步检查，以除外血液系统疾病。

提到血液系统疾病，一项最为基本的检查，即血常规，在这里要提请大家注意，患者有贫血，有血小板减少，在申请血常规检查时，一定要同时做网织红细胞及白细胞显微镜分类。网织红细胞可以帮助我们初步判断患者有无溶血性贫血，而白细胞的显微镜分类，一旦发现有幼稚细胞或恶性细胞，对于我们判断有无血液系统恶性肿瘤非常有帮助。

能导致肝大、脾大、纵隔淋巴结增大、贫血、血小板减少的血液系统疾病，首先应该想到的是急性淋巴细胞白血病（ALL），鉴于患者血小板减少已有 4 年，所以，ALL 基本除外；第二考虑就是淋巴瘤，但患者为肝脾大、纵隔淋巴结大，活检有一定难度，鉴于同时有贫血和血小板减少，所以应该做骨髓检查，做常规的细胞形态学检查之外，应该增加流式细胞学检测，以及骨髓活检病理检测；第三是骨髓增殖性肿瘤（MPN），如真性红细胞增多症、原发血小板增多症等，MPN 多伴有肝脾大，一般血常规为血细胞增多，虽然患者白细胞正常，贫血和血小板减少，但并不能完全除外 MPN，也需骨髓检查，包括骨髓细胞形态、骨髓活检和 MPN 相关基因检查；第四是恶性浆细胞病，包括多发性骨髓瘤（MM）和轻链型淀粉样变性等，但患者血 IgG、IgA、IgM 均正常，MM 可能性不大，应该加做血和尿免疫固定电泳，以及骨髓检查（形态学、流式细胞学、骨髓活检及 FISH）予以明确诊断；第五是少见病，包括噬血综合征、组织细胞增多症等。综合以上分析，骨髓活检病理检查是此患者明确诊断的关键，此患者最终依据骨髓检查诊断为 LCH。可以说绝大多数临床医生，包括血液科医生，对本病不熟悉，再加上此患者高龄，且缺乏 LCH 常见的骨骼和皮肤损伤的典型临床表现，所以诊断非常困难。

对于本例多器官系统受累的疑难复杂病例的诊断，可以得到如下几点体会：①构建大内科整体观，尽管首发症状为呼吸困难，影像学表现为弥漫性肺病，但是也存在肝、脾病变和血液系统病变，当仅仅依靠呼吸系统的表现不足以解释其他器官损害时，应该及时转换思路，考虑多器官多系统疾病，而肺只是受累器官之一；②当临床表现不典型、影像学检查及化验检查也无法提出明确诊断时，及早选择一个合适的部位或器官进行病理检查是很多复杂疑难病例诊断的突破口，本例患者依据骨髓活检结果做出了最终诊断；③ LCH 儿童多见，成人的发病年龄为 18 ~ 73 岁，平均年龄 35 岁，77% 发生骨骼受累，该患者高龄以及无明确的骨痛病史，为 LCH 不典型表现，可能与老年人对疼痛反应不敏感有关，在病理明确诊断后，应对 LCH 易发生骨质破坏的部位如颅骨行影像学检查，对于寻找诊断依据和诊断的全面性有帮助。由于 LCH 的骨破坏一般为溶骨性病变，核素扫描首先不推荐，对于 X 线检查阴性患者，建议行 CT 或 MRI 可帮助发现病变。另外，PET/CT 的 FDG 标准摄取值与骨病变对治疗的反应相关，可作为监测骨病变的新指标。

六、关联知识——朗格汉斯细胞组织细胞增生症（LCH）

朗格汉斯细胞组织细胞增生症（Langenhans cell histiocytosis，LCH）是一种以朗格汉斯细胞（LC）病理性增生在一个或多个器官聚集所引起的罕见组织细胞 / 网状细胞增殖性疾病，病因不明确，可能是一种内源性或外源性刺激引起免疫调节功能紊乱，导致非肿瘤性的 LC 增生。分 3 个类型：①单系统单病灶，嗜酸性肉芽肿（EG）；②单系统多病灶，Hand-Schuller-Christian 病；③多系统多病灶，Letterer-Siwe 病。多系统性 LCH 以多器官组织受累为特征，儿童多见，最常累及皮肤、骨和淋巴结，成人少见。

（一）病理特征

光镜：特征性的分化较好的 LC 细胞增多，弥漫排列、疏密不一、呈网串簇状或片状，可呈肉芽组织样或肉芽组织炎的背景。常伴有大量嗜酸性粒细胞、嗜中性粒细胞、组织细胞、泡沫样细胞、淋巴细胞及浆细胞浸润。早期富含 LC 和嗜酸性粒细胞；中期组织细胞数量增加；晚期病变纤维化明显，细胞成分减少，可残留淋巴细胞和浆细胞，LC 细胞少见。在嗜酸性粒细胞密集区可出新嗜伊红性微脓肿和局灶性坏死，有时可见 LC 坏死。免疫组化：肿瘤细胞表达：CD1a，CD207（Langerin）、S-100 蛋白；不同程度表达：CD68、Syn、Ki67（3% ~ 25%）；不表达：CD20、CD3、CD30、MPO、EMA、CD21。电镜：应找到 Birbeck 颗粒。

（二）临床特征

以婴幼儿多见，男：女为 1.5 ~ 2∶1。LCH 的临床表现取决于器官或系统受累情况，常见于骨骼、皮肤和脑下垂体，少见部位包括肺、淋巴结、肝、脾、肠、中枢神经系统和造血系统。PLCH 常发生在成人，常与吸烟有关，也可进展为多系统受累。以往认为成人多为单系统受累，近年有研究发现高达 68.6% 的成人为多系统受累，成人最常见的三大受累部位为肺、骨骼和中枢神经系统。成人（尤其是青年）出现骨破坏、尿崩、肺部囊状病变时需要警惕 LCH。成人 LCH 肺部受累（57.5%）较儿童多见，骨受累（50%）较儿童少见，肝、脾受累则较为罕见。

（三）影像学特征

多器官受损可表现为不同的影像学表现。器官受累的情况不尽相同。归纳起来有以下几点，①骨骼：颅骨、股骨、脊柱及肋骨为常见发病部位，表现为类圆形或不规则形的、单囊或多囊状的溶骨性破坏，患骨轻度膨胀，皮质可碎裂，形成软组织肿块；脊柱表现为椎体的压缩，形成楔形或“线样改变”，椎间盘一般不受累。修复期表现为骨破坏减少，增生增多，长骨骨干可增粗，密度增高。②肺：不规则囊腔和结节并存，中上肺野分布为主，肋膈角很少受累。囊壁可以是薄壁或厚壁，少部分相邻囊腔融合成不规则形，囊腔之间的肺组织呈轻度磨玻璃影。小叶中心结节影直径为 1 ～ 5 mm，结节可以向囊腔转变，可伴发小叶间隔增厚和网状影，肺朗格汉斯细胞组织细胞增生症（PLCH）可并发气胸，终末期很难与大泡性肺气肿区分。鉴别诊断包括：淋巴管平滑肌瘤病（LAM）、淋巴细胞性间质性肺炎（LIP）和肺大泡鉴别。③肝：LC 和炎症细胞浸润引起门静脉周围的结缔组织形成炎症和水肿，CT 可表现为门静脉周围树枝样低密度灶及“门静脉晕征”等，也可选择性侵犯胆管导致胆管破坏和损伤，导致硬化性胆管炎，最终发展成胆汁性肝硬化。CT 表现肝大，肝胆管扩张，肝实质弥漫性分布的结节灶，可伴脾大。④中枢神经系统：垂体和下丘脑是 LCH 中枢神经系统最早期、最常见的受累部位，以中枢性尿崩症为首发症状，MR 上表现为垂体柄增粗，渐进性均匀强化，病变也可累及脑内其他部位的血管外膜，形成肉芽肿样肿块影；小脑齿状核、基底节区及脑干也可见对称性炎性病变。⑤胃肠道：胃肠道受累表现为呕吐、腹泻及蛋白质丢失性肠病。腹部 X 线片可见小肠和大肠有交替性节段性扩张和狭窄改变，但确诊需经内窥镜活检。

（四）诊断标准

病理检查是 LCH 主要诊断依据。光学显微镜下发现典型的 LCH 细胞，免疫组化 CD1α 和 S-100 蛋白阳性。肺、肝、脾、骨髓、造血等系统受累。诊断可参考 2009 年国际组织细胞协会发布的《郎格罕细胞组织细胞增生症评估与治疗指南》。

（五）治疗原则

吸烟相关 PLCH 可通过戒烟得到缓解。单系统 LCH 与低风险多系统 LCH 通常不会造成死亡，如症状不明显，进展较慢，可随访观察。而高风险多系统 LCH 可因器官衰竭、合并感染而预后不良。治疗上主要使用细胞毒性药物。对Ⅰ级、Ⅱ级者选用 VP 方案：长春新碱（VCR）+ 泼尼松（Pred），化疗 6 ～ 8 周，然后选用 6MP（巯基嘌呤）和 MTX（氨甲蝶呤）或单药交替应用，疗程 1 ～ 2 年。对Ⅲ级、Ⅳ级者选用 VCP（VP+ 环磷酰胺）或 VEP（VP+ 足叶乙甙）方案治疗 8 ～ 12 周，病情好转后改用 6MP 和 MTX 与之交替，疗程 2 ～ 3 年。对于原发性 PLCH 晚期患者，需要进行肺移植治疗。

参考病例

男，45 岁。慢性咳嗽 3 月余，伴少量白色黏痰。吸烟史 20 年，20 支 / 天。查体未见异常。血常规：WBC 14.4×10^9/L，N 0.76，L 0.19，Plt 336×10^9/L；肿瘤标志物正常；ANA、ENA、ANCA 均为阴性；免疫球蛋白 IgGA、IgM、IgG 正常。痰抗酸杆菌阴性，痰中未找到癌细胞。结核菌素试验一般阳性。腹部 B 超无异常发现。胸部 CT（图 4-15-7）示双侧中上肺优势分布的多发、形态大小不等的结节影。经胸腔镜肺活检确诊 PLCH。

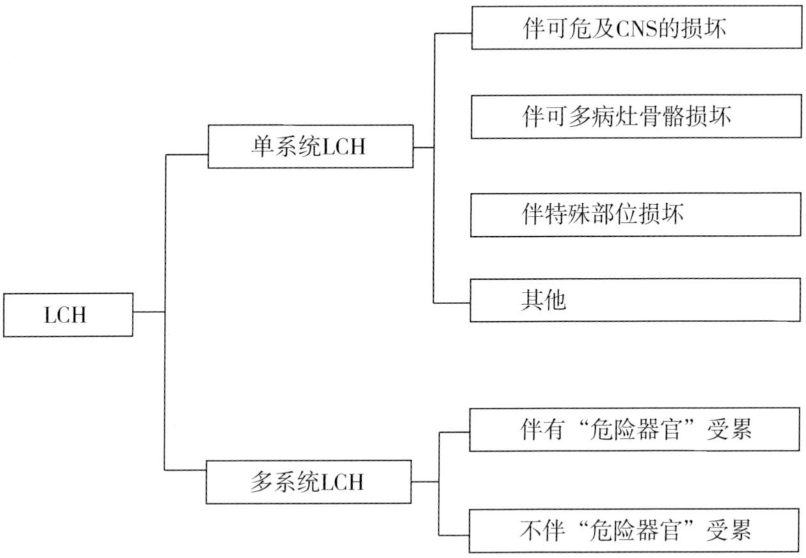

图 4-15-6　LCH 临床分类示意图

“危险器官”受累标准：造血功能受累（伴或不伴骨髓侵犯）、脾受累、肝受累、肺受累。特殊部位受累：扁平椎、齿状突受累，伴脊髓受压及病变位于重要功能区

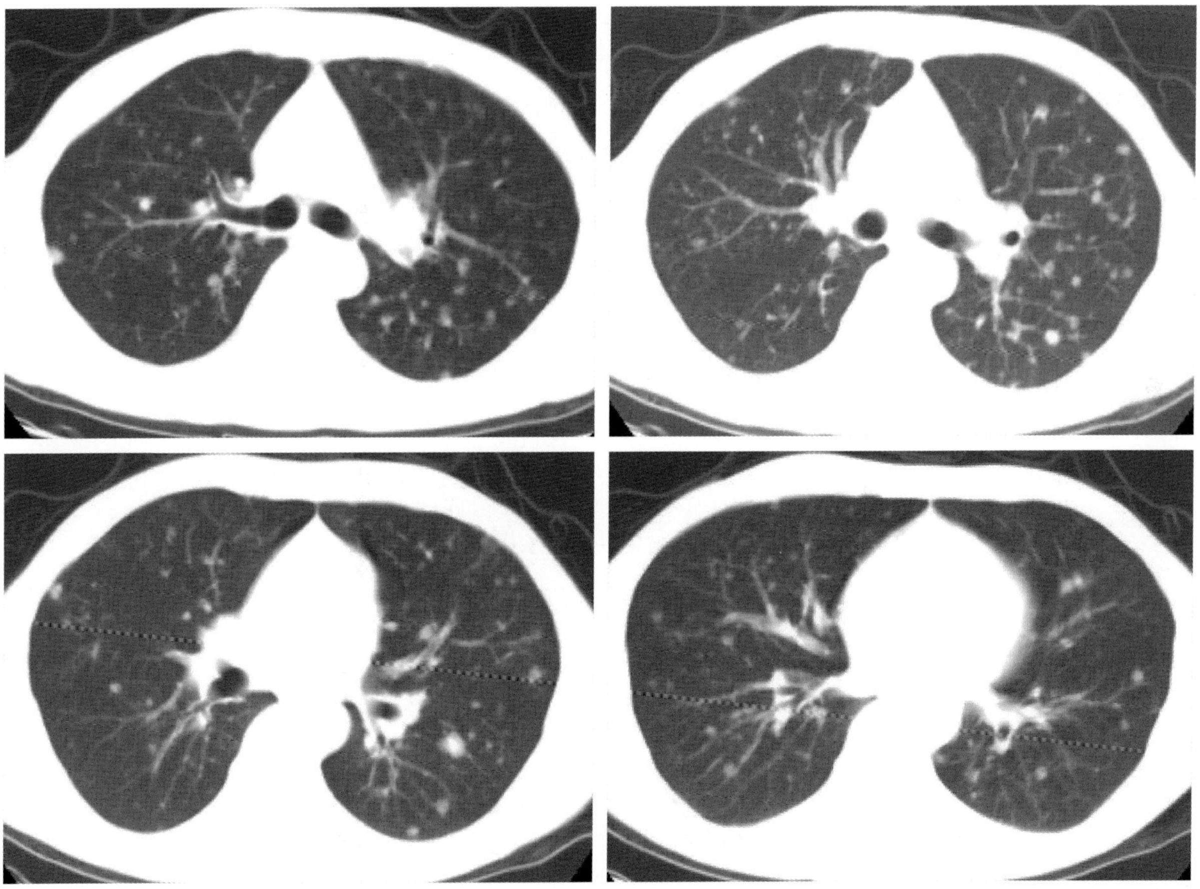

图 4-15-7　胸部 CT

七、要点速记

1．成人 LCH 最常见的三大受累部位为骨骼、肺和中枢神经系统。单独累及危险器官较为少见。

2．原发性 PLCH 好发于大量吸烟人群。

3．PLCH 影像学特征为多发不规则囊样变和结节，结节多呈小叶中心分布，中上肺野显著，肋膈角不受累，肺容积无显著变化。

4．病理发现 LC，免疫组化 CD1α 阳性，S-100 蛋白阳性作为诊断标准。

（王玉光　郭亚丽　徐秋贞　孙思庆 编写/整理，兰学立 审校）

参考文献

1．许霞，聂秀，刘卫平，等．160 例成人朗格汉斯细胞组织细胞增生症患者临床特征分析［J］．中华血液学杂志，2015，36（2）：135-139．
2．杨林军，冯丹．朗格汉斯细胞与朗格汉斯细胞组织细胞增生症病理与临床［J］．临床和实验医学杂志，2006，11（5）：1844-1845．
3．许霞，刘卫平，杨群培，等．系统性朗格汉斯细胞组织细胞增生症的临床病理分析［J］．中华病理学杂志，2011，40（8）：551-552．
4．韩潇，周道斌，焦力，等．成人郎格罕斯细胞组织细胞增生症40例临床表现分析［J］．中华血液学杂志，2010，31（10）：699-701．
5．Histiocyte Society．Langerhans cell histiocytosis evaluation and treatment 2009．Available guideline．April，from：http：//www．heamatologie-amc．ni/odijk/bijlagem．
6．Girschikofsky M，Arico M，Castillo D，et al．Management of adult patients with Langerhans cell histiocytosis：recommendations from an expert panel on behalf of Euro-Histio-Net［J］．Orphanet Journal of Rare Diseases，2013，8：72．
7．Aricò M，Girschikofsky M，Génereau T，et al．Langerhans cell histiocytosis in adults．Report from the International Registry of the Histiocyte Society［J］．European Journal of Cancer，2003，39（16）:2341．

病例 16　纵隔、肺门淋巴结肿大，双肺结节、气囊伴胸腔积液

一、病例特点

（一）简要病史

男性，68 岁。主因“间断胸闷、气短 2 个月”入院。2 个月前患者出现活动时胸闷、气短、伴出汗，无发热、胸痛等。1 个月前出现下肢轻度水肿。尿常规示尿潜血（++），尿蛋白（+）；否认尿路刺激征、夜尿增多等。外院胸部 CT 显示双肺多发无壁及薄壁囊状病变，右侧胸腔积液及心包积液。纵隔及双肺门多发淋巴结肿大，部分融合、钙化。外院经支气管镜纵隔淋巴结穿刺，病理可疑为“肉芽肿性炎”。

（二）既往史

14 周岁患结核性胸膜炎，予异烟肼、链霉素治疗 12 月，治愈停药。吸烟史 400 支 / 年。

（三）体格检查

T 36.5 ℃，P 64 次 / 分，R 22 次 / 分，BP 130/80 mmHg。浅表淋巴结未触及肿大，右下肺叩诊呈浊音，听诊呼吸音减弱，余肺呼吸音清晰，心律齐，各瓣膜未闻及病理性杂音，腹平软，无压痛，无杵状指，双下肢轻度凹陷性水肿。

（四）辅助检查

1．实验室检查

（1）血常规：白细胞（WBC）5.20×10^9/L、中性粒细胞（N）0.52、嗜酸性粒细胞（E）0.08、血红蛋白（Hb）138 g/L、血小板（Plt）152×10^9/L；ESR 35 mm/h。

（2）尿常规：尿蛋白（+）、红细胞（RBC）5 ～ 6/HP（红细胞形态非均一）；24 h 尿蛋白定量 1.92 g/24 h ↑ 。

（3）动脉血气分析：pH 7.395、$PaCO_2$ 41.1 mmHg、PaO_2 79.2 mmHg。

（4）风湿系列：类风湿因子（RF）、抗核抗体（ANA）、抗中性粒细胞胞浆抗体（ANCA）均阴性；

（5）血 IgA 0.27 g/L ↓，IgM 0.13 g/L ↓、IgG、补体 C3、C4 正常；血尿免疫固定电泳均可见单克隆轻链 λ。

（6）胸腔积液检查：外观呈橘红色、浑浊，比重 1.030，细胞总数 19×10^9/L，有核细胞数 8972×10^6/L，单核细胞 0.30，多核细胞 0.65，间皮细胞 0.05。胸腔积液生化：总蛋白 34.5 g/L、葡萄糖（Glu）5.27 mmol/L、LDH 488 IU/L、腺苷脱氨酶（ADA）13.5 U/L。胸腔积液培养阴性，胸腔积液找抗酸杆菌阴性，胸腔积液结核杆菌 PCR 阴性，胸腔积液找瘤细胞阴性。胸腔积液流式细胞检测出克隆性增生的 B 淋巴细胞（限制性表达胞浆轻链 cLambda）。

（7）骨髓检查：骨髓穿刺破碎皮质骨及骨髓组织，骨髓增生低下，三系细胞可见，粒红细胞比例减低，粒系细胞相对减少，各阶段粒细胞均可见；散在造红岛，部分造红岛扩大；巨核细胞 2 ～ 5 个 / HPF，三系细胞造血细胞形态未见明显异常。间质内一些浆细胞［CD138（++），VS38C（+），Kappa 个别细胞（+）,Lambda(++)］，间质内未见淀粉样物质沉积（刚果红染色阴性）。骨髓细胞学检验报告：骨髓增生活跃，成熟型浆细胞占 21.0%。骨髓流式细胞检测出克隆性增殖浆细胞（限制性表达胞浆轻链 cLambda）。

2．肺功能检查　肺总量及肺活量下降，通气功能显著减退，属混合性通气功能障碍，以限制性通气功能障碍为主。第 1 秒用力呼气量（FEV_1）占预计值的 57.3%，用力肺活量（FVC）占预计值的 67%，FEV_1/FVC 为 63.34%，肺总量（TLC）占预计值的 79.1%；肺弥散功能下降：一氧化碳弥散量（TLCO SB）占预计值的 57%。

3．影像学检查　胸部增强 CT（图 4-16-1）显示：双肺多发粟粒结节，伴双肺小叶间隔增厚，双肺散在薄壁囊状含气透亮灶，右侧少量胸腔积液。纵隔及双肺门多发肿大淋巴结，部分淋巴结钙化，增强后可见轻度强化（图 4-16-2）。最小密度投影和最大密度投影图（图 4-16-3）清楚显示囊与结节的分布特点。

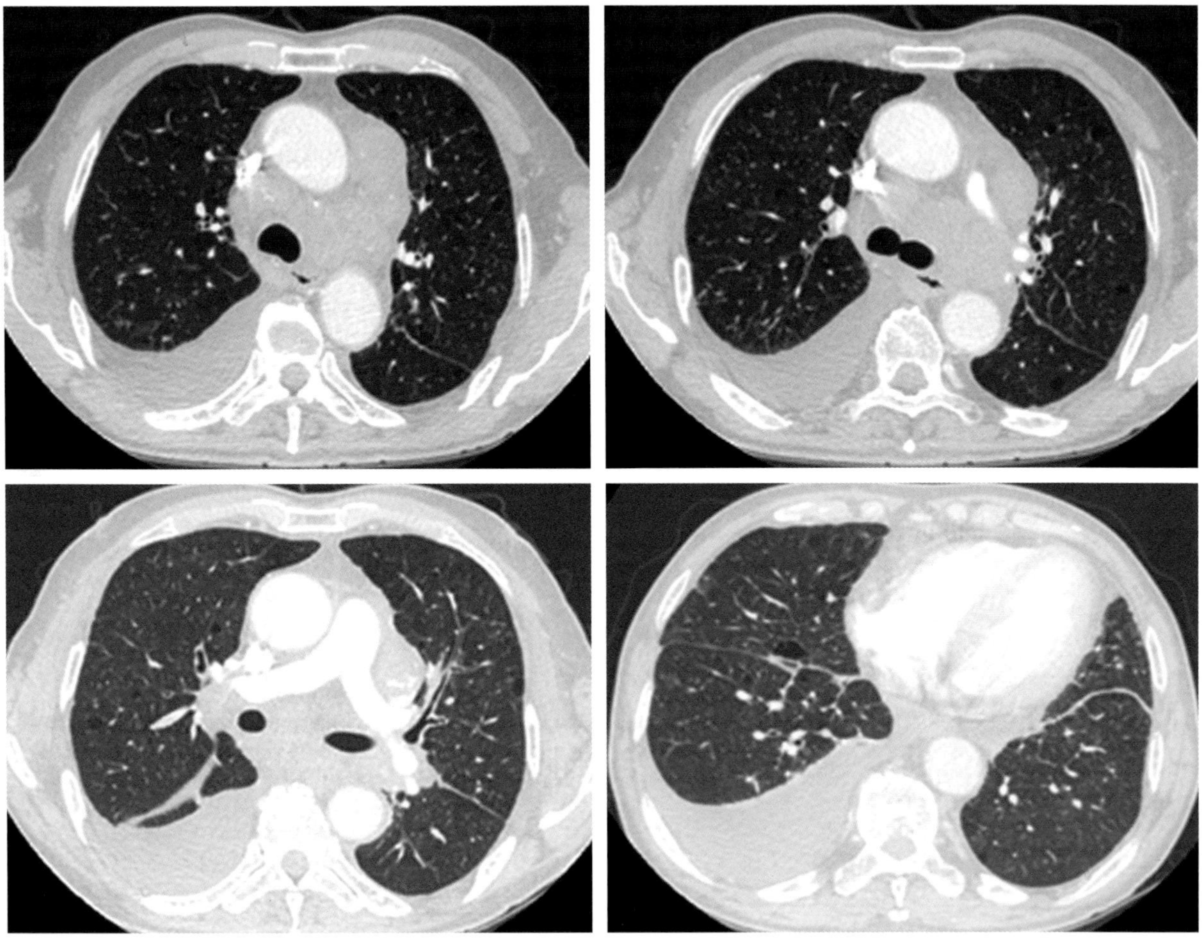

图 4-16-1　肺窗（增强 CT　2016-07-05）

二、多学科会诊

● 呼吸科（李海潮　北京大学第一医院）

老年男性，隐匿起病，表现为胸闷气短。胸部 CT 示双肺散在的薄壁小囊腔，右侧胸腔积液，纵隔及双侧肺门淋巴结肿大，伴钙化。尿红细胞（变形）、尿蛋白增加，提示肾受损。血清免疫球蛋白 A、M 明显下降，骨髓可见大量成熟浆细胞，未见淀粉样物质沉积，刚果红染色阴性（淀粉样变可能性变小），BALF 淋巴细胞为主。简单总结其突出特征：①纵隔及肺门淋巴结肿大明显，部分融合伴钙化；②肺内病变沿淋巴道分布，伴肺内散在小囊状阴影；③肾小球损害（变形红细胞 + 蛋白尿）。从淋巴结和肺内病变看，以淋巴系统受累为主。纵隔淋巴结显著增大的疾病需要考虑淋巴瘤、结节病、淀粉样变、Castleman 病等。肺内病变，尤其小叶中心结节和小囊腔的特征，提示淋巴细胞性间质性肺炎（LIP），但 LIP 伴发纵隔淋巴结显著肿大的情况，应首先考虑恶性疾病的可能。目前，首先需要考虑的就是纵隔淋巴结显著肿大的诊断和鉴别诊断：①淋巴瘤。纵隔肺门淋巴结肿大应考虑淋巴瘤的可能，该患者全身症状轻、病情进展较缓慢、且淋巴结有钙化，均不典型，需要病理检查以明确。②结节病。可以有肺内病变及纵隔淋巴结显著增大。但结节病基本不出现薄壁囊性病变，且穿刺病理也不支持。③恶性肿瘤伴纵隔淋巴结转移。从病史的进展速度和患者的一般情况看，不支持。④结核。可表现为纵隔和肺门淋巴结肿大。但临床症状、演变及病理均不支持。⑤ IgG4 相关性肺病。可表现为淋巴结肿大及多部位的团块，但肺部病变特征不支持。⑥多中心 Castleman 病。可出现纵隔淋巴结显著增大，临床表现为发热、盗汗、消瘦、全身淋巴结肿大、肝脾大、胸腹腔积液，本例除纵隔淋巴

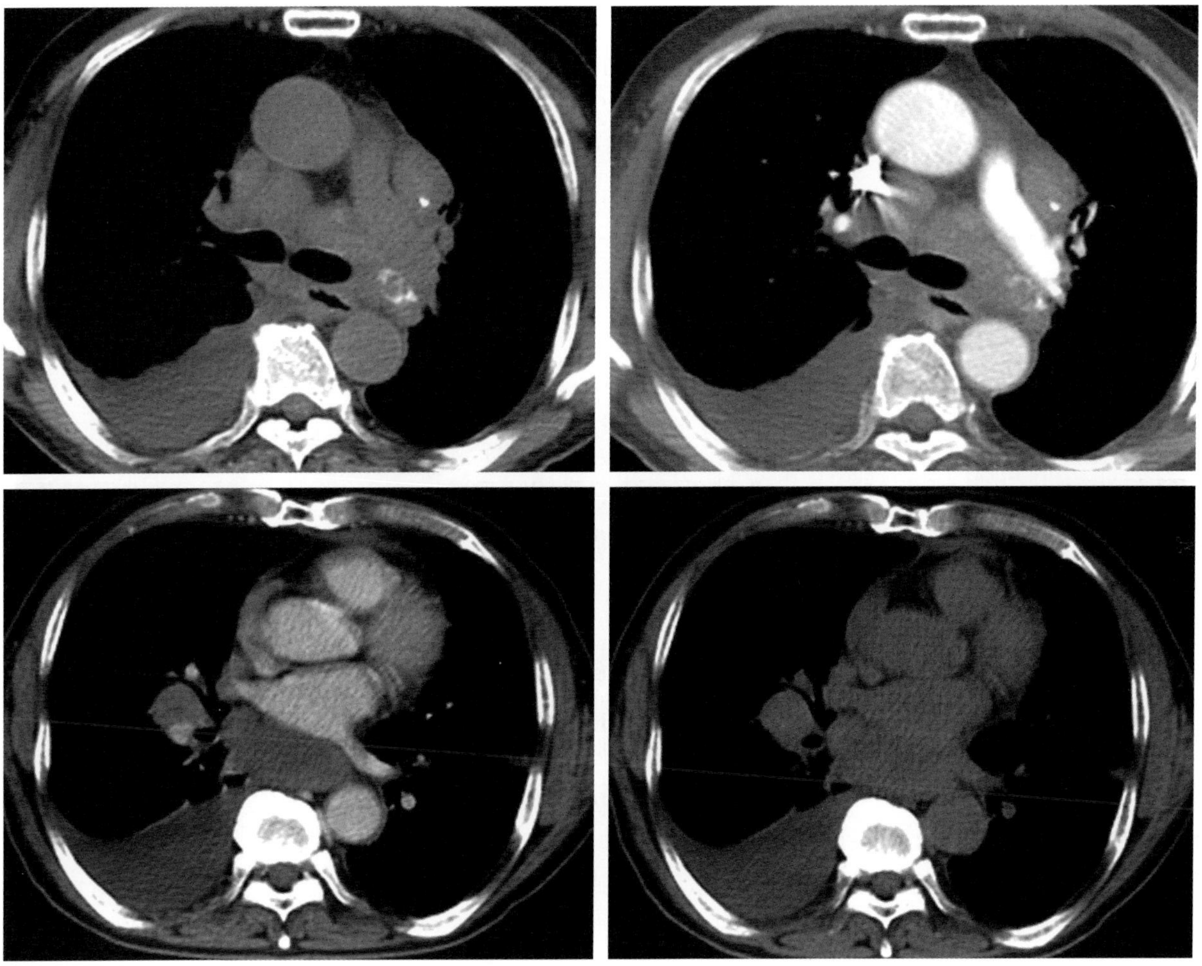

图 4-16-2　纵隔窗（CT 平扫与增强）

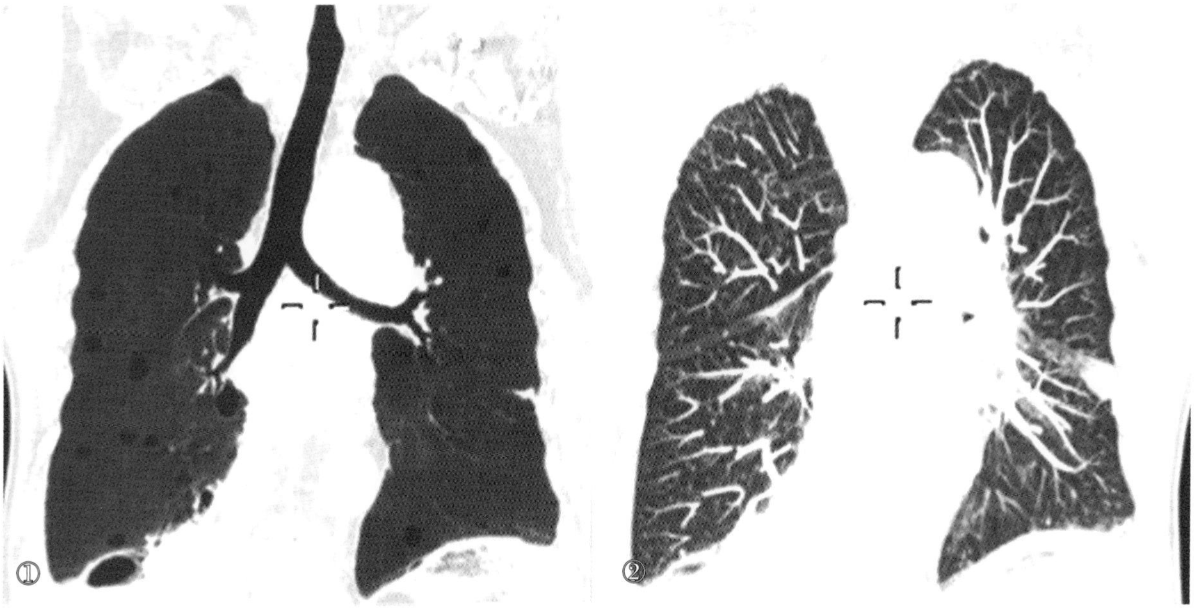

图 4-16-3　CT 后重建（增强）

图①，最小密度投影；图②，最大密度投影

结肿大外，其余临床特征不符合。⑦淀粉样变。可表现为纵隔淋巴结显著增大，且可出现钙化，肺内病变可表现为薄壁囊腔和小叶中心的小结节影，另外，患者存在肾病变，需要警惕。⑧轻链沉积病（LCDD）。肺部病变、淋巴结肿大等情况均可出现，同时，患者有肾损害，更需要警惕。

在上述纵隔淋巴结肿大的疾病中，虽然病变类型较多，但实际上，淀粉样变和轻链沉积均属于浆细胞病，如果将这类疾病更全面地考虑在内，多发性骨髓瘤（MM）也需要排除。但无论如何，该患者浆细胞病的可能性较大，骨髓活检结果发现，其成熟浆细胞比例高达21%，强烈提示其为浆细胞病，需要首先进行相关检查。

- 影像科（高莉　北京大学第一医院）

影像学特点：①双肺弥漫性微结节，分布较为复杂，部分呈小叶核心分布，叶间裂可见结节样增厚，同时伴小叶间隔增厚，提示结节属淋巴道分布的特点。②双肺弥漫薄壁肺气囊，大小不一，分布无特征性，可见小血管位于囊壁边缘。③纵隔及肺门多组淋巴结肿大，部分淋巴结可见不规则钙化。CT 增强显示淋巴结轻度强化，左肺门、后纵隔淋巴结出现低密度坏死区。

需要鉴别的疾病包括：①淋巴间质分布的病变，如结节病、尘肺。支持点为患者的肺门及纵隔淋巴结肿大伴钙化，肺内可见弥漫性淋巴管周分布结节。不支持点为肺内弥漫的薄壁肺气囊在结节病和尘肺中罕见，同时结节病和尘肺的肿大淋巴结边界通常清楚，很少出现坏死。②肿瘤的肺内转移。本例需与粟粒样转移、癌性淋巴管炎及肺囊性转移鉴别。不支持点为患者肺内未见显著的肿块，临床也未提示肺外肿瘤。肺内结节缺乏随机分布的特点，肺内有支气管血管束增粗和小叶间隔的增厚，符合淋巴道转移的表现，但是转移性肿瘤可表现为空洞性转移，很少出现薄壁肺气囊。总之转移癌仍缺乏足够证据。③血液系统疾病。原发性血液系统肿瘤肺内主要呈浸润样表现，多表现为沿支气管血管束分布的实变、模糊结节和磨玻璃，纵隔淋巴结肿大常见，但少有钙化。值得注意的是浆细胞病、多发性骨髓瘤、淋巴瘤患者常伴发原发性轻链型淀粉样变，可表现为弥漫肺实质（肺泡间隔、肺泡壁）、淀粉样变和淋巴结淀粉样变。该患者可见纵隔淋巴结不规则粗大钙化，肺内结节边界清晰，伴小叶间隔增厚，符合淀粉样变性特点。文献报道肺气囊可以作为一种特殊征象出现在肺淀粉样变病例中。结合骨髓流式细胞检测出克隆性增殖浆细胞（限制性表达胞浆轻链 cLambda）。本例为系统性淀粉样变的可能性大，肿瘤转移待排除。建议行淋巴结针吸活检及支气管镜肺活检，进一步明确诊断。

后续进展

完善支气管镜检查如下：

支气管镜镜下所见：会厌正常，声门正常，气管通畅，隆突锐利。双肺各叶、段支气管通畅，黏膜光滑，未见肿物及狭窄，分泌物不多。支气管肺泡灌洗液白细胞分类：巨噬细胞86%，中性粒细胞1%，淋巴细胞12%，嗜酸细胞1%。右下叶支气管透壁肺活检病理回报：支气管壁及肺泡隔内均可见均质、无定形、粉染物质沉积。刚果红染色阳性，氧化刚果红染色阳性，免疫组织化学 Lambda（+++），Kappa（+）。行经支气管超声引导针吸活检术（EBUS-TBNA），纵隔淋巴结（4R、7组）活检病理见多量均质无定形的粉染物质伴多核巨细胞反应。刚果红染色阳性，氧化刚果红染色阳性，免疫组织化学 Lambda（+++），Kappa（+）。淋巴结穿刺针吸液流式细胞仪检测出克隆性增殖浆细胞（限制性表达胞浆轻链 cLambda）。

- 血液科（邱志祥　北京大学第一医院）

主要表现为纵隔肺门淋巴结增大和肺部病变，肺活检发现刚果红染色阳性的均质、无定形粉染物沉积，免疫组化证实沉积物以免疫球蛋白轻链 λ 为主，因此，诊断为原发性轻链型淀粉样变（primary light chain amyloidosis，pAL）。该患者血清与尿中均检出单克隆轻链 λ，意味着单克隆轻链 λ 具备了随血液循环沉积于全身其他组织器官的条件；其次，蛋白尿高度提示肾受累，确诊的最直接证据是肾活检，但在已确诊 pAL 的前提下，肾受累的诊断标准是 24 h 尿蛋白 > 0.5g，主要为白蛋白尿，该患者 24 h 尿蛋白已达 1.92 g，只需分析证明其尿蛋白主要为白蛋白即可。10% ~ 15% 的 MM 患者可以出现骨髓瘤相关性轻链型淀粉样变，华氏巨球蛋白血症或惰性淋巴瘤（例如边缘带淋巴瘤）患者也可以出现轻链型淀粉样变。上述淋巴浆细胞增殖性疾病均可以产生单克隆免疫球蛋白轻链，pAL 与淋巴浆细胞增殖性疾病相关性轻链型淀粉样变的主要鉴别在于，患者是否能够达到相关疾病的诊断标准。该患者骨髓中浆细胞虽已达 21%，但均为成熟型（多发性骨髓瘤诊断标准为骨髓中浆细胞 > 15%，并有原浆或幼浆细胞）；尚无广泛骨质疏松和（或）溶骨病变的证据。故目前 MM 虽证据不足，但还应进一步除外，建议行多部位骨髓穿刺（MM 病变分布不均）、血清游离轻链、骨骼 MRI 检查、纵隔淋巴结活检（必要时）等进一步除外。

三、最终诊断

原发性轻链型淀粉样变性。

四、治疗与转归

患者放弃治疗，自动出院。

五、专家点评

- 呼吸科（张嵩　山东省立医院）

老年男性，影像学表现为双肺多发气囊影和纵隔淋巴结增大，气囊影的大小较均匀，数量较少，气囊周围可见血管影和斑片影，首先考虑 LIP 可能。鉴别诊断需考虑：①病毒感染。尤其是 EB 病毒感染，可以导致全身淋巴结肿大及肺内 LIP 样表现，但患者的病史和临床症状不支持该诊断。②结缔组织病，尤其是干燥综合征，可有 LIP 样肺内表现、严重高球蛋白血症、大量蛋白尿等表现，也常伴发全身多发淋巴结肿大、淋巴增生性疾病，需行自身抗体、口腔和眼科检查明确诊断，本例也不支持。③淋巴增生性疾病。主要考虑良性或低度恶性的淋巴增生性疾病，比如 MALT 淋巴瘤、Castleman 病等，MALT 淋巴瘤表现为全身浅表淋巴结肿大者少见。④浆细胞疾病（轻链沉积病和淀粉样变）。该例纵隔淋巴结多发增大，内见多发钙化，良性或低度恶性肿瘤可能性大，患者存在肾病变，需考虑轻链沉积病和淀粉样变的可能。

该例骨髓穿刺间质内见一些浆细胞［CD138（++），VS38C（+），Kappa 个别细胞（+），Lambda（++）］，间质内未见淀粉样物质沉积（刚果红染色阴性）。骨髓细胞学检验报告：骨髓增生活跃，成熟型浆细胞 21.0%，支持浆细胞疾病诊断。轻链沉积病（LCDD）是一种少见的由浆细胞异常增生所导致的单克隆免疫球蛋白在全身组织中沉积的系统性疾病，几乎均有肾受累。其发病机制类似于原发性淀粉样变，只是沉积的轻链片段 80% 是 κ 链，而原发性淀粉样变 75% 以 λ 链为主。LCDD 以轻链的恒区为主，其典型的单克隆轻链免疫荧光呈强阳性；而淀粉样变沉积的轻链片段是免疫球蛋白的可变区，所以其抗 κ 和 λ 轻链抗体免疫荧光只呈现弱阳性。LCDD 的轻链沉积呈颗粒状而非纤维样或 β 片层结构，不能结合刚果红和硫黄素；而淀粉样变的轻链沉积在电镜下呈纤维样或 β 片层结构，能与刚果红结合，在偏光显微镜下呈现绿色双折光，与硫黄素结合产生黄绿色荧光。LCDD 常并发于多发性骨髓瘤或其他疾病，如淋巴瘤或原发性巨球蛋白血症等，导致单克隆轻链过度产生。LCDD 必须符合下列条件才能确定诊断：正常的免疫球蛋白不下降；血中或尿中的轻链经电泳后出现超带；伴有临床多发性骨髓瘤症状；尿中的本 - 周蛋白阳性且属于 Kappa 或 Lamdba 型。该例无多发性骨髓瘤病史，且 Kappa 仅个别细胞阳性，不支持 LCDD 诊断。Lambda++，虽未见淀粉样物质沉积，淀粉样变不能除外。患者穿刺病理最终诊断为原发性淀粉样变（AL 型）。

六、关联知识点——淀粉样变

淀粉样变（Amyloidosis）是一组表现各异的临床综合征，其共同点为细胞外淀粉样蛋白质和蛋白质衍生物沉积，可侵犯全身多个器官。当淀粉样变替代正常细胞结构，弥漫性浸润影响正常器官功能时，会引起相应临床症状或体征，有时也可表现为局灶性（淀粉样瘤）肿块病变。该类纤维蛋白接触碘和硫酸时会出现和淀粉相似反应，故命名为淀粉样物质。淀粉样物质由淀粉样多肽和血清淀粉样 P 物质（SAP）结合而成，不同疾病所产生的淀粉样多肽不同，与 SAP 结合就形成了不同种类的淀粉样物质，生成的淀粉样物质需在糖胺聚糖（GAGS）和载脂蛋白 E 的引导下才能顺利沉积在组织细胞间，造成组织器官损伤，最终，导致淀粉样变性的发生。淀粉样蛋白质种类繁多，目前已发现的淀粉样物质有 31 种，原有的淀粉样变的分类方法，即原发性和继发性淀粉样变性，已经远远不能满足目前淀粉样变的分类需要。目前淀粉样变性的分类，推荐以组成淀粉样物质的淀粉样多肽名称来命名和分类，如 κ 或 λ 轻链造成的淀粉样变，就称之为轻链型淀粉样变（AL 型），见于各种恶性浆细胞病；AA 蛋白造成的淀粉样变，称之为 AA 型淀粉样变性（AA 型），见于风湿免疫病（尤其是类风湿关节炎），慢性感染和炎症，偶见恶性肿瘤；还有 $A\beta_2M$ 型，见于长期血液透析的患者；ATTR 型，见于家族性淀粉样多神经病变和老年性淀粉样变性；Aβ 型，见于 21- 三体综合征（Down 综合征）和 Alzheimer 病等。其中，浆细胞病造成的轻链型淀粉样变性最多见，约占 80% 以上。病理组织学检查中，淀粉样变为细胞外嗜伊红物质，刚果红染色阳性，即在偏光显微镜下呈苹果绿双折光，即在明视野下为橘红色，在偏光暗视野下，淀粉样物质呈苹果绿色。

（一）临床表现

淀粉样变多发生于老年人，40 岁以下少见。不同类型的淀粉样变容易受累的器官不尽相同，如 AL 型，最易侵害肾、心脏、血管壁、神经，AL-κ 型比 AL-λ 型更容易侵犯消化道，如舌体、胃、肠道及肝。AL 型呼吸系统相对少见，可累及鼻窦、气管支气管和肺泡。临床表现取决于受累器官及受累程度，无特征性。中年以上患者如出现以下临床表现，尤其是同时出现两条以上时，要考虑到淀粉样变的可能：①出现不明原因舌体肥大、打鼾，原有高血压可恢复正常甚至血压低于正常；②出现不明原因的蛋白尿、肾功能不全，肾不小甚至增大；③出现不明原因的心功能不全、心律失常、心肌肥厚；④出现不明原因肝功异常，尤其是胆红素和 ALP、GGT 升高、肝大及大便规律变化，便秘和或腹泻。临床怀疑到本病时，应尽早做组织活检病理检查。

肺淀粉样变性的临床表现，气管支气管淀粉样变的淀粉样物质可局限性沉积或弥漫性浸润呼吸道壁，患者常有喘鸣、呼吸困难、咳嗽及偶尔咯血，类似哮喘。非连续性气管和支气管结节常不引起临床症状，偶尔可造成呼吸道阻塞伴远端肺不张和支气管扩张。肺实质结节淀粉样变，患者常无临床症状。弥漫肺实质（肺泡间隔、肺间质）淀粉样变，常引起渐进性呼吸困难及呼吸功能不全（影像学表现论述请参照本章病例 14）。

1. 原发性淀粉样变 原发性淀粉样变即淀粉样轻链（AL）蛋白，相当于免疫球蛋白轻链可变蛋白沉积，表现为淀粉样轻链蛋白在身体的各个器官中沉积，是一种临床表现多样的浆细胞疾病，主要与克隆性浆细胞异常增殖有关，少部分与淋巴细胞增殖性疾病有关。AL 蛋白是一种来源于单克隆免疫球蛋白轻链或其部分片段异常结构蛋白质，可随尿排出，具有如下特点：刚果红染色呈砖红色，偏振光显微镜下呈现出苹果绿色双折光；电镜下表现为直径 8 ～ 14 nm、无分支、排列紊乱的纤维丝状结构；X 线衍射显微镜下可见其 β 片层结构。最常见的轻链成分为轻链的 Lamda（λ）型，少数为 Kappa（κ）型，前者大约是后者的 2 倍。原发性淀粉样变患者除了血液系统疾病（如：多发性骨髓瘤和 Waldenstr（o）m 巨球蛋白血症）外，一般不合并其他疾病。至少 30% 的原发性淀粉样变患者会最终进展为多发性骨髓瘤，而多发性骨髓瘤患者中有 6% ～ 15% 伴发淀粉样变，多与轻链过多沉积于组织有关，以 κ 轻链多见。原发性淀粉样变中，男性发病率高于女性，平均发病年龄为 55 ～ 60 岁，中位生存期为 1.5 年。除大脑外，几乎所有器官系统受累，可能多种系统同时受累，但许多患者会出现肾功能不全。

2．继发性淀粉样变　继发性淀粉样变涉及淀粉样 A 蛋白（AA），代表一种正常血清 α 球蛋白，后者是由于慢性炎症状态下和巨噬细胞“处置不当”致使肝分泌产生。据报道继发性淀粉样变继发于 Crohn 病、成人或青少年类风湿关节炎、Reiter 综合征、强直性脊柱炎、家族性地中海热，干燥综合征、皮肌炎、血管炎、慢性骨髓炎、结核、梅毒、肾盂肾炎，支气管扩张，囊性纤维化、全身红斑狼疮和寄生虫感染。恶性肿瘤，如霍奇金病和肾细胞癌也与继发性淀粉样变相关。继发性淀粉样变中位生存期为 4.5 年，其发病率逐渐增加，可能是由于有基础慢性疾病患者的预期寿命延长的结果。遗传性或老年性淀粉样变（ATTR）来自于突变型和野生型甲状腺素蛋白。家族性淀粉样变性患者在其生命的第二十年或三十年典型表现为外周感觉运动神经病，肾和心脏也会受累。

WHO 分类也包括与其他纤维蛋白类型相关的疾病，如 Alzheimer 病、Ⅱ型糖尿病和传染性海绵状脑病。淀粉样变性也可分为全身性（80% ～ 90% 的患者）或局限性（10% ～ 20% 的患者）。常根据皮下脂肪、直肠黏膜、骨髓、尿液和（或）血清中蛋白质浓度来鉴诊全身性和局限性淀粉样变。作为对照，局限性淀粉样变的特征是散在的局灶性淀粉样沉积，仅限于一个器官。

（二）诊断

呼吸系统淀粉样变在临床及影像学表现均无特异性，单凭影像学表现进行确诊较为困难，还需要依靠组织病理学表现。一般淀粉样变主张多部位组织病理活检，活检部位分为两大类，一类是明显受累的组织器官，如肾、心脏、肝、肺、神经等，诊断的阳性率高，一般在 90% 以上，相对风险较大；另一类是非明显受累组织，如腹壁皮下脂肪、骨髓、口腔或消化道黏膜等，诊断的阳性率稍低，一般在 50% ～ 80%，但风险小。

活检组织需做刚果红染色、免疫组化、电镜、免疫电镜检查，甚至做蛋白质的质谱检测，以明确诊断淀粉样变性类型。明确诊断后，需给患者进行全面检查，包括血常规，肝、肾、心功能，出、凝血筛查，血和尿免疫固定电泳，免疫球蛋白 IgG、IgA、IgM 定量，血清游离轻链（FLC），以及心肺及腹部影像学检查（B 超、CT、MRI、UCG、PET/CT），另外就是骨髓检查，包括骨髓细胞形态学、流式细胞检测、骨髓活检病理及荧光原位杂交（FISH），用以了解全身重要器官受累情况。一般一处行组织活检病理后明确诊断为淀粉样变，其他组织器官（除外常见病变）即使没有获得相应部位的确诊结果，也应认同为同一病变所致。如本例患者，肺活检确诊为淀粉样变性，则患者心脏及肾病变也应认同为淀粉样变。

（三）治疗原则

目前只有 AL 型淀粉样变性有成熟的治疗方法，比较有效的治疗方案包括大剂量美法仑（马法兰）+ 自体造血干细胞移植、美法仑（马法兰）+ 大剂量地塞米松，以及包含硼替佐米的化疗方案等，可根据病情、各治疗方案的适应证和禁忌证予以选择。非 AL 型淀粉酶样变性，可尝试 SAP 抗体或类似物治疗，还可试用小分子丁酸盐，如 Eprodisate，以阻止淀粉样物质的生成及组织沉积。器官功能严重损害者，在上述治疗同时，有条件者可予以器官移植。接受联合化疗的患者，其总体生存中位数为 5.1 年。进行移植的患者，大约 1/3 被证实可完全缓解，这些患者的生存中位数为 13.2 年。研究已发现，系统性 AA 淀粉样变患者进行强化抗感染治疗后、AL 淀粉样变患者进行化疗后、家族性淀粉样多神经病和透析相关淀粉样变患者在肝和肾移植后，淀粉样变逐渐消退。需密切监测随访和治疗淀粉样变（大约每 6 个月一次）。器官功能并不能完全反映淀粉样变程度，特别是对于系统性淀粉样变患者。气管支气管淀粉样变患者可给予局部支气管镜球囊扩张、支架放置、激光手术或放射治疗。对于无症状的局部淋巴结淀粉样变患者，一般给予保守治疗；若患者有相关症状，则应考虑手术切除、激光或放射治疗。胸膜淀粉样变伴胸腔积液患者可给予反复胸腔穿刺、胸部引流管放置和胸膜固定术治疗。

参考病例

男，49 岁，反复咳嗽、咳痰 7 年，间断咯血 2 年。曾在外院诊断为“支气管炎”“肺曲霉病”等，多次抗细菌、真菌治疗效果不佳。既往史：中耳炎 1 年，治疗情况不详。吸烟史 20 年，每天 20 支。实验室检查：血常规正常，T-SPOT 阴性，痰 TB-LAMP 及结核菌涂片均为阴性；真菌 G、GM 试验为阴性，隐球菌抗原乳胶凝集试验为阴性；肿瘤标志物：CEA7 μg/L ↑。T 淋巴细胞亚群正常。腹部 B 超提示脂肪肝、胆囊息肉和左肾囊肿。影像学检查（图 4-16-4）：右肺散在分布多个形态大小不等的含气囊状影，其中右上叶前段囊状影周围见实变影，内含钙化小结节。右上、下肺胸膜下区见实变和（或）结节影，左上叶胸膜下见斑片状磨玻璃影。纵隔与肺门淋巴结无肿大。经皮肺穿刺组织病理学（图 4-16-5，彩图 4-16-5）诊断：淀粉样变。实验室检查：血清蛋白电泳 γ- 球蛋白 16.8% ↑（8.0 ~ 15.8），其余正常。

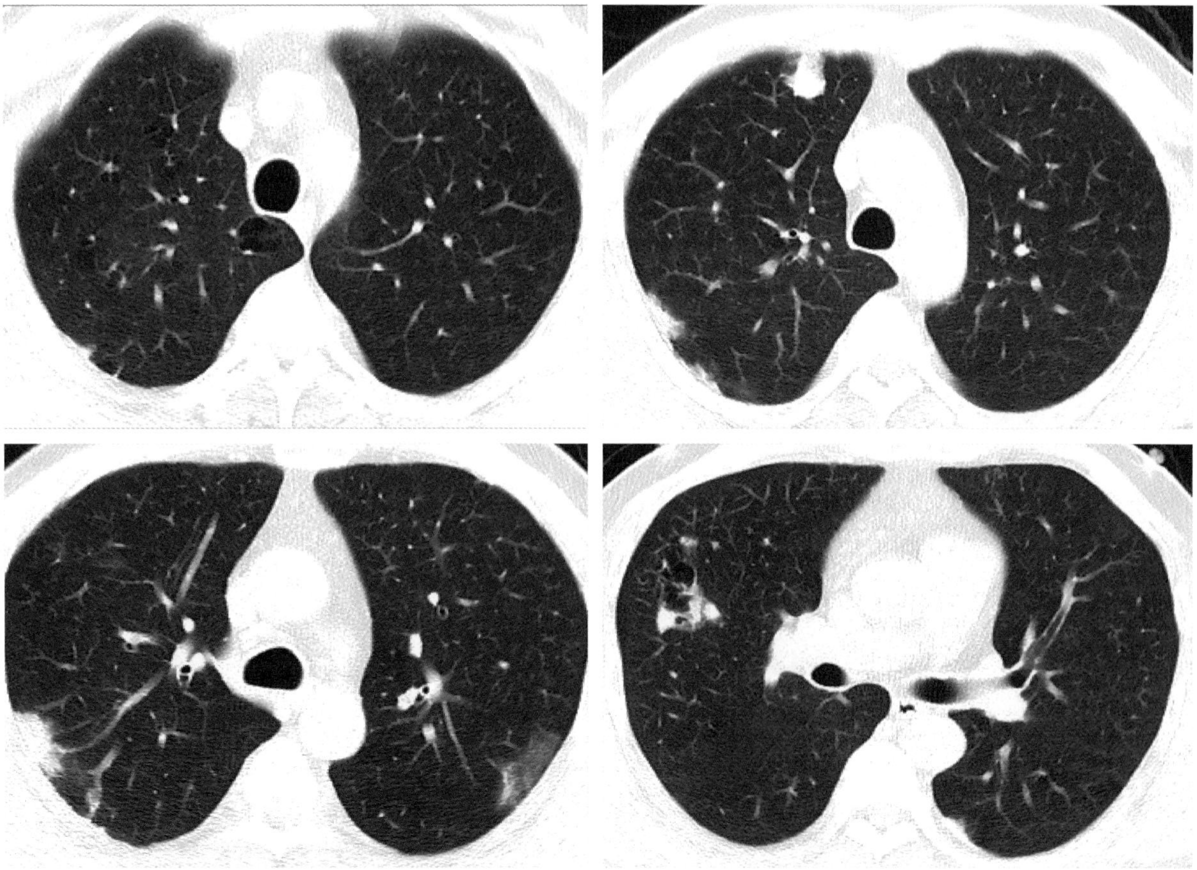

图 4-16-4　胸部 CT

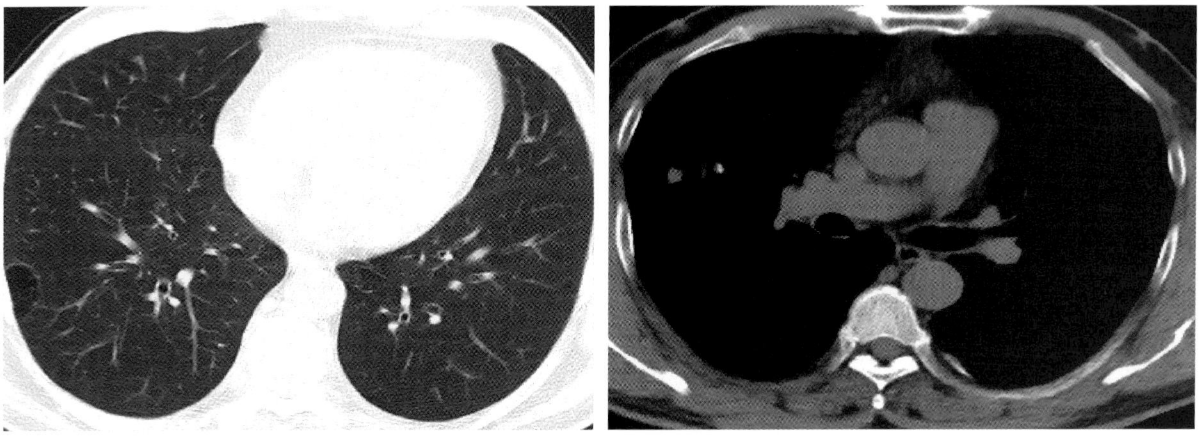

图 4-16-4 续　胸部 CT

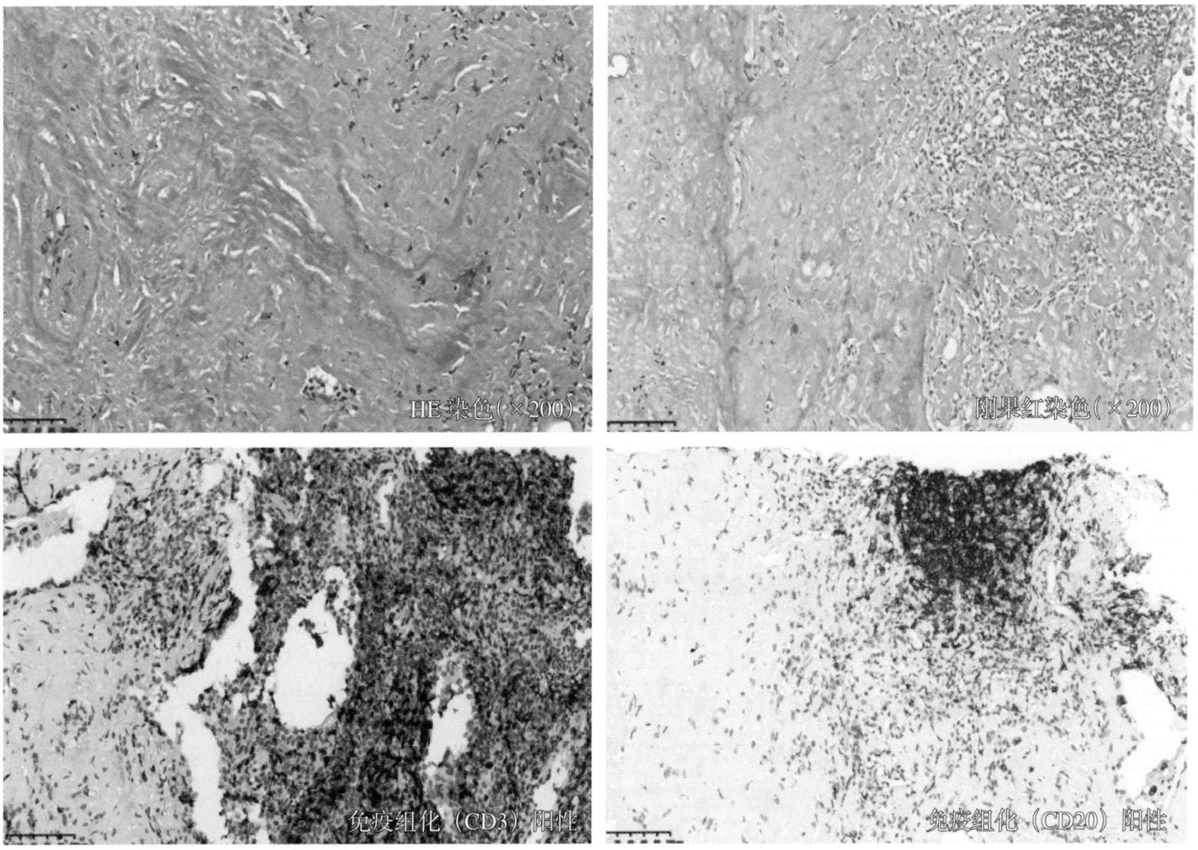

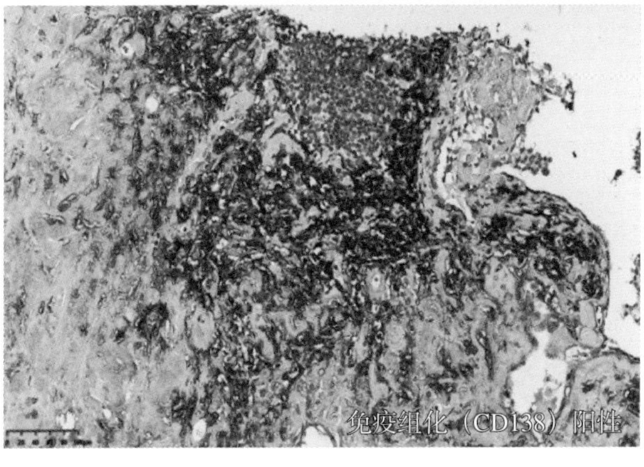

图 4-16-5　经皮肺穿刺组织病理及免疫组化

血、尿轻链 Lambda 定量正常。血轻链 Kappa 定量 3.79 g/L ↑（1.70 ~ 3.70），尿轻链 Kappa 定量正常。血清免疫固定电泳未见明显单克隆条带。最后诊断：继发性肺淀粉样变可能性大。

七、要点速记

1．淀粉样变（amyloidosis）是一组表现各异的临床综合征，其共同点为细胞外淀粉样蛋白质和蛋白质衍生物沉积，可侵犯全身多个器官。

2．依据淀粉样多肽名称，可将淀粉样变性分为 AL 型、AA 型、Aβ 型和 Aβ2M 型。其中，浆细胞病造成的 AL 型最多见，约占 80% 以上。

3．轻链沉积病（LCDD）沉积的轻链片段的 80% 以 κ 链为主，而原发性淀粉样变的 75% 以 λ 链为主。

4．组织学上，淀粉样变为细胞外嗜伊红物质，刚果红染色阳性，在偏光显微镜下呈苹果绿双折光。

（牟向东　张　嵩　宋其生　任彦微　编写/整理，李海潮　审校）

参考文献

1．Hanon S，De Keukeleire T，DieriksB，et al．Primary tracheobronchial amyloidosis：a series of 3 cases［J］．Acta Clin Belg，2007，62：56-60.

2．Ding L，Li W，Wang K，et al．Primary tracheobronchial amyloidosis in China：analysis of 64 cases and a review of literature［J］．Hua Zhong Univ Sci Technolog Med Sci，2010，30：599-603.

3．Costa T，Martins V，Martins Y，et al．Amyloidosis and the respiratory tract［J］．Acta Med Port，2009，22：105-112.

4．Nugent AM，Elliott H，McGuigan JA，et al．Pulmonary amyloidosis：treatment with laser therapy and systemic steroids［J］．Respiratory Medicine，1996，90：433-435.

5．Urban BA，Fishman EK，Goldman SM，et al．CT evaluation of amyloidosis：spectrum of disease［J］．Radiographics：a review publication of the Rad，1993，13（6）：1295-1308.

6．De Almeida RR，Zanetti G，Pereira E，et al．Respiratory tract amyloidosis．State-of -the-Art Review with a Focus on Pulmonary Involvement［J］．Lung，2015，193（6）：875-883.

7．Georgiades CS，Neyman EG，Barish MA，et al．Amyloidosis：review and CT manifestations［J］．Radiographics，2004，24：405–416

8．Khoor A，Colby TV．Amyloidosis of the Lung［J］．Arch Pathol Lab Med，2017，141（2）：247-254.

病例 17 呼吸困难、胸痛，右下叶肺实变

一、病例特点

（一）简要病史

男性，32 岁。发现颜面、四肢水肿 2 周，突发胸痛伴咯血 4 天。患者于 2 周前发现颜面及双下肢水肿，逐渐加重，未予诊治。4 天前夜间睡眠中突然出现右侧胸痛，呈持续针刺样，疼痛剧烈，吸气时加重，可放射至肩背部。伴咳嗽、咳痰，少量咯血，暗红色；伴低热，体温最高 37.8 ℃。逐渐出现呼吸困难，活动后明显。于当地医院行胸部 X 线检查诊断“肺炎”，予“泰能、阿奇霉素、拜复乐”抗感染治疗，症状未见好转。发病以来尿量减少，睡眠可，体重无明显变化。

（二）既往史

10 年前行阑尾切除术，否认肝炎及结核病史，否认高血压、心脏病史。否认烟酒嗜好。

（三）体格检查

T 37.8 ℃，P 95 次 / 分，R 34 次 / 分，BP 162/108 mmHg。神志清楚，急性病容。半卧位，颜面部水肿，右侧肩胛下区叩诊呈浊音，右下肺呼吸音低，可闻及湿啰音，心界不大，律齐，P2 ＞ A2，各瓣膜听诊区未闻及杂音。腹平坦，肝脾不大，双下肢对称可凹性水肿。

（四）辅助检查

1．实验室检查

（1）血常规：白细胞（WBC）13.0 × 10^9/L ↑、中性粒细胞百分比（N）0.87 ↑、血红蛋白（Hb）121 g/L、血小板（Plt）262 × 10^9/L、C 反应蛋白 36 mg/L ↑、ESR 115 mm/h ↑。

（2）尿常规：尿比重 1.015、尿蛋白（+++）、红细胞 20 ～ 30/ 高倍视野。24 小时尿蛋白定量 4.38 g ↑。

（3）血生化：尿素氮 12 mmol/L ↑、肌酐 141.3 μmol/L ↑、白蛋白 23.1 g/L ↓、甘油三酯 1.57 mmol/L、总胆固醇 6.52 mmol/L ↑、低密度胆固醇 6.9 mmol/L ↑。

（4）血气分析（FiO_2 30%）：pH 7.389，$PaCO_2$ 33 mmHg，PO_2 76 mmHg。

（5）痰培养：草绿色链球菌、奈瑟氏菌。

（6）免疫相关检查：ANCA 阴性，抗核抗体谱阴性。

（7）其他：D- 二聚体 1519 ng/ml ↑、肌钙蛋白 0.151 ng/ml、BNP 105 pg/ml。

2．心电图 Ⅲ导联 q 波，胸前导联轻度顺钟向转位。

3．超声 ①心脏彩超（2012-5-9）：肺动脉压 36 mmHg ↑。心房及心室腔正常。②胸腔 B 超（2012-5-9）：双侧胸腔少量积液。③腹部 B 超：肝略大，胆囊壁粗糙，双肾略大。

4．影像学检查肺部 CT 右肺下叶大叶性不均质肺实变，内见含气支气管，走行自然；左肺下叶见沿支气管血管束分布的磨玻璃影；双侧胸腔见少量积液，右侧稍多（图 4-17-1）。肺动脉主干增宽（直径大于同层面升主动脉），心脏房室无明显异常改变。

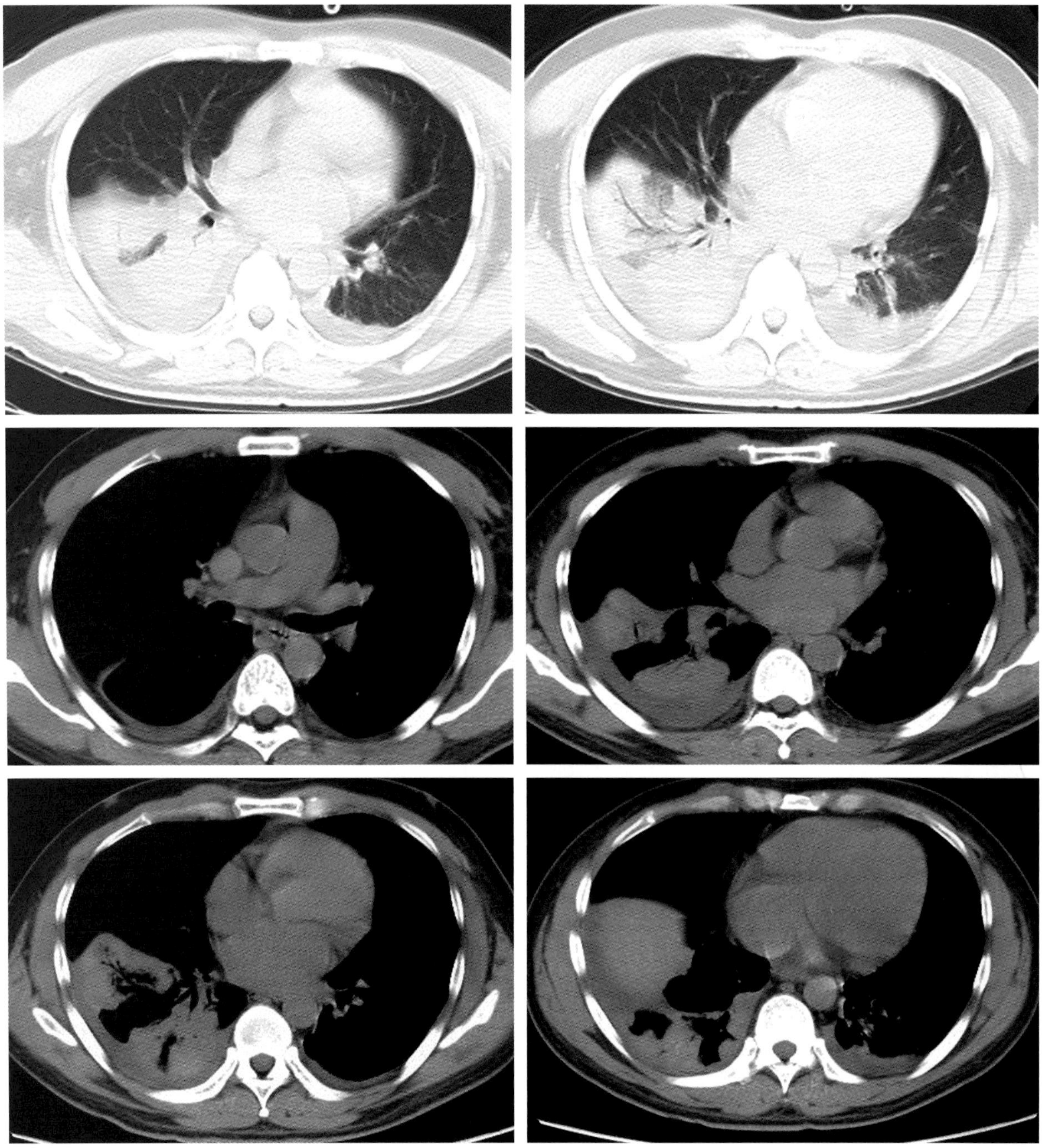

图 4-17-1 胸部 CT（平扫）

二、多学科会诊

第一次会诊

● 呼吸科（胡家骏 航天中心医院）

青年男性，突发胸痛，伴发热、呼吸困难、咯血。查体存在呼吸窘迫，P2 > A2。双下肢凹陷性水肿；化验提示白细胞和 C 反应蛋白升高、低蛋白血症和高脂血症、低氧血症；影像学检查发现右肺阴影，双侧少量胸腔积液；心电图提示顺钟向转位，心脏超声提示轻度肺动脉高压；腹部超声提示肝稍大。诊断分析：①细菌性肺炎。青壮年男性，临床有发热，白细胞和中性类细胞升高，肺实变密度均匀，内见含气支气管征，符合大叶性肺炎表现。②肺梗死。患者突发胸痛，伴呼吸困难、咯血、发热。肺动脉轻度高压，D- 二聚体 1519 ng/ml ↑，Wells 量表评分 4 分（咯血 1 分，除肺栓塞外其他可能性小 3 分），同时肾病综合征是发生肺栓塞的危险因素，需重点考虑肺栓塞可能。

尽管临床表现有发热，咳嗽，但从一元论的角度，肺炎无法解释肺动脉高压。推测肾病综合征、低蛋白血症等高凝因素导致肺栓塞发生，而全身水肿和双侧胸腔积液与低蛋白血症相关。建议立即行 CTPA 检查，同时行下肢静脉超声检查进一步明确诊断。

- 肾内科（杨松涛　航天中心医院）

患者青年男性，主要临床表现为颜面及下肢水肿 1 周后突发胸痛、呼吸困难及咯血。体检：呼吸、心率增快，血压升高。半卧位，右下肺呼吸音低，可闻及湿啰音，双下肢对称水肿。结合辅助检查符合肾病综合征的表现：大量蛋白尿、低白蛋白血症、高脂血症、水肿，同时合并肾炎综合征。依肾病综合征的诊断思路，要首先除外继发性肾病综合征。结合患者年龄、临床表现及辅助检查结果，可以除外糖尿病肾病、副球蛋白血症相关肾病及肿瘤相关肾病综合征，考虑原发性肾病综合征可能性大。临床诊断肾病综合征以后，还需要关注是否存在感染、血栓栓塞等并发症。患者有咳嗽、咳痰症状，血常规白细胞及中性粒细胞百分比升高，CRP 升高，要警惕肺部感染的可能。血栓栓塞是本病严重致死性并发症之一，常见为肾静脉或下肢深静脉血栓及其脱落后导致的肺栓塞，尤其以膜性肾病多见。若存在肾静脉血栓，则会在蛋白尿的同时出现血尿。

- 影像科（于海涛　航天中心医院）

青年男性，突发起病，肺部 CT 表现为右肺下叶大片状不均质实变影，可见支气管充气征，支气管通畅，纵隔窗显示肺动脉略增宽，未见肿大淋巴结，双侧胸腔积液，心脏略饱满。该影像学特征表现疾病谱有：细菌性肺炎、肺栓塞、肺水肿、肺出血。细菌性肺炎一般局限于一个叶或段，该患者双肺下叶病变，不符合细菌性肺炎典型表现；肺栓塞可出现双肺多发病变，一般表现为肺血减少，可以表现为大片实变影，当肺梗死时可以表现为“融冰征”。结合肺动脉增宽，临床需要关注有无肺动脉高压体征，需要进一步行肺动脉 CTA 证实。

后续进展

1．行 CTPA 检查提示右中肺动脉开口、右下肺动脉主干及分支多发肺栓塞（图 4-17-2）。

2．肾血管彩超发现左侧肾静脉增宽伴局部血栓形成。下肢静脉血管超声未见深静脉血栓。

3．肾活检病理提示肾穿刺组织可见 41 个肾小球。2 个出现缺血性硬化，其余肾小球基底膜弥漫增厚，系膜细胞和基质轻度节段增生，上皮下嗜复红蛋白沉积，节段性钉突形成。肾小管上皮空泡及颗粒变性，灶状萎缩。肾间质灶状淋巴和单核细胞浸润伴纤维化。小动脉管壁增厚，免疫荧光乙肝标志物阴性。符合Ⅱ期膜性肾病。

第二次会诊

- 呼吸科（胡家骏　航天中心医院）

患者目前诊断肺栓塞明确，易栓塞因素为肾病综合征（膜性肾病），栓子来源可能为肾静脉血栓，下肢深静脉血栓也不能完全排除。目前血压无降低，存在肺动脉高压，为中度危险组，无溶栓指征，给予低分子肝素抗凝治疗。同时积极治疗原发病，以纠正易栓因素。抗凝治疗时间取决于原发病的疗效。

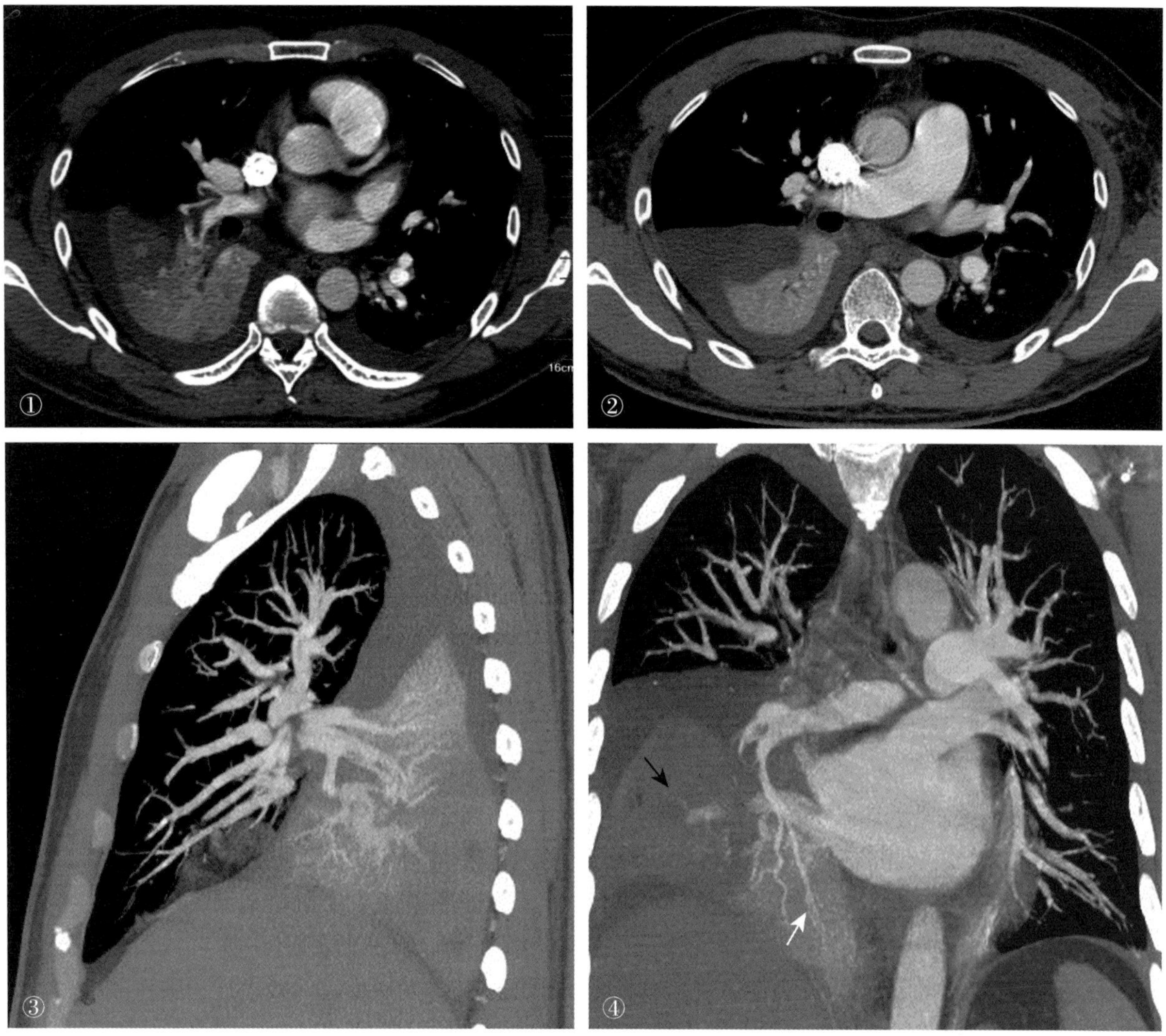

图 4-17-2 CTPA

图①、②显示：右中肺动脉，右下肺动脉主干及分支多发充盈缺损，其中，前、外基底段动脉分支部分阻塞，后基底段动脉分支大部分阻塞，右肺下叶不张伴栓塞。图③、④黑色箭头区局部无明显增强，考虑肺栓塞，白色箭头区增强明显，考虑由于胸腔积液压迫导致的肺不张）

- 肾内科（杨松涛 航天中心医院）

患者肾穿刺病理为Ⅱ期膜性肾病。治疗目的为减少尿蛋白、稳定肾功能。对症治疗：休息，适当利尿消肿，控制血压首选 ACEI 药物（目标血压维持在 125/75 mmHg 以下），同时控制高脂血症。对因治疗：应用环孢素 A100 mgBid + 泼尼松 40 mgQd。环孢素 A 治疗周期为 1 年，泼尼松治疗 8 周后规律减量，注意监测环孢素 A 浓度和肾功能，预防药物副作用。

三、最终诊断

急性肺栓塞（中危），Ⅱ期膜性肾病，肾静脉血栓。

四、治疗及转归

开始给予低分子肝素抗凝治疗，逐渐过渡为口服华法林抗凝。同时治疗原发病 - 肾病综合征。1 年后复查血肌酐、尿常规恢复正常，复查胸部 CTA 检查栓子消失，原肺部实变影几乎完全吸收消散（图 4-17-3），残留少量纤维增殖病灶。监测 D- 二聚体正常，停止抗凝治疗，目前随访中。

五、专家点评

● 呼吸科（兰学立　航天中心医院）

本例患者中年男性，因“胸痛、咯血、呼吸困难”入院，发病前曾出现颜面及双下肢水肿。查体：血压偏高，呼吸急促，右肺呼吸音减低，双下肢水肿，心率增快，P2 > A2。化验检查血白细胞水平升高，ESR、CRP 等炎性指标升高。尿蛋白、血白蛋白、血脂结果符合肾病综合征。肺部 CT 示右下肺实变伴胸腔积液，疑诊“社区获得性肺炎”。对于初诊肾病综合征患者，出现以上呼吸系统表现，初步的诊断思路是该患者的肺部病变是否可以用“肺炎”解释？该患者肺部 CT 特点及鉴别诊断要点同意影像学专家的分析，临床表现中发热、咳嗽、咳痰等经典的“肺炎”症状也不明显，胸痛程度、呼吸困难，以及低氧程度似乎与“肺炎”的严重程度不匹配。查体：P2 > A2，肺部 CT 平扫发现主肺动脉窗层面肺动脉直径大于升主动脉直径，均提示患者存在肺动脉压升高，以上临床及影像学表现均无法用“肺炎”解释。因此我们需要寻求真正的病因学诊断，对于既往没有慢性肺部基础疾病患者，发现肺动脉高压、低氧血症，需要考虑到肺血管病的可能，其中肺栓塞首先需要考虑。结合患者初发“肾病综合征”，病理诊断为膜性肾病，存在低蛋白血症均为静脉血栓栓塞的高危因素（详见关联知识），最终肺动脉 CTA 检查确诊为肺栓塞。严重程度分级为中危。确诊急性肺栓塞后，还需要明确易

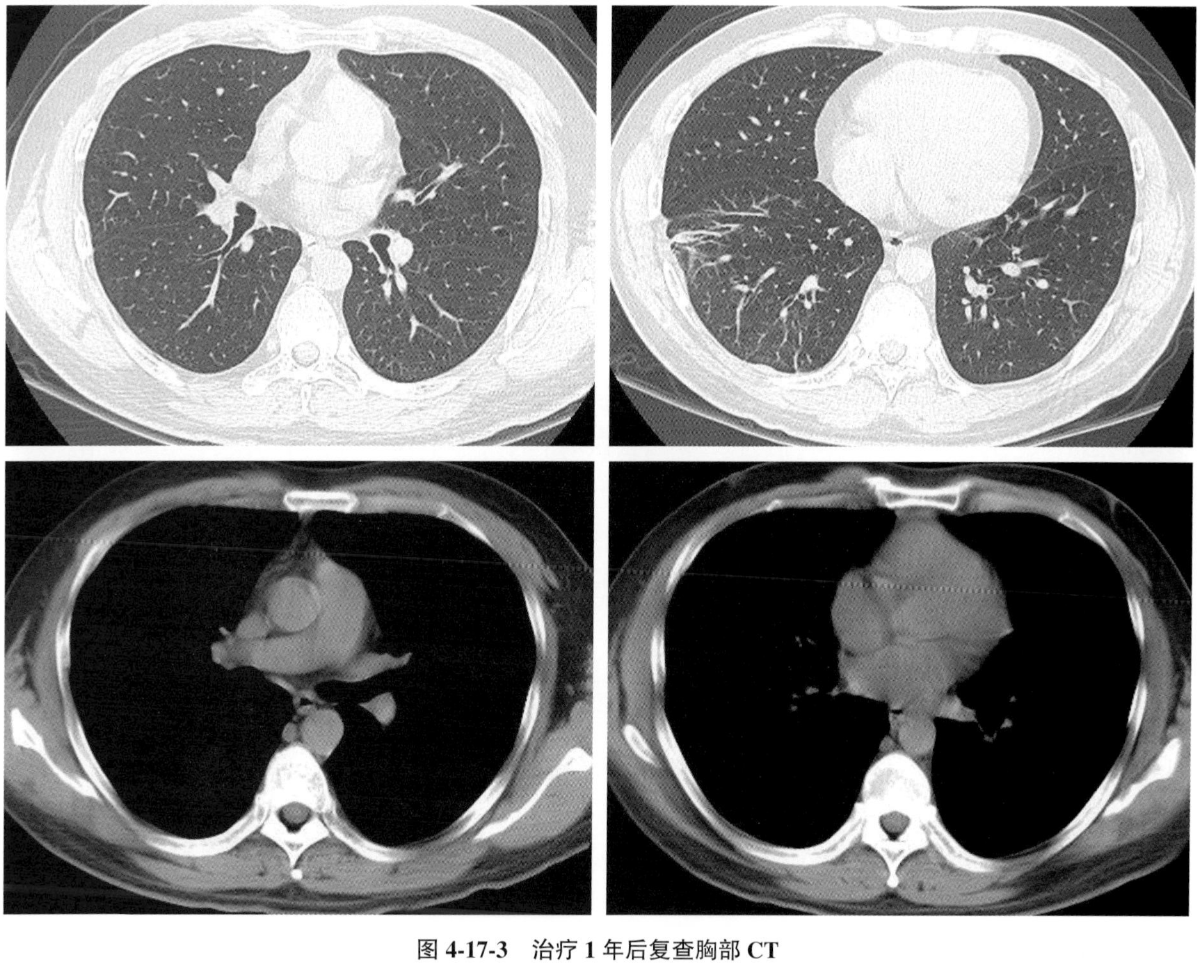

图 4-17-3　治疗 1 年后复查胸部 CT

栓因素和栓子来源。肺栓塞的栓子多来源于下肢深静脉，但该患者下肢静脉超声未发现血栓。结合尿常规检查见大量红细胞，与膜性肾病的临床特征不符，需要考虑肾静脉血栓，肾静脉血栓临床并不常见，主要继发于泌尿系统肿瘤或者肾病综合征，最终肾血管超声证实肾静脉血栓的存在。对于肺栓塞的栓子来源，通常与基础疾病相关，如：外科手术及长期卧床者栓子来源于下肢深静脉血栓的可能性大，腹部及妇科肿瘤患者栓子来源于腹盆腔血管的可能性大，肾病综合征患者的栓子来源于肾静脉可能性大，PICC 置管患者栓子来源于上肢的可能性大，COPD 患者可形成原位肺动脉血栓。另外，需要强调的是，Wells 评分作为评价肺栓塞可能性的经典评分系统，对于肾病综合征、药物、妊娠等相关易栓因素未做具体描述，需要在临床工作中给予关注。由于肺栓塞的临床及影像学表现不典型性导致了误诊及漏诊的发生，寻找不能够用原发病解释的呼吸困难、胸痛、咯血、晕厥等临床表现，查体关注血流动力学变化及肺动脉高压相关体征，影像学关注肺动脉及右心大小，以及马赛克征、驼峰征等间接征象。确诊为肺栓塞后寻找易栓因素和栓子来源是全面诊断的关键。

六、关联知识点——肾病综合征合并肺栓塞的诊治

肾病综合征（nephrotic syndrome，NS）是一种临床常见疾病，患者常呈高凝状态，易发生静脉血栓栓塞症（venous thromboembolism，VTE），其中以肾静脉血栓、肺动脉栓塞（pulmonary embolism，PE）和下肢深静脉血栓（deep venous thrombosis，DVT）最为常见。由于肺动脉栓塞早期缺乏特征性的临床表现，病情隐匿，所以极易误诊或漏诊，发现时患者病情往往已十分严重，致死率极高。故下文简述肾病综合征合并肺栓塞的流行病学、病因及发病机制、诊断、治疗，以提高临床医师对 NS 并发 PE 的诊治水平。

（一）流行病学

目前，肾病综合征合并肺栓塞的大规模病例报道较少，发生率国内外报道不一，尚无准确的流行病学资料。肾病综合征发生静脉血栓栓塞症的年发生率约为 1%，是相同年龄性别人群 DVT 发生率的 8 倍。相关危险因素包括：①原发病与病理类型：膜性肾病发生静脉血栓的概率最高，一项对 1313 例原发性肾小球疾病为期 63 个月的队列研究显示，膜性肾病 VTE 发生率为 7.9%，局灶阶段硬化性肾病 VTE 的发生率约为 3%。另一项对于继发于系统性红斑狼疮的膜性肾病患者为期 6.9 年的随访，VTE 发生率为 23%。②血浆白蛋白水平：有研究表明 VTE 发生率与血清白蛋白水平呈负相关，发生 DVT 的膜性肾病患者平均尿蛋白为 7.7g/d，平均血清白蛋白为 26g/L。血清白蛋白水平小于 28g/L 的较大于 28g/L 的患者发生率明显增加，RR 值为 2.5，白蛋白水平每下降 1g/L，发生 VTE 风险增加 2 倍。其他病理类型的肾病综合征，血清白蛋白水平在 20g/L 以下，DVT 发生率明显增加。③年龄：中老年肾病综合征患者发生 DVT 的概率总体高于青少年。

（二）发病机制

根据 Virchow 提出的静脉血栓形成的三个危险因素：高凝、血管损伤、血流淤滞，肾病综合征导致 DVT 的发病机制如下：①血管内皮的损伤：NS 时循环免疫复合物、自身抗体等引起血管内皮损伤或内皮损伤后暴露胶原，启动内、外源性凝血途径；②血小板功能亢进（动脉血栓贡献率高），肾病综合征患者血小板数目增加，且 TXA_2/PGI_2 升高，导致血小板内 cAMP 减少，促进血小板聚集，从而促进血液凝固。③凝血和抗凝系统失衡，由于蛋白质丢失，肝合成纤维蛋白原及凝血因子代偿性增加，而大量抗凝因子（如抗凝血酶Ⅲ、蛋白 C）和纤溶酶原从尿中丢失，导致体内呈高凝状态。④纤溶系统异常，肾病综合征患者体内的组织型纤溶酶原激活剂从尿中排出，导致纤维蛋白溶酶活性受抑制，

纤溶作用降低，促进血栓形成；⑤血流动力学：肾病综合征由于低蛋白血症引起血容量不足、血液浓缩并使肝合成脂蛋白增加，导致继发性高脂血症，血液黏稠度进一步增加。⑥医源性因素：利尿剂及长期大剂量激素的应用可加重 NS 患者的高凝状态。此外，卧床限动、感染、肾活检等因素也可促进血栓形成。

（三）诊断

肾病综合征合并肺栓塞的临床表现多样，从无症状到咳嗽、发热、呼吸困难、胸痛、晕厥到猝死均可出现。对于高危 NS 患者，如膜性肾病、高龄、严重低蛋白血症（< 20 g/L）、下肢深静脉血栓及肾静脉栓塞、使用利尿剂及大剂量激素者，当出现胸痛、难以解释的呼吸困难、晕厥等症状时，一定要提高肺栓塞的诊断可能。查体需要关注血压变化，颈静脉是否怒张，P2 有无亢进，下肢静脉血栓的表现等，对于提示肺栓塞和评估危重程度有较为重要的意义。肺部 CT 平扫无特异性，当发现肺动脉增宽、右室增大、马赛克灌注、胸膜下楔形影（肺梗死）等无法用其他相似疾病解释的影像学征象，需要考虑肺栓塞可能。参照欧洲心脏病学学会（ESC）2014 年急性肺栓塞诊疗指南，我们推荐对怀疑急性肺栓塞的患者采取“三步走”策略，首先进行临床可能性评估，然后进行初始危险分层，最后逐级选择检查手段明确诊断。①临床可能性评估：常用标准有 Wells 评分和修正的 Geneva 评分，评出低度、中度、高度肺栓塞可能。②初始危险分层：存在休克或持续低血压即为可疑高危急性肺栓塞；如无休克或持续性低血压则为可疑非高危。③逐级选择检查：a. 可疑高危急性肺栓塞患者，诊断首选 CT 肺动脉造影，如条件所限无法行 CT 肺动脉造影，则首选床旁超声心动图检查，超声心动图证实右心室功能障碍即可启动再灌注治疗，无需进一步检查。b. 对非高危患者，首先进行临床可能性评估，对于临床概率为低、中或急性肺栓塞可能性小的患者，进行血浆 D- 二聚体检测，D- 二聚体水平正常可排除急性肺栓塞；临床概率为中的患者，如 D- 二聚体阴性，需进一步检查；临床概率为高的患者，需行 CT 肺动脉造影明确诊断。

（四）治疗

NS 一旦合并 PE，在对 NS 治疗的基础上，根据具体情况选择治疗策略：①合并休克或持续性低血压的急性肺栓塞（高危急性肺栓塞），应及时给予血流动力学和呼吸系统支持，起始抗凝首选静脉普通肝素，直接再灌注治疗是高危急性肺栓塞患者的最佳选择。有溶栓禁忌证或溶栓失败伴血流动力学不稳定的患者，可行外科血栓清除术。对大量全身溶栓治疗有禁忌或溶栓失败者，也可行经皮导管介入治疗。②不伴休克或持续性低血压的急性肺栓塞（中危或低危急性肺栓塞）：不推荐常规使用全身溶栓治疗。皮下注射低分子量肝素或磺达肝癸钠是大多数不伴血流动力学障碍的急性肺栓塞患者治疗的最佳选择。

（五）预防

NS 患者合并 PE 重在预防，哪些患者需进行预防性抗凝治疗，以及需维持多长时间目前尚有争议。通常认为抗凝治疗的时机包括①如有中心静脉导管者、有血栓栓塞病史或长期卧床制动者或有血栓形成相应症状，若无抗凝禁忌证，需考虑开始抗凝治疗。②若出现明确的抗凝适应证，如房颤，若无抗凝禁忌证，应开始抗凝治疗。③根据检验结果：a. 血清白蛋白≤ 20 g/L；b. 纤维蛋白原≥ 600 mg/dl；c. 血红蛋白＞ 160 g/L，血小板＞ 300 × 10E9/L；d. AT- Ⅲ＜ 20 mg/dl；e. 血浆 D- 二聚体＞ 0.5 mg/dl；f. 抗心磷脂抗体、狼疮性抗凝物质阳性者，NS 患者出现以上一项或多项高危因素，若无抗凝禁忌，考虑采用抗凝治疗。④一旦血栓形成，需要抗凝治疗。预防性抗凝应定期评估患者是否合并血栓栓塞高危状态，高危因素消除后可考虑停用抗凝治疗。肝素或华法林仍是常规抗凝治疗的标准治疗。华法林起始 3 天剂量分别为 5 mg、3.75 mg、2.5 mg，以 2.5 mg/d 维持，监测 INR 在治疗范围 2 ～ 3；LMWH 预防性抗凝使用剂量为 100 U/（kg・d)，每日 1 次皮下注射。

参考病例

52 岁，男性。因“咳嗽、咳痰伴痰中带血半月，加重伴胸痛、憋喘 4 天”入院。既往痛风病史 6 年。查体：两肺呼吸音粗，未闻及干、湿啰音。心律齐，各瓣膜听诊区未闻及杂音。尿蛋白 3.0 mg/dl ↑，24 小时尿蛋白定量 9.99 g/24 h ↑，尿潜血 ++++。肾功能：尿素氮 4.30 mmol/L，肌酐 108.00 μmol/L，尿酸 419.0 μmol/L，$β_2$- 微球蛋白 4.39 mg/L ↑；CRP 138.00 mg/L ↑；抗磷脂酶 A2 受体抗体 IgG 定量 90.20 RU/ML ↑。超声示双肾体积增大，诊断为肾病综合征。因胸痛，憋喘急查血气，动脉氧分压 73 mmHg ↓、D- 二聚体 1264.44 ng/ml ↑；胸部 CT 平扫 +CTPA(图 4-17-4) 示双肺胸膜下区实变影，双侧肺动脉充盈缺损（箭）。经肺动脉溶栓术、激素、低分子肝素等相关治疗，临床症状逐渐缓解，一个月后复查胸部平扫 +CTPA（图 4-17-5）示原双肺实变影明显吸收消散，肺动脉血栓完全溶解消失。最后诊断：肾病综合征合并肺动脉栓塞。

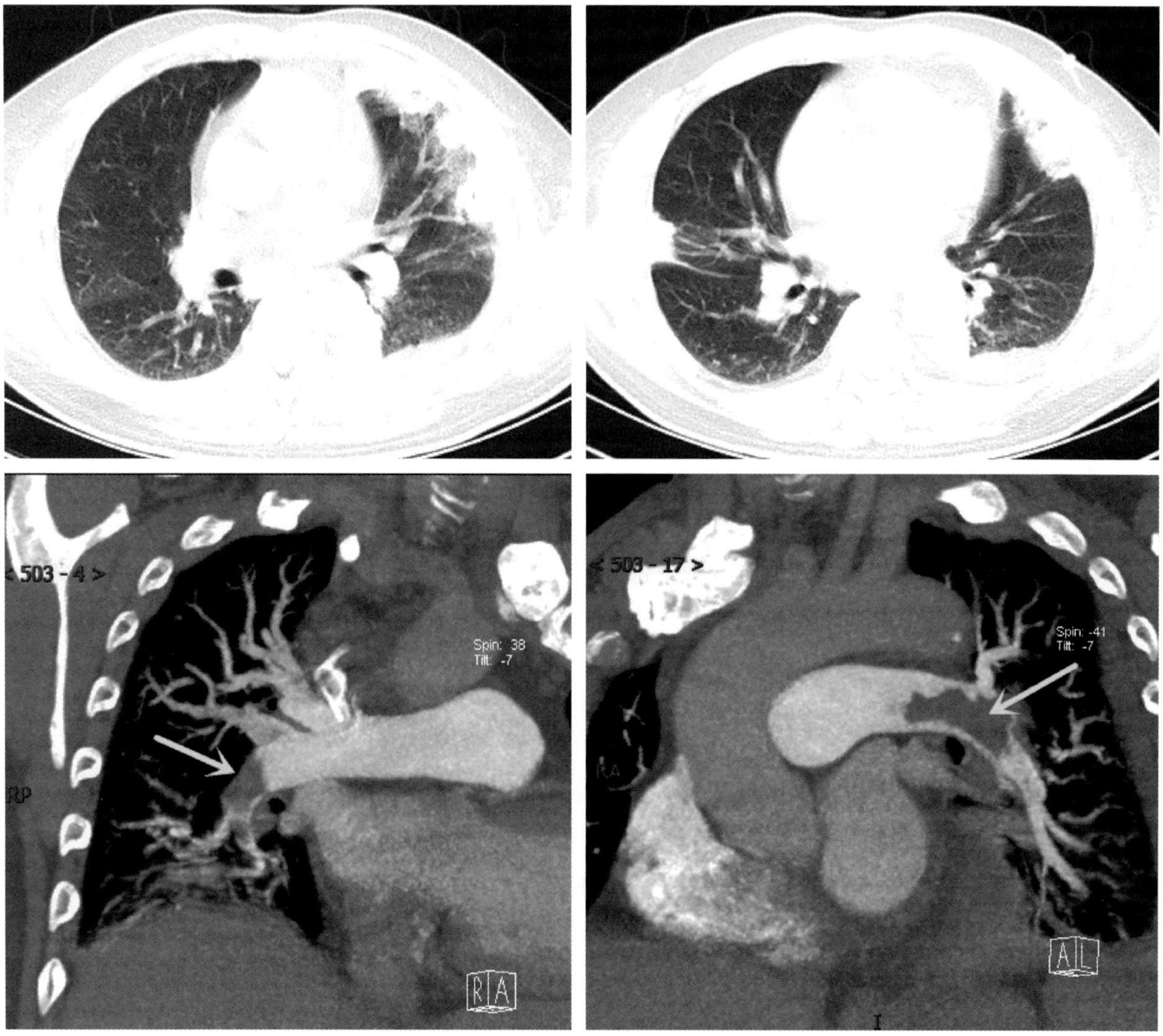

图 4-17-4　入院胸部 CT 平扫 +CTPA

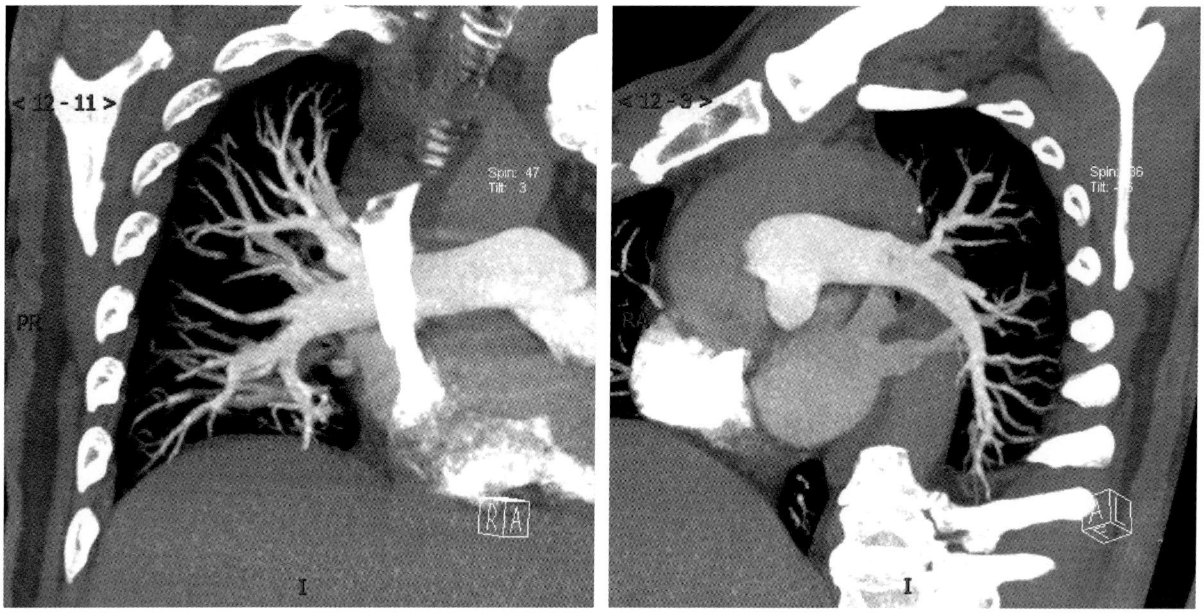

图 4-17-5 治疗后复查 CT 平扫 +CTPA

七、要点速记

1．肾病综合征易合并高凝状态，常伴发肾静脉血栓，是发生肺栓塞不可忽视的因素之一。
2．肺栓塞漏诊率高，不能用原发病解释的胸痛、呼吸困难是诊断线索之一。
3．膜性肾病、血浆低白蛋白和中老年人群是肾病综合征发生肺栓塞的风险因素。

（孔颖颖 胡家骏 边翠霞 编写 / 整理，兰学立 审校）

参考文献

1．中华医学会心血管病学分会肺血管病学组．急性肺栓塞诊断与治疗中国专家共识（2015）[J]．中华心血管病杂志，2016，44（3）：197-211.
2．Llach F，Papper S，Massry SG．The clinical spectrum of renal vein thrombosis：acute and chronic [J]．Am J Med，1980，69：819.
3．Mahmoodi BK，ten Kate MK，Waanders F，et al．High absolute risks and predictors of venous and arterial thromboembolic events in patients with nephrotic syndrome：results from a large retrospective cohort study [J]．Circulation，2008，117：224.
4．Kayali F，Najjar R，Aswad F，et al．Venous thromboembolism in patients hospitalized with nephrotic syndrome [J]．Am J Med，2008，121：226.
5．Mercadal L，Montcel S T，Nochy D，et al．Factors affecting outcome and prognosis in membranous lupus nephropathy [J]．Nephrology，dialysis，transplantation：official publication of the European Dialysis and Transplant Association - European Renal Association，2002，17（10）：1771-1778.
6．Cherng SC，Huang WS，Wang YF，et al．The role of lung scintigraphy in the diagnosis of nephrotic syndrome with pulmonary embolism [J]．ClinNucl Med，2000，25（3）：167-172.
7．Suri D，Ahluwalia J，SaxenaAK，et al．Thromboemboliccomplications in childhood nephrotic

syndrome：a clinical profile [J]. ClinExpNephrol，2014，18（5）：803-813.
8. Comité de Nefrología，Sociedad Argentina de Pediatría. Consensus on treatment of nephrotic syndrome in childhood [J]. Arch Argent Pediatr，2014，112（3）：277-284.

病例 18　间断咯血 2 年余，肺部游走性病灶

一、病例特点

（一）简要病史

男，42 岁。“间断咯血 2 年”。患者于 2 年前无明显诱因出现咯血，量不多，多为暗红色血块。无咳嗽、胸痛及发热。到当地胸科医院行 CT 检查（图 4-18-1）发现右肺多发结节，诊断为右肺结核，予 2HRZ/4HR 抗结核治疗，期间仍反复咯血，为新鲜血和暗红色血块交替，多次行 CT 检查示右肺结节呈游走性，但局限于右上叶和中叶（图 4-18-1 ～图 4-18-3）。因咯血症状无好转，患者在治疗 6 个月后终止抗结核治疗。近 2 个月来咯血量逐渐增多，每日晨起咯新鲜血 20 ～ 30 ml。发病以来的体重无明显变化。

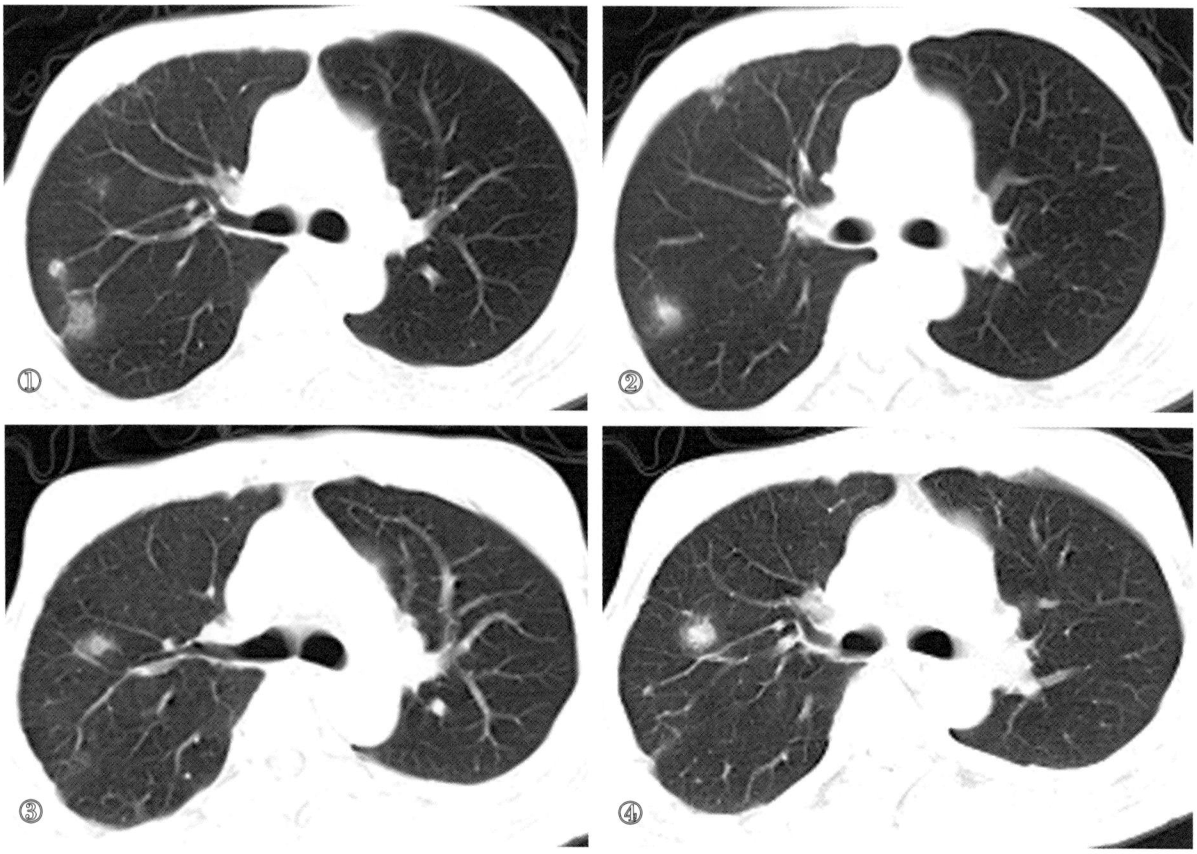

图 4-18-1　胸部 CT

图①、②检查日期为 2013-12-31。胸部 CT 显示右肺上叶散在大小不一结节影，部分病变周围伴晕征。图③、④检查日期为 2014-04-3，胸部 CT 显示原病变消失，右肺上叶新增一结节影，伴晕征

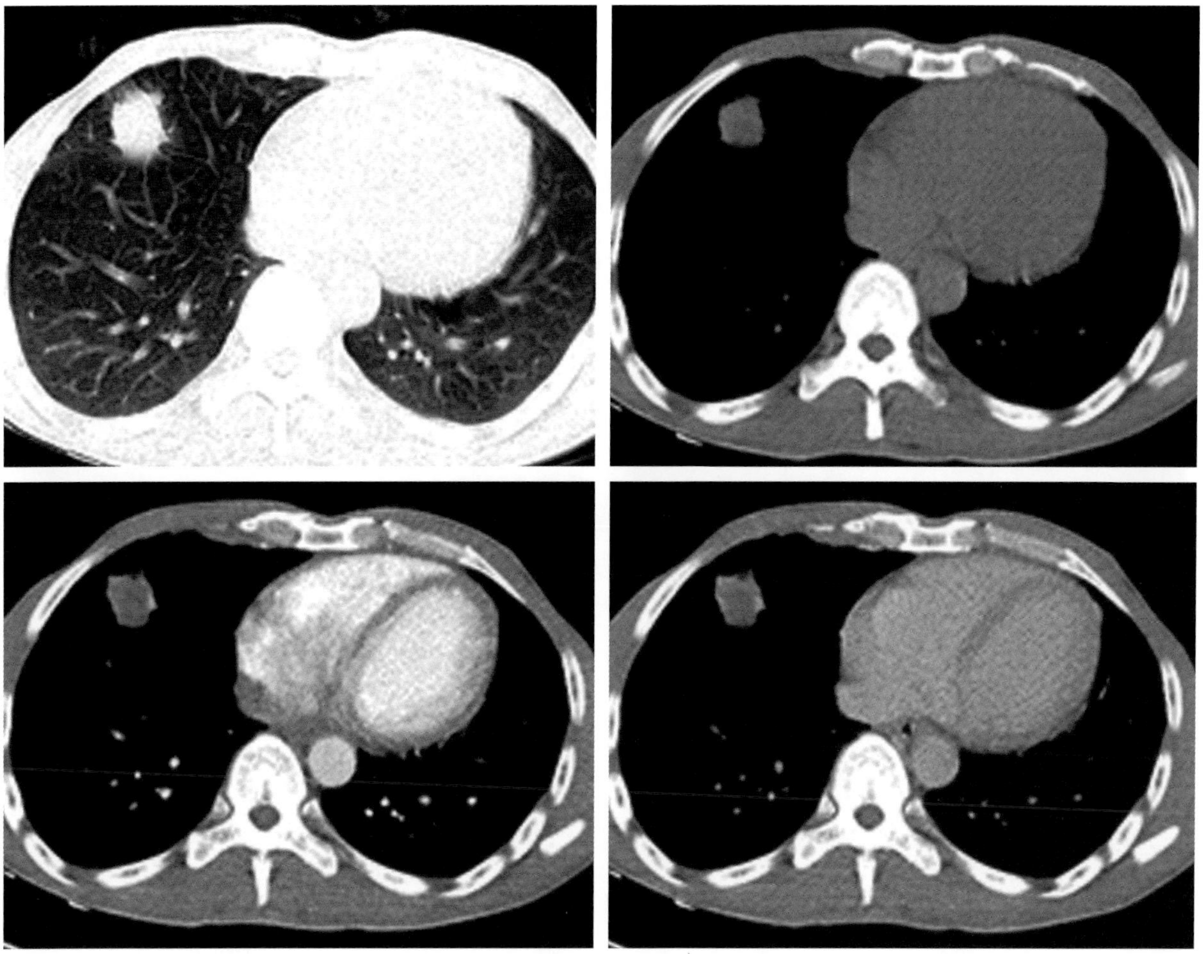

图 4-18-2 胸部 CT

胸部 CT（2014-04-24）示右肺中叶新出现结节（2.0 cm × 2.5 cm），边界较清。CT 增强显示病变周围有强化，内部强化不明显，平扫、动脉期、平衡期 CT 值分别为 29 Hu、28 Hu、27 Hu

（二）既往史

患者 11 年前因心房颤动行射频消融术。5 年前行胆囊切除术。4 年前无明显诱因渐出现肌张力异常，活动不便，渐出现手、足、膝关节畸形，于当地医院确诊为神经棘红细胞增多症。1 年前因右侧膝关节半月板损伤行手术治疗。

（三）体格检查

神清，构音障碍，反应略迟钝。营养不良，步态不稳。口唇无发绀。胸廓无畸形，呼吸运动对称，双肺叩诊清音，双肺呼吸音粗，未闻及干、湿啰音。心率 108 次 / 分，律齐，各瓣膜区未闻及杂音。四肢肌肉萎缩，肌张力降低，腱反射未引出。右膝关节畸形，关节间隙有压痛、关节伸屈活动受限。无杵状指，双下肢无水肿。

（四）辅助检查

1．实验室检查

（1）血常规：白细胞（WBC）3.60×10^9/L、中性粒细胞（N）0.58、淋巴细胞（L）0.32、血红蛋白（Hb）125 g/L、ESR 20 mm/h。

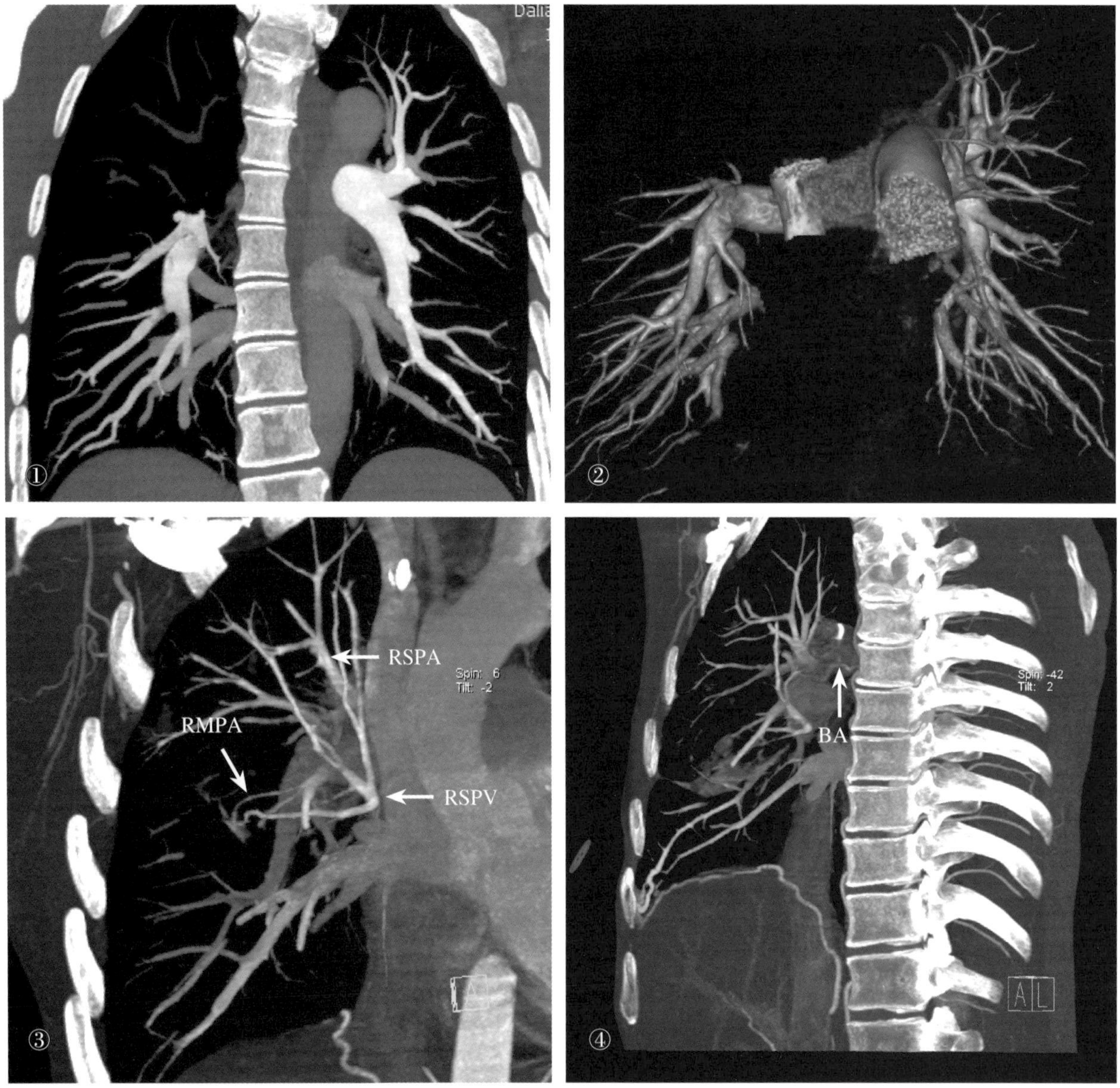

图 4-18-3　双期肺血管造影

图①、②：肺动脉期（CTPA）示右上肺动脉（RSPA）未显影，但动脉期（图③）右上肺动脉（RSPA）同期显影，排除了肺动脉闭塞，提示支气管动脉 - 肺动脉瘘（分流口未显示）。右中叶肿块可见右中叶肺动脉分支进入及迂曲扩张的肺静脉。图④显示膈下动脉与右下肺动脉交通，考虑存在体动脉 - 肺动脉瘘形成

（2）血气分析：pH 7.36、$PaCO_2$ 38.2 mmHg、PaO_2 95.5 mmHg。

（3）结核病相关检查：痰涂片抗酸染色阴性（6 次），结核菌培养阴性。PPD 试验：皮肤硬结大小为 10 mm × 10 mm。

（4）自身免疫抗体检测：ANA、ENA 均为阴性。ANCA 阴性。

（5）其他：尿常规正常；肝、肾功能及凝血功能正常；肿瘤标志物检测均未见异常。

2．影像学检查　患者 2013 年 12 月 31 日至 2014 年 4 月 24 日先后 CT 检查 3 次，表现为游走性肺结节，此消彼长。结节伴晕征，均位于右肺上叶和中叶（图 4-18-1、图 4-18-2）。

3．CT 引导下右肺中叶结节穿刺活检　病理回报：送检组织为纤维素样渗出物，少许肺组织可见肺泡萎缩，间质纤维化，伴淋巴细胞、浆细胞浸润，符合炎症改变。细胞学检查：可见较多肺泡上皮细胞，泡沫细胞，偶见可疑癌细胞。穿刺物涂片抗酸染色阴性，真菌培养阴性。

二、多学科会诊

第一次会诊

● 放射科（翟晓力　首都医科大学附属北京朝阳医院）

患者以间断咯血为主要表现，历时2年。胸部CT表现为右上叶和中叶多发结节和团块影，呈游走性，但仅限于右上叶和中叶。根据游走性特点考虑的疾病包括感染性病变、变应性支气管肺曲菌病（ABPA）、ANCA相关性血管炎中的嗜酸性粒细胞性肉芽肿性血管炎（EGPA）和肉芽肿性多血管炎（GPA）以及机化性肺炎（OP）等。本例无哮喘、无外周血嗜酸性粒细胞升高，ABPA和EGPA可排除。GPA肺内病变以多发结节、肿块和空洞为主要表现，可呈游走性，但多伴有皮肤、上呼吸道（鼻窦炎）和肾受累等全身表现，ANCA检测可阳性，该患者均无上述表现，也可排除。机化性肺炎可以表现为团块实变，可呈游走性，但表现为顽固性咯血较为罕见。在感染性疾病中支原体肺炎、金黄色葡萄球菌肺炎等也有游走性和易变性特点，但该患者病程漫长，临床表现和实验室检查均缺乏感染性疾病依据。以上列出的病变呈游走性特点的肺疾病均不能提供满意解释，目前诊断尚难明确。鉴于患者有顽固性咯血的表现，建议行CTPA和支气管动脉造影检查，排除肺栓塞、血管畸形及其他血管病变可能。

● 影像科（孙传恕　大连医科大学附属第二医院）

从病变的演变过程及组织学特征来看肺结核诊断可基本排除。主要依据：①本例病变呈游走性，消失不留痕迹不符合结核特点。另外，结节伴晕征，周围未见树芽征，影像学上缺乏肺结核的可靠依据；②肺结核病理以干酪样坏死性肉芽肿为组织学特征。该患者穿刺活检病理未提示。③患者抗结核治疗未能扭转咯血的发生。

结合患者反复咯血症状，CT显示肺内多发结节伴晕征，考虑为出血性肺结节，多见于肿瘤、结核、真菌和血管病变。由于病变慢性经过，呈游走性，肿瘤、结核和真菌感染均不支持，应重点围绕血管相关疾病鉴别。诸如：肺动静脉瘘、肺血管肉瘤、肺梗死、肺毛细血管瘤和硬化性肺细胞瘤等，但上述疾病病变位置多固定，缺乏游走性特点。推测可能与基础病变继发出血，导致血肿形成有关，而并非疾病固有特点。另外，患者罹患神经棘红细胞增多症，该病是一种较罕见的遗传性疾病，为一种独立的锥体外系疾病，最突出的临床表现是运动障碍，神经精神症状，也可合并心肌损伤。患者心房颤动、关节病变等受累可能与神经棘红细胞增多症相关，该病虽与肺血管病变关联性不大。但作为一种遗传性疾病是否同时合并先天性血管畸形？需要考虑。

后续进展（一）

肺动脉期与主动脉期双期CT造影与血管重建，见图4-18-3～图4-18-4。

后续进展（二）

患者于外院行右肺中叶部分切除术（2014-6-16）。病理回报（图4-18-5，彩图4-18-5）：病变组织大量肉芽组织，伴大面积新旧不等出血灶，出血区周围纤维组织增生，肺泡间隔增宽，局部区域肺泡上皮增生，未见恶性病变（图①、②）。支气管树软骨环缺如，部分区域肺结构消失。病变组织肺间质纤维组织增生，肺间质内数量增多的不规则厚壁血管（图③）。CD34：血管阳性 KI67：增殖指数约

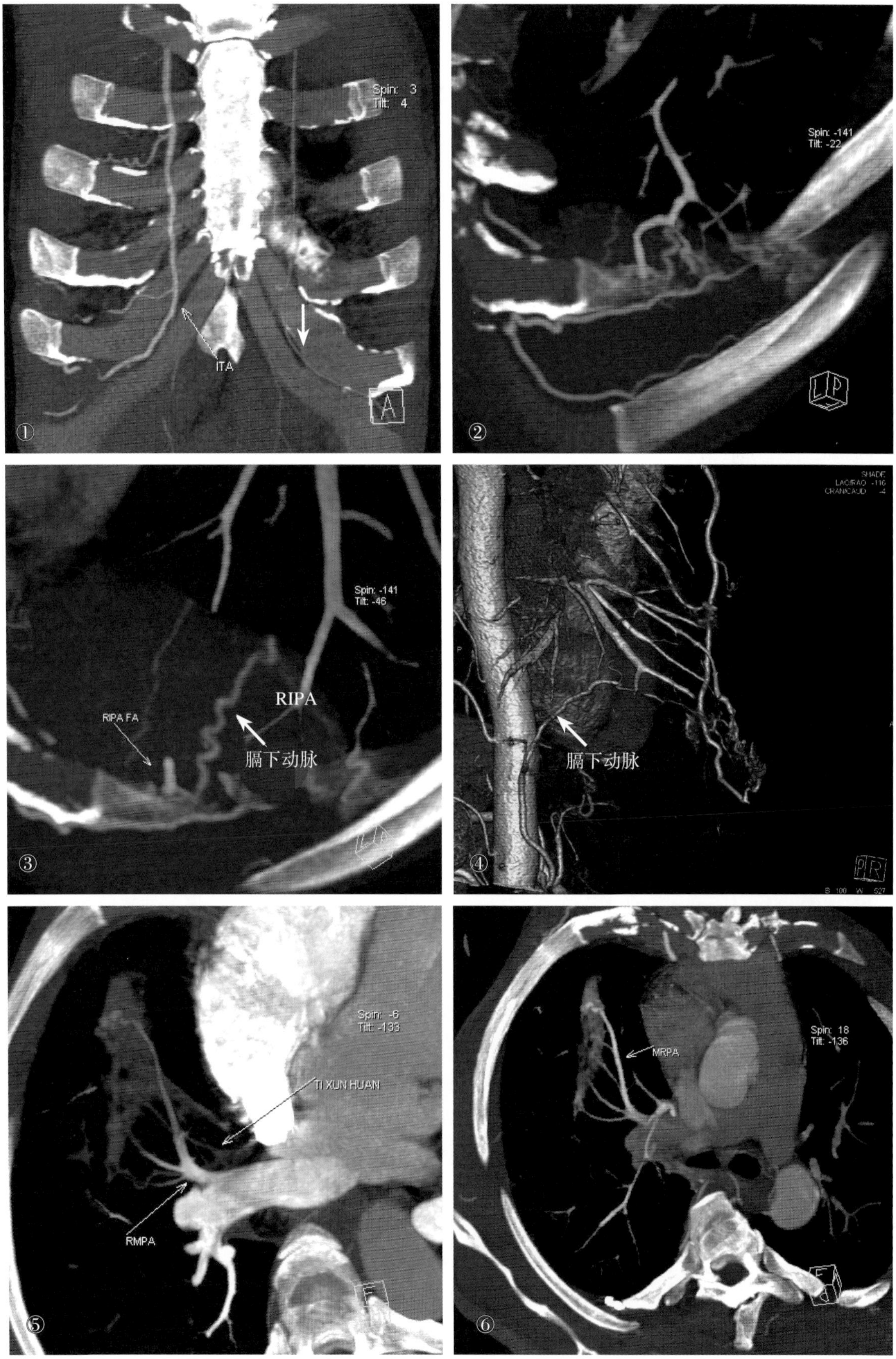

图 4-18-4　肺血管重建

图①、②右侧胸廓内动脉较对侧明显增粗，第五、六肋间可见增粗的肋间前动脉。右下肺动脉远端与肋间前动脉存在交通血管。图③、④右下肺动脉与右膈下动脉存在分流。图⑤肺动脉期显示右肺中叶肺动脉轻度强化，远端迂曲、扩张（左图）。图⑥动脉期可见中叶肺动脉显著强化，提示存在体动脉 - 肺动脉瘘

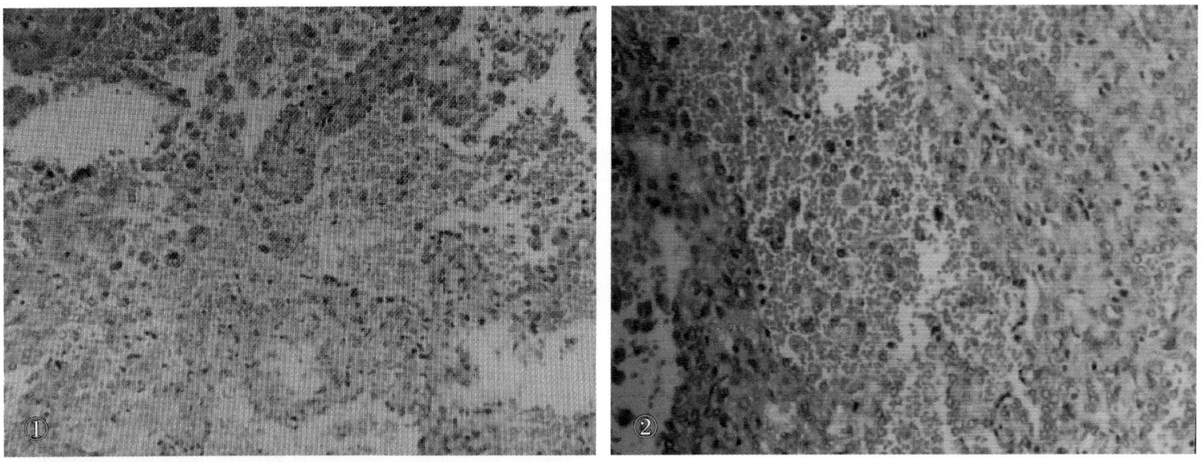
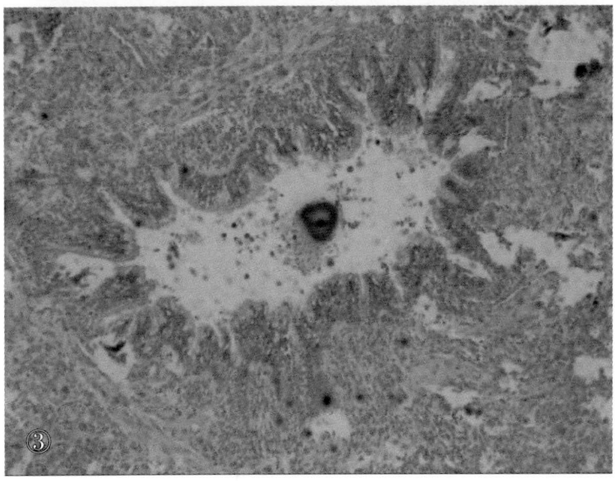

图 4-18-5 右中叶楔形切除组织病理（HE）

15%。肺泡上皮：CK（pa）（+）、TTF-1（+）、EMA（+）、CEA（-）、EGFR（+）、P53（-）。肺泡间隔内圆形细胞：EMA（-）、TTF-1（-）、CD56（-）、PR（-）。免疫组化不支持硬化性肺细胞瘤诊断，腺癌诊断依据不足，考虑肺血管病变，血管畸形可能性大。

第二次会诊

● 胸外科（何勇 大连市第五人民医院）

患者曾行试验性抗结核治疗 6 个月未见好转，2014 年 4 月以来上述症状加重，每日晨起咯血 20 ~ 30 ml，再次复查胸部 CT 发现右肺上叶病灶吸收，而中叶病灶则较前增大，右中叶病灶穿刺活检“找到可疑癌细胞”，遂就诊我院。术前讨论意见：①右肺中叶病灶考虑肺癌可能性大。②拟定手术方式：右肺中叶切除术。术中所见：右肺水平裂、斜裂完全融合，胸腔内广泛致密粘连，肿物位于右肺中叶，直径约 3.5 cm 大小、质硬，边界较清楚，可见胸膜粘连，其中上叶和中叶处部分致密粘连无法分离，纵隔胸膜也明显增厚，肺门处形成“冻结状态”，无法分离解剖中叶血管，鉴于胸膜广泛增厚粘连，固定，推测存在跨胸膜的肺外体循环动脉供血的可能，为防止术中大出血，遂决定行病灶楔形切除术，距病灶 2 cm 以外切除病灶，术后病理证实为肺血管病变，血管畸形可能性大。

● 结核科（路希维 大连结核病医院）

从双期 CT 造影来看，在肺动脉期右上肺动脉未显影，而在主动脉期显影，符合体动脉 - 肺动脉瘘特点。如只观察肺动脉期会误认为右上肺动脉发生完全充盈缺或闭塞。第二期扫描（主动脉期）至关重要，如果充盈缺损无变化，则可判定为肺动脉栓塞或肺动脉发育不全，如充盈缺损消失则可判断为体动脉 - 肺动脉瘘。主要原因是异常分流导致了双期血流灌注的变化，CT 造影双期扫描及后处理技术提供了更为直观和清晰的图像，较支气管动脉造影更加直观。体动脉 - 肺动脉瘘常导致肺动脉压力增加，血管易发生破裂出血。该患者右上肺和中叶多变的结节团块，考虑为小血管压力过高破裂导致的血肿，周围的晕征为出血征象，出血停止后病变自行吸收。

本例胸壁内动脉、肋间动脉、膈下动脉、纵隔动脉（支气管动脉可能）等多支体循环动脉与上、中、下肺叶内的多支肺动脉建立分流。在绝大多数情况下这些分流多继发于慢性肺实质病变、胸膜病变和肺栓塞等，在侧支循环开放的条件下形成体循环动脉代偿性供血，但该患者无上述病史，继发性缺乏证据。术中所见右肺水平裂、斜裂完全融合，胸腔内见广泛致密粘连，纵隔胸膜增厚，肺门处形成“冻结状态”，但 CT 并未检出。这种特殊部位的胸膜增厚、粘连为体循环跨越脏层胸膜肺内供血提供了保证，结合病变组织内发现大量畸形血管，支气管树软骨环缺如等表现，考虑先天性体动脉 - 肺动脉瘘可能性大。

三、最终诊断

先天性体动脉 - 肺动脉瘘，神经棘红细胞增多症。

四、治疗与转归

患者在外院手术，后续情况不明。

五、专家点评

- 放射科（李惠民 上海交大医学院附属新华医院）

患者以“咯血伴游走性右肺中上叶病变 2 年余”为特点。疾病诊治过程更多地关注了“肺内病变”而未重视长达 2 年余的咯血。直到 CTPA 和血管后处理技术的应用明确了多发体循环动脉 - 肺动脉分流的存在，通过肺病灶楔形切除考虑血管畸形，结合上述证据基本明确了肺内病变终因血管病变导致。上述证据明确了三种病灶：①支气管动脉 - 肺动脉瘘（影像学诊断）；②肺内血管病变（病理学诊断）；③跨胸膜体循环供血或称 nonBA（非支气管动脉的体循环动脉）供血。

（一）支气管动脉 - 肺动脉瘘、nonBA 供血表现及其意义

支气管动脉 - 肺动脉瘘是肺实质和肺血管病变导致支气管动脉代偿性供血并与肺动脉建立侧支循环的一种血管性疾病。诊断可以从双期 CTPA 检查中明确诊断：受累肺动脉在肺动脉期充盈缺损但体循环期完全充盈（换言之，肺动脉期的肺动脉充盈缺损不能肯定是肺栓塞），也可通过插管造影确诊。跨胸膜的肺外体循环动脉为肺内组织供血也是一种肺缺血表现。生理情况下肺的血液供应主要是依靠肺循环，当肺供血不足时，易出现如法洛四联症（F4）等发绀型先心病，这就导致广泛的非支气管动脉的体循环动脉（nonBA）跨胸膜供血。贴近胸膜的局灶慢性炎症可造成局灶肺组织缺血而导致局灶跨胸膜供血。

（二）微血管病变

本例病理显示灶性微血管病变伴出血，其对应影像学表现为肺内斑片 / 结节灶，边缘晕征反映出

血表现。微血管病变如遗传性出血性肺毛细血管扩张症、肺毛细血管瘤病（PCH）、先天性支气管动脉畸形等。先天性支气管动脉畸形通常咯血明显，但 CT 无特征性表现，插管造影可以显示病变，栓塞治疗有效。本例病理没有提示遗传性出血性肺毛细血管扩张症和肺毛细血管瘤病（PCH）。因此肺内病变与体动脉 - 肺动脉瘘和肺血管畸形密切相关。

（三）三种病灶的逻辑关系

朱巧红等的数据显示咯血并非支气管动脉 - 肺动脉瘘的常见症状，与我们临床观察到的情况类似。本例的多发支气管动脉 - 肺动脉瘘、跨胸膜体循环供血与肺内毛细血管病变之间的逻辑关系尚需要梳理。如果肺毛细血管瘤病（PCH）得到确诊，支气管动脉 - 肺动脉瘘和跨胸膜体循环供血可得到合理解释，但患者缺乏 PCH 的病理学和影像学证据；本例虽有多发体动脉 - 肺动脉瘘，但中心肺动脉及支气管动脉的供血量并不少，肺内也无弥漫性病变（如间质病变）导致的缺血，基本排除了炎症导致继发性动脉分流的可能性。如为先天性血管畸形，肺内游走性结节和团块影则需考虑血管破裂出血导致的血肿。这可以解释病变游走性的特点。

总之，难以解释的咯血需要考虑到血管性病变，包括先天性或获得性，除了插管血管造影，如今先进的多层螺旋 CT 血管造影可以辅助部分诊断。通常体循环期可以最好地显示各种血管病变：上述支气管动脉 - 肺动脉瘘在此期表现为有瘘的肺动脉仍显著强化，高于其他肺动脉而与体循环显影一致；肺内病灶和 nonBA 的显示可以通过 TS-MIP/ Slab-VR 分区域局部显示。本例成功地运用了 CT 造影和后处理技术，使这一疑难疾病特征得到全面呈现。该患者的微血管病变性质仅仅通过影像学难以确定，还需结合大体病理学表现进一步确定。

六、关联知识点——支气管动脉 - 肺循环分流

支气管动脉 - 肺循环分流（bronchial-pulmonary shunts，BPS），也被称为支气管动脉 - 肺循环瘘，是指支气管动脉与肺动脉和（或）肺静脉之间的异常分流，可同时合并咯血和心脏病变等一系列临床病症，包括先天性和获得性。在胚胎发育第 4 周，第 4 主动脉弓发出支气管周围血管网状组织和肺血管网状组织，前者负责气管和支气管的血液供应，后者负责肺实质的血液供应。随后，第 6 主动脉弓的腹根从主动脉球向下生长，与由肺血管网状组织向背侧生长的血管网融合，形成肺动脉。因此，肺血管网状组织的原始供血血管转变为新形成的肺动脉，背侧主动脉血管退化，形成支气管动脉。在毛细血管和毛细血管前水平支气管动脉和肺血管间存在许多交通支，这些交通支在出生后完全闭塞形成潜在的通道，在此过程中，若出现血管发育或融合障碍即可能引起先天性 BPS，这类患者常合并肺实质发育异常，形成多囊肺等。同样，肺血管病变（慢性肺动脉栓塞、肺动脉炎和肺动脉瘤等）和慢性肺实质病变（肺不张、支气管扩张、肺纤维化、结核、矽肺、迁延性肺感染、肺癌、慢性脓胸）时，肺动脉血流减少或肺组织对血流的需求量增加，则支气管动脉可代偿性增生，通过吻合支扩张增加血流量，从而引起获得性 BPS。

（一）支气管动脉 - 肺循环分流的主要类型

支气管动脉 - 肺循环分流根据动脉来源和引流血管的回流方向不同，可分为 3 种类型：①支气管动脉 - 肺动脉分流（bronchial artery to pulmonary artery shunt，AAS）；②支气管动脉 - 肺静脉分流（bronchial artery to pulmonary vein shunt，AVS）；③非支气管动脉动脉 - 肺动（静）脉分流（nonbronchial artery to pulmonary circulation shunt，nonBAPCS）。

1. AAS 型　分流的血液经肺动脉反流至右心室，形成左向右分流是本型区别于 AVS 型最典型的

特点。表现为病变侧支气管动脉增粗、迂曲，病变区血管杂乱。引流血管汇入一支或数支肺动脉分支，如分流量较大，则支气管动脉造影时右心室显影。反复肺栓塞或肺动脉血栓造成的肺循环血流动力学改变会导致肺血管结构重构，形成侧支循环。AAS 是慢性肺动脉栓塞最常见的侧支循环，也是咯血的主要原因。

2．AVS 型 支气管动脉与肺静脉交通，引流血管是肺静脉属支，支气管动脉造影经肺静脉引流入左心房，并进入左心室和体循环。早期分流的血液对肺毛细血管床影响不大，血流经肺静脉回流至左心房→左心室→体循环。

3．nonBAPCS 型 先天性发绀型心脏病或肺内炎性病灶累及胸膜时，可以出现广泛或局限性非支气管动脉的体循环动脉（包括肋间动脉、膈动脉、内乳动脉以及锁骨下动脉等）跨胸膜为肺组织供血，并可以与肺血管（肺动脉或肺静脉）形成交通，在体循环动脉造影动脉期内肺静脉或肺静脉显影，CTA 也可以很好地显示这种改变。在临床实践中，这种局限性夸张跨胸膜供血的 CT 表现强烈提示肺内病变为慢性炎症。

（二）临床表现

国内朱巧洪等报道 502 例临床怀疑肺动脉栓塞的患者，发现支气管动脉 - 肺动脉瘘 65 例（13%）。其中气促 45 例（69%）、咯血 21 例（32%），仅为偶然有少量咯血。多数为无咯血患者。超声显示肺动脉高压 42 例（64%），低氧血症 43 例（66%），D 二聚体升高 46 例（70%）。由于无介入检查的指征，往往不能及时发现。

（三）影像学表现

与肺栓塞的鉴别诊断。体动脉 - 肺动脉瘘在 CT 肺动脉造影可表现为充盈缺损，类似于肺动脉栓塞和肺动脉闭塞，但在主动脉期肺动脉可以充盈良好。由于支气管动脉压力较高，肺动脉期肺动脉内的静脉血流被“瘘入”的未强化的体循环血液替代，显示为“充盈缺损”，而在主动脉期同样被“瘘入”的已强化的体循环血液替代而显示为“充盈良好”，甚至与强化减弱了的其他肺动脉形成明显对比，因此肺动脉 / 主动脉双期扫描对鉴别肺动脉栓塞具有重要意义 .

（四）治疗

BPS 的成功栓塞止血有赖于对参与供血的支气管动脉，以及侧支供血动脉进行彻底栓塞。同时又要对可能参与供血的锁骨下动脉、肋间动脉、胸廓内动脉、膈下动脉，以及对侧支气管动脉等仔细寻找，力争栓塞所有参与供血的动脉。对于难以完全栓塞的患者，须密切观察，若未能有效止血，须及时转胸外科手术治疗。

参考病例

病例 1（图 4-18-6）：女性，58 岁。行冠状动脉 CTA 检查时发现，连续横断面图像（图①、②）显示左下肺动脉近侧密度小、远侧密度高，邻近支气管动脉增粗扭曲；冠状面 MIP（图③）显示此表现更清楚，提示支气管动脉 - 肺动脉瘘。背景肺呈慢性炎症改变。

病例 2（图 4-18-7）：男性，55 岁。主因咯血。横断面（①）显示右肺门区畸形血管团，相应支气管动脉增粗；VR（②、③）显示为支气管动脉 - 肺静脉畸形。

病例 3（图 4-18-8）：男性，70 岁。以咯血就诊。横断面肺窗（①）显示右中叶内侧段远侧慢性炎症，范围小；矢状面 MIP（②、③）显示病变区域成团畸形血管，局部肺动脉增粗，相应内乳动脉及

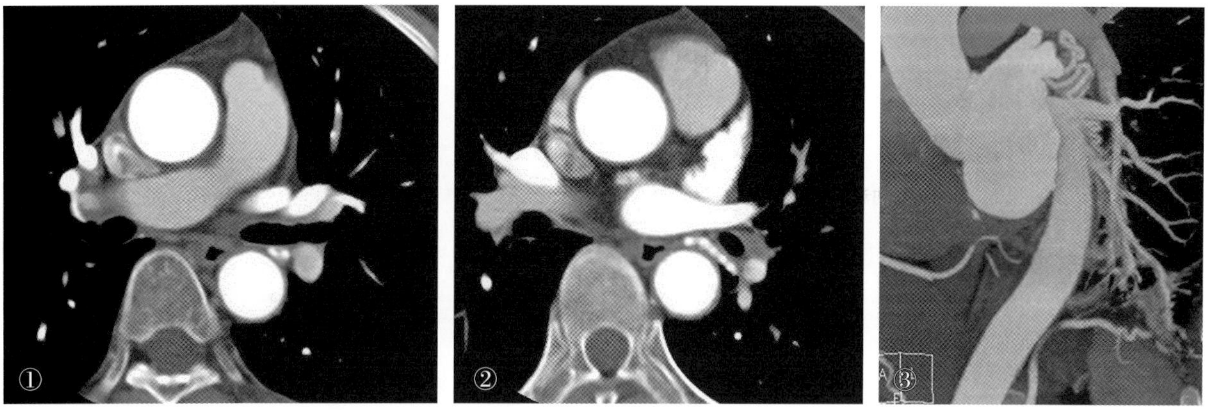

图 4-18-6　AAS 型

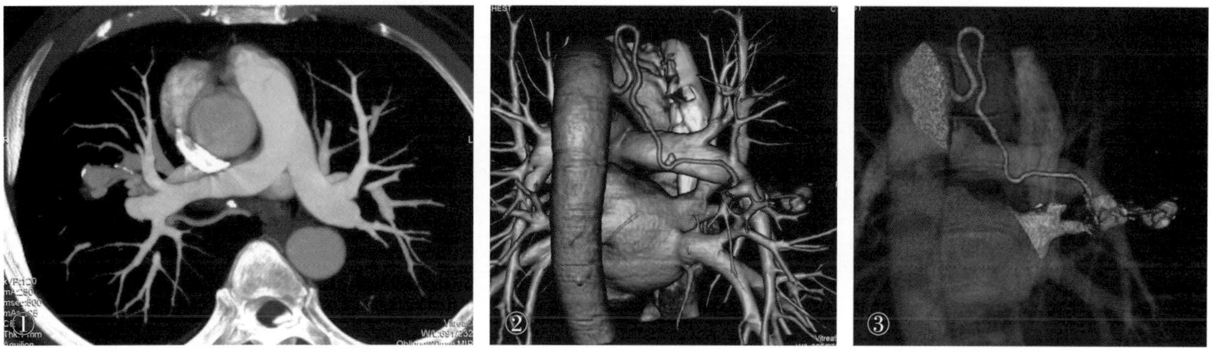

图 4-18-7　AVS 型

膈动脉增粗扭曲，伴体循环动脉 - 肺动脉瘘形成；横断面 MIP（④）显示膈动脉跨胸膜为病变区域供血。

七、要点速记

1. 肺血管病变和肺实质性病变导致肺动脉血流减少或供血需求量增加，则支气管动脉代偿性增生，通过吻合支扩张或直接交通增加血流量，从而引起 BPS。

2. 支气管动脉 - 肺动脉瘘（BPS）的诊断可以从双期 CTPA 检查中明确诊断：受累肺动脉在肺动脉期充盈缺损，但体循环期完全充盈。

3. 支气管动脉 - 肺循环分流可分为 AAS、AVS 和 nonBAPCS。先天性动脉分流较为罕见，需在排除继发性后方可诊断。

（李惠民　孙传恕　翟晓力　何　勇 编写 / 整理，路希维 审校）

参考文献

1. 吕维富，张行明，张学彬，等．支气管动脉 - 肺循环瘘的 DSA 表现和介入治疗 [J]．医学影像杂志，2004，14（5）：360-363．

2. 李文涛，王建华，欧阳强，等．肺栓塞合并支气管动脉 - 肺动脉瘘导致咯血的介入治疗 [J]．中国医学计算机成像杂志，2006，12（1）：52-54．

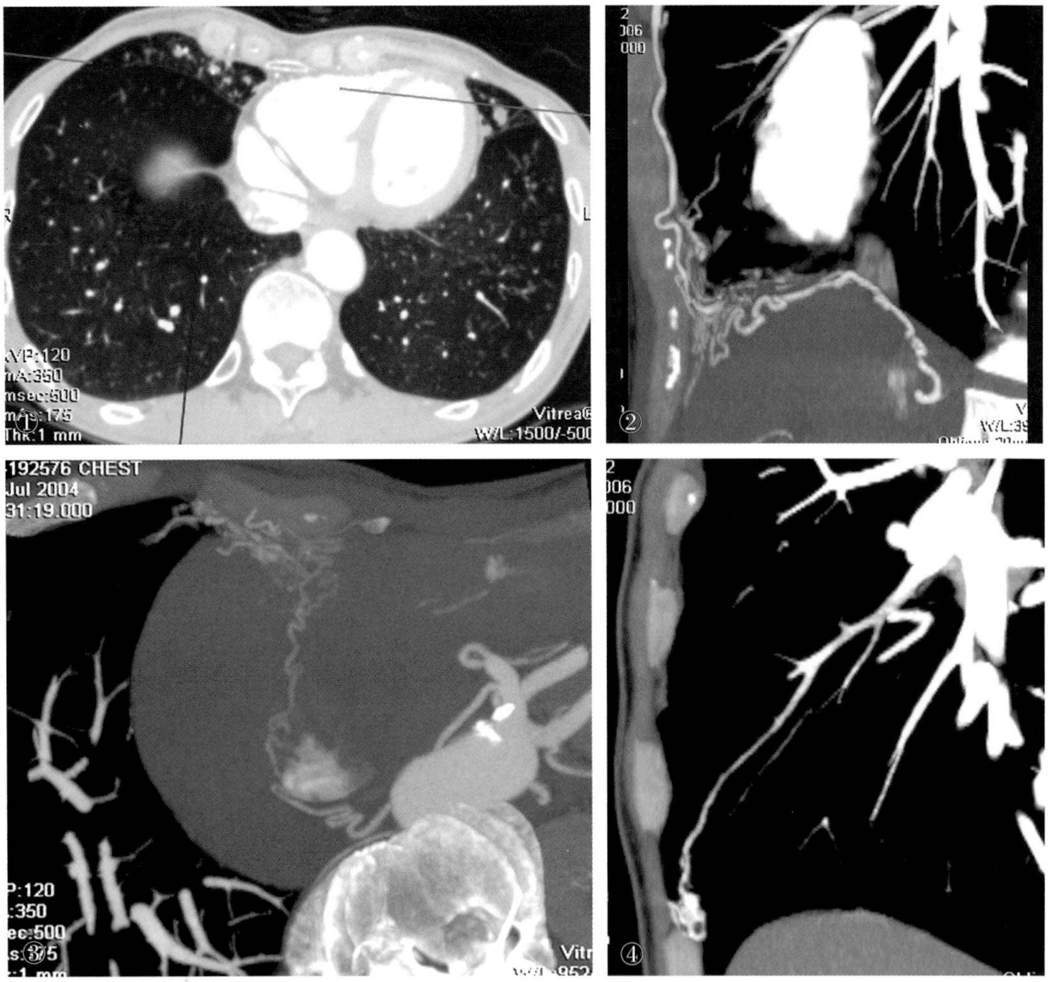

图 4-18-8 nonBAPCS 型

3. 朱巧洪，伍筱梅，林翰菲，等. 支气管动脉 - 肺动脉瘘的临床和 CT 血管造影分析［J］. 中华结核和呼吸病杂志，2014，37（9）：687-691.

病例 19 间断咳嗽、痰中带血，左上肺实变影

一、病例特点

（一）简要病史

男性，54 岁，职员。间断咳嗽、咳痰 4 月，咯血 3 月余。患者于 4 月前着凉后出现咳嗽、咳黄黏痰，未诊治，症状持续。3 月前出现咯血，为痰中带血丝，伴左前胸针扎样疼痛，当地医院抗感染治疗后好转（具体用药不详），但上述症状仍间断出现。1 月前外院 CT 示“左肺感染”，支气管镜示“支气管黏膜炎症性改变”，肺泡灌洗液 GM 试验阳性，诊断为“肺曲霉感染”，给予伏立康唑治疗，自觉咳嗽、咯血症状好转，但复查 CT 示“左上肺渗出灶范围增大”，为进一步治疗收入院。

（二）既往史

有高血压病、高脂血症病史，阵发性心房颤动 10 年，入院前 8 月行“房颤环肺静脉消融手术”，术前常规查胸片未见异常。术后未再发作房颤。吸烟 60 包年。

（三）体格检查

T 36.3 ℃，P 68 次 / 分，R 16 次 / 分，BP 107/68 mmHg。双肺呼吸音清，未闻及明显干湿啰音。心律齐，P2 ＜ A2，各瓣膜区未闻及杂音及附加音。腹软，无压痛、反跳痛、肌紧张，肠鸣音 4 次 / 分，双下肢无水肿。

（四）辅助检查

1．实验室检查

（1）血常规：白细胞（WBC）7.3×10^9/L、血红蛋白（Hb）126.0 g/L、血小板（Plt）189×10^9/L；ESR 23 mm/h ↑；CRP 8.89 mg/L ↑。

（2）生化、凝血功能正常、尿、便常规均为阴性。

（3）动脉血气分析（FiO_2 21%）：pH 7.426、$PaCO_2$ 37.9 mmHg、PaO_2 84.6 mmHg、HCO_3^- 27.6 mmol/L。

（4）感染相关：降钙素原（PCT）0.01 ng/ml；血清 G 试验及 GM 试验均为阴性；血清快速隐球菌抗原检测阴性；结核感染 T 细胞斑点试验（T-SPOT.TB）阴性。

（5）自身免疫抗体检查：ANCA、抗核抗体、抗 ENA 抗体；类风湿因子阴性。

（6）肺肿瘤标志物未见异常。

2．心电图及超声心动图未见异常。

3．影像学检查　胸部 CT（图 4-19-1）示左上肺门区肺静脉分支减少、变细。左上叶尖后段见多发斑片状实变影，周围伴磨玻璃影，内可见支气管穿行，部分小叶间隔轻度增厚，左侧斜裂串珠状增厚。双侧胸腔未见积液。纵隔内未见明显肿大淋巴结。

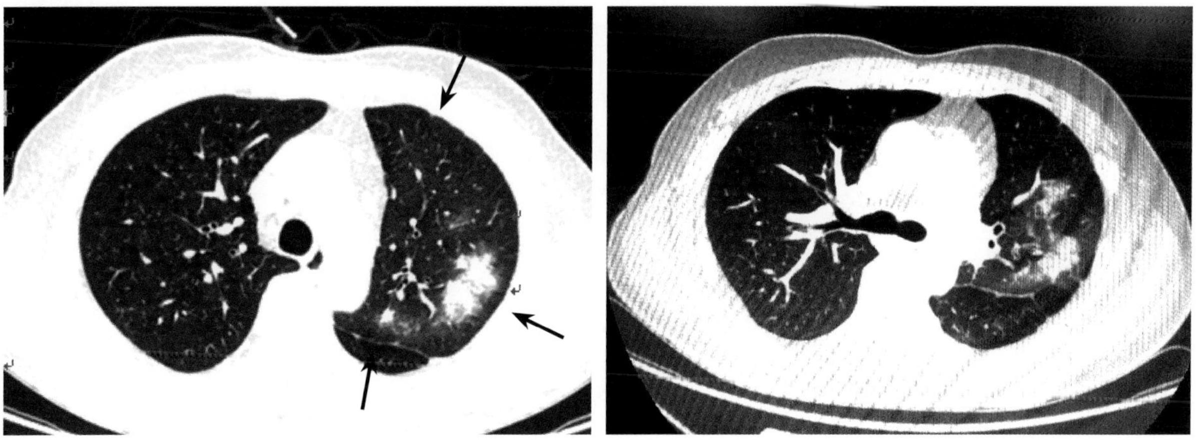

图 4-19-1　胸部 CT

4．支气管镜检查　左肺上叶支气管黏膜略肿胀，左舌叶血性分泌物。支气管肺泡灌洗液细菌、真菌培养，抗酸染色，结核分枝杆菌 PCR、GM 试验等均为阴性。TBLB 病理：血肿形成伴机化（图 4-19-2，彩图 4-19-2）。

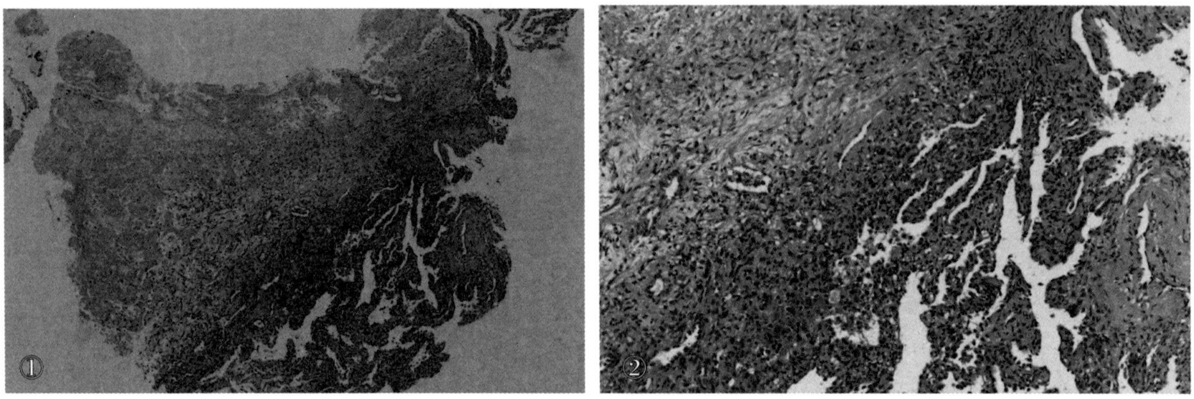

图 4-19-2 肺活检病理（HE）

图①（HE×40）：送检肺组织内可见支气管及肺泡，支气管壁平滑肌玻璃样变性，肺泡间隔增宽，中度慢性炎症细胞浸润，胶原沉积；组织内可见凝血块，凝血块周围成纤维细胞增生围绕，血肿形成。图②（HE×100）：其旁肺泡间隔增宽，组织中度慢性炎症细胞浸润，胶原沉积，间隔内肌性小血管管壁玻璃样变性

二、多学科会诊

● 呼吸科（阙呈立 北京大学第一医院）

患者为中年男性，表现为间断咯血、左上肺渗出性病变，常见病变需首先考虑感染和肿瘤的可能。①细菌性肺炎。患者慢性病程，无发热，白细胞不高，胸部 CT 病变位于左上肺，呈斑片状，非叶段分布，虽有少量黄痰，病原学检查无细菌感染证据。肺组织病理以血肿和机化为主要表现，亦不支持上述感染。②肺结核。病变左上叶后段多发斑片肺实变为主，缺乏结节、树芽征表现。病理未检出干酪样肉芽肿，T-SPOT.TB 阴性，可排除。③真菌感染。患者于外院行肺泡灌洗液 GM 试验检查，结果呈阳性，需要考虑真菌感染的可能。但患者无特殊接触史，无糖尿病史、无吸入激素治疗等引起免疫功能受损的情况，且伏立康唑治疗无明显效果。病理也无真菌感染的特征性表现，目前同样诊断证据不足。④肿瘤性病变。患者肺部阴影伴咯血且有较长吸烟史，需考虑。但患者肺部病变在短时间内迅速增大，且呈斑片状阴影，肺组织活检未发现肿瘤证据，故肿瘤可能性小。

根据病史和临床表现，感染和肿瘤的可能性小。鉴于患者曾行心房颤动射频消融治疗，需要考虑射频消融治疗所致肺部并发症的可能，需要进一步完善影像学检查，了解心脏结构和肺静脉的情况，并请心内科会诊。

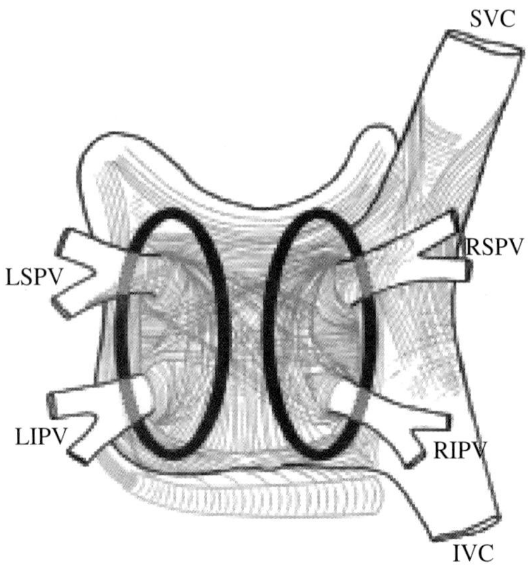

图 4-19-3 心房颤动消融术的消融部位示意图（双红圈部位），围绕肺静脉口

● 心内科（李康 北京大学第一医院）

该患者于 8 个月前接受心房颤动环肺静脉消融手术（图 4-19-3），近期出现呼吸道症状，需警惕消融相关并发症。房颤导管消融的消融线位于肺静脉开口的前庭部，目标是环形电隔离双侧肺静脉。文献统计该类手术并发症发生率低于 4%，常见并发症包括快速房性心律失常、肺静脉狭窄和膈神经损伤，少见并发症包括左房食道瘘、脑卒中、心包压塞等。该患者房颤消融术后近 3 ～ 4 个月后出现咳嗽、咯血伴气短，需特别警惕肺静脉狭窄导致静脉性肺梗死的可能，建议行胸部增强 CTPV 检查。

心房颤动导管消融术后有少数患者发生肺静脉狭窄，其机制为：消融损伤引起内膜增厚、血栓形成、心内膜收缩、弹力层增生，通常发生于消融后 2 ～ 5 个月。典型临床症状为呼吸困难，咳嗽、胸痛、咯血，反复肺部感染。对于心房颤动导管消融术后出现呼吸道症状的患者应重点排查肺静脉狭窄，检查首选增强 CT 或 MRI。

- 影像科（邱建星　北京大学第一医院）

患者胸部 CT 特点：①病变主要局限于左上叶。②左肺上叶尖后段可见多发斑片状实变灶，周围伴磨玻璃晕征，内可见支气管穿行。③ CT 轴位肺窗显示左肺上叶血管束较对侧纤细、数量减少。④伴肺间质异常。左侧斜裂胸膜增厚伴不规则隆起，左肺上叶胸膜下见线样、规则小叶间隔增厚。结合影像学及病理表现考虑肺部为出血性病变，小叶间隔结节样增厚在肺静脉狭窄和闭塞中常见，多于肺静脉回流受阻导致的小叶间静脉扩张和充血有关，需要增强 CT 检查及血管成像明确病变的可能病因。

- 病理科（熊焰　北京大学第一医院）

该患者肺组织病理主要表现为血肿形成和成纤维细胞增生、胶原沉积和慢性炎症细胞浸润。从病理表现看，其机化和慢性炎症细胞浸润的改变更符合肺内出血后的继发性改变。未见坏死、脓肿及肉芽肿改变。感染性疾病如曲霉、隐球菌、结核等均无确切依据。肺血肿的表现高度提示，该患者存在肺部血管损伤造成出血的情况，结合临床医师们的考虑，符合肺静脉狭窄（PVS）的表现。

后续进展

对该患者行心电门控胸部大血管成像，斜冠状位最大密度投影（MIP）重建和容积重建（VR），详见图 4-19-4。

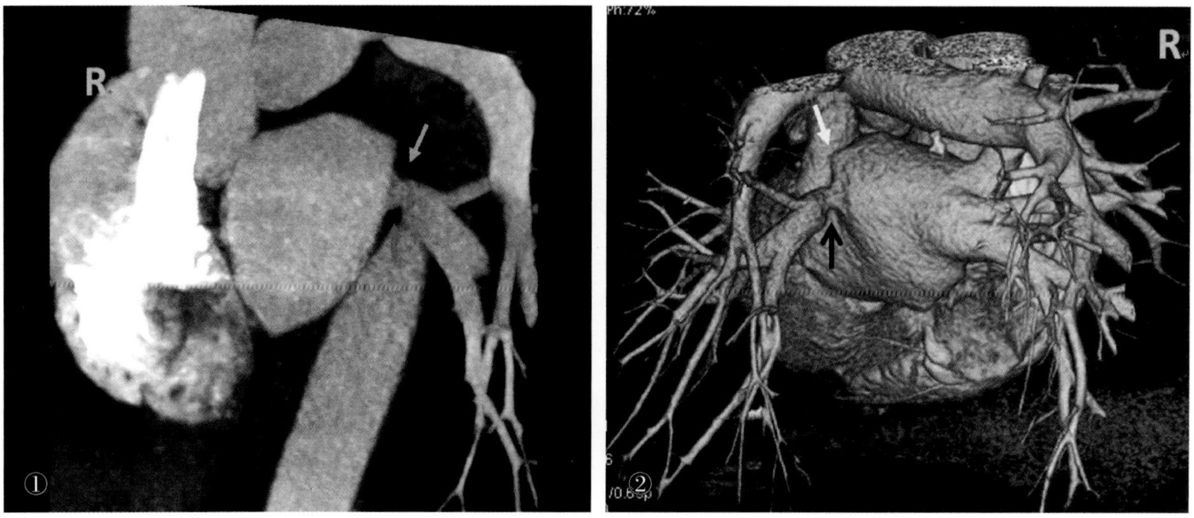

图 4-19-4　CTA（MIP 与 VR）

图①，心电门控胸部大血管成像显示左上肺静脉完全闭塞，左下肺静脉主干局灶性中度狭窄（图①白箭头）；图②，容积重建后面观显示左上肺静脉完全闭塞中断（图②白箭头），左下肺静脉主干局灶性中度狭窄（图②黑箭头）

- 影像科（邱建星　北京大学第一医院）

通过复习患者胸部 CT 增强扫描，并完善患者心电门控肺部大血管成像（图①），斜冠状位最大密度度投影（MIP）重建图像示左上肺静脉完全闭塞（黄色箭头），左下肺静脉主干局灶性中度狭窄（红色箭头）；心电门控肺部大血管成像容积重现三维重建（VR）后面观（图②）显示左上肺静脉完全闭塞中断（白色箭头），左下肺静脉主干局灶性中度狭窄（黑色箭头）。综上考虑射频消融术后继发左上肺静脉闭塞，左下肺静脉狭窄；左肺上叶实变不除外肺静脉源性肺梗死可能。左肺上叶周围晕征考虑病灶周围肺泡出血可能性大；左肺上叶小叶间隔弥漫增厚，左侧斜裂胸膜不规则增厚伴结节影，考虑胸膜静脉血管侧支循环（肺 - 腔）形成继发肺小静脉扩张。

三、最终诊断

心房颤动射频消融术后继发左上肺静脉闭塞、左下肺静脉干狭窄。

四、治疗与转归

诊断明确后，患者自动出院回当地治疗，失联。

五、专家点评

- 呼吸内科（李海潮　北京大学第一医院）

该患者表现为间断咯血、肺部阴影。曾行CT检查示肺部阴影，且支气管镜GM试验阳性，经抗真菌治疗后病灶反而有所扩大，非常遗憾患者没有保留以前的胸部CT，无法进行对比分析。上述分析中大家对感染性疾病（包括真菌）、肿瘤等可能引起类似表现的病因进行了详细的分析，并一一进行了排除。在诊断不明的情况下，进行了肺病理活检，结果发现其病理表现主要为血肿，强烈提示病灶形成的主要机制是出血。结合患者射频消融治疗史，经查阅文献和胸部CT大血管成像，确诊为射频消融治疗相关的肺静脉狭窄。患者肺病变的形成机制：肺静脉闭塞直接造成了毛细血管后压力升高。在阻塞和压力双重机制作用下形成血栓和出血，继而发生静脉性梗死。静脉闭塞后通过建立肺静脉 - 体静脉侧支循环分流上肺静脉血液，由于肺叶内较大的静脉主要分布于肺表面和段间，所以在叶间裂可以显示结节样静脉扩张。同样肺淤血、小叶间静脉的扩张，以及淋巴引流的增加导致小叶间隔增厚。通过多学科合作，对肺实变及周围晕征，小叶间隔增厚、叶间裂结节样增厚的形成机制进行了合理解释。

该患者的诊治经过给我们以下的启示：①复杂疑难病例一元论分析的重要价值。该患者无明显原因出现咯血、肺部阴影，开始大家的诊断思路更多地从单纯的影像学特征出发进行分析和诊疗决策，结果还是走了不少弯路。如果开始能将该患者的临床和影像学表现和所做的射频消融治疗联系起来，进行简单的检索就会获得明确诊断的关键思路；②在临床缺少特征性表现的情况下，胸部影像学的细致观察和影像技术合理使用的重要性尤为突出。比如病灶周围晕征，左上叶的小叶间隔增厚、叶间裂结节样增厚等，再联想到房颤射频消融术后，思维自然集中到血管性病变上了，最后借助心电门控胸部大血管成像和大血管重建图像锁定诊断。③在临床实践中，心血管的介入治疗技术也在不断地探索和发展中，对于可能出现的并发症，呼吸科医师应和心血管医师保持密切的沟通，对于心内科改进介入诊疗技术具有积极意义。比如对射频消融术后出现的肺静脉狭窄的相关因素进行综合分析，将有助于尽可能地避免类似情况的出现。

六、关联知识点——心房颤动经导管射频消融后的肺静脉狭窄

心房颤动经导管消融导致的肺静脉狭窄（pulmonary vein stenosis，PVS）是一种医源性疾病，来自 2004 年之前的文献报道，发生率为 3% ～ 8%，随着射频消融技术的不断改进，2004 年之后文献报道的发生率为 2%。其发生多与不恰当的消融术式、消融部位或射频能量，以及肺静脉解剖变异相关，环肺静脉口消融术后 PVS 发生率高于大环消融、线性消融术，消融部位距离肺静脉开口越近、时间长、能量高、肺静脉开口直径小于 2 cm 者，PVS 发生率增高。导管消融术所致的肺静脉狭窄早期的病理改变是：肺静脉内膜局部增生、胶原纤维沉积，临床症状轻微，常无特异的症状和体征；临床症状多出现在术后 3 ～ 6 个月，随着病变的进展，肺静脉主干远端及远端肺小静脉的狭窄或闭塞，表现为呼吸困难、咳嗽、咯血、胸膜性胸疼等，查体可发现颈静脉怒张、P2 亢进等肺动脉高压的相关体征。症状严重程度与病变血管支数、狭窄程度等相关。早期诊断 PVS 相对困难，常常被误诊为肺炎或肺栓塞，Oureshi 等报道平均误诊时间为 16 周。

胸部 CT 平扫可有下列表现：①肺静脉闭塞导致肺梗死和局部出血，表现为类“肺炎”样病灶；②急性肺静脉闭塞可以导致支配区肺组织发生肺淤血、肺水肿和胸腔积液。③由于肺静脉狭窄后肺静脉 - 腔静脉侧支循环开放，表现为胸膜下静脉血管影增粗，以及小叶间隔增厚等表现；④随着肺静脉压力增高，逐渐传导至肺动脉增高，纵隔窗可发现主肺动脉增宽。肺泡通气灌注核素扫描可以作为筛查手段，肺静脉螺旋 CT 血管造影、肺血管核磁共振成像是相对便捷的诊断方法，目前认为肺静脉造影是 PVS 诊断的金标准。

治疗方面，如仅累及单支肺静脉，狭窄程度在 50% ～ 75%，无症状的患者可每 3 ～ 6 个月进行影像学随访；而单支肺静脉狭窄程度＞ 75%，伴明显症状，或同侧两支肺静脉均存在狭窄，需及时介入治疗缓解狭窄，如球囊扩张或置入支架等。有研究表明，两者在治疗早期疗效无显著差异，支架植入发生晚期再狭窄率较球囊扩张低（37% *Vs.* 49%）。此外，对于肺静脉呈慢性闭塞或多支严重病变的患者，可考虑肺叶切除、肺静脉修补等外科手术治疗。

参考病例

病例（图 4-19-5）：男性，36 岁。3 月前出现咯血，鲜红色，每天 2 ～ 10 口不等，无咳嗽、咳痰，无胸痛、发热。胸片检查示左侧胸腔积液，抽出血性胸腔积液 400 ml，咯血量较前逐渐减少，由鲜红色变为暗红色。既往阵发性心房颤动病史，7 个月前行射频消融后转复为窦性心律。该患者以少量咯血和血性胸腔积液为主要表现，胸部 CT 示左舌叶小斑片状渗出影，左侧中等量胸腔积液。左下肺静脉主干未显影。结合既往心房颤动导管射频治疗史，考虑左下肺静脉闭塞可能，后经进一步证实。

（王　玺　阙呈立 编写 / 整理，李海潮 审校）

七、要点速记

1．射频消融术后出现呼吸困难、咳嗽、咯血、胸痛等症状需要考虑 PVS 可能。

2．环肺静脉口消融术后 PVS 发生率高于其他术式。消融部位距离肺静脉开口越近、时间长、能量高、肺静脉开口直径小于 2 cm 者 PVS 发生率增高。

3．PVS 的肺部表现为静脉性肺梗死和出血；肺淤血、肺水肿和胸腔积液；肺静脉 - 腔静脉侧支循环开放表现，慢性期可发生肺动脉高压等。

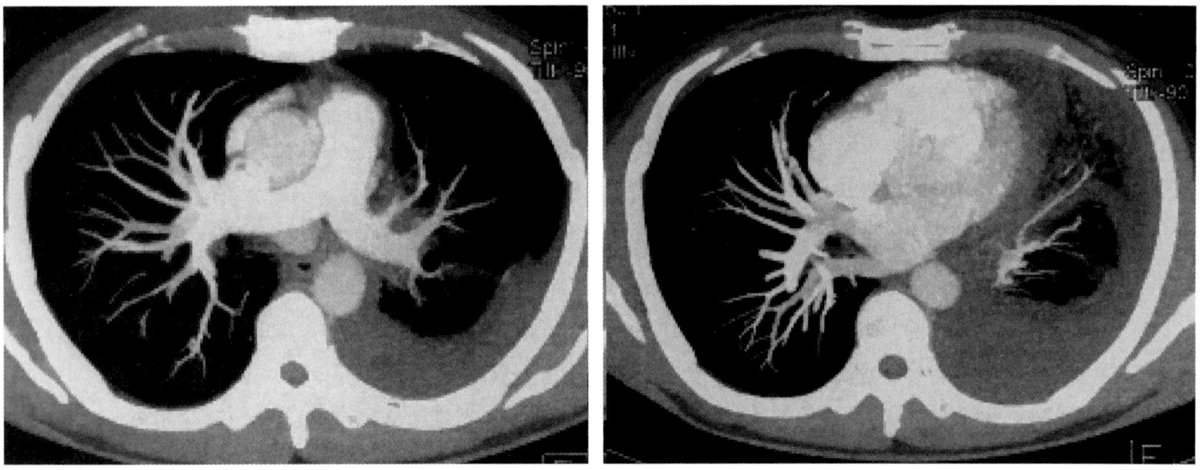

图 4-19-5 CTA 示左下肺静脉主干闭塞

4．肺静脉 CT 血管造影、肺血管核磁共振成像对明确诊断具有重要价值，肺静脉造影目前仍是诊断 PVS 的金标准。

参考文献

1．Rostamian A，Narayan S M，Thomson L，et al．The incidence，diagnosis，and management of pulmonary vein stenosis as a complication of atrial fibrillation ablation ［J］．J Interv Card Electrophysiol，2014，40（1）：63-74．

2．Packer DL，Keelan P，Munger TM，et al．Clinical presentation，investigation，and management of pulmonary vein stenosis complicating ablation for atrial fibrillation ［J］．Circulation，2005，111（5）：546-547．

3．Qureshi A M，Prieto L R，Latson L A，et al．Transcatheter angioplasty for acquired pulmonary vein stenosis after radiofrequency ablation．［J］．Circulation，2003，41（6）：1336-1342．

4．Jr H D，Monahan K H，Packer D．Pulmonary vein stenosis complicating ablation for atrial fibrillation：clinical spectrum and interventional considerations ［J］．JACC Cardiovasc Interv，2009，2（4）：267．

5．Fender EA，Widmer RJ，Hodge DO，et al．Severe pulmonary vein stenosis resulting from ablation for atrial fibrillation：presentation，management，and clinical outcomes ［J］．Circulation，2016，134（23）：1812．

6．Lee J Y，Chon G R，Park J H，et al．Massive hemoptysis due to pulmonary vein stenosis following catheter ablation for atrial fibrillation ［J］．Respiratory Care，2015，60（3）：52-53．

7．Edriss H，Denega T，Test V，et al．Pulmonary vein stenosis complicating radiofrequency catheter ablation for atrial fibrillation：a literature review ［J］．Respiratory Medicine，2016，117（13）：215．

彩 图

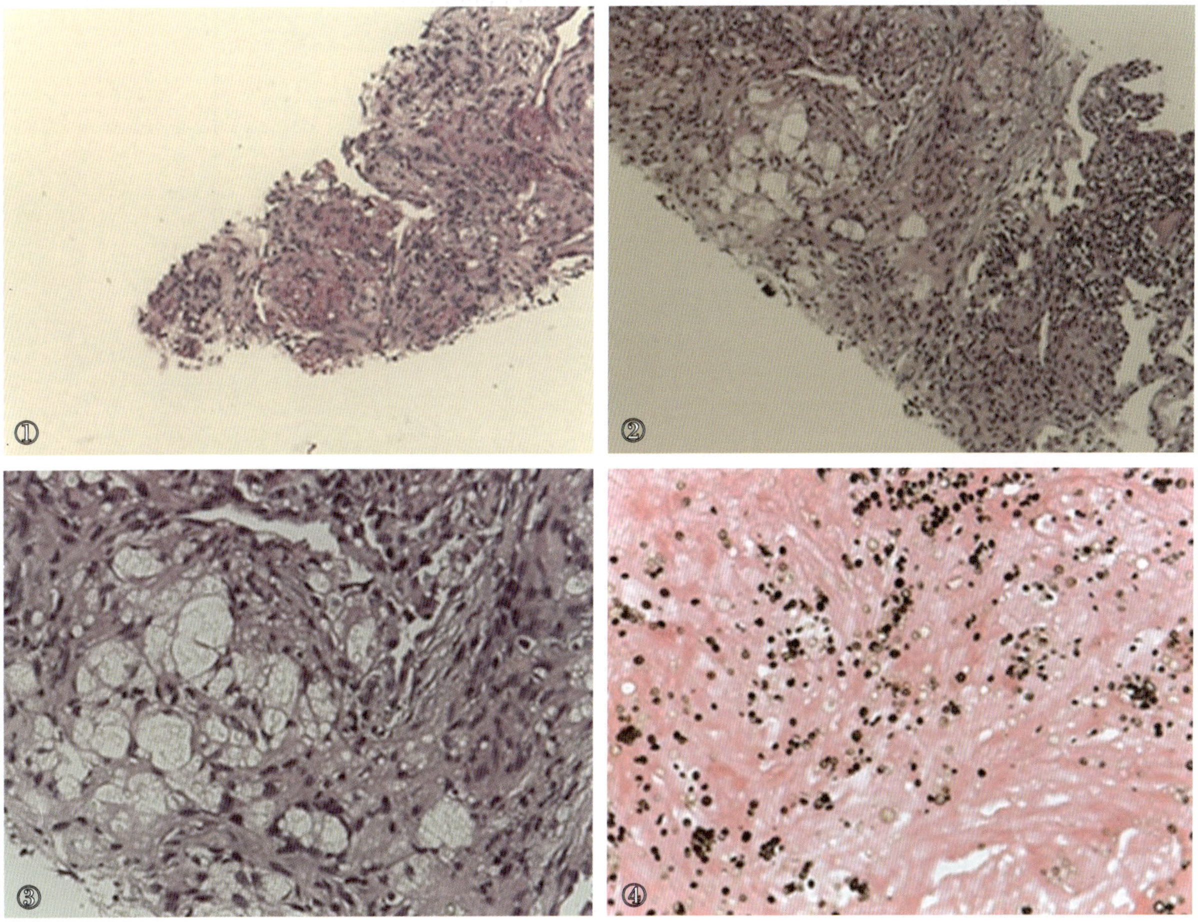

彩图 2-3-5 肺活检组织标本

CT 引导下经皮肺活检组织标本：① PAS 染色 ×100；② HE 染色 ×100；③ HE 染色 ×400；④六胺银染色 ×400

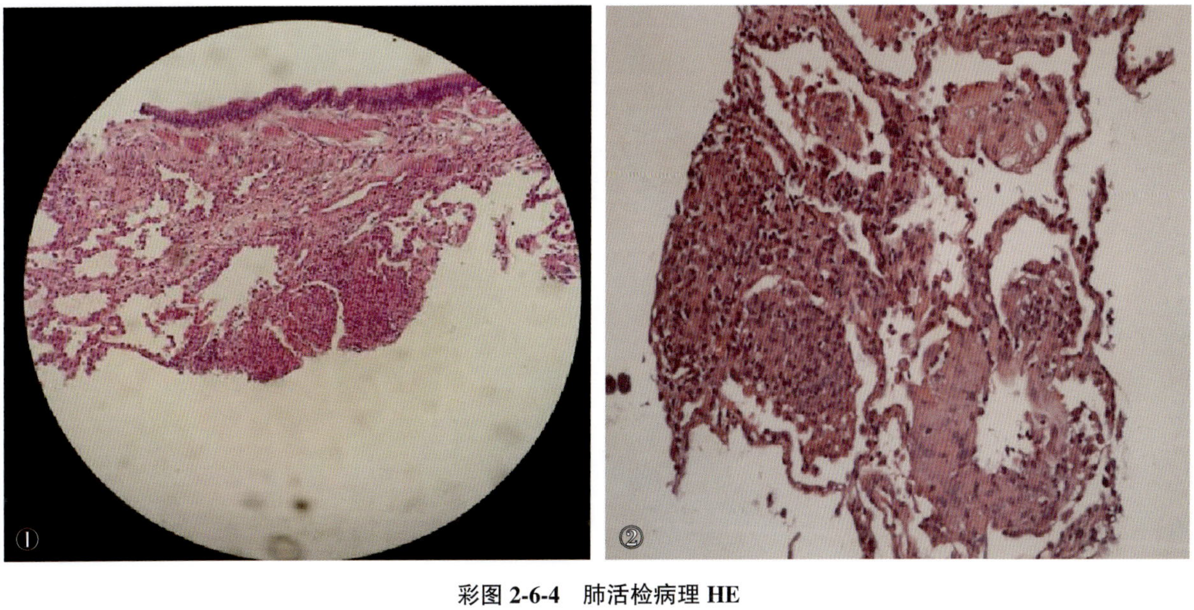

彩图 2-6-4 肺活检病理 HE

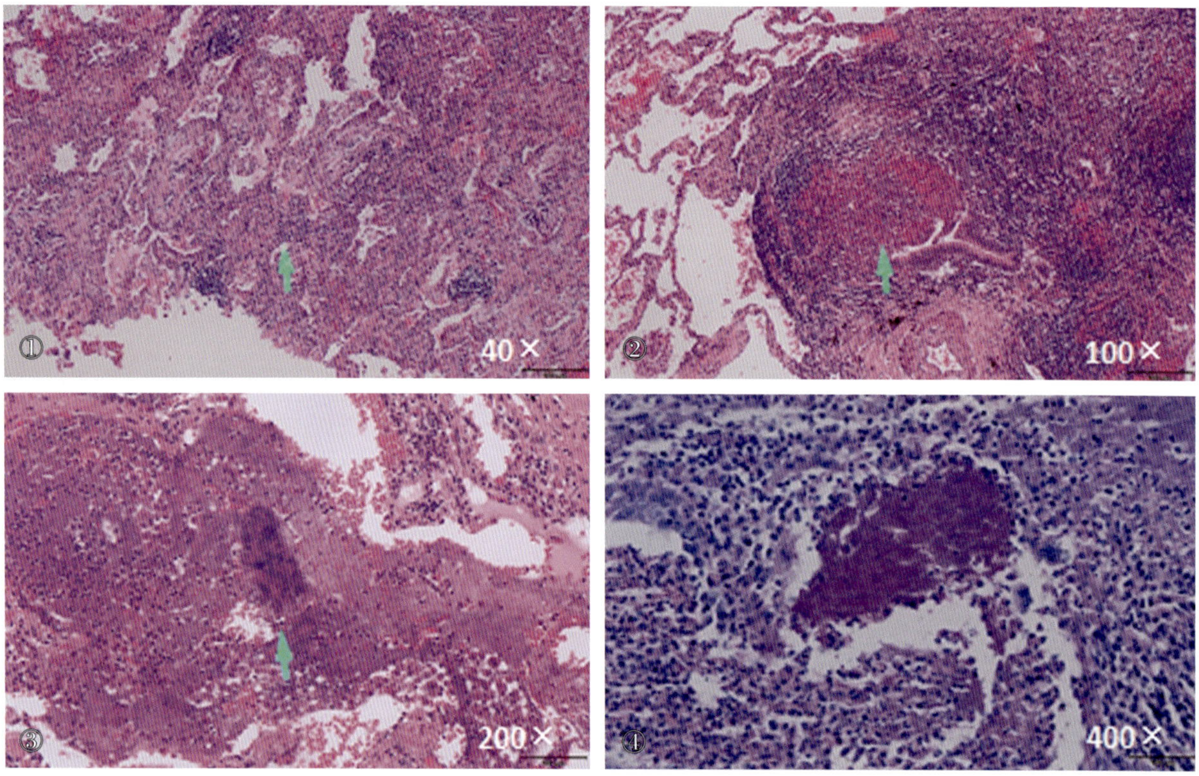

彩图 2-9-2　术后病理 HE 染色及 PAS 染色

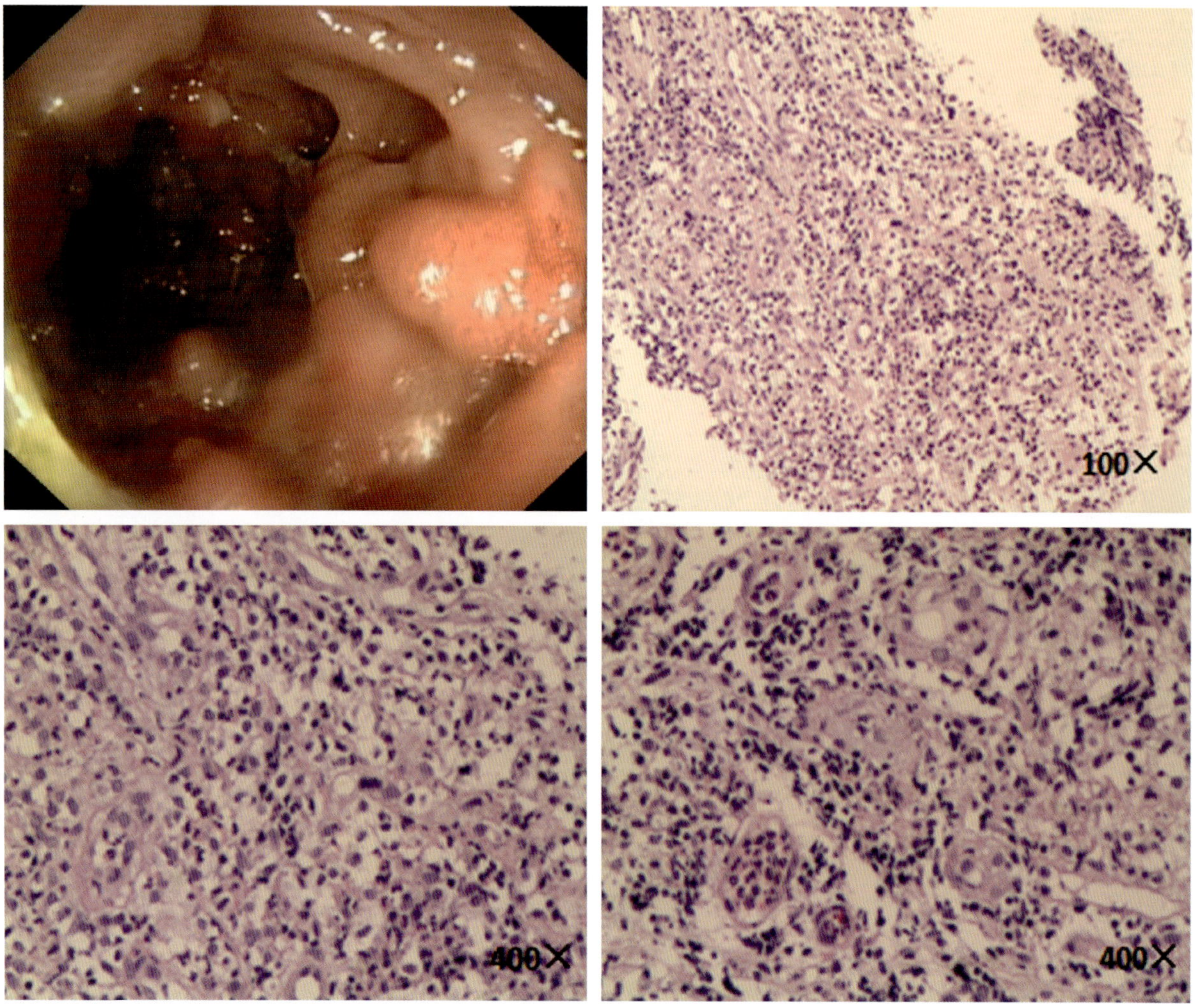

彩图 2-10-1　结肠黏膜镜下表现及病理图片（HE）

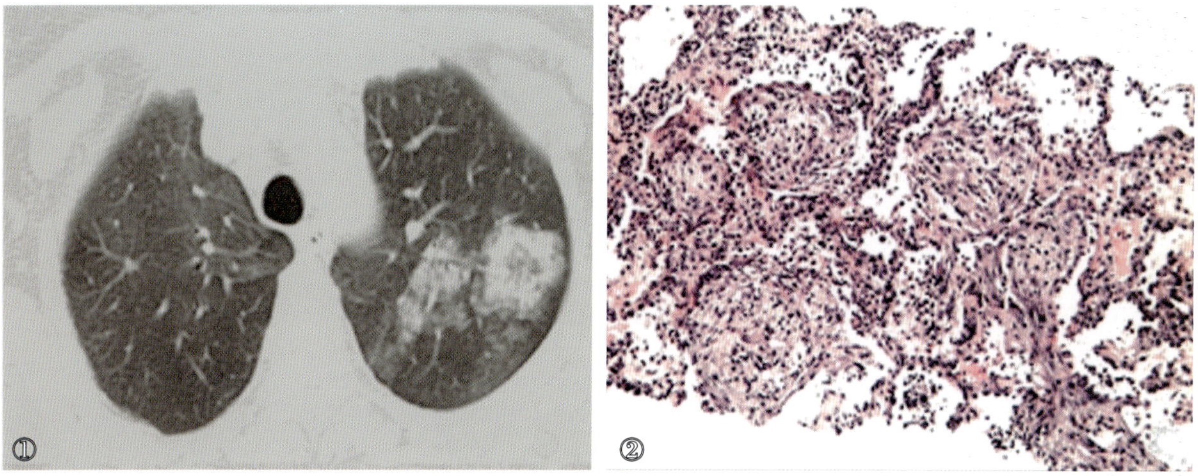

彩图 2-10-6　机化性肺炎的反晕征

图①～②为同一患者。女性，44 岁，因咳嗽及间断发热 1 月入院。CT 示肺部多灶实变影，呈反晕征样改变，实变晕环内见磨玻璃密度影。肺穿刺见肺泡腔内纤维息肉样物，病理显示肺泡腔内 Masson 小体形成，考虑为机化性肺炎

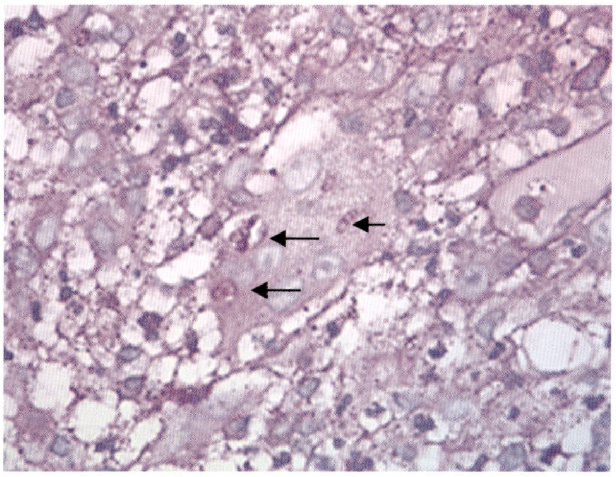

彩图 2-14-4　皮下结节活检病理（PAS 染色）

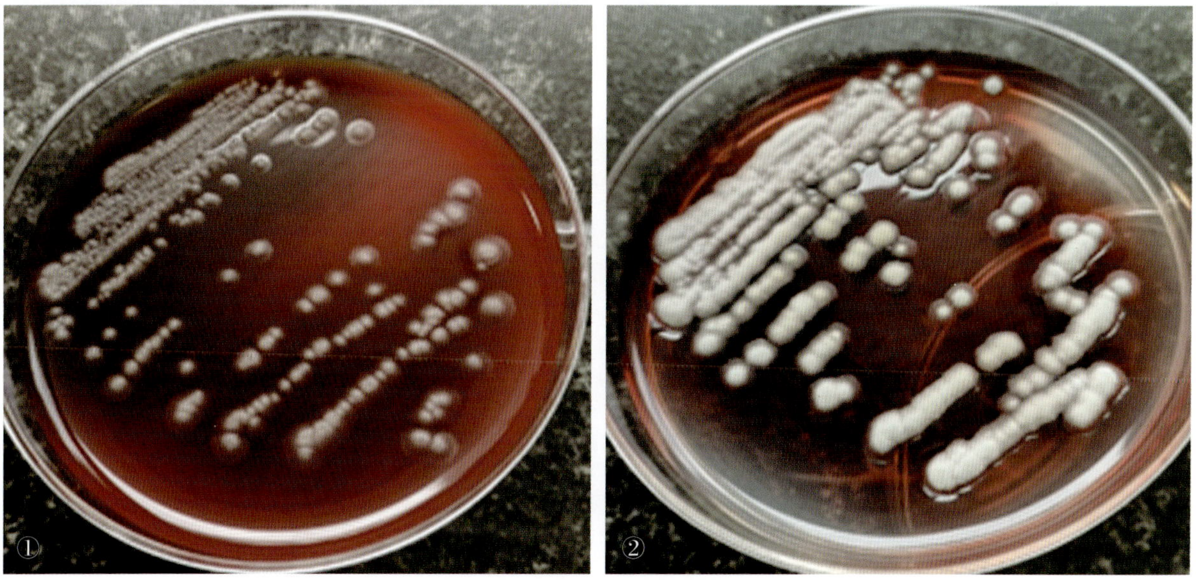

彩图 2-14-5　马尔尼菲青霉培养与染色

血平板 36℃培养（图①）：部分呈酵母相，膜状，浅灰褐色，湿润；部分呈青霉相，灰白色绒毛状。革兰氏染色：可见蓝紫色的圆形或卵圆形孢子，菌体稍长，见分枝分隔菌丝，分生孢子和帚状枝不明显（图③）。科玛嘉显色平板 28℃培养（图②）：呈青霉相。在真菌显色平板上第 2 天菌落为蓝色；第 4 天菌落呈灰白色绒毛状，背面呈蓝色，出现少量水溶性红色色素；第 5 天菌落变为浅黄色绒毛状，背面呈蓝色，红色色素明显见溶于平板中；第 6 天菌落，为灰白色绒毛状，色素弥散到整个培养基中，呈红葡萄酒色素

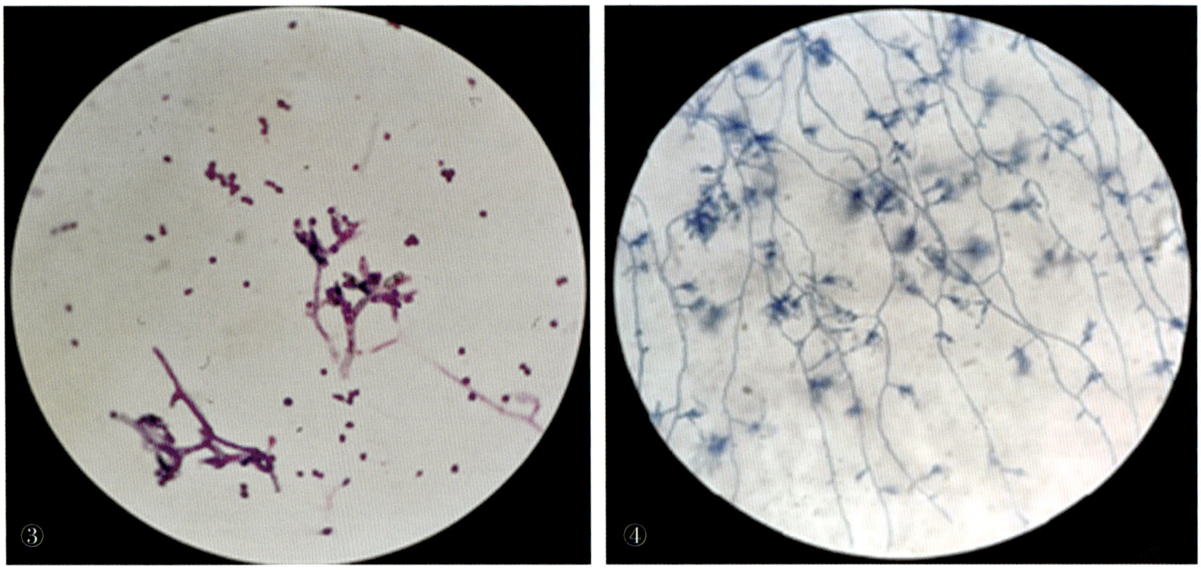

彩图 2-14-5 续　马尔尼菲青霉培养与染色

革兰氏染色：可见蓝紫色的圆形或卵圆形孢子，菌体稍长，见分枝分隔菌丝，分生孢子和帚状枝不明显（图③）。科玛嘉显色平板 28℃培养（图②）：呈青霉相。在真菌显色平板上第 2 天菌落为蓝色；第 4 天菌落呈灰白色绒毛状，背面呈蓝色，出现少量水溶性红色色素；第 5 天菌落变为浅黄色绒毛状，背面呈蓝色，红色色素明显见溶于平板中；第 6 天菌落，为灰白色绒毛状，色素弥散到整个培养基中，呈红葡萄酒色素。乳酸酚棉兰染色（图④）：可见大量分枝分隔菌丝，大量的圆形或卵圆形分生孢子，明显见大量单轮生和（或）双轮生帚状枝

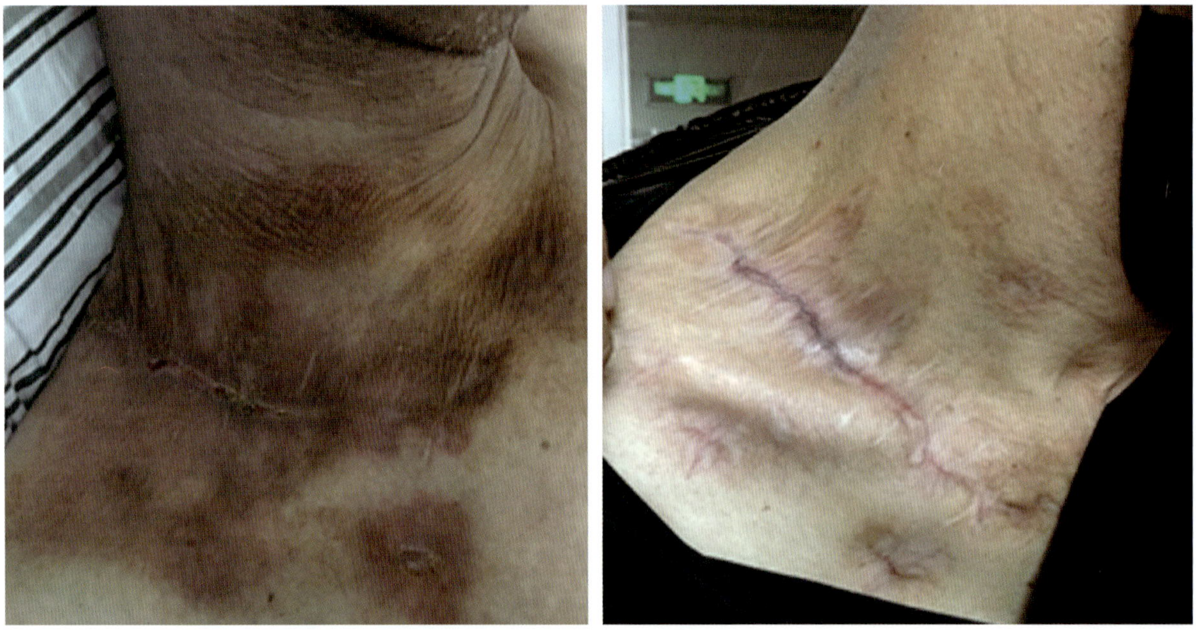

彩图 2-14-7　治疗前后皮肤改变

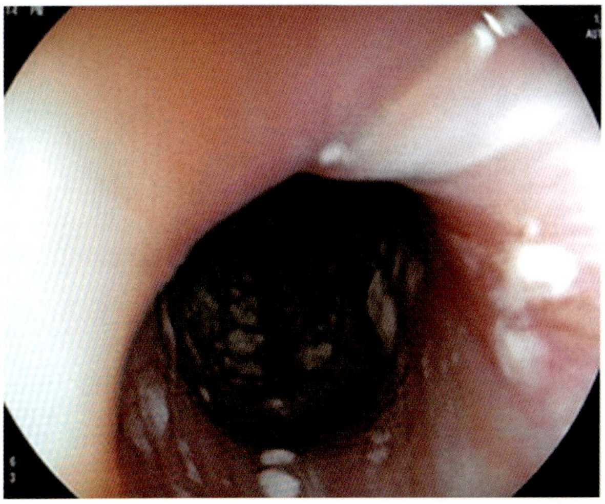

彩图 2-15-2　食道镜下表现

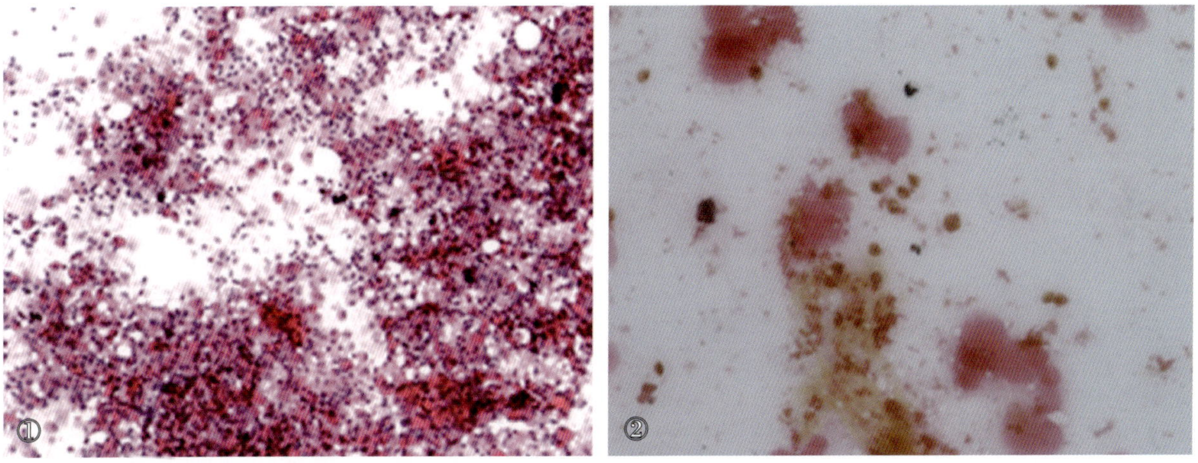

彩图 2-15-3　支气管肺泡灌洗液涂片：见分化良好的上皮细胞及炎症细胞。查见耶氏肺孢子菌

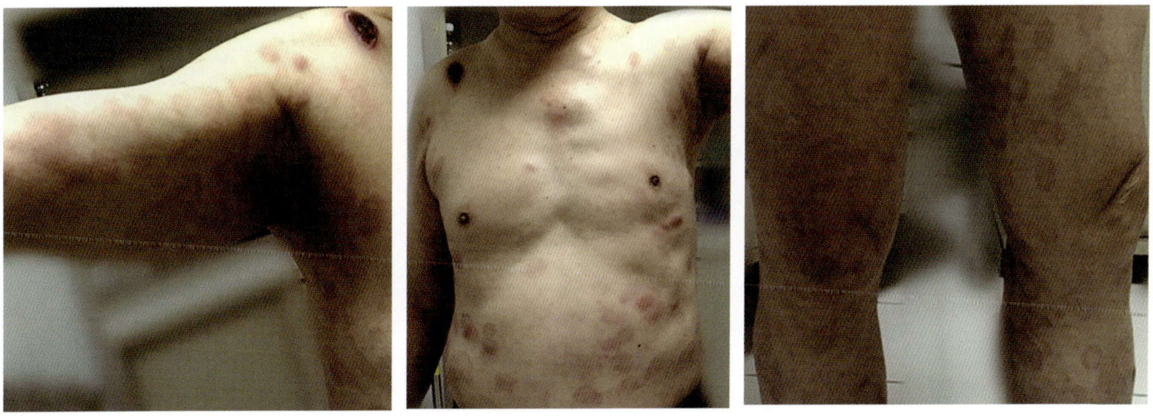

彩图 3-1-2　入院皮肤表现（2017-05-04）

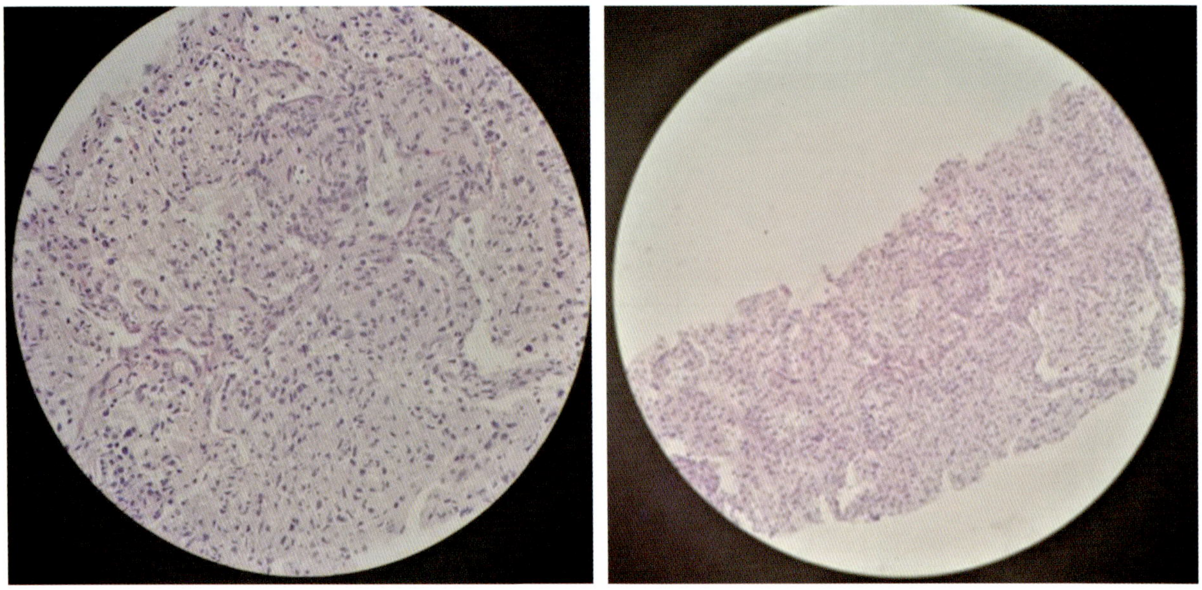

彩图 **3-1-4** 肺穿刺病理

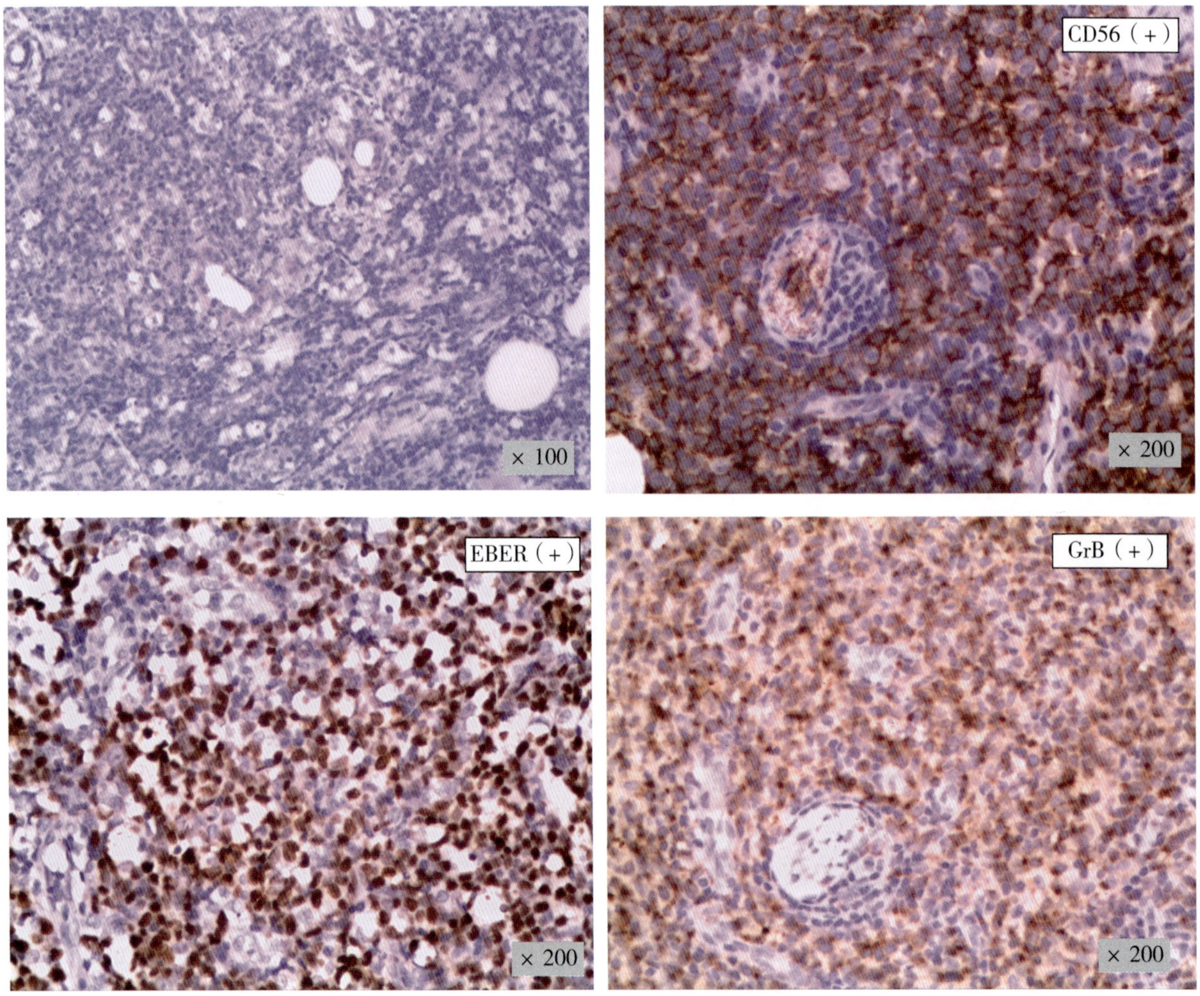

彩图 **3-1-5** 皮疹活检病理及免疫组化

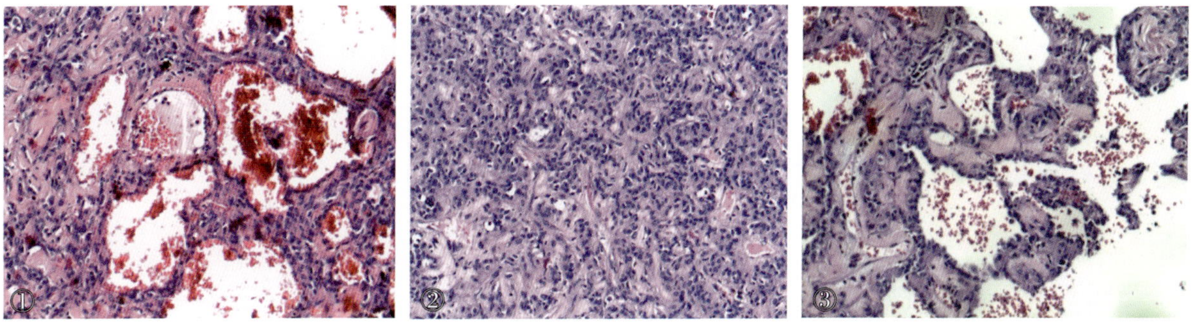

彩图 **3-2-3** 左下肺肿物病理（**HE**）

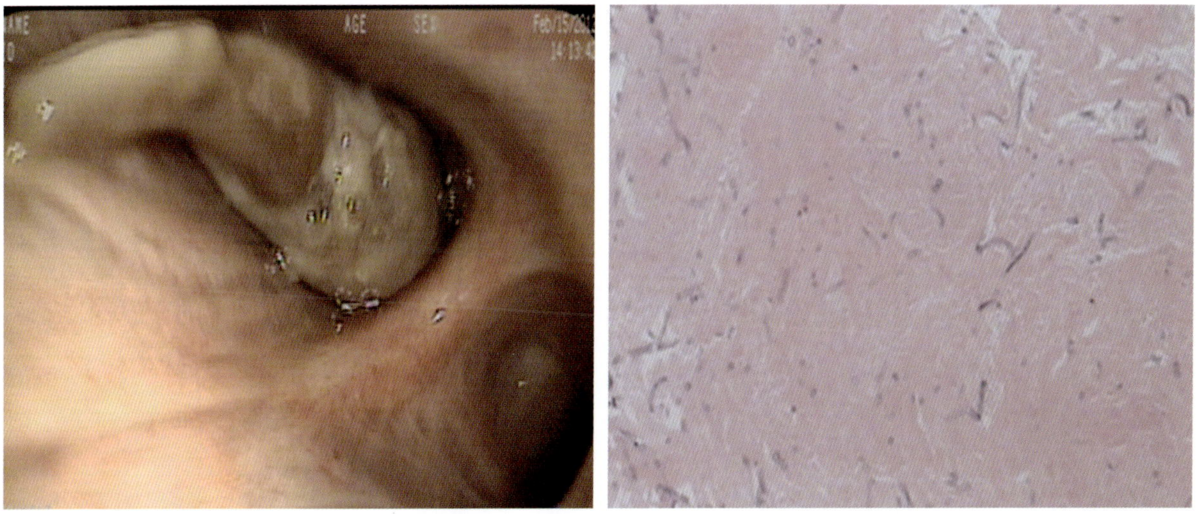

彩图 **3-3-3** 支气管镜检查与黏液栓病理

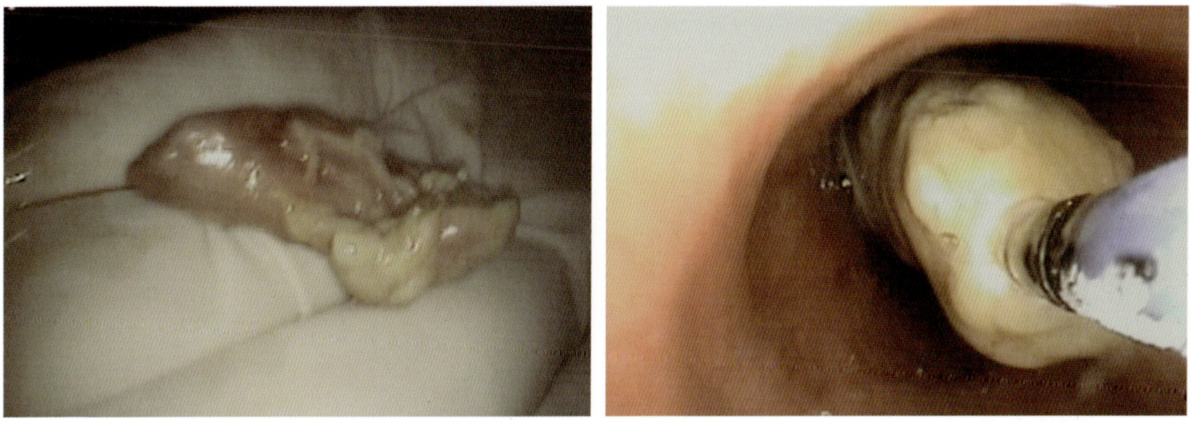

彩图 **3-3-4** 支气管介入治疗及取出坏死物

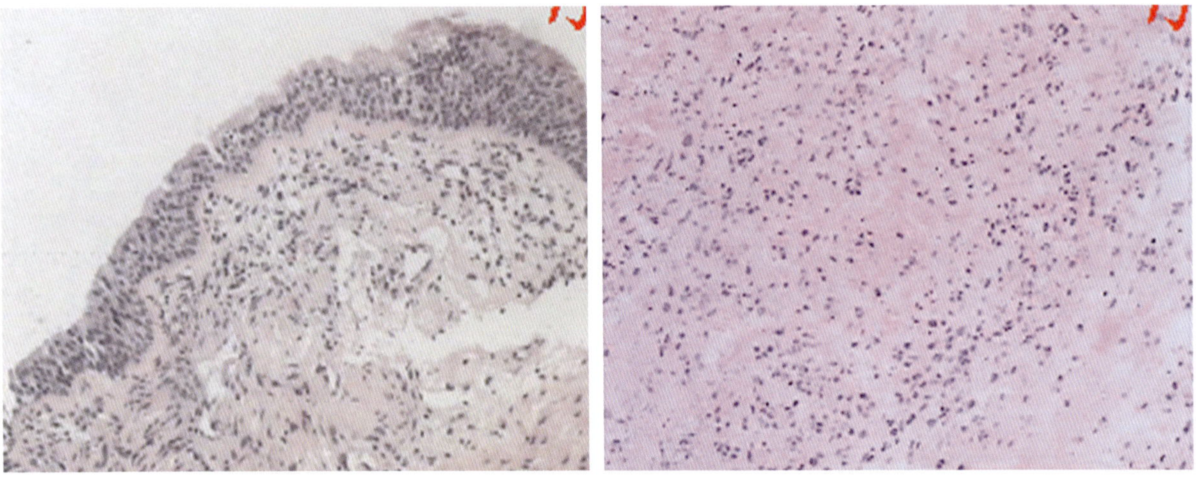

彩图 3-3-5　支气管镜病理结果

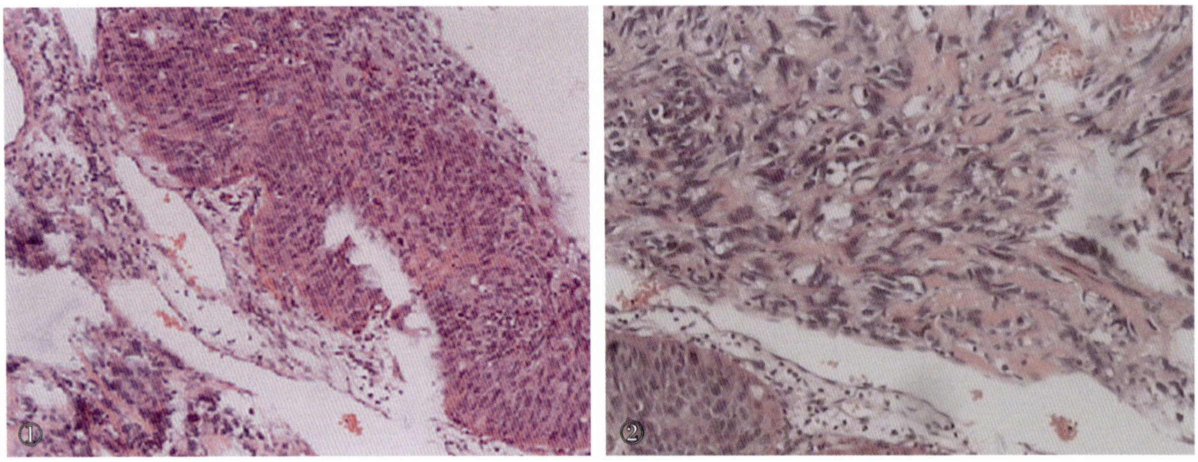

彩图 3-3-7　手术切除肿物病理（HE）

病理（右肺下叶组织）诊断：癌肉瘤。镜下可见肿瘤细胞排列紊乱（图①），视野右上方为肉瘤成分，左下为癌成分（图②）。免疫组化：CK（+），Vimentin（+），S-100（-），SMA（-），CD68（-）。周边肺组织中见散在纤维化，未见真菌。淋巴结未见转移（9 组 0/1，11 组 0/3，支气管旁 0/3）

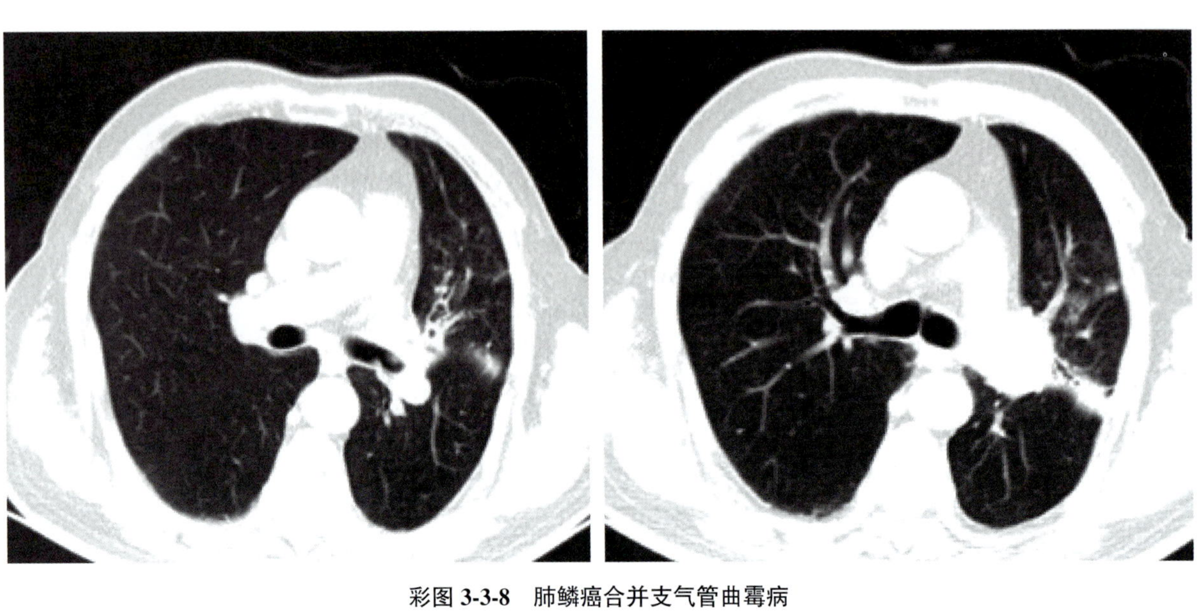

彩图 3-3-8　肺鳞癌合并支气管曲霉病

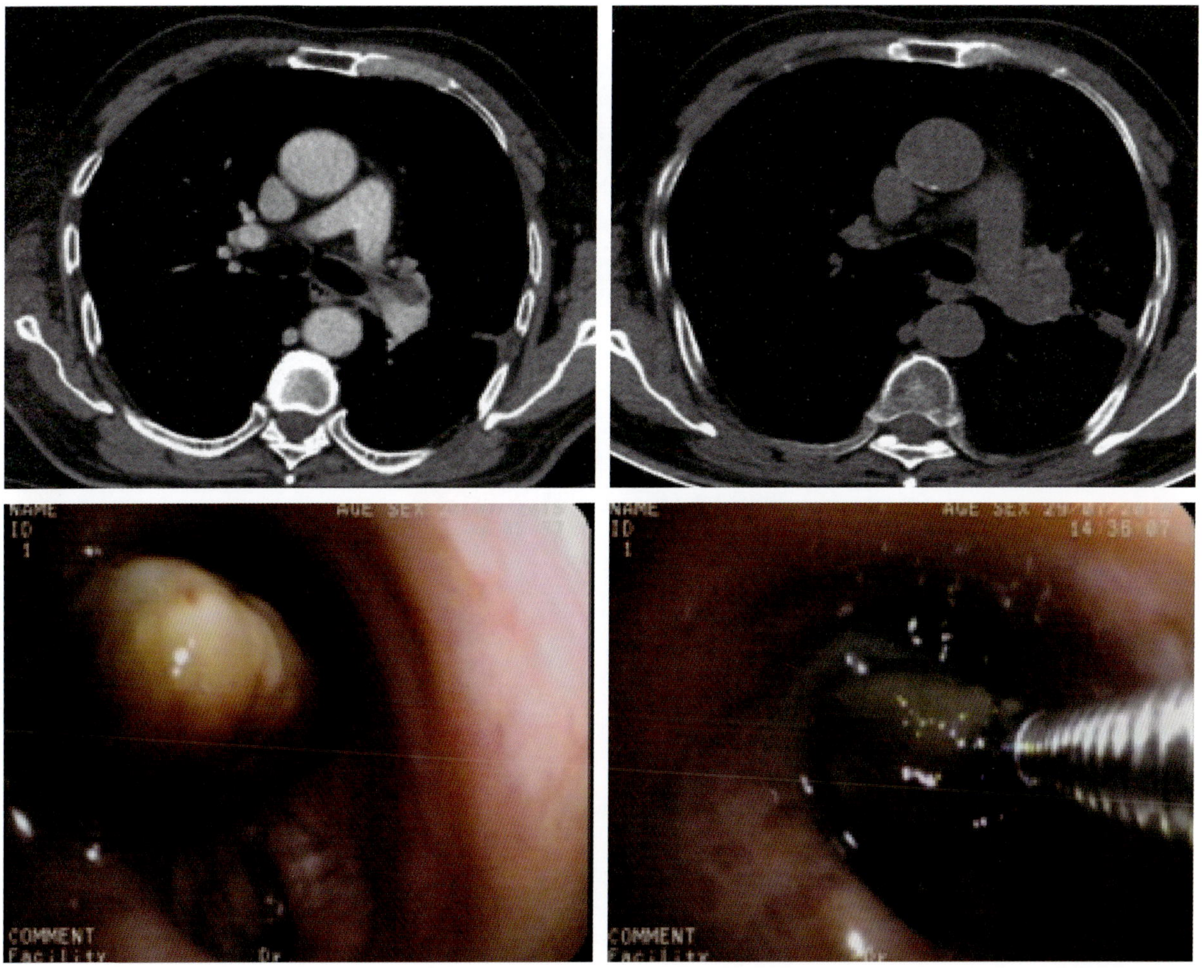

彩图 **3-3-8** 续　肺鳞癌合并支气管曲霉病

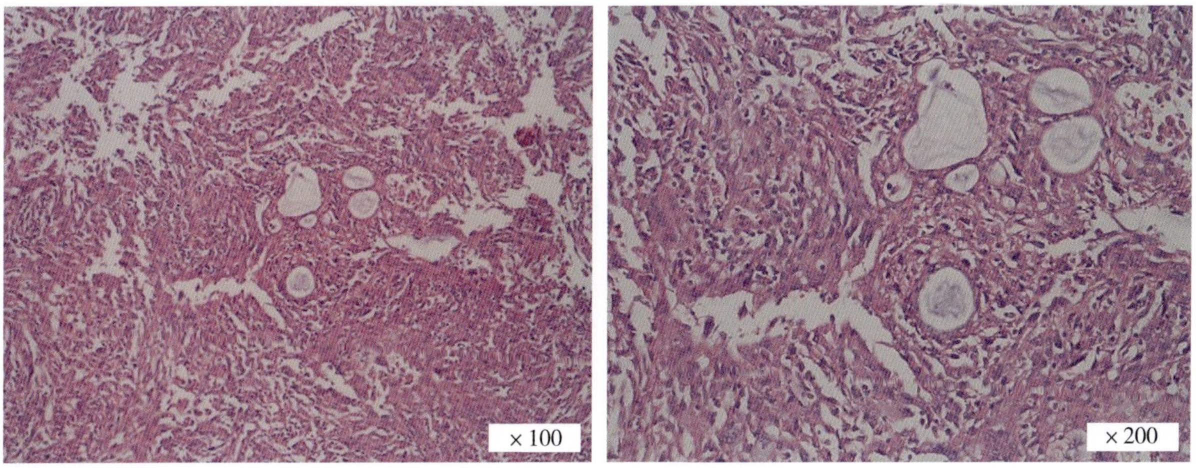

彩图 **3-4-4**　左上叶肺肉瘤样癌

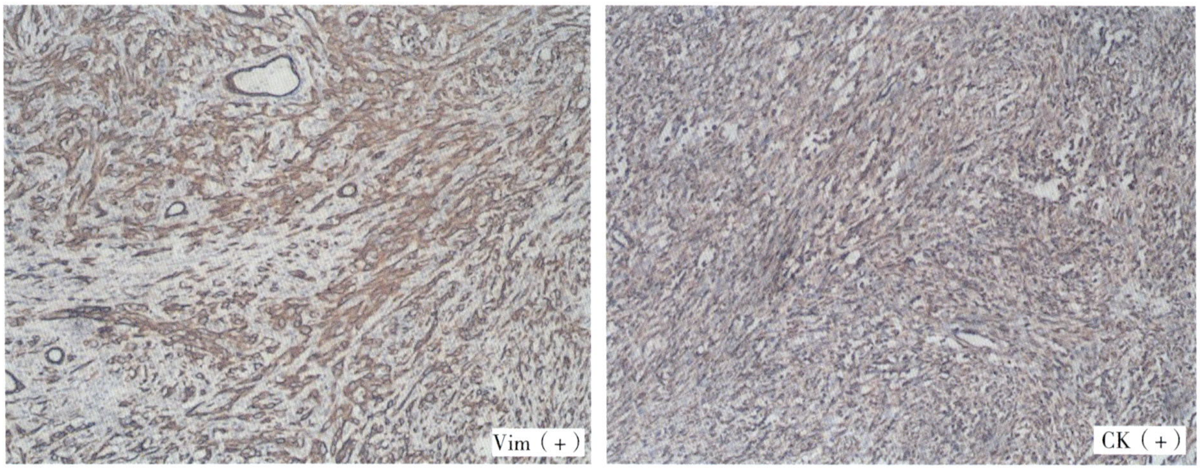

彩图 **3-4-4** 续　左上叶肺肉瘤样癌

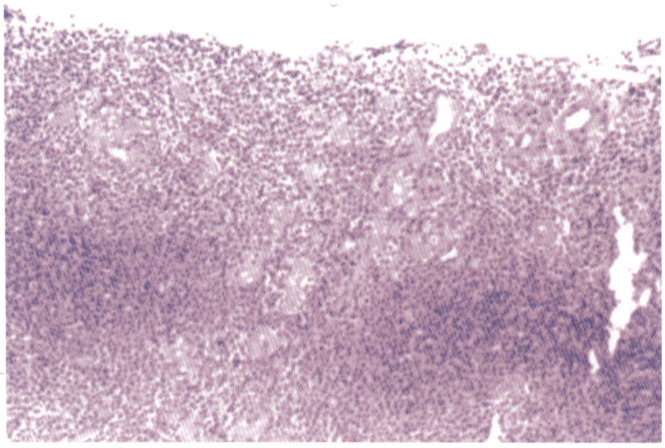

彩图 **3-5-2**　肺穿刺病理 **-MALT** 淋巴瘤（**HE** ×**100**）

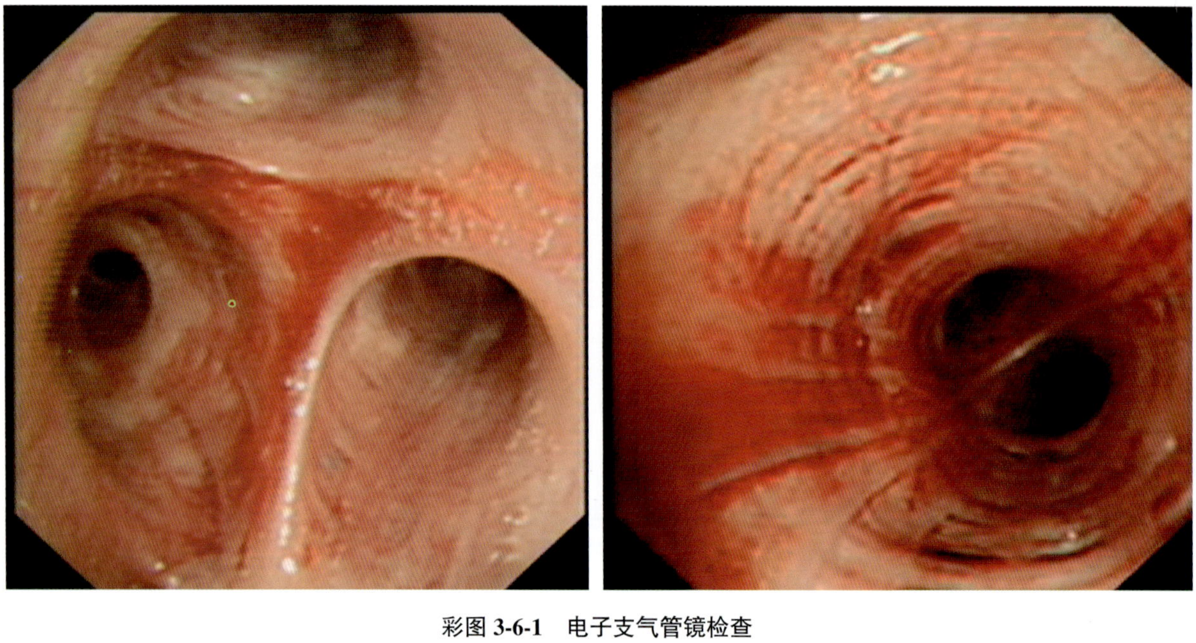

彩图 **3-6-1**　电子支气管镜检查

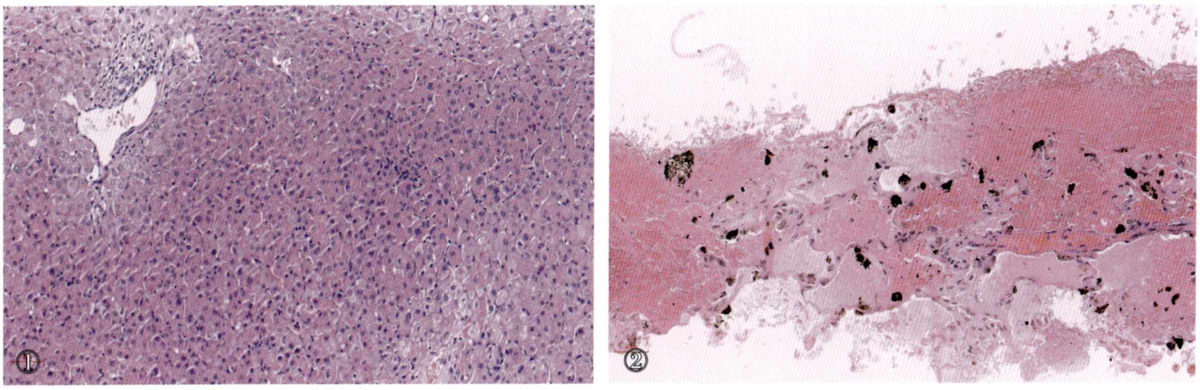

肝组织　　　　　　　　　　　　　　　　肺组织

彩图 3-6-5　肝穿刺活检和肺穿刺活检病理（HE）

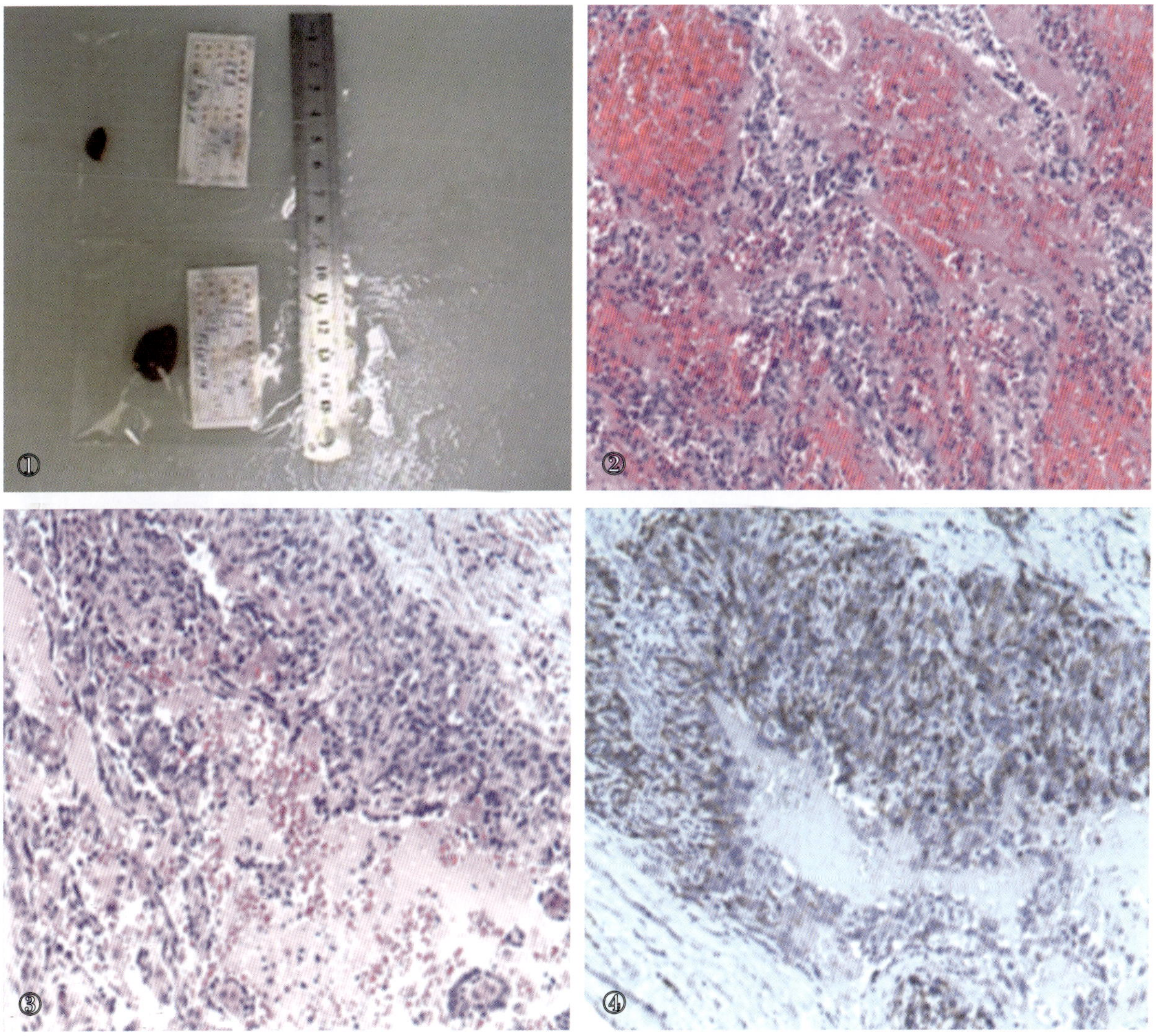

彩图 3-6-8　肝结节组织活检病理（HE）

图①可见肿瘤组织呈暗红色。图②、③镜下肿瘤部分区域可见大量出血。肿瘤细胞大小不一，呈短梭形，异型明显。图④免疫组化 CD31（+）。

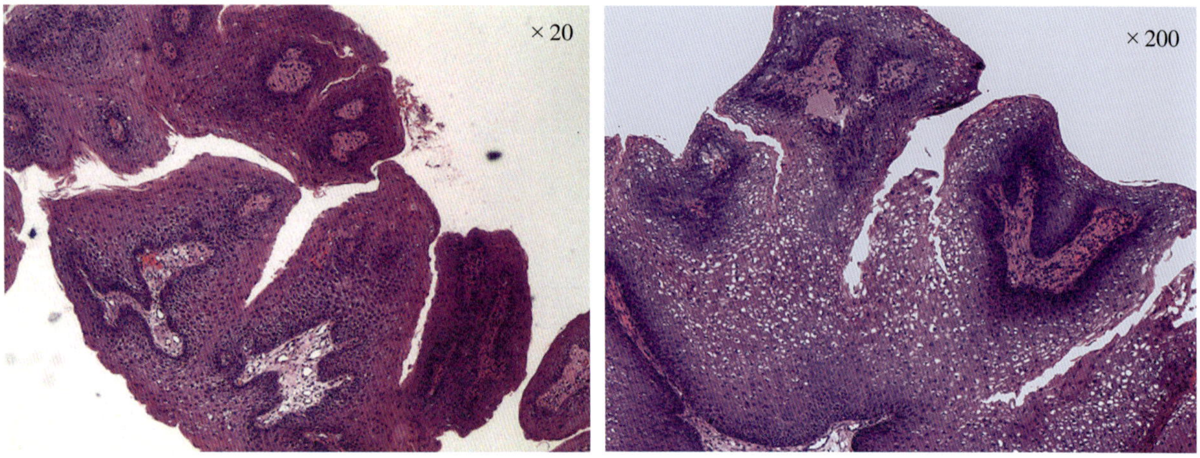

彩图 **3-7-2** 喉部颗粒物病理（**HE** 染色）

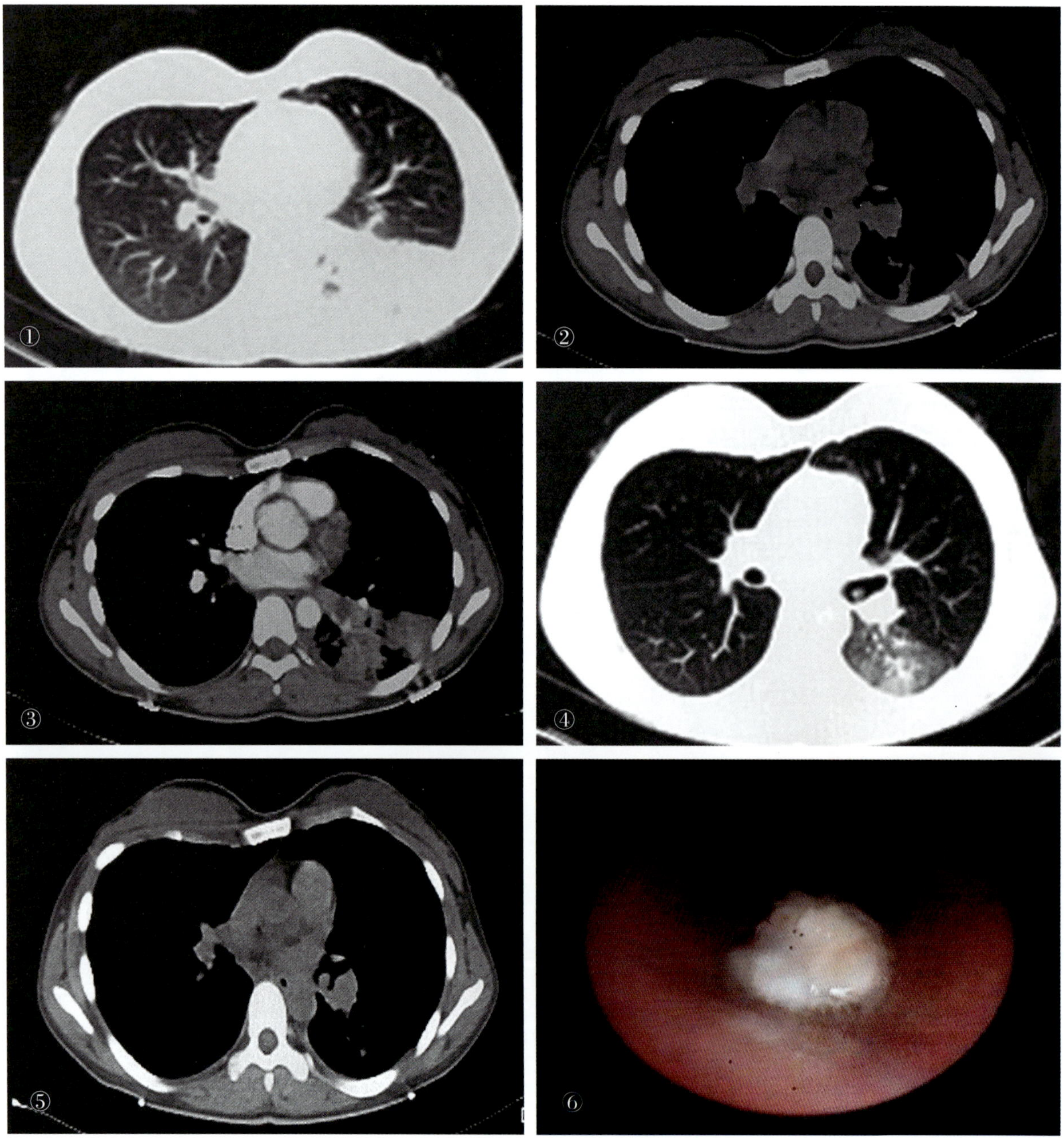

彩图 **3-7-4** 支气管鳞状上皮乳头状瘤

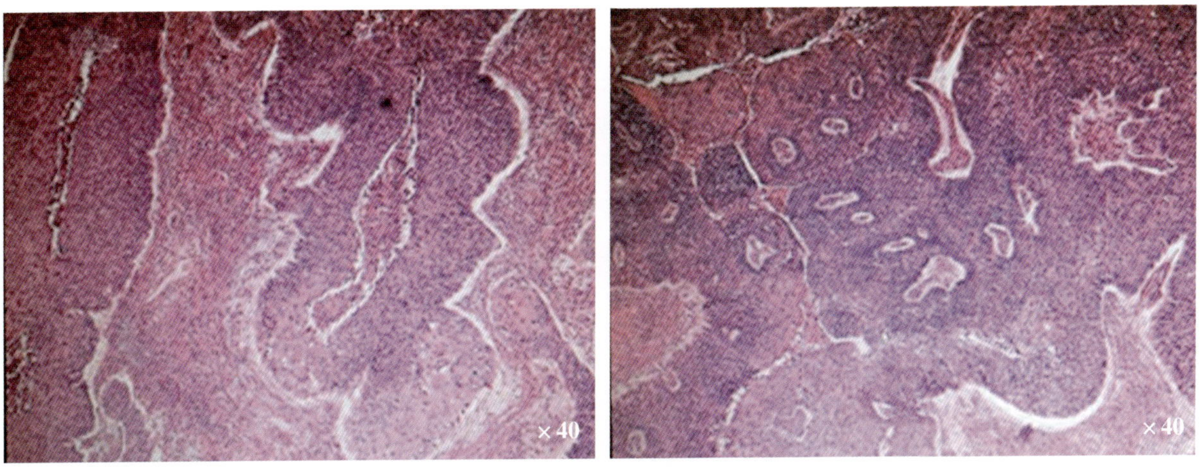

彩图 3-8-5　中 - 低分化鳞状细胞癌（HE）

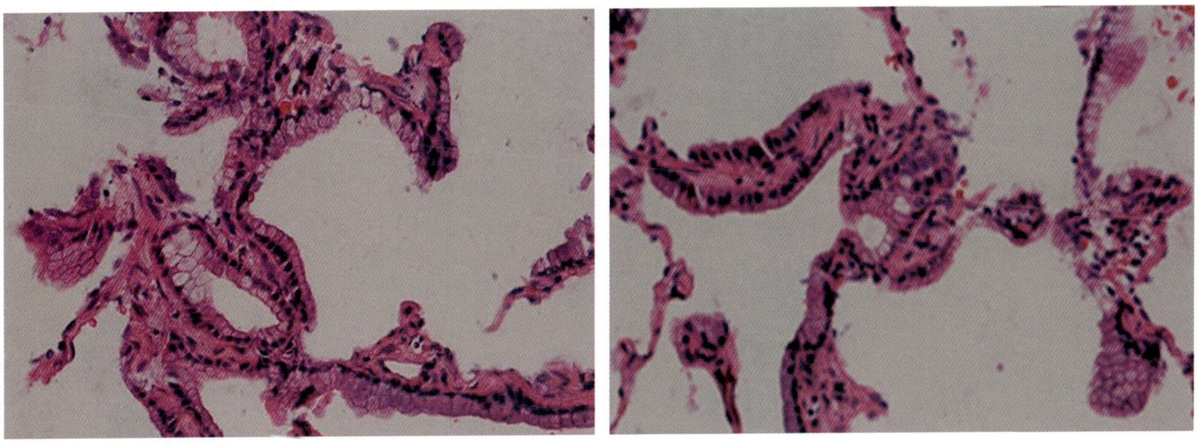

彩图 3-10-3　肺穿刺活检——黏液性贴壁生长型腺癌（HE）

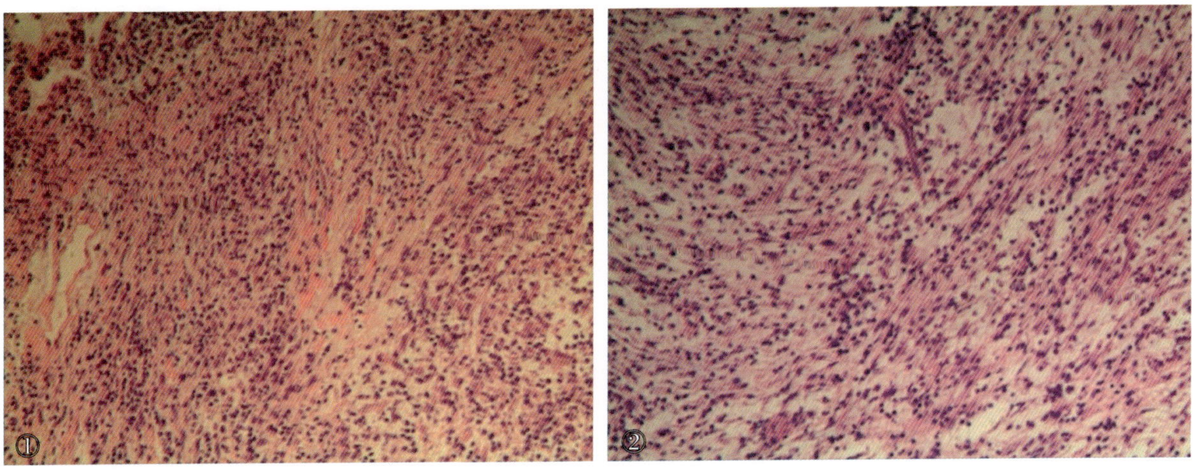

彩图 3-11-5　右肺上叶炎性肌纤维母细胞瘤（HE）

图①：镜下见由增生的梭形成纤维细胞和肌成纤维细胞组成，细胞呈长梭形，胞浆粉染，核圆形或梭形，呈束状或漩涡状排列，疏密不一，间质内伴有大量炎症细胞浸润，多为成熟的浆细胞、淋巴细胞和嗜酸性粒细胞。图②：高倍放大。部分区域肿瘤间质黏液水肿样，瘤细胞稀疏。免疫组化：ACTIN：(–)，ALK：(–)，CD20：(B 淋巴细胞 +)，CD3：(T 淋巴细胞 +)，CD30（Ki-1）：(T 淋巴细胞 +)，CD68：(NS)，CK：(–)，Desmin：(–)，SMA：(–)，ki-67：(+3%)

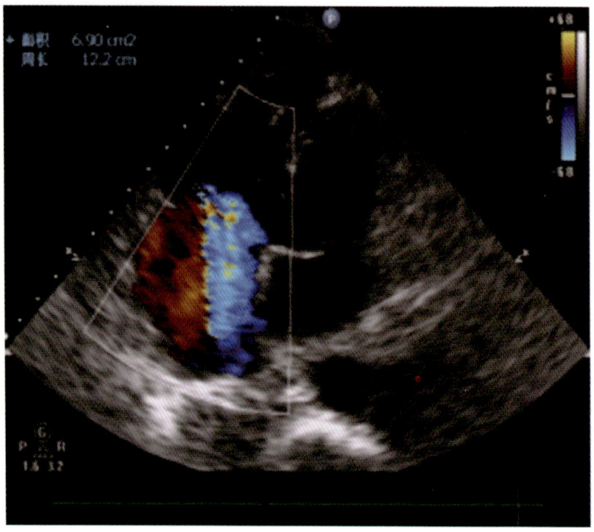

彩图 3-12-1　超声心动图

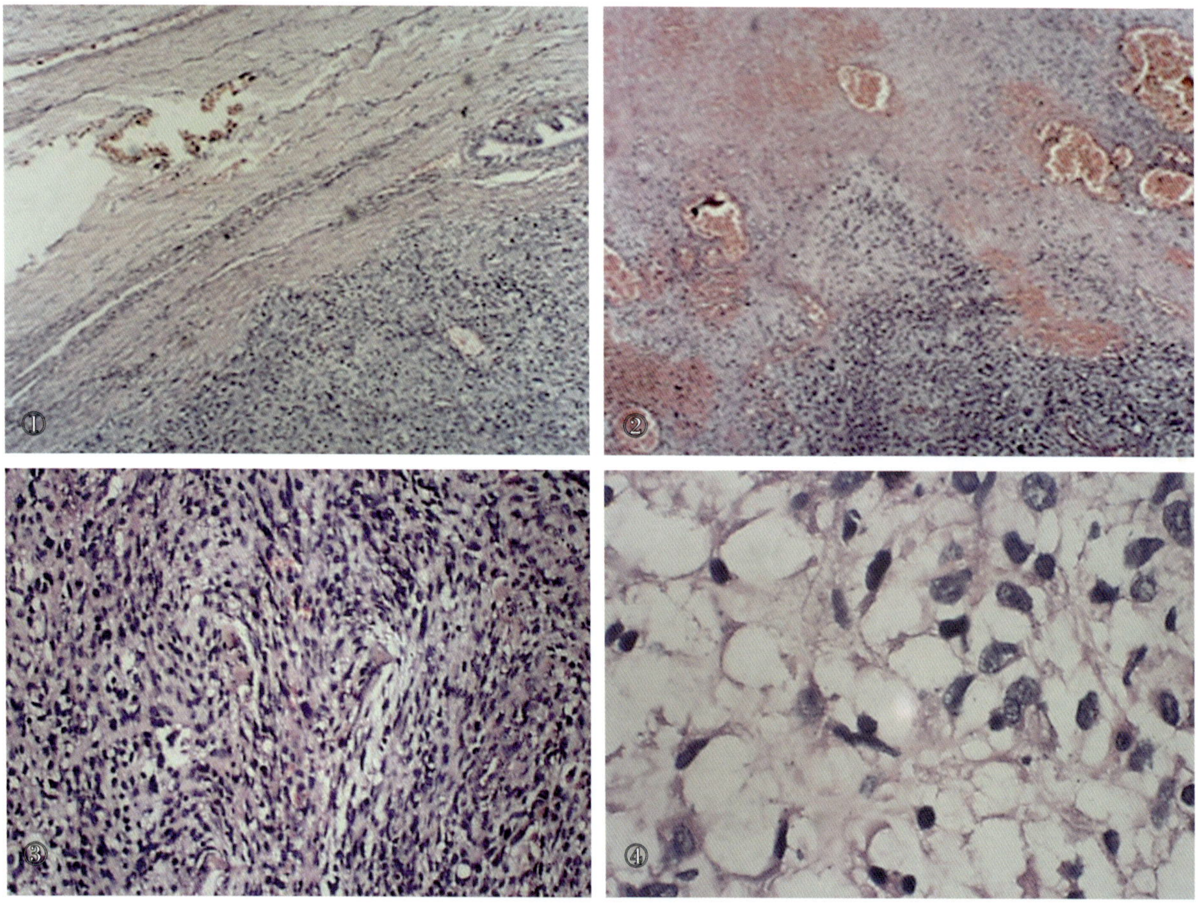

彩图 3-13-3　肺活检病理

图①可以见到多道长条状的纤维性包膜。图②可见多处红白色的出血坏死灶。图③肉瘤性的肿瘤细胞核呈旋漏性的分布。图④可见到大量的脂肪细胞。大量的恶性肉瘤细胞核周围见到较多的纤维组织增生成分。组织内有 4 种成分的肉瘤：少许上皮样肉瘤性结构，大量脂肪性肉瘤样结构，中大量淋巴样肉瘤样结构，少许滑膜性肉瘤样结构。诊断为：混合性肉瘤

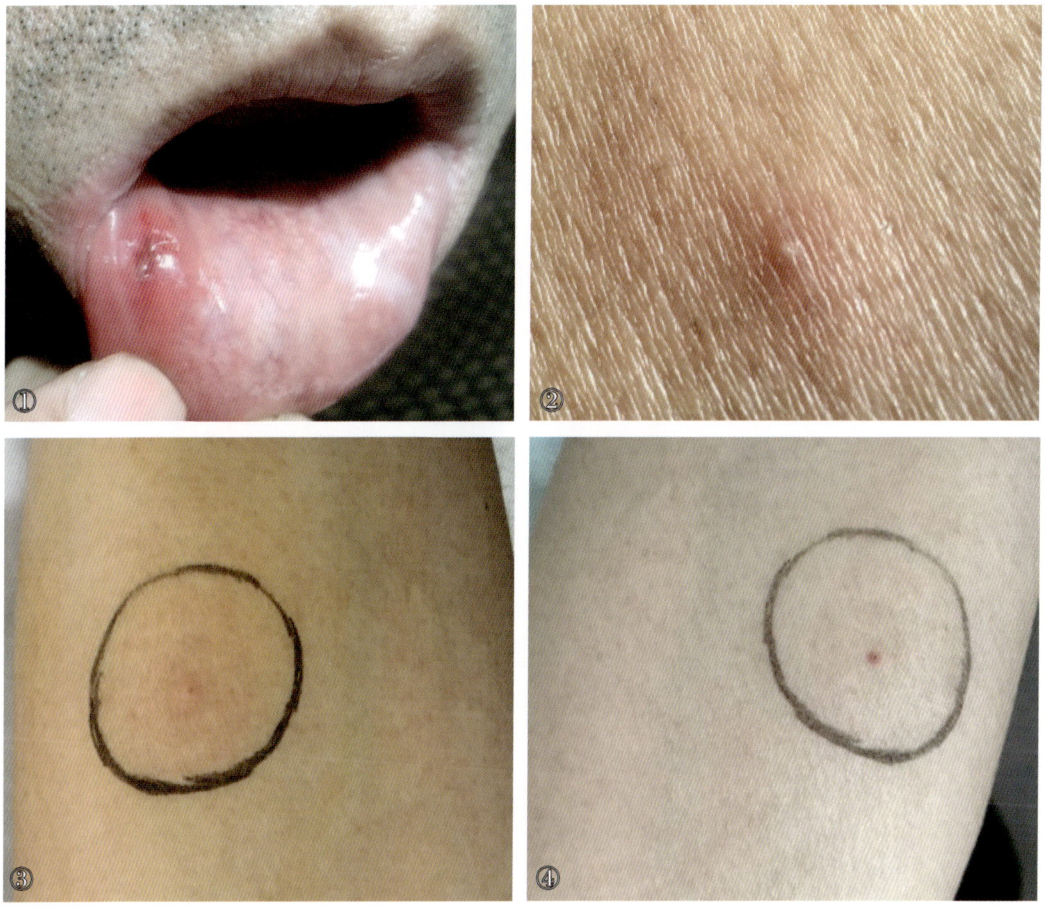

彩图 **4-2-4** 白塞病的口腔黏膜及皮肤病变

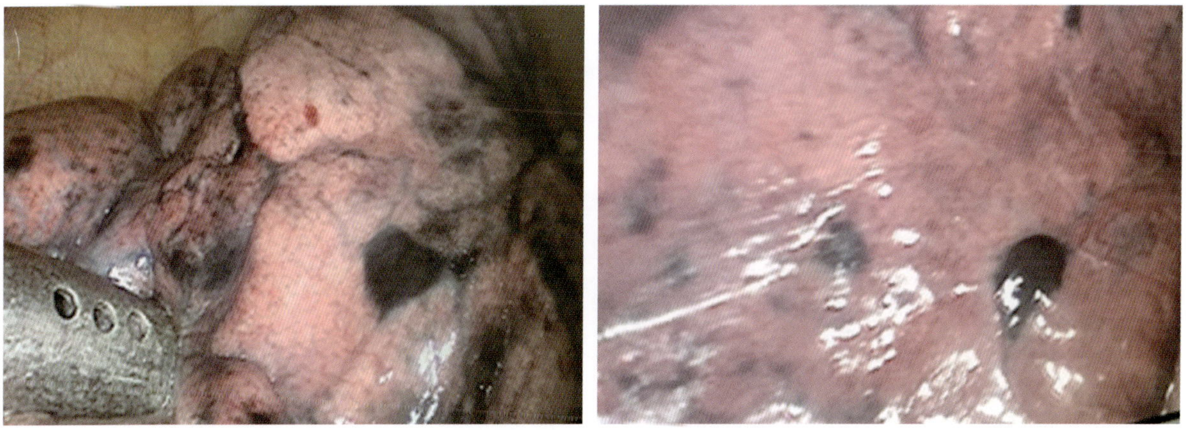

彩图 **4-3-3** 胸腔镜下胸膜外观

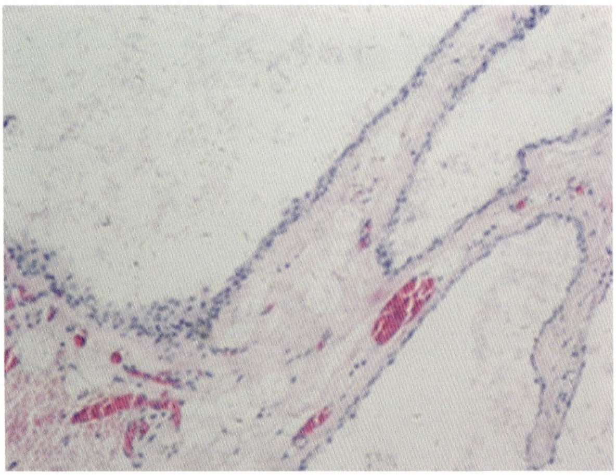

彩图 **4-3-4**　前纵隔气管囊肿病理（低倍）

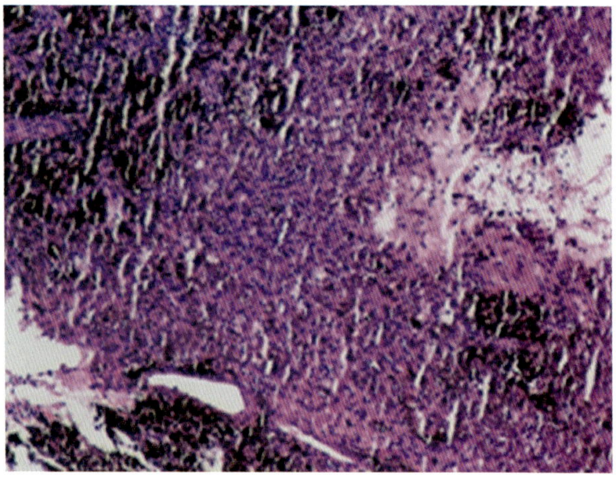

彩图 **4-3-5**　肺内淋巴结病理（低倍）

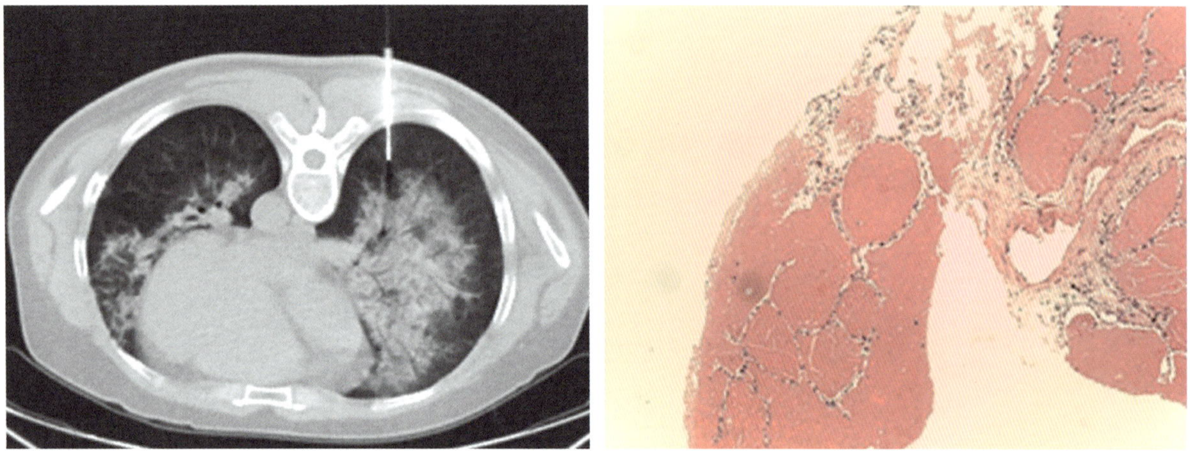

彩图 **4-4-2**　经皮肺穿刺活检病理

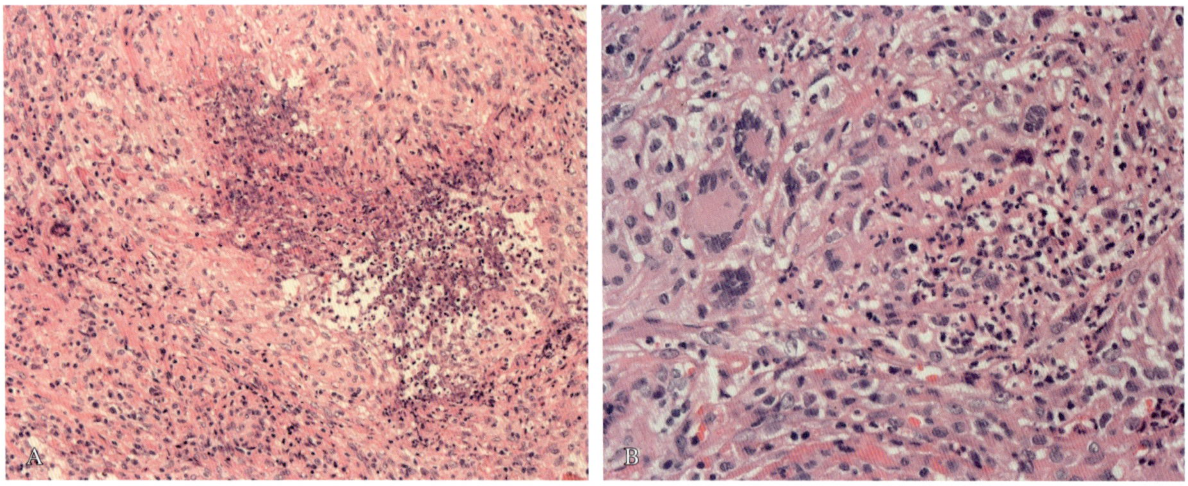

彩图 **4-6-4**　肉芽肿性病变

肉芽肿中央见中性粒细胞浸润及微小脓肿，其旁见多核巨细胞（A、B）

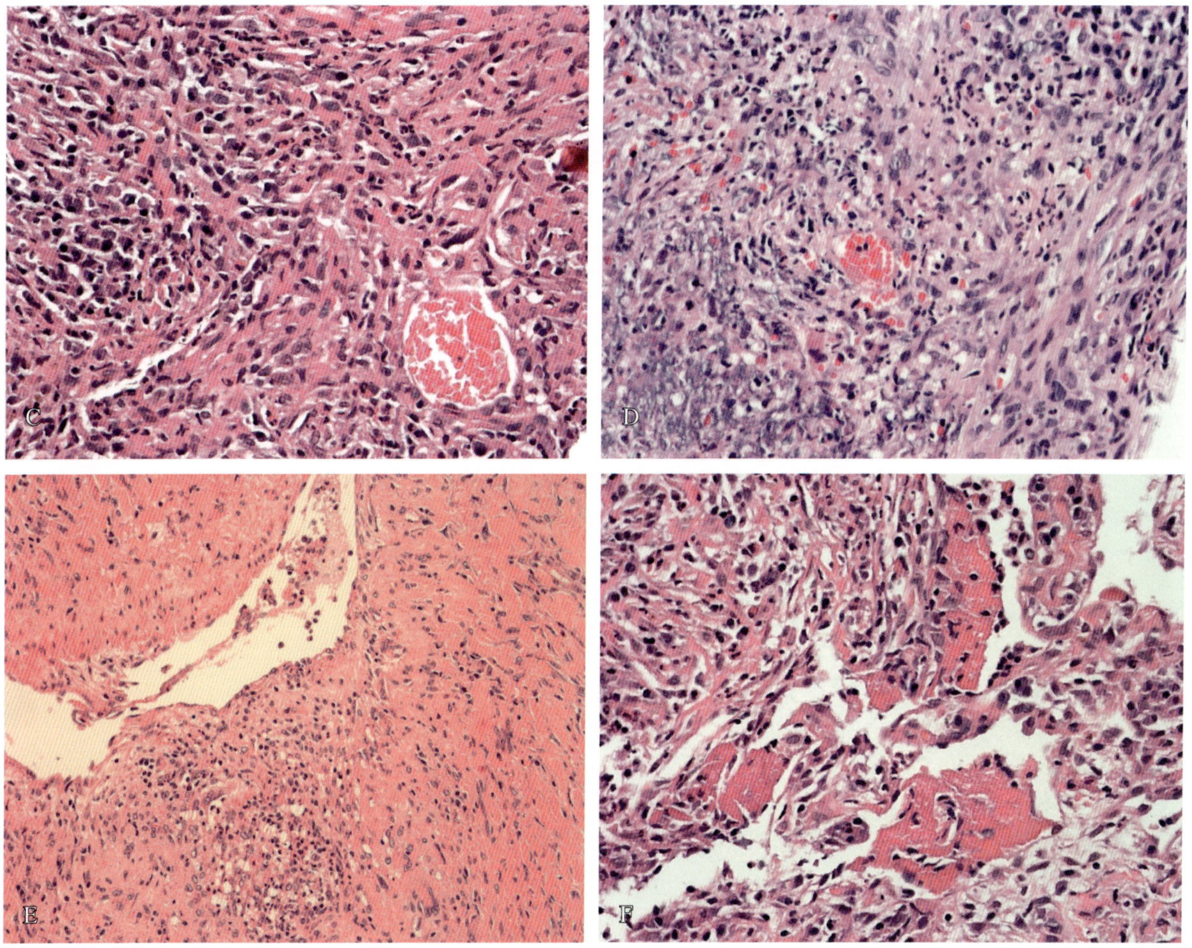

彩图 4-6-4 续 肉芽肿性病变

中 - 小血管壁可见炎细胞浸润（C、D、E），肺泡腔内纤维素样渗出物（F）

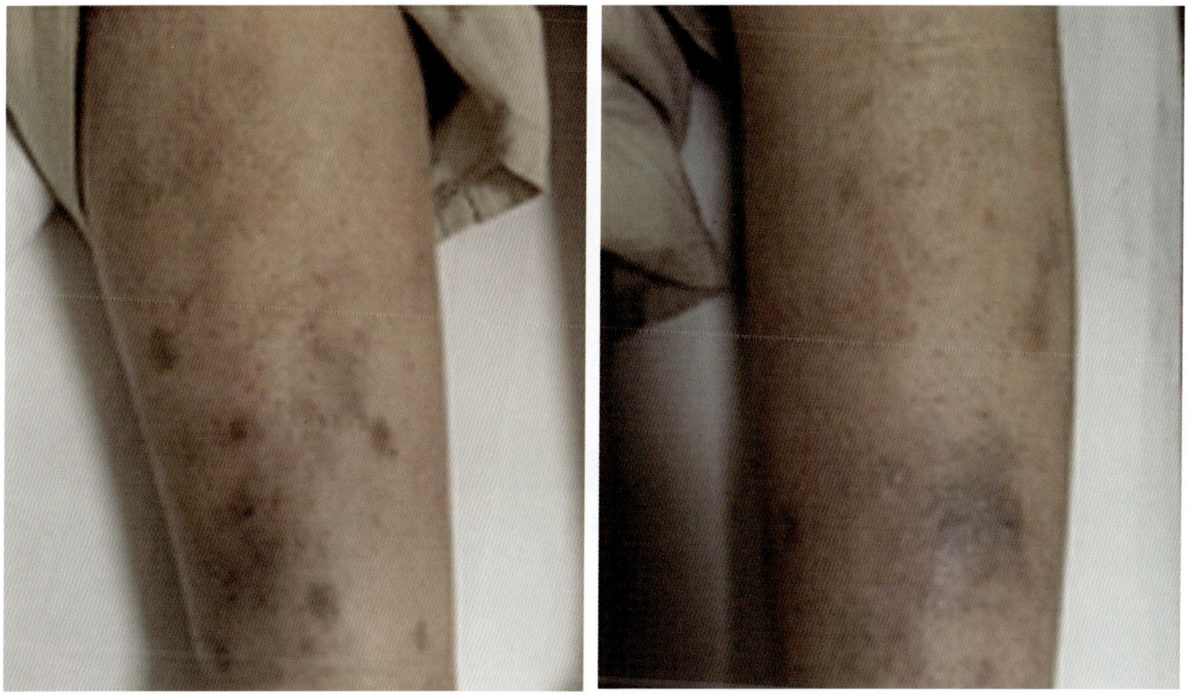

图 4-8-1 双下肢皮肤瘀斑

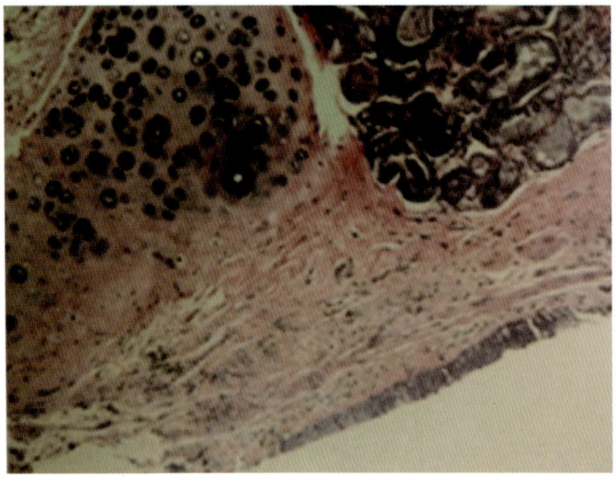

彩图 **4-8-4**　肺活检病理（**HE**）低倍

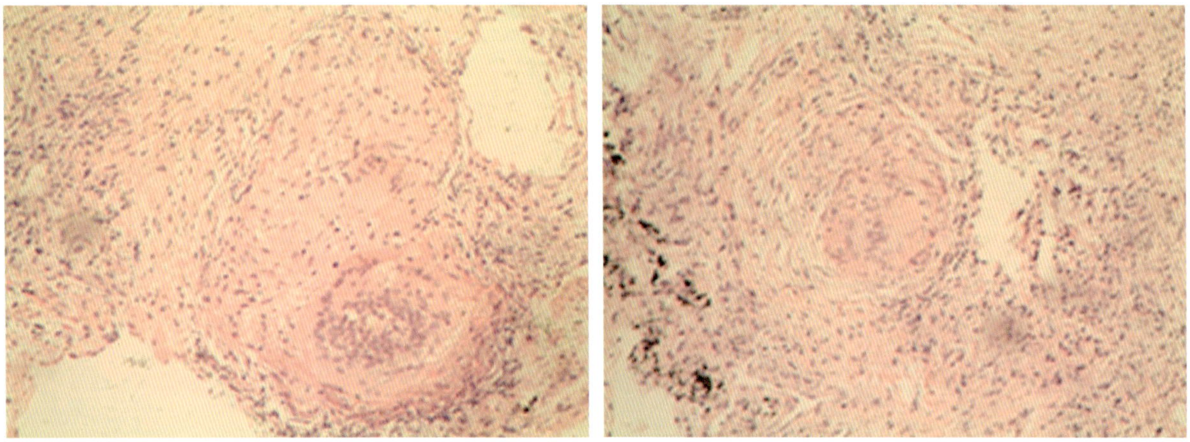

彩图 **4-9-3**　纤维支气管镜肺活检病理（**HE**）

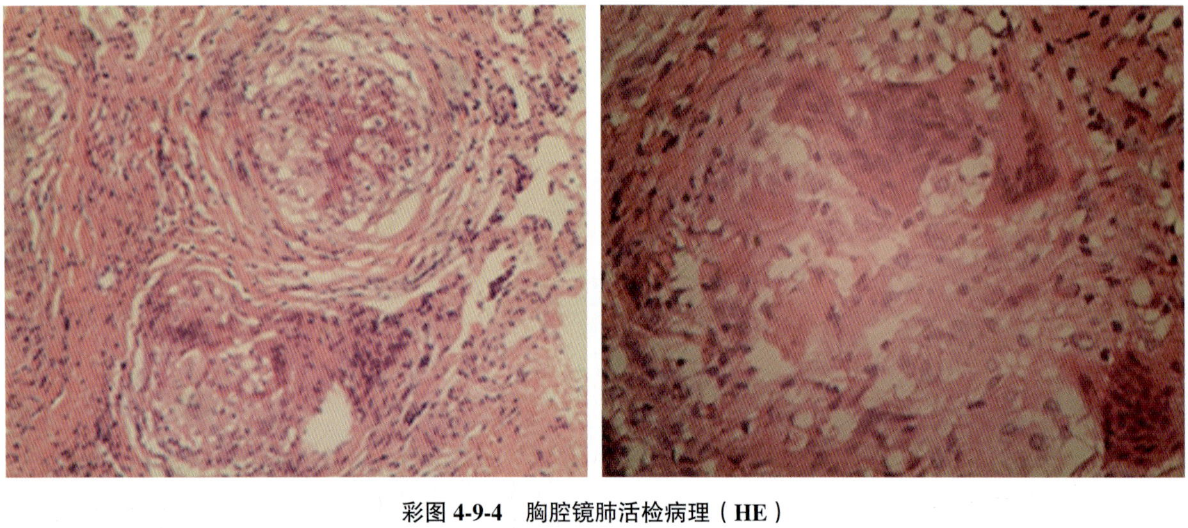

彩图 **4-9-4**　胸腔镜肺活检病理（**HE**）

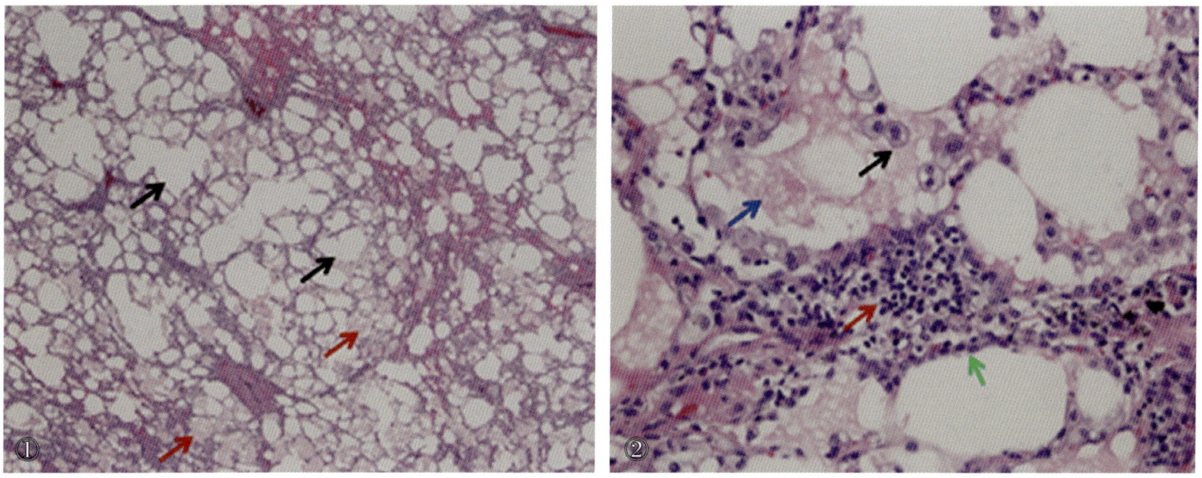

彩图 4-11-5　肺组织病理（HE）

图① HE 染色。低倍显示病变呈弥漫分布，肺泡腔呈囊性扩张（黑箭头所示），腔内可见粉染渗出物（红箭头所示）。图②肺泡腔内渗出物呈空泡状（蓝箭头），周围见较多泡沫细胞及少量炎症细胞（黑箭头）。部分肺泡间隔内淋巴细胞增生、聚集成灶（红箭头）。病变区Ⅱ型肺泡上皮增生（绿箭头）

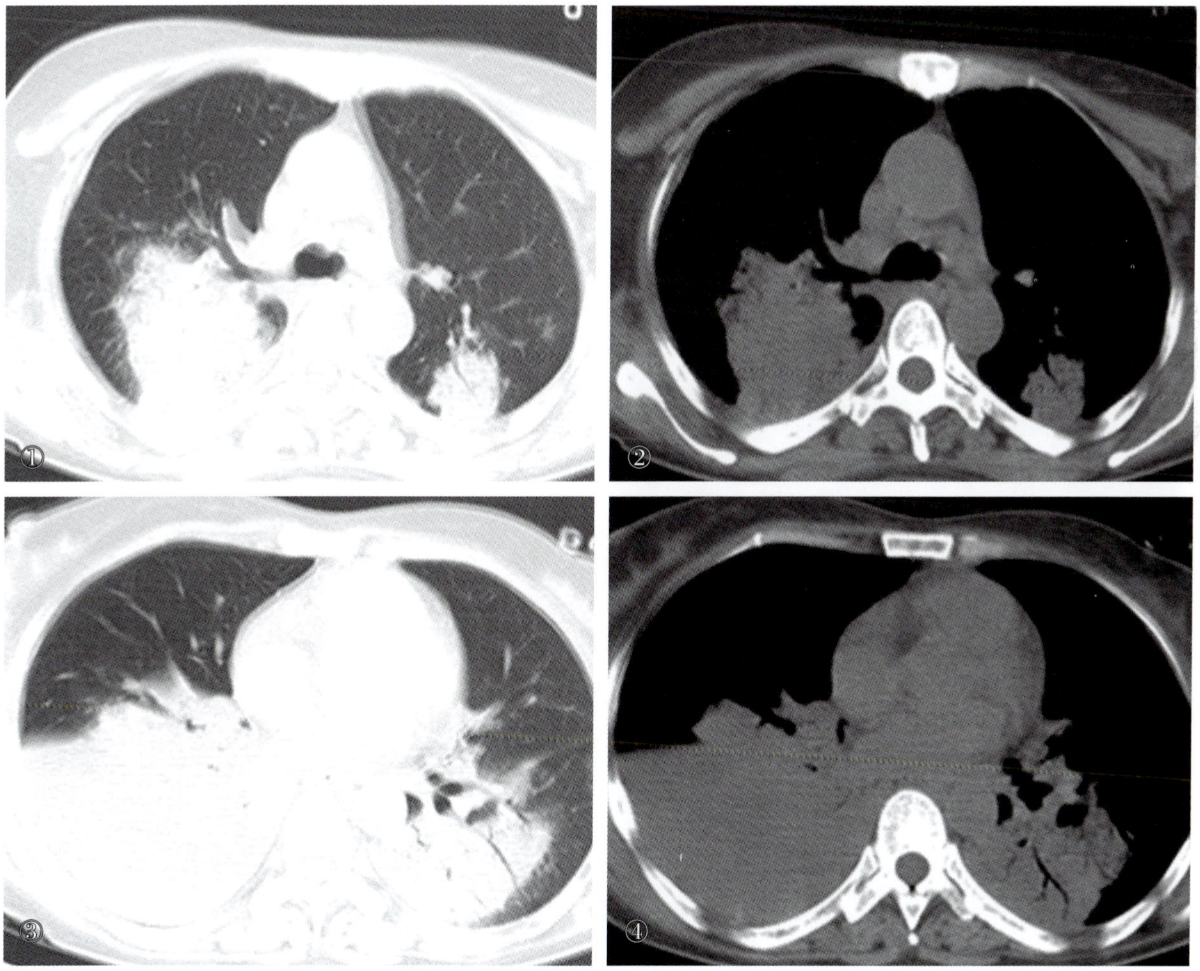

彩图 4-11-7　ExLP 影像与病理

胸部 CT 示双肺中下叶背侧实变，可见含气支气管征（图①~④）

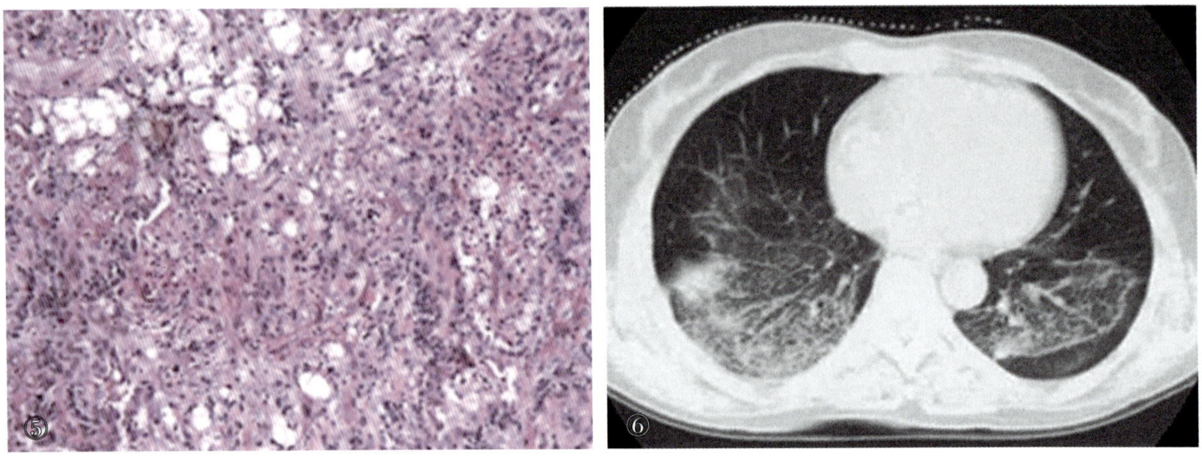

彩图 4-11-7 续　ExLP 影像与病理

肺组织活检病理（图⑤）示肺泡内可见泡沫样组织细胞聚集及少量脱落上皮细胞，部分脱落细胞胞浆可见较大空泡。经对症和支持治疗 3 周后，病变显著吸收（图⑥）

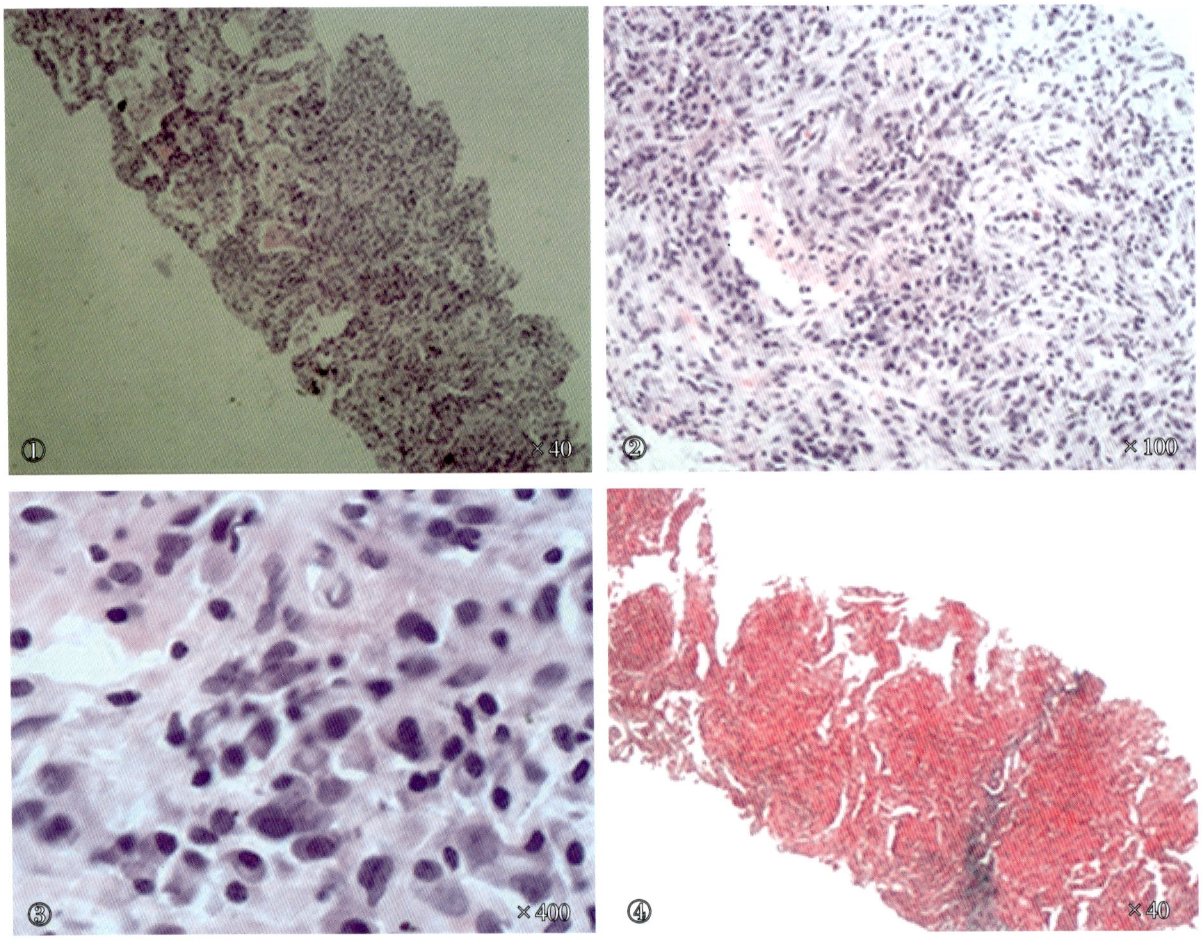

彩图 4-12-4　经皮肺穿刺活检病理（肺组织病理）

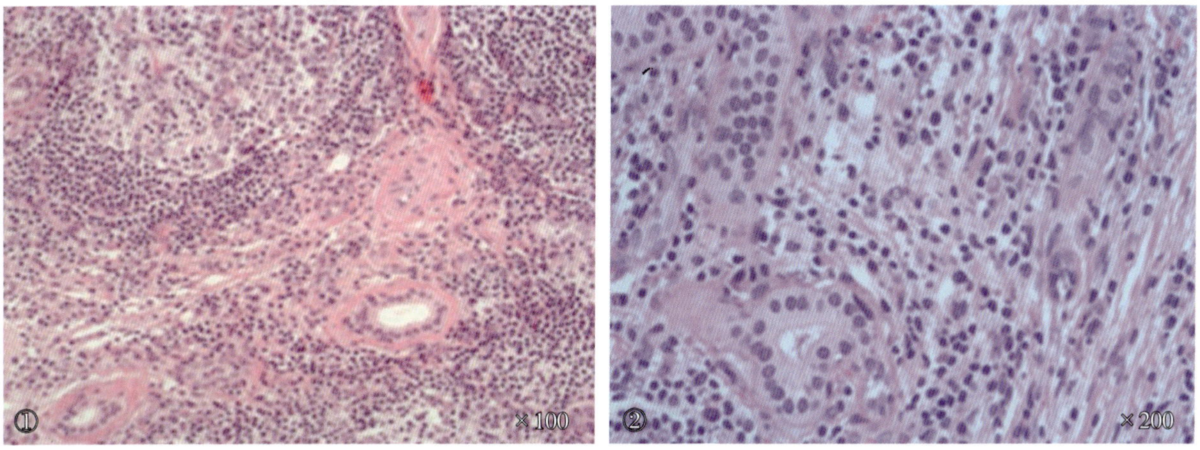

彩图 4-12-5 左颌下涎腺病理（HE）

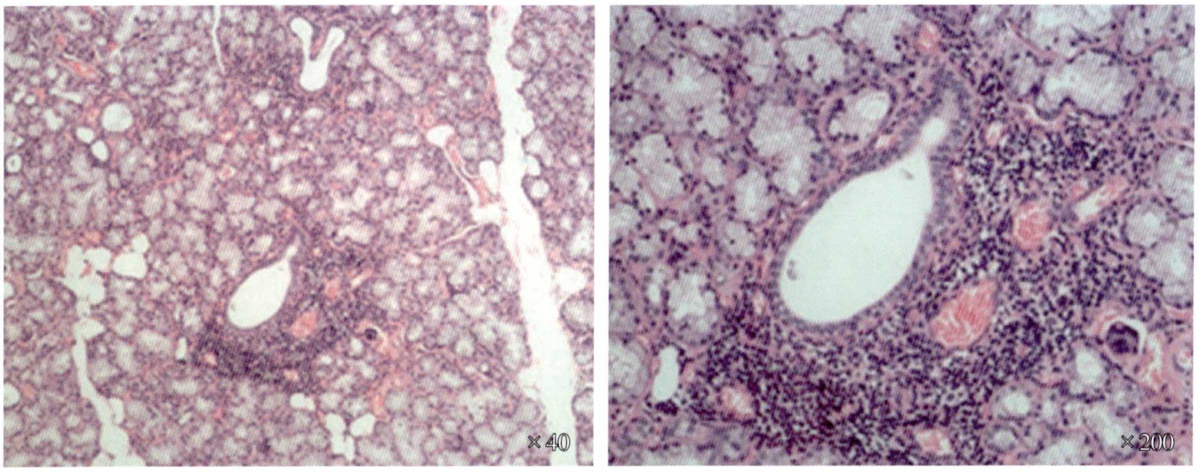

彩图 4-12-6 唇腺活检病理（HE）

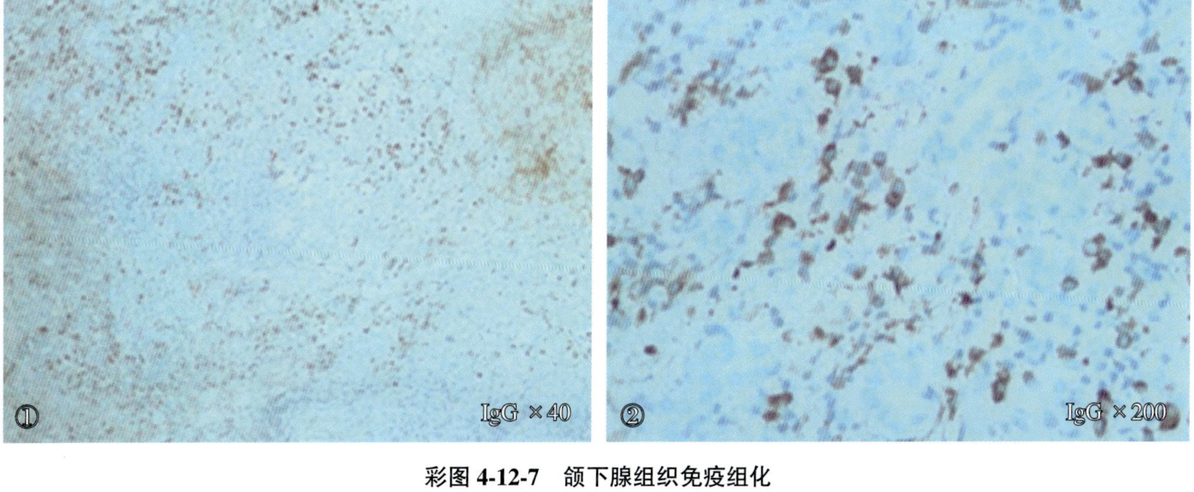

彩图 4-12-7 颌下腺组织免疫组化

① 颌下腺组织中 IgG 免疫组化染色阳性细胞散在分布；② IgG 免疫组化染色阳性细胞的胞浆呈棕色染色

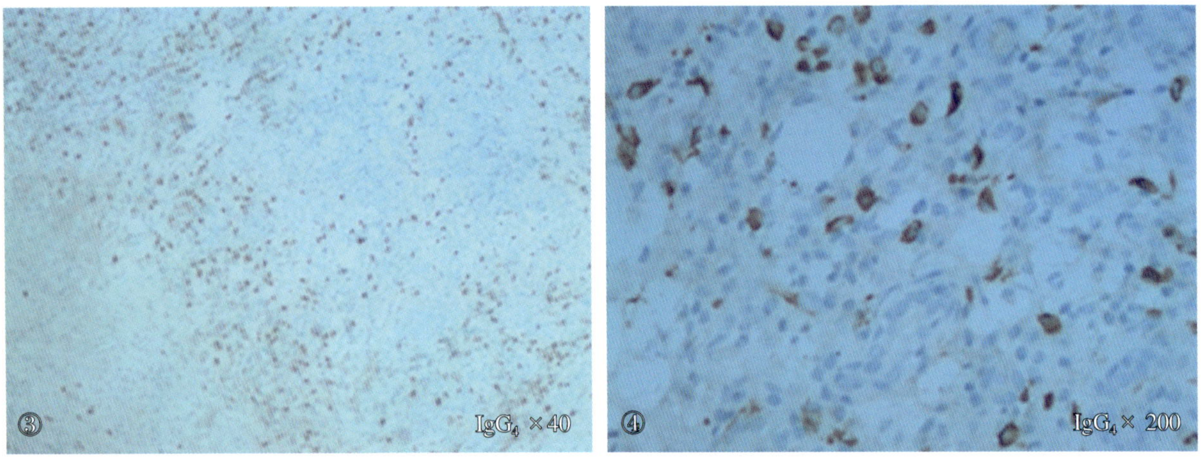

彩图 4-12-7 续　颌下腺组织免疫组化

③ 颌下腺组织中 IgG_4 免疫组化染色阳性细胞散在分布；④ IgG_4 免疫组化染色阳性细胞的胞浆呈棕色染色

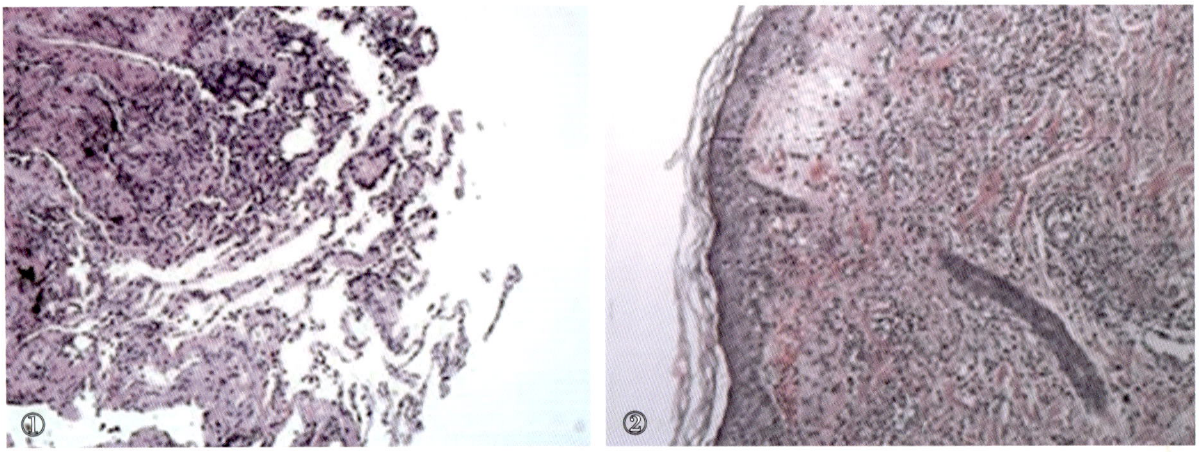

彩图 4-13-4　病理

① TBLB 病理；② 皮肤活检

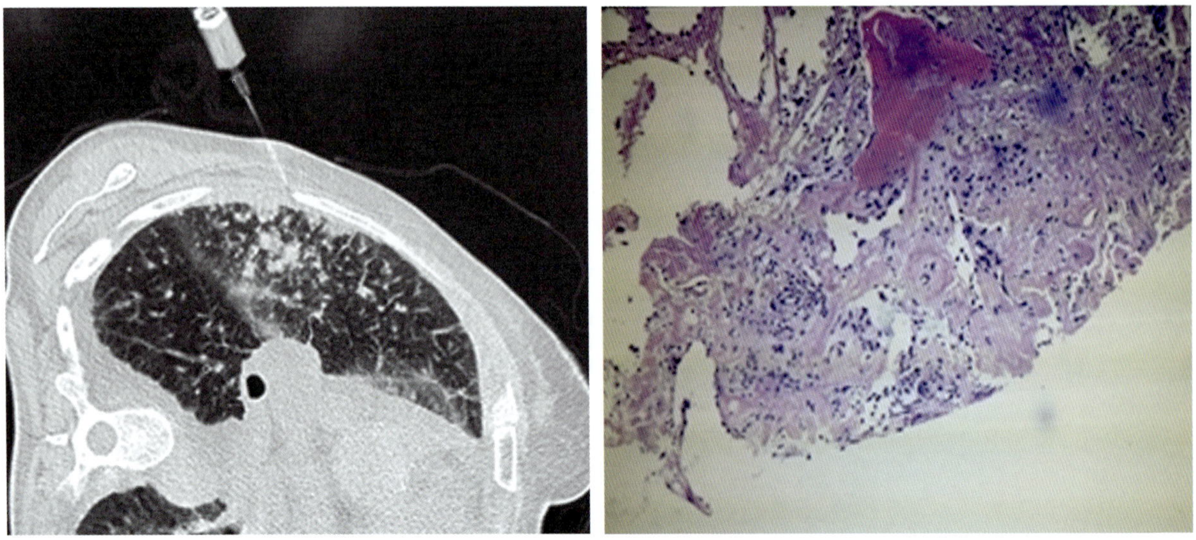

彩图 4-14-2　经皮肺穿刺及病理图片

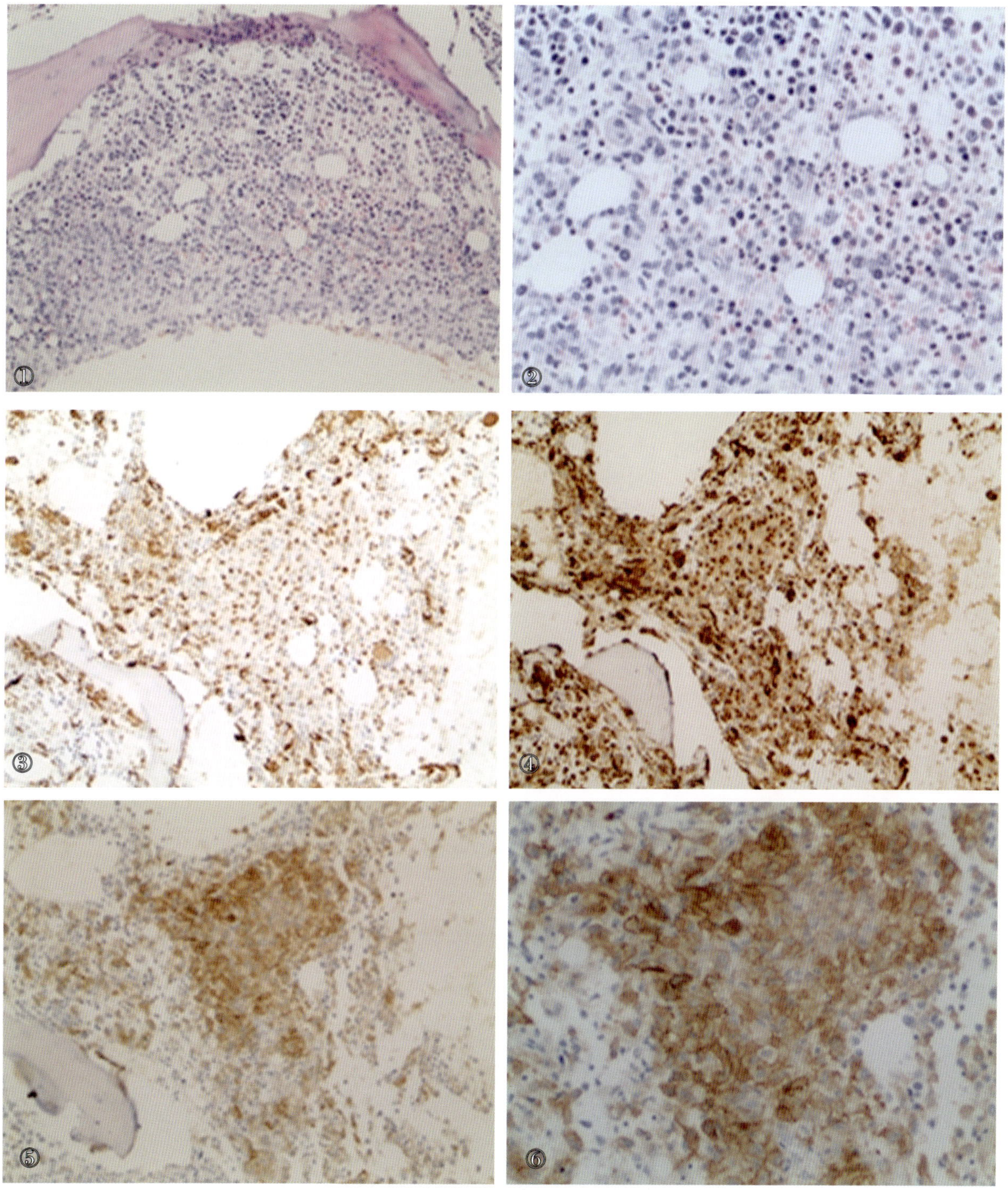

彩图 4-15-3 骨髓活检病理及免疫组化

病理及免疫组化：① HE 染色，（×100）；② HE 染色，（×200）；③ PG-1 （×10）；④ KP-1，（×10）；⑤ CD-1a，（×10）；⑥ CD-1a，（×20）；

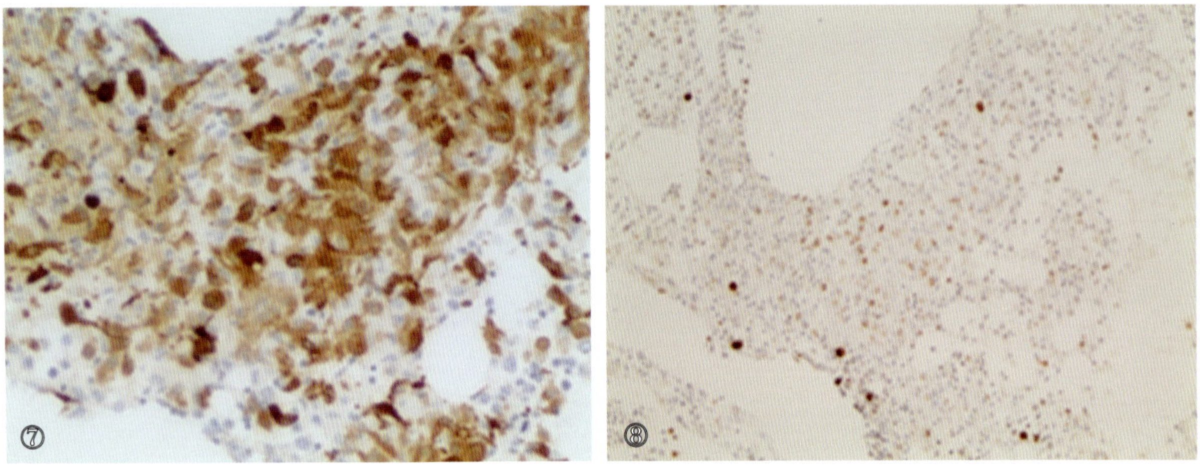

彩图 4-15-3 续　骨髓活检病理及免疫组化

病理及免疫组化：⑦ S-100 多克隆，（×20）；⑧ Ki-67，（×10）

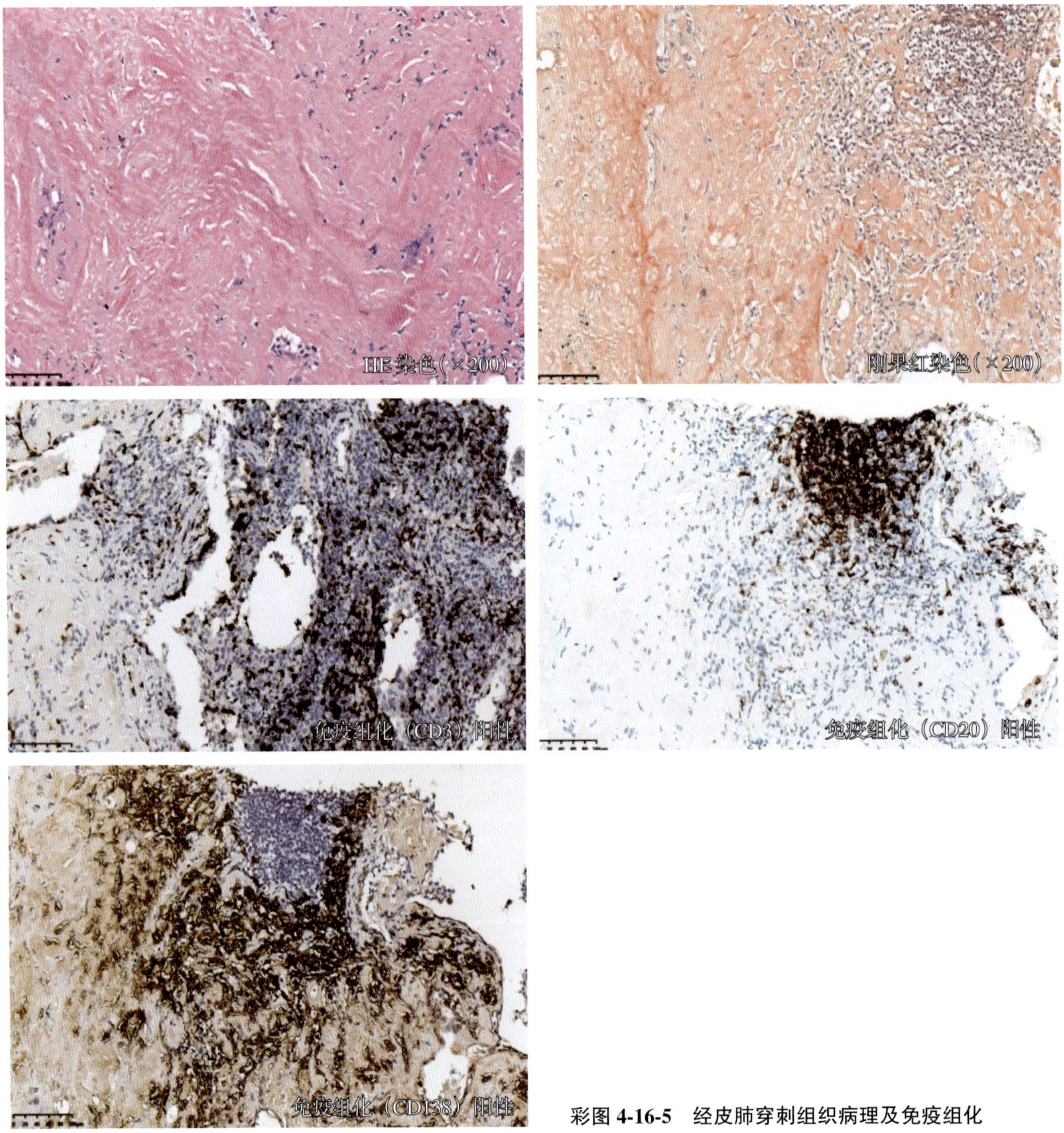

彩图 4-16-5　经皮肺穿刺组织病理及免疫组化

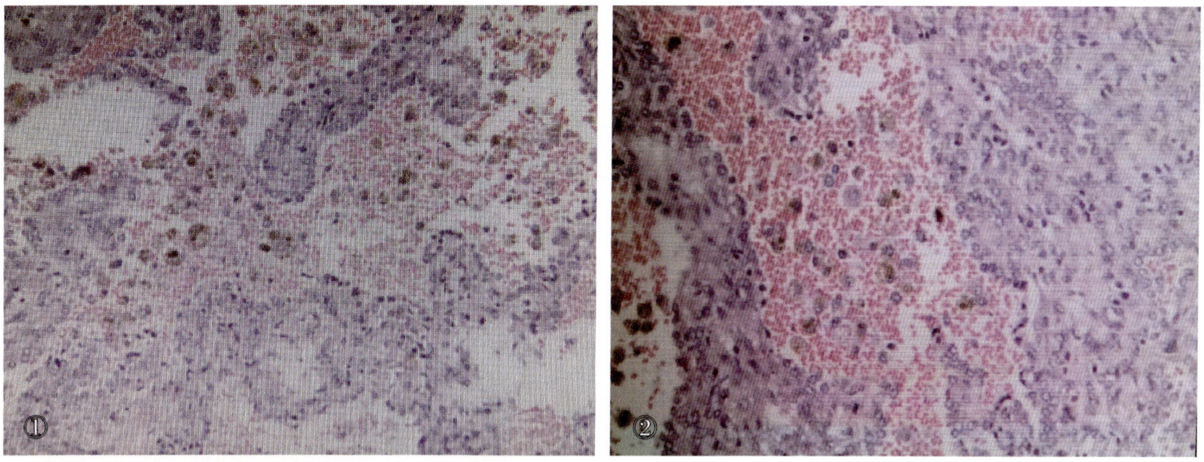
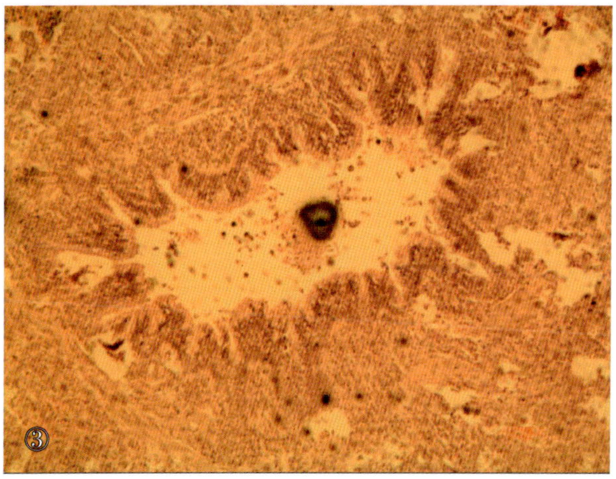

彩图 **4-18-5**　右中叶楔形切除组织病理(HE)

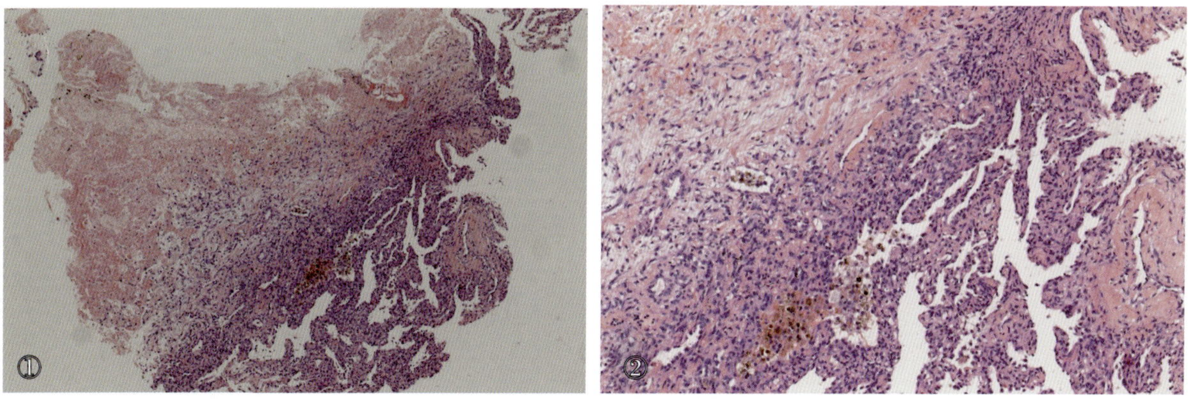

彩图 4-19-2　肺活检病理（ HE ）

图①（HE×40）：送检肺组织内可见支气管及肺泡，支气管壁平滑肌玻璃样变性，肺泡间隔增宽，中度慢性炎症细胞浸润，胶原沉积；组织内可见凝血块，凝血块周围成纤维细胞增生围绕，血肿形成。图②（HE×100）：其旁肺泡间隔增宽，组织中度慢性炎症细胞浸润，胶原沉积，间隔内肌性小血管管壁玻璃样变性